"十二五"普通高等教育本科国家级规划教材

国家卫生和计划生育委员会"十二五"规划教材
全国高等医药教材建设研究会"十二五"规划教材
全国高等学校教材

供8年制及7年制("5+3"一体化)临床医学等专业用

医学微生物学

Medical Microbiology

第3版

主　审　贾文祥

主　编　李明远　徐志凯

副主编　江丽芳　黄　敏　彭宜红　郭德银

编　者　(以姓氏笔画为序)

王　丽	吉林大学医学院	王明丽	安徽医科大学
龙北国	南方医科大学	叶嗣颖	华中科技大学同济医学院
刘　力	北京协和医学院	江丽芳	中山大学中山医学院
汤　华	天津医科大学	严　杰	浙江大学医学院
李　凡	吉林大学医学院	李明远	四川大学华西医学中心
李婉宜	四川大学华西医学中心	杨　春	重庆医科大学
吴兴安	第四军医大学	张力平	首都医科大学
陈利玉	中南大学	林　旭	福建医科大学
罗恩杰	中国医科大学	胡福泉	第三军医大学
钟照华	哈尔滨医科大学	贾继辉	山东大学医学院
徐纪茹	西安交通大学医学部	徐志凯	第四军医大学
郭晓奎	上海交通大学医学院	郭德银	武汉大学医学院
黄　敏	大连医科大学	彭宜红	北京大学医学部
瞿　涤	复旦大学上海医学院		

秘　书　王红仁　四川大学华西医学中心

人民卫生出版社

图书在版编目（CIP）数据

医学微生物学 / 李明远，徐志凯主编 . —3 版 . —北京：人民卫生出版社，2015

ISBN 978-7-117-20499-6

Ⅰ.①医… Ⅱ.①李…②徐… Ⅲ.①医学微生物学–医学院校–教材 Ⅳ.①R37

中国版本图书馆 CIP 数据核字（2015）第 059135 号

| 人卫社官网 | www.pmph.com | 出版物查询，在线购书 |
| 人卫医学网 | www.ipmph.com | 医学考试辅导，医学数据库服务，医学教育资源，大众健康资讯 |

医学微生物学
第 3 版

主　　编：李明远　徐志凯

出版发行：人民卫生出版社（中继线 010-59780011）

地　　址：北京市朝阳区潘家园南里 19 号

邮　　编：100021

E - mail：pmph @ pmph.com

购书热线：010-59787592　010-59787584　010-65264830

印　　刷：三河市潮河印业有限公司

经　　销：新华书店

开　　本：850 × 1168　1/16　印张：32

字　　数：881 千字

版　　次：2005 年 8 月第 1 版　　2015 年 6 月第 3 版
　　　　　2022 年 10 月第 3 版第 7 次印刷（总第 17 次印刷）

标准书号：ISBN 978-7-117-20499-6/R · 20500

定　　价：81.00 元

打击盗版举报电话：010-59787491　E-mail：WQ @ pmph.com
（凡属印装质量问题请与本社市场营销中心联系退换）

修 订 说 明

为了贯彻教育部教高函〔2004-9号〕文,在教育部、原卫生部的领导和支持下,在吴阶平、裘法祖、吴孟超、陈灏珠、刘德培等院士和知名专家的亲切关怀下,全国高等医药教材建设研究会以原有七年制教材为基础,组织编写了八年制临床医学规划教材。从第一轮的出版到第三轮的付梓,该套教材已经走过了十余个春秋。

在前两轮的编写过程中,数千名专家的笔耕不辍,使得这套教材成为了国内医药教材建设的一面旗帜,并得到了行业主管部门的认可(参与申报的教材全部被评选为"十二五"国家级规划教材),读者和社会的推崇(被视为实践的权威指南、司法的有效依据)。为了进一步适应我国卫生计生体制改革和医学教育改革全方位深入推进,以及医学科学不断发展的需要,全国高等医药教材建设研究会在深入调研、广泛论证的基础上,于2014年全面启动了第三轮的修订改版工作。

本次修订始终不渝地坚持了"精品战略,质量第一"的编写宗旨。以继承与发展为指导思想:对于主干教材,从精英教育的特点、医学模式的转变、信息社会的发展、国内外教材的对比等角度出发,在注重"三基"、"五性"的基础上,在内容、形式、装帧设计等方面力求"更新、更深、更精",即在前一版的基础上进一步"优化"。同时,围绕主干教材加强了"立体化"建设,即在主干教材的基础上,配套编写了"学习指导及习题集"、"实验指导/实习指导",以及数字化、富媒体的在线增值服务(如多媒体课件、在线课程)。另外,经专家提议,教材编写委员会讨论通过,本次修订新增了《皮肤性病学》。

本次修订一如既往地得到了广大医药院校的大力支持,国内所有开办临床医学专业八年制及七年制("5+3"一体化)的院校都推荐出了本单位具有丰富临床、教学、科研和写作经验的优秀专家。最终参与修订的编写队伍很好地体现了权威性,代表性和广泛性。

修订后的第三轮教材仍以全国高等学校临床医学专业八年制及七年制("5+3"一体化)师生为主要目标读者,并可作为研究生、住院医师等相关人员的参考用书。

全套教材共38种,将于2015年7月前全部出版。

全国高等学校八年制临床医学专业国家卫生和计划生育委员会规划教材编写委员会

名誉顾问

韩启德　桑国卫　陈　竺　吴孟超　陈灏珠

顾　　问（按姓氏笔画排序）

马建辉　王　辰　冯友梅　冯晓源　吕兆丰　闫剑群　李　虹
李立明　李兰娟　杨宝峰　步　宏　汪建平　张　运　张灼华
陈国强　赵　群　赵玉沛　郝希山　柯　杨　桂永浩　曹雪涛
詹启敏　赫　捷　魏于全

主任委员

刘德培

委　　员（按姓氏笔画排序）

丁文龙　于双成　万学红　马　丁　马　辛　丰有吉　王　杉
王兰兰　王宁利　王吉耀　王宇明　王怀经　王明旭　王建安
王建枝　王庭槐　王海杰　王家良　王鸿利　尹　梅　孔维佳
左　伋　冯作化　刘艳平　江开达　安　锐　许能锋　孙志伟
孙贵范　李　和　李　霞　李甘地　李明远　李桂源　李凌江
李继承　杨　恬　杨世杰　吴　江　吴忠道　何　维　应大君
沈　铿　张永学　张丽霞　张建中　张绍祥　张雅芳　陆　林
陈　红　陈　杰　陈孝平　陈建国　欧阳钦　尚　红　罗爱静
金征宇　周　桥　周　梁　赵旭东　药立波　柏树令　姜乾金
洪秀华　姚　泰　秦　川　贾文祥　贾弘禔　贾建平　钱睿哲
徐志凯　徐勇勇　凌文华　高兴华　高英茂　诸欣平　黄　钢
龚启勇　康德英　葛　坚　雷健波　詹希美　詹思延　廖二元
颜　虹　薛辛东　魏　泓

	学科名称	主审	主编	副主编
1	细胞生物学(第3版)	杨恬	左伋 刘艳平	刘佳 周天华 陈誉华
2	系统解剖学(第3版)	柏树令 应大君	丁文龙 王海杰	崔慧先 孙晋浩 黄文华 欧阳宏伟
3	局部解剖学(第3版)	王怀经	张绍祥 张雅芳	刘树伟 刘仁刚 徐飞
4	组织学与胚胎学(第3版)	高英茂	李和 李继承	曾园山 周作民 肖岚
5	生物化学与分子生物学(第3版)	贾弘禔	冯作化 药立波	方定志 焦炳华 周春燕
6	生理学(第3版)	姚泰	王庭槐	闫剑群 郑煜 祁金顺
7	医学微生物学(第3版)	贾文祥	李明远 徐志凯	江丽芳 黄敏 彭宜红 郭德银
8	人体寄生虫学(第3版)	詹希美	吴忠道 诸欣平	刘佩梅 苏川 曾庆仁
9	医学遗传学(第3版)		陈竺	傅松滨 张灼华 顾鸣敏
10	医学免疫学(第3版)		曹雪涛 何维	熊思东 张利宁 吴玉章
11	病理学(第3版)	李甘地	陈杰 周桥	来茂德 卞修武 王国平
12	病理生理学(第3版)	李桂源	王建枝 钱睿哲	贾玉杰 王学江 高钰琪
13	药理学(第3版)	杨世杰	杨宝峰 陈建国	颜光美 臧伟进 魏敏杰 孙国平
14	临床诊断学(第3版)	欧阳钦	万学红 陈红	吴汉妮 刘成玉 胡申江
15	实验诊断学(第3版)	王鸿利 张丽霞 洪秀华	尚红 王兰兰	尹一兵 胡丽华 王前 王建中
16	医学影像学(第3版)	刘玉清	金征宇 龚启勇	冯晓源 胡道予 申宝忠
17	内科学(第3版)	王吉耀 廖二元	王辰 王建安	黄从新 徐永健 钱家鸣 余学清
18	外科学(第3版)		赵玉沛 陈孝平	杨连粤 秦新裕 张英泽 李虹
19	妇产科学(第3版)	丰有吉	沈铿 马丁	狄文 孔北华 李力 赵霞

	学科名称	主审	主编	副主编
20	儿科学(第3版)		桂永浩　薛辛东	杜立中　母得志　罗小平　姜玉武
21	感染病学(第3版)		李兰娟　王宇明	宁　琴　李　刚　张文宏
22	神经病学(第3版)	饶明俐	吴　江　贾建平	崔丽英　陈生弟　张杰文　罗本燕
23	精神病学(第3版)	江开达	李凌江　陆　林	王高华　许　毅　刘金同　李　涛
24	眼科学(第3版)		葛　坚　王宁利	黎晓新　姚　克　孙兴怀
25	耳鼻咽喉头颈外科学(第3版)		孔维佳　周　梁	王斌全　唐安洲　张　罗
26	核医学(第3版)	张永学	安　锐　黄　钢	匡安仁　李亚明　王荣福
27	预防医学(第3版)	孙贵范	凌文华　孙志伟	姚　华　吴小南　陈　杰
28	医学心理学(第3版)	姜乾金	马　辛　赵旭东	张　宁　洪　炜
29	医学统计学(第3版)		颜　虹　徐勇勇	赵耐青　杨土保　王　彤
30	循证医学(第3版)	王家良	康德英　许能锋	陈世耀　时景璞　李晓枫
31	医学文献信息检索(第3版)		罗爱静　于双成	马　路　王虹菲　周晓政
32	临床流行病学(第2版)	李立明	詹思延	谭红专　孙业桓
33	肿瘤学(第2版)	郝希山	魏于全　赫　捷	周云峰　张清媛
34	生物信息学(第2版)		李　霞　雷健波	李亦学　李劲松
35	实验动物学(第2版)		秦　川　魏　泓	谭　毅　张连峰　顾为望
36	医学科学研究导论(第2版)		詹启敏　王　杉	刘　强　李宗芳　钟晓妮
37	医学伦理学(第2版)	郭照江　任家顺	王明旭　尹　梅	严金海　王卫东　边　林
38	皮肤性病学	陈洪铎　廖万清	张建中　高兴华	郑　敏　郑　捷　高天文

经过再次打磨,备受关爱期待,八年制临床医学教材第三版面世了。怀纳前两版之精华而愈加求精,汇聚众学者之智慧而更显系统。正如医学精英人才之学识与气质,在继承中发展,新生方可更加传神;切时代之脉搏,创新始能永领潮头。

经过十年考验,本套教材的前两版在广大读者中有口皆碑。这套教材将医学科学向纵深发展且多学科交叉渗透融于一体,同时切合了环境-社会-心理-工程-生物这个新的医学模式,体现了严谨性与系统性,诠释了以人为本、协调发展的思想。

医学科学道路的复杂与简约,众多科学家的心血与精神,在这里汇集、凝结并升华。众多医学生汲取养分而成长,万千家庭从中受益而促进健康。第三版教材以更加丰富的内涵、更加旺盛的生命力,成就卓越医学人才对医学誓言的践行。

坚持符合医学精英教育的需求,"精英出精品,精品育精英"仍是第三版教材在修订之初就一直恪守的理念。主编、副主编与编委们均是各个领域内的权威知名专家学者,不仅著作立身,更是德高为范。在教材的编写过程中,他们将从医执教中积累的宝贵经验和医学精英的特质潜移默化地融入到教材中。同时,人民卫生出版社完善的教材策划机制和经验丰富的编辑队伍保障了教材"三高"(高标准、高起点、高要求)、"三严"(严肃的态度、严谨的要求、严密的方法)、"三基"(基础理论、基本知识、基本技能)、"五性"(思想性、科学性、先进性、启发性、适用性)的修订原则。

坚持以人为本、继承发展的精神,强调内容的精简、创新意识,为第三版教材的一大特色。"简洁、精练"是广大读者对教科书反馈的共同期望。本次修订过程中编者们努力做到:确定系统结构,落实详略有方;详述学科三基,概述相关要点;精选创新成果,简述发现过程;逻辑环环紧扣,语句精简凝练。关于如何在医学生阶段培养创新素质,本教材力争达到:介绍重要意义的医学成果,适当阐述创新发现过程,激发学生创新意识、创新思维,引导学生批判地看待事物、辩证地对待知识、创造性地预见未来,踏实地践行创新。

坚持学科内涵的延伸与发展,兼顾学科的交叉与融合,并构建立体化配套、数字化的格局,为第三版教材的一大亮点。此次修订在第二版的基础上新增了《皮肤性病学》。本套教材通过编写委员会的顶层设计、主编负责制下的文责自负、相关学科的协调与蹉商、同一学科内部的专家互审等机制和措施,努力做到其内容上"更新、更深、更精",并与国际紧密接轨,以实现培养高层次的具有综合素质和发展潜能人才的目标。大部分教材配套有"学习指导及习题集"、"实验指导/实习指导"以及"在线增值服务(多媒体课件与在线课程等)",以满足广大医学院校师生对教学资源多样化、数字化的需求。

本版教材也特别注意与五年制教材、研究生教材、住院医师规范化培训教材的区别与联系。①五年制教材的培养目标:理论基础扎实、专业技能熟练、掌握现代医学科学理论和技术、临床思维良好的通用型高级医学人才。②八年制教材的培养目标:科学基础宽厚、专业技能扎实、创新能力强、发展潜力大的临床医学高层次专门人才。③研究生教材的培养目标:具有创新能力的科研型和临床型研究生。其突出特点:授之以渔、评述结合、启示创新,回顾历史、剖析现状、展望未来。④住院医师规范化培训教材的培养目标:具有胜任力的合格医生。其突出特点:结合理论,注重实践,掌握临床诊疗常规,注重预防。

以吴孟超、陈灏珠为代表的老一辈医学教育家和科学家们对本版教材寄予了殷切的期望,教育部、国家卫生和计划生育委员会、国家新闻出版广电总局等领导关怀备至,使修订出版工作得以顺利进行。在这里,衷心感谢所有关心这套教材的人们! 正是你们的关爱,广大师生手中才会捧上这样一套融贯中西、汇纳百家的精品之作。

八学制医学教材的第一版是我国医学教育史上的重要创举,相信第三版仍将担负我国医学教育改革的使命和重任,为我国医疗卫生改革,提高全民族的健康水平,作出应有的贡献。诚然,修订过程中,虽力求完美,仍难尽人意,尤其值得强调的是,医学科学发展突飞猛进,人们健康需求与日俱增,教学模式更新层出不穷,给医学教育和教材撰写提出新的更高的要求。深信全国广大医药院校师生在使用过程中能够审视理解,深入剖析,多提宝贵意见,反馈使用信息,以便这套教材能够与时俱进,不断获得新生。

愿读者由此书山拾级,会当智海扬帆!

是为序。

中国工程院院士
中国医学科学院原院长　　刘德培
北京协和医学院原院长

二〇一五年四月

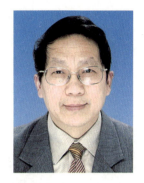

贾文祥　四川大学华西医学中心微生物学教研室教授,博士生导师。四川省学术和技术带头人。曾担任中华医学会病毒学分会常务委员,四川省微生物学会副理事长,医学微生物学专委会主任。1987—1989年赴意大利国家卫生研究院进修肝炎病毒的分子生物学及其动物模型建立。

先后主编全国高等医药院校八年制临床医学专业规划教材《医学微生物学》等六本医学微生物学专业教材,参编《病原生物学》《微生物生物膜与感染》《口腔微生态学》等九本教材或著作。

科研主要方向为:①病原生物的致病机制和耐药机制;②抗病原微生物感染的新型疫苗和天然药物筛选。

担任中华微生物学和免疫学杂志编委;中国抗生素杂志编委;微生物学与免疫学进展杂志编委;中华检验医学杂志编审专家。

曾获四川省科学技术进步奖二等奖两次,四川大学"实德"优秀教师奖和全国宝钢教育基金优秀教师奖。

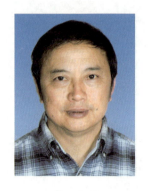

李明远

李明远　现任四川大学华西基础医学与法医学院教授委员会主任,医学微生物学教研室主任;中华医学会病毒学分会常委,中国微生物学会临床微生物学专业委员病毒专业学组组长,中国微生物学会医学微生物学与免疫学专业委员会委员;《中国病原生物学杂志》常务编委,《四川大学学报医学版》《肿瘤预防与治疗》和《西部医学》等杂志编委,《医学参考报》微生物学与免疫学频道副主编;四川省医学会第七届理事。1982年临床医学专业毕业留校工作,一直坚持在医学微生物学的教学与科研第一线。主要科研方向是分子病毒学和抗感染免疫,负责和参与研究的项目包括国家"863计划"、国家自然科学基金面上项目、博士点基金项目等10余项,已发表科研论文210余篇,其中SCI论文40余篇。获四川省科技进步三等奖两项,国家授权发明专利4项,两次被评为四川省学术与技术带头人。注重教书育人和教材建设,主编专著和国家规划教材7部。培养研究生59名,其中博士生32名,获四川大学教学名师奖。

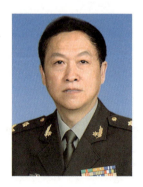

徐志凯

徐志凯　现任第四军医大学微生物学教研室(国家重点学科)及全军病原微生物防治基础重点实验室主任、教授、博士生导师。兼任中国微生物学会副理事长,全军医学科学技术委员会常务委员、全军微生物学专业委员会主任委员,中华医学会病毒学分会副主委,中国微生物学会医学微生物学与免疫学专业委员会副主委、中国微生物学会人兽共患病原学专业委员会副主委、中华医学会微生物学与免疫学分会常委,《中国病毒病杂志》副主编《医学参考报》微生物学与免疫学频道副主编。从事医学微生物学教学、科研工作36年。主持完成国家科技重大专项课题4项,国家"973"课题1项,"863"课题5项,国家自然科学基金课题6项,是军队"十二五"科技重大专项首席科学家。主编专著和国家规划教材8部;发表科研论文290余篇;获国家科技进步二等奖、三等奖和陕西省科技成果一等奖各1项,军队科技进步二等奖6项,国家发明专利6项,军队教学成果二等奖1项;培养研究生76名,其中博士生39名。荣立三等功3次,先后获得"全国中青年医学科技之星"、"中国人民解放军院校育才奖(金奖)"、总后"科技银星"等荣誉称号。

江丽芳，教授、博士生导师。任中山大学中山医学院微生物学教研室主任、中山大学热带病防治研究教育部重点实验室副主任、中国微生物学会理事、广东省微生物学会副理事长。研究方向为分子病毒学，主要研究登革病毒、SARS冠状病毒、流感及人禽流感病毒的病原学和致病与免疫机制。主编或参编《医学微生物学》规划教材10余部。先后主持国家及省部级科研课题20余项，相关研究成果在国内外发表论文40余篇。先后任广东省防治非典型肺炎科技攻关病原学研究组组长、广东省防治禽流感科技攻关病原学研究组组长及广东省防治登革热科技攻关病原学研究组组长。曾获广东省科学技术特等奖、"中山大学教学名师奖"等。

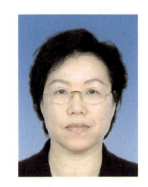

江丽芳

黄敏　大连医科大学教授、博士生导师，享受国务院特殊津贴专家。曾担任国家自然科学基金评委，《国外医学》免疫分册常务编委，《中华实用医药杂志》常务编委，《中华医学研究杂志》常务编委，中华医学会医学病毒学分会委员，辽宁省微生物学与免疫学分会副主任委员，辽宁省教育科技管理协会副会长，辽宁省微生态学学会副主任委员等。曾获辽宁省高校教学名师、辽宁省优秀青年科技工作者、大连市劳动模范、大连市教书育人先进个人等荣誉称号。近年主持各类科研基金10项。在国内外杂志发表论文90余篇，先后获获国家授权专利4项，辽宁省政府科技进步三等奖2项，辽宁省教委科技进步三等奖等3项。

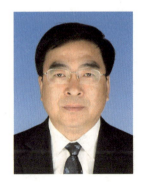

黄　敏

副主编简介

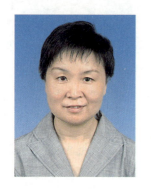

彭宜红

彭宜红　医学博士,教授、博士生导师、系副主任。现任国家医学考试中心专家委员会专家、北京市微生物学会理事、《微生物学免疫学进展》编委、伦敦英国玛丽女王大学考试委员会校外委员、北京大学基础医学院教学工作委员会委员。从事医学微生物学教学工作31年,目前为国家精品共享课《医学微生物学》课程负责人,作为主编、副主编和编委参加"十五"、"十一五"和"十二五"国家级规划教材及其他教材20部。目前主要进行病毒与宿主相互关系及抗病毒靶标筛选的研究工作。作为课题负责人承担了国家自然科学基金、"863"高科技项目、部委级科研课题以及企业横向合作项目等。发表SCI及核心期刊论文50余篇,其中单篇文章引用率达170余次。

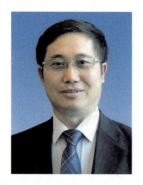

郭德银

郭德银　教授,博士生导师,国家杰出青年基金获得者,"973"项目首席科学家,湖北省医学领军人才第一层次人选,武汉大学"珞珈学者"特聘教授。现任武汉大学基础医学院院长,武汉大学现代病毒学研究中心主任,兼任病毒学国家重点实验室副主任、武汉大学医学研究院副院长,担任国家自然科学基金委专家评审组专家、中国微生物会病毒学专业委员会委员等。为全国高等学校临床医学专业《医学微生物学》八年制和五年制数字化教材副主编、研究生教材编委。承担国家"973"重大科学研究计划项目(首席)、国家杰出青年科学基金、国家基金委重点项目、国家重大传染病专项等课题,发表SCI论文60余篇,获得国家发明专利4项。

序　言

医学微生物学是一门既古老又不断丰富、更新、发展的学科。由于微生物有十分微小但又高度多态性的基因组,有与宿主及周边环境的密切相关性,医学微生物学不仅涉及临床医学、预防医学、实验诊断医学、兽医学等诸多学科,还是生命科学中的重要组成部分。近年随着大医学概念的成熟与发展,医学微生物学中的环境微生物学、群体微生物学也日益受到重视。此外,席卷全球的新发、再发传染病与难以治愈的持续性感染与疾病更显示了医学微生物学的重要性。

为适应我国高等医学教育模式改革的需要,主编李明远、徐志凯教授和24所医学院校的二十几位编委合作,继续编写了主要供八年制临床医学专业学习、使用的医学微生物学第3版教材。本届编委会新增了不少在教学和科研第一线的中、青年教授参加编写。在编写过程中,贯穿了以预防为主、面向需求,促进基础与防治结合的指导思想。并加强了启发学生创新性思维能力的内容。教材中不仅增加了分子微生物学、细胞微生物学和实验室生物安全防护等内容,还对基因组学、抗菌药物新靶点、微生物致病新机制等作了介绍或更新。此外,通过配备教学光盘,为学生们提供了更深入的学习和探讨相关知识的空间。

鉴于医学微生物学学科发展的日新月异,学习内容必将不断拓展,学习者很难从教材中获得所需的前沿理论或知识。但愿本教材科作为学习者开启医学微生物学宝库的一把钥匙,希望能引导学习者在今后的医学理论学习和医学实践中不断获得新的启迪并在工作中有所创新。

中国工程院院士、复旦大学上海医学院教育部 /
卫生部医学分子病毒学开放实验室、
病原生物学研究所
闻玉梅
2015 年 4 月 8 日

为了进一步适应我国高等医学教育模式改革的发展和需要,全国高等医药教材建设研究会启动了八年制临床医学专业第三版系列教材的编写工作。为了编写好第 3 版的《医学微生物学》,我们组织了全国 24 所高等学校参加的编写队伍,补充了许多在教学和科研第一线的中、青年教师参加编写。本教材密切结合八年制临床医学生的培养目标和当前医学模式的转变,编写内容力求密切联系临床医学实际,为解决临床上与感染有关的常见病、多发病的诊防治等问题奠定扎实的基础,力求编写出有创新性和实用性的好教材。

在第 3 版教材的编排形式方面,根据本学科的基本要求和教学规律,把医学微生物学分为了细菌学,病毒学和真菌学三篇。在重点介绍各类微生物共性的基础上,再分别介绍各种不同微生物,这既有利教师安排教学,也有利学生进行纵向和横向的联系和比较。

第 3 版教材在编写内容方面,继续贯彻了预防为主的思想,加强了基础知识与临床知识结合。对近年来新现和再现的感染性疾病及其相关病原体作了重点介绍,把微生物基因组学和生物安全的内容融入到相关的章节中。教材中增加了分子微生物学、细胞微生物学和实验室生物安全与防护、病毒持续性感染的致病机制、病毒分类进展、以及创伤感染的微生物等新内容。

本教材适当介绍了医学微生物学相关领域研究的新进展,并对未来研究的重点和热点内容在展望中给予了描述。还对微生物基因组学、幽门螺杆菌、肝炎病毒、反转录病毒等研究领域的科学发展史作了介绍,增强了可读性,并增加了专业英语词汇介绍,旨在促进双语教学,拓宽视野,启迪学生思维,有利于培养学生的自学能力和工作中的创新能力。本版教材配套了学习指导与习题集、实验指导,以及在线课堂等学习材料,因此本书不仅供长学制医学生用,也可供其他医学生、研究生、教师和科研工作者用。

本教材的出版,得到了人民卫生出版社和各位编委所在单位的大力支持;我国著名的微生物学家、医学教育家闻玉梅院士等老一辈学者给予了热心指导和鼓励,并为本书作序;第 2 版主编贾文祥教授认真把好主审关,上届其他编委给予了热情帮助和支持,在此一并表示感谢!

限于我们的水平和医学的快速进展,本教材中难免还有错误和疏漏之处,诚恳希望读者和同道们批评指正。

李明远　徐志凯

2015 年 4 月

目　录

第一篇　细　菌　学

第二篇　病　毒　学

第三篇　真　菌　学

绪　论

第一节　微生物与病原微生物

微生物（microorganism，microbe）是存在于自然界中的一大群肉眼不能直接看见，必须借助光学显微镜或电子显微镜放大几百倍、上千倍或几万倍后才能观察到的微小生物。它们具有形体微小、结构简单；繁殖迅速、容易变异；种类繁多、分布广泛等特点。

自然界存在的微生物达数十万种，广泛分布在土壤、空气、水、人与动物的体表及其与外界相通的腔道，如呼吸道、消化道、泌尿生殖道等部位。自然界中的绝大多数微生物对人类和动、植物的生存是有益的，有些甚至是必要的。只有少数微生物能引起人类及动、植物发生病害，称为病原微生物（pathogenic microbe）。

一、微生物的分类

微生物有数十万种之多，大量的微生物组成了一个生物多样性的微生物世界。根据微生物有无细胞基本结构、分化程度、化学组成等特点，可将微生物分为三大类。

1. 非细胞型微生物　非细胞型微生物（acellular microbe）无细胞结构，无产生能量的酶系统，由单一核酸（RNA 或 DNA）和蛋白质衣壳组成，必须在活细胞内才能增殖。病毒（virus）属此类微生物。

2. 原核细胞型微生物　原核细胞型微生物（prokaryotic microbe）的细胞核分化程度低，只有 DNA 盘绕而成的拟核（nucleoid），无核仁和核膜；除核糖体外，无其他细胞器。这类微生物包括细菌、放线菌、衣原体、支原体、立克次体和螺旋体。

在 1994 年出版的《伯杰鉴定细菌学》第 9 版中，根据核糖体 RNA（16S rRNA）序列分析技术的资料，提出广义的细菌包括真细菌（eubacteria）和古细菌（archaebacteria）。上述各类原核生物统称为真细菌；古细菌的细胞结构更简单，细胞壁中不含有肽聚糖，此外古细菌还具有独特的新陈代谢方式，可在极端环境（如高温、高盐或低 pH 等）条件下生存。

3. 真核细胞型微生物　真核细胞型微生物（eukaryotic microbe）的细胞核分化程度高，有核膜、核仁和染色体；细胞质内有多种细胞器（如内质网、高尔基体、线粒体等）；行有丝分裂，如真菌、藻类等。

二、微生物与人类的关系

微生物在自然界广泛分布，其中以土壤中的微生物最多，一克肥沃的土壤中可含有几亿到几十亿个微生物。正常人的体表和与外界相通的腔道中都寄居着不同种类的微生物，其数量相当于人体细胞数的 10 倍。人体不同部位的微生物分布差别很大，其中肠道中分布最多，约占人体微生物总量的 80%。

微生物在自然界中氮、碳、硫等元素的循环方面起着重要作用。例如空气中的大量氮气只有依靠固氮菌等作用后，才能被植物吸收和利用；土壤中的微生物能将动、植物有机蛋白质转化为无机含氮化合物，供植物生长的需要，而植物又是人类和动物的营养来源。可见微生物的代谢作用对保证自然界食物链的形成、维持人类和动、植物的生存和生命的延续十分重要。据估计每年由微生物降解有机物可向自然界提供的碳高达 950 亿吨,因此没有微生物的存在,物质就不能循环,植物就不能进行代谢,人类和动物也难以生存。

微生物已被广泛应用于人类生活中的各个领域。在农业方面,利用微生物生产细菌肥料、植物生长激素或生物农药杀虫剂。例如采用苏云金杆菌或基因工程杆状病毒杀虫剂喷洒在田间农作物或茶树上,可感染害虫并导致其中毒死亡,为农业增产开辟了新途径。在工业方面,微生物应用于食品发酵、石油、勘探、化工、制革、垃圾无害化处理、污水处理等行业,特别是在医药工业方面,许多抗生素(如青霉素、四环素、链霉素等)都是微生物的次级代谢产物,可见微生物是重要的药物资源。

微生物作为遗传学、分子生物学的研究材料或模式生物被广泛利用。由于细菌具有繁殖速度快、变异频率高、容易纯培养、便于保存等特点,采用微生物作为遗传与变异的研究材料有显著的优越性,有关基因、遗传密码、转录、翻译等都是在微生物中发现和得到证实。目前已经知道的生命规律,基本上都是用微生物做实验获得。此外,在基因工程技术中使用的限制性核酸内切酶、DNA 聚合酶等工具酶来自细菌代谢的产物;在基因转移的载体系统中使用的是质粒、噬菌体和病毒;常用于表达的工程菌是大肠埃希菌、酵母等,可制备出大量的生物活性产物,如基因工程生产的乙肝疫苗、干扰素、胰岛素等。

人类和动物与外界相通的腔道(口、鼻、咽部、肠道等)内也存在着大量微生物,在正常情况下这些微生物是无害的,称为正常菌群(normal flora)。但在某些特定的条件下,这类微生物可致病,故被称作机会致病性微生物(opportunistic pathogenic microbe)或条件致病性微生物(conditioned pathogenic microbe),如大肠埃希菌寄居在肠道内时不会致病,但若移居到腹腔、胆囊、泌尿道后就能引起感染性疾病。

第二节　微生物学与医学微生物学

随着人们对微生物认识的深入,以及微生物在自然界中所起到的重要作用,使与微生物相关的研究独立成为一门学科——微生物学(microbiology),并成为生命科学中的一个重要组成部分。

1. 微生物学　微生物学主要研究微生物的基本结构、代谢、遗传与变异及其与人类、动植物、自然界的相互关系。随着微生物领域研究的深入和扩大,又形成了许多分支学科,着重研究微生物学基本问题的有普通微生物学、微生物生理学、微生物遗传学等。按研究和应用领域可分为医学微生物学、兽医微生物学、工业微生物学、农业微生物学、食品微生物学等。此外,由微生物学与细胞生物学融合成的交叉学科细胞微生物学(cellular microbiology),着重研究病原体与宿主细胞之间的相互作用,探讨病原微生物的致病机制。

微生物学是生命科学中发展迅速、最富有活力的前沿学科,包括分子生物学、遗传学以及生物医学工程等在内的学科都因使用微生物材料进行研究而获得了飞速发展,这是其他学科所不能替代的。目前,微生物学不仅与生物化学、药理学、遗传学等有着密切的学科交叉和联系,而且有关微生物生产本身已经成为了一个重要的支柱产业,它包括了微生物工程、细胞工程、酶工程和基因工程等在内的高科技领域技术。由此可见,微生物学在促进国民经济可持续发展的进程中将会发挥重要的作用,微生物学在 21 世纪仍将是领先的学科之一。

2. 医学微生物学　医学微生物学(medical microbiology)主要研究与人类疾病有关的病原微生物的基本生物学特性、致病机制、机体的抗感染免疫、检测方法以及相关感染性疾病的防治措施。医学微生物学是基础医学的一门重要学科,与临床医学和感染性疾病联系密切。通过学习和掌握医学微生物学的基础理论、基本知识和基本技能,将为临床学习与感染相关疾病和超

Notes

敏反应性疾病等奠定坚实基础,有助于在临床实际工作中有效控制各种感染性疾病。

第三节　医学微生物学发展简史

医学微生物学的发展经历了漫长的历史长河。从远古时代起人类就受到各种传染病的困扰,人们对传染病的病因、流行规律、致病机制等不断进行探索,从无知到有知,积累了丰富的经验和教训。回顾医学微生物学的发展历史,我们将受到启发,有助于培养严谨的思维和创新精神,以促进医学微生物学及感染性疾病诊断、预防和治疗技术的发展。

一、微生物学的经验时期

古人在当时落后的条件下,只能凭感性认识进行估计或推论传染病的病因及其流行规律等。在 11 世纪初,我国北宋末年刘真人就曾提出肺痨病是由小虫引起。明隆庆年间(1567—1572)中国就已有人采用人痘接种来预防天花,该方法还先后传授到朝鲜、日本、俄国和欧洲。16 世纪,意大利人 Fracastoro(1483—1553)提出了传染生物学说,认为传染病在人群间可以相互传染,其传播方式可分为接触传染、媒介间接传染和空气传染三种方式,这一观点至今仍然是符合流行病学规律的。18 世纪清乾隆年间,我国师道南在《天愚集》鼠死行篇中写道:"东死鼠,西死鼠,人见死鼠如见虎,鼠死不几日,人死如坼堵。昼死人,莫问数,日色惨淡愁云护。三人行未十步多,忽死两人横截路……",生动地描述了当时鼠疫流行的情况,指出了鼠、鼠疫和人之间的相互关系。

二、实验微生物学时期

随着时间的推移和科学技术的发展,人类发现了微生物,开始了微生物的生理学研究进程,有力促进了医学微生物学的发展。

早在 1676 年荷兰人列文虎克(Antony Van Leeuwenhoek,1632—1723)采用自制的显微镜,从雨水、牙垢等标本中,首次观察并描述了各种形态的微生物,证实了微生物在自然界中的客观存在,奠定了微生物学的发展基础。

法国科学家巴斯德(Louis Pasteur,1822—1895)(绪图 1)开创了微生物的生理学时代。在 19 世纪 60 年代,法国的葡萄酒工业面临酒类变质的危机,经济损失严重。巴斯德在解决葡萄酒变质原因的过程中,发现有机物的发酵与腐败现象均是由微生物引起,他通过著名的"S 形曲颈瓶"实验证实有机物的发酵是因酵母菌的作用,而酒味变酸是因其污染了除酵母以外的其他杂菌的结果。为了防止酒类变质,他将待发酵的基质液预先经 62℃处理 30 分钟后,再加入酵母菌,成功解决了杂菌污染的难题。巴斯德用实验结果批驳了当时盛行的微生物是自然生成的"生物自生论"谬论。他还认识到不同形态的微生物,其代谢产物方面也有所不同,开始了研究细菌代谢产物的生理学阶段。随后他还对当时流行的疾病,如蚕病、鸡霍乱、炭疽以及狂犬病等的病原体进行了研究,还研制了炭疽病疫苗、狂犬病疫苗。可以说巴斯德是微生物学和免疫学的奠基人,至此医学微生物学亦成为一门独立的学科。

英国外科医生李斯德(Lister,1827—1912)受巴斯德研究工作的启发,认识到伤口感染可能与微生物感染有关,便采用苯酚(石炭酸)喷洒手术室并采用煮沸法处理手

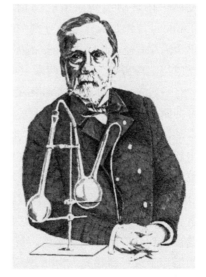

绪图 1　Louis Pasteur(1822—1895)

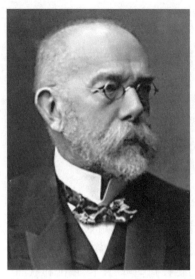

绪图2 Robert Koch（1843—1910）

术器械,创立了外科无菌手术,促进了外科学的发展,为消毒和无菌操作奠定了基础。

德国医生郭霍(Robert Koch,1843—1910)(绪图2)是另一位微生物学的奠基人,在确认引起传染病的病原菌方面做了大量工作。他创用了固体培养基,借此可从患者排泄物或其他标本中分离出单个菌落,利于对各种纯培养细菌分别研究,以确定细菌与疾病间的关系。同时他还建立了染色方法和实验性动物感染,有利于鉴别各种传染病的病原体。炭疽芽胞杆菌是他分离的第一种细菌,为证实该菌是病原菌,郭霍将该菌接种于健康动物,引起相同的疾病后,再从该动物体内分离出同样的细菌。据此他提出了确定病原微生物的标准,即著名的郭霍法则(Koch's postulate),对鉴定病原体起到了重要的指导作用,奠定了研究微生物致病性的基础。他密切联系临床实际工作,由他和他带动的一大批学者相继发现了许多对人和动物致病的重要病原菌,如结核分枝杆菌、霍乱弧菌、脑膜炎奈瑟菌、痢疾志贺菌、白喉棒状杆菌等,开创了细菌学研究的"黄金时代",促进了病原微生物学的快速发展。

俄国学者伊凡诺夫斯基(Iwanovski,1864—1920)在1892年发现烟草花叶病的烟叶汁通过除菌滤器后仍具有感染性。荷兰科学家贝杰林克(Beijerinck,1851—1931)在1898年重复了上述实验后,指出烟叶汁中确实存在一种比细菌更小的传染性病原体,开创了人类对病毒的认识。同时勒夫勒(Loeffler)和弗施(Frosch)发现患口蹄疫动物的淋巴液中也含有能通过除菌滤器的感染性物质,称滤过性病毒(即口蹄疫病毒)。1901年,第一个人类病毒——黄热病毒由美国科学家Walter-Reed首先分离成功;1951年,英国学者Twort发现了细菌病毒(噬菌体)。在20世纪早期,植物病毒、动物病毒、人类病毒和细菌病毒相继被分离出来,所以病毒是最晚发现的一类微生物。

随着病原微生物学的发展,人们也在不断探索防治传染性疾病的方法。英国医师琴纳(Edward Jenner,1749—1823)在18世纪末采用牛痘来预防天花,是近代抗感染免疫的开端。随后巴斯德研制成炭疽病疫苗和狂犬病疫苗,德国学者贝林格(Behring)在1891年用白喉抗毒素成功地治疗白喉患儿,推动了预防医学和抗感染免疫的发展。在研制抗病原菌的药物方面,德国化学家欧立希(Ehrlich)首先合成化学治疗剂"606",开创了传染性疾病的化学治疗途径。此后一系列的磺胺类药物相继合成并得到广泛应用。1929年,英国细菌学家弗莱明(Alexander Fleming,1881—1955)(绪图3)从意外污染的青霉菌在固体培养基上可抑制葡萄球菌生长的现象中发现了青霉素,并制备出青霉素滤液作了深入研究。1940年弗洛瑞(H.W.Florey)等提取出青霉素G的纯品,成功用于临床感染性疾病的治疗。青霉素的成功研制为抗生素的研究和生产翻开了第一页,由此鼓舞了人们从微生物中寻找具有抗菌活性的化合物,如链霉素、氯霉素、四环素、头孢霉素、红霉素、庆大霉素等抗生素相继被发现并广泛应用于临床。抗生素的发现给感染性疾病的治疗带来了新曙光。为此,弗莱明、弗洛瑞和钱恩在1945年获得了诺贝尔生理学或医学奖。

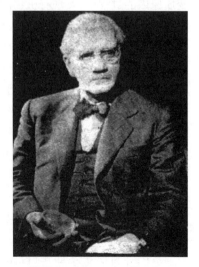

绪图3 Alexander Fleming
（1881—1955）

Notes

三、现代微生物学时期

进入 20 世纪中期,随着物理学、生物化学、遗传学、细胞生物学和分子生物学等学科的发展,许多高新科技和新仪器设备应运而生,如电子显微镜、电子计算机、细胞培养、免疫学技术、分子生物学技术等日新月异,也促进了微生物学的迅速发展,近 20 年来,一大批快速、特异的微生物学诊断方法相继建立,如单克隆抗体技术、免疫荧光技术、酶联免疫吸附试验(ELISA)、聚合酶链反应(PCR)以及基因探针杂交技术等,其敏感性高,特异性强,容易操作和普及,为人类提供了新研究方法和手段,加速了人类对病原微生物结构与功能的认识;进而使研究从细胞水平深入到分子水平,探索病原微生物基因组结构、基因表达、致病机制及其所致疾病诊防治的新方法。

由于人类自身的不断努力和卫生条件的迅速改善,某些病原微生物被有效地控制或消灭,传染病的发病率显著降低。在这一背景下,国外有少数学者曾提出"现在是应该关上《传染病学》这门教科书的时候了",这一论断低估了病原微生物对人类的危害性。从 20 世纪 70 年代以来,新的病原微生物及相关的传染病相继被发现,目前已达 40 多种,例如军团菌、霍乱弧菌O139 血清群,幽门螺杆菌,伯氏疏螺旋体,人类免疫缺陷病毒(HIV),轮状病毒,新型肝炎病毒(HCV、HDV、HEV、HGV 等),人类疱疹病毒 6、7、8 型,埃博拉病毒,西尼罗病毒,SARS 冠状病毒、发热伴血小板减少综合征布尼亚病毒等。传染病重新成为重大的公共卫生问题,人类面临着新现(emerging)和再现(re-emerging)病原体的双重威胁,其中对人类危害最大的是 HIV。根据联合国艾滋病规划署(UNAIDS)2014 年最新报告,全球范围内估计有 3500 万人感染 HIV;2013 年新增感染人数 210 万,150 万人死于艾滋病。南部非洲是 HIV 感染的重灾区,全球新感染 HIV的 70% 生活在该区域。截至 2014 年 8 月中旬,我国累计 HIV 感染者和艾滋病患者共约 43.68万例,死亡 13.63 万例。全世界约有 1/3 的人被结核分枝杆菌感染,每年有 900 万新病例出现,200 万人死于结核病。在 2003 年上半年,SARS 在我国暴发流行,继而波及到全球 32 个国家和地区,造成了重大的公共卫生事件。2009 年至 2010 年流行的新型甲型 H1N1 流感,波及到全球200 多个国家和地区,感染者达 30 多万例,其中有近 2 万例死亡。2014 年西非埃博拉病毒流行,世界卫生组织(WHO)11 月 12 日公布的数据显示,埃博拉病毒感染者已达 14 098 人,其中 5160人死亡。这些新现和再现的病原微生物给人们敲响了警钟,我们必须提高对传染性疾病的全球预警和应对的能力。

人类对病原微生物基因组的研究已取得了重要成果,而且人类基因组的研究工作就是基于早期病毒基因组研究工作的基础而开展的。随着现在高通量测序和大数据的应用,现今人们从发现感染性疾病到确认其病原体的周期已显著缩短。已发现的病毒基本上都完成了基因测序,迄今已完成 900 多株细菌基因组测序,其中包括流感嗜血杆菌、结核分枝杆菌、幽门螺杆菌、钩端螺旋体等,对进一步确定引起免疫应答抗原的基因或致病的毒力基因提供了有力的依据。在此基础上,对于病原微生物相关基因的调控、致病的物质基础及其与宿主细胞间的相互作用等的研究也更加深入,这将有助于人类研制疫苗或开发抗感染新药物。

新型疫苗的研制工作进展很快,已经历了灭活疫苗、减毒活疫苗、亚单位疫苗、基因工程疫苗以及核酸疫苗(又称 DNA 疫苗)等发展阶段。传统的疫苗不能有效诱导体内细胞免疫,而核酸疫苗则能在体内诱导有效的细胞免疫和体液免疫,为预防结核病、乙型肝炎、艾滋病等传染病提供了新的策略。疫苗的种类向多联疫苗(如 DTP-HB、DTP-Hib 和 DTP-IPV 等)、黏膜疫苗、缓释疫苗等多样化发展,疫苗的接种途径提倡口服、单剂注射、喷雾吸入或表皮透释等。为了增强疫苗的免疫原性,新的疫苗佐剂也不断被开发,如霍乱毒素 B 亚单位、大肠埃希菌不耐热肠毒素B 亚单位、乙酰胞壁酸等。经过人们的长期努力,1980 年 5 月 WHO 宣布全球已彻底消灭天花,并计划近年在全球消灭脊髓灰质炎。随着人类计划免疫的实施,许多严重危害人类健康的感染

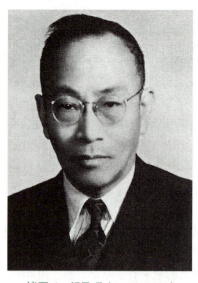

绪图 4 汤飞凡(1897—1958)

性疾病都将会被征服。

在医学微生物学及其相关学科的发展中,全球有近 60 位科学家因有突出贡献而荣获诺贝尔生理学或医学奖,可见医学微生物学在生命科学中的重要地位(绪表 1)。我国医学科学工作者也为医学微生物学的发展作出了重大贡献,在国际上也具有一定影响力。在 20 世纪 30 年代,我国学者黄祯祥研究马脑炎病毒时,发现有病毒增殖的组织培养液与无病毒增殖的培养液相比较,其 pH 有显著差别,首创了病毒体外细胞培养新技术,为现代病毒学奠定了基础。我国第一代病毒学家汤飞凡(绪图 4)采用鸡胚卵黄囊接种和加链霉素抑菌的技术,在 1955 年首次分离出沙眼衣原体(当时尚称作沙眼病毒——"汤氏病毒"),是世界上发现重要病原体的第一个中国人,也是迄今为止中国医学微生物学家被世界所承认的最高成就。我国病毒学家朱既明在国际上首次将流感病毒裂解为亚单位,提出了流感病毒结构图像,为以后研究亚单位疫苗提供了原理和方法。

我国在病原微生物研究和预防医学方面也取得了重大成就,有关出血热病毒、EB 病毒、甲、乙、丙、丁型肝炎病毒以及 SARS 冠状病毒的研究等已进入世界前列,基因工程生产的乙型肝炎疫苗和干扰素已大量投放市场。我国较早地消灭了脊髓灰质炎病毒野毒株引起的脊髓灰质炎,有效地控制了鼠疫、霍乱等烈性传染病,麻疹、流行性乙型脑炎、白喉、流行性脑脊髓膜炎等传染病的发病率也显著降低。

绪表 1 与医学微生物学有关的诺贝尔生理学或医学奖获得者

获奖时间	获奖者(国籍)	主要成就
1901	Emil von Behring(德国)	1890 年,制成白喉抗毒素血清,建立血清治疗感染疾病的方法
1905	Robert Koch(德国)	1882 年,分离和鉴定结核分枝杆菌、霍乱弧菌;提出确定病原体学说
1928	Charles Nicolle(法国)	1910 年,发现斑疹伤寒的传播媒介是体虱
1939	Gerhard Domagk(德国)	1935 年,发现磺胺的抗菌作用
1945	Alexander Fleming(英国) Emst Chain(英国) Howard Florey(澳大利亚)	1929 年,Fleming 发现青霉素及其抗菌作用 1940 年,Chain 和 Florey 分离纯化了青霉素,开创了抗生素时代
1946	Wendell Stanley(美国) John Northrop(美国)	1935 年,发现纯化结晶的烟草花叶病毒仍具有感染性,制备出病毒晶体
1951	Max Theiler(南非)	1937 年将黄热病病毒经鼠传代制成黄热病疫苗
1952	Selman Waksman(美国)	1944 年发现链霉素,并推动抗生素研究热潮
1954	John Enders(美国) Thomas Weller(美国) Frederick Robbins(美国)	1949 年,建立了脊髓灰质炎病毒体外培养方法
1958	Joshua Lederberg(美国)	1952 年,通过影印培养方法证明细菌的耐药性和抗噬菌体变异是自发产生的,促进了细菌遗传学研究

获奖时间	获奖者（国籍）	主要成就
1965	Francois Jacob（法国） Jacques Monod（法国）	1960 年 Jacob 和 Monod 发现并提出乳糖操纵子模型（Lac operon model）
1966	Peyton Rous（美国）	发现鸡肉瘤病毒，并证明 Rous 病毒可致肿瘤
1969	Max Delbruck（美国） Alfred Hershey（美国） Salvador Luria（美国）	1943 年，通过噬菌体研究提出病毒的感染机制
1975	David Baltimore（美国） Renato Dulbecco（美国） Howard Temin（美国）	1970 年，发现某些肿瘤病毒含反转录酶，证明遗传信息可从 RNA 流向 DNA
1976	Baruch Blumberg（美国） Carleton Gajdusek（美国）	1963 年，Blumberg 发现"肝炎相关抗原"，后证实为乙型肝炎病毒表面抗原 Gajdusek 发现 Kuru 病和羊瘙痒病是由慢病毒引起的
1978	Daniel Nathans（美国） Wemet Arber（瑞士） Hamilton Smith（美国）	1962 年，Nathans 用 *E.coli* 培养物提取物表达 f2 噬菌体衣壳蛋白 1967 年，Arber 发现细菌 DNA 甲基化酶，1970 年 Smith 发现细菌内切酶，后广泛用于分子生物学研究
1980	Paul Berg（美国）	1972 年，Berg 将 λ 噬菌体基因和 *E.coli* 的半乳糖操纵子模型（galactose operon）插入到 SV40 DNA 中，开创基因重组技术
1984	Kohler G（德国）	1975 年，用杂交瘤技术制备单克隆抗体
1989	J.Mechael Bioshop（美国） Harold Varmus（美国）	1976 年，在动物和人类细胞中发现 Rous 鸡肉瘤病毒的癌基因，提出原癌基因（proto-oncogene）的概念
1993	Kary Mullis（美国）	1988 年，从嗜热菌 *Thermus aquaticus* 中分离出耐热 DNA 多聚酶（Taq 酶），创立稳定的 PCR 技术
1997	Stanley Prusiner（美国）	1982 年，提出朊粒（prion）是羊瘙痒病和疯牛病的病因
2005	Barry J Marshall（澳大利亚） J.Robin Warren（澳大利亚）	1983 年，从胃炎和胃溃疡组织标本中分离出幽门螺杆菌，并证实该菌是消化道溃疡及胃炎的病原菌
2008	Harald Zur Hausen（德国） Francoise Barre-Sinoussi（法国） Luc Montagnier（法国）	发现 HPV 是宫颈癌的病原体 1983 年，分离到艾滋病的病原体——HIV
2011	Bruce A Beutler（美国） Jules A Hoffmann（法国） Ralph M Steinman（加拿大）	发现可以识别微生物的 TLR 受体，参与机体在受到病原体感染时做出的迅即防御反应 发现了树突状细胞及其在适应性免疫中的作用

展　望

为了促进医学微生物学的发展，有效控制各种传染病，我们还应该继续加强以下方面的研究，以便更好地为人类健康服务。

1. **新现和再现病原微生物**　新现与再现病原微生物仍然是对人类健康的主要威胁，新现的传染病（如艾滋病、出血热、军团病、克 - 雅病、SARS、高致病性禽流感等）由新病原体引起，而再现的传染病（如结核病、狂犬病、登革热、霍乱、鼠疫等）多由病原体变异或多重耐药引起（绪表 2）。在我国新出现的传染病已达 14 种。此外，国际上还存在着生物武器袭击和威胁的危险，人为地引发公共卫生问题和社会问题。因此，应从分子水平上研究病原微生物的变异规律、耐药机制、毒力及其致病特点，以应对新现和再现病原微生物的感染。

绪表 2　近年发现的重要病原微生物

时间	病原微生物	所致疾病
1973 年	轮状病毒（rotavirus）	婴幼儿腹泻
1975 年	细小病毒 B19（Parvovirus B19）	慢性溶血性贫血
1977 年	埃博拉病毒（Ebola virus）	出血热
1977 年	嗜肺军团菌（Legionella pneumophila）	军团菌病（Legionaire's disease）
1977 年	空肠弯曲杆菌（Campylobacter jejuni）	肠炎（enteritis）
1978 年	汉坦病毒（Hantaan virus）	肾综合征出血热（HFRS）
1980 年	人类嗜 T 细胞病毒Ⅰ型（human T lymphotropic virus，HTLV-1）	成人 T 细胞白血病（adult T cell leukaemia）
1982 年	大肠埃希菌 O157（Escherichia coli O157∶H7）	溶血性尿毒综合征（hemolytic uremic syndrome）
1982 年	人类嗜 T 细胞病毒Ⅱ型（HTLV-Ⅱ）	毛细胞白血病（hairy cell leukaemia）
1982 年	伯氏疏螺旋体（Borrelia burgdorferi）	莱姆病（Lyme disease）
1983 年	人免疫缺陷病毒（human immunodeficiency virus，HIV）	艾滋病（AIDS）
1983 年	肺炎衣原体（Chlamydia pneumoniae）	肺炎衣原体病
1983 年	幽门螺杆菌（Helicobacter pylori）	胃炎及消化道溃疡
1986 年	朊粒（prion）	人和动物的传染性海绵状脑病，如变异型克 - 雅病和疯牛病
1986 年	人疱疹病毒 -6（human herpesvirus6，HHV-6）	突发性蔷薇病（exanthem subitum）
1988 年	戊型肝炎病毒（hepatitis E virus）	戊型肝炎（hepatitis E）
1989 年	丙型肝炎病毒（hepatitis C virus）	丙型肝炎（hepatitis C）
1992 年	霍乱弧菌 O139（Vibrio cholerae O139）	霍乱（epidemic cholera）
1992 年	汉塞巴尔通体（Bartonella henselae）	猫抓病（cat scratch disease）
1993 年	辛诺柏病毒（Sin Nombre virus）	汉坦病毒肺综合征（hantavirus pulmonary syndrome，HPS）
1994 年	人疱疹病毒 -8（HHV-8）	Kaposi 肉瘤（Kaposi's sarcoma）
1994 年	Sabia 病毒	巴西出血热
1995 年	庚型肝炎病毒（hepatitis G virus）	庚型肝炎（hepatitis G）
1999 年	西尼罗病毒（West Nile virus，WNV）	西尼罗热
1999 年	尼帕病毒（Nipah virus）	病毒性脑炎
2003 年	SARS 冠状病毒（SARS coronavirus）	严重急性呼吸道综合征（SARS）
2004 年	高致病性禽流感病毒（H5N1）	人感染高致病性禽流感
2006 年	变异猪链球菌	猪链球菌病

Notes

续表

时间	病原微生物	所致疾病
2009 年	新甲型 H1N1 流感病毒 发热伴血小板减少综合征布尼亚病毒	甲型 H1N1 流感 发热伴血小板减少综合征
2012 年	中东呼吸综合征冠状病毒（MERS coronavirus）	中东呼吸综合征（middle east respiratory syndrome, MERS）
2013 年	H7N9 禽流感病毒	H7N9 禽流感

2. 病原微生物致病机制研究　医学微生物学除了研究病原微生物的基因组结构与功能基因组，寻找病原体的致病基因或致病相关基因外，还要开展微生物蛋白组学（microbial proteomics）的研究，阐明微生物基因与蛋白质、蛋白质与蛋白质的相互调控作用，才能更深入地研究病原微生物与宿主细胞之间，特别是与机体整体相互间的作用，从分子水平、细胞水平和整体水平来全面分析和揭示病原微生物的致病机制。

3. 加强生物安全的管理　当前全球已进入高新生物技术快速发展的时期，更需要注意保护环境的卫生安全和人类的身体健康。如何预防致病性微生物等生物因子造成实验室人员伤害，或避免危险生物因子污染环境，需要进行深入的研究，其中包括了病原微生物实验室的生物安全以及突发性公共卫生事件的应急反应和正确处理，例如在病原微生物实验中样本的采集、运送、分离培养、鉴定或储存等过程，实验室对微生物基因的改造而由此产生的生物安全问题。必须建立标准化的实验室生物安全体系，加强监测、预警和控制突发性公共卫生事件的发生，微生物学工作者、公共卫生医师与临床医师应密切配合，建立健全突发性公共卫生事件的应急处理系统。

4. 建立标准化的微生物学诊断方法及技术　医学实践证明，实验技术或方法的创新或建立在推动学科发展方面具有重要作用。目前，传统的细菌生化反应鉴别方法已被自动化检测仪器及试剂盒取代，PCR、核酸杂交等微生物基因诊断方法以及血清学检测新技术已被广泛采用。但随着新现或再现病原微生物增多，应该不断改进和提高检测方法的敏感性和特异性，尽量与国际标准化接轨，以发现和确认新现传染病的病原体。采用传统的微生物学技术与现代分子生物学技术相结合是发现新病原体的有效手段，现代分子生物学技术（包括基因诊断技术）在某些难以用传统微生物学技术发现其病原体的新现传染病病原检测中可发挥重要作用。

5. 抗感染免疫的基础理论及其应用研究　众所周知预防疾病的效果优于临床治疗，而且能节约大量的经费和物力。因此应提倡疫苗接种，研制更多的新型抗感染疫苗。有关病原微生物的有效抗原表位、抗原提呈的机制、新型佐剂的开发、免疫应答的调控等基础理论还值得进一步深入研究。重组疫苗、嵌合疫苗、核酸疫苗以及多联疫苗等虽然已显示出优越性，但对其作用机制、稳定性、免疫效应持续时间、副作用以及安全性等还应继续追踪。

6. 抗感染药物的研制与开发　抗微生物的药物主要包括化学治疗剂和抗生素，目前最缺乏的是抗病毒药物和抗真菌药物，应重点研制和开发。除核苷类、非核苷类和蛋白酶抑制剂外，还可从抑制病毒基因的复制与表达水平入手，筛选出能抑制病毒所特有的某些酶的药物。此外，耐药菌株或耐药病毒株大量出现，应从分子水平研究其耐药变异的机制，才能有针对性的研制出相应药物或改进药物作用的靶点。根据我国的国情，应重点开发抗感染的天然药物（如中草药、微生物次级代谢产物、海洋生物中活性物质等）。随着对微生物基因组学和代谢产物的深刻认识，可充分利用微生物资源，人类可以从放线菌、真

Notes

菌、海洋细菌或其他微生物代谢产物中筛选出不同种类的新抗生素,促进医药工业的发展,使微生物更好地造福于人类。

随着人类社会的进步和医学科学技术的发展,我们相信大部分传染病将被控制在较低的发病率,少数传染病将被消灭。微生物的多样性将永远伴随人类而存在,还将会出现新的病原微生物及其新传染病。因此,医学微生物学工作者及广大医务人员任重而道远,争取为生命科学和人类健康继续作出更大的贡献。

(李明远　徐志凯)

Notes

第一篇　细　菌　学

第一章　细菌的形态与结构

细菌（bacterium）是原核细胞型微生物，有广义和狭义两种范畴。广义上包括各类原核细胞型微生物，包括细菌、放线菌、支原体、衣原体、立克次体、螺旋体。狭义则专指其中数量最大、种类最多、具有典型代表性的细菌，为本章讨论的对象。细菌是单细胞生物，具有形体微小、结构简单、代谢活跃且多样化、繁殖迅速等特点。其细胞结构包括细胞壁和核质（无核仁和核膜），除核糖体外无其他细胞器。

了解细菌的形态、结构及生理活动等基本性状，对研究细菌的致病性和免疫性，以及鉴别细菌、诊断和防治细菌性感染等具有重要的理论和实际意义。

第一节　细菌的大小与形态

细菌的形体微小，以微米（μm）为单位。光学显微镜是观察细菌最常用的仪器。在营养丰富的悬浮培养条件下，浮游（planktonic）细菌的形态，主要可分为球菌、杆菌和螺形菌三大类（图 1-1）。

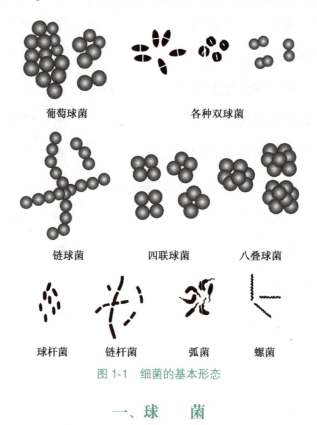

葡萄球菌　　　　　各种双球菌

链球菌　　　　四联球菌　　　　八叠球菌

球杆菌　　　链杆菌　　　弧菌　　　螺菌

图 1-1　细菌的基本形态

一、球　　菌

球菌（Coccus）直径一般约为 1μm，外观呈圆球形或近似球形。繁殖时，细菌分裂平面不同以及分裂后菌体之间相互黏附情况不一，可形成不同的排列方式，对某些球菌的鉴别具有意义。

1. 双球菌（Diplococcus）　细菌在一个平面上分裂，分裂后两个菌体成对排列，如脑膜炎奈瑟菌、淋病奈瑟菌。

2. 链球菌（Streptococcus）　细菌在一个平面上分裂，分裂后多个菌体连接成链状，如乙型溶血性链球菌、肺炎链球菌。

3. 葡萄球菌（Staphylococcus）　细菌在多个不规则的平面上分裂，分裂后菌体无一定规则地粘连在一起似葡萄状，如金黄色葡萄球菌。

4. 四联球菌（Tetrads）　细菌在两个互相垂直的平面上分裂，分裂后四个菌体黏附在一起呈正方形，如四联加夫基菌。

5. 八叠球菌（Sarcina）　细菌在三个互相垂直的平面上分裂，分裂后八个菌体黏附成包裹状立方体，如藤黄八叠球菌。

各类球菌在标本或培养物中除上述的典型排列方式外，还可以分散的单个菌体存在。

二、杆　菌

杆菌（Bacillus）的大小、长短、粗细很不一致，大的杆菌如炭疽芽胞杆菌长 3~10μm，中等的如大肠埃希菌长 2~3μm，小的如布鲁菌长仅 0.6~1.5μm。

杆菌形态多数呈直杆状，也有的菌体稍弯；多数呈分散存在，也有的呈链状排列，称为链杆菌（Streptobacillus）；菌体两端大多呈钝圆形，少数两端平齐（如炭疽芽胞杆菌）或两端尖细（如梭杆菌）。有的杆菌末端膨大成棒状，称为棒状杆菌（Corynebacterium）；有的菌体短小，近于椭圆形，称为球杆菌（Coccobacillus）；有的呈分支生长趋势，称为分枝杆菌（Mycobacterium）；有的末端常呈分叉状，称为双歧杆菌（Bifidobacterium）。

三、螺　形　菌

螺形菌（Spiral bacterium）菌体弯曲，有的菌体长 2~3μm，只有一个弯曲，呈弧形或逗点状，称为弧菌（vibrio），如霍乱弧菌；有的菌体长 3~6μm，有数个弯曲，称为螺菌（Spirillum），如鼠咬热螺菌；也有的菌体细长，弯曲呈弧形或螺旋形，称为螺杆菌（Helicobacterium），如幽门螺杆菌。

细菌的形态可因其生长的环境不同而发生变化。细菌的形态受温度、酸碱度、培养基成分和培养时间等因素影响很大。一般细菌在适宜的生长条件下，培养 8~18 小时（对数生长期），形态比较典型，而在不利环境或菌龄老时常出现梨形、气球状和丝状等不规则的多形性（polymorphism），称为衰退型（involution form）。因此观察细菌的大小和形态，应选择适宜生长条件下的对数生长期为宜。在自然界及人和动物体内，绝大多数细菌是黏附在有生命或无生命物体的表面，以生物膜（biofilm）的形式存在。

第二节　细菌的结构

细菌具有典型的原核细胞结构和功能（图 1-2）。细菌的基本结构包括：细胞壁、细胞膜、细胞质和核质等，为所有细菌均具有。此外，某些细菌还具有一些特有的结构如荚膜、鞭毛、菌毛、芽胞等，称为特殊结构。

一、细菌的基本结构

（一）细胞壁

细胞壁（cell wall）位于菌细胞的最外层，包绕在细胞膜的周围，保护细菌抵抗外界不利环境的压力。细胞壁化学组成复杂，并随细菌不同而异。革兰染色法（Gram staining）可将细菌分为革兰阳性（G^+）和革兰阴性（G^-）两大类，两类细菌细胞壁均具有肽聚糖，但各自尚具有其特殊的组成成分。

Notes

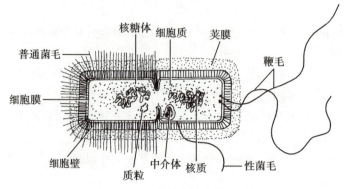

图 1-2　细菌细胞结构模式图

1. 肽聚糖　肽聚糖(peptidoglycan)是一类复杂的多聚体,是细菌细胞壁中的主要组分,为原核细胞所特有,又称为黏肽(mucopeptide)、糖肽(glycopeptide)或胞壁质(murein)。G⁺菌和G⁻菌的肽聚糖结构有所不同:G⁺的肽聚糖由聚糖骨架(backbone)、四肽侧链(tetrapeptide side chain)和五肽交联桥(peptide cross-bridge)三部分组成(图 1-3);G⁻的肽聚糖仅由聚糖骨架和四肽侧链两部分组成(图 1-4)。

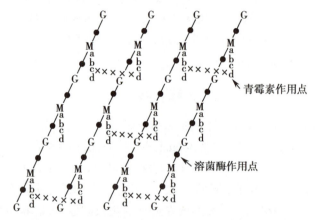

图 1-3　金黄色葡萄球菌细胞壁(G⁺菌)的肽聚糖结构
M:N-乙酰胞壁酸;G:N-乙酰葡糖胺;●:β-1,4 糖苷键
a:L-丙氨酸;b:D-谷氨酸;c:L-赖氨酸;d:D-丙氨酸;x:甘氨酸

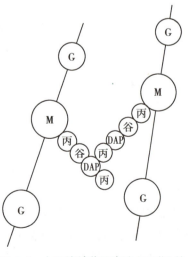

图 1-4　大肠埃希菌细胞壁(G⁻菌)的肽聚糖结构

肽聚糖的聚糖骨架由 N-乙酰葡糖胺(N-acetyl glucosamine)和 N-乙酰胞壁酸(N-acetylmuramic acid)交替间隔排列,经 β-1,4 糖苷键连接而成。各种细菌细胞壁的聚糖骨架均相同。聚糖骨架破坏,可导致细菌裂解。β-1,4 糖苷键是溶菌酶的作用靶点。

四肽侧链和五肽交联桥的组成和连接方式随菌种不同而异。如葡萄球菌(G⁺菌)细胞壁的四肽侧链的氨基酸依次为 L-丙氨酸、D-谷氨酸、L-赖氨酸和 D-丙氨酸;第三位 L-赖氨酸通过由五个甘氨酸组成的交联桥连接到相邻聚糖骨架四肽侧链末端的 D-丙氨酸上,从而构成强度坚韧的三维立体结构。在大肠埃希菌(G⁻菌)的四肽侧链中,第三位氨基酸为二氨基庚二酸(diaminopimelic acid,DAP),其直接与相邻四肽侧链末端的 D-丙氨酸连接,无五肽交联桥,因而仅形成单层平面网络的二维结

Notes

构。在其他细菌的四肽侧链中,第三位氨基酸变化最大,大多数 G⁻ 菌为 DAP,而 G⁺ 菌可以是 DAP、L- 赖氨酸或其他 L- 氨基酸。DAP 是赖氨酸合成的前体,为细菌细胞壁的特有的成分,迄今为止在古细菌或真核细胞中尚未发现。肽聚糖合成过程中的酶是抗生素的作用靶点。

　　2. 革兰阳性菌细胞壁特殊组分　　G⁺ 菌的细胞壁较厚(20~80nm),除含有 15~50 层肽聚糖结构外,大多数还含有大量的磷壁酸(teichoic acid),少数是磷壁醛酸(teichuronic acid),其约占细胞壁干重的 50%,菌细胞干重的 10%(图 1-5)。

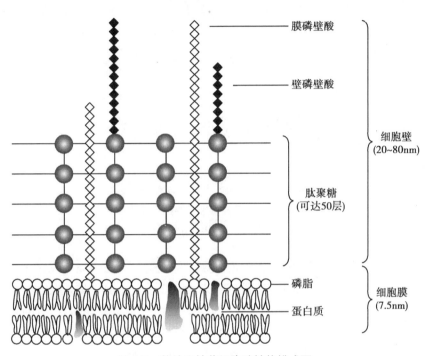

图 1-5　革兰阳性菌细胞壁结构模式图

　　磷壁酸由核糖醇(ribitol)或甘油残基经磷酸二酯键互相连接而成,其结构中少数基团被氨基酸或糖所取代,多个磷壁酸分子组成长链穿插于肽聚糖层中。磷壁醛酸的结构与磷壁酸相似,仅以糖醛酸代替磷脂。

　　磷壁酸按其结合部位不同,分为壁磷壁酸(wall teichoic acid,WTA)和脂磷壁酸(lipoteichoic acid,LTA),或称为膜磷壁酸(membrane teichoic acid)。壁磷壁酸的一端磷脂与肽聚糖上的胞壁酸共价结合,另一端伸出细胞壁,而膜磷壁酸的一端与细胞膜外层上的糖脂共价结合,另一端穿越肽聚糖层伸出细胞壁。

　　壁磷壁酸和脂磷壁酸共同组成带负电荷的多聚物网络或基质,使得 G⁺ 菌的细胞壁具有良好的弹性和抗张力性、通透性、及静电性等特性。壁磷壁酸也具有抗原和黏附素等活性。

　　此外,某些 G⁺ 菌细胞壁表面尚有一些特殊的表面蛋白质,如金黄色葡萄球菌的 A 蛋白,A 群链球菌的 M 蛋白等。

　　3. 革兰阴性菌细胞壁特殊组分　　G⁻ 菌细胞壁较薄(10~15nm),但结构较复杂。除含有 1~2 层的肽聚糖结构外,还含有特殊组分——外膜(outer membrane),约占细胞壁干重的 80%(图 1-6)。

　　外膜由脂蛋白、脂质双层和脂多糖三部分组成。

　　(1)脂蛋白(lipoprotein):位于肽聚糖层和外膜之间,其蛋白质部分与肽聚糖侧链的二氨基庚二酸相连,其脂质成分与外膜非共价结合,约 1/3 的脂蛋白与肽聚糖共价键结合,使外膜和肽聚糖层构成一个整体。

Notes

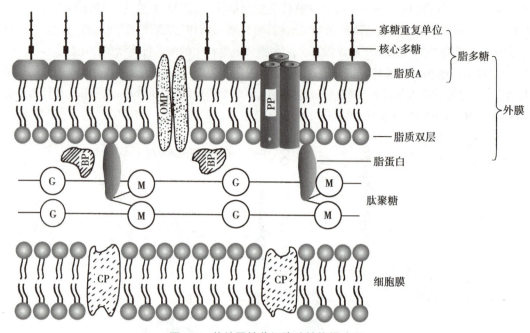

图 1-6 革兰阴性菌细胞壁结构模式图
OMP:外膜蛋白;PP:孔蛋白;BP:结合蛋白;CP:载体蛋白

（2）脂质双层:脂质双层中镶嵌着多种蛋白质称为外膜蛋白（outer membrane protein,OMP），其中有的为孔蛋白（porin），如大肠埃希菌的 OmpF、OmpC，允许低分子量亲水性分子（相对分子量≤600）的通过；有的为诱导性或去阻遏蛋白质，参与特殊物质的扩散过程；有的为噬菌体、性菌毛或细菌素的受体。外膜的脂质双层结构不同于细胞膜在于:其内外层组成呈不对称性，内层结构类似细胞膜，而外层中则含有大量的脂多糖（lipopolysaccharide,LPS）。

（3）脂多糖:由脂质双层向细胞外伸出。脂多糖由脂质 A、核心多糖和特异多糖三部分组成，即革兰阴性菌的内毒素（endotoxin）。

1）脂质 A:脂质 A（lipid A）嵌在外膜脂质双层的外层，锚定 LPS。其化学组成是一种复杂糖磷脂，由以 β-1,6 糖苷键连接的磷酸氨基葡萄糖双糖形成本骨架，骨架的游离羟基和氨基可附着多种长链脂肪酸和磷酸基团。不同种属细菌的脂质 A 骨架基本一致，主要差别是脂肪酸的种类和磷酸基团的取代不相同。β- 羟基豆蔻酸是肠道杆菌所共同特有。脂质 A 是内毒素的毒性和生物学活性的主要组分，无种属特异性，故不同细菌的内毒素毒性作用相似。

2）核心多糖（core polysaccharide）:核心多糖位于脂质 A 外侧，含 2 种特有的 2- 酮基 -3- 脱氧辛酸（2-keto-3-deoxyoctonic acid,KDO）和庚糖，经 KDO 与脂质 A 共价联结。各种细菌含不同的多糖重复单位（repeat units），通常为线性三糖或分支的四糖或戊多糖。核心多糖有属特异性，同一属细菌的核心多糖相同。

3）特异多糖（specific polysaccharide）:是脂多糖的最外层，由数个至数十个寡聚糖（3~5 个单糖）重复单位所构成的多糖链。特异多糖即革兰阴性菌的菌体抗原（O 抗原），具有种特异性，因其多糖中单糖的种类、位置、排列和空间构型各不相同。特异多糖的缺失，可导致细菌菌落由光滑（smooth,S）型变为粗糙（rough,R）型。

带负电荷的 LPS 分子通过双价阳离子（如 Ca^{2+} 和 Mg^{2+}）的非共价键桥连，可稳定膜结构并对疏水分子具有屏障作用。螯合剂去除双价阳离子，或用多聚阳离子抗生素如多黏菌素（polymyxins）和氨基糖苷类抗生素等可改变外膜的通透性，均可起到抗菌作用。

然而，少数 G^- 菌（脑膜炎奈瑟菌、淋病奈瑟菌、流感嗜血杆菌等）的 LPS 结构不典型，其外膜糖脂含有相对短、多分支状的糖苷。该类糖脂与粗糙型细菌的 LPS 截短体（O 抗原缺失）相似，称为脂寡糖（lipooligosaccharide，LOS）。脂寡糖结构与哺乳动物细胞膜的鞘糖脂（glycosphingolipids）非常类似，从而可使细菌逃避宿主免疫细胞的识别。LOS 是细菌的重要的毒力因子。

在 G⁻ 菌的细胞膜和外膜之间有一空隙，称为周浆间隙（periplasmic space），约占细胞体积的 20%~40%。周浆间隙中含有多种蛋白酶、核酸酶、碳水化合物降解酶及毒力因子或抗性蛋白如胶原酶、透明质酸酶和 β- 内酰胺酶等，在细菌获得营养、降解有害物质毒性等方面有重要作用。

G⁺ 菌和 G⁻ 菌细胞壁结构显著不同（表 1-1），导致这两类细菌在染色性、抗原性、致病性及对药物的敏感性等方面有很大差异。

表 1-1　革兰阳性菌与革兰阴性菌细胞壁结构比较

细胞壁	革兰阳性菌	革兰阴性菌
强度	较坚韧	较疏松
厚度	20~80nm	10~5nm
肽聚糖层数	可多达 50 层	1~2 层
肽聚糖结构	骨架、四肽侧链、五肽交联桥	骨架、四肽侧链
肽聚糖含量	占细胞壁干重 50%~80%	占细胞壁干重 5%~20%
磷壁酸	+	−
外膜	−	+
脂蛋白	−	+
脂多糖	−	+
溶菌酶的作用	敏感	不敏感 *
青霉素的作用	敏感	不敏感 *

* 细胞壁的外膜阻碍溶菌酶、抗生素、碱性染料、去污剂等较大分子进入。

4. 细菌细胞壁缺陷型（细菌 L 型）　细菌细胞壁的肽聚糖受到理化或生物因素的直接破坏或合成被抑制，这种细胞壁受损的细菌在高渗环境下仍可存活，而在一般在普通环境中不能耐受菌体内的高渗透压而胀裂死亡。这种细胞壁受损的细菌仍能够生长和分裂者称为细菌细胞壁缺陷型或 L 型。1935 年 Klieneberger 在英国 Lister 研究院研究念珠状链杆菌时发现细胞壁缺陷型菌，菌落与形态类似于支原体，以该研究所的第一字母命名为 L 型（L form）细菌。现发现几乎所有的细菌、螺旋体和真菌均可产生 L 型。G⁺ 菌细胞壁缺失后，原生质仅被一层细胞膜包裹，称为原生质体（protoplast）；G⁻ 菌肽聚糖层受损后尚有外膜保护，称为原生质球（spheroplast）。支原体是天然缺乏细胞壁的微生物。

细菌 L 型的形态因缺失细胞壁而呈高度多形性，大小不一，有球形、杆状和丝状等（图 1-7）。着色不匀，无论其原为 G⁺ 菌或 G⁻ 菌，成为 L 型后大多染成革兰阴性。

细菌 L 型在体内或体外、人工诱导或自然情况下均可形成，诱发因素很多，如溶菌酶（lysozyme）和溶葡萄球菌素（lysostaphin）、胆汁、抗体、补体；或抑制细胞壁合成的药物如 β- 内酰胺类抗生素等；或培养基中缺少合成细胞壁的成分，如二氨基庚二酸、赖氨酸等。也可用亚硝基胍、紫外线和氯化锂等诱变获得。

细菌 L 型很难培养，其营养要求基本与原菌相似，但需在含血清的软琼脂高渗培养基中生长（需加入 10%~20% 的人或马血清，以及 3%~5% 的 NaCl、10%~20% 的蔗糖或 7% 聚乙烯吡咯烷酮等稳定剂，以提高培养基的渗透压）。细菌 L 型生长繁殖较原菌缓慢，一般培养 2~7 天后

Notes

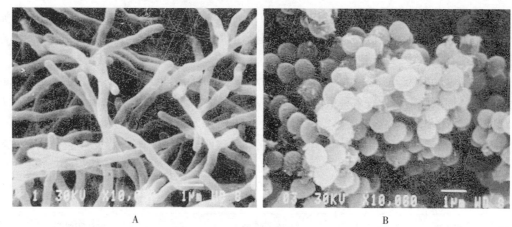

图 1-7　葡萄球菌 L 型的形态
A. 自临床标本分离的细菌 L 型丝状菌落（扫描电镜 ×10 000）；
B. 丝状菌落回复后的细菌形态（扫描电镜 ×10 000）

在软琼脂平板上形成中间较厚、四周较薄的荷包蛋样细小菌落，也有的形成颗粒状或丝状菌落（图 1-8）。细菌 L 型在液体培养基中生长后呈较疏松的絮状颗粒，沉于管底，培养液则澄清。去除诱因后，有些细菌 L 型可回复细胞壁合成能力，有些则不能回复。

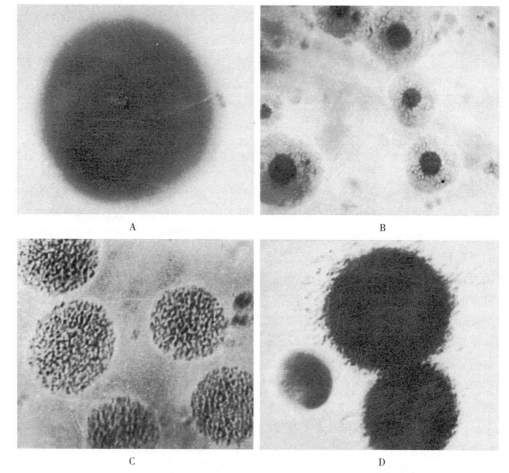

图 1-8　细菌 L 型的菌落形态
A. 原细菌型菌落；B. 细菌 L 型荷包蛋样菌落；C. 细菌 L 型颗粒型菌落；D. 细菌 L 型丝状型菌落

Notes

某些细菌L型仍具有一定的致病力,通常引起慢性感染,如尿路感染、骨髓炎、心内膜炎等,常在作用于细胞壁的抗菌药物(β-内酰胺类抗生素等)治疗过程中发生。临床上遇有症状反复迁延不愈,而标本常规细菌培养阴性者,应考虑细菌L型感染的可能性,宜作细菌L型的专门分离培养,并更换抗菌药物,不宜继续使用抑制细胞壁合成的抗生素。

5. 细胞壁的主要功能及其与医学相关的意义

(1)维持菌体形态,抵抗低渗环境:细胞壁坚韧而富弹性,可维持菌体固有的形态,并保护细菌抵抗低渗环境。细菌细胞质内有高浓度的无机盐和大分子营养物质,其渗透压高达5~25个大气压(1atm=101.33kPa)。由于细胞壁的保护作用,使细菌能承受内部巨大的渗透压而不会破裂,并能在相对低渗的环境下生存。

(2)菌细胞内外的物质交换:细胞壁有许多孔道及转运蛋白,具有非选择性的通透性(non-selectively permeable),参与菌体内外的物质交换。

(3)与菌细胞表面静电和染色特性有关:磷壁酸和LPS均带负电荷,能与Mg^{2+}等双价离子结合,有助于维持菌体内离子的平衡,调节细菌生理代谢。磷壁酸还可起到稳定和加强细胞壁的作用。磷壁酸带有更多的电荷,因此G^+菌的等电点为pH 2~3,而G^-菌为pH 4~5,该特性与两类细菌的革兰染色特性有关。

(4)细胞壁是抗菌药物的重要靶点:肽聚糖是细菌细胞壁特有的成分,与细菌增殖和存活密切相关,抑制细胞壁合成或破坏细胞壁的骨架,可导致细菌死亡。如溶菌酶和溶葡萄球菌酶的作用靶点是肽聚糖骨架N-乙酰葡糖胺和N-乙酰胞壁酸连接的β-1,4糖苷键,聚糖骨架的破坏可致细菌裂解。青霉素可竞争性地与细菌肽聚糖合成所需的转肽酶(又称青霉素结合蛋白,penicillin-binding protein,PBP)结合,抑制四肽侧链上D-丙氨酸与5肽桥或DAP之间的连接,使细菌肽聚糖的合成受抑,在一般渗透压环境中细菌裂解。多黏菌素和氨基糖苷类抗生素等可改变G^-菌外膜的通透性。

(5)细胞壁组分具有免疫原性:细胞壁组分可以诱发机体的免疫应答,如G^+菌细胞壁中的磷壁酸及G^-菌LPS的多糖成分是细菌重要表面抗原,与血清型分类有关。

(6)与细菌致病性有关:壁磷壁酸具有黏附素活性,使细菌黏附于宿主细胞。乙型溶血性链球菌表面的M蛋白与脂磷壁酸结合在细菌表面形成微纤维(microfilbrils),介导菌体与宿主细胞的黏附,是该菌的致病因素之一。LPS是G^-菌重要的致病物质,可使机体发热,白细胞增多,直至休克死亡(见内毒素)。

(7)与耐药性有关:G^+菌肽聚糖缺失可使作用于细胞壁的抗菌药物治疗失效(见细菌L型)。G^-菌的外膜是一种有效的屏障结构,使细菌不易受到机体的体液杀菌物质、肠道的胆盐及消化酶等的作用;还可阻止某些抗生素的进入,成为细菌固有耐药机制之一;外膜中的外排泵可泵出抗菌药物,是细菌获得性耐药机制之一。

(8)其他:LPS也可作用于机体固有免疫系统的各种细胞,增强机体固有免疫力,还具有抗肿瘤的有益作用。

(二)细胞膜

细胞膜(cell membrane or cytoplasmic membrane),位于细胞壁内侧,紧包裹着细胞质。厚约7.5nm,柔韧致密,富有弹性,占细胞干重的10%~30%。细菌细胞膜的结构与真核细胞者基本相同,由磷脂和多种蛋白质组成,但不含胆固醇。细胞膜在细菌重要的生命活动中发挥作用,细胞膜含有200余种蛋白质。细胞膜是细菌赖以生存的重要结构之一,其主要功能如下。

1. 物质转运 细菌细胞膜形成疏水性屏障,水或某些水溶性小分子物质可通过被动性扩散进入细胞内,或选择性进入或排出,或通透酶参与的主动摄取。

2. 呼吸电子传递和氧化磷酸化 细菌无线粒体结构,有氧呼吸的细胞色素、呼吸链及三羧酸循环的酶等定位于细胞膜。因此细菌细胞膜类似于真核细胞的线粒体,在需氧菌的呼吸和能量代谢中发挥重要作用。

3. 分泌胞外水解酶和致病性蛋白　细菌细胞膜将水解酶排到菌体外,将大分子物质解为可吸收的小分子营养物质。G⁺菌直接将水解酶排至菌体,而 G⁻菌则将其分泌至周浆间隙。细菌有Ⅰ~Ⅶ型分泌系统,参与细菌蛋白的分泌(见细菌生理)。致病性分泌蛋白(蛋白酶、溶血素、毒素等)也通过类似途径排出菌体外。

4. 参与生物合成　细菌细胞膜含有多种生物合成酶类,参与大分子的生物合成如肽聚糖、磷脂、鞭毛、荚膜等。其中与肽聚糖合成有关的酶类(转肽酶或转糖基酶),是青霉素作用的靶点。

5. 参与细菌分裂　细菌细胞膜部分内陷、折叠、卷曲形成囊状物,称为中介体(mesosome)。中介体多见于 G⁺菌,可有一个或多个,常位于菌体侧面或靠近中部(图 1-9)。中介体的一端连在细胞膜上,另一端与核质相连。细胞分裂时,中介体也一分为二,各携一套核质进入子代细胞,有类似真核细胞纺锤丝的作用。中介体有效地扩大了细胞膜面积,酶含量和产能也相应增加,其功能类似于线粒体,故亦称为拟线粒体(chondroid)。

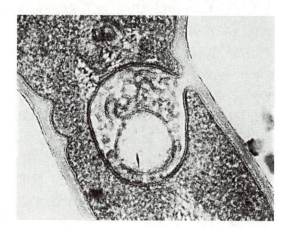

图 1-9　白喉棒状杆菌的中介体
(透射电镜 ×130 000,谢念铭提供)

此外,细菌细胞膜还含有一些蛋白参与细菌的趋化和感应外界的信号转导系统,如双组分信号转导系统。

(三) 细胞质

细胞膜包裹的溶胶状物质为细胞质(cytoplasm)或称原生质(protoplasm),由水、蛋白质、脂类、核酸及少量糖和无机盐组成。此外,细胞质中还含有许多下述重要结构。

1. 核糖体　核糖体(ribosome)是细菌合成蛋白质的场所,游离存在于细胞质中,每个细菌体内可达数万个。细菌核糖体沉降系数为70S,由 50S 和 30S 两个亚基组成。以大肠埃希菌为例,其化学组成 66% 是 RNA(包括 23S、16S 和 5S rRNA),34% 为蛋白质。核糖体常与正在转录的 mRNA 相连呈"串珠"状,称多聚核糖体(polysome),使转录和翻译偶联在一起。在生长活跃的细菌体内,几乎所有的核糖体都以多聚核糖体的形式存在。

细菌核糖体不同于真核细胞(80S,由 60S 和 40S 两个亚基组成),因此是抗生素的作用靶点。有些抗生素可与细菌核糖体的 30S 亚基结合(如链霉素),而有些抗生素则与 50S 亚基结合(如红霉素),干扰细菌的蛋白质合成,从而抑制细菌的生长和增殖。这类药物对真核细胞的核糖体无作用。

2. 质粒　质粒(plasmid)是细菌染色体外的遗传物质,为闭合环状的双链 DNA,存在于细胞质中。质粒携带的遗传信息,控制细菌某些特定的遗传性状,但不是细菌生长必不可少。失去质粒的细菌仍能正常存活和繁殖。质粒可独立复制,随细菌分裂传给子代细菌,还可通过接合或转导作用等传递给另一细菌。质粒编码的细菌性状有菌毛、细菌素、毒素和耐药性或代谢酶等(详见细菌遗传和变异)。

3. 胞质颗粒　细菌细胞质中含有多种颗粒,大多为贮藏的营养物质,包括糖原、淀粉等多糖、脂类、磷酸盐等。胞质颗粒又称为内含物(inclusion),不是细菌的恒定结构,不同菌有不同的胞质颗粒,同一个细菌在不同环境或生长期亦可不同。当营养充足时,胞质颗粒较多;养料和能源短缺时,颗粒减少甚至消失。胞质颗粒中有一种主要成分是 RNA 和多偏磷酸盐(polymetaphosphate)的颗粒,其嗜碱性强,用亚甲蓝染色时着色较深呈紫色,称为异染颗粒(metachromatic granule)或迂回体(volutin)。异染颗粒常见于白喉棒状杆菌,位于菌体两端,故又

Notes

称极体(polar body),有助于细菌鉴定。

胞质含有类似于真核细胞肌动蛋白(actin)和非肌动蛋白(nonactin)等类似物,起到细胞骨架蛋白(cytoskeletal proteins)的作用,决定菌细胞的形状、蛋白细胞内的定位、细胞的分裂和染色体的分离。

(四)核质

细菌是原核细胞,无成形核。细菌的遗传物质称为核质(nuclear material)或拟核(nucleoid),集中于细胞质的某一区域,多在菌体中央,无核膜、核仁和有丝分裂器。核质功能与真核细胞的染色体相似,故亦称之为细菌染色体(chromosome)。

细菌染色体为单倍体,附着于中介体或细胞膜。细胞内染色体的拷贝取决于细菌的生长情况,繁殖快的菌细胞可有多拷贝,而生长缓慢的菌细胞只有一个拷贝。核质由单一密闭环状DNA分子反复回旋卷曲盘绕组成松散网状结构,其化学组成DNA占80%以上,其余为RNA和蛋白质。用Feulgen法染色光学显微镜下观察,核质形态多呈球形、棒形和哑铃形。电镜观察可见核质的中央有一电子稠密的骨架,由RNA和蛋白质组成,其周围附着30~50个超螺旋的DNA环,长度约为20nm,一般由数百万碱基对组成。(详见细菌遗传与变异章节)

二、细菌的特殊结构

(一)荚膜

许多细菌在自然环境或宿主体内生长时可合成大量的黏液样胞外多聚物(extracellular polymer),包绕在细胞壁外,为多糖或蛋白质,用理化方法去除后并不影响菌细胞的生命活动。凡黏液性物质牢固地与细胞壁结合,厚度≥0.2μm,边界明显者称为荚膜(capsule)或大荚膜(macrocapsule),见图1-10;厚度<0.2μm者称为微荚膜(microcapsule),如伤寒沙门菌的Vi抗原以及大肠埃希菌的K抗原等。若黏液性物质疏松地附着于菌细胞表面,边界不明显且易被洗脱者称为黏液层(slime layer)。荚膜是细菌致病的重要毒力因子,也是鉴别细菌的重要指标之一。

1. 荚膜的化学组成 大多数细菌的荚膜化学组成是多糖,又称糖萼(glycocalyx),是荚膜-黏液层的通称;然而,炭疽芽胞杆菌、鼠疫耶尔森菌等少数菌的荚膜为多肽。荚膜多糖为高度水合分子,含水量达95%以上,与菌细胞表面的磷脂或脂质A共价结合。多糖分子组成和构型的多样化使其结构极为复杂,为细菌血清学分型的基础。如肺炎链球菌的荚膜多糖抗原至少可分成85个血清型。荚膜与同型抗血清结合发生反应后即逐渐增大,出现荚膜肿胀反应,可借此确定细菌的血清型。

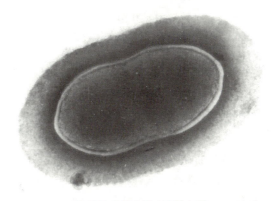

图1-10 肺炎链球菌荚膜(透射电镜 ×42 000)

荚膜对一般碱性染料亲和力低,不易着色。普通染色后,可见被染色菌体的周围有未着色的透明圈。如用墨汁作负染色,则荚膜显现更为清楚;采用荚膜特殊染色法可将荚膜染成与菌体不同的颜色。

荚膜的形成受遗传控制和环境条件的影响。一般在动物体内或含有血清或糖的培养基中容易形成荚膜,在普通培养基上或连续传代则易消失。有荚膜的细菌在固体培养基上形成黏液(M)型或光滑(S)型菌落,失去荚膜后其菌落变为粗糙(R)型。

2. 荚膜的功能 荚膜和微荚膜具有相同的功能。

(1)抗吞噬作用:荚膜具有抵抗宿主吞噬细胞的吞噬和消化的作用,增强细菌的侵袭力,因而荚膜是病原菌的重要毒力因子。例如肺炎链球菌,产荚膜菌株仅需数个菌即可使实验小鼠致死,而无荚膜菌株则需高达上亿个菌才能使小鼠死亡。

（2）黏附作用:荚膜多糖可使细菌与特异的宿主组织结合,也参与细菌生物膜的形成,是引起感染的重要因素。变异链球菌(Streptococcus mutants)依靠荚膜黏附于牙齿表面,利用口腔中的蔗糖产生大量的乳酸,导致其附着部位的牙齿珐琅质破坏,形成龋齿。有些产荚膜细菌(如铜绿假单胞菌等),可黏附于各种医疗植入物(如导管等)表面形成生物膜,是医院内感染发生的重要因素。

（3）抵抗有害物质:荚膜处于菌细胞的最外层,有保护菌体避免和减少受溶菌酶、补体、抗体和抗菌药物等有害物质的损伤作用。

（二）鞭毛

许多细菌,包括所有的弧菌和螺菌,约半数的杆菌和个别球菌,在菌体上附有细长并呈波状弯曲的丝状物,少仅 1~2 根,多者达数百根。这些丝状物称为鞭毛(flagellum),是细菌的运动器官(图 1-11)。鞭毛长 5~20μm,直径 12~30nm,需用电子显微镜观察,或经特殊染色法使鞭毛增粗后才能在普通光学显微镜下看到(图 1-12)。

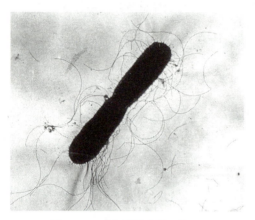

图 1-11　破伤风梭菌的周鞭毛
（透射电镜 ×16 000,谢念铭提供）

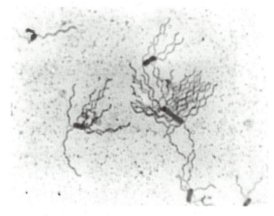

图 1-12　伤寒沙门菌的鞭毛（鞭毛染色 ×1900）

根据鞭毛的数量和部位,可将鞭毛菌分成 4 类(图 1-13)。①单毛菌(Monotrichate):只有一根鞭毛,位于菌体一端,如霍乱弧菌;②双毛菌(Amphitrichate):菌体两端各有一根鞭毛,如空肠弯曲菌;③丛毛菌(Lophotrichate):菌体一端或两端有一丛鞭毛,如铜绿假单胞菌;④周毛菌(Peritrichate):菌体周身遍布许多鞭毛,如伤寒沙门菌。

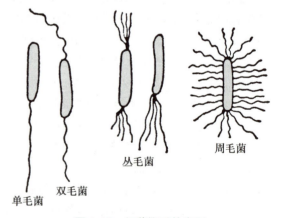

丛毛菌

周毛菌

单毛菌

双毛菌

图 1-13　细菌鞭毛的类型

1. 鞭毛的结构　鞭毛自细胞膜长出,游离于菌细胞外,由基础小体、钩状体和丝状体三个部分组成(图 1-14)。

（1）基础小体(basal body):位于鞭毛根部,嵌在细胞壁和细胞膜中。革兰阴性菌鞭毛的基础小体由一根圆柱、两对同心环和输出装置组成。其中,一对是 M(membrane)环和 S(supramembrane)环,附着在细胞膜上;另一对是 P(peptidoglycan)环和 L(lipopolysaccharide)环,附着在细胞壁的肽聚糖和脂多糖上。基础小体的基底部是鞭毛的输出装置(export apparatus),位于细胞膜内面的细胞质内。基底部圆柱体周围的发动器(motor)为鞭毛运动提供能量,近旁的开关(switch)决定鞭毛转动的方向。革兰阳性菌的细胞壁无外膜,其鞭毛只有 M、S 一对同心环。

Notes

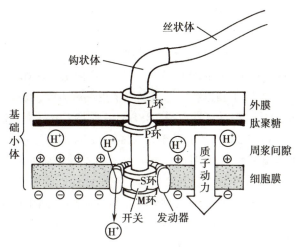

图 1-14 大肠埃希菌鞭毛结构模式图

（2）钩状体（hook）：位于鞭毛伸出菌体之处，呈约 90° 的钩状弯曲。鞭毛由此转弯向外伸出，成为丝状体。

（3）丝状体（filament）：呈纤丝状，伸出于菌体外，由鞭毛蛋白（flagellin）紧密排列并缠绕而成的中空管状结构。丝状体的作用犹如船舶或飞机的螺旋桨推进器。

鞭毛是从尖端生长，在菌体内形成的鞭毛蛋白分子不断地添加到鞭毛的末端。若用机械方法去除鞭毛，新的鞭毛很快合成，3~6 分钟内恢复运动能力。鞭毛蛋白是一种弹性纤维蛋白，其氨基酸组成与骨骼肌中的肌动蛋白相似，可能与鞭毛的运动有关。各菌种的鞭毛蛋白结构不同，具有很强的免疫原性和抗原性，称为鞭毛（H）抗原。

2. 鞭毛的功能

（1）细菌的运动器官：具有鞭毛的细菌在液体环境中能自由游动，运动迅速，如单鞭毛的霍乱弧菌每秒移动可达 55μm，周毛菌移动较慢，每秒移动 25~30μm。细菌的运动有化学趋向性，常向营养物质处前进，而逃离有害物质。细菌运动的方向性，受环境因素的影响极大。如果遇到吸引性刺激时，细菌向吸引物移动；而遇到有害物质时，细菌背离有害物运动。

（2）细菌的致病性：有些细菌的鞭毛与致病性有关。如霍乱弧菌、空肠弯曲菌等通过活泼的鞭毛运动穿越小肠黏膜表面覆盖的黏液层，使菌体黏附于肠黏膜上皮细胞，产生毒性物质导致病变的发生。

（3）细菌的鉴定和分类：根据鞭毛菌的动力（motility）和鞭毛的抗原性，可用于鉴定细菌和进行细菌分类。

（三）菌毛

许多 G⁻ 菌和少数 G⁺ 菌菌体表面存在着一种比鞭毛更细、更短而直硬的丝状物，称为菌毛（pilus，fimbriae）。菌毛由菌毛蛋白（pilin）组成，呈螺旋状排列成圆柱体，新形成的菌毛蛋白分子插入菌毛的基底部。菌毛蛋白具有免疫原性和抗原性，其基因位于细菌的染色体或质粒上。必须用电子显微镜方可观察到菌毛（图 1-15）。

根据功能不同，菌毛可分为普通菌毛和性菌毛两类。

1. 普通菌毛（common pilus） 长 0.2~2μm，直径 3~8nm，遍布菌细胞表面。这类菌毛是细菌

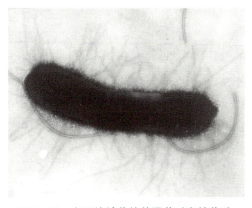

图 1-15 大肠埃希菌的普通菌毛和性菌毛
（透射电镜 ×42 500，谢念铭和袁增麟提供）

的黏附结构,能与宿主细胞表面的特异性受体结合,是细菌感染的第一步。因此,菌毛和细菌的致病性密切相关。菌毛的受体常为糖蛋白或糖脂,与菌毛结合的特异性决定了宿主的易感部位。同样,如果红细胞表面具有菌毛受体的相似成分,不同的菌毛就会引起不同类型的红细胞凝集,称此为血凝(hemagglutination,HA),借此可以鉴定菌毛。例如大肠埃希菌的 I 型菌毛(type I 或 common pili)可黏附于肠道和下尿道黏膜上皮细胞表面,也能凝集豚鼠红细胞,但可被 D-甘露糖所抑制,称为甘露糖敏感性血凝(MSHA)。致肾盂肾炎大肠埃希菌(Pyelonephritic *E.coli* 或 Uropathogenic *E.coli*,UPEC)的 P 菌毛(pyelonephritis-associated pili,P pili)常黏附于肾脏的集合管和肾盏,还能凝集 P 血型阳性红细胞,且不被甘露糖所抑制,称为甘露糖抗性血凝(MRHA),UPEC 是上行性尿路感染的重要致病菌。肠产毒性大肠埃希菌(ETEC)的定植因子是一种特殊类型的菌毛(CFA/ I ,CFA/ II),黏附于小肠黏膜细胞,编码定植因子和肠毒素的基因均位于可接合传递质粒上,是该菌重要的毒力因子。霍乱弧菌、肠致病性大肠埃希菌(EPEC)和淋病奈瑟菌的菌毛都属于 IV 型菌毛,在所致的肠道或泌尿生殖道感染中起到关键作用。有菌毛菌株的黏附可抵抗肠蠕动或尿液的冲洗作用,有利于定居,一旦丧失菌毛,其致病力亦随之消失。

2. 性菌毛(sex pilus) 仅见于少数 G⁻ 菌,数量少,一个菌只有 1~4 根,比普通菌毛长而粗,中空呈管状。性菌毛由一种致育因子质粒(fertility factor,F factor)编码,故性菌毛又称 F 菌毛。带有性菌毛的细菌称为 F⁺ 菌,无性菌毛者称为 F⁻ 菌。通过性菌毛,F⁺ 菌可将质粒或部分染色体传递给 F⁻ 菌。因此性菌毛是基因水平转移的途径之一。此外,性菌毛也是某些噬菌体吸附的受体。

(四) 芽胞

某些细菌在一定的环境条件下,在菌体内部形成一个圆形或卵圆形小体,称为内芽胞(endospore),简称芽胞(spore),是细菌的休眠形式。产生芽胞的细菌都是 G⁺ 菌,重要的有芽胞杆菌属(炭疽芽胞杆菌等)和梭菌属(破伤风梭菌等)。

1. 芽胞的形成与发芽 细菌芽胞的形成受遗传因素的控制和环境的影响。芽胞一般只是在动物体外对细菌不良的环境条件下形成,其形成条件因菌种而异。如炭疽芽胞杆菌在有氧下形成,而破伤风梭菌则相反。营养缺乏尤其是 C、N、P 元素不足时,细菌生长繁殖减速,启动芽胞形成基因的表达。

成熟的芽胞具有多层膜结构(图 1-16),核心为芽胞的原生质体,含有细菌原有的核质和核糖体、酶类等主要生命基质。核心的外层依次为内膜、芽胞壁、皮质、外膜、芽胞壳和芽胞外衣,将其层层包裹,成为坚实的球体。内膜和外膜由原来的细胞膜形成。芽胞壁(spore wall)含肽聚糖,发芽后成为细菌的细胞壁。皮质(cortex)是芽胞包膜中最厚的一层,由一种特殊的肽聚糖组成。芽胞壳(coat)是一种类似角蛋白的疏水性蛋白质,致密无通透性,能抵抗化学药物进入,并增强对紫外线照射的抵抗力。有些细菌芽胞还有一层疏松的芽胞外衣(exosporium),含有脂蛋白和糖类。芽胞带有完整的核质、酶系统和合成菌体组分的结构,能保存细菌的全部生命必需物质。

芽胞形成后,菌体即成为空壳,有些芽胞可从菌体脱落游离。在一定条件下芽胞可发芽,形成新的菌体。然而,一个细菌只形成一个芽胞,而一个芽胞也只能生成一个繁殖体,因此芽胞不是细菌的繁殖方式,而是细菌的休眠状态(dormancy)。相对于芽胞而言,未形成芽胞而具有繁殖能力的菌体被称为繁殖体(vegetative form)。

芽胞折光性强,壁厚,不易着色。染色时需经媒染、

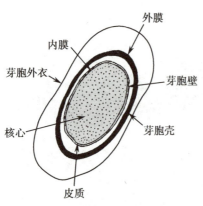

图 1-16 细菌芽胞的结构模式图

（图中标注：外膜、内膜、芽胞外衣、核心、皮质、芽胞壁、芽胞壳）

Notes

加热等处理。芽胞的大小、形状、位置等随菌种而异,因此有重要的鉴别价值(图1-17)。例如炭疽芽胞杆菌的芽胞为卵圆形、比菌体小,位于菌体中央;破伤风梭菌芽胞呈圆形,比菌体大,位于顶端,状如鼓槌(图1-18);肉毒梭菌芽胞比菌体大,位于次极端。

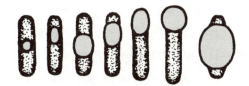

图 1-17 细菌芽胞的形状、大小和位置模式图

细菌的芽胞发芽(germination)成繁殖体的过程,可分为活化(activation)、启动(initiation)和长出(outgrowth)三个连续阶段。由于代谢活性和呼吸增强,生物合成加速,其顺序为 RNA、蛋白质、脂质,最后是 DNA。继而芽胞核心体积增大、皮质膨松、芽胞壳破裂,芽管长出并逐渐长大、发育成新的繁殖体。

2. 芽胞的功能及医学意义

(1)芽胞的抵抗力强:细菌芽胞对热力、干燥、辐射、化学消毒剂等理化因素均有强大的抵抗力。一般细菌繁殖体在 80℃水中迅速死亡,而

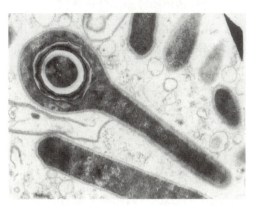

图 1-18 破伤风梭菌芽胞
(透射电镜 ×21 000,谢念铭提供)

有的细菌芽胞可耐 100℃沸水数小时。芽胞的休眠力强,在普通条件下可保存几年至几十年。被炭疽芽胞杆菌芽胞污染的草原,传染性可保持 20~30 年以上。细菌芽胞具有特殊的结构和组成且代谢不活跃,所以对理化因素等不适宜环境的抵抗力强。芽胞含水量少(约为繁殖体的40%),芽胞具有多层致密厚膜,不易透水,理化因子不易进入;芽胞核心和皮质中含有吡啶二羧酸(dipicolinic acid,DPA),DPA 与钙结合生成的盐能提高芽胞中各种酶的热稳定性。芽胞形成过程中合成 DPA,同时获得耐热性;在发芽时,DPA 从芽胞中渗出,耐热性也随之失去。

(2)作为灭菌效果的指标:被芽胞污染的医疗用具、敷料、手术器械等,用一般方法不易将其杀死,杀灭芽胞最可靠的方法是压力蒸汽灭菌法。当进行压力蒸汽灭菌时,应以细菌芽胞灭活作为指标,判断灭菌效果。

(3)严重外源性感染性疾病的病原:厌氧芽胞梭菌中的产气荚膜梭菌、破伤风芽胞梭菌和肉毒梭菌等,以及需氧芽胞杆菌中的炭疽芽胞杆菌,其芽胞进入机体后发芽形成繁殖体,大量繁殖后可分别引起气性坏疽、破伤风、食物中毒和炭疽病。

第三节 细菌形态与结构检查方法

细菌形态和结构的检查除需借助于光学显微镜和电子光学显微镜外,还需对细菌进行染色,其中最常用的是革兰染色法和抗酸染色法,对细菌鉴别有重要意义。细菌的某些特殊结构需经特殊染色后才能镜检。

一、显微镜观察法

细菌形体微小,肉眼不能直接观察,必须借助显微镜放大上千倍后才能观察到,观察细菌常用的是普通光学显微镜。

1. 普通光学显微镜 普通光学显微镜(light microscope,LM)以可见光为光源,波长 0.4~0.7μm,平均约 0.5μm。其分辨率为光波波长的一半,即 0.25μm。0.25μm 的微粒经油镜放大1000 倍(接物镜 ×100 倍,目镜 ×10 倍)后成 0.25mm,一般细菌都大于 0.25μm。用普通光学显微镜观察时,需将细菌进行染色,增加其与环境的对比度,以便观察。

Notes

2. 电子显微镜　电子显微镜（electron microscope，EM）是利用电子流代替可见光波，以电磁圈代替放大透镜。电子的波长极短，约为 0.005nm，其放大倍数可达数十万倍，能分辨 1nm 的微粒。目前电子显微镜有两类：透射电子显微镜（transmission electron microscope，TEM）和扫描电子显微镜（scan electron microscope，SEM）。TEM 不仅可观察细菌的外形，也可观察细菌内部的超微结构。SEM 的分辨率较 TEM 低，但可观察物体的三维立体图像。电子显微镜标本的制备方法包括：磷钨酸或钼酸铵负染、投影法（shadowing），超薄切片、冰冻蚀刻法（freeze etching）等。电子显微镜标本必须在真空干燥的状态下检查，故不能观察活的微生物。

此外，尚有暗视野显微镜（darkfield microscope）、相差显微镜（phase contrast microscope）、荧光显微镜（fluorescence microscope）和激光共聚焦显微镜（confocal microscope）等，适用于观察不同情况下的细菌形态和结构等。

二、细菌染色方法

细菌体形小、半透明，经染色后方能在普通的光学显微镜下清楚观察。细菌细胞通常带负电荷，而碱性染色剂中的有色分子带正电荷，因此易使细菌着色。经染色后的细菌细胞与背景形成鲜明的对比，可清楚观察细菌的形态和结构。

染色法有多种，最常用的革兰染色法是细菌学中很重要的鉴别染色方法。该法是丹麦细菌学家 Hans Christian Gram（1853-1938）于 1884 年建立，至今仍在广泛使用。革兰染色法包括初染、媒染、脱色、复染等四个步骤：标本固定后，先用结晶紫初染；再加碘液媒染，使之形成结晶紫 - 碘复合物，此时细菌染成深紫色；然后用 95% 乙醇脱色（有些细菌会被脱色，有些则不能）；最后用稀释复红或沙黄复染。不被 95% 乙醇脱色的细菌仍保留紫色者为 G⁺ 菌，被乙醇脱色者复染后呈红色为 G⁻ 菌。革兰染色法在鉴别细菌、选择抗菌药物、研究细菌致病性等方面具有重要意义。然而，有些医学上重要的细菌难以用革兰染色鉴别，如分枝杆菌的细胞壁含有大量脂质，染料不易进入菌体；军团菌对复染液摄入困难，需采用其他染色法。此外，支原体、螺旋体等病原体也不易被革兰染色液着色，故一般不采用该方法。如细菌培养时间太长，老龄菌的革兰染色性会发生变化；或操作不当，也会使 G⁺ 菌染成 G⁻ 菌。

革兰染色法与细菌细胞壁结构密切相关，如在结晶紫 - 碘染色后去除 G⁺ 菌的细胞壁，该菌就会被乙醇脱色。然而，对于 G⁺ 菌的细胞壁是如何阻止结晶紫 - 碘复合物溶出的原因尚不清楚。

目前应用的细菌染色法还有单染法、抗酸染色法，以及荚膜、鞭毛、芽胞、核质等特殊染色法等。

展　望

细菌的形态与结构不仅是细菌分类学的基础，而且与细菌入侵和致病机制密切相关（表 1-2）。随着分子生物学技术、分子遗传学、免疫学、显微镜技术的发展，细菌的细胞壁成分、菌毛、荚膜、鞭毛及其分泌的胞外多聚物（蛋白、多糖等）如何与宿主细胞相互作用从而影响宿主细胞的功能，成为医学微生物学研究所关注的重点：如细菌表面结构成分如何吸引吞噬细胞，激活宿主细胞中相关信号通路，从而抑制或诱导炎症产生；细菌表面蛋白或其分泌蛋白如何参与细菌入侵宿主细胞并设法在胞内增殖及生存；通过何种机制导致细菌的免疫逃逸和耐药等。目前，在细菌壁中存在大量的蛋白和多糖表面分子，参与细菌感应外界信号的双组分信号转导系统（two components transduction systems），基因谱表达变化，导致生物学特性改变；有助于病原菌在宿主细胞内的生长和存活的细菌Ⅲ型分泌系统等分子机制的研究均有待进一步深入。细菌结构分子与宿主细胞分子的相互作用机制研究，将有利于阐明细菌 - 宿主 - 环境的生态关系。

Notes

表 1-2　细菌的结构或成分及其主要功能

结构	化学组成	功能
细胞壁		
肽聚糖	肽聚糖骨架:N- 乙酰葡糖胺和 N- 乙酰胞壁酸,经 β-1,4 糖苷键连接 G^+ 菌:肽聚糖骨架 + 四肽侧链 + 短肽交联桥 G^- 菌:肽聚糖骨架 + 四肽侧链	1. 聚糖骨架 + 四肽糖苷键是溶菌酶的作用靶点,从而破坏肽聚糖骨架,导致细菌裂解; 2. 结构坚韧,维持细菌形态,保护菌体抵抗低渗压力; 3. 细胞壁合成中的酶(转肽酶)是青霉素及头孢菌素等抗生素的作用靶点
G^+ 菌细胞壁特殊成分	磷壁酸	免疫原性和抗原性, 黏附素活性
G^- 菌细胞壁特殊成分(LPS)	脂质 A 核心多糖 特异性多糖	内毒素的主要毒性部分,无种属特异性; 属特异性 即 G^- 菌的菌体抗原(O 抗原),具有种特异性,常用于菌体分型
细胞膜	脂质双层(无固醇类结构)	氧化酶和转运酶的载体,主要功能包括: 物质转运 呼吸和分泌 生物合成 细菌分裂
核糖体	50S 和 30S	蛋白合成; 氨基糖苷类抗生素作用靶点
拟核	DNA	遗传物质
质粒	DNA	细菌染色体外遗传物质 细菌生命非必需的基因:包括耐药基因、毒素基因等,有些质粒可水平传递
中介体	细胞膜内陷形成	参与细菌分裂和分泌
周浆间隙	位于 G^- 菌细胞膜与外膜之间	含有多种水解酶,包括 β- 内酰胺酶
荚膜	多糖	抵抗吞噬、补体、抗体的作用
鞭毛	蛋白	1. 细菌运动,可用于菌种鉴别 2. 某些鞭毛抗原(如 H 抗原),用于细菌分型
菌毛	糖蛋白	普通菌毛 - 黏附素活性 性菌毛 - 传递遗传物质,致育性
芽胞	角质样蛋白; 吡啶二羧酸钙	1. 抵抗力强,耐干燥、热、放射线和化学消毒剂等; 2. 作为高压蒸汽灭菌效果评价的指标

(瞿　涤)

Notes

第二章 细菌的生理

作为原核单细胞型生物,细菌具有其相应的生理活动,包括摄取营养物质并合成自身所需要的各种物质、进行新陈代谢及生长繁殖。由于细菌结构简单,种类繁多,所以其生理学的特点为代谢活动十分活跃而且形式多样化,乃至生长繁殖非常迅速。

了解细菌的生理活动,对研究细菌的致病性和免疫性、鉴别细菌以及细菌性感染的诊断和防治等具有重要的理论和实际意义。

第一节 细菌的理化性状

细菌除含有与其他生物相似的成分外,还含有一些原核细胞型微生物所特有的化学组成,比如肽聚糖、胞壁酸和磷壁酸等,为原核细胞型微生物检测提供了帮助。此外,细菌体积小、表面积大的特征为其代谢旺盛及繁殖迅速奠定了基础。

一、细菌的化学组成

细菌和其他生物细胞相似,含有多种化学成分,包括水、无机盐、蛋白质、糖类、脂质和核酸等。水分是菌细胞重要的组成部分,占细胞总重量的75%~90%。菌细胞去除水分后,主要包括碳、氢、氮、氧、磷和硫等。还有少数的无机离子,如钾、钠、铁、镁、钙、氯等;用以构成菌细胞的各种成分及维持酶的活性和跨膜化学梯度。细菌尚含有一些原核细胞型微生物所特有的化学组成,如肽聚糖、胞壁酸、磷壁酸、D型氨基酸、二氨基庚二酸、吡啶二羧酸等。这些物质在真核细胞中尚未被发现。

二、细菌的物理性状

1. **光学性质** 细菌为半透明体。当光线照射至细菌,部分被吸收,部分被折射,故细菌悬液呈混浊状态。细菌数量越多浊度越大,使用比浊法或分光光度计可以粗略地估计细菌的数量。由于细菌具有这种光学性质,可用相差显微镜观察其形态和结构。

2. **表面积** 细菌体积微小,相对表面积大,有利于同外界进行物质交换。这是因为体积是半径立方的函数($V=\pi r^3$),而面积是半径平方的函数($A=4\pi r^2$)。表面积和体积的比率可以表示成$3/r$。因此,细胞半径越小,表面积与体积的比率就会大于半径大的细胞,故小细胞比大细胞会更有效地与外界进行交换。所以,细胞代谢和生长速率与细胞大小成反比,细菌的体积小,代谢旺盛,繁殖迅速。

3. **带电现象** 细菌固体成分的50%~80%是蛋白质,蛋白质由兼性离子氨基酸组成。在一定pH值溶液内,氨基酸电离的阳离子和阴离子数相等,此时pH值即称为细菌的等电点(pI)。革兰阳性菌pI较低,在pH2~3;革兰阴性菌pI较高,在pH4~5。故在生理条件(中性或弱碱性)下,溶液的pH比细菌等电点高,氨基的电离受到抑制,羧基电离,所以细菌均带负电荷。尤以前者所带负电荷更多。细菌的带电现象与细菌的染色反应、凝集反应、抑菌和杀菌作用等都有密切关系。

4. **半透性**　细菌的细胞壁和细胞膜都有半透性,允许水及部分小分子物质通过,有利于吸收营养和排出代谢产物。

5. **渗透压**　细菌体内含有高浓度的营养物质和无机盐,一般革兰阳性菌的渗透压高达20~25个大气压,革兰阴性菌为5~6个大气压。细菌所处一般环境相对低渗,但因有坚韧细胞壁的保护而不致崩裂。若处于比菌内渗透压更高的环境中,菌体内水分溢出,胞质浓缩,细菌就不能生长繁殖。

第二节　细菌的营养与生长繁殖

细菌体积微小但代谢活跃,需要的营养物质包括水、碳源、氮源、无机盐和生长因子。代谢后形成多种代谢产物,并通过生化反应来鉴别不同细菌。多数细菌繁殖速度很快,一般20~30分钟分裂一代;个别细菌繁殖速度较慢,如结核分枝杆菌繁殖一代需要18~20小时。

一、细菌的营养类型

各类细菌的酶系统不同,代谢活性各异,因而对营养物质的需要也不同。根据细菌所利用的能源和碳源的不同,将细菌分为自养型和异养型两大营养类型。

1. **自养菌**(Autotroph)　该类菌以简单的无机物为原料,如利用CO_2、CO_3^{2-}作为碳源,利用N_2、NH_3、NO_2^-、NO_3^-等作为氮源,合成菌体成分。这类细菌所需能量来自无机物的氧化称为化能自养菌(Chemotrophic balteria),或通过光合作用获得能量称为光能自养菌(Phototrophic balteria)。

2. **异养菌**(Heterotroph)　该类菌必须以多种有机物为原料,如蛋白质、糖类等,才能合成菌体成分并获得能量。异养菌包括腐生菌(Saprophyte)和寄生菌(Parasite)。腐生菌以动植物尸体、腐败食物等作为营养物;寄生菌寄生于活体内,从宿主的有机物获得营养。所有的病原菌都是异养菌,大部分属寄生菌。

二、细菌的营养物质

对细菌进行人工培养时,必须供给其生长所必需的各种成分,一般包括水、碳源、氮源、无机盐和生长因子等。

1. **水**　细菌所需营养物质必须先溶于水,营养的吸收与代谢均需有水才能进行。

2. **碳源**　各种碳的无机或有机物都能被细菌吸收和利用,合成菌体组分和作为获得能量的主要来源。病原菌主要从糖类获得碳。

3. **氮源**　细菌对氮源的需要量仅次于碳源,其主要功能是作为菌体成分的原料。很多细菌可以利用有机氮化物,病原微生物主要从氨基酸、蛋白胨等有机氮化物中获得氮。少数病原菌如克雷伯菌亦可利用硝酸盐甚至氮气,但利用率较低。

4. **无机盐**　细菌需要各种无机盐以提供细菌生长的各种元素,其需要浓度大约50mg/L的元素为常用元素,其需要浓度在0.1~1mg/L元素为微量元素。前者如磷、硫、钾、钠、镁、钙、铁等;后者如钴、锌、锰、铜、钼等。各类无机盐的功用如下:①构成有机化合物,成为菌体的成分;②作为酶的组成部分,维持酶的活性;③参与能量的储存和转运;④调节菌体内外的渗透压;⑤某些元素与细菌的生长繁殖和致病作用密切相关。例如白喉棒状杆菌在含铁0.14mg/L的培养基中产毒素量最高,铁的浓度达到0.6mg/L时则完全不产毒。一些微量元素并非所有细菌都需要,不同菌只需其中的一种或数种。

5. **生长因子**　许多细菌的生长还需一些自身不能合成的生长因子(growth factor),通常为有机化合物,包括维生素、某些氨基酸、嘌呤、嘧啶等。少数细菌还需特殊的生长因子,如流感嗜血杆菌需要X、V两种因子,X因子是高铁血红素,V因子是辅酶Ⅰ或辅酶Ⅱ,两者为细菌呼吸所必需。

三、细菌摄取营养物质的机制

营养物质进入菌体内有如下四种方式。各种细菌转运营养物质的方式不同,即使对同一种物质,不同细菌的摄取方式也不一样。

(一)被动扩散

指营养物质从高浓度向低浓度的一侧扩散,其驱动力是浓度梯度,不需要提供能量。不需要任何细菌组分的帮助,营养物就可以进入细胞质内的过程称为简单扩散。由菌细胞的通道蛋白形成选择性通道,对特殊营养物(如甘油)进行转运,称为易化扩散(facilitated diffusion)。

(二)主动转运

是细菌吸收营养物质的主要方式,其特点是营养物从低浓度向高浓度一侧转运,并需要提供能量。根据能量来源不同,有以下几种方式:

1. ABC 转运(ABC transport)　G^- 菌的特异性结合蛋白位于周浆间隙,G^+ 菌的特异性结合蛋白位于细胞的外表面。营养物与特异性结合蛋白形成复合物后,引起后者构型的改变,继而将营养物转送给细胞膜上的 ATP 结合型载体(ATP-binding cassette-type carrier),导致 ATP 水解,提供的能量打开膜孔,使营养物进入细胞内。

2. 离子耦联转运(ion-coupled transport)　该系统利用膜内外两侧质子或离子浓度差产生的质子动力(proton motive force)或钠动力(sodium motive force)作为驱使营养物越膜转移的能量。转运营养物的载体是电化学离子梯度透性酶,这种酶是一种能够进行可逆性氧化还原反应的疏水性膜蛋白,即在氧化状态与营养物结合,而在还原状态时其构象发生变化,使营养物释放进入胞质内。这种方式在需氧菌极为常见。

3. 基团转移(group transfer)　严格地讲,基团转移不是主动转运,它不涉及营养物的浓度梯度,而是利用能量将物质转运与代谢相结合。如大肠埃希菌摄入葡萄糖需要的磷酸转移酶系统,是由细胞膜上的载体蛋白首先在胞质内从磷酸烯醇丙酮酸获得磷酸基团后,在细胞膜的外表面与葡萄糖相结合,将其送入胞质内后释放出 6- 磷酸葡萄糖。经过磷酸化的葡萄糖在胞内累积,不能再逸出菌体。该系统的能量供体是磷酸烯醇丙酮酸。

4. 特异性转运(special transport)　几乎所有的细菌生长都需要铁。人体内绝大部分铁结合在转铁蛋白和乳铁蛋白中。细菌分泌载铁体(siderophores),与铁螯合使其以可溶性复合物的形式进入菌体内。载铁体是异羟肟酸($-CONH_2OH$)的衍生物,与 Fe^{3+} 螯合能力极强,形成铁 - 异羟肟酸复合物,通过贯穿细菌外膜、周浆间隙和内膜的蛋白质协同作用,使铁进入菌细胞内并释放出来。载铁体与细菌的致病性有关。也有的病原菌以特异性受体与宿主的转铁蛋白或乳铁蛋白结合,依赖于提供的能量将铁转运至细胞内。

四、细菌生长繁殖的条件

细菌的生长繁殖需要一些必备的条件,包括营养物质、能量和适宜的环境。

(一)营养物质

充足的营养物质可以为细菌的新陈代谢及生长繁殖提供必要的原料和充足的能量,是细菌生长繁殖的基本保障。

(二)氢离子浓度(pH)

每种细菌都有一个可生长的 pH 范围,以及最适生长 pH。多数病原菌最适 pH 为 7.2~7.6,在宿主体内极易生存。大多数嗜中性细菌生长的 pH 范围是 6.0~8.0,嗜酸性细菌最适生长 pH 可低至 3.0,嗜碱性细菌最适生长 pH 可高达 10.5。个别细菌如霍乱弧菌在 pH8.4~9.2 生长最好,结核分枝杆菌生长的最适 pH 为 6.5~6.8。细菌依靠细胞膜上的质子转运系统调节菌体内的

Notes

pH,使其保持稳定,包括 ATP 驱使的质子泵,Na^+/H^+ 和 K^+/H^+ 交换系统。

(三) 温度

各类细菌对温度的要求不一。以此分为嗜冷菌(psychrophile),其最适生长温度为 10~20℃;嗜温菌(mesophile),最适生长温度为 20~40℃;嗜热菌(thermophile),生长温度范围 25~95℃。病原菌在长期进化过程中适应人体环境,均为嗜温菌,最适生长温度为人的体温,即 37℃。当细菌突然暴露于高出适宜生长温度的环境时,可暂时合成热休克蛋白(heat shock proteins,HSP)。该蛋白对热有抵抗性,可稳定菌体内热敏感的蛋白质。相反,细菌突然暴露于低温环境也会出现冷休克(cold shock),例如大肠埃希菌从 37℃突然冷却到 5℃,将有 90% 细胞被杀伤。因此常用甘油或二甲基亚砜保护其不受冻结和冷休克的影响。

(四) 气体

根据细菌代谢时对分子氧的需要与否,可以分为四类:

1. 专性需氧菌(Obligate aerobe) 具有完善的呼吸酶系统,需要分子氧作为受氢体以完成需氧呼吸,仅能在有氧环境下生长,如结核分枝杆菌、霍乱弧菌。

2. 微需氧菌(Microaerophilic bacterium) 在低氧压(5%~6%)生长最好,氧浓度 >10% 对其有抑制作用,如空肠弯曲菌、幽门螺杆菌。

3. 兼性厌氧菌(Facultative anaerobe) 兼有需氧呼吸和无氧发酵两种功能,不论在有氧或无氧环境中都能生长,但以有氧时生长较好。大多数病原菌属于此类。

4. 专性厌氧菌(Obligate anaerobe) 缺乏完善的呼吸酶系统,利用氧以外的其他物质作为受氢体,只能在无氧环境中进行发酵。有游离氧存在时,不但不能利用分子氧,且还将受其毒害,甚至死亡,如破伤风梭菌、脆弱类杆菌。

专性厌氧菌在有氧环境中不能生长,可能由于下述原因:

(1) 缺乏氧化还原电势(Eh)高的呼吸酶:各种物质均有其固有的 Eh。在氧化还原过程中,Eh 高的物质可氧化 Eh 低的物质,反之则不能。人组织的 Eh 约为 150mV,普通培养基在有氧环境中 Eh 可达 300mV 左右,因此细菌必须具有 Eh 比它们更高的呼吸酶,如细胞色素和细胞色素氧化酶,才能氧化环境中的营养物质。专性厌氧菌缺乏这类高 Eh 呼吸酶,只能在 120mV 以下的 Eh 时生长,有氧时 Eh 高于此值,故不能生长。

(2) 缺乏分解有毒氧基团的酶:细菌在有氧环境中代谢时,常产生具有强烈杀菌作用的超氧阴离子(O^{2-})和过氧化氢(H_2O_2)。在有铁存在条件下,这两种物质还可产生对生物大分子有损害作用的羟基(—OH)。

$$O^{2-}+H_2O_2 \xrightarrow{Fe^{3+}/Fe^{2+}} O_2+OH^-+—OH$$

需氧菌有超氧化物歧化酶(superoxide dismutase,SOD)和触酶(catalase),前者将超氧阴离子还原成过氧化氢,后者将过氧化氢分解为水和分子氧。有的细菌不产生触酶,而是产生过氧化物酶(peroxidase),将 H_2O_2 还原成无毒的水分子。专性厌氧菌缺乏这三种酶,故在有氧时受到有毒氧基团的影响,就不能生长繁殖。

(五) 渗透压

一般培养基的盐浓度和渗透压对大多数细菌是安全的,少数细菌如嗜盐菌(halophilic bacterium)需要在高浓度(3%)的 NaCl 环境中生长良好。

五、细菌的生长繁殖

(一) 细菌个体的生长繁殖

细菌个体一般以简单的二分裂方式(binary fission)进行无性繁殖。在适宜条件下,多数细菌繁殖速度很快。细菌分裂数量倍增所需要的时间称为代时(generation time),多数细菌为 20~30 分钟。个别细菌繁殖速度较慢,如结核分枝杆菌的代时达 18~20 小时。

Notes

（二）细菌群体的生长繁殖

虽然细菌生长繁殖速度很快，但由于细菌繁殖中营养物质的逐渐耗竭，有害代谢产物的逐渐积累，细菌不可能始终保持高速度的无限繁殖。经过一段时间后，细菌繁殖速度渐减，死亡菌数增多，活菌增长率随之下降并趋于停滞。细菌群体生长过程中，其密度受自身产生的信号分子—密度感应（quorum sensing，QS）系统调节。QS系统为调节细菌群体密度的双组分信号转导系统，参与细菌多种生理活动，尤其是生物膜的形成。

将一定数量的细菌接种于适宜的液体培养基中，连续定时取样检查活菌数，可发现细菌在体外生长过程的规律性。以培养时间为横坐标，培养物中活菌数的对数为纵坐标，可绘制出一条生长曲线（growth curve）（图2-1）。

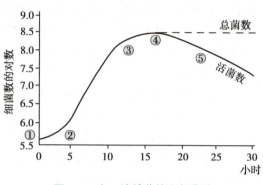

图2-1　大肠埃希菌的生长曲线

根据生长曲线，细菌的群体生长繁殖可分为四期：

1. 迟缓期（lag phase）　细菌进入新环境后的短暂适应阶段。该期菌体增大，代谢活跃，为细菌的分裂繁殖合成并积累充足的酶、辅酶和中间代谢产物；但分裂迟缓，繁殖极少。迟缓期长短不一，按菌种、接种菌的菌龄和菌量，以及营养物等不同而异，一般为1~4小时。如果把对数生长期培养物转种相同的培养基，并在相同条件下生长，则不会出现迟缓期，并立即开始对数生长。如果转种的是衰老的培养液（稳定期），即使细胞都是活的，接入相同的培养基也会出现延迟现象。

2. 对数期（logarithmic phase）　对数期又称指数期（exponential phase）。细菌在该期生长迅速，活菌数以恒定的几何级数增长，生长曲线图上细菌数的对数呈直线上升，达到顶峰状态。此期细菌的形态、染色性、生理活性等都较典型，对外界环境因素的作用敏感。因此，研究细菌的生物学性状（形态染色、生化反应、药物敏感试验等）应选用该期的细菌。对数生长速度受环境条件（温度、培养基组成）及微生物自身遗传特征的影响，一般细菌对数期在培养后的8~18小时。

3. 稳定期（stationary phase）　由于培养基中营养物质消耗，有害代谢产物积聚，该期细菌繁殖速度渐减，死亡数逐渐增加，但仍有菌体生长，其数目没有净增加或净减少。此期细菌形态、染色性和生理性状常有改变。一些细菌的芽胞、外毒素和抗生素等代谢产物大多在稳定期产生。

4. 衰亡期（decline phase）　稳定期后细菌繁殖越来越慢，死亡数越来越多，并超过活菌数。该期细菌形态显著改变，出现衰退型或菌体自溶，难以辨认；生理代谢活动也趋于停滞。因此，陈旧培养的细菌难以鉴定。细菌生长曲线只有在体外人工培养的条件下才能观察到。在自然界或人类、动物体内繁殖时，受多种环境因素和机体免疫因素的多方面影响，不可能出现在培养基中的那种典型的生长曲线模式。

细菌的生长曲线在研究工作和生产实践中都有指导意义。掌握细菌生长规律，可以人为地改变培养条件，调整细菌的生长繁殖阶段，更为有效地利用对人类有益的细菌。例如在培养过程中，不断地更新培养液和对需氧菌进行通气，使细菌长时间地处于生长旺盛的对数期，这种培养称为连续培养。

第三节　细菌的新陈代谢

细菌的新陈代谢是指菌细胞内分解代谢与合成代谢的总和，其显著特点是代谢旺盛和代谢类型的多样化。

Notes

细菌的代谢过程以胞外酶水解外环境中的营养物质开始，经主动或被动转运机制进入胞质内。这些分子在一系列酶的催化作用下，经过一种或多种途径转变为共同通用的中间产物丙酮酸；再从丙酮酸进一步分解产生能量或合成新的碳水化合物、氨基酸、脂类和核酸。在上述过程中，底物分解和转化为能量的过程称为分解代谢；所产生的能量用于细胞组分的合成称为合成代谢；将两者紧密结合在一起称为中间代谢。伴随代谢过程细菌还将产生许多在医学上有重要意义的代谢产物。

一、细菌的能量代谢

细菌能量代谢活动中主要涉及 ATP 形式的化学能。细菌的有机物分解或无机物氧化过程中释放的能量通过底物磷酸化或氧化磷酸化合成 ATP。

生物体能量代谢的基本生化反应是生物氧化。生物氧化的方式包括加氧、脱氢和脱电子反应，细菌则以脱氢或氢的传递更为常见。在有氧或无氧环境中，各种细菌的生物氧化过程、代谢产物和产生能量的多少均有所不同。以有机物为受氢体的称为发酵；以无机物为受氢体的称为呼吸，其中以分子氧为受氢体的是有氧呼吸，以其他无机物（硝酸盐、硫酸盐等）为受氢体的是厌氧呼吸。需氧呼吸在有氧条件下进行，厌氧呼吸和发酵必须在无氧条件下进行。

病原菌合成细胞组分和获得能量的基质（生物氧化的底物）主要为糖类，通过糖的氧化或酵解释放能量，并以高能磷酸键的形式（ADP、ATP）储存能量。现以葡萄糖为例，简述细菌的能量代谢。

1. **EMP（Embden-Meyerhof-Parnas）途径**　该途径又称糖酵解，是大多数细菌共有的基本代谢途径，是专性厌氧菌产能的唯一途径。反应最终的受氢体为未彻底氧化的中间代谢产物，产生能量远比需氧呼吸少。一分子葡萄糖可生成 2 分子丙酮酸，产生 2 分子 ATP 和 2 分子 $NADH^+H^+$。关于丙酮酸以后的代谢随细菌的种类不同而异。

2. **磷酸戊糖途径**　磷酸戊糖途径又称磷酸己糖（hexosemonophosphate，HMP）途径，是 EMP 途径的分支，由己糖生成戊糖的循环途径。其主要功能是为生物合成提供前体和还原能，反应获得的 12（$NADPH^+H^+$）可供进一步利用，产能效果仅为 EMP 途径的一半，所以不是产能的主要途径。

3. **需氧呼吸**　一分子葡萄糖在有氧条件下彻底氧化，生成 CO_2、H_2O，并产生 32 分子 ATP。需氧呼吸中，葡萄糖经过 EMP 途径生成丙酮酸，后者脱羧产生乙酰辅酶 A 后进入三羧酸循环彻底氧化。然后将脱出的氢进入电子传递链进行氧化磷酸化，最终以分子氧作为受氢体。需氧菌和兼性厌氧菌进行需氧呼吸。

4. **厌氧呼吸**　专性厌氧菌没有需氧电子传递链和完整的三羧酸循环，一分子葡萄糖经厌氧糖酵解只能产生 2 分子 ATP，最终以外源的无机氧化物（CO_2、SO_4^{2-}、NO_3^-）作为受氢体的一类产能效率低的特殊呼吸。

二、细菌的代谢产物

（一）分解代谢产物和细菌的生化反应

各种细菌所具有的酶不完全相同，对营养物质的分解能力亦不一致，因而其代谢产物有别。根据此特点，利用生物化学方法来鉴别不同细菌称为细菌的生化反应试验。常见的有：

1. **糖发酵试验**　不同细菌分解糖类的能力和代谢产物不同。例如大肠埃希菌能发酵葡萄糖和乳糖；而伤寒沙门菌可发酵葡萄糖，但不能发酵乳糖。即使两种细菌均可发酵同一糖类，其结果也不尽相同，如大肠埃希菌有甲酸脱氢酶，能将葡萄糖发酵生成的甲酸进一步分解为 CO_2 和 H_2，故产酸并产气；而伤寒沙门菌缺乏该酶，发酵葡萄糖仅产酸不产气。

2. **V-P 试验**　大肠埃希菌和产气肠杆菌均能发酵葡萄糖，产酸产气，两者不能区别。但产气肠杆菌能使丙酮酸脱羧生成中性的乙酰甲基甲醇,后者在碱性溶液中被氧化生成二乙酰,二乙酰与含胍基化合物反应生成红色化合物,是为 V-P(Voges-Proskauer)试验阳性。大肠埃希菌不能生成乙酰甲基甲醇,故 V-P 试验阴性。

3. **甲基红试验** 产气肠杆菌分解葡萄糖产生丙酮酸,后者经脱羧后生成中性的乙酰甲基甲醇,故培养液 pH>5.4,甲基红指示剂呈橘黄色,是为甲基红试验阴性。大肠埃希菌分解葡萄糖产生丙酮酸,培养液 pH≤4.5,甲基红指示剂呈红色,则为甲基红(methyl red)试验阳性。

4. **枸橼酸盐利用试验** 当某些细菌(如产气肠杆菌)利用铵盐作为唯一氮源,并利用枸橼酸盐作为唯一碳源时,可在枸橼酸盐培养基上生长,分解枸橼酸盐生成碳酸盐,并分解铵盐生成氨,使培养基变为碱性,该试验为阳性。大肠埃希菌不能利用枸橼酸盐为唯一碳源,故在该培养基上不能生长,是为枸橼酸盐利用(citrate utilization)试验阴性。

5. **吲哚试验** 有些细菌如大肠埃希菌、变形杆菌、霍乱弧菌等能分解培养基中的色氨酸生成吲哚(indole,靛基质),经与试剂中的对二甲基氨基苯甲醛作用,生成玫瑰吲哚而呈红色,是为吲哚试验或靛基质试验阳性。

6. **硫化氢试验** 有些细菌如沙门菌、变形杆菌等能分解培养基中的含硫氨基酸(如胱氨酸、甲硫氨酸)生成硫化氢,硫化氢遇铅或铁离子生成黑色的硫化物。

7. **尿素酶试验** 变形杆菌有尿素酶,能分解培养基中的尿素产生氨,使培养基变碱,以酚红为指示剂检测为红色,是为尿素酶试验阳性。

细菌的生化反应用于鉴别细菌,尤其对形态、革兰染色反应和培养特性相同或相似的细菌更为重要。吲哚(I)、甲基红(M)、V-P(V)、枸橼酸盐利用(C)四种试验常用于鉴定肠道杆菌,合称为 IMViC 试验。例如大肠埃希菌对这四种试验的结果是 "++－－",产气肠杆菌则为 "－－++"。

(二)合成代谢产物及其医学上的意义

细菌利用分解代谢中的产物和能量不断合成菌体自身成分,如细胞壁、多糖、蛋白质、脂肪酸、核酸等,同时还合成一些在医学上具有重要意义的代谢产物。

1. **热原质** 或称致热原,是细菌合成的一种物质,当注入人体或动物体内能引起发热反应,称为热原质(pyrogen)。产生热原质的细菌大多是革兰阴性菌,热原质即其细胞壁的脂多糖。

热原质耐高温,经高压蒸汽灭菌(121℃、20 分钟)亦不被破坏,250℃高温干烤才能破坏热原质。用吸附剂和特殊石棉滤板可除去液体中大部分热原质,蒸馏法效果最好。因此,在制备和使用注射药品过程中应严格遵守无菌操作,防止细菌污染。

2. **毒素与侵袭性酶** 细菌产生外毒素和内毒素两类毒素,在细菌致病作用中甚为重要。外毒素(exotoxin)是多数革兰阳性菌和少数革兰阴性菌在生长繁殖过程中释放到菌体外的毒性蛋白质;内毒素(endotoxin)是革兰阴性菌细胞壁的脂多糖,当菌体死亡崩解后游离出来,外毒素毒性强于内毒素。

某些细菌可产生具有侵袭性的酶,能损伤机体组织,促使细菌的侵袭和扩散,是细菌重要的致病物质。如产气荚膜梭菌的卵磷脂酶,链球菌的透明质酸酶等。而有些细菌产生的酶类可用于临床治疗。如链球菌的链激酶作为溶栓性药物用于治疗血栓性疾病。

3. **色素** 某些细菌能产生不同颜色的色素(pigment),有助于鉴别细菌。细菌的色素有两类,一类为水溶性,能弥散到培养基或周围组织,如铜绿假单胞菌产生的色素使培养基或感染的脓汁呈绿色。另一类为脂溶性,不溶于水,只存在于菌体,使菌落显色而培养基颜色不变,如金黄色葡萄球菌的色素。细菌色素产生需要一定的条件,如营养丰富、氧气充足、温度适宜。细菌色素不能进行光合作用,其功能尚不清楚。某些细菌的色素,如铜绿假单胞菌的色素,可能与致病性有一定的关系。

4. **抗生素** 某些微生物代谢过程中产生的一类能抑制或杀死某些其他微生物或肿瘤细胞的物质,称为抗生素(antibiotics)。抗生素大多由放线菌和真菌产生,细菌产生的少,只有多黏菌

Notes

素（polymyxin）、杆菌肽（bacitracin）等。

5. 细菌素　某些菌株产生的一类具有抗菌作用的蛋白质称为细菌素（bacteriocin）。细菌素与抗生素不同的是作用范围狭窄，仅对与产生菌有亲缘关系的细菌有杀伤作用。例如大肠埃希菌产生的细菌素称大肠菌素（colicin），其编码基因位于 Col 质粒上。细菌素在治疗上的应用价值已不被重视，但可用于细菌分型和流行病学调查。

6. 维生素　细菌能合成某些维生素（vitamin），除供自身需要外，还能分泌至周围环境中。例如人体肠道内的大肠埃希菌，合成的 B 族维生素和维生素 K 也可被人体吸收利用。

三、细菌的分泌系统

细菌在生长代谢过程中，合成许多蛋白类物质，如毒素、蛋白酶、溶血素等。这些蛋白质可分布于细胞表面，或释放到参加的外环境中，或注入宿主细胞内，参与细菌的各种重要生命活动和致病作用。细菌合成的蛋白质，G⁺ 菌直接将其分泌到胞外，G⁻ 菌、少数 G⁺ 及分枝杆菌则由蛋白分泌系统（secretion system）将其分泌到胞外。细菌的分泌系统是一种贯穿细菌包膜的特殊结构，由多种不同的镶嵌蛋白、细胞膜蛋白、外膜蛋白和辅助蛋白（ATPase、信号肽酶或分子伴侣等）组成（图 2-2）。

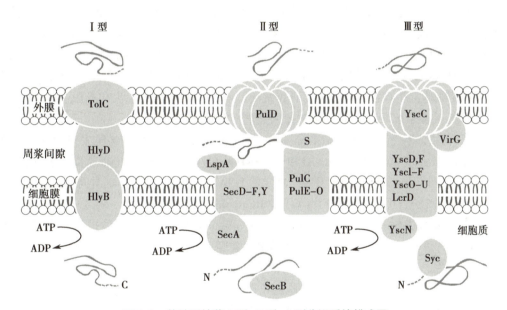

图 2-2　革兰阴性菌 I 型、II 型、III 型分泌系统模式图

根据细菌分泌系统的结构和功能的不同，目前确认的有 7 型（I~VII）分泌系统，完成合成蛋白质的分泌过程。其中 I~V 型为 G⁻ 菌分泌系统，VII 型为分枝杆菌及少数 G⁺ 的分泌系统。

1. I 型分泌系统　以大肠埃希菌 α- 溶血素为例，由细胞膜 ATPase（Hly B）、外膜蛋白（Tol C）和膜融合蛋白（Hly D）形成一个分泌通道。毒素 Hly A 通过 Hly B 与 ATP 结合获得能量，一步完成其分泌。

2. II 型分泌系统　由细胞膜蛋白 SecD~F、SecY、ATPase（SecA）、伴侣蛋白 SecB 和信号肽酶 LspA 组成的 Sec 途径和外膜多聚蛋白复合体（PulD）组成。带有 N 端信号肽的前体蛋白与 SecB 结合后依赖 Sec 途径先穿过内膜，将信号肽切除后释放出成熟蛋白，再经 PulD 跨越外膜完成分泌过程。II 型分泌系统是 G⁻ 菌分泌胞外降解酶的主要途径。

3. III 型分泌系统　为接触依赖系统（contact-dependent system），是细菌分泌致病性蛋白的主要途径，由 20 余种蛋白质组成。耶尔森菌的 III 型分泌系统（Ysc）由细胞膜蛋白、ATPase（Ysc N）、伴侣蛋白（Syc）和外膜蛋白（YscC）组成。一旦细菌与宿主细胞接触，III 型分泌系统被激活，

Notes

毒素蛋白被直接注入宿主细胞内。

4. Ⅳ型分泌系统 为多肽毒素或蛋白 -DNA 复合物。它与Ⅰ型和Ⅲ型系统相似，也是一步完成。但Ⅳ型分泌系统将分泌蛋白直接运送到另一个细菌细胞或真核细胞内。

5. Ⅴ型分泌系统 与Ⅱ型相似，分泌蛋白穿越细胞膜和外膜是分步进行。但Ⅴ型系统分泌蛋白质跨越外膜时是经过其自身 C 端序列形成的外膜通道（cylinder），故称为自身转运（autotransport）。淋病奈瑟菌的 IgA 蛋白酶和幽门螺杆菌的空泡毒素经Ⅴ型系统分泌。

6. Ⅵ型分泌系统 是最近才被认识和描述的一种细菌分泌系统，广泛存在于致病性革兰阴性细菌中。由一系列蛋白组成的复合体，其相关蛋白按功能可分为结构蛋白、效应蛋白、调节蛋白和分子伴侣蛋白。其功能是将细菌合成的毒性蛋白转运到外界环境或是宿主细胞内，在细菌的致病过程中发挥重要作用。

7. Ⅶ型分泌系统 是新近发现的一种细菌分泌系统，存在于分枝杆菌、棒状杆菌、放线菌及一些 G+ 细菌中。由 ESX-1~ESX-5 五个分泌系统组成。不同的 ESX 分泌系统之间是相互独立的，其中 ESX-1 与致病性分枝杆菌的毒力密切相关。

四、细菌的免疫系统

在细菌的生存过程中，经常会受到来自外来 DNA 的侵袭，如噬菌体、各种 DNA 遗传元件等。在自然界中，噬菌体无处不在，其数量远远超过细菌数量，对细菌的生存构成了极大威胁。面对上述威胁，细菌在进化过程中逐渐形成了多种防御机制。这些机制或阻止噬菌体 DNA 进入细胞，裂解侵入的 DNA，或以宿主细胞死亡的方式，阻止噬菌体的扩散，以防止外来 DNA 的侵扰，从而保证了细菌细胞的生理稳定性。目前研究发现了 4 种不同的免疫类型，包括限制修饰系统、流产感染系统、毒素 - 抗毒素系统、间隔的短回文重复序列系统。

1. 限制修饰系统 限制修饰系统（restriction-Modification，RM）是最早发现的细菌免疫系统，典型的 RM 系统由限制酶（REase）和甲基转移酶（MTase）构成，它们通常成对出现，具有相同的 DNA 识别位点。REase 识别并裂解特定的 DNA 序列，同源的 MTase 对同一识别位点上的腺嘌呤或胞嘧啶进行甲基化，保护 DNA 不被 REase 裂解。

2. 流产感染系统 流产感染系统（abortive infection，Abi；也称噬菌体排斥系统）是在噬菌体的不同发育阶段干扰噬菌体增殖的一种机制。在噬菌体感染的过程中，噬菌体的吸附和 DNA 注入正常发生，只是后续发生的噬菌体发育过程被终止。由于噬菌体的侵入，干扰了宿主细胞的正常生理功能，导致了被感染宿主细胞的死亡，进而终止了噬菌体的增殖，被感染细胞的死亡阻止了噬菌体的扩散，为周围细胞的生存提供了保护。

3. 毒素 - 抗毒素系统 毒素 - 抗毒素系统（Toxin-Antitoxin，TA）是个小的遗传模块，又称 TA 位点，基因产物通常由 2 个组分构成，一个是稳定的毒素，另一个是不稳定的抗毒素。毒素是蛋白，而抗毒素或是蛋白，或是 RNA。根据抗毒素的性质和作用模式，可将 TA 系统分为Ⅰ~Ⅲ型三种类型。目前发现三种类型 TA 系统均参与宿主对噬菌体的防御，但其机制尚不清楚。

4. CRISPR-Cas 系统 CRISPR（clustered regularly interspaced short palindromic repeats，CRISPR）系统是一个特殊的 DNA 重复序列家族，为长度约 25~50bp 的重复序列（repeats）被间隔序列（spacer）所间隔。这些间隔序列与病毒遗传密码中的序列相匹配，CRISPR 相关基因（CRISPR-associated genes，Cas）编码的酶将 CRISPR DNA 转录的 RNA 中的间隔序列切除出来，随后其他 Cas 酶利用这些间隔序列作为引导靶向破坏入侵者。该系统广泛分布于细菌和古细菌基因组中，为细菌的一种后天免疫系统。目前已发现三种不同类型的 CRISPR/Cas 系统。这一系统可通过获取新的间隔序列来使自身适应新入侵者。由于能够对 DNA 进行精确靶向切割，可利用其对所有细胞类型进行遗传工程改造，并有可能解决某些细菌对抗生素产生抗药性的难题。

Notes

第四节　细菌的人工培养

了解细菌的生理需要,掌握细菌生长繁殖的规律,可用人工方法提供细菌所需要的条件来培养细菌,以满足病原学诊断、细菌学研究和生物制品制备等不同的需求。

一、培养细菌的方法

人工培养细菌,除需要提供充足的营养物质使细菌获得生长繁殖所需要的原料和能量外,尚要有适宜的环境条件,如酸碱度、渗透压、温度和必要的气体等。

根据不同标本及不同培养目的,可选用不同的接种和培养方法。常用的有细菌的分离培养和纯培养两种方法。已接种标本或细菌的培养基置于合适的气体环境,需氧菌和兼性厌氧菌置于空气中即可,专性厌氧菌须在无游离氧的环境中培养。多数细菌在代谢过程中需要 CO_2,但分解糖类时产生的 CO_2 已足够其所需,且空气中还有微量 CO_2,不必额外补充。只有少数菌如布鲁菌、脑膜炎奈瑟菌、淋病奈瑟菌等,初次分离培养时必须在 5%~10% CO_2 环境中才能生长。

病原菌的人工培养一般采用 35~37℃,培养时间多数为 18~24 小时,但有时需根据菌种及培养目的作最佳选择,如细菌的药物敏感试验则应选用对数期的培养物。

二、培　养　基

培养基(culture medium)是由人工方法配制而成的,专供微生物生长繁殖使用的混合营养物制品。培养基一般 pH 为 7.2~7.6,少数的细菌按生长要求调整 pH 偏酸或偏碱。许多细菌在代谢过程中分解糖类产酸,故常在培养基中加入缓冲剂,以保持稳定的 pH。培养基制成后必须经灭菌处理。

培养基按其营养组成和用途不同,分为以下几类:

1. **基础培养基**　基础培养基(basic medium)含有多数细菌生长繁殖所需的基本营养成分。它是配制特殊培养基的基础,也可作为一般培养基用。如营养肉汤(nutrient broth)、营养琼脂(nutrient agar)、蛋白胨水等。

2. **营养培养基**　若了解某种细菌的特殊营养要求,可配制出适合这种细菌而不适合其他细菌生长的营养培养基(enrichment medium),国内也称为增菌培养基。在这种培养基上生长的是营养要求相同的细菌群。它包括通用营养培养基和专用营养培养基,前者为基础培养基中添加合适的生长因子或微量元素等,以促使某些特殊细菌生长繁殖,例如链球菌、肺炎链球菌需在含血液或血清的培养基中生长;后者又称为选择性营养培养基,即除固有的营养成分外,再添加特殊抑制剂,有利于目的菌的生长繁殖,如碱性蛋白胨水用于霍乱弧菌的增菌培养。

3. **选择培养基**　在培养基中加入某种化学物质,使之抑制某些细菌生长,而有利于另一些细菌生长,从而将后者从混杂的标本中分离出来,这种培养基称为选择培养基(selective medium)。例如培养肠道致病菌的 SS 琼脂,其中的胆盐能抑制革兰阳性菌,枸橼酸钠和煌绿能抑制大肠埃希菌,因而使致病的沙门菌和志贺菌容易分离到。

4. **鉴别培养基**　用于培养和区分不同细菌种类的培养基称为鉴别培养基(differential medium)。利用各种细菌分解糖类和蛋白质的能力及其代谢产物不同,在培养基中加入特定的作用底物和指示剂,一般不加抑菌剂,观察细菌在其中生长后对底物的作用如何,从而鉴别细菌。如常用的糖发酵管、双糖铁培养基、伊红-亚甲蓝琼脂等。

5. **厌氧培养基**　专供厌氧菌的分离、培养和鉴别用的培养基,称为厌氧培养基(anaerobic medium)。这种培养基营养成分丰富,含有特殊生长因子,氧化还原电势低,并加入亚甲蓝作为

Notes

氧化还原指示剂。其中心、脑浸液和肝块、肉渣含有不饱和脂肪酸,能吸收培养基中的氧;硫乙醇酸盐和半胱氨酸是较强的还原剂;维生素 K_1、氯化血红素可以促进某些类杆菌的生长。常用的有庖肉培养基(cooked meat medium)、硫乙醇酸盐肉汤等,并在液体培养基表面加入凡士林或液体石蜡以隔绝空气。

此外,根据培养基的物理状态的不同分为液体、固体和半固体三大类。在液体培养基中加入 1.5% 的琼脂粉,即凝固成固体培养基;琼脂粉含量在 0.3%~0.5% 时,则为半固体培养基。琼脂在培养基中起赋形剂作用,不具营养意义。液体培养基可用于大量繁殖细菌,但必须种入纯种细菌;固体培养基常用于细菌的分离和纯化;半固体培养基则用于观察细菌的动力和短期保存细菌。

三、细菌在培养基中的生长情况

(一) 在液体培养基中的生长情况

在液体培养基中细菌生长情况可分为三种类型:①浑浊生长:大多数细菌在液体培养基生长繁殖后呈现均匀混浊状态;②沉淀生长:少数链状的细菌则呈沉淀生长;③表面生长:枯草芽胞杆菌、结核分枝杆菌等专性需氧菌呈表面生长,常形成菌膜。

(二) 在固体培养基中的生长情况

将标本或培养物划线接种在固体培养基的表面,因划线的分散作用,使许多原混杂的细菌在固体培养基表面上散开,称为分离培养。一般经过 18~24 小时培养后,单个细菌分裂繁殖成一堆肉眼可见的细菌集团,称为菌落(colony)。当进行样品活菌计数时,以在平板培养基上形成的菌落数来间接确定其活菌数,以菌落形成单位(colony forming unit,CFU)来表示。挑取一个菌落,移种到另一培养基中,生长出来的细菌均为纯种,称为纯培养(pure culture)。这是从临床标本中检查鉴定细菌很重要的第一步。各种细菌在固体培养基上形成的菌落,在大小、形状、颜色、气味、透明度、表面光滑或粗糙、湿润或干燥、边缘整齐与否,以及在血琼脂平板上的溶血情况等均有不同表现,这些有助于识别和鉴定细菌。此外,取一定量的液体标本或培养液均匀接种于琼脂平板上,可计数菌落,推算标本中的活菌数。这种菌落计数法常用于建成自来水、饮料、污水及临床标本的活菌数。

细菌的菌落一般分为三型:

1. 光滑型菌落(smooth colony,S 型菌落)　新分离的细菌大多呈光滑型菌落,表面光滑、湿润、边缘整齐。

2. 粗糙型菌落(rough colony,R 型菌落)　菌落表面粗糙、干燥、呈皱纹或颗粒状,边缘大多不整齐。R 型细菌多由 S 型细菌变异失去菌体表面多糖或蛋白质形成。R 型细菌抗原不完整,毒力和抗吞噬能力都比 S 型菌弱。但也有少数细菌新分离的毒力株就是 R 型,如炭疽芽胞杆菌、结核分枝杆菌等。

3. 黏液型菌落(mucoid colony,M 型菌落)　黏稠、有光泽,似水珠样。多见于有厚荚膜或丰富黏液层的细菌,如肺炎克雷伯菌等。

(三) 在半固体培养基中的生长情况

半固体培养基黏度低,有鞭毛的细菌在其中仍可自由游动,沿穿刺线呈羽毛状或云雾状混浊生长。无鞭毛细菌只能沿穿刺线呈明显的线状生长。

四、人工培养细菌的用途

在医学中的应用细菌培养对疾病的诊断、预防、治疗和科学研究都具有重要的作用。

1. 感染性疾病的病原学诊断　明确感染性疾病的病原菌必须取患者有关标本进行细菌分离培养、鉴定和药物敏感试验,其结果可指导临床用药。

Notes

2. 细菌学的研究　有关细菌生理、遗传变异、致病性和耐药性等研究都离不开细菌的培养和菌种的保存等。

3. 生物制品的制备　供防治用的疫苗、类毒素、抗毒素、免疫血清及供诊断用的菌液、抗血清等均来自培养的细菌或其代谢产物。

4. 在工农业生产中的应用　细菌培养和发酵过程中多种代谢产物在工农业生产中有广泛用途,可制成抗生素、维生素、氨基酸、有机溶剂、酒、酱油、味精等产品。细菌培养物还可生产酶制剂,处理废水和垃圾,制造菌肥和农药等。

5. 在基因工程中的应用　将带有外源性基因的重组 DNA 转化给受体菌,使其在菌体内能获得表达。细菌操作方便,容易培养,繁殖快,基因表达产物易于提取纯化,故可以大大地降低成本。如应用基因工程技术已成功地制备了胰岛素、干扰素、乙型肝炎疫苗等。

第五节　细菌的分类

细菌的分类是人类认识细菌的一种最基本方法,主要涉及分类及鉴定方法与命名原则。由于细菌鉴定方法进展很快,所以细菌分类学(bacterial taxonomy)既是一个古老的、传统的学科,又是一个现代化的、发展的学科。

一、细菌的分类原则与层次

细菌的分类原则上分为传统分类和种系分类(phylogenetic classification)两种。前者以细菌的生物学性状为依据,由于对分类性状的选择和重视程度带有一定的主观性,故又称为人为分类;后者以细菌的发育进化关系为基础,故又称为自然分类。细菌的分类(classification)、命名(nomenclature)和鉴定(identification)是细菌分类学相关的三个领域,具体方法包括表型分类、分析分类和基因型分类。

1. 表型分类　以细菌的形态和生理特征为依据的分类方法,即选择一些较为稳定的生物学性状,如菌体形态与结构、染色性、培养特性、生化反应、抗原性等作为分类的标记。它奠定了传统分类的基础。20 世纪 60 年代开始借助计算机将拟分类的细菌按其性状的相似程度进行归类(一般种的水平相似度 >80%),以此划分种和属,称为数值分类。

2. 分析分类　应用电泳、色谱、质谱等方法,对菌体组分、代谢产物组成与图谱等特征进行分析,例如细胞壁脂肪酸分析、全细胞脂类和蛋白质的分析、多点酶电泳等,为揭示细菌表型差异提供了有力的手段。

3. 基因型分类　分析细菌的遗传物质,揭示了细菌进化的信息,是最精确的分类方法。包括 DNA 碱基组成(G+C mol%)、核酸分子杂交(DNA-DNA 同源性、DNA-rRNA 同源性)和 16S rRNA 同源性分析,比较细菌大分子(核酸、蛋白质)结构的同源程度等,其中 16S rRNA 更为重要,因其在进化过程中保守、稳定,很少发生变异,是种系分类的重要依据。

随着方法学的发展,细菌的分类不断完善而且更加科学。1987 年 Woese 在大量 16S rRNA 序列分析的基础上,描绘出生物系统发育树,由真细菌(eubacteria)、古生菌(archaebacteria)和真核生物(eukaryotes)共同构成并列的生物三个域,真细菌指比较常见的细菌。古生菌和真细菌同为原核生物,核糖体均为 70S。古生菌生存在极端环境(高温、高盐、低 pH),细胞壁无肽聚糖,蛋白质合成起始甲硫氨酸不需甲酰化,tRNA 基因中有内含子,含有多种 RNA 多聚酶,蛋白质合成对白喉毒素的抑制敏感,而对氯霉素的抑制不敏感,这些特性与真核生物相同,而与真细菌不同。

国际上最具权威性的细菌分类系统专著"伯杰氏系统细菌学手册(1984)"和"伯杰氏鉴定细菌学手册,第 9 版(1994)"都已反映了细菌种系分类的研究进展。最近出版的"伯杰氏系统细菌学手册(第 2 版 2004)"又收集了 4000 余种模式菌株的 16S rDNA 序列,力求细菌分类学模式(taxonomic model)和种系发育模式(phylogenetic model)的一致性,将原核生物分为两个域,即古生菌域(Archaea)和细菌域(Bacteria),前者分为 2 个门,后者分为 24 个门。

《伯杰氏鉴定细菌学手册》第 9 版中基于细胞壁的特征将细菌分为四大类目、35 个群,其中与人类疾病相关的细菌列入表 2-1。目前尚未在古生菌中发现病原菌。

表 2-1   与人类疾病有关细菌的分类

类别	属
I 革兰阴性有细胞壁的真细菌	
螺旋体	密螺旋体属
	疏螺旋体属
	钩端螺旋体属
需氧 / 微需氧、有动力、螺旋形 / 弧形革兰阴性菌	螺菌属
	弯曲菌属
	螺杆菌属
需氧 / 微需氧、革兰阴性杆菌与球菌	假单胞菌属
	军团菌属
	奈瑟菌属
	莫拉菌属
	产碱杆菌属
	布鲁菌属
	罗卡利马体属
	鲍特菌属
	弗朗西斯菌属
兼性厌氧革兰阴性杆菌	埃希菌属(和大肠埃希菌性状相关细菌)
	志贺菌属
	沙门菌属
	克雷伯菌属
	变形杆菌属
	普罗威登斯菌属
	耶尔森菌属
	弧菌属
	巴氏杆菌属
	嗜血杆菌属
厌氧革兰阴性直、弯或螺旋形杆菌	类杆菌属
	梭杆菌属
	普雷沃菌属
厌氧革兰阴性球菌	韦荣球菌属
立克次体与衣原体	立克次体属
	考克斯体属
	衣原体属
非光合滑行细菌	二氧化碳嗜纤维菌属

Notes

续表

类别	属
Ⅱ　革兰阳性有细胞壁的细菌	
革兰阳性球菌	肠球菌属
	葡萄球菌属
	链球菌属
	消化链球菌属
可形成芽胞的革兰阳性杆菌与球菌	芽胞杆菌属
	梭菌属
形态规则的无芽胞革兰阳性杆菌	李斯特菌属
	丹毒丝菌属
形态不规则的无芽胞革兰阳性杆菌	棒状杆菌属
	放线菌属
	动弯杆菌属
分枝杆菌	分枝杆菌属
放线菌	奴卡菌属
	链霉菌属
	红球菌属
Ⅲ　无细胞壁真细菌	支原体属
	脲原体属
Ⅳ　古细菌	（未发现病原菌）

细菌的分类层次与其他生物相同,也是界、门、纲、目、科、属、种。在细菌中常用属和种。

种(species)　是细菌分类的基本单位。生物学性状基本相同的细菌群体构成一个菌种;性状相近关系密切的若干菌种组成一个菌属(genus)。同一菌种的各个细菌,虽性状基本相同,但在某些方面仍有一定差异,差异较明显的称亚种(subspecies,subsp.)或变种(variety,var.),差异小的则为型(type)。例如按抗原结构不同而分血清型(serotype);对噬菌体和细菌素的敏感性不同而分噬菌体型(phage-type)和细菌素型(bacteriocin-type);生化反应和其他某些生物学性状不同而分为生物型(biotype)。变种因易与亚种混淆,已不再单独使用,与其他词复合构成代替"型"的术语,如 biovar 就是生物型(biotype)。

对不同来源的同一菌种的细菌称为该菌的不同菌株(strain)。具有某种细菌典型特征的菌株称为该菌的标准菌株(standard strain)或模式菌株(type strain)。

二、细菌的命名法

细菌的命名采用拉丁双名法,每个菌名由两个拉丁字组成。前一字为属名,用名词,大写;后一字为种名,用形容词,小写。全名用斜体字印刷。一般属名表示细菌的形态或发现者或有贡献者,种名表明细菌的性状特征、寄居部位或所致疾病等。中文的命名次序恰与拉丁文相反,是种名在前,属名在后。例如 *Staphylococcus aureus*,金黄色葡萄球菌;*Escherichia coli*,大肠埃希菌;*Neisseria meningitidis*,脑膜炎奈瑟菌等。属名亦可不将全文写出,只用第一个字母代表,如 *M.tuberculosis*,*S.typhi* 等。有些常见菌有其习惯通用的俗名,如 Tubercle bacillus,结核杆菌;Typhoid bacillus,伤寒杆菌;Meningococcus,脑膜炎球菌等。有时泛指某一属细菌,不特指其中某

Notes

个菌种,则可在属名后加 sp.(单数)或 spp.(复数),如 *Salmonella sp.* 表示为沙门菌属中的细菌。

展　望

　　随着科学的飞速发展,技术的不断进步,细菌生理学的研究也在不断的深入。目前研究的重点问题包括以下三个方面:

　　1. 细菌的分泌系统　细菌的分泌系统是一种贯穿细菌包膜的特殊结构,其主要作用是将细菌合成的蛋白质释放于细胞表面或周围环境中,参加细菌的各种重要的生命活动,与细菌的致病性密切相关。目前确认的有7型(Ⅰ~Ⅶ)分泌系统,但对各系统的结构、功能、系统间的共性规律及相互关系还有待于进一步深入研究。

　　2. 细菌的密度感应系统　细菌在生长过程中,群体之间通过密度感应系统进行信息交流。群体感应系统与细菌的致病性、耐药性均有密切的关系。虽然目前已经发现了多种不同类型信号分子,但仍需采用基因组学、蛋白质组学、代谢组学、转录组学及生物信息学等技术,继续发掘出更多类型的信号分子,从整体上阐明群体感应的作用机制。

　　3. 细菌的免疫系统　作为原核单细胞生物,细菌虽然结构简单,但也具有免疫系统,以抵御诸如噬菌体、异种 DNA 等外敌的入侵。目前发现了4种不同的免疫类型,包括限制修饰系统、流产感染系统、毒素 - 抗毒素系统、间隔的短回文重复序列。但对于细菌免疫系统的构成、功能、调节机制及生物学意义等诸多问题,尚有待于进一步研究。

（徐纪茹）

第三章　细菌的遗传与变异

细菌的遗传（heredity）是指细菌保持物种遗传物质和生物学特性相对稳定，世代相传的能力。细菌的变异（variation）是指细菌子代与亲代之间生物学特性出现的差异。变异可使细菌产生变种或新种，是细菌进化并展现出生物多样性的根本原因。细菌的变异有遗传型变异和非遗传型变异。前者是指细菌遗传结构发生改变引起的变异，这种变异可稳定地传给后代，也称基因型变异（genotype variation）。后者是指在外界某种环境条件的作用下出现的变异，遗传物质并未改变，又称为表型变异（phenotypic variation），表型变异是不能遗传的。由于细菌生长繁殖速度快，代时（generation time）短，细菌变异现象非常常见。为了清楚地反映细菌遗传变异本质与规律，本章将依次介绍细菌的变异现象；细菌遗传变异的物质基础，包括细菌的染色体、噬菌体和质粒；细菌变异的机制，包括细菌的突变与细菌基因组 DNA 的转移与重组；最后介绍细菌遗传变异在医学上的意义与应用。

第一节　细菌的变异现象

细菌生长繁殖速度快，平均 20~30 分钟繁殖一代。按理论计，一个细菌 24 小时繁殖数量可达 2^{48} 群体数量。在如此庞大的群体数量中，存在大量变异体是可想而知的。从理论上讲，一切生物学性状皆有可能发生变异，因此细菌的变异现象是多种多样。在微生物学的实际工作中，人们常见且有重要意义的细菌变异现象有以下四种。

一、细菌的菌落变异

细菌的菌落是由一个细菌在固体培养基上生长后形成的细菌群落。细菌的菌落形态各异，是其种的特征。有的细菌的菌落表面光滑、湿润、边缘整齐，被称为光滑（S）型菌落；而有些细菌的菌落表面非常粗糙、干燥、且边缘不整齐，称为粗糙（R）型菌落。菌落的形态可以发生变异，菌落由光滑型变为粗糙型，称为 S-R 变异。S-R 变异常常是由于细菌失去了表面多糖、荚膜等结构成分所致。这种情况下，细菌的理化性状、抗原性、毒力等也会发生相应改变。一般而言，S 型菌落的致病性更强。但有少数细菌，如结核分枝杆菌、炭疽芽胞杆菌和鼠疫耶尔森菌等，它们是 R 型菌落时，其致病性更强。

二、细菌的形态与结构变异

细菌的形态、大小以及染色特性均有可能发生变异。尤其是在陈旧培养物中，细菌的染色性及菌体形态常出现变异。有些细菌如葡萄球菌，在 β- 内酰胺类抗生素、抗体、补体和溶菌酶等因素影响下，细胞壁合成受阻，成为细胞壁缺陷型细菌。这种现象称为细菌 L 型变异。细菌的特殊结构也可发生变异，如荚膜有无的变异：肺炎链球菌的有毒株在机体内或在含有血清的培养基中常有荚膜，致病性强，但经多次传代培养后可失去荚膜，其致病性也随之减弱甚至消失；芽胞变异：将有芽胞的炭疽芽胞杆菌在 42℃ 培养数十天后，可失去形成芽胞的能力，同时毒力也会相应减弱；鞭毛变异：将有鞭毛的普通变形杆菌点种在含 1% 苯酚的培养基上，细菌就会失去鞭毛。有鞭毛的细菌在固体培养基上呈弥散生长,菌落似薄膜,称 H 菌落(德语 hauch,意为薄膜)。失去鞭毛后,即失去弥散生长能力,称为 O 菌落(德语 ohne hauch,意为无薄膜)。因此,失去鞭毛的变异,也称为 H-O 变异。

三、细菌的耐药性变异

细菌对某种抗菌药物由敏感变成耐药的现象称为耐药性变异。有的细菌表现为同时对多种抗菌药物耐药,称为多重耐药性(multiple drug resistance,MDR)。还有的细菌变异后产生对某种药物的依赖性,在该药物存在的情况下生长更好。目前已发现了对利福平依赖的结核分枝杆菌和对链霉素依赖的痢疾杆菌。大量耐药菌的出现,给感染性疾病的治疗带来了极大的困难,已成为现代医学广为关注的问题。

四、细菌的毒力变异

细菌的毒力变异包括毒力的增强和减弱的变异。有毒菌株长期在人工培养基上传代培养,可使细菌的毒力减弱或消失。如卡 - 介(Calmette-Guerin)二人曾将有毒的牛分枝杆菌在含有胆汁、甘油、马铃薯的培养基上培养,经过 13 年,连续传 230 代,终于获得了一株毒力高度减弱但仍保持免疫原性的变异株,即卡介苗(Bacillus of Calmette-Guerin,BCG),可用于预防结核病。

第二节　细菌的遗传物质

细菌染色体与真核生物染色体最大的不同是其 DNA 分子经高度压缩后直接浸泡于胞质中,其外部没有核膜,也没有核仁,不具备典型的细胞核结构,故称为类核或拟核(nucleoid)。正因如此,细菌被称为前核生物或原核生物。

一、细菌的染色体拓扑结构

细菌的染色体(chromosome)通常仅有一条 dsDNA 分子,多数为环状 DNA,少数为线状 DNA。DNA 分子在细胞中以紧密缠绕成的不规则形式存在于细胞质中。DNA 分子上结合有类组蛋白和少量 RNA 分子,且压缩 1000 倍左右成为一种致密结构,构成细菌的染色体,约占细菌体积的 10% 左右。细菌通常只有一条染色体,为单倍体生物。少数细菌,如霍乱弧菌,具有两条染色体,大的一条含 2 961 146bp,小的一条含 1 072 314bp,但二者不是同源染色体,仍然是单倍体生物。

染色体中有各种功能区域,如复制起始区(Ori)、复制终止区(Ter),基因转录启动区和终止区等。这些区域中 DNA 序列往往有一些特征性结构,成为人们识别这些功能性区域的特征性标志。细菌染色体 DNA 复制速度极快。复制时,细菌双螺旋 DNA 解旋打开为双链,形成复制叉,在 DNA 聚合酶作用下,按碱基配对原则合成子代新链。这种半保留复制保证了细菌遗传物质在传代中的稳定性。

二、细菌基因组的组织特征

细菌基因组(genome)是指细菌染色体的全部 DNA 序列。细菌的基因组序列一般约由数百万碱基对组成,小的如流感嗜血杆菌基因组约 1.8Mb(百万碱基),含有 1743 个基因;中等的如大肠埃希菌基因组约含 4.3Mb,含有 4288 个基因;大的如铜绿假单胞菌基因组则约有 6.6Mb,含有 5570 个基因。由此可见,细菌基因组平均每 1000 个碱基对中就有一个基因。在细菌的基因组中,平均 G+C 含量是物种的特征,常常作为细菌分类的参数。但细菌基因组中的 GC 碱基分

Notes

布常常在某些区域偏离中位数,形成高于或低于全基因组均值的现象。这种 GC 分布明显偏离均值的区域被称为基因组岛(genomic island,GI)。基因组岛状结构提示该区域内的 DNA 序列很可能是通过横向转移而来的。如果基因组岛与细菌的致病性相关,则称为致病岛(pathogenic island,PAI)。

目前,许多细菌的基因组测序都已经完成,形成了相应的基因组图谱。通过不同细菌基因组序列的解读,不难发现细菌基因组有一些共同特征:

(一)遗传信息使用的高效性

细菌作为原核生物,其基因组较小,它们必须高效地来使用它们的基因组序列。绝大多数细菌,90% 左右的序列都被用来编码基因。所谓非编码序列仅占 10% 左右。如大肠埃希菌基因组中,编码蛋白的序列占 87.8%,0.8% 的序列用于编码稳定的 RNAs,0.7% 为非编码的重复序列,11% 的序列为调控序列,如启动子、终止子和一些调节蛋白的结合位点,因此没有什么"垃圾序列"。

(二)遗传信息在基因组中排列的连续性

不像真核生物,很多基因的外显子(exon)之间存在有内含子(intron)。细菌的基因序列通常是连续的,一般没有内含子。仅有少数细菌(如鼠伤寒沙门菌、犬螺杆菌和古细菌)的 rRNA 和 tRNA 基因中发现有插入序列。

(三)结构基因单拷贝及 rRNA 基因的多拷贝

在真核生物中,基因组的多拷贝现象是比较常见的。而细菌在大多数情况下,其结构基因是单拷贝的。但是编码 rRNA 的基因往往是多拷贝的。大肠埃希菌有 7 个 rRNA 基因,其中有 6 个分布在 DNA 复制起点 ori 旁。这是因为复制起点处的基因的表达量几乎相当于复制终点处基因的 2 倍。多拷贝 rRNA 基因安排在 ori 附近,有利于快速转录和核糖体组装,便于在急需蛋白质合成时,可以在短时间内生成大量核糖体。

(四)基因组的重复序列少而短

真核生物基因组中存在大量重复序列。而细菌基因组,虽也存在一定数量的重复序列,但重复序列通常比较短,一般为 4~40 个碱基。重复的程度有的是十多次,少数可达上千次。细菌的重复序列常见于 RNA 基因位点、重组位点等处。重复序列少而短,同样体现了细菌基因组结构的经济性与高效性。

(五)重叠基因

重叠基因是指一个基因的编码序列与其前或后一个基因的编码序列有重叠。有时是一段序列的重叠,有时可少至仅有一个碱基的重叠。重叠基因的生物学意义在于:①更为经济地使用有限的编码序列;②可能在基因表达中具有调控意义。如图 3-1 所示,色氨酸合成基因 trpE 的终止密码子和 trpD 基因的起始密码子共用一个核苷酸(A)。这就导致 trpE 翻译终止时核糖体立即又处在 trpD 基因翻译的起始状态,这种重叠机制保证了同一核糖体对两个连续基因进行不间断地翻译时,两个基因的翻译产物在数量上是相等的。基因重叠现象在噬菌体中比较常见,在其他生物中也有存在,具有普遍的生物学意义。

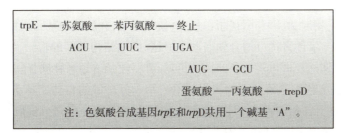

图 3-1　基因重叠示意图

(六) 功能相关基因常簇集存在于同一操纵子中

细菌基因组中,有些功能相关基因常簇集存在于同一操纵子(operon)中,受同一启动子控制,转录时存在于同一转录子(transcript)中。如大肠埃希菌的 3 种 RNA 基因存在于同一个转录子中,依次为 16S rRNA、23S rRNA、5S rRNA。这 3 种 RNA 在核糖体中的比例是 1∶1∶1。倘若它们不在同一个转录子中,要保持三者比例的 1∶1∶1 关系,可能需要非常复杂的调控机制才能实现。可见,细菌采用了一种非常简单而又极其有效的调节机制来保证 3 种 rRNA 分子的1∶1∶1 比例关系。大肠埃希菌基因组的 4288 个基因,存在于 2584 个操纵子中,其中 73% 只含一个基因,16.6% 含有 2 个基因,4.6% 含有 3 个基因,6% 含有 4 个或 4 个以上的基因。这种一个操纵子控制多个基因的现象,与原核生物的基因表达多采用转录调控有关。操纵子调控在原核生物中是普遍现象。

操纵子模型(operon model)是 Jacob 和 Monod 于 1961 年提出的,1965 年,Jacob 和 Monod 荣获诺贝尔生理学与医学奖。他们最初发现的是大肠埃希菌的乳糖操纵子。这是一个十分巧妙的自动控制系统,这个自动控制系统负责调控大肠埃希菌的乳糖代谢(图 3-2)。乳糖可作为培养大肠埃希菌的能源。大肠埃希菌能产生一种酶,叫做"半乳糖苷酶",催化乳糖分解为半乳糖和葡萄糖,以便作为进一步的代谢之用。半乳糖苷酶的代谢涉及 β- 半乳糖苷酶基因(z)、乳糖通透酶基因(y)及硫代半乳糖苷转乙酰基酶(a)这三个结构基因。结构基因与调节基因共同组成操纵子。调节基因($laci$)转录 mRNA,翻译出阻遏蛋白,形成四聚体阻遏物,结合到结构基因的控制区($lacO$)位点上,使得乳糖代谢的结构基因不能转录,故不能产生乳糖代谢所需要的 β- 半乳糖苷酶、乳糖通透酶及硫代半乳糖苷转乙酰基酶。因此整个乳糖代谢是受到调节基因 $laci$ 抑制的。

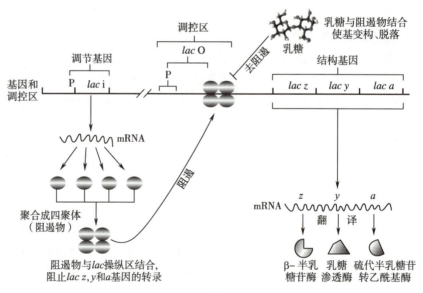

图 3-2　乳糖操纵子模型

当环境中存在乳糖时,乳糖与阻遏蛋白结合,使其解聚,并从结构基因的控制区 $lacO$ 位点上脱落下来,这时,RNA 聚合酶就可结合到启动子 P 区,启动结构基因的转录,生成乳糖低代谢相关的三种酶,乳糖代谢途径即可运转了。由此可见,乳糖便是诱导半乳糖苷酶产生的诱导物。

上述内容表明,大肠埃希菌的乳糖操纵子是一个十分巧妙的自动控制系统:当培养基中含有充分的乳糖,同时不含葡萄糖时,细菌便会自动产生半乳糖苷酶来分解乳糖,以资利用。当培养基中不含乳糖时,细菌便自动关闭乳糖操纵子,以免浪费物质和能量。当培养基中同时存在葡萄糖和乳糖时,葡萄糖通过抑制环腺苷酸而间接抑制启动子,并进而抑制结构基因,使细菌不产生半乳糖苷酶。这种情况下，细菌便会自动优先利用葡萄糖，因为葡萄糖果是比乳糖更好的能源。1969 年，Beckwith 从大肠埃希菌的 DNA 中分离出乳糖操纵子，完全证实了 Monod 与 Jacob 的模型。

三、细菌基因组中的可移动元件

细菌基因组中存在一些特殊的移动元件（mobile element）或转座元件（transposable element）。转座元件是不依赖于同源重组即可在细菌或其他生物的基因组和 / 或质粒之间改变存在位置的特殊 DNA 序列。转座元件的转座（transposition）功能是由其自身编码的转座酶（transposase）介导的。转座元件也被称为跳跃基因（jumping gene）。转座元件的两端往往含有重复序列，中央区编码一些与耐药性、致病性或某些代谢有关的基因。转座元件的转移有两种方式：一是非复制性转位（non-replicative transposition），它是通过自身编码的转座酶将转座元件自原位点切割下来转移到新的位点；二是复制性转位（replicative transposition），此种方式需要将转座元件加以复制，将一个拷贝留在原位，另一个拷贝转移到新的位点。转座元件的发现表明基因组不是静态的，而是处于不断重组与变异的动态过程中。转座元件不仅存在于细菌基因组中，在其他生物基因组中也普遍存在，这对于生物进化和生物多样性的形成具有重要意义。转座元件包括插入序列、转座子及整合子等。

（一）插入序列

插入序列（insertion sequence，IS）是细菌最简单的可移动元件，长度通常仅为 300~2200bp，不携带任何与转座功能无关的基因。其两端为反向重复序列（inverted repeat，IR），长度约 10bp 左右，为转座酶的识别位点（图 3-3）。其中央序列编码转座酶及与转座有关的调控蛋白。转座酶识别两端的重复序列，将转座元件从基因组切割下来，正向或反向插入到新位点。IS 是细菌染色体、质粒和某些噬菌体基因组中的常见元件。每个细菌基因组或质粒中可有多种 IS 结构，每种 IS 还可有多个拷贝。F 质粒与大肠埃希菌基因组中有相同的 IS，故 F 质粒很容易插入到大肠埃希菌染色体上，使大肠埃希菌成为高频重组株（high frequency recombinant，Hfr）。

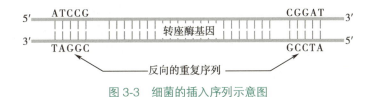

图 3-3　细菌的插入序列示意图

（二）转座子

转座子（transposon，Tn）结构比 IS 复杂，长度约 2000~2500bp。它的两端同样为重复序列，但中央除了具有与转座功能有关的基因外，还会携带其他基因，如耐药基因，毒力基因，代谢基因，抗重金属基因等。转座子介导的基因转移与重组是导致生物变异和进化的重要因素。

目前已知有 3 种不同的转座子：①复合型转座子（compositive transposon），此型转座子的中间携带有抗生素抗性基因，两端各有一个相同的 IS，IS 的两端为反向（IR）或正向（DR）重复序列（图 3-4）。复合型转座子可介导抗生素抗性基因的横向转移，在抗生素耐药性流行中具有重要意义。②复杂型转座子（complex transposon），Tn3 转座子是此类型的典型代表。此类转座子两端无 IS，但含有 20~40bp 的正向或反向重复序列。中间为与转座功能相关的基因和抗生素抗性基因（图 3-5）。③接合型转座子（conjugative transposon），此类转座子是可以通过接合作用进行转移的转座子。它的末端没有重复序列，但含有整合酶基因、切离酶基因、接合转移相关基因及抗生素抗性基因（图 3-6）。此类转座子首先在肠球菌中发现，Tn916 是其典型代表。

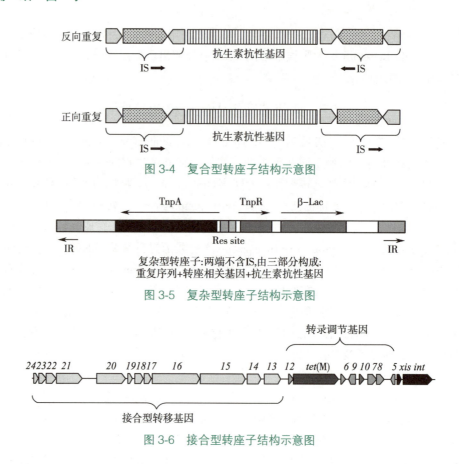

图 3-4   复合型转座子结构示意图

复杂型转座子:两端不含IS,由三部分构成:
重复序列+转座相关基因+抗生素抗性基因

图 3-5   复杂型转座子结构示意图

图 3-6   接合型转座子结构示意图

(三) 整合子

整合子(integron,In)是细菌基因组中的可移动 DNA 整合元件,携带位点特异性重组系统组分,可将许多耐药基因盒整合在一起,从而形成多重耐药的遗传学基础。

整合子由 3 个部分组成(图 3-7):5'- 保守末端(5'-CS)、3'- 保守末端(3'-CS)和两者之间的可变区。5'-CS 是整合子的基本结构,编码整合酶(IntI)基因(intI)、重组位点 attI 和可变区启动子(Pant)。整合酶催化基因盒在整合子重组位点 attI 和基因盒重组位点 attC 之间的整合或剪切。整合酶基因具有自己的启动子 Pint。attI 位于整合酶基因的上游,是外源基因盒的整合位点。启动子 Pant 指导下游可变区中自身不带有启动子的基因盒中基因的表达。启动子 Pant 的方向与 Pint 的方向相反。可变区是整合子的基本结构,带有不同数量和功能的基因盒。但有的整合子在 5'-CS 和 3'-CS 之间可以没有基因盒插入。3'-CS 因整合子的种类不同而异,有些整合子还会出现 3'-CS 的缺失。

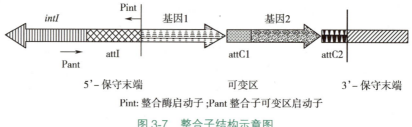

Pint: 整合酶启动子 ;Pant 整合子可变区启动子

图 3-7   整合子结构示意图

基因盒是一种可移动性基因元件,可以环状的形式独立存在,也可整合入整合子中成为整合子的一部分。基因盒由一个结构基因和一个整合位点 attC 组成。由于第一个被发现的 attC 长度为 59bp,所以 attC 又称为 59 碱基元件(59-base elements,59-be)。attC 位点的长度为 57~141bp,是一个不完全的反向重复序列,含整合位点序列。

Notes

四、细菌染色体外遗传物质——质粒

质粒（plasmid）是细菌染色体以外的遗传物质，是存在于细菌细胞质中的闭环 dsDNA 分子。质粒可有三种存在构型，即共价闭环型（covalently closed circle，CCC）、开环型（open circle，OC）和线性型（linear form），见图 3-8。根据质粒的分子大小和结构特征，可通过超速离心或琼脂糖凝胶电泳将质粒与染色体 DNA 分开，从而分离得到质粒。

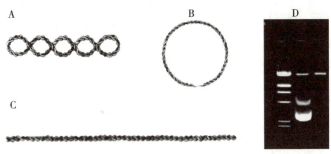

图 3-8　细菌质粒的三种构型
A. 共价闭环型；B. 开环型；C. 线性型；D. 共价闭环型的电泳图谱

质粒的主要性质有：①具有自我复制能力，一个质粒是一个复制子（replicon）。与染色体同步复制的质粒称紧密型质粒（stringent plasmid），这种质粒在细菌胞质内的拷贝数只有一个至数个。与染色体复制不相关，可自行控制复制数量的质粒称松弛型质粒（relaxed plasmid），它们在细菌胞质内的拷贝数可达数百。②质粒能编码某些特定性状，如耐药性、产毒性、某种代谢特性等。③质粒可通过细菌结合、转化等方式在细菌之间转移。根据质粒能否通过结合而转移，可称为结合性质粒（conjugative plasmid）或非结合型质粒（nonconjugative plasmid）。④质粒可从宿主菌中丢失或通过紫外线、温度、吖啶橙、溴化乙啶等理化处理而消除。⑤两种序列结构相似、亲缘密切相关的质粒不能稳定地共存于同一个宿主菌体内，这种现象称为质粒的不相容性。反之，一些同源性互不相关的质粒可共存于同一细菌体内，称为相容性质粒。

根据质粒决定的生物学性状不同，可分为：编码性菌毛的 F 质粒（fertility plasmid），与耐药性有关的 R 质粒（resistance plasmid），编码大肠菌素的 Col 质粒（colicinogenic plasmid），编码毒素的 Vi 质粒（virulence plasmid）等。

第三节　噬　菌　体

噬菌体（bacteriophage）是感染细菌、真菌、放线菌或螺旋体等微生物的病毒。它首先由 Frederik Twort 和 Felix d'Herelle 在 20 世纪初发现。噬菌体具有病毒的一般特性：如个体微小，可以通过滤菌器；没有完整的细胞结构，为非细胞型生物；其结构主要由蛋白质构成的衣壳和内部核酸组成；只能在活的细菌细胞内复制增殖，是专性细胞内寄生物。噬菌体是最具生物多样性的生物，生物圈中约有 10^{31} 种噬菌体存在，每种细菌在自然界至少有 10 种以上的噬菌体存在。

作为细菌的病毒，寄生在细菌体内，与细菌间存在密切的相互作用。它们与宿主菌（host bacterium）之间可以出现遗传物质交换，甚至可将其完整的基因组或基因组的大片段整合到宿主菌基因组中去，成为宿主菌基因组的构成部分，从而导致宿主菌生物学特性的改变。

一、噬菌体的生物学特性

（一）噬菌体的形态结构

噬菌体结构简单，个体微小，需用电子显微镜观察。不同的噬菌体在电镜下表现为三种形

Notes

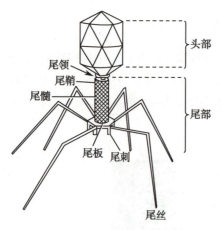

尾领
尾鞘
尾髓

头部

尾部

尾板　尾刺

尾丝

图 3-9　蝌蚪形噬菌体结构示意图

态,即蝌蚪形、微球形和丝形。蝌蚪形噬菌体由头部和尾部两部分组成(图 3-9),在头、尾连接处有一尾领结构。大肠埃希菌 T4 噬菌体头部呈 20 面体形立体对称,内含遗传物质 DNA;尾部是一中空管状结构,里层为尾髓,外层为尾鞘。尾髓具有收缩功能,可使头部核酸注入宿主菌。在头尾连接处有一尾领结构,与头部装配有关。尾部末端有尾板、尾刺和尾丝。尾板内有裂解宿主菌细胞壁的溶菌酶;尾丝为噬菌体的吸附结构,能与宿主菌表面特异受体结合。有的尾部很长,有的尾部很短,有的为无尾噬菌体。

噬菌体的基因组只有一种核酸,DNA 或 RNA,并由此将噬菌体分为 DNA 噬菌体和 RNA 噬菌体两大类。大多数 DNA 噬菌体的 DNA 为线状双链,但一些微小 DNA 噬菌体的 DNA 为环状单链。多数 RNA 噬菌体的 RNA 为线状单链,有的可分成几个节段,少数为线状双链。有尾噬菌体的核酸均为线状双链 DNA,无尾噬菌体的核酸可为环状单链 DNA 或线状单链 RNA。有些噬菌体基因组中含有异常碱基,如铜绿假单胞菌噬菌体 PaP1 基因组含有 4- 甲基胞嘧啶和 6- 甲基胞嘧啶,大肠埃希菌 T 偶数噬菌体含有 5- 羟甲基胞嘧啶,某些枯草芽胞杆菌噬菌体含有 5- 羟甲基尿嘧啶等。

(二)噬菌体的繁殖

噬菌体与其他病毒一样,采用复制方式繁殖。繁殖过程包括吸附、穿入、生物合成、组装和释放几个阶段。

1. 噬菌体的吸附　吸附是噬菌体与细菌表面受体发生特异性结合的过程。不同噬菌体的吸附部位不同,丝状噬菌体以其末端的尾丝、尾刺与细菌表面受体结合而吸附。Ml3、f1 等噬菌体吸附于细菌的性菌毛上。球形噬菌体是通过衣壳蛋白与细菌表面受体结合而吸附。只要细菌具有特异性受体,不论是活菌或死菌,噬菌体都能吸附,但只有吸附活菌后才能穿入细菌胞质内完成复制。

2. 噬菌体的穿入　噬菌体穿入宿主菌细胞壁需借助一种类似溶菌酶的物质,在细胞壁上溶穿一小孔,然后通过尾鞘的收缩,将头部 DNA 注入细菌体内,而蛋白质衣壳留在细菌细胞外。

3. 噬菌体的生物合成　噬菌体的核酸进入细菌细胞后,迅速转录出早期 mRNA,翻译生成噬菌体所需的与生物合成有关的酶类,包括噬菌体特异的 DNA 聚合酶、RNA 聚合酶和调节蛋白等。另一方面,以噬菌体基因组为模板,大量复制出子代噬菌体的基因组,并转录出晚期 mRNA,指导合成噬菌体的结构蛋白,如衣壳蛋白。

4. 噬菌体的组装与释放　待噬菌体基因组和衣壳蛋白质合成之后,立即在细菌胞质内按一定程序装配成完整的子代噬菌体;当子代噬菌体达到一定数目时,菌细胞裂解,释放出子代噬菌体颗粒。释放出的噬菌体又可感染新的敏感宿主菌,这样,完成一个复制周期。有些丝状噬菌体可通过出芽方式逐个释放子代病毒。在液体培养基中,毒性噬菌体裂解细菌后可使混浊菌液变为澄清;温和噬菌体感染后,由于溶原性细菌不会被裂解,故培养液呈半透明状。

若将噬菌体培养物和宿主菌混合,接种固体培养基培养过夜,在无噬菌体存在的部位,细菌生长成菌苔;在有噬菌体的部位,由于噬菌体繁殖后裂解细菌,形成一个透亮的空斑,称为噬斑(plaque)。如果噬菌体和宿主菌二者比例适当,一个噬斑一般是由一个噬菌体增殖后形成的,故一个噬菌体就是一个噬斑形成单位(plaque forming unit,pfu)。通过噬斑计数,即可测定一定体积内的噬菌体数量。

Notes

二、毒性噬菌体和温和噬菌体

根据噬菌体感染宿主菌后的结果不同,可将噬菌体分为毒性噬菌体和温和噬菌体两大类。

(一)温和噬菌体

温和噬菌体(temperate phage)感染宿主菌后,通过上述吸附、穿入、生物合成等步骤,产生子代噬菌体基因组和衣壳。其中,部分噬菌体基因组和衣壳组装为成熟的子代噬菌体,通过裂解宿主菌的方式释放出来;但有些噬菌体的基因组不能完成组装,而是将其基因组 DNA 整合到宿主菌基因组中,随宿主菌繁殖而复制,并世代传递,并不引起宿主菌裂解。这种噬菌体具有溶原性周期和溶菌性周期(图 3-10),此种噬菌体称为温和噬菌体或溶原性噬菌体(lysogenic phage)。那些整合在细菌基因组中的噬菌体基因称为前噬菌体(prophage)。带有前噬菌体基因组的细菌则称为溶原性细菌(lysogenic bacterium)。而前噬菌体在一定条件下又可进入裂菌性生长周期,繁殖出成熟子代噬菌体,引起细菌裂解。溶原性细菌由于携带的前噬菌体的基因得以表达,使细菌出现新的遗传性状,就称为溶原性转换(lysogenic conversion)。

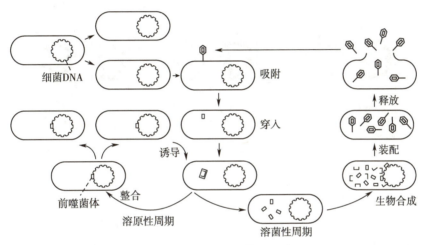

图 3-10　噬菌体的复制周期示意图

(二)毒性噬菌体

如果某种噬菌体在宿主菌体内繁殖,达到一定数量后,导致细菌裂解,释放全部子代噬菌体,子代噬菌体又感染新的宿主菌,这样的噬菌体称为毒性噬菌体(virulent phage)或裂解性噬菌体(lytic phage)。毒性噬菌体只有上述噬菌体复制周期中的溶菌性周期而没有溶原性周期。毒性噬菌体对宿主菌的破坏性大,在噬菌体治疗(phage therapy)中具有应用前景。

第四节　细菌变异的机制

细菌容易发生变异,其本质是遗传物质发生了改变,而发生机制有两类。一是细菌自身基因组内部发生的大片段转移与重组,可以发生在细菌基因组与质粒、噬菌体之间或不同细菌之间,甚至细菌与其他高等生物之间的大片段转移与重组。二是细菌基因内部个别碱基序列的改变,包括一对或少数几对碱基的缺失、插入或置换而导致的遗传信息变化。

一、细菌的基因组重组

细菌基因组重组是指细菌的基因组 DNA 发生了大范围(数百、数千 bp 甚至几十 kb)的改变。这种改变可以是细菌自身基因组内部发生的大片段转移与重组,也可以是发生在细菌基因组与质粒、噬菌体之间或不同细菌之间,甚至细菌与其他高等生物之间的大片段转移与重组,如

Notes

最近基因组测序发现结核分枝杆菌基因组上有八个人体基因。基因组 DNA 的转移与重组比基因突变导致的改变更大、更剧烈,影响更巨大。遗传物质的大片段转移与重组是生物界比较普遍存在的现象,是生物进化的重要方式之一。在人体基因组中已发现有些基因或大片段是来自于微生物(尤其是病毒),这些外来遗传物质已成为人类基因组的构成成分。

细菌可通过多种方式进行基因水平转移与重组以适应环境变化。基因转移与重组的方式有:

(一)细菌的接合

接合(conjugation)是细菌指通过性菌毛介导而发生在 F⁺ 菌与 F⁻ 菌之间的遗传物质的转移和重组过程。首先,F⁺ 菌(供体菌)的性菌毛与 F⁻ 菌(受体菌)的受体结合,启动 F 质粒转移,质粒 dsDNA 先切开一条链,通过二者之间形成的中空管道转移线性化 DNA 链。受体菌获得质粒单链后在 DNA 聚合酶作用下经复制形成 dsDNA。留在供体菌体内的单链同样复制形成双链,结果两者均具有 F 质粒(图 3-11)。这样,原 F⁻ 菌便转化为 F⁺ 菌,并获得 F 质粒编码的那些基因控制的生物学性状,如产生菌毛和耐药性等。

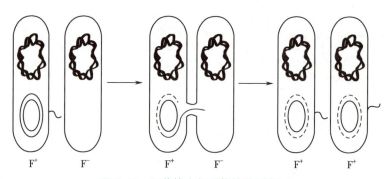

F⁺   F⁻   F⁺   F⁻   F⁺   F⁺

图 3-11   细菌接合与质粒转移示意图

如果 F 质粒与细菌染色体结合,可牵动细菌染色体在不同细菌之间转移,形成高频重组株(high frequency recombinant,Hfr)。有性菌毛的细菌(F⁺ 菌),当与 F⁻ 菌接合时,F 质粒可牵动 F⁺ 细菌染色体单链进入 F⁻ 菌。全部染色体转移约需 100 分钟。在此过程中,受到某种因素影响,转移过程可能会中断。根据中断时间点和受体菌获得的新性状,便可进行基因定位,绘制细菌基因图谱。

(二)细菌的转化

转化(transformation)是来自供体菌的游离 DNA 被受体菌直接摄取,使受体菌获得新的生物学性状的基因组 DNA 转移过程。1928 年由 Griffith 首先发现了肺炎球菌形成荚膜的能力是可以转化的(图 3-12)。随后,Avery 提取细菌的多糖、脂类、蛋白质、RNA、DNA 等组分,分别做转化试验,证实了只有受体菌接受了供体菌的 DNA 才能发生转化现象,从而证明了遗传信息的载体是 DNA,这是生命科学领域里的伟大发现。

转化可以发生在自然或人工情况下。转化的首要条件是受体菌处于感受态(competence),即能从周围环境中吸取 DNA 的状态。转化菌摄取的外源 DNA 片段,可整合进受体菌染色体,导致受体菌的变异。自然转化现象广泛存在于自然界,是细菌形成多样性的重要机制。人工转化是在实验室中采用人工手段完成的,包括用 $CaCl_2$ 或 $MgSO_4$ 等处理,使细菌处于感受态,或用电穿孔法(electroporation)介导外源 DNA 进入受体菌。Ca^{2+} 或 $MgSO_4$ 诱导细菌成为感受态细菌的机制还不十分清楚,可能与增加细菌胞壁通透性有关。电穿孔法是采用高压脉冲电流在细菌胞壁上造成微孔,使 DNA 大分子能容易进入。电穿孔法对真核生物和原核生物均适用。以大肠埃希菌为例,通过优化各个参数(电场强度、电脉冲长度和 DNA 浓度等),每微克 DNA 可以得到 $10^9 \sim 10^{10}$ 个转化细菌。

Notes

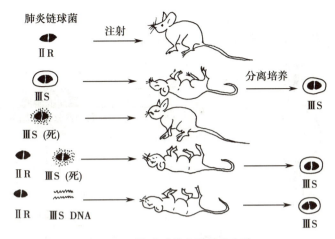

图 3-12 肺炎球菌荚膜转化实验

（三）细菌的转导

转导（transduction）是通过噬菌体的介导，将供体菌的 DNA 片段转移到受体菌体内，使后者获得新的生物性状的基因转移方式。转导分为两种不同情况：

1. **普遍性转导** 溶原性噬菌体感染宿主菌后，在宿主菌体内繁殖，其最后一个过程称为组装。在组装时有可能将死亡菌的 DNA 片段错误地包裹进噬菌体的衣壳中。当噬菌体再次感染另一宿主菌时，就会把错误组装进去的 DNA 片段带到后一宿主菌，并发生重组，导致后者生物学性状的变异。在此过程中，转移过去的 DNA 片段是非限定的，可以为宿主菌 DNA 的任何部分，故称为普遍性转导（generalized transduction）（图 3-13）。如果转移的 DNA 片段与受体菌基因组重组并表达，就称为完全转导（completed transduction）；如果转移进去的 DNA 片段未能与宿主菌基因组整合，在胞质内很快被 DNAase 裂解消化，称为流产转导（abortive transduction）。

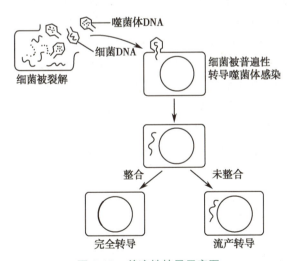

图 3-13 普遍性转导示意图

2. **限制性转导**（restricted transduction） 限制性转导是指前噬菌体在从宿主菌基因组切离时发生偏差，带走了噬菌体基因组两侧相邻的宿主菌 DNA 片段，进入新的宿主菌。这样位于原前噬菌体左右侧的宿主菌基因组 DNA 片段被带到后一宿主菌体内，发生重组（图 3-14）。由于限制性转导只能转移前噬菌体两侧相邻的宿主菌 DNA，故也称特定性转导（specialized transduction）。如 λ 噬菌体感染大肠埃希菌后，其整合和切离都是发生在特定位点上，通常是半乳糖操纵子（gal）和生物素操纵子（bio）之间。在噬菌体基因组上的整合位点称 POP，在细菌基因组上的整合位点称 BOB。切离是整合的反向过程。切离发生在前噬菌体基因组的两端（即

Notes

BOP' 和 POB' 位点处),但切离时可能发生偏差,往左右两侧多切了一些宿主菌的基因组 DNA,带入到受体菌体内,就导致了限制性转导。

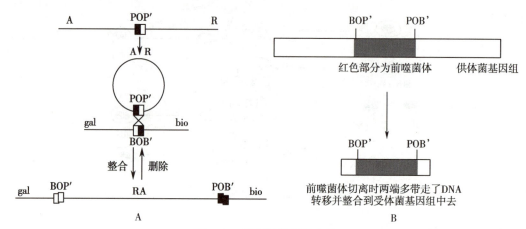

图 3-14 限制性转导示意图

(四)溶原性转换

溶原性转换(lysogenic conversion)是指前噬菌体所携带的基因在宿主菌中得到表达,使宿主菌表现出新的生物学性状。例如白喉棒状杆菌,如果携带有白喉棒状杆菌噬菌体,就可产生白喉毒素,成为产毒株;如果不携带白喉棒状杆菌噬菌体就不产生白喉毒素,成为无毒株。目前已知 A 群链球菌的致热外毒素、金黄色葡萄球菌的溶白细胞素以及沙门菌、志贺菌等的抗原结构和血清型都与溶原性转换有关。

(五)基因转座

基因转座(gene transposition)是通过转座元件的转移而介导的基因组 DNA 转移与重组。转座元件有前面介绍的插入序列、转座子及整合子等。基因转座经常发生在细菌染色体、质粒或噬菌体等 DNA 分子之间。转座元件广泛存在于原核和真核细胞中。转座元件介导的转座可引发多种遗传学效应,包括引起插入突变、染色体畸变及引起基因的转移和重排等。利用转座子转位可导致细菌基因组重组。有的转座子,在细菌基因组中的插入是随机且单基因位点的,即在每个细菌基因组上,只能随机的插入某一个基因序列内部。如果用足够数量的转座子去处理足够数量的细菌,即可产生转座子致突变文库。该文库内的任一细菌都必然有一个基因被转座子插入并导致突变,即该细菌是单基因突变。通过测序弄清楚插入突变的是何基因,再与生物学特性挂钩,便可知道该基因控制的生物学性状。因此,转座子致突变文库可以用于研究未知基因的功能。

(六)细菌原生质融合

细菌原生质融合是指将两种不同细菌经人工处理,如用溶菌酶或抑制细菌细胞壁合成的药物(青霉素)处理,使其失去细胞壁,呈原生质体状态。将两种不同的原生质体置之于高渗培养基中,再加入融合剂如聚乙二醇,促使两种原生质体融合。融合后形成暂时的二倍体状态,此间可以发生基因组 DNA 的交换与重组,实验系统中可形成多种不同的重组体。经去除细胞壁合成抑制剂后继续培养,重新形成有细胞壁细菌,再通过遗传标志或表型筛选,可筛选出需要的重组子。细菌原生质体融合是一种人工技术,在自然界很少存在。这种技术可用于细菌杂交与育种。

二、细菌的基因突变

基因突变(gene mutation)是指基因内部个别碱基序列的改变,包括一对或少数几对碱基的缺失、插入或置换而导致的遗传信息变化。由于这种突变是基因组序列小范围内的变化,故又称点突变（point mutation）。基因突变是重要的生物学现象，突变和基因转移与重组推动了生物的进化，导致产生物种多样性。

当一条链中的碱基序列出现突变时，会出现与对侧碱基不配对的现象。这时，细胞内存在的一系列错配修复机制会力图纠正和修复突变。只有修复失败，突变才可能表现出变异的性状。错配修复系统是细胞保持遗传稳定性的机制。

（一）细菌的基因突变率

细菌的突变率是指细菌在生长繁殖过程中发生突变的概率。基因自发突变的概率是很低的，一般为 $10^{-6} \sim 10^{-9}$，即每繁殖 $10^6 \sim 10^9$ 个细菌群体中可能出现一个突变株。尽管细菌的突变是小概率事件，但由于细菌繁殖后的群体巨大，故突变体的出现是很常见的现象。不同细菌、不同生物学性状的突变率可以是不同的。如大肠埃希菌以 3×10^{-8} 频率产生抗噬菌体突变，以 10^{-9} 的频率产生抗链霉素突变；金黄色葡萄球菌以 10^{-7} 产生抗青霉素突变。如果在某种理化因素诱导下，发生突变的概率会大大增加，可达到 $10^{-4} \sim 10^{-6}$ 左右。基因突变发生后也有可能发生回复突变，使表型回复到原状态，但回复突变的概率是极小的。

（二）自发突变与诱发突变

细菌的突变可以分为自发突变（spontaneous mutation）和诱发突变（induced mutation）。自发突变是指细菌在繁殖过程中自然发生的突变。细菌基因组 DNA 的复制是以亲代 DNA 为模板的酶促合成的过程，其间难免发生个别或数个碱基的复制错误导致突变。这种是突变是非定向的、随机的、小概率的。

细菌的诱发突变是指在某些物理、化学或生物因素诱导下发生的突变。研究表明 X 射线、紫外线、亚硝酸盐、苯并芘、烷化剂等处理，都可以诱导细菌发生突变。这种诱发突变是发生在诱发因素处理之后，二者间有必然的因果关系。诱发突变发生率大大高于自发突变。如大肠埃希菌对链霉素的自发突变是 10^{-9}，经紫外线照射后其突变率为 10^{-5}，突变率提高了 4 个数量级。

（三）突变与选择理论

如上所述，自发突变是由于细菌在基因组复制过程中，个别碱基发生的错误所致。自发突变是非定向的、随机的、小概率事件。1943 年，Luria 和 Delbruck 创用彷徨试验（fluctuation test）证实了细菌的自发突变是非定向的。以细菌对噬菌体的抗性变异为例，突变其实发生在接触噬菌体之前，噬菌体只是起了选择作用，把抗性菌落选择出来，而不是噬菌体导致了突变的发生（图 3-15）。

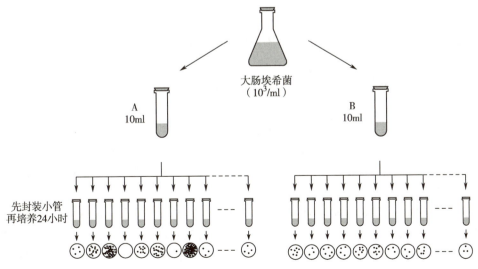

图 3-15　彷徨试验示意图

从图 3-15 可见，A、B 两个小管均来自同一培养物。先将 A 管分配到 A 系列的小管中再培养过夜；而 B 管则先培养过夜后再分配到 B 系列小管中。然后，同时向 A 系列和 B 系列小管中加入噬菌体处理，噬菌体将杀死敏感菌，只有耐受菌能存活。这时铺平板，通过噬斑形成单位（PFU）计数，统计噬菌体抗性菌的数量。由于两套小管中的细菌均是同时接触噬菌体的，如果突变是在接触噬菌体后发生耐受突变的，那么两套小试管中的耐受菌落数应该相差不显著。如果突变发生在接触噬菌体之前，A 套小管经过一夜培养，突变菌出现在不同时间点。突变出现早的试管，若有耐受菌，经过多次分裂，所含耐受菌数量会扩增；反之，耐受突变发生晚的试管，繁殖时间短段，故耐受菌数量少。而 B 系列小管是在过夜培养后才分管的，故在 B 大管中，不论耐受突变发生在何时间点，突变菌分裂繁殖后在大管中被混匀，故耐受菌在小管中的数量波动不大。实验结果如图 3-15 所示，A 系列小管中的耐受菌数量差异大，而 B 系列小管中的耐受菌数量变化不大。这一结果表明，耐受菌是出现在接触噬菌体之前，噬菌体的加入只是将敏感菌杀死，而将耐受菌选择出来了。

1952 年，Lederberg 等完成了影印平板试验（replica plating），同样证明了细菌对抗生素的耐受突变是发生在接触抗生素之前（图 3-16）。

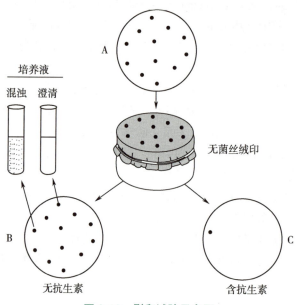

图 3-16　影印试验示意图

如图 3-16 所示，先在自然条件下（不添加抗生素）培养细菌，获得平板 A，在固体培养基长出若干菌落。再用灭菌丝绒印章从平板 A 取样，转印到平板 B、C 上，B 平板不含抗生素，C 平板含抗生素。培养 24 小时，待其长出菌落。由于 C 板含有抗生素，抑制了敏感菌的生长，仅出现 1个或几个耐药菌长成的菌落。在 B 平板上找到相应位置那个菌落，尽管 B 平板上的细菌没有机会接触到抗生素，我们也可知道它是耐药的。取该菌落转种到含抗生素的试管中培养，可以出现浑浊生长；而其他菌落则不能生长，表明他们是敏感的。该实验证明在根本不含有抗生素的 B平板上，那个耐药性菌落就已存在，证明自发突变形成的耐药性是发生在接触抗生素之前，抗生素只起了选择作用。

在医学实践中，人们常常发现细菌对抗生素的耐药性与抗生素的使用密切相关，其本质实际上是：由随机自发突变产生的耐药性菌株其实在接触到抗生素之前早已存在于群体之中，但由于抗性菌数量极少，被绝大多数的敏感菌所掩盖。但若使用了抗生素，则杀灭了那些敏感菌株，而极少数耐药菌被选择出来，生长成为耐药菌群，并在临床和社区扩散流行。

第五节　细菌遗传变异在医学上的应用

由于细菌个体微小,生长繁殖速度快,易于培养,其基因组小,易于遗传操作,因此细菌是近代生物遗传与变异研究的理想对象和材料。生物领域内的许多遗传变异规律和理论都是以细菌作为研究对象或以细菌作为研究材料获得的。这些研究成果在生命科学各领域都有重大应用。下面介绍细菌变异在人类健康与医学领域的应用。

一、细菌形态变异在细菌学诊断方面的应用

形态变异是指菌落形态、颜色以及菌体形态方面发生的变化。细菌菌落大小,表面粗糙度,湿润度,颜色,菌体形态与排列,荚膜、芽胞、鞭毛等都是细菌学诊断的重要参数。如果这些参数发生变异,可能给细菌学诊断带来一定麻烦。细菌的菌体抗原、鞭毛抗原更是细菌血清学诊断中的重要依据,如果这些抗原发生变异,也会给诊断带来困难。细菌生化反应是细菌学诊断的重要指标,一些代谢酶类的编码基因发生变异,也会给诊断带来麻烦。如沙门菌通常是不分解乳糖的,如果通过基因转移获得了编码乳糖的基因,便有可能导致误诊。因此,在细菌学诊断中,应该考虑到细菌的变异问题,不能把问题绝对化,要有全局观,综合尽可能多的特征性参数,才能做出正确的诊断。

二、营养缺陷型变异及其应用

营养缺陷型变异(auxotroph mutation)是指细菌由于变异丢失了合成其生存所必需的某种营养物质;必须从周围环境或培养基中获得这类物质的补充才能生长繁殖。这种变异菌株常用所需营养物的前三个英文小写斜体字母表示,例如 $hisC^-$ 表示组氨酸缺陷型突变体,$lacZ^-$ 表示乳糖酶缺陷型突变体,而原相应的野生型则表示为 $hisC^+$ 和 $lacZ^+$。营养缺陷型基因标志是微生物遗传学研究中重要的选择标记。由于这类突变体在缺乏相应营养物质的选择培养基上不生长,故是一种负选择标记。采用影印平板法可分离到这种突变株,即用一套影印平板,在有营养平板上生长,在营养缺陷平板上不生长的那一个菌落就是营养突变型菌株。营养缺陷型菌株是遗传学研究的重要工具。

Ames 设计了一种利用细菌的营养缺陷型菌株来检测致癌物的试验,即 Ames 试验(Ames test)。众所周知,一些化学致癌物具有对细菌的诱变作用。凡是能诱导细菌变异的物质常常也能诱导人体细胞的变异,属于潜在的致癌物质。Ames 试验的原理是:已知鼠伤寒沙门菌的组氨酸营养缺陷型(his^-)菌株在不含组氨酸的培养基上不能生长,但若其发生回复突变,成为 his^+ 菌株后则可生长。基于这一特点,试验分两组进行:在不含组氨酸的培养基上培养组氨酸营养缺陷型(his^-)菌株,一组添加可疑致癌物,一组不添加。培养后计数并比较两组培养基上的菌落数,凡是具有诱变特性,能提高突变率,使试验平板(含被检物)上生长的菌落数高于对照组(不含被检物)一倍以上时,判为Ames 试验阳性,即被检物是具有诱导癌变特性的潜在致癌物(图 3-17)。

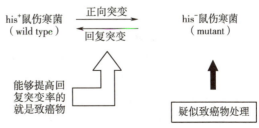

Ames试验: 用鼠伤寒杆菌his⁻营养缺陷型菌株检测致癌物

图 3-17　Ames 试验示意图

三、细菌耐药性变异与抗生素正确使用

耐药性变异是指对某种或某些抗生素敏感的细菌变得不再敏感了。耐药性变异常用抗菌

药物前三个小写斜体英文字母加上"r"表示,如 *str* ^{r} 为链霉素耐药菌株,*str* ^{s} 为链霉素敏感菌株。耐药性变异,尤其是多耐药变异,是临床抗感染治疗所面临的严峻问题。正确使用抗生素,不滥用抗生素是控制耐药性菌群出现和流行的重要措施,是临床医生必须坚守的原则。另外,耐药性可以作为正选择标记,用来筛选重组子,在遗传学和基因工程研究中得到广泛应用。

四、细菌毒力变异与疾病控制

细菌毒力变异是指细菌由于变异导致毒力增强、减弱或完全消失的变异。利用此机制使细菌毒力减弱或完全消失,可制成活疫苗,用于预防疾病。如卡介苗、布鲁菌和鼠疫耶尔森菌等都有减毒活疫苗。

目前,绝大多数病原菌的基因组序列都已得到解析,人工定点突变和敲除基因的技术也日益成熟。相信不远的将来,将会有更多、更好的人工减毒活疫苗被应用于疾病预防。值得注意的是,我们必须高度警惕某些国家或恐怖组织利用细菌毒力变异的原理,使细菌毒力大大增强,用于制备生物武器或恐怖制剂。对此,我们应有高度警惕和防范措施。

五、细菌基因序列与分类鉴定及流行病学调查

细菌的基因序列是物种的遗传学特征,既具有一定的稳定性,也具有一定变异性。既往细菌学鉴定与分类主要依据的是细菌的表型标志,如形态特征、染色特性、生化反应等。现今,由于基因组学的快速发展,绝大多数细菌的基因组测序都已完成。因此,基于序列的鉴定与分类已经成为可能。这种鉴定与分类更能反映细菌的遗传学本质,是今后发展的方向。基于16S RNA 序列的鉴定与分类,已经得到广泛应用。PCR 技术、脉冲场凝胶电泳技术(PFGE)、限制性片段多态性分析(RFLP)等现代分子生物学技术,既可基于细菌的序列特征,用于细菌的分类与鉴定,也可用于感染性疾病的流行病学调查、溯源与追踪。同样,也可用于细菌耐药性的流行病学调查与研究。

六、基因转移与重组在基因工程方面的应用

微生物在自然条件下可发生基因组 DNA 片段的转移与重组,利用此原理,亦可通过人工手段,将目的基因重组于载体(质粒、噬菌体或病毒载体)上,再导入受体细胞,让受体细胞表达目的产物,这就是目前被广泛应用的基因工程技术。基因工程技术利用生物遗传密码的通用特性,打破了生物种属间的界限,在微生物、动植物甚至人类之间进行遗传物质的转移和重组,达到改良物质、生产生物活性物质、制备疫苗、治疗疾病等目的。生物工程技术已经成为极具应用前景的产业领域。

展　望

细菌具有基因组序列结构相对简单,生长速度快,便于获得基因型相同的大量细胞和突变性等优点,是生物科学研究的理想对象和材料。细菌遗传学领域的快速进展为现代分子遗传学、分子生物学、基因工程等奠定了基础,并继续处于生命科学的前沿。近20年来,微生物基因组测序与解读一直是微生物学中的热点领域。时至今日,几乎所有已经鉴定的细菌种类都有代表株已完成了全基因组测序,积累了大量细菌基因组信息。然而,基因组序列的解析,远为揭开生命之谜。因而,微生物功能基因组学方面的研究仍然任重而道远。绝大多数已完成测序的细菌基因组都有半数以上的基因仍然是功能未知基因。解读这些基因的功能,将是我们今后很长一段时间内的艰巨任务。仅仅知道单基因功能仍然不能清楚生物机制的全部,我们还需要在信号转导、基因调控与基因网络等更高层

Notes

面上来认识生物生存的奥秘。因此,组学(omics)和系统生物学(system biology)将是认知细菌遗传与变异、种系发生与进化和生物整体功能的必然走向。这些领域内的理论和技术进展必将为人类认识细菌的致病机理、耐药机制、疾病诊断与防治、微生物资源的开发与应用奠定理论基础并提供技术手段。技术手层面看,比较基因组学、生物信息学、基因克隆与表达、基因转移与重组、基因敲除与回补、位点特异性突变等技术、体内诱导表达基因的鉴定等将是细菌遗传与变异研究的重要工具。

(胡福泉)

第四章　细菌的耐药性

1935 年磺胺药作为最早发现的化学药物首次用于临床，1940 年青霉素作为第一个抗生素问世，随后各类新的抗菌药物层出不穷，细菌感染性疾病得以特效的治疗。同时，细菌的耐药性问题也开始出现，在 20 世纪中期即分离到耐青霉素的金黄色葡萄球菌，进入 20 世纪 80 年代，越来越多的细菌对抗生素产生耐药性，抗菌治疗面临新的挑战。了解抗菌药物的杀菌机制和细菌耐药性的产生机制，有助于正确地使用抗菌药物和指导开发新型抗菌药物，控制细菌耐药性的产生和扩散。

第一节　抗菌药物的种类及其作用机制

抗菌药物（antimicrobial agents）是广泛用于治疗、预防各种细菌感染性疾病的药物，在防治细菌感染性疾病方面起着重要的作用。抗菌药物具有杀菌或抑菌活性，包括抗生素和化学合成药物。

一、抗菌药物的种类

抗菌药物的分类方法很多，通常可根据化学结构和性质、药物来源、抗菌谱、抗菌活性及作用机制等进行分类。

1. 按照抗菌药物的化学结构和性质分类

（1）β- 内酰胺类抗生素：这类抗生素的化学结构中均含 β- 内酰胺环，是其发挥抗菌活性必不可少的结构。而改变其分子侧链则可形成多种衍生物，因此种类较多。

1）青霉素类：包括最早使用的青霉素 G，具有耐酸、口服吸收良好特性的苯氧青霉素，耐酶青霉素（甲氧西林、苯唑西林），广谱青霉素（氨苄西林、阿莫西林、替卡西林等）。

2）头孢菌素类：根据抗菌谱和对革兰阴性杆菌抗菌活性不同，头孢菌素可以按"代"进行分类。第一代主要用于产青霉素酶的金黄色葡萄球菌和某些革兰阴性菌的感染，如头孢唑林、头孢拉定、头孢氨苄等。第二代对革兰阴性菌的作用较第一代增强，如头孢孟多、头孢呋辛等。第三代对多种 β- 内酰胺酶稳定，对革兰阴性菌和铜绿假单胞菌有良好的作用，如头孢噻肟、头孢曲松、头孢他啶、头孢哌酮等。第四代头孢菌素与第三代相比，抗菌谱更广，抗菌活性更强，对细菌产生的 β- 内酰胺酶更稳定，如头孢匹罗和头孢吡肟。

3）头霉素类：如头孢美唑、头孢西丁等。

4）碳青霉烯类：如亚胺培南、美罗培南等。亚胺培南与西司他丁合用称为泰能。

5）单环 β- 内酰胺类：如氨曲南、卡芦莫南等。

6）β- 内酰胺酶抑制剂：如克拉维酸、舒巴坦、他唑巴坦等。

（2）氨基糖苷类抗生素：包括卡那霉素、链霉素、庆大霉素、妥布霉素、新霉素、阿米卡星、依替米星等。

（3）大环内酯类抗生素：包括红霉素、罗红霉素、克拉霉素、阿奇霉素、螺旋霉素等。

（4）四环素类：包括四环素、土霉素、多西环素、米诺环素、金霉素等。

（5）酰胺醇（氯霉素）类：包括氯霉素、甲砜霉素。

（6）林可霉素类：林可霉素、克林霉素。

（7）糖肽及多肽类抗生素：万古霉素、去甲万古霉素、替考拉宁、多黏菌素 B 及 E、杆菌肽等。

（8）喹诺酮类：包括萘啶酸、吡哌酸、环丙沙星、氧氟沙星、洛美沙星等。

（9）硝基呋喃类：包括呋喃妥因、呋喃唑酮。

（10）噁唑酮类：利奈唑胺、依哌唑胺。

（11）磺胺类：包括磺胺嘧啶、磺胺甲噁唑、柳氮磺吡啶、磺胺醋酰钠等。

（12）其他抗生素：磷霉素、新生霉素、夫西地酸等。

2. 按照药物来源分类

（1）细菌来源的抗菌药：如多黏菌素、杆菌肽等。

（2）真菌来源的抗菌药：如青霉素、头孢菌素等。

（3）放线菌属来源的抗菌药：放线菌是抗生素的主要来源，其中链霉菌和小单胞菌产生的抗生素最多，如链霉素、土霉素、卡那霉素、庆大霉素、金霉素、新诺霉素、红霉素、四环素、氯霉素等。

（4）植物来源的抗菌药：包括小檗碱（黄连素）、鱼腥草素、穿心莲内酯等。

3. 按照抗菌谱分类

（1）抗一般细菌的抗菌药：种类最多，多为广谱抗菌药。

（2）抗结核病药：异烟肼、异烟腙、帕司烟肼、利福平、利福定、利福喷汀、利福布汀、利福霉素 SV、乙胺丁醇、吡嗪酰胺、丙硫异烟胺、乙硫异烟胺、对氨基水杨酸等。

（3）抗麻风病药：氨硫脲、胺苯砜、醋胺苯砜、苯丙砜、氯法齐明、硫胺布斯等。

（4）抗厌氧菌药：甲硝唑、替硝唑、奥硝唑等。

二、抗菌药物的作用机制

抗菌药物必须对病原菌具有较强的选择性毒性作用，对人体不造成损害。根据对病原菌作用的特殊靶位不同，将抗菌药物的作用机制分为四类（图 4-1）。对抗菌药物机制的了解，是临床合理选用抗菌药物和细菌耐药性研究的基础。

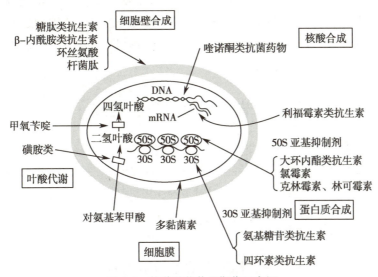

图 4-1　抗菌药物作用靶位示意图

1. 抑制细菌细胞壁的合成　细菌细胞膜外是一层坚韧的细胞壁，能抗御菌体内强大的渗透压，具有保护和维持细菌正常形态的功能。抗生素能阻碍细菌细胞壁的合成，导致胞壁缺损、

Notes

水分内渗、肿胀而溶菌。而哺乳动物细胞无胞壁,故不受其影响。肽聚糖是细菌细胞壁的特有组分,其生物合成可分为胞质内、胞质膜与胞质外三个阶段。许多抗菌药物能干扰肽聚糖的合成,使细菌不能合成完整的细胞壁,可导致细菌裂解死亡。

胞质内肽聚糖前体的形成可被磷霉素与环丝氨酸所阻碍。胞质膜阶段的肽聚糖合成可被万古霉素和杆菌肽所破坏,万古霉素可抑制转肽酶,阻止肽聚糖的延长和交联,对正在分裂的细菌呈现快速杀菌作用。

β- 内酰胺类抗生素则能阻碍肽聚糖前体在胞质外的交叉连接过程,其作用靶位是胞质膜上的青霉素结合蛋白(penicillin binding proteins,PBP)。PBP 是参与细菌细胞壁的合成、形态维持和糖肽结构调整等作用的一组酶,具有三种酶活性,即糖基转移酶、转肽酶和 D- 丙氨酰 -D- 丙氨酸羧肽酶。β- 内酰胺类抗生素能专一性地与细菌细胞内膜上的 PBP 结合,干扰 PBP 的正常酶功能,使细胞壁合成阻断,引起细菌自溶、形成球形体或形成丝状细胞,最终细菌停止分裂而死亡。

另外,β- 内酰胺类抗生素可增加细菌胞壁自溶酶活性,该自溶酶可水解胞壁质并使细菌产生自溶。还有证据表明 β- 内酰胺类抗生素可取消自溶酶抑制物的作用。

2. 抑制蛋白质的合成 细菌核糖体的沉降系数为 70S,可解离为 30S 和 50S 两个亚基,而哺乳动物细胞核糖体的沉降系数为 80S,可解离为 40S 和 60S 两个亚基。哺乳动物细胞的核糖体与细菌核糖体在生理、生化功能上均有所不同,因此,抗菌药物能选择性影响细菌蛋白质的合成而不影响人体细胞的功能。氨基糖苷类及四环素类主要作用于 30S 亚基,大环内酯类、氯霉素和林可霉素类则主要作用于 50S 亚基,导致细菌蛋白质合成受阻。

3. 抑制核酸的合成 抗菌药物可通过干扰或抑制细菌核酸的合成而发挥抗菌作用。喹诺酮类药物通过阻止 DNA 的断裂重接循环,干扰 DNA 的复制、修复和转录。利福霉素类可抑制 DNA 依赖性 RNA 多聚酶,阻断 mRNA 的合成。磺胺类药物与对氨基苯甲酸(PABA)竞争性抑制二氢叶酸合成酶,减少二氢叶酸的合成,进而影响核酸的合成。硝基咪唑类,如甲硝唑,可产生毒性中介化合物,引起细菌 DNA 链断裂,干扰 DNA 复制。

4. 影响细胞膜的功能 细菌细胞膜具有选择性屏障作用,并具有多种酶系统,参与生化代谢过程。细胞膜受某些抗生素的影响而遭到破坏时,胞质膜通透性增加,菌体内的蛋白质、核苷酸、氨基酸、糖和盐类等外漏,导致细菌死亡。作用于细胞膜的抗生素主要有 2 种:多黏菌素 B、黏杆菌素等可破坏细胞膜超微结构,造成细胞内成分流失。达托霉素能插入细胞膜,结合并运载特定的阳离子通过双脂膜,充当膜上的离子载体,影响细胞内外离子的正常交换,导致细胞调节渗透能力的丧失,最终引起细胞死亡。

第二节　细菌的耐药机制

细菌的耐药性是指细菌对于抗菌药物作用的耐受性和对抗性。耐药性的程度用某种药物对细菌的最小抑菌浓度(minimum inhibitory concentration,MIC)来表示,可通过肉汤稀释法、琼脂扩散法等药物敏感试验进行检测。细菌同时对多种作用机制不同(或结构完全各异)的抗菌药物具有耐药性,称之为多重耐药性(multiple drug resistance,MDR),具有多重耐药性的细菌称为多重耐药菌。例如,结核分枝杆菌可同时对异烟肼、利福平、链霉素耐药。

一、临床上常见的耐药菌

近二十多年来,随着抗生素的广泛使用和滥用,越来越多的细菌产生耐药性,甚至多重耐药性。目前,临床上常见的耐药菌主要有以下 5 种。

1. 金黄色葡萄球菌 在青霉素投入临床使用不久即出现了耐青霉素金黄色葡萄球菌,1959

Notes

年,耐酶青霉素,如甲氧西林投入临床使用,1961 年又在英国发现了耐甲氧西林金黄色葡萄球菌(methicillin resistant *Staphylococcus aureus*,MRSA)。目前,MRSA 检出率占全部金黄色葡萄球菌临床分离株的 50%~60%,部分地区甚至高达 80%。有些 MRSA 菌株对几乎所有常用 β- 内酰胺类耐药,MRSA、结核分枝杆菌和人类免疫缺陷病毒将成为 21 世纪威胁人类健康的最重要的三大病原微生物。1997 年,在日本首先发现万古霉素中介耐药金黄色葡萄球菌(vancomycin intermediate resistant *S.aureus*,VISA);2002 年,在美国首次发现耐万古霉素金黄色葡萄球菌(vancomycin resistant *S.aureus*,VRSA),给临床治疗带来严峻挑战。

2. 革兰阴性杆菌　主要包括大肠埃希菌、肺炎克雷伯菌、铜绿假单胞菌、鲍曼不动杆菌、嗜麦芽黄单胞菌等,其中最为重要的是产超广谱 β- 内酰胺酶、AmpC 酶、金属 β- 内酰胺酶和多重耐药的菌株。在重症监护病房(ICU),革兰阴性杆菌的耐药性问题尤为突出。

3. 肠球菌　1987 年,在英国最早发现耐万古霉素肠球菌(vancomycin resistant enterococci,VRE)。VRE 常呈多重耐药性,已在全球蔓延,暴发流行多发生在 ICU,感染的患者病死率高。

4. 结核分枝杆菌　至少同时耐异烟肼和利福平者称之为多重耐药结核分枝杆菌(multidrug resistant *Mycobacteriun tuberculosis*,MDR-MTB)。随着艾滋病的蔓延和人口流动的增加,多重耐药结核分枝杆菌的产生及传播将更为严重。

5. 肺炎链球菌　20 世纪 40 年代,肺炎链球菌对青霉素 G 高度敏感。长期以来,青霉素是治疗肺炎链球菌感染(主要是大叶性肺炎)的首选药物。70 年代末发现高水平青霉素耐药链球菌株(penicillin resistant *Streptococcus pneumoniae*,PRSP)。至 80~90 年代,PRSP 检出率迅速增加,亚洲地区尤为严重。20 世纪 90 年代初,大环内酯类取代青霉素成为治疗大叶性肺炎的首选药物。

二、细菌耐药的遗传机制

从遗传学的角度,细菌耐药性可分为固有耐药性(intrinsic resistance)和获得耐药性(acquired resistance)。前者指细菌对某些抗菌药物的天然不敏感,故也称为天然耐药性;后者指由于细菌 DNA 的改变导致其获得了耐药性的表型。

1. 固有耐药性　由位于细菌染色体上的耐药基因造成,且代代相传,具有典型的种属特异性。固有耐药性是可以预测的。抗菌药物对细菌能够起作用首要的条件是细菌必须具有药物的靶位。例如,两性霉素 B 能够与真菌细胞膜的固醇类结合,改变其通透性,而起到抗真菌的作用;细菌细胞膜缺乏固醇类,故对两性霉素 B 属于固有耐药性。同样,革兰阴性菌具有外膜屏障,决定了这类细菌对抑制细胞壁合成的多种药物不敏感。

2. 获得耐药性　细菌通过基因突变、基因的转移与重组等方式获得了耐药性表型。正常情况下对药物敏感的细菌群体中出现了对抗菌药物的耐药性是获得耐药性与固有耐药性的重要区别。影响获得耐药性发生率的三个因素:药物使用的剂量、细菌耐药的自发突变率和耐药基因的转移状况。

(1)基因突变:染色体发生基因突变可使细菌获得耐药性。由基因突变产生的耐药性是随机发生的,频率通常为 10^{-10}~10^{-7},一般只对一种或两种相类似的药物耐药,且比较稳定,可代代相传。基因突变在耐药性发展上起有非常重要作用。例如,结核分枝杆菌产生多重耐药性与染色体多个相互独立的耐药基因突变的逐步累加密切相关;大肠埃希菌、铜绿假单胞菌等广谱 β- 内酰胺酶编码基因发生点突变后,即可产生超广谱 β- 内酰胺酶(ESBL)。

(2)基因转移:细菌的耐药性多是通过基因转移而获得的。携带耐药基因的可移动遗传元件主要有质粒、转座子、噬菌体、整合子等。耐药基因可通过接合、转导、转化及转座等方式在不同的细菌间转移。这些方式获得耐药性几率高,形成后较稳定,是引起耐药性传播的主要原因。

1)耐药质粒的转移:耐药质粒广泛存在于革兰阳性和革兰阴性细菌中,几乎所有致病菌均可有耐药质粒。它们在菌细胞之间可以通过接合、转导和转化的方式进行传递。环境中抗生素形成的选择性压力有利于耐药质粒的播散和耐药菌株的存活。R质粒在肠道菌中更为常见,推测其演变过程可能是耐药传递因子(RTF)与耐药性基因或非接合性耐药质粒结合形成多重耐药的接合性质粒。

2)转座子介导的耐药性:转座子的参与加速了耐药质粒的进化过程。转座传递方式可在不同属、种的细菌中进行,甚至在革兰阳性菌和阴性菌间进行,从而扩大了耐药性传播的宿主范围,这是造成多重耐药性的重要原因。由多重耐药菌株所致的感染给临床治疗带来极大的困难。

3)整合子与多重耐药性:整合子也是与耐药性的获得和传播相关的移动性遗传元件。一个整合子可捕获一个或多个基因盒,组成多重耐药整合子。携带重组基因盒的整合子插入到转座子或接合性质粒中,在不同菌属的细菌中传播耐药性。

三、细菌耐药的生化机制

抗菌药物对细菌起作用的重要前提是细菌必须具备该药物的靶位。敏感细菌通过生化代谢产生对抗菌药物的耐药性,称为细菌耐药的生化机制,包括渗透障碍、外排增加、钝化酶的产生、靶位改变等。一种细菌对某抗菌药物可能存在多种耐药机制。

1. 药物渗透障碍　由于细菌细胞壁的有效屏障或细胞膜通透性的改变,阻止药物吸收,使抗生素难以或无法进入菌体内发挥作用。例如,结核分枝杆菌的细胞壁存在异常紧密的蜡质结构,通透性极低,常呈现明显的多重耐药性。此外,细菌生物被膜(biofilm,亦称生物膜)的形成能阻碍药物渗透,有效浓度的抗菌药物能迅速杀死浮游生长的细菌和生物膜表面的细菌,但不能杀死生物膜内的细菌即被膜菌(biofilm bacteria)。其机制可能是被膜菌合成和分泌大量的胞外多糖(EPS),具有较强的屏障作用,可阻止大多数抗菌药物充分渗透到生物膜内,难以达到有效的抑菌或杀菌浓度,故而呈现耐药;或被膜菌为厚厚的EPS包绕,难以获得充足的营养,代谢产物亦难以排出,生长极其缓慢,故对抗菌药物大多不敏感。

万古霉素中度耐药金黄色葡萄球菌(VISA)一个普遍的特征是细胞壁增厚,这一特征可通过如下机制产生万古霉素耐药性:①亲和诱捕(affinity trapping):VISA的细胞壁显著增厚,大量的肽聚糖合成中间产物D-Ala-D-Ala可将大部分万古霉素捕获,并结合于细胞壁的外侧,使之不能到达作用位点发挥杀菌作用。②阻塞现象(clogging):由于细胞壁增厚,菌体表层大量的D-Ala-D-Ala可与万古霉素结合,堵塞肽聚糖层的网眼,从而阻止万古霉素分子继续渗透到达作用靶位。

2. 药物排出增加　铜绿假单胞菌、大肠埃希菌等具有能量依赖性的主动外排系统即外排泵(efflux pump),可将不同种类的抗生素同时泵出菌体外,使菌体内的抗生素浓度明显降低,不足以杀死细菌。这是细菌产生多重耐药性的主要原因。主动外排系统通常由外排转运蛋白、外膜通道蛋白和连接蛋白(或辅助蛋白)组成。外排转运蛋白捕获抗生素,在连接蛋白的辅助下,从外膜通道蛋白源源不断地将抗生素排至菌体外(图4-2)。

3. 灭活作用　这是细菌产生耐药性的最重要方式。细菌被诱导产生灭活酶,通过水解或修饰作用破坏抗生素,使之转化为无活性的衍生物。常见的灭活酶有β-内酰胺酶、超广谱β-内酰胺酶(ESBL)、氨基糖苷类修饰酶(乙酰转移酶、磷酸转移酶、核苷酸转移酶)、红霉素酯酶和氯霉素乙酰转移酶等。β-内酰胺酶可破坏β内酰胺环而使β内酰胺类的活性失去或减低,这是大多数致病菌耐β-内酰胺类的主要机制。氨基糖苷类修饰酶能将氨基糖苷类抗生素的游离氨基乙酰化,将游离羟基磷酸化、核苷化,使药物不易进入菌体内,也不易与细菌内靶位核糖体30S亚基结合,从而失去抑制蛋白质合成的能力。

4. 靶位改变　细菌通过产生诱导酶对抗生素的作用靶位进行化学修饰,或通过基因突变造成靶位改变,使抗菌药物不能与靶位结合或亲和力下降,失去杀菌作用。例如,肺炎链球菌、

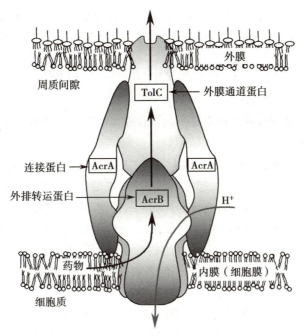

图 4-2 大肠埃希菌的主动外排系统（AcrAB-TplC 系统）

淋病奈瑟菌、铜绿假单胞菌能改变自身青霉素结合蛋白（PBP）的结构，使之与 β- 内酰胺类的亲和力降低而导致耐药；耐 MRSA 则能产生一种新的青霉素结合蛋白 PBP2a，对所有 β- 内酰胺类具有低亲和性，故而对几乎所有的 β 内酰胺类呈现耐药。耐万古霉素肠球菌（VRE）能合成脱氢酶和连接酶，使肽聚糖五肽侧链末端 D-Ala-D-Ala 突变为 D-Ala-D-Lac，万古霉素与之亲和力大为降低，故而产生耐药。

此外，耐药菌可通过旁路途径，绕开抗生素作用部位；或者大幅增加被抗生素抑制的代谢产物的合成，从而产生耐药性。

第三节　细菌耐药性的防治

近二十多年来，越来越多的细菌对抗菌药物产生耐药性，耐药水平越来越高，细菌耐药性播散迅速，已成为一个严重的全球性公共卫生问题。细菌耐药性的出现，造成现存有效抗菌药物不断失效，逐步限制着治疗方案的选择。耐药菌感染导致住院时间延长，费用增加，医院感染发病率和病死率增高，人类已面临"抗生素耐药性危机"，可能将进入"后抗生素时代（post-antibiotic era）"。因此，科学、有效地控制细菌耐药性的产生和扩散显得十分重要。

一、加强细菌耐药性监控，减少选择压力

应加强国际间交流与合作，构建细菌耐药性全球监测网络，加强细菌耐药性监控，这是了解细菌耐药性趋势、正确制定标准治疗指南和评定控制措施效果的关键。

通过减少抗生素应用选择压力，让耐药突变株失去与野生型敏感菌的竞争优势而逐渐减少或消失，从而阻止耐药性的发生与蔓延。近年来，根据耐药性变迁特点，通过限制某些抗生素的应用；改变抗生素的应用种类；有计划地定期或划区停用某一类型抗生素；或循环使用抗生素，对遏制细菌耐药性已显示出良好的前景。应建立特异性强、敏感度高、快速的分子药敏试验法，如 PCR、PCR-DNA 测序法、PCR-SSCP（单链构象多态性）、PCR-RFLP（限制性酶切片段长度多态性）、PCR 反向斑点印迹法和基因芯片技术等，部分代替常规药敏试验（如平板扩散法、E 试验法），直接检出临床标本中病原菌及其耐药（突变）基因，将大大减少误用的抗生素处方率，帮助

医生选用针对性更强的抗生素。此外,应停止药店无处方出售抗生素;鼓励农牧业在食用动物中使用非人用和不会选择交叉耐药的抗生素;限制或禁止使用抗生素作为生长促进剂。

二、科学合理用药,防止耐药菌株的产生

合理用药包括以下几个方面。

1. 严格掌握抗菌药物应用的适应证 病毒性感染和长期发热原因不明者,除并发细菌感染外,不宜轻易采用抗菌药物。

2. 正确选择抗菌药物和配伍 在使用抗生素前,除危重患者外,原则上应先从患者体内分离培养出致病菌,并作细菌药敏试验,选择敏感的抗生素治疗。对于严重感染患者,可考虑采用"降阶梯抗生素治疗(de-escalation antibiotic therapy)",即第一阶段经验治疗时,选用广谱、高效的抗菌药物,以尽量覆盖可能导致感染的致病菌;第二阶段则根据细菌药敏结果,降级换用针对性强的相对窄谱的抗菌药物,以减少耐药菌发生的可能,并优化治疗的效益。联合用药可降低耐药性突变频率,从不同环节控制产生耐药性,但必须有明确的指征,如病原体不明或单一抗菌药物不能控制的严重感染或混合感染。

3. 正确掌握剂量、疗程和给药方法 用药量应保证血液或感染组织达到有效抑菌或杀菌浓度,及时杀灭致病菌。避免剂量过大或疗程过长而造成微生态失调;又要注意由于剂量不足而致病情迁延,转为慢性、复发,诱发细菌耐药性。

三、严格执行消毒隔离制度,防止耐药菌的交叉感染

加强医院感染控制措施,预防耐药菌的暴发流行。应隔离保护危重患者,以防医院内耐药菌感染。医务人员检查患者时必须正确、及时洗手,对与患者接触较多的医生、护士和护工,应定期检查带菌情况。发现携带重要的耐药性致病菌时应暂时调离病房,以免传播耐药菌感染。

四、寻找新型抗菌药物和新的抗感染方法

1. 改良现有抗生素 通过发展耐酶抗生素、寻找灭活酶抑制剂、抑制外排系统、增加与靶位亲和力等途径改良现有抗生素。

2. 寻找细菌内抗菌作用的新靶标 以致病菌(或耐药菌)为目标,利用细菌基因组学与蛋白组学、生物信息学、基因敲除技术和体内基因表达技术(in vivo gene expression technology)等,寻找对致病菌生存必不可少,感染过程又常常优先表达的因子,作为药物筛选的新靶标,采用超高通量药物筛选系统,发展新型抗菌药物。

3. 开发抗菌中药复方、天然抗微生物肽和微生态制剂 中药复方成分复杂,杀菌机制和环节多,不易产生耐药性。微生态活菌制剂即益生菌,已广泛用于治疗假膜性肠炎等抗生素相关性腹泻、婴幼儿腹泻、顽固性腹泻、便秘、细菌性或真菌性阴道炎等。目前,基因工程益生菌的研究备受关注。亦可考虑将噬菌体引入临床治疗某些局部感染。

4. 发展疫苗 这是解决较难治疗的耐药菌(如铜绿假单胞菌)的最好办法。疫苗接种可降低细菌感染发生率,从而减少抗生素用量,延缓耐药性的出现。

> **展 望**
>
> 抗菌药物的发展和细菌耐药性的研究在感染性疾病的治疗和控制中是一个永恒的主题。细菌耐药性的研究经历了突变 - 适应 - 质粒介导耐药性等理论的认识过程。20 世纪 80 年代以来,随着分子遗传学和分子生物学的飞速发展,突破了细菌染色体研究方法学上的瓶颈,极大扩展了细菌耐药性研究的视野。

Notes

鉴于细菌的抗药性速度大多快于新药研发的速度，因而耐药菌的产生更令人担心。"超级细菌"（superbug）泛指临床上出现的多重耐药菌，与传统"超级细菌"相比，源自印度、巴基斯坦的产NDM-1超级耐药细菌，其耐药性已不仅仅是针对数种抗生素具有"多重耐药性"，而是对于绝大多数抗生素均不敏感，这被称为"泛耐药性"（pan-drugresistance）。NDM-1超级细菌的"泛耐药性"和快的"流行性"，是引起媒体关注、公众恐慌的主要原因。近年来，持留菌（persisters）在细菌耐药性中的作用也日益引人关注，持留菌的形成机制、清除以及与外界环境的关系等都将是研究的热点。

随着抗生素长期广泛超量使用，越来越多的细菌逐渐产生抗生素耐药性，这种耐药性既会被其他细菌获得，也会传给下一代，这种情况继续恶化下去很可能使人类面临感染时无药可用的境地。因此，细菌耐药性研究已成为全球医学界共同关注的问题，遏制细菌耐药性也成为医药卫生领域的热点之一。

（胡福泉）

Notes

第五章 细菌的感染与抗细菌免疫

细菌侵入宿主机体后,进行生长繁殖,释放毒性物质等,引起不同程度的病理损伤的过程,称为感染(infection)。能使正常宿主致病的细菌称为致病菌或病原菌(pathogenic bacterium,pathogen)。不能造成宿主致病的细菌称为非致病菌或非病原菌(nonpathogenic bacterium,nonpathogen),它们可能是宿主体内正常菌群的组成部分。

致病菌入侵后,在建立感染的同时,能激发宿主免疫系统产生一系列免疫应答。其结局根据致病菌致病力与宿主免疫力的强弱而定,可以表现为以下几种形式:不形成感染;感染形成但逐渐消退,患者康复;感染扩散,患者死亡;宿主亦有可能成为带菌者。

第一节 正常菌群与机会致病菌

人体体表和与外界相通的腔道中寄居着不同种类和数量的微生物,他们对宿主无害而且有利,称为正常菌群(normal flora)或正常微生物群(normal microflora)。正常菌群在某些特定情况下,如宿主免疫防御机制受到损害时可以致病,称为机会致病菌(opportunistic pathogen)或条件致病菌(conditioned pathogen)。

一、正 常 菌 群

自然界中广泛存在着大量的不同种类的微生物。人类与自然环境接触密切,因而人体体表和消化道、呼吸道、泌尿生殖道等与外界相通的腔道中寄居着不同种类和数量的微生物。一个健康成年人大约由 10^{13} 个体细胞组成,而全身定植的正常微生物总数高达 10^{14} 个。在正常情况下,正常菌群与宿主和平共处,不表现任何致病作用。

1. 正常菌群的组成 正常菌群在宿主出生后,即在体内迅速建立并持续存在,可分为两大类:

(1)常居菌群:常居菌群(resident flora)亦称原籍菌群(autochthonous flora),是由相对固定的微生物组成,有规律地定居于特定部位,成为宿主不可缺少的组成部分(表5-1)。如果出现失调,常居菌群本身通常可迅速重建。

表 5-1 医学上重要的人体常见的正常菌群

部位	重要菌类	较重要菌类
皮肤	表皮葡萄球菌	金黄色葡萄球菌、甲型链球菌、丙型链球菌、类白喉棒状杆菌、痤疮丙酸杆菌、铜绿假单胞菌、非致病性奈瑟菌
鼻腔	金黄色葡萄球菌*	表皮葡萄球菌、类白喉棒状杆菌、甲型链球菌、丙型链球菌
咽喉部	甲型链球菌	表皮葡萄球菌、乙型链球菌、丙型链球菌、肺炎链球菌、流感嗜血杆菌、非致病性奈瑟菌、类白喉棒状杆菌、肺炎支原体
口腔	甲型链球菌(缓症链球菌、唾液链球菌等)	啮蚀艾肯菌、乳杆菌、乙型链球菌、丙型链球菌、非致病性奈瑟菌、螺旋体、白假丝酵母菌

续表

部位	重要菌类	较重要菌类
牙菌斑	甲型链球菌(变异链球菌)	乳杆菌、黏液放线菌、内氏放线菌、中间普氏菌、牙龈卟啉单胞菌
牙龈缝	血链球菌、脆弱类杆菌、核梭杆菌、衣氏放线菌	牙龈卟啉单胞菌、伴放线菌、产黑色素普氏菌、中间普氏菌、消化链球菌、螺旋体
胃		乳杆菌、消化链球菌、幽门螺杆菌 *
肠道	双歧杆菌、大肠埃希菌、脆弱类杆菌	乳杆菌、乳酸链球菌、消化链球菌、真杆菌属、产气肠杆菌、肺炎克雷伯菌、变形杆菌、铜绿假单胞菌、粪肠球菌、金黄色葡萄球菌 *、产气荚膜梭菌、破伤风梭菌、艰难梭菌、白假丝酵母菌
尿道	大肠埃希菌 *	表皮葡萄球菌、粪肠球菌、甲型链球菌、丙型链球菌、类白喉棒状杆菌、消化链球菌、耻垢分枝杆菌、解脲脲原体
阴道	嗜酸乳杆菌、大肠埃希菌 *、B 群链球菌 *	消化链球菌、产黑色素普氏菌、阴道加德纳菌、脆弱类杆菌、类白喉棒状杆菌、解脲脲原体、白假丝酵母菌

*:不属于正常菌群,但在医学上是重要的定居菌。

（2）过路菌群：过路菌群（transient flora）亦称外籍菌群（allochthonous flora），是由非致病菌或机会致病菌所组成，来自周围环境或宿主其他生境，可在皮肤或黏膜上存留数小时、数天或数周。如果宿主免疫功能受损或常居菌群出现紊乱，过路菌群可在体内定植、繁殖和引起疾病。

研究正常微生物群的结构、功能，以及与其宿主相互关系的学科称为微生态学（microecology），其研究范畴包括正常微生物群之间、正常微生物群与宿主之间，以及正常微生物群和宿主与外界环境之间相互依存、相互制约的关系，侧重研究正常微生物群的微生态平衡（microeubiosis）、微生态失调（microdysbiosis）和微生态调整（microecological adjustment）。

2. 正常菌群的生理作用　正常菌群对构成微生态平衡和保持内环境稳定起到重要作用，对宿主是有益无害的，并且是必需的，主要生理作用有：

（1）生物拮抗作用：正常菌群在宿主皮肤黏膜表面特定部位黏附、定植和大量繁殖，形成菌膜屏障。通过空间争夺、营养争夺和产生代谢产物（如乳酸、脂酸、细菌素、抗生素）等机制，正常菌群可抑制和排斥外籍菌的入侵与定植，维持宿主微生态平衡。例如，母乳喂养的新生儿的肠道正常菌群主要是双歧杆菌，可分解糖类产生乳酸等，抑制肠道致病菌的生长。研究发现，以鼠伤寒沙门菌攻击小鼠，需 10 万个活菌才能引起 50% 感染小鼠死亡；若先给予口服链霉素，抑制大多数正常菌群，则 10 个活菌就可引起 50% 感染小鼠死亡。可见，如果正常菌群出现失调，将大大削弱宿主抵御外籍菌入侵的能力。

（2）营养作用：正常菌群参与宿主的物质代谢、营养转化和合成。例如，双歧杆菌、乳杆菌、大肠埃希菌等肠道正常菌群能合成 B 族维生素、维生素 K 等，并参与糖类和蛋白质的代谢，有助于宿主消化吸收营养物质和生长发育。若宿主肠道正常菌群发生严重紊乱，则可能出现维生素缺乏症。

（3）免疫作用：正常菌群能促进宿主免疫器官的发育，刺激宿主产生免疫应答，诱生的抗体对具有交叉抗原组分的致病菌有一定的抑制或杀灭作用。正常菌群能激活巨噬细胞，增强其吞噬和抗原提呈能力，并释放多种细胞因子，以抵御外籍菌的入侵。

（4）排毒作用：双歧杆菌能使肠道过多的革兰阴性杆菌下降到正常水平，减少内毒素的释放量，并可产生酸性产物，维持肠道的正常蠕动，有利于各种毒素、致癌物等排泄。双歧杆菌可将食物中胆固醇转变为胆甾烷和粪烷，从粪便中排出。

此外，正常菌群还具有抗肿瘤和抗衰老作用。

Notes

二、机会致病菌

在正常情况下,正常菌群之间、正常菌群与其宿主之间始终处于一个动态的微生态平衡状态。但是,在特定条件下,这一微生态平衡有可能被打破,正常菌群则转化为机会致病菌,引起机会性感染(opportunistic infection)。转化条件主要有:

1. 宿主免疫防御功能下降　宿主先天或后天免疫功能缺陷(如艾滋病),患有慢性消耗性疾病(如结核病、糖尿病、肿瘤等),烧伤或烫伤,接受放疗与化疗,使用激素,器官移植后使用免疫抑制剂等,免疫防御能力普遍下降,成为免疫容忍性宿主(immunocompromised host),易发生机会性(或内源性)感染。

2. 菌群失调　菌群失调(dysbacteriosis)是指宿主正常菌群中各菌种间的比例发生较大幅度变化而超出正常范围的状态,特别是原籍菌的种类和数量下降,外籍菌或环境菌的种类和数量增多。严重的菌群失调可使宿主产生一系列临床症状,称之为菌群失调症。

最严重的菌群失调可导致二重感染(superinfection),即在抗菌药物治疗原感染性疾病过程中,造成体内菌群失调而产生的一种新感染。在正常情况下,宿主正常菌群之间相互依存、相互制约而维持动态平衡。但是,当较长期或大量服用抗生素,尤其是广谱抗生素时,宿主正常菌群中的敏感菌株大部分被抑制,来自医院环境的或体内原本处于劣势的耐药菌则趁机侵入和大量繁殖,成为优势菌,引起疾病。例如,抗生素使用不当时,可破坏肠道内微生态平衡,寄居在肠道的艰难梭菌趁机迅速生长繁殖,释放大量的外毒素 A 和 B,引起假膜性肠炎。

引起二重感染主要以金黄色葡萄球菌、革兰阴性杆菌(如铜绿假单胞菌、大肠埃希菌等)和白假丝酵母菌为多见,在临床上主要表现为假膜性肠炎、医院获得性肺炎、尿路感染、败血症等。若发生二重感染,除立即停用正在使用的抗菌药物外,需对临床标本中优势菌类进行药敏试验,以选用敏感药物治疗。同时,亦可使用微生态制剂,如双歧杆菌、乳杆菌等益生菌(probiotic),协助调整菌群类型和数量,加快恢复微生态平衡。

3. 定位转移　定位转移(translocation)是指正常菌群由原籍生境转移到外籍生境或无菌部位的现象。正常菌群在原籍生境通常是不致病的,如果转移到非正常寄居部位则可能致病。例如,肝病患者胆汁分泌减少,下消化道正常菌群可上行至上消化道定植和繁殖,引起细菌过生长综合征,临床表现为营养吸收不良综合征和脂肪泻等。又如,大肠埃希菌可离开原籍生境肠道,侵犯下呼吸道、泌尿道、腹腔或血液,引起肺炎、尿路感染、腹膜炎或败血症。再如,当拔牙或插鼻胃管时,正常寄居在口腔或鼻咽部的甲型链球菌可侵入血液,引起菌血症。如果宿主心瓣膜为先天缺损或是人工瓣膜,甲型链球菌可在心瓣膜上黏附定植和繁殖,形成生物膜,引起亚急性细菌感染性心内膜炎。

第二节　细菌的致病作用

细菌引起宿主疾病的能力称为致病性(pathogenicity)。细菌的致病性具有宿主特异性,有的细菌仅对人类有致病性,有的仅对某些动物有致病性,有的两者均可。致病菌的致病性强弱称为毒力(virulence)。毒力可用半数致死量(50% lethal dose,LD_{50})或半数感染量(50% infection dose,ID_{50})来表示,即在规定时间内,通过合适的感染途径,使一定体重和年龄的健康的易感动物半数死亡或半数感染所需的细菌最小数量。各种致病菌的毒力常不一致,并可随不同宿主而异;即使同一种细菌也常因菌型、菌株的不同而有一定的毒力差异。

致病菌侵入宿主后能否致病主要取决于细菌的毒力强弱、侵入数量、侵入门户和宿主的免疫力强弱。此外,自然因素和社会因素对感染的发生与发展亦有明显影响。

一、细菌的毒力

致病菌侵入人体引起疾病,与细菌的毒力密切相关,其致病过程通常包括:①黏附并定植于人体某种组织细胞;②适应人体特定环境进行增殖,向其他部位侵袭或扩散;③抵抗或逃避机体的免疫防御机制;④释放毒素(toxin)或诱发超敏反应,引起机体组织器官损伤。通常将前三项统称为细菌的侵袭力(invasiveness),侵袭力和毒素构成细菌的毒力。

(一)侵袭力

致病菌突破宿主的免疫防御机制,侵入宿主并在体内黏附定植、繁殖和扩散的能力,称之为侵袭力,即在宿主体内的生存能力。侵袭力由菌体表面结构和侵袭性物质等构成。

1. **黏附与定植**　细菌一旦进入宿主体内,通常必须首先牢固地黏附于皮肤黏膜上皮细胞,找到立足之地。否则,将被汗液分泌、呼吸道的纤毛运动、肠蠕动、尿液冲洗等所清除。之后,细菌在局部定植和繁殖,产生毒性物质,或者继续侵入深层组织或血液,直至形成感染。可见,黏附(adhesion,adherence)与定植(colonization)是绝大多数细菌感染过程的关键性的第一步(图 5-1)。

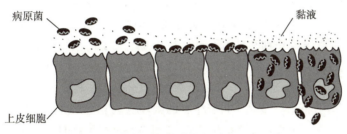

图 5-1　细菌黏附与侵袭宿主黏膜上皮细胞

(1)鞭毛:在黏附定植和生物被膜形成的过程中,鞭毛(flagellum)发挥了"趋利避害"的重要作用,如幽门螺杆菌借助活泼的鞭毛运动,迅速穿过胃黏膜表面的黏液层,到达胃黏膜上皮细胞上,以避免胃酸的杀灭作用;霍乱弧菌通过鞭毛运动,迅速穿越小肠黏液层,到达小肠黏膜上皮细胞表面黏附与定植,从而不被肠蠕动排出体外。

(2)黏附素:细菌特异性黏附至宿主细胞主要由黏附素(adhesin)介导。黏附素是细菌表面的蛋白质或多糖(表 5-2)。革兰阴性菌的黏附素通常为普通菌毛(ordinary pili),不同种或型的细菌可产生不同类型的菌毛;革兰阳性菌的黏附素是菌体表面的毛发样突出物。黏附素受体一般是靶细胞表面的糖蛋白或糖脂(表 5-2)。

表 5-2　致病菌的黏附素及其受体

黏附素	产生菌	靶细胞受体
菌毛黏附素		
普通(Ⅰ型)菌毛	致腹泻大肠埃希菌	D- 甘露糖
定植因子抗原(CFA Ⅰ,CFA Ⅱ)	肠产毒性大肠埃希菌	GM- 神经节苷脂
P 菌毛	尿路致病性大肠埃希菌	P 血型糖脂(P 血型抗原)
Ⅳ型菌毛	淋病奈瑟菌	GD1 神经节苷脂
	铜绿假单胞菌	GM- 神经节苷脂
	霍乱弧菌	岩藻糖和甘露糖
非菌毛黏附素		
脂磷壁酸(LTA)	金黄色葡萄球菌	纤维连接蛋白
LTA-M 蛋白复合物	A 群溶血性链球菌	纤维连接蛋白

续表

黏附素	产生菌	靶细胞受体
P1、P2、P3 蛋白	梅毒螺旋体	纤维连接蛋白
表面血凝素	沙眼衣原体	N-乙酰氨基葡萄糖
P1 蛋白	肺炎支原体	唾液酸
藻酸盐	铜绿假单胞菌	黏蛋白
外膜蛋白Ⅱ	淋病奈瑟菌	跨膜糖蛋白 CD66
脂寡糖	淋病奈瑟菌	唾液糖蛋白
血型抗原结合黏附素（BabA）	幽门螺杆菌	Lewis 血型抗原

　　细菌黏附素与宿主上皮细胞表面受体的相互作用具有高度特异性，从而决定感染的组织特异性，即感染不同宿主或部位的细菌可能具有不同的黏附素（表 5-2）。例如，致腹泻大肠埃希菌借助Ⅰ型菌毛与小肠黏膜上皮细胞的受体 D-甘露糖结合，而尿路致病性大肠埃希菌没有 D-甘露糖介导的黏附，但具有 P 菌毛，能黏附于泌尿生殖道黏膜上皮细胞的 P 血型抗原。很多致病菌可表达多种黏附素，参与识别和黏附不同的组织细胞。例如，大肠埃希菌有多种黏附素，能侵犯肺部、脑膜、小肠或泌尿生殖道，引起肺炎、脑膜炎、腹泻或尿路感染等。

　　在自然界中，绝大多数细菌并不是以浮游（planktonic）状态生长，而是借助特定信号分子相互联络和协同作用，创造一个利于自身生存的微环境—生物被膜（biofilm），以被膜菌（biofilm bacterium）的方式生存。生物被膜亦称生物膜，是具有高度组织化的细菌群体结构，可由单一菌种或多菌种构成，其形成过程包括黏附、生长、成熟和播散四个阶段。首先，在环境信号的作用下，细菌启动鞭毛运动，并借助菌毛等黏附于有生命或无生命的物体表面（如病变组织或植入的生物材料）；随后，细菌大量繁殖，合成和分泌大量的胞外多糖（exopoly saccharide，EPS）与糖蛋白复合物，将自身包裹其中，细菌相互粘连形成微菌落（microcolony）；最后，多个微菌落相互融合，形成生物膜。生物膜具有屏障作用，可阻止大多数杀菌物质和免疫细胞穿透生物膜 EPS 层而作用于被膜菌，且被膜菌容易发生耐药基因转移，大大提升耐药水平，因而得以躲避抗菌药物、消毒剂杀灭作用和宿主免疫防御机制的清除。可见医疗材料若受到被膜菌污染时，则很难用正常剂量的消毒剂杀死，一旦进行插入性诊治时，易引起难治性、持续性的生物膜相关感染（biofilm-related infection）。

　　细菌感染性疾病大多与生物膜的形成有关。例如，口腔中变异链球菌等能利用蔗糖合成不溶于水的葡聚糖，使变异链球菌、乳杆菌、黏液放线菌等正常菌群彼此粘连，并牢固黏附于牙齿表面，形成生物被膜，即"牙菌斑"（dental plaque）。乳杆菌、黏液放线菌等在菌斑中分解葡萄糖，产生大量乳酸、甲酸和乙酸，造成牙釉质中钙、磷离子的丢失，形成龋齿（dental caries）。又如，甲型链球菌、铜绿假单胞菌、大肠埃希菌、凝固酶阴性葡萄球菌等通过表面糖蛋白和（或）脂磷壁酸等介导，可黏附于人体黏膜上皮细胞或植入的医疗材料，如人工瓣膜、人工关节、人工晶体、插管导管等表面，形成生物膜，从而阻断抗生素、免疫细胞、免疫分子的渗入和杀伤作用，引起持续性和难治性感染，如亚急性感染性心内膜炎、铜绿假单胞菌性囊性纤维变性肺炎、呼吸机相关感染、人工关节感染、导管相关感染等。

　　2. 侵袭　一些致病菌（如白喉棒状杆菌、霍乱弧菌、幽门螺杆菌）的感染仅局限于皮肤或黏膜表面。但是，大多数致病菌（如志贺菌）需要侵入宿主上皮细胞内或更深层组织，导致浅表或深部感染；有的致病菌（如脑膜炎奈瑟菌、伤寒沙门菌等）能穿越黏膜上皮细胞或通过细胞间质，侵入血液并经血液播散至全身，到达适合其生长繁殖的靶细胞，方可引起疾病。有的致病菌（如结核分枝杆菌）被吞噬细胞吞噬后不被杀死，随着吞噬细胞转移至淋巴结和血液中，可扩散至宿

Notes

主全身,引起感染(图 5-1)。上述过程称之为侵袭(invasion)。

(1)侵袭性酶:当致病菌在感染原始部位向其他部位扩散时,必然要受到宿主屏障作用的限制。但是,有些致病菌能产生降解和损伤组织细胞的侵袭性胞外酶(invasive exoenzyme),破坏宿主防御机制,协助细菌扩散(表 5-3)。例如 A 群溶血性链球菌产生的透明质酸酶、链激酶和链道酶,能降解细胞间基质透明质酸、溶解血纤维蛋白、液化脓液中高黏度的 DNA 等,有利于细菌扩散至邻近组织,引起扩散性很强的化脓性感染,与周围组织界线不清,脓汁稀薄。

表 5-3　致病菌侵袭性酶类及其作用机制

侵袭性酶	产生菌	作用机制
透明质酸酶	A 群溶血性链球菌、金黄色葡萄球菌、产气荚膜梭菌	水解结缔组织的细胞外基质透明质酸,使组织疏松,通透性增加,促使细菌扩散
溶纤维蛋白酶(如链激酶)	A 群溶血性链球菌	激活血液中纤维蛋白酶原,转变为纤维蛋白酶,溶解血凝块,利于细菌扩散
DNA 酶(如链道酶)	A 群溶血性链球菌、产气荚膜梭菌	降解脓汁中高度黏稠的 DNA,使脓汁稀薄,利于细菌扩散
胶原酶	A 群溶血性链球菌、产气荚膜梭菌	降解结缔组织中胶原蛋白,促使细菌扩散
凝固酶	金黄色葡萄球菌	使血纤维蛋白原变为固态的血纤维蛋白,导致血浆凝固,保护细菌免受吞噬和杀灭
尿素酶	幽门螺杆菌	分解尿素产生氨,中和胃酸,造就中性环境
IgA 蛋白酶	流感嗜血杆菌、肺炎链球菌、脑膜炎奈瑟菌、淋病奈瑟菌	水解宿主黏膜表面的 SIgA,降低宿主抑制细菌黏附的能力
磷脂酰胆碱酶(卵磷脂酶)	产气荚膜梭菌	水解细胞膜的磷脂酰胆碱(卵磷脂),导致红细胞、白细胞、血小板和内皮细胞溶解,血管通透性增加,利于细菌扩散
过氧化氢酶、超氧化物歧化酶	结核分枝杆菌、伤寒沙门菌、幽门螺杆菌、布鲁菌	清除反应性氧中介物 H_2O_2、OH^- 和 O_2^-,免遭吞噬细胞的杀伤作用

(2)侵袭素:致病菌的侵袭可能涉及:①侵袭基因表达产生侵袭素(invasin),与宿主细胞表面的整合素(integrin)结合;②通过Ⅲ型分泌系统将效应蛋白注入宿主细胞内,触发细菌与宿主细胞之间的信号转导;③细胞骨架重排;④致病菌内在化(internalization)等过程。例如,福氏志贺菌入侵后,首先被 M 细胞(microfold cell)捕获和转运,穿越结肠黏膜上皮细胞层,到达黏膜下固有层;之后,与巨噬细胞发生相互作用,激活Ⅲ型分泌系统,分泌侵袭性质粒抗原(invasion plasmid antigen,Ipa)Ipa B、Ipa C、Ipa D 等侵袭素,诱导巨噬细胞细胞膜凹陷并侵入其中,形成吞噬泡(phagocytic vesicle),继而迅速破坏吞噬泡膜,逃逸至细胞质中繁殖,并诱导巨噬细胞凋亡而释放(图 5-2);最后,到达黏膜上皮细胞基底膜的志贺菌借助侵袭素,侵入结肠

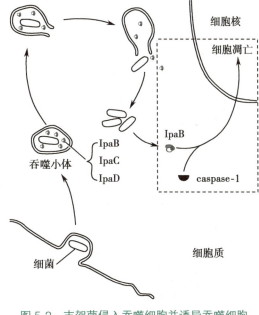

图 5-2　志贺菌侵入吞噬细胞并诱导吞噬细胞凋亡示意图

Notes

上皮细胞内,并向邻近上皮细胞扩散,大量繁殖后产生毒素,导致宿主细胞死亡,造成浅表组织产生炎症或损伤。

3. 逃逸宿主的防御机制　致病菌侵入机体后,可采用不同的策略来抵抗或逃避宿主的免疫杀伤,称之为免疫逃逸(immune escape),见表 5-3。

(1)抗吞噬和消化作用:有些致病菌能引起吞噬细胞凋亡。有些致病菌(如肺炎链球菌、产气荚膜梭菌等)具有荚膜(capsule),可阻止补体在菌体表面沉积和调理作用,从而抵抗吞噬细胞的吞噬作用(图 5-3)。此外,A 群溶血性链球菌的 M 蛋白、伤寒沙门菌的 Vi 抗原等微荚膜,以及淋病奈瑟菌的菌毛亦具有抗吞噬功能。金黄色葡萄球菌凝固酶能使血浆中的液态纤维蛋白原变成固态的纤维蛋白,沉积于菌体表面,阻碍吞噬细胞的吞噬。

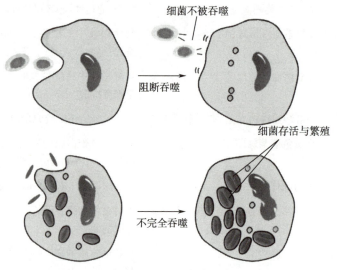

图 5-3　细菌抗吞噬作用和不完全吞噬示意图
上:抗吞噬作用;下:不完全吞噬

有些胞内菌虽被吞噬细胞吞噬,但能抵抗杀伤作用,在吞噬细胞中生存和繁殖(图 5-3),称之为不完全吞噬(incomplete phagocytosis)。胞内菌逃避免疫杀伤的策略可能有:①避免进入吞噬溶酶体(phagolysome),逃逸至无杀伤物质存在的吞噬细胞胞质内,如志贺菌等;②阻止吞噬体(phagosome)与溶酶体(lysosome)的融合,在吞噬体内生存,如结核分枝杆菌、嗜肺军团菌、伤寒沙门菌等;③抑制吞噬溶酶体酸化,以不寻常的“卷入吞噬作用”(coiling phagocytosis)方式进入吞噬细胞,不引起呼吸爆发(respiratory burst),免受因呼吸爆发产生的反应性氧中介物(reactive oxygen intermediate)等强氧化物质的杀伤,如嗜肺军团菌;④产生过氧化氢酶和超氧化物歧化酶,有效地清除 H_2O_2、OH^- 和 O_2^-,因而可在吞噬溶酶体中存活,如结核分枝杆菌;⑤合成酪氨酸磷酸酯酶和丝氨酸激酶,注入吞噬细胞内,导致吞噬功能完全丧失,如伤寒沙门菌。

(2)产生 IgA 蛋白酶:为逃避宿主特异性黏膜免疫应答,流感嗜血杆菌、肺炎链球菌、脑膜炎奈瑟菌和淋病奈瑟菌能产生 IgA 蛋白酶,水解宿主黏膜表面的 SIgA,降低其免疫防御机能,增强致病菌在黏膜上皮细胞黏附与生存能力。几乎所有能引起脑膜炎的致病菌均可产生 IgA 蛋白酶,并同时需要荚膜作为毒力因子。

(3)抗原变异:通过修饰菌体表面抗原,可协助致病菌逃避宿主特异性免疫应答。例如,淋病奈瑟菌感染的保护性免疫主要针对菌毛和外膜蛋白 PⅡ抗原。由于基因突变或基因重排,菌毛和外膜蛋白Ⅱ不断改变其抗原性,使原有特异性抗体失效。

(4)干扰补体活性:某些致病菌能抑制补体活化或灭活补体活性片段,抵抗补体的溶菌、

Notes

调理和趋化作用,称之为血清抗性(serum resistance)。例如,铜绿假单胞菌分泌弹性蛋白酶,可灭活补体片段 C5a 等,抑制趋化作用;流感嗜血杆菌和淋病奈瑟菌外膜上具有修饰的脂寡糖(lipooligosaccharide),可干扰膜攻击复合体(membrane attack complex)的形成。

此外,细菌超抗原和脂多糖可过度激活多种免疫细胞,在短期内诱导产生过量的 TNF-α、IL-1 等细胞因子,引起细胞因子风暴(cytokine storm),导致宿主免疫功能紊乱。葡萄球菌蛋白 A 可与 IgG 类抗体的 Fc 段结合,干扰抗体介导的调理作用。凝固酶阴性葡萄球菌、铜绿假单胞菌和甲型链球菌等能形成生物被膜,抵抗免疫细胞、免疫分子等的渗透和杀灭作用。

(二)毒素

致病菌损害宿主细胞组织的方式主要是由细菌毒素和侵袭性酶等引起的直接损害(表 5-3,表 5-4)。此外,由超敏反应或宿主细胞释放的细胞因子等可介导间接损害。根据来源、性质和作用机制等不同,细菌毒素可分为外毒素(exotoxin)和内毒素(endotoxin)两大类(表 5-4)。

表 5-4　外毒素与内毒素的主要区别

特性	外毒素	内毒素
来源	革兰阳性菌与部分革兰阴性菌	革兰阴性菌
存在部分	多由活菌分泌,少数细菌死亡裂解后释出	细胞壁组分,细菌死亡裂解后释出
化学成分	蛋白质,大多为 AB 型毒素	脂多糖,主要毒性组分是脂质 A
热稳定性	大多不耐热,60~80℃ 30 分钟被破坏	耐热,160℃ 2~4 小时才被破坏
毒性作用	强,对组织器官有选择性毒性效应,引起特殊临床表现,但通常不会引起发热	较弱,各菌的毒性效应大致相同,引起发热、白细胞增多、内毒素血症、休克、DIC 等
免疫原性	强,刺激机体产生抗毒素;甲醛处理脱毒形成类毒素	弱,刺激机体产生的中和抗体作用弱;甲醛处理不形成类毒素
编码基因	常由质粒、噬菌体等染色体外基因编码	由染色体基因编码

1. **外毒素**　产生菌主要是革兰阳性菌,如破伤风梭菌、肉毒梭菌、白喉棒状杆菌、产气荚膜梭菌、A 群溶血性链球菌、金黄色葡萄球菌等。少数革兰阴性菌如痢疾志贺菌、霍乱弧菌、肠产毒性大肠埃希菌等也能产生外毒素。大多数外毒素是在菌体内合成后分泌至菌体外;也有少数存在于菌体内,待细菌死亡裂解后才释放出来,痢疾志贺菌和肠产毒型大肠埃希菌的外毒素属此。

外毒素化学成分是蛋白质,易被蛋白酶分解破坏。绝大多数外毒素不耐热。但葡萄球菌肠毒素是例外,能耐 100℃ 30 分钟。外毒素的毒性作用强,肉毒毒素是目前已知的化学毒和生物毒中最毒的物质。外毒素对宿主组织细胞具有高度选择性毒性作用,引起特殊的临床病变。根据作用机制和所致临床病理特征的不同,外毒素可分为神经毒素、细胞毒素和肠毒素三大类(表 5-5)。

表 5-5　细菌外毒素的种类和作用机制

外毒素	产生菌	作用机制	所致疾病:症状和体征
神经毒素			
破伤风痉挛毒素	破伤风梭菌	阻断抑制性神经元释放抑制性神经介质	破伤风:全身骨骼肌强直性痉挛
肉毒毒素	肉毒梭菌	抑制胆碱能运动神经元释放乙酰胆碱	肉毒中毒:肌肉松弛性麻痹

续表

外毒素	产生菌	作用机制	所致疾病:症状和体征
细胞毒素			
白喉毒素	白喉棒状杆菌	灭活延长因子 -2,抑制靶细胞蛋白质合成	白喉:假膜形成、中毒性心肌炎
致热外毒素	A 群溶血性链球菌	为超抗原,破坏毛细血管内皮细胞	猩红热:高热、全身鲜红色皮疹
百日咳毒素	百日咳鲍特菌	阻断 G 蛋白介导的信号转导,激活腺苷酸环化酶	百日咳:黏稠分泌物增多,阵发性痉挛性咳嗽
α- 毒素	产气荚膜梭菌	水解细胞膜上的磷脂酰胆碱,溶解红细胞等	气性坏疽:血管通透性增加,水肿,细胞坏死
肠毒素			
霍乱肠毒素	霍乱弧菌	激活腺苷酸环化酶,增高细胞内 cAMP 水平	霍乱:严重的上吐下泻,米泔样粪便
志贺毒素	出血性大肠埃希菌 痢疾志贺菌	降解核糖体 60S 亚基 28S rRNA,抑制靶细胞蛋白质合成	出血性肠炎:血性腹泻 细菌性痢疾:黏液脓血便,里急后重
葡萄球菌肠毒素	金黄色葡萄球菌	为超抗原,刺激呕吐中枢	食物中毒:以呕吐为主,腹痛,腹泻

*:志贺毒素亦可纳入细胞毒素

(1) 神经毒素(neurotoxin):通过抑制神经元释放神经介质,引起神经传导功能异常。例如,破伤风痉挛毒素能阻断上下神经元间抑制性神经介质的传递,导致神经持续兴奋与骨骼肌强直性痉挛;肉毒毒素作用于神经肌肉接头突触前膜,能阻断胆碱能神经末梢释放乙酰胆碱,导致肌肉麻痹。

(2) 细胞毒素(cytotoxin):通过作用于靶细胞的某种酶或细胞器,致使细胞功能异常而死亡,引起相应组织器官炎症和坏死等。细胞毒素包括抑制蛋白质合成和破坏细胞膜两类,例如白喉毒素对呼吸道黏膜上皮细胞、外周神经末梢、心肌细胞等有高度亲嗜性,通过抑制靶细胞蛋白质的合成,导致细胞功能障碍,在咽喉部形成假膜;也可使外周神经麻痹和中毒性心肌炎等。而有些细菌毒素能利用膜损伤机制导致宿主细胞裂解(图 5-4),称之为膜损伤毒素(membrane-disrupting toxin)或溶细胞毒素(cytolytic toxin),如链球菌溶素 O、产气荚膜梭菌 α 毒素。

(3) 肠毒素(enterotoxin):可引起胃肠道各种炎症、呕吐、水样腹泻、出血性腹泻等症状。例如,霍乱肠毒素可激活小肠黏膜上皮细胞内腺苷酸环化酶,超量合成 cAMP,造成靶细胞生理功能紊乱,小肠黏膜上皮细胞的水分和电解质大量丢失,引起水样腹泻;志贺毒素为细胞毒性肠毒素(cytotoxic enterotoxin),可抑制靶细胞蛋白质合成,直接损伤肠黏膜上皮细胞,引起肠黏膜组织炎症、溃疡、坏死、出血等;葡萄球菌肠毒素随食物进入胃肠道,再吸收入血,到达中枢神经系统,刺激呕吐中枢,导致以呕吐为主要症状的食物中毒。

根据作用部位的不同,外毒素可分为膜表面作用毒素、膜损伤毒素和细胞内酶活性毒素(图 5-4)。

根据肽链分子结构特点,外毒素又分为 A-B 型毒素和单肽链毒素两大类。

(1) A-B 型毒素(type A-B toxin):多数外毒素属于此类,是由两种不同功能的肽链构成完整毒素(图 5-4),其中 A 链具有生物学活性,为毒性中心,决定毒素作用方式和致病特点;B 链负责识别靶细胞膜上特异性受体并与之结合,介导 A 链进入靶细胞内,决定毒素对宿主细胞的选择亲和性。A 链与 B 链必须保持完整的分子结构才能发挥毒性作用。A 链具有激活或修饰细胞

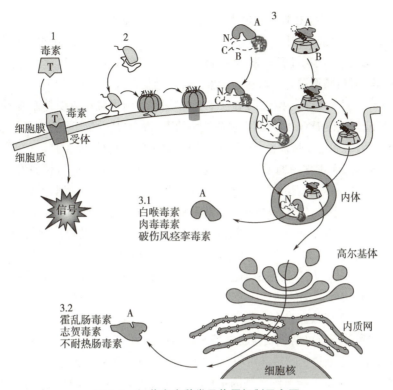

图 5-4 细菌毒素种类及作用机制示意图
1. 膜表面作用毒素;2. 膜损伤毒素;3. 细胞内酶活性毒素

内靶位的酶活性,如腺苷二磷酸核糖转移酶、葡萄糖基转移酶、脱嘌呤酶、锌内肽酶、腺苷酸环化酶等。B 链免疫原性强,可作为亚单位疫苗,预防相关的外毒素性疾病。

(2)单肽链毒素(single-chain toxin):只有一条肽链,不被水解成 A 链和 B 链,也无相当于 A、B 链的独立功能区。这类毒素能损伤细胞膜(图 5-4),主要包括:①膜损伤毒素或膜穿孔毒素(pore-forming toxin):如链球菌溶素 O,毒素的单体或聚合物插入靶细胞膜中形成跨膜孔,导致细胞内容物外泄而裂解;②磷脂酶类毒素:如产气荚膜梭菌 α 毒素是磷脂酰胆碱酶,可水解宿主细胞膜的磷脂酰胆碱,破坏膜结构而导致细胞溶解。

在细菌外毒素中,具有超抗原(superantigen,sAg)性质的主要有葡萄球菌肠毒素 A~E、毒性休克综合征毒素 -1、链球菌致热外毒素 A~C、链球菌 M 蛋白等。细菌毒素性超抗原作为一类强大的免疫激活因子,其生物学效应主要有:①对免疫系统的直接效应:超抗原可作为 T 细胞的"有丝分裂原"(mitogen),无需抗原提呈细胞(APC)加工处理,极低浓度即可超常量地激活 T 细胞。由于 T 细胞被大量激活后,随之出现凋亡,T 细胞数量骤减,必然使宿主免疫功能下降,继发免疫抑制。此外,SAg 还可大量激活 B 细胞,使之分化为浆细胞,产生自身抗体,引起自身免疫。例如,毒性休克综合征患者常伴有关节炎、滑膜炎等;②由细胞因子介导的间接效应:SAg 超常量激活 T 细胞和 MHC 分子表达细胞,使之分泌过量的细胞因子,尤其是 IL-1、IL-2、IL-6、TNF-α 和 IFN-γ 等,导致免疫功能严重紊乱,往往对机体产生毒性效应,如体温升高,炎性细胞浸润,血管内皮细胞或其他细胞损伤,释放生物活性介质等。因此,SAg 与毒性休克综合征、食物中毒、链球菌性急性肾小球肾炎、猩红热等密切相关。

外毒素大多具有良好的免疫原性,可刺激机体产生抗毒素(antitoxin)。抗毒素能中和游离的外毒素的毒性作用,保护靶细胞免受损伤。外毒素可被甲醛脱去毒性,但仍保持免疫原性,成为类毒素(toxoid)。类毒素注入机体后,不再引起疾病,但可刺激机体产生抗毒素。因此,类毒素和抗毒素在防治白喉、破伤风、肉毒中毒等疾病中有重要的实际意义。

致病菌的毒力因子可由质粒(plasmid)、转座子(transposon)或温和噬菌体(temperate

bacteriophage）所编码,亦可由细菌染色体 DNA 或致病岛（pathogenicity island）编码。毒力基因可在相关细菌之间发生水平转移,产生毒力更强或更能适应宿主环境的新的致病菌。

白喉毒素、志贺毒素、霍乱肠毒素等由温和噬菌体基因编码;破伤风痉挛毒素、肠产毒性大肠埃希菌黏附素、耐热肠毒素与不耐热肠毒素、炭疽芽胞杆菌的荚膜与炭疽毒素等由质粒编码;链球菌溶素 O 和百日咳毒素等由细菌染色体 DNA 编码。肉毒毒素有 7 种血清型,可分别由温和噬菌体、质粒或染色体 DNA 编码。大多数细菌的毒力相关基因位于染色体上。

致病岛或毒力岛的主要特征是:①大小为 20~100kb 的染色体 DNA 片段;②存在于强毒株,在相关菌的弱毒株或无毒株中通常不存在;③含有编码细菌毒力及毒力相关因子的基因簇,其产物多为分泌性蛋白和细菌表面蛋白,如溶素、菌毛等。一些致病岛编码毒力因子的分泌系统、信号转导系统和调节系统;④致病岛的两侧常常具有同向重复序列和插入元件;⑤大多位于细菌染色体的 tRNA 基因位点内或附近,或者位于与噬菌体整合有关的位点,原因可能是 tRNA 基因高度保守,可为重组酶提供适宜的结合部位,成为外源 DNA 的整合位点;⑥致病岛 DNA 片段的 G+C mol% 和密码子使用与宿主菌染色体有明显差异,提示致病岛可能是通过基因的水平转移从外界获得的;⑦是可移动的遗传成分和不稳定的 DNA 区域,可发生部分或完全缺失。

近年来,相继在大肠埃希菌、鼠疫耶氏菌、幽门螺杆菌、霍乱弧菌、福氏志贺菌等中发现 20 多个致病岛。致病岛不仅可增强宿主菌在特定环境中定植、繁殖和扩散的能力,赋予致病菌特殊的致病能力,介导感染过程的特殊阶段,而且在细菌进化过程中扮演重要角色,影响进化的进程和方向,致病岛的获得可能与细菌基因重排和新现致病菌的产生密切相关。因此,致病岛的发现为深入了解细菌的致病性、毒力因子和进化提供了有效的途径。

2. 内毒素　内毒素是革兰阴性菌细胞壁外膜中的脂多糖（lipopolysaccharide,LPS）。在细菌存活时,LPS 只是细胞壁的结构组分,通常不表现毒性作用。只有当细菌死亡裂解,LPS 才游离出来,发挥毒性效应,故称之为内毒素。若细菌大量繁殖后使用敏感的抗生素,则可能因内毒素的大量释放而加重病情。

内毒素耐热,加热 100℃经 1 小时不被破坏;需加热至 160℃经 2~4 小时,或用强碱、强酸或强氧化剂加热煮沸 30 分钟才被灭活。可见,注射液、药品、输液用的蒸馏水若被革兰阴性菌污染后,虽经高压蒸汽灭菌法杀灭细菌,但内毒素不被破坏,仍可引起临床不良后果。内毒素免疫原性很弱,不能用甲醛脱毒成类毒素。内毒素注射机体可产生相应抗体,但中和作用较弱。

内毒素的毒性作用相对较弱。脂质 A 是内毒素的主要毒性组分。不同革兰阴性菌的脂质 A 结构虽有差异,但基本相似。因此,由内毒素引起的毒性作用大致相同。LPS 并不直接损伤各种组织器官,其致病机制可能是:LPS 通过脂质 A 与血液中 LPS 结合蛋白（lipopolysaccharide binding protein,LBP）结合后,再与单核 - 巨噬细胞表面的受体 CD14 分子结合,形成 LPS-LBP-CD14 复合物,并与 Toll 样受体 4（Toll-like receptor 4,TLR4）及辅助受体髓样分化因子 2（myeloid differential factor-2,MD-2）相互作用,触发细胞内信号转导级联反应,最终激活单核 - 巨噬细胞产生 TNF-α、IL-1、IL-6 等促炎细胞因子,继而刺激免疫细胞、内皮细胞和黏膜上皮细胞等,产生一系列炎性细胞因子、生物活性介质、急性期蛋白（acute phase protein）等,引起多种组织器官或全身性多种病理生理反应。主要临床症状有:

（1）发热反应:极微量（1~5ng/kg）内毒素注入人体即可引起体温上升,维持约 4 小时后恢复。其机制是:内毒素刺激巨噬细胞、单核细胞、内皮细胞等,使之合成和释放 IL-1、IL-6 和 TNF-α 等内源性致热原（endogenous pyrogen）,作用于宿主下丘脑体温调节中枢,促使体温升高而发热。适度的发热有利于宿主抵御致病菌的感染。

（2）白细胞反应:内毒素入血后,血循环中的中性粒细胞数量骤减,系与其移动并黏附至感染部位的毛细血管壁有关。1~2 小时后,LPS 诱生的中性粒细胞释放因子（neutrophil releasing factor）刺激骨髓释放中性粒细胞进入血液,使白细胞数量显著增加。但伤寒沙门菌内毒素是例外,始终使血循环中的白细胞总数减少,其机制尚不清楚。

(3)内毒素血症与内毒素休克:大量内毒素(感染病灶内或输液中革兰阴性菌死亡后释放出)进入血液后,可过度激活单核-巨噬细胞、中性粒细胞等,产生过量的 TNF-α、IL-1、IL-6 等,引起高热。与此同时,内毒素可激活补体旁路途径,产生过敏毒素 C3a 和 C5a,继而促使肥大细胞、血小板等释放组胺、5-羟色胺、前列腺素、缓激肽、白三烯、NO 等生物活性介质;IL-8、C5a 等趋化因子招引中性粒细胞聚集至感染部位,从而损伤血管内皮细胞,导致毛细血管扩张和通透性增加,重要组织器官的毛细血管灌注不足,引起局部水肿、充血和微循环障碍等,称之为内毒素血症(endotoxemia)。严重时则出现以高热、低血压和微循环衰竭为主要特征的内毒素休克(endotoxic shock)或脓毒性休克(septic shock),死亡率极高。其中,尤以伤寒沙门菌、志贺菌、脑膜炎奈瑟菌和大肠埃希菌所致的内毒素休克特别危险。

(4)弥散性血管内凝血:弥散性血管内凝血(disseminated intravascular coagulation,DIC)是指继发于革兰阴性菌内毒素血症的常见综合征,主要表现为小血管内广泛微血栓形成和凝血功能障碍。发生机制是:当发生严重的革兰阴性菌感染时,高浓度的内毒素可直接激活血凝因子Ⅻ,继而激活凝血系统和激肽系统;或通过损伤血管内皮细胞,间接激活凝血系统;或通过激活血小板和白细胞,使之释放血小板促凝因子,促使血纤维蛋白原转变为血纤维蛋白,加重血液凝固,形成微血栓,并启动溶血系统,最终造成局部缺血、缺氧、出血、重要组织器官衰竭等。

二、细菌的侵入数量

除致病菌必须具有一定的毒力外,感染的发生还需有足够的数量。感染所需菌量的多少,一方面与致病菌毒力强弱有关,另一方面取决于宿主免疫力的高低。一般地,细菌毒力越强或(和)宿主免疫力越低,引起感染所需的菌量越小。例如,在无特异性免疫力的宿主中,毒力强大的鼠疫耶氏菌只需数个菌侵入即可发生感染;而毒力弱的某些引起食物中毒的鼠伤寒沙门菌,常需摄入数亿个菌才引起急性胃肠炎。有些致病菌在人体内需达到一定的数量方可启动毒力基因的表达,引起疾病。

三、细菌侵入的门户

具有一定毒力和足够数量的致病菌,若侵入门户或途径(portal or route)不适宜,仍不能引起感染。例如,伤寒沙门菌必须经口进入;脑膜炎奈瑟菌需经呼吸道吸入;破伤风梭菌的芽胞需进入深部创伤,在厌氧微环境中才能发芽和生长繁殖等。也有一些致病菌的侵入门户不止一个。例如,结核分枝杆菌可经呼吸道、消化道、皮肤创伤等多个门户侵入而造成感染。致病菌具有各自特定的侵入门户,这与其生长繁殖所需特定的微环境有关。

第三节　人体的抗细菌免疫

虽然人出生后一直暴露于微生物之中,但大多数病原微生物并不能轻易侵入人体引起疾病,因为人体具有高度完善的免疫防御系统。免疫系统由免疫器官、免疫细胞和免疫分子组成。在抗感染过程中,各免疫器官、细胞和分子间相互协作、相互制约、密切配合,共同完成复杂的免疫防御功能。致病菌侵入人体后,首先遇到的是固有免疫的抵御。一般经 7~10 天后,才产生适应性免疫;然后两者配合,共同杀灭致病菌。

一、固　有　免　疫

固有免疫(innate immunity)是人类在进化过程中逐渐建立和完善的天然防御机制,是监视和清除任何致病菌的快速反应系统,担负人体"第一道防线"的作用,但并非针对某一特定致病

Notes

菌,故又称为非特异性免疫(nonspecific immunity)。

固有免疫主要由物理屏障、化学屏障、微生物屏障和吞噬细胞、免疫分子等组成(图 5-5),可阻止致病菌侵入体内,或者在致病菌在体内生长繁殖和造成感染之前将其破坏,从而抵御大多数致病菌的感染。与此同时,致病菌的菌体成分和毒性产物可诱发宿主免疫细胞释放多种细胞因子,其中,IL-1、IL-6、TNF-α 等促炎细胞因子引起发热;IL-6 等诱导产生急性期蛋白。革兰阴性菌 LPS 可激活补体旁路途径,产生 C3a 和 C5a,继而促使肥大细胞和血小板等释放组胺、白三烯等,导致毛细血管通透性增加,血流量加快,以输送更多的吞噬细胞。IL-8 和 C5a 等趋化因子招引吞噬细胞穿越毛细血管壁,移向并聚集到感染部位。通过上述机制,诱发炎症反应(inflammation,inflammatory response),出现红、肿、痛、热等症状,以破坏入侵的致病菌。然而,过度的炎症反应可能给机体带来不利影响。

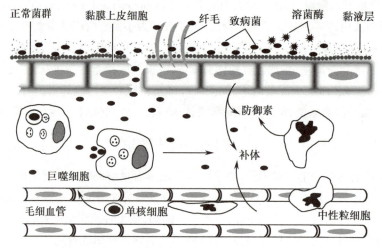

图 5-5   人体固有免疫系统的组成示意图

(一)屏障结构

1. 物理屏障

(1)皮肤与黏膜屏障:人体与外界环境接触的表面,覆盖着一层完整的皮肤和黏膜。皮肤表皮层由较厚的结构致密的扁平上皮细胞组成,并含有不易被微生物降解的角蛋白(keratin),能阻挡致病菌的穿透。但是,当皮肤损伤时,细菌可侵入引起感染,如烧(烫)伤感染。黏膜大多为单层柱状上皮细胞,其机械性防御作用不如皮肤,但黏膜表面有多种附件和黏液层,以阻止致病菌的黏附定植。例如,呼吸道黏膜上皮的纤毛运动、口腔唾液的吞咽、肠蠕动和尿液冲洗等,可将入侵的致病菌不断地排出体外(图 5-5)。宿主黏膜屏障若遭到破坏,致病菌则可能乘机侵入,引起气管 - 支气管炎、肺炎、阴道炎等。

(2)血 - 脑脊液屏障:由软脑膜、脉络丛的毛细血管内皮细胞和星状胶质细胞等组成,主要借助脑毛细血管内皮细胞层的紧密连接和微弱的吞饮作用,阻挡致病菌及其毒性产物从血液进入脑组织或脑脊液,从而保护中枢神经系统。婴幼儿的血 - 脑脊液屏障发育尚未完善,故易发生脑膜炎等中枢神经系统疾病。

(3)胎盘屏障:由母体子宫内膜的基蜕膜和胎儿绒毛膜组成,能阻止母体血液中的病原体及其有害产物进入胎儿体内。但母体在妊娠 3 个月内,由于胎盘屏障尚不完善,母体中的病原体有可能通过胎盘侵犯胎儿,干扰其正常生长发育,造成畸形、流产,甚至死亡。药物亦可影响胎儿发育。因此,在怀孕期间尤其是早期,应尽量防止发生感染,并尽可能不用或少用不良反应大的药物。

2. 化学屏障

(1)皮肤黏膜分泌的杀菌物质:皮肤的汗腺分泌乳酸,使汗液呈酸性(pH 5~6),并含有高浓

Notes

度盐分,可抑制大多数致病菌的生长。皮脂腺分泌的脂酸和汗腺分泌的溶菌酶具有杀菌作用。不同部位的黏膜能分泌溶菌酶(泪液、唾液、呼吸道分泌物)、胃酸(胃)、蛋白水解酶(口腔、肠道)、胆盐(小肠)等多种杀菌物质。溶菌酶主要作用于革兰阳性菌细胞壁中的肽聚糖,使之裂解而溶菌。在特异性抗体或补体等参与下,溶菌酶亦可破坏革兰阴性菌。进入胃中的细菌大多不能抵抗低酸环境(pH 2~3)而被杀死。肠道的胆盐、蛋白水解酶和碱性环境可进一步杀灭进入肠道的外籍菌。

(2) 抗菌肽(antibacterial peptide):由人体细胞产生的小分子多肽,是机体炎症反应的组成部分,具有广谱高效的抗菌活性,能迅速杀灭致病菌和限制其蔓延,为启动更有效的适应性免疫应答赢得时间。防御素(defensin)是最主要的抗菌肽,是一类富含精氨酸的阳离子多肽,可分为α-防御素和β-防御素二大类,主要由中性粒细胞、小肠潘氏细胞(Paneth cell)和上皮细胞产生(图 5-5)。防御素是固有抗菌免疫中的直接效应分子,主要作用于胞外菌感染。其杀菌机制可能是以疏水端插入致病菌细胞膜而形成跨膜离子孔道,造成细胞膜通透性增加,内外物质交换失控,故而细菌裂解死亡。

3. 微生物屏障　正常菌群构成的菌膜屏障是宿主抵御外籍菌入侵的最重要的防御系统之一。正常菌群通过与致病菌竞争黏附部位和营养物质,或者产生抗菌物质等方式,抑制外籍菌的黏附与繁殖,以保持人体微生态平衡。例如,成年健康妇女阴道内的主要正常菌群嗜酸乳杆菌能分解糖原,产生大量的乳酸,使阴道内保持酸性环境(pH 4~4.5),可抑制致病菌或机会致病菌的入侵和繁殖。如果使用抗菌药物不当,嗜酸乳杆菌可能受到抑制或杀灭而数量剧减,酸性屏障将被破坏,机会致病微生物趁机大量繁殖,可诱发白假丝酵母菌性、细菌性或滴虫性阴道炎。此外,肠道中大肠埃希菌分泌的大肠菌素(colicin)和酸性物质,能抑制沙门菌、志贺菌、金黄色葡萄球菌等生长。

(二) 吞噬细胞

当致病菌突破宿主物理、化学和微生物屏障后,首先与致病菌接触并发动攻击的是吞噬细胞。吞噬细胞是固有免疫中最重要、最有效的防御组分,包括外周血中的中性粒细胞(neutrophil)、单核细胞(monocyte)和各种组织中的巨噬细胞(macrophage)。中性粒细胞是主要的吞噬细胞,在血液中仅存留 6~12 小时,即迅速进入感染或组织损伤部位。单核细胞在血液中存留数天后迁移至组织中,并分化为游走或固定的巨噬细胞。巨噬细胞能存活数周至数月。

当致病菌穿透皮肤或黏膜到达体内组织后,中性粒细胞数量显著增加,率先从毛细血管中迅速逸出,聚集到致病菌所在部位(图 5-5)。多数情况下,致病菌被吞噬消灭。少数未被吞噬的致病菌可随淋巴液经淋巴管到附近淋巴结,由淋巴结内的吞噬细胞吞噬和杀灭。一般只有毒力强、数量多的致病菌才有可能不被完全阻挡而侵入血液和内脏器官,再由各处的吞噬细胞继续吞噬杀灭。吞噬细胞能吞噬和杀灭大多数种类的致病菌,同时释放多种细胞因子,引发炎症反应。

1. 吞噬和杀菌过程　吞噬作用(phagocytosis)大致可分为以下四个阶段:

(1) 游走(migration):入侵的致病菌可刺激吞噬细胞、血管内皮细胞等产生趋化因子(chemokine,chemotactic factor)),如 IL-8、中性粒细胞激活蛋白 2(neutrophil activating protein-2,NPA-2)、巨噬细胞炎性蛋白(macrophage inflammatory protein,MIP)、单核细胞趋化蛋白(monocyte chemotactic protein,MCP)等,招引大量的中性粒细胞和单核细胞由毛细血管中央向边缘移动。吞噬细胞借助黏附分子(如整合素)与血管内皮细胞联结处的黏附分子(如选择素、细胞间黏附分子)相互作用,选择性地黏附于感染病灶的血管内皮细胞上,逐渐变平,以"滚动"(rolling)方式穿越毛细血管内皮细胞层,进入组织间隙中,并继续定向移动并聚集在感染部位(图 5-5)。此外,细菌菌体成分或代谢产物(如 LPS)、补体活化后的裂解产物 C5a、炎症组织裂解产物等亦具有趋化作用。

Notes

（2）识别（recognition）：吞噬细胞不表达特异性抗原受体，除了通过调理素（opsonin）IgG或C3b识别致病菌外，主要依靠模式识别受体（pattern recognition receptor，PRR），如Toll样受体（Toll-like receptor，TLR）等，识别病原微生物的病原体相关模式分子（pathogen-associated molecular pattern，PAMP），并与之结合（表5-6）。Toll样受体是细胞表面的跨膜信号受体，是启动免疫应答的关键分子和连接固有免疫与适应性免疫的纽带，主要分布于免疫细胞和黏膜上皮细胞上，在树突状细胞、巨噬细胞、B细胞等专职抗原提呈细胞表面的表达尤为丰富。迄今为止，已发现10多种Toll样受体，不同的Toll样受体可识别不同的PAMP（表5-6）。PAMP是指病原微生物的分子标志，为共有的高度保守的组分，为微生物生存和致病性所必需，不存在于高等哺乳动物中，免疫系统可借此区分"自己"（self）与"非己"（non-self），即PAMP可作为病原微生物入侵的"危险信号"，诱发宿主免疫应答。

表5-6　病原菌的模式识别受体及其识别的病原相关模式分子

模式识别受体	病原相关模式分子	配体来源
膜型PRR		
TLR1	脂蛋白	分枝杆菌
TLR2	肽聚糖,磷壁酸	革兰阳性菌
	脂阿拉伯甘露聚糖	分枝杆菌
TLR4	LPS（脂多糖）	革兰阴性菌
TLR5	鞭毛蛋白	细菌
CD14分子	LPS	革兰阴性菌
甘露糖受体	甘露糖或岩藻糖样结构	细菌
清道夫受体	LPS,磷壁酸	细菌
胞质型PRR		
TLR9	含未甲基化CpG基序的DNA	细菌
NLR1（核苷酸结合寡聚化结构域样受体1）	肽聚糖降解产物二氨基庚二酸	革兰阴性菌
NLR2（核苷酸结合寡聚化结构域样受体2）	肽聚糖降解产物胞壁酰二肽	细菌
分泌型PRR		
LBP（脂多糖结合蛋白）	LPS	革兰阴性菌
MBL（甘露聚糖结合凝集素）	甘露糖或岩藻糖样结构	细菌
C反应蛋白	细胞膜磷脂酰胆碱	细菌

（3）吞入（ingestion）：吞噬细胞识别并结合致病菌后，细胞膜内陷，伸出伪足，将致病菌包围并摄入细胞内，形成吞噬体（phagosome），见图5-6。

（4）杀灭（killing）：当吞噬体形成后，溶酶体与之靠近、接触，两者融合形成吞噬溶酶体（phagolysome），见图5-6。此时，吞噬细胞从有氧呼吸转换为糖酵解作用，产生大量乳酸，使吞噬溶酶体内酸化（pH3.5~4.0），从而抑制致病菌的生长，并增强多种溶酶体酶的活性。溶酶体内的溶菌酶、髓过氧化物酶（myeloperoxidas）、阳离子蛋白、乳铁蛋白、防御素、反应性氧中介物（reactive oxygen intermediate）和反应性氮中介物（reactive nitrogen intermediate）等可杀死致病菌，而蛋白水解酶、多糖酶、核酸酶、脂酶等能降解菌体成分，绝大部分降解产物以胞吐方式排至吞噬细胞外。有些产物可被加工处理形成抗原肽（表位），以抗原肽-MHCⅡ类分子复合物的形式表达于细胞膜表面，提呈给CD4+T细胞识别，启动适应性免疫应答（图5-6）。

Notes

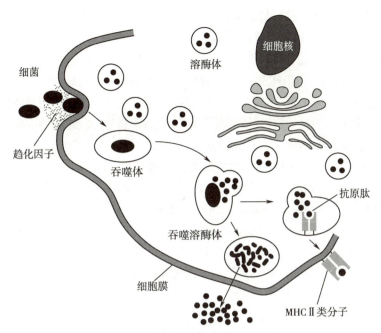

图 5-6　巨噬细胞吞噬杀菌和提呈抗原示意图

目前认为,吞噬细胞的杀菌机制主要有:

1)氧依赖性杀菌系统:致病菌与吞噬细胞接触并进入胞内后,引起呼吸爆发,氧消耗量急剧上升,众多氧依赖性酶的活性增强,产生大量 ATP 以发动吞噬。同时,将大量的 O_2 还原成多种高效反应性氧中介物,如超氧阴离子(O_2^-)、过氧化氢(H_2O_2)、单态氧($^1O_2$)、游离羟基(OH^-)等。O_2^- 和 H_2O_2 对细菌有直接杀伤作用,$^1O_2$ 和 OH^- 均属作用短暂的强氧化剂,能严重破坏细菌的 DNA、膜脂类和蛋白质。在酸性条件下,髓过氧化物酶利用 H_2O_2 和氯化物,产生 $HOCl$ 和 NH_2Cl,两者通过卤化作用破坏菌体蛋白。

2)氮依赖性杀菌系统:激活的吞噬细胞产生 NO 合成酶,合成反应性氮中介物 NO。NO 具有高度抗菌活性,当与 O_2^- 结合后可转化成 NO_2^- 和 NO_3^-,主要在厌氧条件下发挥效应,具有更强大的抗菌作用。

3)氧非依赖性杀菌系统:即不需要分子氧参与的杀伤机制。溶酶体内的溶菌酶、阳离子蛋白、蛋白水解酶、防御素、乳铁蛋白、核酸酶、脂酶和吞噬溶酶体内的酸性产物等具有一定的杀菌作用。

2. 吞噬作用的后果　吞噬细胞吞噬致病菌后,其后果随细菌种类、毒力和宿主免疫力不同而异,有两种结局:

(1)完全吞噬:正常情况下,大多数细菌会被吞噬杀灭,称为完全吞噬(图 4-7)。例如,大多数化脓性球菌被吞噬后,一般在 5~10 分钟内死亡,30~60 分钟内被完全破坏。

(2)不完全吞噬:结核分枝杆菌、嗜肺军团菌等胞内菌在免疫力低下的宿主中,虽被吞噬却不被杀死,称为不完全吞噬(图 5-3)。不完全吞噬可使致病菌在吞噬细胞内得到保护,免受体液中非特异性抗菌物质、特异性抗体或抗菌药物等作用。有的致病菌甚至能在吞噬细胞内生长繁殖,最终诱导吞噬细胞凋亡;或者随游走的吞噬细胞经淋巴液或血液扩散到人体其他部位,造成广泛病变。此外,吞噬细胞在吞噬过程中,溶酶体释放出的多种酶也能破坏邻近的正常组织细胞,造成组织的免疫病理性损伤和炎症反应。

(三)免疫分子

1. 补体(complement)　补体是机体重要的免疫效应分子。在感染的早期,即抗体尚未产生之前,补体系统可通过旁路途径(alternative pathway)或甘露聚糖结合凝集素(mannan-binding lectin，MBL）途径，由细菌肽聚糖、脂多糖、甘露糖残基等激活。在感染的中、后期，即抗体产生之后，免疫复合物可激活补体的经典途径（classical pathway）。补体系统激活后可产生多种生物活性产物，主要作用有：①溶菌作用：膜攻击复合体（membrane attack complex，MAC）即 C5b6789n 可溶解破坏靶细胞；②调理作用：C3b 等可作为调理素，与致病菌结合后，可被具有相应受体的吞噬细胞识别结合，增强吞噬作用；③介导炎症反应：C5a 为趋化因子，可募集大量的吞噬细胞聚集到感染部位；C3a 和 C5a 为过敏毒素，能刺激肥大细胞、血小板等释放组胺等生物活性介质，增加血流量和毛细血管通透性，介导炎症反应的发生。

2. 细胞因子　IL-1、IL-6 和 TNF-α 等可引起发热和炎症反应；IL-8 可趋化和激活中性粒细胞；IL-6 可诱导肝细胞合成和分泌急性期蛋白，引起急性期反应等。

3. 急性期蛋白（acute-phase protein）　是在细菌脂多糖、IL-6 等刺激下，主要由肝细胞产生的血浆蛋白，包括 C- 反应蛋白（C-reaction protein，CRP）、脂多糖结合蛋白（LBP）、甘露糖结合凝集素（mannose-binding lectin）、血清淀粉样蛋白 A（serum amyloid A protein）和蛋白酶抑制剂等。急性期蛋白最主要功能是最大限度地激活补体系统和调理吞噬致病菌，引发炎症反应。蛋白酶抑制剂可抑制吞噬细胞所释放酶类的活性，减少由致病菌感染所致的组织损伤。

二、适应性免疫

如果致病菌一旦突破宿主"第一道防线"，就有可能引起感染性疾病，与此同时诱发适应性免疫（adaptive immunity）应答，以最终清除致病菌。适应性免疫是个体出生后，在生活过程中与病原微生物及其代谢产物等抗原接触后产生的，或通过人工免疫而获得的免疫防御功能，担负人体"第二道防线"的作用，仅对诱发免疫力的相同致病菌起作用，故亦称为特异性免疫（specific immunity）。适应性免疫可分为黏膜免疫（mucosal immunity）、体液免疫（humoral immunity）和细胞免疫（cellular immunity）。

1. 黏膜免疫　黏膜免疫系统又称为黏膜相关淋巴组织（mucosal associated lymphoid tissue，MALT），主要是指呼吸道、消化道及泌尿生殖道黏膜上皮内和黏膜下固有层中弥散的无被膜淋巴组织，以及某些带有生发中心的器官化淋巴组织，如扁桃体、小肠派氏小结（Payer's patches）和阑尾。M 细胞（microfold cell：微皱褶细胞）为特化的上皮细胞，散布于黏膜上皮细胞之间，是启动黏膜免疫的关键细胞。当致病菌经黏膜入侵后，M 细胞可作为抗原捕获细胞或抗原转运细胞（antigen transporting cell），以吞饮方式将致病菌等吞入胞内，跨上皮转运至黏膜下固有层，供专职 APC 巨噬细胞或树突状细胞所摄取（图 5-7）。在派氏小结内，抗原提呈细胞、T 细胞、B 细胞等发生相互作用，B 细胞活化、增殖、分化为浆细胞，合成和分泌大量特异性抗体，主要是分泌型 IgA（SIgA），可第一时间阻断致病菌在黏膜上皮细胞表面的黏附与定植（图 5-7）。由于绝大多数细菌感染是从黏膜侵入或仅发生在黏膜局部，故黏膜免疫在抗菌免疫中的作用十分重要。

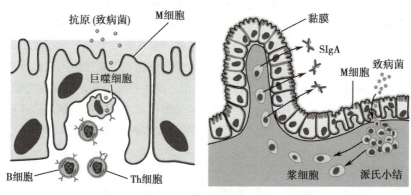

图 5-7　黏膜免疫中 M 细胞的功能示意图

Notes

2. 体液免疫 体液免疫是指由 B 细胞（或特异性抗体）介导的免疫应答，主要作用于胞外菌及其毒素。当机体受到某些致病菌和（或）其产物刺激后，在 CD4⁺Th2 细胞辅助下，B 细胞活化、增殖、分化为浆细胞。随抗原性质、进入途径、应答过程等不同，浆细胞可合成和分泌 IgG、IgM、IgA、IgD 和 IgE 五类免疫球蛋白（抗体）。其中，IgG 是抗感染的"主力军"，可分为抗菌抗体（调理素：opsonin）和抗外毒素抗体（抗毒素：antitoxin），在固有免疫细胞或补体参与下，清除入侵的病原菌。

3. 细胞免疫 细胞免疫是指由 T 细胞介导的免疫应答，在抵御胞内菌感染中起主要作用。当某些胞内菌侵入人体后，可刺激 T 细胞活化、增殖、分化为效应 T 细胞，主要是 CD4⁺Th1 细胞和细胞毒性 T 细胞（cytotoxic T lymphocyte，CTL）。其中，CD4⁺Th1 细胞可诱发迟发型超敏反应，杀死可逃避抗体攻击的胞内菌；CTL 可特异、高效、连续地杀死胞内菌感染的靶细胞。

三、抗细菌感染的免疫特点

1. 抗胞外菌感染的免疫 胞外菌（extracellular bacteria）是指寄居在宿主细胞外的组织间隙和血液、淋巴液、组织液等体液中的细菌。大多数致病菌属胞外菌，主要有金黄色葡萄球菌、A群溶血性链球菌、肺炎链球菌、脑膜炎奈瑟菌、淋病奈瑟菌、大肠埃希菌、痢疾志贺菌、霍乱弧菌、白喉棒状杆菌、破伤风梭菌、产气荚膜梭菌等。胞外菌主要通过产生内、外毒素等毒性物质和引起炎症反应而致病。

对胞外菌感染的免疫，固有免疫主要依靠吞噬细胞（中性粒细胞、单核 - 巨噬细胞）的杀灭和清除胞外菌，适应性免疫主要依靠黏膜免疫和体液免疫抵抗胞外菌感染（图 5-8）。特异性抗体的抗菌作用包括：

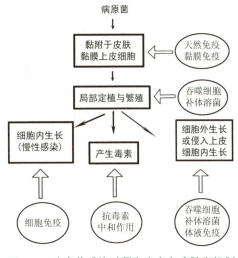

图 5-8 致病菌感染过程和宿主免疫防御机制

（1）阻断致病菌黏附与定植：黏膜免疫系统可产生 SIgA，释放到消化道、呼吸道等黏膜上皮细胞层表面，以及唾液、泪液、乳汁中。SIgA 在黏膜表面与入侵的相应致病菌表面抗原（如鞭毛、菌毛）结合后，可阻断致病菌在黏膜上皮细胞表面的黏附与定植。乳汁中的 SIgA 可将母体有关抗体传递给新生儿，保护新生儿免受感染。

（2）中和外毒素：抗毒素与外毒素（如白喉毒素、破伤风痉挛毒素）结合后，可封闭外毒素的活性部位，或阻止其与靶细胞表面的相应受体结合，从而中和外毒素的毒性作用。

（3）调理作用：IgG 类抗体可作为调理素，其 Fab 段与致病菌或抗原表位结合，Fc 段与中性粒细胞和巨噬细胞表面的 Fc 受体结合，促进吞噬作用，即调理作用（opsonization）。

（4）激活补体：IgM、IgG 类抗体与致病菌结合后形成免疫复合物，可激活补体经典途径，形成膜攻击复合体（MAC），导致细胞溶解；补体激活过程中产生的 C3a、C5a 等能介导炎症反应；C3b、C4b 可覆盖于致病菌表面，并与吞噬细胞上的补体受体 CR1 和 CR3 结合，增强调理吞噬作用。补体与抗体两者联合，则调理作用更强。

参与胞外菌免疫应答的 T 细胞主要是 CD4⁺Th2 细胞。除了辅助 B 细胞对胸腺依赖性抗原（TD-Ag）产生抗体外，CD4⁺Th2 细胞尚能产生 IL-4、IL-5、IL-6、IL-10 等 Th2 型细胞因子，促进巨噬细胞的吞噬和杀伤，招引和活化中性粒细胞等，引起局部炎症反应，以阻止致病菌从感染部位扩散。但是，若产生过量的细胞因子，则可造成严重的宿主组织损伤。

有些胞外菌与人体某些细胞组织存在共同抗原（交叉抗原）。致病菌感染后诱生的抗

Notes

体有可能与人体细胞组织发生交叉反应（cross-reaction），引起Ⅱ型和（或）Ⅲ型超敏反应（hypersensitivity），造成组织损伤而致病。最具代表性的疾病是 A 群溶血性链球菌感染后的风湿热和急性肾小球肾炎。幽门螺杆菌感染后也存在自身抗体，与胃黏膜发生交叉免疫反应，诱发胃炎和胃溃疡。

2. 抗胞内菌感染的免疫　胞内菌（intracellular bacteria）可分为兼性（facultative）和专性（obligate）两类。兼性胞内菌在宿主体内，主要寄居在细胞内生长繁殖；在体外时可在无活细胞的适宜环境中生存和繁殖。专性胞内菌则不论在宿主体内或体外，都只能在活细胞内生长繁殖。医学上重要的兼性胞内菌有结核分枝杆菌、伤寒沙门菌、布鲁菌、嗜肺军团菌等，专性胞内菌有立克次体、衣原体等。

胞内菌感染的特点除胞内寄生外，尚有低细胞毒性、潜伏期较长、病程缓慢和主要通过病理性免疫损伤而致病等。胞内菌感染的持续性抗原刺激，常可形成肉芽肿病变特征。肉芽肿既可阻挡致病菌的扩散，亦对宿主局部造成一定的病理损伤，最具代表性的疾病是结核分枝杆菌引起的肺结核。

由于特异性抗体不能进入胞内菌寄居的细胞内与之作用，故体液免疫对胞内菌感染的作用有限，主要依靠以 T 细胞为主的细胞免疫，主要包括以下两类细胞：

（1）CD4$^+$Th1 细胞：主要分泌 IL-2、IFN-γ、TNF-β 等 Th1 型细胞因子。IFN-γ 是巨噬细胞最强的激活因子，可增强其吞噬杀伤胞内菌的能力。巨噬细胞活化后，可释放 IFN-γ、IL-1、IL-6 和溶酶体酶等重要炎性因子，促进感染部位的血管内皮细胞黏附分子的表达，募集更多的单个核细胞移向炎症部位，在局部组织产生以淋巴细胞和单核 - 巨噬细胞浸润为主的迟发型超敏反应（delayed-type hypersensitivity），有利于对胞内菌的清除（图 5-9）。

（2）细胞毒性 T 细胞（CTL）：CTL 能分泌穿孔素（perforin），直接破坏胞内菌感染细胞；亦可分泌颗粒酶（granzyme），或高表达 FasL 和 TNF-α，激活半胱天冬氨酸蛋白酶（caspase），诱导受感染的靶细胞发生凋亡，释放出致病菌，再由抗体或补体等调理后，由吞噬细胞吞噬消灭（图 5-9）。

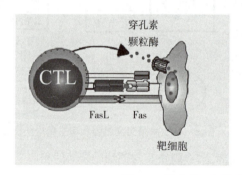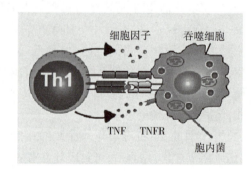

图 5-9　效应性 T 细胞产生的效应分子和杀伤机制

第四节　感染的发生与发展

感染的发生与发展是致病菌的致病能力和宿主的免疫防御能力相互作用的复杂过程，主要涉及传染源、传播方式与途径、易感人群三个方面。感染的结局是致病菌和宿主免疫力相互作用的结果，最后呈现为不同感染类型及临床表现。

一、传　染　源

在感染性疾病中，根据病原体来源，感染可分为外源性感染（exogenous infection）和内源性感染（endogenous infection）；根据感染发生场所，可分为社区获得性感染（community-acquired infection）和医院获得性感染（hospital-acquired infection）。

Notes

1. 外源性感染　外源性感染是指病原体来自宿主体外的感染,病原菌主要来源于:

（1）患者:大多数感染是通过人与人之间的传播。患者在疾病的潜伏期一直到病后一段恢复期内,都有可能将致病菌传播给其他人。与患者密切接触的人如果未经免疫,则可能存在被感染的危险。医院感染的致病菌大多可经医护人员的手发生人 - 人传播。因此,对患者及早作出诊断并采取防治措施,是控制传染病的根本措施之一。

（2）带菌者:有些健康人或传染病潜伏期患者可携带致病菌,也有些传染病患者恢复后一段时间内仍继续排菌。健康带菌者和恢复期带菌者是很重要的传染源,因其无临床症状,不易被人们察觉,难以控制,故危害性大于患者。脑膜炎奈瑟菌、白喉棒状杆菌常有健康带菌者,伤寒沙门菌、志贺菌等可有恢复期带菌者。

（3）病畜和带菌动物:有些致病菌主要存在于动物体内,偶尔感染人类,称之为人兽共患的致病菌。通过直接接触受感染动物、食用受污染的肉奶蛋制品或昆虫叮咬等,病畜或带菌动物的致病菌可传播给人类。例如,鼠疫耶尔森菌、炭疽芽胞杆菌、布鲁菌、肠出血性大肠埃希菌O157：H7、鼠伤寒沙门菌等可经动物传播给人。

此外,外界环境中亦存在许多致病菌和机会致病菌,如土壤中的破伤风梭菌、产气荚膜梭菌,医院供水或空调系统中的嗜肺军团菌等。

2. 内源性感染　内源性感染是指病原体来自患者体内或体表的感染,亦称为自身感染（self infection）。致病菌大多是存在于体表和与外界相通的腔道中的正常菌群,少数是以潜伏状态存在于体内的致病菌（如结核分枝杆菌）。正常菌群在特定条件下转化为机会致病菌后才致病。目前,内源性感染有逐年增多的趋势。

二、传播方式与途径

1. 皮肤黏膜损伤　皮肤黏膜是宿主抗感染的"第一道防线",如果皮肤出现破损或烧（烫）伤,金黄色葡萄球菌、大肠埃希菌、铜绿假单胞菌等可侵入引起化脓性感染。在人类与动物粪便、泥土中,可能存在破伤风梭菌、产气荚膜梭菌等芽胞。芽胞若进入皮肤深部伤口,微环境适宜时可发芽与繁殖,产生外毒素而致病。通过皮肤接触患病动物及受染皮毛等,可感染炭疽芽胞杆菌等。

2. 呼吸道　患者或带菌者的痰液和唾液中含有大量的致病菌,通过痰液、飞沫和飞沫核可散布到周围空气中,经呼吸道途径感染他人。亦可通过吸入携带致病菌的尘埃或经手接触呼吸道分泌物而引起感染。空调系统形成的气溶胶和雾化器、湿化器等吸入治疗装置内的液体若被致病菌污染,也可发生感染。引起上呼吸道感染的细菌主要有 A 群溶血性链球菌、脑膜炎奈瑟菌、流感嗜血杆菌等;引起下呼吸道感染的细菌主要有肺炎链球菌、结核分枝杆菌、嗜肺军团菌等。

3. 消化道　又称粪 - 口途径,大多是摄入被粪便污染的饮水、食物所致。水、食物、手和苍蝇等是消化道传染病传播的重要媒介。通过消化道传播的致病菌主要有伤寒沙门菌、志贺菌和霍乱弧菌,以及可引起感染性食物中毒的鼠伤寒沙门菌、大肠埃希菌 O157：H7、副溶血性弧菌等。幽门螺杆菌则可能通过唾液发生人 - 人传播。

4. 泌尿生殖道　大肠埃希菌、凝固酶阴性葡萄球菌、变形杆菌等可引起尿路感染。

5. 节肢动物叮咬　有些致病菌是通过节肢动物叮咬而传播的。例如,鼠疫耶尔森菌由鼠蚤传播。

6. 性接触　主要有引起淋病的淋病奈瑟菌。

大部分细菌一般都通过一种途径传播,如肠道致病菌通过粪 - 口途径,破伤风梭菌通过外伤感染;但也有一些致病菌,如结核分枝杆菌、炭疽芽胞杆菌等可经呼吸道、消化道、皮肤创伤等多种途径传播。

Notes

三、感染的类型

感染的发生、发展和结局,是宿主的免疫防御能力和致病菌的致病能力相互作用的复杂过程。根据双方力量对比,可出现隐性感染(inapparent infection)、显性感染(apparent infection)和带菌状态(carrier state)等临床表现。随着双方力量的消长,感染类型可转化或交替出现。

1. 隐性感染 当宿主的抗感染免疫力较强,或侵入的致病菌数量不多、毒力较弱时,感染后对机体损害较轻,不出现或只出现不明显的临床症状,是为隐性感染,又称亚临床感染(subclinical infection)或无症状感染(asymptomatic infection)。在大多数传染病流行中,隐性感染者一般约占人群的90%或更多。隐性感染后,机体常可获得足够的特异性免疫力,能抵御同种致病菌的再次感染。隐性感染的宿主可向体外排出致病菌而成为重要的传染源。流行性脑脊髓膜炎、结核、白喉、伤寒等常有隐性感染。

2. 显性感染 当宿主的抗感染免疫力较弱,或侵入的致病菌数量较多、毒力较强时,机体的细胞组织受到不同程度的损害,出现一系列明显的临床症状和体征,是为显性感染。显性感染过程结束后,致病菌可被清除。由于每一病例的宿主免疫力和细菌致病能力存在着差异,因此,显性感染又分轻、重、缓、急等不同模式。

(1)临床上按病情缓急不同,显性感染可分为:

1)急性感染(acute infection):病情发展迅速,病程较短,一般是数日至数周。病愈后,外来的致病菌从宿主体内消失,但内源性感染的机会致病菌则不一定消灭。如流行性脑脊髓膜炎、猩红热、霍乱、细菌性痢疾、气性坏疽、鼠疫等属于急性感染。

2)慢性感染(chronic infection):病情较急性感染轻,病程缓慢,常持续数月至数年,如肺结核、幽门螺杆菌所致的慢性胃炎等。结核分枝杆菌等胞内菌往往引起慢性感染。

3)亚急性感染(subacute infection):病情发展不及急性感染迅速,病程不及慢性感染持续时间长,如甲型链球菌所致的亚急性细菌感染性心内膜炎。

(2)临床上按感染的部位及性质不同,显性感染可分为:

1)局部感染(localized infection):致病菌侵入宿主体后,仅局限在一定部位生长繁殖,释放毒素,引起局部病变。例如,化脓性球菌所致的疖和痈。

2)全身感染(generalized infection):感染发生后,致病菌或其毒性代谢产物通过血液播散而引起全身急性症状。临床上常见类型有以下五类。

①毒血症(toxemia):致病菌侵入宿主体后,只在机体局部生长繁殖,不进入血液,但其产生的外毒素入血,并经血液到达并损伤易感的组织细胞,引起特殊的临床症状。如白喉、破伤风等。

②内毒素血症(endotoxemia):革兰阴性菌侵入血液,并在其中大量繁殖,死亡崩解后释放大量内毒素;也可由感染病灶内大量革兰阴性菌死亡后释放的内毒素入血所致。在严重革兰阴性菌感染时,可出现内毒素休克、DIC等,甚至死亡,如小儿急性中毒性细菌性痢疾。

③菌血症(bacteremia):致病菌由局部侵入血液,但未在其中生长繁殖,只是短暂的一时性或间断性侵入血液,到达体内适宜部位后再行繁殖而致病,如伤寒、波浪热(布鲁菌病)等。

④败血症(septicemia):致病菌侵入血液并在其中大量繁殖,产生毒性产物,造成机体严重损害,出现全身性中毒症状,如高热、皮肤和黏膜淤血、肝脾肿大等,如鼠疫、气性坏疽等。

⑤脓毒血症(pyemia):化脓性致病菌从感染部位侵入血液,并在其中大量繁殖,通过血液扩散至宿主的其他组织或器官,产生新的化脓性病灶。例如,金黄色葡萄球菌可引起脓毒血症,出现血源性肝脓肿、肺脓肿和肾脓肿等。

(3)带菌状态:有时宿主在显性或隐性感染后,致病菌并未立即消失,而在体内继续留存一定时间,与机体免疫力处于相对平衡状态,是为带菌状态,该宿主称为带菌者(carrier)。例如,伤寒、白喉患者等病后常可出现带菌状态。在显性感染临床症状出现之前称为潜伏期带菌者;显

Notes

性感染之后称为恢复期带菌者;隐性感染之后称为健康带菌者。带菌者的共同特征是没有临床症状,但能不断或间歇地排出致病菌,成为重要的传染源之一。因此,及早发现和治疗带菌者,对控制传染病的流行具有重要意义。

第五节 医院感染

医院感染(nosocomial infection),又称医院获得性感染(hospital acquired infection),主要是指患者在医院接受诊断、治疗、护理及其他医疗保健过程中,或在医院逗留期间获得的一切感染。目前,医院感染发生率高达 5%~20%,已成为全球性公共卫生问题。

医院感染的判定标准是:①对于有明确潜伏期的疾病,自入院第一天算起,超过平均潜伏期后所发生的感染;对于无明确潜伏期的疾病,发生在入院 48 小时后的感染;②患者发生与上次住院直接相关的感染;③在原有感染的基础上,出现新的与原有感染无关的不同部位的感染,或者在原感染部位已知病原体的基础上,又培养出新的病原体(包括菌株的新种、属、型);④新生儿在经产道时发生的感染,或发生于分娩 48 小时后的感染;⑤医务人员在医院工作期间获得的感染。

一、常见病原体及其特点

随着治疗方法、药物种类、诊断技术的发展变化,医院感染的病原体种类亦相应改变。目前,医院感染主要由大肠埃希菌、肺炎克雷伯菌、铜绿假单胞菌、鲍曼不动杆菌、金黄色葡萄球菌和白假丝酵母菌(表 5-7)。其中,革兰阴性杆菌感染发生率超过 50%。细菌生物被膜感染发生率不断攀升,主要引起慢性和难治性感染。真菌感染亦逐年增长,检出率已占病原体的 15% 以上,主要是白假丝酵母菌。医院感染大多由单一病原体引起。

表 5-7 医院感染的常见病原体

感染部位	常见病原体
肺部感染	铜绿假单胞菌、肺炎克雷伯菌、大肠埃希菌、阴沟肠杆菌、产气肠杆菌、黏质沙雷菌、金黄色葡萄球菌、嗜肺军团菌
泌尿道感染	大肠埃希菌、表皮葡萄球菌、变形杆菌、粪肠球菌、铜绿假单胞菌、肺炎克雷伯菌、白假丝酵母菌
感染性腹泻	
非侵袭型腹泻	霍乱弧菌、肠产毒性大肠埃希菌、金黄色葡萄球菌
侵袭型腹泻	志贺菌、鼠伤寒沙门菌、空肠弯曲菌、肠出血性大肠埃希菌
抗菌药物相关性腹泻	艰难梭菌、金黄色葡萄球菌、白假丝酵母菌
手术伤口感染	大肠埃希菌、金黄色葡萄球菌、凝固酶阴性葡萄球菌、甲型链球菌、产气肠杆菌、铜绿假单胞菌、肺炎克雷伯菌、脆弱类杆菌、真菌
菌(败)血症	大肠埃希菌、金黄色葡萄球菌、凝固酶阴性葡萄球菌、鲍曼不动杆菌、粪肠球菌、产气肠杆菌、肺炎克雷伯菌、铜绿假单胞菌
与输血相关的传染病	丙型肝炎病毒、人类免疫缺陷病毒、乙型肝炎病毒、梅毒螺旋体

我国医院感染发生的部位目前以下呼吸道感染为主,其次是泌尿道感染、术后切口感染、胃肠道感染和其他部位感染。在美国等发达国家排在首位的是泌尿道感染,其病原体主要是来自患者肠道和泌尿生殖道的正常菌群。

引起医院感染的常见病原体具有以下微生态学特点:

1. 大多为机会致病菌 引起医院感染的病原微生物多种多样,但更多的是患者体内的毒

Notes

力较低的、甚至是无致病力的机会致病性微生物,如凝固酶阴性葡萄球菌、大肠埃希菌、白假丝酵母菌等,以及来自医院环境中的非致病性微生物。

2. 具有耐药性　由于在医院环境内长期接触大量抗生素,医院内耐药菌的检出率远比社区高。对于同一种细菌,在医院内和医院外分离的菌株有不同的耐药性,前者耐药性较强和涉及抗菌药物的种类较广。

3. 具有特殊的适应性　一些细菌在获得耐药性质粒的同时,也可能获得侵袭力及毒素基因,从而毒力增强,更容易攻击免疫力低下的宿主。表皮葡萄球菌、铜绿假单胞菌等具有黏附于插(导)管、人工瓣膜等医用材料表面的能力,可形成生物膜,增强对抗生素、消毒剂和机体免疫细胞及免疫分子的抵抗能力。如果医疗材料受到被膜菌污染,可使开心手术和插静脉导管的患者出现败血症、感染性心内膜炎等。肺炎克雷伯菌、铜绿假单胞菌在营养缺乏的潮湿环境中仍能繁殖,对一些常用消毒剂具有很强的抵抗力,常侵袭用呼吸机治疗的患者。

二、医院感染的类型

根据感染来源的不同,可将医院感染分为外源性感染和内源性感染两大类,但以内源性感染为主。

1. 外源性感染

(1) 交叉感染(cross infection):由医院内患者、病原携带者或医务人员直接或间接传播引起的感染。患者和病原携带者体内的病原微生物以自然或人为方式排出,一旦侵袭适当的宿主(主要是患者)即可引起感染。例如,细菌性痢疾患者和痢疾志贺菌携带者通过粪便排出痢疾志贺菌,可感染他人;巨细胞病毒感染者如做供肾者,可使受肾者发生感染。

(2) 医源性感染(Iatrogenic infection):在治疗、诊断和预防过程中,由于所用器械消毒不严而造成的感染。医院干燥环境中常有金黄色葡萄球菌、表皮葡萄球菌、粪肠球菌和结核分枝杆菌,常存在于紫外线灯的灯架、物品柜顶等灰尘中。非发酵革兰阴性杆菌(如铜绿假单胞菌、鲍曼不动杆菌等)和肠道杆菌(如肺炎克雷伯菌、产气肠杆菌、黏质沙雷菌)等在营养缺乏的潮湿环境下能够存活与繁殖,常存在于医院的公共设施,如肥皂盒中液体、水池、水龙头、拖把,甚至空调机等处。以上致病菌常可引起医院感染。将被微生物尤其是被膜菌污染的各种插入性诊治器材直接接触体内组织或无菌部位,亦可造成感染。革兰阴性杆菌(如肠道杆菌)可污染输液用液体,引起输液反应。

2. 内源性感染

人体体表和与外界相通的腔道中寄居着种类繁多的正常菌群。如果患者固有免疫与适应性免疫防御功能受损;或接受侵(介)入性诊治措施;或微生态平衡遭受破坏,患者自身的正常菌群或机会致病菌可因菌群失调或定位转移而引起医院感染,称之为内源性感染,亦称自身感染。例如,寄居在肠道或口咽部的机会致病菌侵入肺部引起的医院获得性肺炎;尿道口处细菌经导尿管上行后引起的尿路感染;与抗菌药物相关的假膜性肠炎等菌群失调症和真菌性阴道炎等,均与患者自身的正常菌群密切相关。

三、医院感染的传播途径

医院感染的传播途径与医院这一特殊环境、患者这一特殊群体密切相关,并且医护人员起着特殊作用。

1. 接触传播

(1) 直接接触传播:在医院,患者之间、患者与医护人员之间通过直接接触,易发生医院感染,如痢疾志贺菌、甲型肝炎病毒等引起的消化道感染。

(2) 间接接触传播:这是目前医院感染的主要传播方式,主要是经医护人员的手、医疗器械(尤其是反复使用的、消毒不易彻底的器械)、患者的生活用具等传播。医护人员的手最易反复被

Notes

病原微生物污染,既要接触有菌的物体,又要接触无菌的用品。如果手部卫生稍有疏忽,将为间接接触传播提供条件。在现代医院,侵入性诊治手段甚多,如插(导)管及内镜的使用、留置导尿管、穿刺、血液或腹腔透析、外科手术、器官移植、介入性治疗、呼吸机的使用等,均有可能将病原微生物直接带入患者体内,也可使患者自身的微生物转移至外籍生境或无菌部位,引起医院感染,如导尿相关性感染、内镜相关性感染等,尤其是细菌生物被膜引起的移植和介入治疗术后感染日益增多。

2. 空气 - 飞沫传播　患者排泄物和分泌物(如飞沫、痰液、脓汁和粪便等)携带大量的病原微生物,可严重污染医院空气。许多呼吸道传染病,如流行性感冒、严重急性呼吸综合征和肺结核等,可经空气或飞沫传播。铜绿假单胞菌、鲍曼不动杆菌等常侵袭机械通气患者,引起呼吸机相关性肺炎。雾化器、湿化器等吸入治疗装置内的液体若被致病菌污染,也可发生感染。空调系统形成的气溶胶若被嗜肺军团菌污染,可发生军团菌病。

3. 血液 - 体液传播　输血相关性感染主要是丙型肝炎、乙型肝炎、获得性免疫缺陷综合征、巨细胞病毒感染、梅毒等。供静脉滴注的液体若被细菌(如表皮葡萄球菌、大肠埃希菌、阴沟肠杆菌、肺炎克雷伯菌)及真菌(如白假丝酵母菌)等污染,可引起原发性菌血症。静脉用高能营养液若被真菌污染,亦可引发原发性真菌血症。

此外,食用被致病菌污染的饮水、食物以及口服药物亦可引起医院感染。

四、医院感染的危险因素与防治原则

医院是病原微生物汇集的重要场所,患者、带菌者和健康人之间密切接触,很容易造成病原体在人群中扩散。医院感染发生的主要危险因素有:

1. 易感人群　医院患者绝大多数是婴幼儿和老年人。婴幼儿由于免疫器官尚未发育完善,免疫功能处于未完全成熟状态。老年人免疫水平随着寿命的延长却相应地呈下降趋势,并可能患有免疫受损的基础性疾病,如糖尿病、肾脏疾病、肝硬化与重症肝病、免疫缺陷病、恶性肿瘤与血液病等,对微生物感染的抵抗力较青年人和中年人低。因此,婴幼儿、老年人和患者较易发生医院感染。

2. 现代医疗手段的应用　接受激素、免疫抑制剂、化疗和放疗,以及介入性诊治手段,如各种插管、内镜、器官移植、血液透析、留置导尿和人工机械辅助通气等,使医院患者免疫防御功能受损的机会增加,受到机会致病菌感染的机会亦相应增加。

3. 抗菌药物的不合理应用　不合理使用抗菌药物,可导致菌群失调而出现二重感染。

医院感染在病原学、流行病学、临床和诊断学等方面都与社区感染有显著差别,因此,在诊断、治疗、预防和控制医院感染上应与社区感染有所区别。对医院感染实施全方位的实时监测和动态预警,认识医院感染现状及其特点,掌握病原体的分布和耐药性的变化趋势,是制定控制医院感染措施的依据。控制医院感染的关键措施是清洁、消毒、无菌技术、隔离、净化、合理使用抗生素、尽量减少侵袭性操作、一次性使用医用器具、监测和通过监测进行效果评价。医护人员的手卫生(hand hygiene)最为重要,是阻断医护人员经操作导致在患者之间传播疾病的关键环节,手卫生达标可明显减少医院感染的发生。总之,严格执行现有的医院感染控制制度,约有三分之一的医院感染可以避免。

展　望

人体微生态系统是一个复杂多样的有机整体,正常菌群之间、正常菌群与宿主之间通过信息、物质和能量的流动,相互作用、相互依存和相互制约,可有效地拮抗病原菌的黏附与定植,维持人体微生态平衡和内环境的稳定。实施测定人体正常菌群基因组 DNA

序列的宏基因组(metagenomics)计划,将为认识感染性疾病的本质提供全新的视角,更好地采用"杀菌和促菌"并重的抗感染策略来防治微生态失调,降低医院感染的发生率和病死率。

细菌致病基因分为二大类:①毒力基因:编码产物能与宿主细胞相互作用,直接引起宿主细胞组织损伤,如毒素基因;②毒力相关基因:编码产物有利于致病菌在宿主内存活,调节毒力基因的表达(如密度感应系统、二元信号转导系统);参与毒力因子的修饰、加工及分泌(如细菌分泌系统)等。细菌致病基因可以致病岛的形式整合于染色体 DNA 中,能在种群间发生水平传播,从而增强致病菌对宿主体内环境和抗生素的适应性,亦可能产生新的致病菌。随着致病菌基因组学及细胞微生物学等研究的发展,将会有更多新的致病基因和毒力因子得以鉴定,致病菌与宿主细胞相互作用的分子机制得以阐明,为抗菌药物的筛选提供新靶标。

大多数细菌感染性疾病与细菌生物膜的形成有关,生物膜内细菌耐药性极强,可逃避宿主免疫防御机制,引起难治性、持续性感染。生物膜的形成主要受到密度感应系统(quorum-sensing,QS)的调控,即细菌通过感应特定信号分子的浓度,感应环境中同类或其他细菌的密度,对环境变化作出相应的反应。可见阻断或干扰群体感应系统的信号转导,抑制生物膜的形成,可有效地控制生物膜相关感染。

固有免疫细胞通过模式识别受体(PRR)直接识别病原体相关模式分子(PAMP),诱发细胞内信号级联反应,启动免疫应答相关基因转录,产生效应分子,以迅速吞噬和清除入侵的致病菌及其毒素。与此同时,向抗原提呈细胞发出预警信号,启动适应性免疫应答。Toll 样受体(TLR)是最重要的 PRR,能及时感知细菌感染等危险信号,阐明 TLR 及其配体的结构、信号通路和功能,将为感染性疾病的防治提供理论基础和新的药物靶点。

(龙北国)

Notes

第六章　细菌感染的检查方法与防治原则

病原微生物感染性疾病的诊断除根据患者的临床症状、体征和一般检验外,还需进行微生物学的检测,对感染性疾病患者标本中的病原微生物进行种属甚至型别的鉴定,必要时进行药物敏感试验和毒力检查等,从而达到对感染性疾病进行病因学诊断、研究病原体特征、指导医生合理用药或进行传染病的流行病学分析的目的。

细菌感染的病原学实验室检查程序一般包括:采集标本、病原体形态学检查、病原体的分离培养、生化反应、细菌种属与型别的血清学鉴定、药物敏感试验、细菌抗原及其核酸检测和机体免疫应答产物(抗体)的检测等。在实际工作中,可根据具体情况选用相应的实验技术和方法。

对细菌感染性疾病的特异性预防手段主要是接种疫苗、类毒素等制剂使机体获得特异性免疫力。用于人工免疫的疫苗、类毒素、免疫血清、细胞制剂以及诊断用品(结核菌素、诊断血清、诊断菌液等)等生物性制剂统称为生物制品(bioproduct)。对细菌感染性疾病的治疗主要是使用抗生素等抗菌药物。细菌感染的诊防治措施对控制感染性疾病起着重要作用。

第一节　细菌感染的微生物学检查

感染性疾病患者的临床症状与体征是医生选择实验室检查项目和方法的重要参考依据。根据对患者的临床初步诊断,采集适宜的标本,确定相应的病原学检查程序和方法鉴定出感染的病原菌。细菌感染的微生物学检查包括细菌的分离培养及鉴定、病原菌成分(抗原和核酸)以及患者血清中的特异性抗体的检测(图6-1)。

一、标本的采集与送检

细菌感染的实验室诊断结果的准确性很大程度上依赖于临床标本的采集与送检的时机、选择、质量和正确方法。

1. **无菌采集**　采集标本时应无菌操作,避免外源性污染;盛放标本的容器和培养基应预先进行无菌处理并贴好标签。

2. **早期采集**　细菌检查标本的采集尽可能在感染病程的急性期或症状典型时,并在使用抗菌药物之前采集标本。否则在分离培养时,需在标本中加入药物拮抗剂,如使用青霉素的加青霉素酶、使用磺胺药的加对氨基苯甲酸。

3. **适时采集**　根据病原体在感染性疾病不同时期的体内分布和排出部位选择性采集目的菌标本。例如,可疑肠热症患者应在病程的第1周内取血液,2~3周时取粪便或尿液送检。

4. **适宜部位采集**　应选择感染部位或病变明显的部位采集标本,例如感染性伤口,应从其深部而不是从表面或窦道采集标本;对于粪便标本,应挑取其中的脓血和黏液部分;若可疑流行性脑膜炎的患者,应选取脑脊液、血液或出血瘀斑。

5. **适宜方法采集**　根据目的菌的生物学特性选择不同采集方法。如:怀疑厌氧菌感染,应在采集过程中尽量避免接触空气;如脑膜炎奈瑟菌对低温和干燥极其敏感,应尽量床旁接种,并预温相应的培养基。

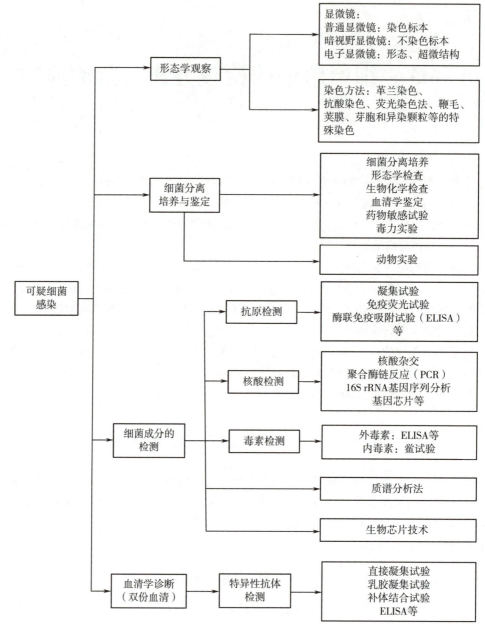

图 6-1　细菌感染的检测程序

6. **安全采集**　采集标本过程中,要防止皮肤和黏膜正常菌群对标本的污染。对怀疑为高危传染病患者的标本,特别是血液和体液标本,在采集、运送和处理标本时应考虑生物安全(biosafety),做好对操作人员的保护,防止病原传播。

7. **双份血清**　检查机体感染后产生的抗病原菌特异性 IgG 抗体时,应采集患者急性期和恢复期双份血清,只有当恢复期血清抗体效价比急性期的效价明显升高达 4 倍或以上时,方有诊断价值。

8. **妥善送检**　除不耐寒冷的脑膜炎奈瑟菌、淋病奈瑟菌等需要保暖外,多数细菌标本应冷藏送检;粪便标本中含杂菌多,常置于甘油缓冲盐水保存液中;厌氧菌对氧敏感,暴露在空气中容易死亡,采集后应立即排除空气,转移至特制的厌氧标本瓶中尽快送检。因采集的标本存在病原菌或潜在病原菌,应放在密闭不易碎的容器内送检。

此外,伴随送检单,应尽可能多的提供送检标本的背景资料,如患者近期的旅游史、与流行病的关系、临床的初步诊断及最近的治疗情况等,以有利于检验结果的分析。

Notes

二、细菌形态学检查

细菌形态学检查包括对不染色标本和染色标本的检查。细菌体积微小，需借助显微镜观察染色标本或不染色标本中的细菌形态、结构、排列、染色性及运动性，从而对感染的细菌进行初步判断，为进一步的细菌检测与鉴定提供参考。

（一）常用于细菌形态学检查的显微镜

1. 普通光学显微镜（light microscope，LM） 常用于细菌染色标本或活菌运动的观察。

2. 暗视野显微镜（dark field microscope） 特殊的暗视野聚光器只能使反光镜反射过来的光线斜射，因而光线不能进入物镜，造成背景视野变暗。当载物台上有细菌标本时，光线发生折射进入物镜，因此就能在暗视野中可看到发亮的细菌。本方法常用于在明视野显微镜中不易清晰观察的不染色活菌、螺旋体及其动力。

3. 荧光显微镜（fluorescent microscope） 以高压汞灯射出的紫外光或蓝紫光作为光源，根据荧光素的不同可选择使用紫外光或蓝紫光。细菌样品经荧光素染色后，在荧光显微镜下被有效激发荧光，在黑色背景中可见发荧光的细菌。

4. 电子显微镜（electron microscope，EM） 一般的细菌性感染的检查不需要使用电子显微镜，但电子显微镜可使细菌形态学的检查从细胞水平提高到亚细胞水平，对研究细胞的形态与结构、遗传与变异、生理功能和致病性等提供了条件。

（二）常用的细菌染色方法

常用的细菌染色方法包括革兰染色、抗酸染色和荧光染色等。另外，对细菌的鞭毛、荚膜、芽胞和异染颗粒等需用特殊的染色方法。

1. 革兰染色法（Gram staining） 常用于对细菌的分类鉴别。通过革兰染色，将细菌分为革兰阳性菌和阴性菌。结合细菌的形态、结构和排列方式，有助于对细菌进行初步鉴定。然而，有些医学上重要的细菌难以用革兰染色鉴别，如分枝杆菌的细胞壁含有大量脂质，染料不易进入菌体；军团菌对复染液摄入困难，需采用其他染色法。另外，对于支原体、螺旋体等病原体用革兰染色也不易着色，故一般不采用。

2. 抗酸染色法（acid-fast staining） 是鉴别结核和麻风等分枝杆菌属细菌的重要方法。由于分枝杆菌细胞壁富含脂类物质，一旦经苯酚复红初染着色后，盐酸酒精难以将其脱色，故为抗酸染色阳性（红色）；而一般的细菌容易脱色；再经碱性亚甲蓝溶液复染呈现蓝色。若在有肺结核症状患者的痰液中检出抗酸染色阳性的杆状细菌，则可初步诊断患者感染了结核分枝杆菌。

3. 荧光染色法（fluorescence staining） 是利用荧光染料对细菌标本进行染色，敏感性强、容易观察结果，主要用于结核分枝杆菌、麻风分枝杆菌及痢疾志贺菌等细菌的检测。如结核分枝杆菌经金胺 O-罗丹明 B 法（也称金胺 O 法）染色后，在荧光显微镜下呈亮黄色，此法可提高结核分枝杆菌的检出率。

直接进行含菌标本的涂片染色只对在大小、形态、排列和染色性上具有特征的致病菌有诊断价值，如采集患者脓性脑脊液或皮下瘀点中的渗出液，在其中的中性粒细胞内、外检出革兰染色阴性的双球菌有助于流行性脑脊髓膜炎的早期诊断。但很多细菌的形态和染色性缺乏明显特征，仅凭形态学不能作确切的诊断，如粪便标本中肠道致病性革兰阴性杆菌。

不染色标本主要用于检查生活状态下细菌的运动状况，常采用压滴法和悬滴法，可用暗视野显微镜观察。如在镜下观察标本有"鱼群"样排列、呈穿梭样或流星状运动的细菌，可对霍乱弧菌的感染进行初步诊断。

三、细菌的分离培养与鉴定

细菌的分离与鉴定（bacterial isolation and identification）是细菌性感染最可靠的确诊方法。

Notes

根据感染性疾病的致病特点采集不同标本(如血、尿、粪便、咽拭子以及脑脊液等),分区划线接种在固体平板培养基上,可将混杂在标本中的微生物分离出单个菌落,选择出可疑病原菌的菌落转种获得纯培养物,以利于进行细菌的鉴定。综合细菌形态、染色特征、菌落性状、生化反应和血清学鉴定结果判断感染的病原菌种属与分型。

1. **培养特性**　细菌培养应按不同目的选择适宜的培养基以提供特定细菌生长所需的必要条件。根据细菌所需的营养要求(糖、蛋白胨、氨基酸、维生素 B_1、血液、X 因子、V 因子等)、生长条件(温度、pH、培养时间、CO_2、厌氧环境等)和菌落特征(大小、形状、颜色、表面性状、透明度和溶血性等)做出初步鉴别。另外,细菌在液体培养基中是表面生长形成菌膜,还是沉淀或混浊生长;在半固体培养基上是否检出细菌的动力,均可为细菌的鉴定提供信息。

2. **形态学观察**　对分离培养所获得的细菌培养物进行涂片并染色后镜检。根据细菌的染色性、形态、大小及排列、有无特殊构造等进行初步鉴定,应注意将培养后的形态学检查与原标本直接镜检的结果对比观察。

3. **生化反应**　鉴定细菌的生化反应特点可作为鉴别细菌的依据。尤其是肠道感染的细菌多为革兰阴性菌,镜下形态和菌落特征基本相同,但其代谢产物和酶系统等具有很大差别。如各种肠道致病菌对不同种类的糖(葡萄糖、麦芽糖、甘露糖、蔗糖、乳糖等)的发酵或氨基酸(色氨酸、含硫氨基酸等)的分解能力不同,故可利用含不同糖或氨基酸的培养基进行生化反应,其结果可作为进一步鉴别的依据。目前多种微量、快速、定量和自动化的细菌生化反应试剂盒和细菌鉴定系统已广泛应用于临床。微生物自动鉴定系统以微生物编码鉴定技术为基础。该技术集数学、电子、信息及自动分析技术于一体,将细菌的生化反应模式转换为数学模式,给每种细菌的反应模式赋予一组数码,构建数据库。将培养基上分离的可疑致病菌配制成纯菌液,置入自动微生物鉴定系统中,在细菌培养的同时进行生化试验。计算机对生化反应的结果转换成数字,与数据库中的细菌条目比对并计算出现频率的总和,将细菌鉴定到属、群、种和亚种或生物型。

4. **血清学鉴定**　根据免疫学反应的特异性,利用含有已知抗体的免疫血清,如沙门菌属、志贺菌属、致病性大肠埃希菌、霍乱弧菌、链球菌、流感嗜血杆菌、脑膜炎奈瑟菌等单价和多价诊断血清,对其分离的待测菌进行属、种和血清型的鉴定。常用的方法是玻片凝集试验。

5. **药物敏感试验**(antimicrobial susceptibility test)　简称药敏试验。是测定抗菌药物在体外对病原微生物有无抑菌或杀菌作用的方法。临床标本经分离培养和鉴定确定了患者感染的病原菌后,常进行药物敏感性试验,这对指导临床选择适宜的抗菌药物、发现并检测细菌的耐药性、避免产生和加重细菌的耐药等具有重要意义。常用的方法包括纸片扩散法(disc diffusion test)、稀释法(dilution test)、抗生素连续梯度法(E-test 法)和自动化仪器法。纸片扩散法被 WHO 推荐为定性药敏试验的基本方法。是将含有定量抗生素的纸片贴在已接种待检病原菌的琼脂平板上。在细菌培养过程中,纸片上的抗生素向周围琼脂中扩散,形成了逐渐减小的药物浓度梯度。由于致病菌对各种抗生素的敏感程度不同,在药物纸片周围便出现抑制病原菌生长而形成的大小不同的抑菌环。根据抑菌环的有无和大小来判定试验菌对该抗菌药物的敏感程度。稀释法是将细菌接种于含不同浓度抗生素的液体培养基或琼脂培养基,以能抑制细菌生长或杀菌的抗菌药物的最高稀释度为终点,该培养基含药浓度即为试验菌的最小抑菌浓度(minimum inhibitory concentration, MIC)或最小杀菌浓度(minimum bactericidal concentration, MBC)。MIC 和 MBC 的值越低,表示细菌对该药越敏感。稀释法包括宏量肉汤稀释法、微量肉汤稀释法和琼脂稀释法。其中,微量肉汤稀释法是自动化仪器广为采用的方法。E-test 法是一种定量的抗生素药敏测定技术,其原理是将稀释法和扩散法的原理相结合,将预先制备好的含有连续指数增长的稀释抗菌药物的 E 试条放在接种了细菌的琼脂培养板上。一定时间后,椭圆形抑菌圈的边缘与试条交点的刻度即为抗菌药物抑制细菌的 MIC。试验操作简便,结果有较好的重复性和稳定

Notes

性(图6-2)。

抗生素被广泛用于治疗人类和动物的感染性疾病。但是,细菌耐药性的出现对人类健康构成了极大威胁,并已成为一个受到广泛关注的健康问题。细菌的耐药性是指其对于抗菌药物作用的耐受性和对抗性。在细菌、抗菌药物及环境共同作用下,细菌会出现天然耐药和获得性耐药,前者通过染色体DNA突变而致,后者大多是由质粒、噬菌体及其他遗传物质携带外来DNA片段导致耐药性的产生。

细菌耐药性的检测,既包括对细菌耐药表型的检测,也包括对细菌耐药基因的检测。细菌耐药表型的检测主要有两种:①可直接检测细菌产生耐药性的酶:常检测的耐药表型包括β-内酰胺酶、超广谱β-内酰胺酶(extended-

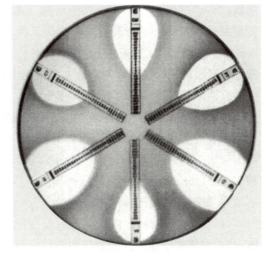

图6-2　MH琼脂培养平板E试验结果

平板上贴有六种不同的抗生素E test试条,可在抑菌椭圆环与E test试条交界处读取MIC值

spectrum β-lactamases,ESBLs)、头孢菌素酶(AmpC酶)、碳青霉烯酶(KPC型酶)、金属酶等;②通过应用抗菌药物敏感性试验来直接观察细菌对待检抗菌药物的敏感性:如耐甲氧西林的金黄色葡萄球菌(methicillin-resistant *S.aureus*,MRSA)、耐万古霉素的金黄色葡萄球菌(vancomycin-resistant *S.aureus*,VRSA)、耐万古霉素的肠球菌(vancomycin-resistant *enterococci*,VRE)、高水平耐氨基糖苷类的肠球菌(high-level aminoglycoside resistant *enterococci*,HLARE)等。细菌的耐药通常是由于耐药基因的存在和表达而产生的,可以应用分子生物学的方法直接检测耐药基因及耐药相关基因。常检测的耐药基因有金黄色葡萄球菌的*mecA*基因,大肠埃希菌的*blaTEM*、*blaSHV*、*blaOXA*基因,肠球菌的*vanA*、*vanB*、*vanC*、*vanD*基因等。耐药基因的检测方法有聚合酶链反应(polymerase chain reaction,PCR)、多重PCR、限制性片段长度多态性分析(PCR-RFLP)、单链构象多态性分析(PCR-SSCP)、核酸杂交、基因芯片等。耐药基因的检测对耐药菌的检出率为90%~95%,但其操作较为复杂,因此,目前临床上耐药基因的检测主要用于辨析药敏结果、苛养菌的快速药物敏感性的检查、特定耐药菌的流行病学调查和药敏临界菌的判断等。

6. 动物实验　动物实验一般不作为临床标本的细菌学常规检查技术,但必要时可选择敏感动物进行疑难的病原微生物的分离和鉴定、测定细菌的毒力、制备免疫血清、建立动物模型进行相关研究。测定细菌毒力,一般以半数致死量(medium lethal dose,LD_{50})或半数感染量(medium infective dose,ID_{50})来表示。如怀疑葡萄球菌肠毒素中毒,可用呕吐物等标本经肉汤培养后取滤液接种幼猫肠腔,观察有无发病或死亡。对多次培养阴性的可疑结核患者难以做出病原学诊断,可用标本接种豚鼠,感染后可检出结核分枝杆菌。

7. 其他检测法　放射性核素技术、气相色谱技术和电阻抗技术等现代实验技术已开始应用于细菌的检查和研究。如气相色谱法鉴别厌氧细菌;^{13}C、^{14}C呼吸试验检测幽门螺杆菌产生的尿素酶等;噬菌体对细菌分型的鉴定;细菌L型的检测。

四、细菌成分的检测

检出细菌成分,尤其是对特定细菌具有标志性信号的成分,如细菌的特异性抗原、编码某特异性抗原的一段核酸序列、细菌所产生的某种毒素等,均可作为识别该细菌和判定其致病性的根据。

1. 细菌抗原的检测　细菌抗原的检测是病原菌检查的常用技术,可直接采用临床标本或在细菌分离培养后进行,检测标本中细菌的特异性抗原可作为临床细菌性疾病诊断的重要

Notes

手段之一。多种免疫学实验技术可用于细菌抗原的检测。常用的方法有玻片凝集试验、协同凝集试验、间接血凝试验、乳胶凝集试验、对流免疫电泳、酶联免疫吸附试验(enzyme linked immunosorbent assay,ELISA)、免疫荧光技术、发光免疫技术和免疫印迹试验等。这些试验特异、敏感、简便,即使是患者在采集样本前使用了抗生素,难以成功分离培养出细菌,但仍能检测细菌的抗原。

2. 细菌核酸的检测　决定细菌特性的遗传信息位于细菌的基因组内,包括细菌的染色体DNA和染色体外的遗传物质(质粒DNA、mRNA和16S~23S rRNA)。不同种的细菌具有不同的基因或碱基序列,故可通过检测细菌的特异基因序列来判定细菌性感染。常用的方法有PCR、核酸杂交、16S rRNA基因序列分析和基因芯片等,用于检测不能在体外培养或目前的培养技术不敏感、费用高昂或耗时长的病原体。

(1)聚合酶链反应(PCR)　PCR是一种选择性DNA片段的体外扩增技术。当标本中病原体太少,用核酸电泳或核酸杂交的方法检测不到靶序列时,可提取带有靶序列的DNA作模板,将标本中含有的某段基因序列扩增上百万倍。此后再进行电泳、杂交等试验,就很容易被检出靶序列。此法简便、快速、特异性强、敏感性高。PCR方法可用于常规培养困难或耗时太长的病原体以及细菌毒素基因的检测,如结核分枝杆菌、淋病奈瑟菌、肠产毒素型大肠埃希菌和军团菌等的特异性DNA片段。实时荧光定量PCR技术(real-time PCR)可以检测出病原菌核酸的拷贝数,从而进行细菌定量。

(2)核酸杂交技术　核酸分子杂交是根据DNA双螺旋分子的碱基互补原理而设计的。先根据某种细菌的特异性核酸序列设计合成探针,并用化学发光物质、放射性核素、辣根过氧化物酶或地高辛等物质标记。当探针与待检标本中提取的核酸进行杂交时,若样本中有与探针序列完全互补的核酸片段,根据碱基互补原则,标本中相对应的核酸片段会与标记的探针结合,经不同方法即可检测出标本中有相应病原菌基因。核酸杂交技术包括:斑点杂交、原位杂交和印迹杂交等。该技术不受标本中的杂质干扰,对尚不能或难分离培养的病原菌尤为适用。现已将此技术应用于检测结核分枝杆菌、幽门螺杆菌、空肠弯曲菌和致病性大肠埃希菌等致病菌。

(3)16S rRNA基因序列分析(16S rRNA gene sequence analysis)　在所有细菌、衣原体、立克次体、支原体、螺旋体及放线菌等原核生物的染色体基因中存在编码核糖体RNA(rRNA)相对应的染色体上DNA序列,而病毒、真菌等非原核生物体内缺乏该序列。原核生物rRNA包括5S rRNA、16S rRNA和23S rRNA三种类型,其中16S rRNA基因具有多拷贝,多信息,长度适中的特点。16S rRNA基因由保守区和可变区组成。保守区为所有细菌所共有,细菌之间无差别,基因的可变区则具有属或种的特异性。可据此设计通用引物(universal primer,up)或特异引物、探针,检测样本中细菌16S rRNA的基因片段,获得l6S rRNA序列信息,再与16S rRNA数据库中的序列进行比对,确定其在进化树中位置,从而鉴定样本中可能存在的微生物种类。随着微生物核糖体数据库的日益完善,该技术成为细菌分类和鉴定的一个有力工具。在临床上可用于检测分离培养困难或周期过长的细菌(如结核分枝杆菌)或用常规试验方法难以区别的致病菌。但16S rRNA的进化速度缓慢,基因序列相对保守,对相近种或同一种内的不同菌株则很难区分,需要进行生理、生化等试验做进一步的鉴定。

3. 细菌毒素的检测

(1)内毒素的检测:常用的是鲎试验。该试验采用的鲎试剂是从栖生于海洋的节肢动物"鲎"的蓝色血液中提取的变形细胞溶解物,经低温冷冻干燥而成的生物试剂。溶解物中含有凝固酶原、凝固蛋白原、B因子和C因子等,在微量内毒素(0.0005g/ml)存在时这些物质相继被激活,最终使可溶性的凝固蛋白原变成凝固蛋白产生凝胶。因此可利用此原理测定血液或其他样品中的微量内毒素。根据鲎试剂反应的原理可分为定性鲎试剂和定量鲎试剂。定性鲎试验主要用于检测药品、医疗器械等产品的内毒素;定量鲎试剂主要用于检测临床患者和动物的血液、

Notes

体液中的内毒素。细菌内毒素检查法具有快速、简便、灵敏和特异性较高等特点,对革兰阴性菌感染引起的败血症、脓毒症及内毒素性休克血症等的早期快速诊断具有一定意义。

(2)外毒素的检测:可用动物体内实验测定外毒素,但更多的是采用体外免疫学方法检测。因为外毒素的免疫原性强,可刺激机体产生相应的特异性抗体。多种免疫学试验可利用已知的细菌外毒素抗体检测标本中的外毒素,其中 ELISA 在细菌毒素检测应用尤为广泛,如大肠埃希菌不耐热肠毒素和霍乱肠毒素的检测等。

4. **质谱分析法** 质谱分析(mass spectrometry)是采用某种方式将有机化合物的分子电离、碎裂。然后按照离子的质荷比(m/z)大小把生成的各种离子分离,检测其强度并排列成谱进行分析。

基质辅助激光解吸电离飞行时间质谱(matrix assisted laser desorption ionization time of flight mass spectrometry,MALDI-TOF MS)是近年来发展起来的新型软电离质谱技术。MADLI-TOF-MS 主要由三部分组成:基质辅助解析电离离子源(MADLI)、飞行时间质量分析器(TOF)和检测器。MADLI 的原理是将细菌单菌落直接涂在样品靶盘上,然后用基质覆盖形成共结晶薄膜;或将细菌重悬液与基质溶液充分混合后点样。脉冲激光照射结晶后,基质分子从激光中吸收能量传递到生物分子或从生物分子得到质子,而使生物分子电离。TOF 的原理是样品离子在电场下加速飞过飞行管道,根据离子的质荷比(m/z)与飞行时间成正比的原理,通过检测离子到达检测器的飞行时间确定离子的质荷比,从而对样品进行分析。与常规手工生化鉴定方法(耗时 1 天)和自动化仪器鉴定方法(耗时 5~10 小时)相比,MALDI-TOF 在每株菌的鉴定上所需要的平均时间仅数分钟。

蛋白质在微生物体内含量较高,每种细菌都有自身独特的蛋白质组成,所以各菌种的蛋白质谱图不同,代表性峰型分布存在显著差异,峰型有科、属、种或亚种特异性。MADLI-TOF-MS 技术主要通过检测获得微生物的蛋白质质谱图,并将所得的谱图与数据库中的微生物参考谱图比对,用微生物蛋白质表达谱中的特征谱峰对细菌的属、种,甚至不同亚种进行鉴定与分类。目前,除了部分少见菌株因数据库尚未建立相关参考谱图而暂时无法鉴定外,MADLI-TOF MS 已经能够鉴定出大部分的细菌。与常规方法相比,MADLI-TOF-MS 具有简便快速、灵敏度高、准确度好、低成本、自动化和高通量等特点,有可能取代现有的细菌和真菌鉴定方法,改变现在临床微生物实验室的工作模式或流程,使微生物的检测更加简易、快速、标准。目前,一些操作简易的商业化质谱仪已经走进临床微生物实验室,用于鉴定临床培养物中的细菌和真菌,并可对药物敏感性及耐药机制进行分析。

另外,将 PCR 技术与质谱分析方法相结合,可直接对临床标本中微生物核酸进行检测,而不必进行微生物培养。

5. **生物芯片技术** 生物芯片技术是一种高通量检测技术。按生物芯片材料和支持物的类型主要分为固态生物芯片和液态生物芯片。根据固定的探针不同,可分为基因芯片(gene chip,又称 DNA 芯片)、蛋白质芯片(protein chip)、细胞芯片(cell chip)、组织芯片(tissue chip,也称组织微阵列)和糖芯片(carbohydrate microarray)等。生物芯片是将大量生物识别分子(核酸片段、蛋白质或酶、抗原或抗体、细胞及组织等)按预先设置的排列固定于一种载体(如硅片、玻片及高聚物载体等)表面,利用生物分子的特异性亲和反应,如核酸杂交反应,抗原 - 抗体特异性反应等来分析各种生物分子的存在及其含量。反应结果用化学荧光法、酶标法或放射性核素法显示,通过特定的仪器,如共聚焦扫描仪或电荷偶联摄影像机(CCD)等光学仪器读取与收集数据,经专门的计算机软件进行数据分析,从而判断样品中靶分子的种类和数量。与传统的检测方法相比,生物芯片具有快速、敏感、高通量、多样性、微型化、自动化等特点。

生物芯片技术可广泛应用于疾病诊断和治疗、药物筛选、开发与鉴定、司法鉴定、食品卫生监督、环境检测、国防等许多领域。在医学微生物学中的应用包括:①微生物感染的快速诊断:

Notes

病原微生物诊断芯片可以在一张芯片上同时对多个标本、多种病原（如细菌、真菌和病毒等）进行快速检测与鉴别；②微生物基因分型及分子流行病学的调查；③微生物基因组及后基因组的研究：对病原体基因序列、基因的转录表达、抗原的表达及细菌糖键的特异性研究；④抗微生物感染药物的研制或耐药机制的研究等。

五、血清学诊断

病原菌侵入机体后会刺激机体免疫系统产生特异性抗菌抗体。用已知细菌或其抗原检测患者血清或其他体液中未知抗体及其量的变化，可作为某些病原菌感染的辅助诊断；也可用于调查人群对某病原菌的免疫应答水平以及检测疫苗接种后的预防效果。因需采集患者的血清进行此类试验，故称为血清学诊断（serological diagnosis）。

血清学诊断一般适用于免疫原性和抗原性较强的细菌所引起、病程较长的传染病。因为从机体感染细菌到血清中能检出特异性抗体一般需要大约两周时间。血清学诊断不能只凭一次抗体效价较高就做出诊断，通常需在感染早期和恢复期采取双份血清，如果恢复期或1~2周后的血清抗体效价比早期升高4倍或4倍以上，则可确定诊断。因为在传染病流行区，健康人群由于某些病原菌的隐性感染或近期曾接受预防接种，其抗体水平普遍较高，单份血清往往不能区分现症感染或既往感染。

血清学诊断方法较多，需根据病原菌种类进行选择。常用于细菌感染的血清学诊断有：直接凝集试验（诊断伤寒、副伤寒的肥达试验、检测立克次体的外斐试验、诊断钩体病的显微凝集试验等）；补体结合试验（检测Q热柯克斯体等抗体）；中和试验（诊断链球菌性风湿热的抗O试验等）和ELISA。ELISA具有技术简便、特异性强、敏感性高，重复性好、可检测大量标本、易于自动化操作等特点，已广泛应用于细菌、病毒等多种病原体的微生物学诊断和流行病学调查。但血清抗体效价受多种因素影响，如早期应用抗菌药物、年老、体弱和免疫功能低下等，此时感染机体的抗体效价可无明显升高，故抗体效价低时不要轻易否定。而且血清学诊断检测特异性抗体对感染性疾病的诊断具有其局限性，如疾病早期抗体尚未出现和效价过低，故难以作为早期诊断的依据。当然IgM型抗体出现较早，故在病程早期尽量检测IgM型特异性抗体，发现升高可辅助诊断。

除可做辅助诊断外，血清中抗体的检测还可用于调查人群对某种病原体的免疫水平及检测预防接种效果。

第二节 细菌感染的特异性预防

特异性免疫的产生，可通过患病、隐性感染等自然免疫和预防接种等人工免疫方式获得。特异性预防是根据获得性免疫的原理，给机体注射或服用某种病原微生物抗原（包括类毒素）或注射特异性抗体，以达到预防感染性疾病的目的，这种方法称为人工免疫（artificial immunization）。根据其免疫产生的方式进一步又分为人工主动免疫（artificial active immunization）和人工被动免疫（artificial passive immunization）。采用人工主动免疫方法通常称为预防接种（prophylactic inoculation）或疫苗接种（vaccination）。特异性预防的分类（图6-3）。

一、人工主动免疫

人工主动免疫是将疫苗（vaccine）或类毒素等免疫原性物质接种于人体，刺激机体免疫系统主动产生特异性免疫力，从而对相应病原体感染产生特异性预防作用的措施。

疫苗的种类很多。按其生产技术，疫苗可分成传统疫苗和新型疫苗两类。传统疫苗是指采用病原微生物及其代谢产物，经过人工减毒、脱毒、灭活等方法制成的疫苗，如死疫苗、减毒活疫

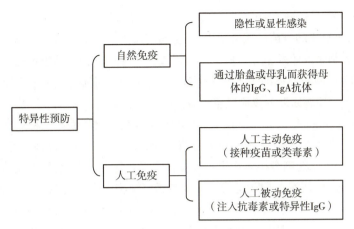

图 6-3　特异性免疫的分类

苗等。新型疫苗指应用基因工程技术和生物化学合成技术生产的疫苗,包括基因工程亚单位疫苗、重组疫苗、基因工程载体疫苗和核酸疫苗等。

1. **死疫苗**　死疫苗(killed vaccine)亦称灭活疫苗(inactivated vaccine),是选用免疫原性强的细菌,经人工大量培养后,用物理、化学方法杀死病原微生物,但仍保持其免疫原性的一种生物制剂。常用的有伤寒、霍乱、流行性脑膜炎、钩端螺旋体病等灭活疫苗。灭活疫苗的优点是安全、有效,易于保存,一般 4℃ 条件下可保存 1 年左右。但死疫苗的接种量大,需接种多次,注射的局部和全身性副作用较大,且只产生体液免疫应答。为减少接种次数和获得广泛的免疫效果,几种不同种类的死疫苗可混合制成联合疫苗使用,如伤寒沙门菌与甲、乙型副伤寒沙门菌三联疫苗,甚至再加上鼠疫与霍乱组成五联疫苗。

2. **活疫苗**　活疫苗(live vaccine)亦称减毒活疫苗(attenuated vaccine)是通过诱导毒力变异或人工选择培养(如温度敏感株)而获得的减毒或无毒株,或从自然界直接筛选培养的弱毒或无毒株制备的疫苗,如卡介苗(BCG)、炭疽芽胞杆菌为诱变的减毒活疫苗,鼠疫耶尔森菌低毒株是从自然界筛选出来的活疫苗。减毒或无毒菌株仍可在宿主体内生长繁殖,犹如轻型或隐性感染,一般只需接种一次,剂量较小,副作用轻微或无,且免疫效果优于死疫苗,免疫较持久,能同时产生细胞免疫和体液免疫;活疫苗若以自然感染途径接种,尚有 SIgA 抗体的局部黏膜免疫形成。

活疫苗的缺点是需冷藏保存,保存期短。另外,接种活疫苗相当于一次感染过程,遇到免疫功能低下或特应体质的人,会出现类似感染症状或超敏反应等不良现象。减毒活疫苗还存在着出现毒力回复突变的可能性,对免疫缺陷者和孕妇一般不宜接种活疫苗。

3. **亚单位疫苗**　亚单位疫苗(subunit vaccine)是去除病原体中与激发保护性免疫无关或有害的成分,但保留能有效诱发机体产生免疫应答的细菌免疫原成分而制备的疫苗,称为亚单位疫苗。如肺炎链球菌、脑膜炎奈瑟菌和流感嗜血杆菌表面的荚膜多糖疫苗。但这些亚单位分子的主要不足是缺乏有效的免疫原性,使用时常需与佐剂或免疫性强的抗原合成为偶联疫苗(conjugate vaccine)或称结合疫苗。偶联疫苗以蛋白质为载体来增强多糖的免疫原性,同时又可联合预防两种以上的微生物感染,如肺炎链球菌荚膜多糖结合破伤风类毒素及白喉类毒素制成偶联疫苗,能有效预防"白、破、链"感染。亚单位疫苗的生产成本较高,尤其是人工合成的短肽链疫苗。

(1) 基因工程疫苗(gene engineered vaccine)　利用基因工程或分子克隆技术获得带有编码病原体保护性表位的目的基因,将其导入原核或真核表达系统中,由表达、纯化后获得的该病原体的有效免疫原成分制备成疫苗。基因工程疫苗的优点是安全、经济、可批量生产。但技术要求高,对表达的保护性蛋白质抗原的回收和纯化较困难。

（2）重组载体疫苗（recombinant carrier vaccine） 将编码某一病原体蛋白抗原的基因导入减毒的病毒或细菌而制成的疫苗。减毒微生物充当载体，重组载体疫苗在人体内增殖并表达病原体基因产物，后者刺激人体发生免疫应答。所以重组载体疫苗也是活疫苗的一种特殊形式。在构建过程中，可将一种病原体的单个或多个蛋白抗原的编码基因，或多个病原体的蛋白抗原编码基因，导入到同一种病原体内以制成重组载体疫苗。

（3）核酸疫苗（nucleic acid vaccine） 也称 DNA 疫苗。是将编码某种病原体保护性抗原的基因克隆到真核质粒表达载体上而制备的疫苗。经肌内注射等方法接种到宿主体内后，外源基因在体内所表达的抗原能刺激机体产生免疫应答。与其他疫苗相比，核酸疫苗仅用编码病原体抗原的基因片段，这种核酸本身既是载体又能在真核细胞中表达抗原，刺激机体产生特异而有效的体液免疫和细胞免疫应答，尤其能诱导产生具有细胞毒杀伤功能的 T 淋巴细胞，可有效的预防病毒、细胞内寄生菌和寄生虫感染所引起的传染病。对那些抗原结构不清楚或者预防效果不理想的传染病，例如结核病、艾滋病、疟疾等的预防可带来希望。由于这些 DNA 序列在做接种时不需任何其他的生物载体和化学佐剂，因而又称为裸 DNA 疫苗（naked vaccine）。由于传统疫苗的主要成分是灭活的或减毒的活病原体，或是病原体的亚单位蛋白，即都是抗原物质，而核酸疫苗仅仅是编码病原体某种抗原的基因片段，故被认为是疫苗的第三次革命。使用核酸疫苗的潜在风险之一是，人们担心外源性 DNA 如整合到宿主细胞染色体中会活化癌基因和影响抑癌基因的表达，导致细胞的恶性转化。另一疑虑是核酸疫苗可能会使机体产生抗核抗体等而诱导自身免疫性疾病。目前，核酸疫苗已成为疫苗研究领域中的热点之一，有关核酸疫苗的免疫机制、在人体使用的安全性等诸多问题正在深入研究之中。

4. 类毒素（toxoid） 类毒素是外毒素经 0.3%~0.4% 甲醛处理后，失去了毒性但仍保持免疫原性的生物制品。接种后能诱导机体产生抗毒素，用以预防主要由外毒素致病的病原体感染。常用的类毒素有破伤风和白喉类毒素等。

在类毒素中加入吸附剂（佐剂）氢氧化铝后便制成精制类毒素。佐剂可延缓类毒素在体内的吸收时间，刺激机体产生足量的抗毒素。将类毒素与死疫苗制成的联合疫苗在临床应用取得了很好效果，如由白喉类毒素、百日咳鲍特菌死疫苗和破伤风类毒素混合制备的白、百、破（DPT）三联疫苗，可同时预防白喉、百日咳、破伤风三种疾病。其中鲍特菌还具有佐剂作用，故能增强类毒素的免疫效果。

二、人工被动免疫

人工被动免疫是将含有特异性抗体的免疫血清或纯化的免疫球蛋白、细胞因子等制剂输入人体，使机体立即获得特异性免疫力的过程，可用于紧急预防或治疗某些急性传染病。但因这些免疫物质不是人体自身体内产生，故维持时间较短。两种人工免疫的比较（表 6-1）。

表 6-1 两种人工免疫的比较

区别点	人工主动免疫	人工被动免疫
免疫物质	抗原	抗体或细胞因子等
免疫出现时间	慢（注射后 2~4 周）	快（注射后立即出现）
免疫维持时间	长（数月 ~ 数年）	短（2~3 周）
主要用途	预防	治疗或紧急预防

1. 抗毒素（antitoxin） 将类毒素或外毒素给马等大型动物进行多次免疫后，待动物血清中产生高效价抗毒素后采血、分离血清、提取其免疫球蛋白并精制成抗毒素制剂。抗毒素主要用于外毒素所致疾病的治疗和紧急预防。临床常用的有破伤风、白喉、肉毒等抗毒素以及多价气

Notes

性坏疽抗毒素等。使用这些异种（马血清）抗毒素时应注意避免超敏反应的发生。

2. 免疫球蛋白（immunoglobulin）　主要有人血清丙种球蛋白（serum gammaglobulin）和胎盘丙种球蛋白（placental gammaglobulin）两种制剂。前者是从健康成人血浆中提取制备的丙种球蛋白制剂。后者是从健康产妇的胎盘或婴儿脐带血液中提取制备而成，主要含有丙种球蛋白。因为大多数成年人经历过多种病原微生物的隐性感染、显性感染或疫苗接种，故血清或胎盘中含有抗多种病原微生物的特异性抗体。鉴于这类制剂不是专门针对某一种致病微生物的特异性抗体，一般免疫效果弱于特异性 IgG 抗体。主要用于对某些疾病的紧急预防及严重烧伤患者细菌感染的预防；也可用于丙种球蛋白缺乏症患者或经长期化疗或放疗的肿瘤患者。

3. 细胞免疫制剂　由于细胞免疫制剂的特异性低，免疫细胞及细胞因子种类繁多，相互间调控机制复杂，因此细胞免疫制剂在抗感染免疫中的应用并不广泛。目前临床常用的有细胞因子（cytokine）如 α、β 或 γ 干扰素（IFN-α、β、γ）、白细胞介素（IL-2、IL-6、IL-12 等）、肿瘤坏死因子（TNF）以及淋巴细胞激活的杀伤细胞（LAK 细胞）等。

4. 抗菌血清　抗菌血清（antibacterial serum）是指用病原体免疫动物制成的含有某种病原体抗体的血清。抗菌血清曾用于肺炎链球菌、鼠疫耶尔森菌、炭疽芽胞杆菌、百日咳鲍特菌等的感染。自抗生素等药物问世后，因细菌的型别多种多样，抗菌血清的制备又较繁杂，使用异种血清可能引起超敏反应等，目前已基本被淘汰，只是对某些已产生多重耐药的菌株如铜绿假单胞菌的感染，仍可考虑用抗菌血清治疗。

第三节　细菌感染的治疗原则

主要采用抗菌药物来治疗细菌感染。抗菌药物一般是指具有杀菌或抑菌作用的药物，主要包括微生物合成的抗生素和人工化学合成的抗菌药。自 1935 年第一个磺胺药应用于临床和 1941 年青霉素问世后，抗菌药物迅速发展，目前应用于临床的已有 200 余种。每种抗菌药物都有一定的抗菌范围，称为抗菌谱。根据药物抗菌范围的大小，又分为广谱抗生素和窄谱抗生素。

在抗感染的过程中，正确合理应用抗菌药物是提高疗效、降低不良反应发生率以及减少或减缓细菌耐药性发生的关键。抗菌药物治疗性应用的基本原则是：①诊断为细菌性感染的患者，方有指征应用抗菌药物；②尽早查明感染病原，根据病原种类及细菌药物敏感试验结果选用抗菌药物；③按照药物的抗菌作用机制及其在人体内药物动力学特点选择用药；④抗菌药物治疗方案应综合患者病情、病原菌种类及抗菌药物特点制订。有关抗菌药物的分类及其抗菌药物的主要作用机制等，请参见第四章的内容。

展　望

　　近年来，随着现代医学及相关科学技术的发展，各学科相互交叉和渗透，许多新技术、新方法已在临床微生物实验室得到广泛应用。微生物学检验技术已深入到细胞、分子和基因水平；一些非培养的快速检验新技术使微生物病原学诊断绕过了分离培养等繁杂过程，寻找和建立标本直接检测的简便、快速、灵敏、特异、自动化、标准化的方法。随着微生物检验技术的发展，特别是基质辅助激光解析电离 - 飞行时间质谱技术以及微生物标本液体转运技术的运用，使微生物实验室自动化愈加可行。

　　宏基因组学（metagenomics）是近年来在微生物基因组学基础上发展起来的研究策略与方法，用于对特定环境样品中全部微生物的基因进行测序分析和功能分析。鉴于宏基因组学研究的对象是特定环境的总 DNA，不是某特定的微生物的总 DNA，不需要对微生物进行分离培养和纯化。这对我们认识和利用 95% 以上的未培养微生物提供了一条新的途径。

　　细菌的耐药性已成为当今研究的难点和焦点,根据我国的国情,除了研究抗菌药物的耐药机制外,应重点研发抗感染的天然药物。疫苗在传染病的预防控制上所起到的作用是其他生物医学技术所难以替代的。疫苗的发展不但需要有新颖的设计思路、先进的技术平台与生产程序、完备的免疫反应评估体系,还需要对疾病分子病理机制的更深入探讨。开发疫苗也是解决较难治疗的耐药菌的最好方法,尤其是将由预防性疫苗转向治疗性疫苗的研究,可降低细菌的感染率,从而减少抗生素用量,延缓耐药性的出现。

(张力平)

Notes

第七章　消毒与灭菌

　　微生物为低等生物,结构简单,其新陈代谢及生长繁殖极易受到外界环境因素的影响。当环境条件适宜时,微生物表现为代谢旺盛、繁殖迅速;当环境条件不适宜或发生剧烈变化,会引起微生物核酸、蛋白质等生物大分子的变性破坏,从而发生代谢障碍,并使其生长受到抑制,甚至死亡。因此,人为改变微生物生存条件,可抑制或杀灭微生物,有效预防微生物感染,阻断感染性疾病的传播。

　　消毒灭菌是指利用物理或化学方法抑制或杀灭外环境中及机体体表的微生物,是防止微生物污染,阻断病原微生物传播的重要措施,在医学实践中具有重要意义。医学微生物学的发展历程中始终贯穿着消毒灭菌的应用。我国自古就有将水煮开后饮用的习惯,明代李时珍在《本草纲目》中指出,患者衣物蒸煮后再穿就不会感染疾病,这些都是微生物消毒知识不自觉的应用。早在18世纪,法国巴斯德采用加温处理的方法杀死污染微生物,有效防止了葡萄酒变酸变质。在他的启迪之下,英国外科医生李斯特提出了苯酚喷洒手术室、蒸煮手术器械、洗手等措施,有效降低了医院交叉感染率和死亡率。随着医学微生物学的发展,消毒灭菌作为防止微生物污染的重要手段,在现代医学、生命科学、工农业生产及日常生活中得到了更为广泛的应用。

第一节　消毒与灭菌的概念及常用术语

　　医学微生物学中常用消毒、灭菌、防腐、清洁等术语来表示物理或化学方法对微生物的杀灭程度。它们不仅在概念上有一定区别,而且在医学实践和防止医院感染中具有重要作用。

一、消　　毒

　　消毒(disinfection)是指用物理或化学方法杀灭物体表面或外环境中的病原微生物,但不一定能杀死细菌芽胞和非病原微生物。用于消毒的化学药物称为消毒剂(disinfectant),一般消毒剂在常用浓度下只能杀死细菌繁殖体,对芽胞无效。消毒效果常用 D 值、杀灭率、存活率等指标来进行评估。

　　1. D 值(Decimal reduction value)　指杀灭 90% 微生物所需的时间,常用分钟表示。D 值越大,表示杀灭作用越慢,所需杀灭时间越长。例如,在高压蒸汽灭菌方法中,D121℃表示在 121℃条件下,微生物数量减少 90% 所需时间。但在辐射灭菌法中,D10 的含义则为杀灭 90% 微生物所需的照射剂量。

　　2. 杀灭率(killing rate)　指消毒前后细菌被杀死数占消毒前细菌数的百分比,即杀灭率 = [(消毒前菌数 − 消毒后菌数)/ 消毒前菌数] × 100%。

　　3. 存活率(survival rate)　指消毒后仍存活的细菌数占消毒前活菌数的百分比,即存活率 = (消毒后菌数 / 消毒前菌数) × 100%。

二、灭　　菌

　　1. 灭菌(sterilization)　是指用物理或化学方法杀死物体上的所有微生物,包括杀灭细菌芽胞在内的全部病原微生物和非病原微生物。灭菌的效果是无菌,因此,灭菌比消毒更彻底。凡需进入人体内部的许多医疗用品,如手术器械、注射用品、置于体腔的引流管等,需经彻底灭菌处理后方可使用。另外,微生物学实践中用到的许多实验用品如培养基及相关实验试剂、器材等,也需灭菌后才能使用。

2. **无菌**(asepsis) 是指无活微生物存在的状态,常为灭菌的结果。无菌操作也称无菌技术(aseptic technique),是指防止微生物进入人体或其他物体的操作技术或方法。外科手术及许多微生物实验操作均要求严格的无菌操作。

三、防　　腐

防腐(antisepsis)是指防止或抑制微生物生长繁殖的方法。用于防腐的化学药物称为防腐剂(antiseptics),防腐剂一般只能抑制微生物的生长繁殖,而不能杀灭微生物。防腐剂的选择要注意安全性及有效性,常用的有醇类、氯己定、碘伏等。防腐剂和消毒剂没有绝对的差别,有些防腐剂在高浓度时也可杀灭微生物,起到消毒的效果。如甲醛溶液在低浓度时为防腐剂,但在高浓度时可做消毒剂使用。

四、清　　洁

清洁(cleaning)是指减少附着于机体或物体表面微生物数量的方法,如外科手术前的备皮、医院环境的清洁等。清洁也是消毒的重要前期步骤,物品消毒前经过清洁处理,可显著提高消毒灭菌的效果。

第二节　消毒灭菌的方法

不同微生物对外界理化因素的抵抗力不同,在进行消毒灭菌时应依据具体情况采用合适、有效的方法。消毒灭菌的方法包括物理消毒灭菌法及化学消毒灭菌法两大类。

一、物理消毒灭菌法

物理消毒灭菌法具有效果可靠、一般不会遗留有害物质等优点,是消毒灭菌中最常使用的方法。常用的物理消毒灭菌法包括热力灭菌法、辐射杀菌法和滤过除菌法。干燥及低温一般只能抑制微生物的生长,常用于菌种的保藏。

(一)热力灭菌法

热力可通过凝固菌体蛋白质使之变性、降解核酸或破坏细胞膜等作用机制,发挥对微生物的杀灭作用。多数无芽胞细菌经 55~60℃作用 30~60 分钟即可死亡,湿热 80℃经 5~15 分钟可杀死绝大部分细菌繁殖体和真菌。但细菌芽胞对高温具有强大的抵抗能力,例如炭疽芽胞杆菌芽胞能耐受 100℃煮沸 5~10 分钟,肉毒梭菌芽胞需煮沸 3~5 小时方可杀灭。

依据热力灭菌时是否以水及水蒸气作为热传导媒介,可将其分为干热消毒灭菌法和湿热消毒灭菌法两大类。从二者的灭菌效果看,如果在相同的温度和时间条件下,湿热灭菌法的灭菌效果比干热灭菌法好,主要原因是:①湿热条件下,蛋白含水量高,更易凝固变性;②湿热蒸汽具有比干热更强的穿透力;③湿热蒸汽具有潜热效应,即水由气态变为液态时会释放出大量的潜热,可迅速提高灭菌物体的温度。

1. **干热消毒灭菌法** 干热法(dry heat)主要通过燃烧、火焰、热空气或电磁波产热等手段,使菌细胞脱水、干燥或大分子变性而杀灭微生物。在干燥状态下,细菌繁殖体通常经 80~100℃作用 1 小时可杀灭,芽胞则需经 160~170℃作用 2 小时方可杀灭。

(1)焚烧(incineration):直接点燃物品或将其置于焚烧炉内燃烧。该法是一种最彻底的灭

Notes

菌方法,但破坏性大,仅适用于处理病理性废弃物品或动物尸体等。

（2）烧灼（flame）：直接用火焰烧灼灭菌。该法适用于实验操作过程中对金属器械（如接种环、剪刀、镊子等）和玻璃器皿（试管口、瓶口）等的灭菌。

（3）干烤（hot air sterilize）：利用干烤灭菌器（俗称干烤箱）加热灭菌。一般要求加热至160~170℃维持2小时,也可121℃维持16小时。该法适用于高温下不变质、不变性、不损坏、不蒸发物品的灭菌,如玻璃器皿、瓷器、注射器等。

（4）红外线（infrared）：利用电磁波的热效应灭菌。红外线是一种波长为0.77~1000μm的电磁波,具有良好的热效应,尤以1~10μm波长的热效应最强（图7-1）。但其热效应只能在照射物体表面产生,不能使物体均匀受热。红外线烤箱灭菌的温度和时间类似于干烤,主要用于医疗器械和食具的消毒灭菌。

（5）微波（microwave）：利用超高频电磁波的热效应灭菌。微波是指波长为1~1000mm的超高频电磁波（图7-1）,该电磁波可穿透玻璃、塑料薄膜、陶瓷等,但不能穿透金属。当微波通过介质时,可使极性分子（主要是水分子）快速运动,摩擦产热,导致内外温度同时升高。因此,微波的热效应必须在一定含水量的条件下才能产生,干燥条件下即使再延长消毒时间也无法有效灭菌。消毒常用的微波频率为2450MHz和915MHz两种,多用于非金属器械、检验室用品、食具、药杯和食品等物品的消毒。

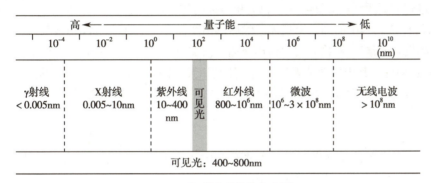

图7-1　电磁波谱的效应范围

2. 湿热灭菌法　湿热法（moist heat）主要通过加热煮沸或产生水蒸气的热量来杀灭微生物,常用方法有巴氏消毒法、煮沸消毒法、高压蒸汽灭菌法、流通蒸汽消毒法和间歇灭菌法等。

（1）巴氏消毒法（pasteurization）：用较低温度杀灭液体中的病原菌（如沙门菌、布鲁菌、牛结核分枝杆菌等）和特定微生物（如腐生菌等）,并保持液体中不耐热的营养成分不被破坏的消毒方法。该法由法国微生物学家Louis Pasteur创立,主要用于酒类和奶制品的消毒。具体方法有两种,即加热至61.1~62.8℃维持30分钟或71.7℃加热15~30秒钟,目前广泛采用后者用于奶制品的消毒。

（2）煮沸消毒法（boiling water）：将物品直接置于水中加热煮沸的消毒方法。1个标准大气压（101.325kPa）下水的沸点为100℃,细菌繁殖体在100℃水温中维持5min即可被杀灭,但要杀死芽胞至少需要煮沸1~2小时。如果在水中加入2%的碳酸氢钠则可提高沸点达105℃,这样既可促进对细菌芽胞的杀灭,又可防止金属器皿生锈。煮沸消毒法主要用于食具、一般外科器械和玻璃注射器等的消毒。

值得注意的是,由于大气压力随海拔增高而降低,水的沸点和水温也随之降低,故在高原地区使用煮沸法消毒应适当延长消毒时间以保证消毒效果。通常按照海拔每升高300米,延长消毒时间2分钟来计算。

（3）高压蒸汽灭菌法（autoclaving or steam under pressure sterilization）：使用高压蒸汽灭菌器（autoclave）以提高容器内蒸汽压力从而提高水蒸气的温度用以灭菌的方法,是目前医学上灭菌

Notes

效果最可靠、使用最广泛的湿热灭菌方法。1 个标准大气压下水的沸点及水沸腾后所产生水蒸气的温度均只有 100℃,短时间内杀不死芽胞。如果蒸汽被限制在一个密闭容器内,随着蒸汽压的升高,水的沸点及水蒸气的温度也会相应升高。通常在 103.4kPa(1.05kg/cm²)的蒸汽压力下,高压蒸汽灭菌器内温度可达到 121.3℃,此温度下维持 15~20 分钟可杀灭包括细菌芽胞在内的所有微生物(朊粒除外)。高压蒸汽灭菌法适用于普通培养基、生理盐水、手术敷料等耐高温、耐潮湿物品的灭菌。

由于高压蒸汽灭菌法的灭菌温度取决于容器内的蒸汽压力,故使用高压蒸汽灭菌器时应尽量排尽容器内的冷空气,使其充满水蒸气,以保证灭菌效果。近年来,为了缩短灭菌时间,一种新型的预真空高压蒸汽灭菌器已被研发并投入使用。此法是先将灭菌器内的空气抽出约 98%,再送入蒸汽,灭菌时间仅需 3~5 分钟,大大提高了灭菌效率,特别适用于周转快的物品的灭菌。

(4)流通蒸汽消毒法(free-flowing steam):利用 1 个大气压下 100℃的水蒸气及蒸汽冷凝释放出的潜热进行消毒的方法,也称常压蒸汽消毒法。该法的常用器具是普通蒸笼或 Arnold 蒸汽锅等,将待消毒物品置于其中,80~100℃加热 15~30 分钟可杀死细菌繁殖体,但通常不能杀死细菌芽胞。流通蒸汽消毒法目前主要用于日常餐饮器具的消毒及食品加工企业等。

(5)间歇蒸汽灭菌法(fractional sterilization):利用反复多次的流通蒸汽间歇加热,对不耐高温物品进行彻底灭菌的方法。该法也需将待灭菌物品置于流通蒸汽灭菌器内,先 100℃加热 15~30 分钟,以杀死其中的细菌繁殖体。然后取出物品置于 37℃培养箱内过夜,使物品中残存的细菌芽胞发育成繁殖体,次日再次使用流通蒸汽加热该物品。如此连续 3 次以上使用流通蒸汽间歇加热,即可将其中的细菌繁殖体及芽胞均杀死。间歇蒸汽灭菌法既达到了灭菌目的,又不会因温度过高而破坏物品中的不耐热营养成分,主要是用于不耐高温的含糖或牛奶培养基等的灭菌。

(二)辐射杀菌法

一定波长的紫外线及电离辐射可通过干扰 DNA 合成、损伤细胞膜或导致细胞新陈代谢紊乱等作用机制,发挥对微生物的杀灭作用。

1. 紫外线(ultraviolet radiation,UV) 是指波长为 10~400nm 的光波,由长波 UV-A、中波 UV-B 和短波 UV-C 组成。波长在 200~300nm 的紫外线(包括 UV-B、UV-C 和日光中的紫外线)均有杀菌作用,尤其以 265~266nm 紫外线的杀菌作用最强,原因在于 UV 在此波长范围内与 DNA 的吸收光谱一致。紫外线主要作用于 DNA,使双链 DNA 分子中一条 DNA 链上相邻的两个胸腺嘧啶共价结合形成二聚体,从而干扰 DNA 的复制与转录,导致微生物变异或死亡(图 7-2)。此外,大剂量的紫外线照射可引起核酸分子断裂、细胞膜损伤或蛋白质分子结构的破坏。

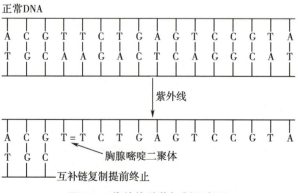

图 7-2　紫外线杀菌机制示意图

紫外线消毒操作方便,杀菌谱广,但其穿透力较弱,可被普通玻璃、纸张、尘埃、水蒸气等阻拦,主要用于手术室、无菌操作室、传染病房等处的空气消毒或不耐热物品的表面消毒,且需近距离(1 米以内)直接照射。由于杀菌波长的紫外线对眼角膜、皮肤均有损伤作用,采用紫外线消毒时应注意个人防护。研究表明,波长 184.9nm 紫外线可激发空气中 O_2 形成臭氧(O_3),后者能与紫外线发挥协同杀菌作用。但由于 O_3 对人体呼吸道黏膜有明显刺激作用,目前多采用低 O_3 或无 O_3 紫外光灯进行消毒。

2. 电离辐射(ionizing radiation)　能引起物质电离的辐射总称,包括带电粒子(α 射线、β 射线等)和不带电粒子(X 射线、γ 射线等)两类。电离辐射可在物体中产生复杂的效应,包括破坏核酸及蛋白质等生物大分子、破坏细胞膜、干扰 DNA 合成、扰乱酶系统并产生自由基等。辐射效应的强弱与物体的吸收能量有关,因此,电离辐射在足够剂量时,对多种微生物均有致死作用。

由于电离辐射波长短,具有较高能量和较强穿透力,且不会使灭菌物品升温,不会破坏物品的性能,特别适用于不耐高温物品的灭菌,故该法主要用于一次性医用塑料制品的批量灭菌及食品、药品和生物制品的消毒灭菌,其中以 β 射线和 γ 射线的应用最为广泛。β 射线可由电子加速器产生,穿透性差,但作用时间短,安全性好;γ 射线多由 ^{60}Co 为放射源,穿透性强,但作用时间慢,安全措施要求高。值得注意的是,电离辐射均具有放射性损害,使用时应特别注意安全防护,严格执行操作规程。

(三)滤过除菌法

滤过除菌法(filtration)是指采用机械阻留的方式除去液体或空气中的细菌、真菌等微生物,以达到无菌目的的方法。该法主要用于不耐高温的血清、细胞培养液、抗生素、毒素、抗体等液体的除菌。

液体滤过除菌需用到滤菌器(filter)。滤菌器的滤板或滤膜上含有微细小孔,只允许液体通过,而大于其孔径的细菌等微生物颗粒被阻留在外。采用此法可除去细菌、真菌等体积较大的微生物,但无法除去病毒、支原体等体积小于滤膜孔径的微生物。滤菌器的种类很多,包括硝基纤维素薄膜滤菌器、玻璃滤菌器、素陶瓷滤菌器、硅藻土滤菌器等,以硝基纤维素薄膜滤菌器最为常用。该类滤菌器具有多种规格滤膜孔径,最小的孔径可达 0.1μm,以 0.22μm 孔径的最为常用。

空气滤过除菌采用生物洁净技术,通过初、中、高三级高效粒子空气过滤器(high-efficiency particulate air filters,HEPA),可滤过空气中直径为 0.5~5μm 的尘埃颗粒及附着于尘埃上的细菌等微生物,并采用合理的气流方式来达到洁净空气的目的。HEPA 系统中的初级过滤器采用塑料泡沫海绵为滤膜,过滤率在 50% 以下;中级过滤器以无纺布做滤膜,过滤率在 50%~90% 之间;高效或亚高效过滤器采用超细玻璃滤纸过滤,过滤率可达 99.95%~99.99%。这种高度净化的层流空气形成一种稀薄的气流,以均匀的速度向同一方向输送,均匀分布于室内,不产生涡流,也不聚集尘埃。由于层流空气持续向外流通,室内始终维持正压,能有效防止相邻房间的细菌侵入。HEPA 具有高效的过滤效率,常用于生物安全柜、超净工作台、生物洁净室等处的空气滤过除菌。凡在送风系统上装有高效或亚高效过滤系统的房间,一般统称生物洁净室,可作无菌手术室、重症监护室或细胞培养室等。

(四)干燥和低温抑菌法

干燥可使细菌菌体脱水、新陈代谢减缓,甚至生命活动停滞。某些细菌(如脑膜炎奈瑟菌、淋病奈瑟菌、霍乱弧菌等)在干燥的空气中会很快死亡。但有些细菌具有较强的抗干燥能力,如溶血性链球菌在干燥的尘埃中可存活 25 天,结核分枝杆菌在干燥的痰中数月仍有活性。作为细菌休眠形式的芽胞对干燥也具有超强的抵抗力,如炭疽芽胞杆菌的芽胞可耐干燥达数十年之久。由此可见,干燥虽不能使芽胞及抵抗力强的细菌死亡,但可抑制其代谢繁殖。在生产及生活实践中,干燥法常用于保存食物。浓盐或糖渍食品可使细菌体内水分溢出,造成生理性干燥,使细菌生命活动停滞,从而防止食物变质。

低温可使微生物的新陈代谢减缓,当温度回升到适宜范围时,绝大多数微生物(除脑膜炎奈瑟菌、淋病奈瑟菌、苍白密螺旋体等)又能恢复正常的代谢和繁殖,故低温常用于微生物菌种、毒种的保藏。进行菌种保藏时,为了避免解冻对细胞的损伤,可采取在低温状态下真空抽去水分,即冷冻真空干燥法(lyophilization),简称冻干(freeze drying)。该法联合应用了低温、真空和脱水三大技术,是目前保存效果最好、保存时间最长的菌种保藏方法,一般可保存微生物达数年至数十年之久。

二、化学消毒灭菌法

化学消毒灭菌法是利用化学药品杀灭微生物的消毒灭菌方法。用于消毒灭菌的化学药品称为消毒剂。消毒剂能影响微生物的结构、组成及生理活动,随着浓度和作用时间的变化具有防腐、消毒和灭菌作用。常用浓度下,消毒剂一般只对细菌繁殖体有效,要杀灭芽胞需提高使用浓度和延长作用时间。消毒剂在低浓度下虽不能杀灭微生物,但可抑制微生物的生长繁殖,起到防腐作用,此时也被称为防腐剂。消毒剂和防腐剂对人体组织及微生物的作用无选择性,吸收后对人体有害,一般只能外用或仅用于环境的消毒。化学消毒剂虽然存在消毒灭菌效果不稳定、有一定毒性、刺激性及腐蚀性等不足,但因其种类较多、适用性强、使用方便,在机体体表、物品及环境的消毒灭菌中仍具有广泛的应用价值。

(一)消毒剂的杀菌机制

消毒剂种类多,杀菌机制复杂。一种消毒剂可具有多种不同杀菌机制,不同消毒剂的杀菌机制可能不同,同种消毒剂在不同作用浓度下的杀菌机制也可能不同。化学消毒剂的主要杀菌机制包括:

1. 促进菌体蛋白质凝固或变性 如高浓度酚类、高浓度重金属盐类、醇类、醛类、酸碱类消毒剂等即通过此机制发挥消毒灭菌作用。

2. 干扰细菌的酶系统及代谢过程 如某些氧化剂、低浓度重金属盐类等。此类消毒剂能与细菌代谢酶分子上的 -SH 基结合并使其失去活性,通过影响细菌的生理活动而发挥消毒灭菌作用。

3. 损伤细菌细胞膜或影响微生物的化学组成及物理结构 如苯扎溴铵等阳离子表面活性剂、脂溶剂、低浓度酚类消毒剂等。该类消毒剂能降低菌细胞及病毒包膜的表面张力,增加膜通透性,促进胞内液体溢出及胞外液体内渗,导致细菌细胞破裂或病毒裂解。

(二)消毒剂的分类

不同消毒剂对微生物的杀灭能力各不相同。依据消毒剂的杀菌效率,可将其分为高效、中效及低效消毒剂三大类。

1. 高效消毒剂(high-level disinfectant) 可杀灭包括细菌芽胞在内的所有微生物并达到灭菌效果的消毒剂,也被称为灭菌剂。此类消毒剂包括含氯消毒剂(如次氯酸钠、二氯异氰酸尿酸钠、漂白粉)、过氧化物消毒剂(如过氧化氢、过氧乙酸、二氧化氯)、醛类消毒剂(如戊二醛、甲醛)及环氧乙烷等。高效消毒剂的刺激性、腐蚀性、毒性通常较强,只适用于饮用水、物体表面以及不耐高温又需进入机体内部的医疗用品(如内镜、塑料材质外科器材等)的消毒。

2. 中效消毒剂(intermediate-level disinfectant) 可杀灭除芽胞外的细菌繁殖体(包括结核分枝杆菌等抵抗力较强的细菌)、大多数病毒及部分真菌。此类消毒剂包括含碘消毒剂(如碘酊、碘伏)、醇类消毒剂(如乙醇、异丙醇)、酚类消毒剂(如来苏尔、苯酚)等。中效消毒剂适用于皮肤黏膜、某些医疗器材(如喉镜、阴道窥器、麻醉器材等)及常规医疗护理器材(如体温计等)的消毒。

3. 低效消毒剂(low-level disinfectant) 可杀灭大多数细菌繁殖体及大多数病毒,但不能杀灭细菌芽胞、结核分枝杆菌等抵抗力强的细菌繁殖体和抵抗力强的病毒、真菌。此类消毒剂主要有季氨盐类消毒剂、氯己定、高锰酸钾等。低效消毒剂虽然消毒效果不及高效和中效消毒剂，但其作用温和，腐蚀性及刺激性均较小，常用于多种医疗器械、皮肤创口以及口腔、尿道、阴道、膀胱等黏膜组织的消毒。

（三）常用消毒剂的化学性质及用途

不同消毒剂的化学性质、作用机制各不相同，其具体使用范围、用法及用量也不相同，详见表 7-1。

表 7-1　常用消毒剂的用途、用量及作用时间

类别	消毒剂	用途	用量	作用时间	注意事项
含氯消毒剂	漂白粉	少量饮用水消毒；地面、厕所及排泄物消毒	10%~20%	≥30 分钟	不能用于有色衣物的消毒
	次氯酸钠、二氯异氰酸尿酸钠	皮肤、物体表面、排泄物、污水消毒	溶液有效氯含量 0.01%~0.1%	10~30 分钟	不能用于金属制品的消毒
过氧化物消毒剂	过氧化氢	口腔黏膜、皮肤、物体表面、空气消毒；冲洗伤口，防止形成厌氧微环境	3%	30 分钟	有刺激性及腐蚀性
	过氧乙酸	皮肤消毒；塑料、玻璃、人造纤维等物体表面及空气消毒	0.1%~0.5%	10~30 分钟	有刺激性及腐蚀性，对乙肝病毒敏感
	高锰酸钾	皮肤黏膜消毒；食具、水果、蔬菜消毒	0.1%	10~30 分钟	高浓度有刺激性及腐蚀性
醛类消毒剂	戊二醛	精密仪器、内镜消毒	2%	≥4 小时	
	甲醛	HEPA 滤器、物体表面消毒；室内空气熏蒸	10%	≥6 小时	对人体有潜在毒性
烷化剂类	环氧乙烷	手术器械、敷料、一次性塑料制品消毒	50mg/L	6 小时	对人体有毒性，易燃，对乙肝病毒敏感
含碘消毒剂	碘酊（碘的乙醇溶液）	皮肤、黏膜、物体表面消毒	2%~2.5%	1~10 分钟	对皮肤有一定刺激性
	碘伏	皮肤、黏膜、物体表面消毒	0.3%~0.5% 有效碘溶液	10~30 分钟	稀释液稳定性差，最好临用时配制
醇类消毒剂	乙醇	皮肤、医疗器材消毒	70%~75%	5~10 分钟	
季铵盐类消毒剂	苯扎溴铵（新洁尔灭）	术前洗手；皮肤、黏膜、物体表面消毒	0.05%~0.1% 溶液	10~30 分钟	对肥皂、碘、高锰酸钾等阴离子表面活性剂有拮抗作用
己烷类消毒剂	氯己定（洗必泰）	皮肤、黏膜、物体表面消毒	0.02%~0.05%	10~30 分钟	忌与升汞联用
酸碱类消毒剂	醋酸	室内空气消毒	5~10ml/m³，加等量水蒸发	2~3 小时	浓烈醋味
	乳酸	室内空气消毒	20ml 加温蒸发可消毒空气 100m³；2% 水溶液喷雾	2~3 小时	

Notes

续表

类别	消毒剂	用途	用量	作用时间	注意事项
重金属盐类消毒剂	红汞	皮肤黏膜小创伤的消毒	2% 水溶液	10~30 分钟	忌与碘酒联用
	硫柳汞	生物制品防腐	0.01%~0.1%		
	硝酸银	新生儿滴眼预防淋病奈瑟菌感染	1%		忌与碘酒联用

1. 含氯消毒剂   属高效消毒剂,其有效成分按有效氯含量计算。有效氯含量是指某种含氯消毒剂含有的与其氧化能力相当的氯量和消毒总量的比值,一般以百分比或 mg/L 表示。此类消毒剂在水中可产生具有强大杀菌作用的氯、次氯酸和新生态氧[O]。其中,氯可氧化细菌 -SH 基,次氯酸盐可与胞质成分结合形成氮 - 氯复合物而干扰细胞代谢,新生态氧[O]可通过多种机制干扰细胞的生物氧化过程。我国常用的有次氯酸钠、二氯异氰酸尿酸钠、漂白粉等。含氯消毒剂具有杀菌谱广、作用快速等特点,可用于物体表面、饮用水、地面、排泄物及污水等的消毒。但此类制剂对金属制品具有腐蚀作用,使用时应加以注意。

2. 过氧化物消毒剂   属高效消毒剂,主要依靠其强大的氧化能力来灭菌。此类消毒剂可使细胞酶蛋白中的 -SH 基转变为 -SS- 基,导致酶活性丧失,干扰细胞的新陈代谢。我国常用的有过氧化氢、过氧乙酸、二氧化氯等,主要用于空气、物体表面及皮肤的消毒。过氧化氢杀菌能力强,3%~6% 的浓度即可杀死大多数细菌,10%~25% 的浓度可杀死包括细菌芽胞在内的所有微生物。过氧化氢熏蒸可用于空气的消毒,利用过氧化氢蒸汽的等离子无菌技术将来可能会取代环氧乙烷灭菌技术成为医疗器械灭菌的新的发展方向。过氧乙酸为强氧化剂,具有易溶于水、杀菌力强、杀菌谱广、无残留毒性等特点,但其稳定性差、有刺激性及腐蚀性,不宜用于金属器具的消毒。二氧化氯在水中溶解饱和后,即以气态向空中自然逸散,当空气中有效浓度达到 4mg/cm² 时就可杀死 99.99% 的细菌、病毒和真菌,是新型的安全无毒、广谱高效的空气消毒净化剂,有良好的应用前景。

3. 醛类消毒剂   属高效消毒剂,主要依靠其对细菌蛋白质和核酸的烷化作用来杀灭细菌,具有广谱、高效、快速的杀菌作用。我国常用的有戊二醛和甲醛。戊二醛对橡胶、塑料、金属器械等物品无腐蚀性,适用于精密仪器和内镜的消毒,常用浓度为 2%。甲醛对人体有潜在毒性作用,使用有限,主要用于 HEPA 滤器的消毒。

4. 环氧乙烷   为杂环类化合物,杀菌机制与甲醛相同,具有较强的穿透力和杀灭芽胞能力,属高效消毒剂。环氧乙烷的沸点为 10.8℃,易蒸发,其杀菌作用受气体浓度、消毒温度和湿度的影响。环氧乙烷对多数物品无腐蚀破坏性,但其易燃且对人体有一定毒性。采用环氧乙烷蒸汽消毒物品,要求其在空气中的浓度不超过 1ppm,灭菌后物品中残留量应挥发至规定的安全浓度方可使用,目前使用的环氧乙烷灭菌箱,能控制真空度、温度和湿度,一般要求箱体内环氧乙烷蒸汽浓度为 800~1200mg/L,相对湿度 55%~60%,温度 50℃,维持 6 小时即可达灭菌效果。该设备消毒后可用无菌空气进行洗涤,使用安全方便。

5. 含碘消毒剂   属中效消毒剂,主要依靠其沉淀蛋白和强大的氧化能力来杀灭细菌,多用于皮肤黏膜、体温计以及其他物品表面的消毒,我国常用的有碘酊和碘伏。碘酊为碘的乙醇溶液,对皮肤有一定刺激性,使用后需用 75% 乙醇将其擦净。碘伏为碘与聚维酮碘等载体的结合物,着色易洗脱,刺激性轻微。

6. 醇类消毒剂   属中效消毒剂,可迅速杀死细菌繁殖体、结核分枝杆菌、某些真菌及有包膜的病毒,以乙醇和异丙醇最为常用,多用于医疗护理器材和皮肤的消毒及体温计的浸泡。该类消毒剂的主要杀菌机制在于去除细菌胞膜中的脂质并可使菌体蛋白变性,其杀菌活性随碳链

Notes

长度的增加而增加,以 5~8 个碳原子时活性最高。乙醇浓度为 70%~75% 时杀菌效率最高。异丙醇挥发性低,杀菌作用比乙醇强,但毒性较高。

7. 季铵盐类消毒剂 属低效消毒剂,易溶于水,也称表面活性剂,主要用于皮肤黏膜、物品表面、地面等的消毒。该类消毒剂能改变细胞壁通透性、使菌体内的酶、辅酶及代谢中间产物逸出而发挥杀菌作用,而且能降低液体表面张力、乳化物品表面油脂而发挥清洁去垢作用。苯扎溴铵(商品名为新洁尔灭)是我国使用最普遍的季铵盐类消毒剂,其溶液无色、无臭、刺激性轻微。苯扎溴铵具有阳离子表面活性,对带阴电的细菌杀灭效果好。

8. 氯己定 商品名为洗必泰,属低效消毒剂,为双胍类化合物。其溶液无色、无臭、刺激性轻微,主要用于皮肤黏膜、物品表面、地面等的消毒。

9. 高锰酸钾 属低效消毒剂,具有氧化杀菌作用,常用于皮肤黏膜的冲洗或浸泡消毒,也可用于食具、水果、蔬菜等的消毒。

(四)影响消毒剂作用效果的因素

消毒剂的消毒效果受到自身性质、使用浓度、作用时间、微生物种类及外界环境条件等多因素影响。使用消毒剂时,注意其影响因素可提高消毒效果,反之则可能降低其消毒效果。

1. 消毒剂的化学性质 各种消毒剂的理化性质不同,杀菌机制不同,导致其对微生物的作用效果各异。例如苯扎溴铵等表面活性剂通常只对细菌繁殖体和某些病毒具有杀灭作用,对细菌芽胞和真菌一般无效,且对革兰阳性菌的杀灭效果比对革兰阴性菌强。而戊二醛等广谱高效消毒剂则对细菌繁殖体、芽胞、真菌及病毒都有较强的杀灭作用。

2. 消毒剂的浓度及作用时间 一般而言,消毒剂的浓度越高,作用时间越长,其消毒效果就越好。但乙醇的浓度与消毒效果不成正比,95% 乙醇的消毒效果反而不如 70%~75% 乙醇的好。主要原因是高浓度乙醇会使菌体表面蛋白迅速凝固,从而影响乙醇继续渗入菌体发挥作用。

3. 微生物的种类和数量 不同种类的微生物对消毒剂的敏感性不同。一般情况下,革兰阳性菌比革兰阴性菌对消毒剂更敏感,细菌芽胞、结核分枝杆菌对消毒剂有较强抵抗力。因此,要达到良好的灭菌效果,应依据作用对象的不同选择不同类型的消毒剂。此外,微生物的数量越大,所需消毒剂的浓度就越高,消毒时间也越长。

4. 微生物的生理状态 微生物的生理状态也会影响消毒剂的消毒效果。通常,细菌繁殖体的抵抗力从其生长曲线的迟缓期到对数生长末期均较强,自稳定期开始细菌的抵抗力会呈不规则的下降趋势。此外,幼龄菌比老龄菌对消毒剂更敏感,而在营养缺陷的环境中生长的微生物比在营养丰富的环境中生长的微生物对消毒剂的抵抗力更强。

5. 环境温度和湿度 消毒剂的杀菌作用本质上是一种化学反应,其杀菌效果通常会随环境温度的升高而增强。例如 2% 戊二醛杀死 10^4/ml 炭疽芽胞杆菌芽胞,20℃ 时需 15 分钟,40℃时需 2 分钟,56℃下则仅需 1 分钟即可。又如金黄色葡萄球菌在 3% 苯酚作用下,于 20℃ 条件下被杀灭所需时间比 10℃ 时缩短了 5 倍。但不同消毒剂受温度影响的程度有所不同,例如过氧乙酸的消毒效果受温度影响就比较小,3% 的过氧乙酸在 −30℃ 的温度条件下作用 1 小时仍可达到灭菌效果。此外,各种气体消毒剂都有其适宜的相对湿度范围,湿度过高或过低都会降低消毒剂的杀菌效果。

6. 环境 pH 环境 pH 也能影响消毒剂的消毒效果。从微生物的角度而言,适宜的 pH 环境中微生物的抵抗力较强,而环境 pH 偏高或偏低均会促使微生物被消毒剂迅速杀死。从消毒剂的化学性质而言,不同的消毒剂发挥最佳消毒效果所需的 pH 条件不同。例如苯扎溴铵等表面活性剂在碱性环境下作用最强,其杀菌作用会随环境 pH 的降低而减弱。相反,酚类消毒剂和含氯消毒剂则在酸性环境下杀菌效果最好,随着环境 pH 的升高其作用会明显减弱。但甲醛的杀菌作用受环境 pH 影响不明显。

7. 有机物及其他物质的存留 病原微生物常混杂在尿液、粪便、血液、痰液或脓液中,这些

Notes

液体中含有的大量有机物(尤其是蛋白质、糖类和脂质等)均可能阻碍病原微生物与消毒剂的接触,消耗药品,从而降低或中和消毒剂的灭菌作用。因此,消毒被大量有机物污染的物品时,应先清洁处理后再消毒,或提高消毒剂浓度,延长作用时间。受有机物影响较大的消毒剂包括表面活性剂、含氯消毒剂、乙醇、重金属类消毒剂等。此外,肥皂、去垢剂等也会灭活消毒剂的作用,例如阴离子表面活性剂(如肥皂)可减弱季铵盐类消毒剂的活性,亚硝酸盐、铁、硫化物等可减弱含氯消毒剂的作用。

第三节　消毒灭菌的实际应用

在医学实践中,针对不同微生物污染的对象,综合考虑所需消毒物品的性能,合理选用消毒灭菌方法,才能达到良好的灭菌效果。

一、医疗器械的消毒灭菌

针对不同用途的医疗器械物品,应选用不同的消毒灭菌方法。

(一)高危器械物品

高危器械物品是指使用时需进入机体无菌组织的物品,如手术器械、注射器、针头、手术敷料、注射用液体、静脉插管等。这些器械物品使用前都应该进行灭菌处理而达到无菌状态。对于耐高温、耐潮湿的高危器械物品,常采用高压蒸汽灭菌法进行灭菌。对于不能耐受热力灭菌的高危器械物品,可使用高效消毒剂(如环氧乙烷、戊二醛等)进行灭菌。

(二)中危器械物品

中危器械物品是指使用时不进入机体无菌组织,但需接触黏膜的物品,如呼吸机、麻醉机、口腔器械、支气管镜、胃镜、阴道窥器、体温计等。这些器械物品采用消毒即可,包括煮沸消毒、流通蒸汽消毒以及过氧乙酸、醇类、戊二醛等浸泡。但浸泡的物品使用前必须彻底清洗,以免发生超敏反应等副作用。如果器械性能允许,最好采用高压蒸汽法灭菌或 ^{60}Co 电离辐射消毒。

(三)低危器械物品

低危器械物品是指只接触未损伤的皮肤,不进入无菌组织也不接触黏膜的物品,如治疗盘、治疗车、食品器皿、便盆等。这些物品使用后一般先清洗后消毒处理即可。

(四)快速周转的医疗器械

对于医疗工作中快速周转的关键性医疗器械,包括纤维内镜、牙钻、牙科手术器械等,因其消毒灭菌既要求时间短,又不能损伤器材,难度较大。目前常用的方法包括瞬时灭菌、微波灭菌、高效消毒剂快速处理、中效或低效消毒剂与低热(60℃)协同使用等。

二、手和皮肤的消毒

人体手部的细菌有常住菌和暂住菌之分。常住菌是指皮肤表面定植的正常菌群,常寄生在皮肤毛囊和皮脂腺开口处,藏匿于皮肤缝隙深处,但大多无致病性;暂住菌是指因接触而附着于皮肤表面的细菌,它们原来并不存在于皮肤表面,与宿主皮肤接触不紧密,易用机械方法清洁或化学方法清除。流行病学调查资料显示,医护人员手上的污染菌以暂住菌为主,医护人员的手通过医疗、护理等操作直接或间接传播病原体而造成的交叉感染约占医院感染的30%。因此,手和皮肤的日常消毒在降低医院感染的发生中具有重要意义。

用肥皂和流动水经常并正确洗手是预防多种病原微生物感染的有效方法,部分医院科室或实验室设立的非手接触式手龙头开关能有效避免手的二次污染。常用的皮肤消毒剂包括75%乙醇、含有效碘0.5%的碘伏液、0.4%~0.5%的氯己定液、0.2%的过氧乙酸液、0.05%~0.1%的次氯酸钠液等。目前各种辅以皮肤保护剂的新型混合皮肤消毒剂在临床上应用也十分广泛,例如

Notes

安尔碘皮肤消毒剂的主要成分就包括有效碘、醋酸氯己定和乙醇。

三、黏膜的消毒

口腔黏膜的消毒常用 1% 过氧化氢或 0.05% 醋酸氯己定液漱口,也可用 3% 过氧化氢或含有效碘 0.05% 的碘伏局部涂抹;尿道、阴道、膀胱等处黏膜的消毒可用 0.1%~0.5% 醋酸氯己定液或 1g/L 高锰酸钾液冲洗,也可用含有效碘 0.025% 的碘伏局部涂抹。

四、患者排泄物及分泌物的消毒灭菌

对于患者的粪便、尿液、脓液和痰液等排泄物及分泌物,一般采用含 50g/L 有效氯的次氯酸钠或漂白粉等作用 1 小时即可。也可用等量的 200g/L 漂白粉搅拌均匀,作用 2 小时后再处理。

五、污染物品的消毒灭菌

日常生活小器具一般采用煮沸 15~30 分钟或流通蒸汽处理 30 分钟进行消毒,也可用 0.5% 过氧乙酸液浸泡 30 分钟。家具的消毒可采用 0.2%~0.5% 过氧乙酸擦洗或喷雾。污染的衣物、被褥等可用流通蒸汽消毒 30 分钟,也可用含 5% 有效氯的消毒液作用 30 分钟或 15% 过氧乙酸以 1g/m³ 剂量熏蒸 1 小时。运输工具的消毒可用 0.5% 过氧乙酸擦洗或喷洒表面,也可用 2% 过氧乙酸以 8ml/m³ 剂量熏蒸 1 小时。污染的食品禁止继续食用,并要用 200g/L 漂白粉乳剂处理 2 小时,也可煮沸 30 分钟或焚烧处理。

六、污染环境的消毒灭菌

消毒患者居住过房间的地面、墙面、门窗,可选择房间无人时用 0.2%~0.5% 过氧乙酸或 1g/L 含氯消毒液喷洒表面,作用 30~60 分钟即可。厕所、阴沟的消毒可用有效成分为氢氧化钙的生石灰喷洒处理。垃圾可直接焚烧或用含 10g/L 有效氯的消毒剂喷洒处理。污水可用有效氯消毒处理,要求总余氯量大于 65mg/L。

七、室内空气的消毒灭菌

紫外线照射是最常用的空气消毒方法,一般采用 1.5w/m³ 的剂量照射 1 小时即可达消毒目的。由于杀菌波长的紫外线对人眼角膜、皮肤有一定损伤,故紫外线消毒必须在无人状态下才能进行。此外,紫外线消毒易留死角,产生的臭氧不仅气味难闻,超过一定浓度还可能导致胸闷、憋气、头痛、肺水肿甚至窒息等严重的毒副作用。

滤过除菌法采用生物洁净技术,通过初、中、高三级高效粒子空气过滤器,可除去空气中 99.9% 的细菌及带菌尘埃,广泛用于无菌手术室、重症监护室、细胞培养室等环境的室内空气除菌。

室内空气的消毒灭菌也可采用化学消毒剂喷雾或熏蒸。常用于空气消毒的化学消毒剂包括 0.5% 过氧乙酸、3% 过氧化氢、溶解饱和后以气态形式向空气中逸散的二氧化氯等,不同消毒剂的具体用法及用量各不相同。0.5% 过氧乙酸液可采用 30ml/m³ 剂量喷雾后密闭 1 小时,也可采用 0.75~1g/m³ 剂量熏蒸 2 小时;3% 过氧化氢一般是以 30ml/m³ 剂量喷雾后密闭 1 小时;当二氧化氯在空气中有效浓度达 4mg/cm² 时可杀死 99.99% 的细菌、病毒和真菌。

中草药点燃烟熏也可用于室内空气的消毒灭菌。例如以 1g/m³ 的量将艾叶点燃烟熏可有效抑制和杀死金黄色葡萄球菌、溶血性链球菌、白喉棒状杆菌、肺炎链球菌等。

八、饮用水的消毒

自来水常用有效氯量 2~5mg/L 的氯消毒,少量饮用水可用漂白粉进行消毒。

Notes

展　望

消毒灭菌是有效预防和控制微生物感染的重要手段。目前,热力灭菌中的高压蒸汽灭菌法仍是医学上使用最普遍、灭菌效果最可靠的方法,但高温对许多含高分子材料的医疗器械(如人工瓣膜、内镜、导管等)会造成影响和破坏,限制了热力灭菌技术的应用范围。化学消毒剂也是各级医疗防疫部门经常使用的消毒灭菌用品,但随着化学消毒剂的应用,耐受消毒剂的病原微生物也大量出现,它们容易污染内镜及其导管、呼吸机、导尿管等,引起医院感染。

针对消毒灭菌中遇到的问题,人们也在不断探索更有效的新型杀菌技术。近年来,过氧化氢低温等离子体灭菌、超声波杀菌、脉冲电场杀菌、超高静压杀菌、高压电弧放电杀菌等新型非热杀菌技术(nonthermal processing)的研究大多有了突破性进展,对病原微生物耐受消毒剂的机制研究也不断深入,新型化学消毒剂不断被研发。这些新技术、新药品的应用,将对不耐热新型医疗器具、制药工业、食品工业、污水处理等领域的消毒灭菌有着重要的实际意义。

（李婉宜）

Notes

第八章 球 菌

球菌是一大类常见的细菌,广泛分布于自然界。人和动物的体表及与外界相通的腔道中,亦经常有球菌的存在,大部分是不致病的腐生或寄生菌。球菌根据革兰染色性不同,分革兰阳性球菌和革兰阴性球菌。葡萄球菌、链球菌、肠球菌等为革兰阳性球菌,脑膜炎奈瑟菌、淋病奈瑟菌、黏膜奈瑟菌等为革兰阴性球菌。引起人类疾病的球菌称为病原性球菌(pathogenic coccus)。病原性球菌能引起化脓性感染,故亦称化脓性球菌(pyogenic coccus),主要包括葡萄球菌、链球菌、肺炎链球菌、脑膜炎奈瑟菌和淋病奈瑟菌等。

第一节 葡萄球菌属

葡萄球菌属(Staphylococcus)的细菌因堆聚成葡萄串状而得名,为最常见的化脓性球菌,广泛分布于自然界、人和动物,多数为腐生或寄生菌,仅少数致病。目前发现葡萄球菌属细菌有32种,寄生人体的有16种,其中只有金黄色葡萄球菌能产生血浆凝固酶,称为血浆凝固酶阳性葡萄球菌,将其余统归为凝固酶阴性葡萄球菌(表8-1)。

表 8-1 与人类有关的葡萄球菌

菌种		凝固酶	定植人体	引起疾病
金黄色葡萄球菌	S.aureus	+	常见	常见
表皮葡萄球菌	S.epidermidis	−	常见	常见
腐生葡萄球菌	S.saprophyticus	−	常见	常见
溶血葡萄球菌	S.hemolyticus	−	常见	少见
施氏葡萄球菌	S.schleiferi	−	常见	少见
里昂葡萄球菌	S.lugdunensis	−	常见	少见
华纳葡萄球菌	S.warneri	−	常见	罕见
模仿葡萄球菌	S.simulans	−	常见	罕见
解糖葡萄球菌	S.saccharolytics	−	常见	罕见
木糖葡萄球菌	S.xylosus	−	常见	罕见
人葡萄球菌	S.hominis	−	常见	罕见
头葡萄球菌	S.capitis	−	常见	罕见
耳葡萄球菌	S.auricularis	−	常见	罕见
科氏葡萄球菌	S.cohnii	−	常见	罕见
巴氏葡萄球菌	S.pasteuri	−	少见	罕见
山羊葡萄球菌	S.caprae	−	少见	罕见

一、金黄色葡萄球菌

(一)生物学性状

葡萄球菌(staphylococci)呈球形或椭圆形。直径为 0.5~1μm。常以葡萄串状排列,但有时亦可见散在、成双或呈短链状存在。无鞭毛,无芽胞,体外培养一般不形成荚膜,但体内菌株荚膜形成较为常见。革兰染色阳性,当衰老、死亡、被吞噬细胞吞噬或在青霉素等药物影响下,菌体可染成革兰阴性。该菌营养要求不高,在普通培养基上生长良好。需氧或兼性厌氧,在 18~40℃均可生长。耐盐性强,在含有 100~150g/L NaCl 培养基中能生长,故可用高盐培养基分离菌种。普通琼脂平板上形成圆形、表面光滑湿润、不透明的菌落。典型菌株产生脂溶性的金黄色色素而使菌落呈金黄色。在血琼脂平板上,因金黄色葡萄球菌(S.aureus)能产生葡萄球菌溶素,在菌落周围形成明显的透明溶血环。

金黄色葡萄球菌可进一步用噬菌体分型,分为 4 群 23 型。噬菌体分型在流行病学调查时追踪传染源及研究菌型与疾病关系上均有重要意义。

金黄色葡萄球菌对外界抵抗力较强,它在干燥的脓液、痰液中可存活 2~3 个月,60℃加热 1 小时或 80℃加热 30 分钟才能将其杀死,对青霉素、金霉素、庆大霉素等高度敏感。但该菌容易产生耐药性,多年抗生素的选择作用导致耐药菌株越来越多,目前对青霉素 G 的耐药菌株已超过 90%。其中耐甲氧西林金黄色葡萄球菌(methicillin-resistant S.aureus,MRSA)已成为院内感染及深部感染的最常见致病菌,而且致死率相当高。金黄色葡萄球菌及其 MRSA 耐药菌株的全基因组序列的测定已经完成,基因组大小约2.8Mb,G+C 含量约33%,有约 2700 个开放读码框(open reading frame,ORF)架,可编码 2600 多个蛋白,有较多转座子和插入序列,基因组内含有两个毒力岛。耐药性的产生与该菌的一种由 mecA 基因编码的青霉素结合蛋白(PBP)的被修饰相关,被修饰的蛋白叫做PBP2a,它抵消了金黄色葡萄球菌对甲氧西林敏感所必需的 PBP 的功能,并赋予该菌对绝大多数青霉素的抗性。

金黄色葡萄球菌的结构(图 8-1),较重要的抗原有:

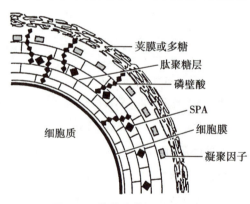

图 8-1   葡萄球菌结构模式图

1. 荚膜   葡萄球菌荚膜(capsule)为多糖层,体外培养中少见,在动物体内常见。分 11 个血清型,与感染有关的主要为 5 型和 7 型。荚膜能抑制中性粒细胞对细菌的趋化和吞噬作用;抑制单核细胞受促分裂作用后的增殖反应;促进细菌对医用导管和其他合成材料的黏附。

2. 葡萄球菌 A 蛋白   葡萄球菌 A 蛋白(staphylococcal protein A,SPA)是金黄色葡萄球菌细胞壁的表面抗原,具有属特异性。SPA 为单链多肽,与细胞壁肽聚糖共价连接,但有 1/3 位于胞外。它可与人 IgG1、IgG2 和 IgG4 的 Fc 段发生非特异性结合,通过与吞噬细胞争夺 Fc 段,有效地降低抗体介导的调理作用。此外,SPA 与 IgG 复合物有促细胞分裂、引起超敏反应、损伤血小板等多种生物学活性。临床上以抗体致敏 SPA 阳性菌作为诊断试剂,已广泛地应用于微生物抗原的检出,称为协同凝集试验(coagglutination),见图 8-2。

3. 磷壁酸   金黄色葡萄球菌为 N- 乙酰葡糖胺核糖醇磷壁酸(多糖 A);表皮葡萄球菌为 N-乙酰葡萄糖甘油型磷壁酸(多糖 B)。磷壁酸能与细胞表面的纤连蛋白(fibronectin)结合,从而介导葡萄球菌对黏膜表面的黏附。磷壁酸免疫原性弱,属半抗原,当与肽聚糖结合后,可引起机体的免疫应答,检测抗磷壁酸抗体,可用于诊断细菌性心内膜炎等全身性葡萄球菌感染。

Notes

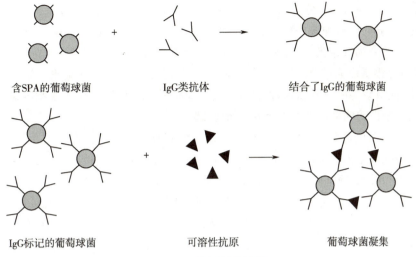

含SPA的葡萄球菌　　　　IgG类抗体　　　　结合了IgG的葡萄球菌

IgG标记的葡萄球菌　　　　可溶性抗原　　　　葡萄球菌凝集

图 8-2　协同凝集试验

4. 肽聚糖　有免疫原性,能刺激机体产生调理性抗体,促进单核细胞的吞噬功能。吸引中性粒细胞,促进脓肿形成;亦有诱导吞噬细胞产生 IL-1、活化补体、刺激致热原产生和抑制吞噬作用等生物学活性。

(二) 致病性与免疫性

1. 主要致病物质　金黄色葡萄球菌在葡萄球菌中毒力最强,约15%人群携带该菌。医务人员的带菌率可高达70%,且多为耐药性菌株,是医院内感染的重要传染源。通过直接接触传染或污染物(fomites)传染。主要易感因素是个人卫生状况、医源性感染、慢性病、异物、手术和使用抗生素等。金黄色葡萄球菌可产生多种毒力因子(表 8-2)。

表 8-2　金黄色葡萄球菌致病物质

毒力因子	生物学效应
表面结构	
荚膜	抑制趋化和吞噬作用,抑制单核细胞增殖,易吸附于异物表面
肽聚糖	稳定渗透压;刺激致热原产生;促进白细胞趋化黏附作用(脓肿形成);抑制吞噬作用
磷壁酸	调节细胞膜离子浓度;与纤连蛋白结合后介导细菌对黏膜表面的黏附
SPA	通过与IgG Fc 段结合,抑制抗体介导的吞噬;促进白细胞趋化黏附;有抗补体作用
毒素	
细胞毒素	$(\alpha,\beta,\delta,\gamma,PV)$,对多种细胞有毒,包括白细胞,红细胞,巨噬细胞,血小板及纤维细胞
剥脱毒素	丝氨酸蛋白酶,裂解细胞间桥小体,破坏细胞间的连接
肠毒素	超抗原,刺激 T 细胞增生和细胞因子释放;促进肥大细胞释放炎症介质,增加肠蠕动和促进肠液丢失,引起恶心、呕吐
TSST	超抗原,刺激 T 细胞增生和细胞因子释放;引起血浆漏出或破坏内皮细胞
酶	
血浆凝固酶	使纤维蛋白原转为纤维蛋白
触酶与酯酶	分解 H_2O_2 与水解脂质
透明质酸酶	水解透明质酸,促进细菌扩散

Notes

（1）凝固酶（coagulase）：分游离凝固酶（free coagulase）和结合凝固酶（bound coagulase）。游离凝固酶分泌至菌体外，被血浆中凝固酶反应因子激活，形成葡萄球菌凝血酶（staphylothrombin），能使纤维蛋白原变为纤维蛋白，导致血浆凝固；结合凝固酶或称凝聚因子（clumping factor）在菌体表面，能与纤维蛋白原结合，使纤维蛋白原变为纤维蛋白而引起细菌凝聚。游离凝固酶采用试管法检测，使血浆凝固成胶冻状者为阳性；结合凝固酶可用玻片法测定，细菌凝聚成颗粒状为阳性。凝固酶阳性的葡萄球菌均为金黄色葡萄球菌。

凝固酶与金黄色葡萄球菌的致病力有密切关系，可使血浆纤维蛋白包被在菌体表面，妨碍吞噬细胞的吞噬或胞内消化作用，还能保护细菌免受血清杀菌物质的作用。同时病灶周围有纤维蛋白的凝固和沉积，使细菌不易向外扩散，故葡萄球菌感染易局限化。

（2）葡萄球菌溶素（staphylolysin）：有 α、β、γ 和 δ 四种，都是蛋白质，具有免疫原性和抗原性，可被相应抗体中和。α 溶素除对多种哺乳动物红细胞有溶血作用外，对白细胞、血小板、肝细胞、成纤维细胞、血管平滑肌等均有毒性作用，可引起组织坏死。其作用机制可能是毒素分子插入细胞膜疏水区，从而破坏膜完整性造成细胞溶解；β 溶素为神经鞘磷脂酶 C（sphingomyelinase C），能水解细胞膜磷脂，损伤红细胞、白细胞、巨噬细胞和纤维细胞。也与组织坏死和脓肿形成有关；γ 溶素类似杀白细胞素；δ 溶素具有去污剂样作用，能裂解红细胞和哺乳类细胞膜，具有广谱溶细胞作用。

（3）杀白细胞素（leukocidin）：又称 Panton-Valentine（PV）杀白细胞素，有 F 和 S 两个组分。在细胞膜上，F 组分则为卵磷脂，S 组分的受体主要是神经节苷脂 GM1，两个组分均与受体结合，可改变细胞膜的结构，形成小孔，使细胞对阳离子的通透性增加，引起人和动物中性粒细胞和巨噬细胞的损伤，最终导致细胞死亡。死亡的细胞可以形成脓栓，加重组织的损伤。

（4）葡萄球菌肠毒素（staphylococcal enterotoxin）：是一组热稳定的可溶性蛋白质，相对分子质量约为 26kD~30kD。100℃ 30 分钟不被破坏。能抵抗胃肠液中蛋白酶的水解作用。30%~50% 金黄色葡萄球菌可产生肠毒素，已鉴定的有 A、B、C、D、E、F、G、H、I、J 和 K 共 11 个血清型，其中 C 型又根据等电点的不同分为 3 个亚型（C1、C2、C3）。近来研究发现，葡萄球菌肠毒素是超抗原，能非特异性激活 T 细胞，释放过量的细胞因子（如 TNF，IL-1，IFN-γ）而致病。食物如被葡萄球菌产毒株污染，在合适温度下，经 8~10 小时，即可产生大量的肠毒素。各型肠毒素均可引起食物中毒，其中以 A 型引起的食物中毒最多，B 型和 C 型次之，F 型肠毒素是引起毒性休克症的毒素。食用含有肠毒素的食物，毒素与肠道神经细胞受体作用，刺激呕吐中枢，引起呕吐等急性胃肠炎表现，称为食物中毒。发病率占食物中毒的首位。

（5）剥脱毒素（exfoliatin）：由蛋白质组成，分 A 和 B 两个血清型。A 型由位于金黄色葡萄球菌染色体上的噬菌体基因组编码；B 型则由 RW002 质粒编码。只有新生儿皮肤存在的 GM4 样糖脂能与剥脱毒素结合，结合后毒素发挥丝氨酸蛋白酶功能，裂解细胞间桥小体（desmosomes），破坏皮肤细胞间的连接，引起葡萄球菌烫伤样皮肤综合征（staphylococcal scalded skin syndrome，SSSS）。损伤皮肤中既无细菌也无白细胞。疾病恢复主要依靠中和抗体。

（6）毒性休克综合征毒素 -1（toxic shock syndrome toxin-1，TSST-1）：曾称致热外毒素 C 和肠毒素 F，是某些金黄色葡萄球菌在生长过程中分泌的一种外毒素。该毒性蛋白由细菌染色体编码，含有 194 个氨基酸，是毒性休克综合征（toxic shock syndrome，TSS）的主要物质。

2. 引起的侵袭性和毒素性两类疾病

（1）侵袭性疾病：主要引起化脓性感染。金黄色葡萄球菌可通过多种途径侵入机体，引起局部组织、内脏器官或全身性化脓感染。局部感染主要表现为疖、痈、甲沟炎、麦粒肿、蜂窝织炎、伤口化脓等；内脏器官感染如肺炎、脓胸、中耳炎、脑膜炎、心包炎、心内膜炎等；全身感染如败血症、脓毒血症等。

（2）毒素性疾病：由外毒素引起的毒素性疾病有以下三类。

Notes

1）食物中毒：人摄入含肠毒素污染的食物后 1~6 小时，即可出现头晕、恶心、呕吐、腹泻等急性胃肠炎症状。发病 1~2 天可自行恢复,预后良好。

2）烫伤样皮肤综合征：由表皮剥脱毒素引起。多见于新生儿。患者皮肤呈弥漫性红斑,起皱,继而形成水疱,导致表皮脱落。如伴有继发性细菌感染,可引起死亡。

3）毒性休克综合征：由 TSST-1 引起。主要表现为高热、低血压、呕吐、腹泻、猩红热样皮疹,严重者出现休克。过去,毒性休克综合征多见于使用月经塞的经期妇女。近几年发现许多病例与月经无关,且 TSST-1 并非是唯一病因,细菌内毒素、葡萄球菌肠毒素等也与毒性休克综合征的发病有关。

此外,抗生素等原因造成菌群失调所致的假膜性肠炎,现认为主要由艰难梭菌引起,金黄色葡萄球菌仅为伴随细菌。

3. 免疫性

人体对金黄色葡萄球菌有一定的天然免疫力。当皮肤黏膜发生损伤或机体抵抗力降低时才易引起感染。病后能获得一定的免疫力,但作用不强,一般认为不足以预防再次感染。

（三）微生物学检查

临床标本有穿刺液、脓汁、分泌液、脑脊液、胸腹水、血液等。食物中毒则收取剩余食物和呕吐物。

1. 涂片染色　标本经直接涂片染色后镜检,可根据细菌形态、排列方式和染色性作初步诊断。

2. 分离培养　常用血琼脂平板,或经肉汤培养基增菌后接种血琼脂平板。根据菌落特点再做涂片染色检查、甘露醇发酵等。葡萄球菌分离株一般均应做药物敏感试验。

3. 血浆凝固酶试验　区别金黄色葡萄球菌与凝固酶阴性葡萄球菌。

4. 肠毒素检测　食物中毒患者的标本,可用 ELISA 检测肠毒素,方法简便敏感,可检测微量肠毒素。

5. 分子生物学技术　目前正在发展分子检查方法,有核糖体分型、PCR 和脉冲场电泳等方法,检测和分析细菌质粒和基因组 DNA,用于疾病诊断和流行病学调查。

6. 药敏试验　临床上耐药菌的检出非常重要,2005 年美国临床实验室标准化委员会(NCCL)文件的药敏试验执行标准中增加了万古霉素耐药金黄色葡萄球菌(VRSA)与万古霉素敏感的金黄色葡萄球菌(VSSA)的检测方法和判断标准。

（四）防治原则

随着耐药菌株日益增多,必须避免滥用抗生素,要根据药敏试验结果选用适宜的抗菌药物。对慢性反复感染的患者,可试用自身菌苗疗法。注意个人卫生,及时处理皮肤黏膜损伤;医院内做好消毒隔离,防止医源性感染;对饮食服务业加强卫生管理,防止引起食物中毒等措施均可预防葡萄球菌感染。

二、凝固酶阴性葡萄球菌

凝固酶阴性葡萄球菌(coagulase-negative staphylococci,CNS)存在于健康人的皮肤、口腔及肠道中。目前已发现的 CNS 有表皮葡萄球菌和腐生葡萄球菌等十余种。近年来,临床及实验室工作证明,CNS 是医院感染的重要病原菌,亦是创伤、尿道、中枢神经系统感染和败血症的常见病原菌。

（一）生物学性状

CNS 为革兰阳性球菌,不产生血浆凝固酶,一般不产生 α 溶素等毒性物质。最常见的是表皮葡萄球菌和腐生葡萄球菌。它们的细胞结构与金黄色葡萄球菌基本相似,而主要生物学性状的差异(表 8-3)。

Notes

表 8-3 常见葡萄球菌生物学性状的差异

试验	金黄色葡萄球菌	表皮葡萄球菌	腐生葡萄球菌
菌落色素	金黄色或灰白色	白色	白色或柠檬色
血浆凝固酶	+	−	−
甘露醇发酵	+	−	−
葡萄糖	+	+	−
新生霉素	敏感	敏感	耐药
A 蛋白	+	−	−

（二）致病性

CNS 是皮肤、黏膜的正常菌群,当机体免疫功能低下或进入非正常寄居部位时,可引起多种感染。据美国疾病控制中心统计,CNS 在各类感染中的比例仅次于大肠埃希菌,居病原菌第二位。关于 CNS 的致病机制可能与其产生黏质(slime)有关。黏质由中性糖类、糖醛酸和氨基酸组成。黏质使细菌黏附在细胞表面,菌体之间借此相互粘连。菌体被黏质包围后,能保护细菌免受中性粒细胞的吞噬和减弱抗生素的渗透。如表皮葡萄球菌能产生大量黏质,此黏质有助于延长表皮葡萄球菌的感染病程,干扰正常的免疫应答。另外,腐生葡萄球菌能选择性地吸附于尿道上皮细胞,这对其定植及引起感染有一定作用;溶血葡萄球菌的溶血性与其致病性也有关系。CNS 引起的常见感染有以下几种:

1. 泌尿系统感染 CNS 是引起青年妇女急性膀胱炎的主要致病菌,引起尿路感染的病例仅次于大肠埃希菌。常见的有表皮葡萄球菌、人葡萄球菌和溶血葡萄球菌。而腐生葡萄球菌则是引起青年人原发性泌尿道感染的常见菌。

2. 败血症 CNS 是血培养中常见的病原菌,特别是新生儿败血症。CNS 居败血症常见病原菌的第三位,仅次于大肠埃希菌和金黄色葡萄球菌。常见的有溶血葡萄球菌和人葡萄球菌,也可为表皮葡萄球菌。

3. 术后感染 CNS 是引起外科感染的常见病原菌。骨和关节修补术、器官移植,特别是心瓣膜术后的感染多为 CNS 引起。

4. 植入性医用器械引起的感染 20%~65% 的导管、动脉插管和心脏起搏器等植入性医用器械所致的细菌性感染是由 CNS 引起。危重患者通常较长期使用植入性医用器械,由此引发的感染已成为严重的医学问题。CNS 产生由多糖组成的黏质,使细菌牢固黏附于导管等植入性医用器械,并保护细菌免于抗生素和炎性细胞的作用,故当植入体内后特别适合 CNS 黏附和生长,黏附在导管等器械上的细菌不断释放至血液,使患者持续出现菌血症,有些患者伴有免疫复合物介导的肾小球肾炎。人工关节也可被 CNS 感染,患者通常仅感觉局部疼痛,人工关节活动受阻,发热和白细胞增多不是主要症状,而且血培养往往阴性。处理主要是用抗生素治疗或替换人工关节。

（三）微生物学检查

一般说来,根据凝固酶、甘露醇试验及色素检查较易区别 CNS 与金黄色葡萄球菌,对 CNS 的鉴定尚未有特定的方法,需利用常规生化试验、质粒图谱、耐药谱等联合分析加以鉴定。

（四）防治原则

CNS 感染多为医源性感染,手术伤口有可能被来自患者自身、医护人员及空气中的 CNS 感染,因此,选择对 CNS 敏感的消毒剂,加强术前、术后患者皮肤、医护人员手、空气、环境等的消毒,对控制 CNS 引起的医源性感染将起到重要作用。

另外,CNS 耐药率及多重耐药率较高,这与耐药质粒有关,可通过转化、转导等方式进行耐药性转移;也与某些抗生素作为首选药长期广泛使用有关。目前研究表明,CNS 对万古霉素、诺氟沙星及阿米卡星耐药率低,可考虑单独或联合应用治疗 CNS 的感染。

第二节　链球菌属

链球菌属(*Streptococcus*)的细菌是革兰阳性球菌,成双或长短不一的链状排列细菌。此属细菌种类多、分布广,有些为人体正常菌群,另些则为人类的致病菌。医学上重要的链球菌见表 8-4。

表 8-4　医学上重要的链球菌

链球菌	诊断相关特性	所致疾病
化脓性链球菌	杆菌肽敏感	咽炎,脓疱疮,风湿热,肾炎
无乳链球菌	杆菌肽不敏感,水解马尿酸盐	新生儿败血症和脑膜炎
牛链球菌	不耐 6.5% NaCl	心内膜炎,败血症
肺炎链球菌	胆盐和 optochin 均敏感	肺炎,脑膜炎,心内膜炎
草绿色链球菌	胆盐和 optochin 均不敏感	龋齿,心内膜炎
猪链球菌	分解七叶灵,不发酵甘露糖	脑膜炎,败血症,心内膜炎

一、链球菌的结构和分类

(一)链球菌的结构

链球菌(Streptococcus)为球状或椭圆形,多数以链状排列,有的可呈短链或双球状。化脓性链球菌和肺炎链球菌的基因组分别为 1.0Mb 和 2Mb,编码 1800 和 2000 个蛋白。多数链球菌有透明质酸组成的荚膜,尤以幼龄菌为明显。肺炎链球菌的荚膜是多糖。在 A 群链球菌中,M 蛋白与脂磷壁酸相连,形成菌毛样结构。链球菌细胞壁含有 M、T 等蛋白抗原、群特异性 C 多糖抗原和肽聚糖(图 8-3)。

1. C 多糖抗原　为群特异性抗原,抗原性由氨基糖决定。A 群链球菌为鼠李糖 -N- 乙酰葡糖胺,B 群为鼠李糖 - 葡糖胺多糖,C 群为鼠李糖 -N- 乙酰半乳糖胺,D 群为含有 D- 丙氨酸和葡萄糖的甘油型胞壁酸。

2. M 蛋白　为 A 群链球菌的主要毒力因子,亦发现在 C 和 G 群链球菌。M 蛋白与人心肌有交叉反应,是风湿热的重要致病因子。纯化 M 蛋白诱生的抗体能作用于人心肌组织。M 蛋白分 I 类和 II 类,I 类 M 蛋白的 C 恒定区在表面,易与抗体结合,是风湿热的重要致病

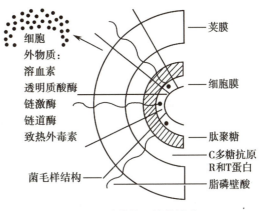

图 8-3　链球菌抗原结构模式图

物质,仅含 I 类 M 蛋白的菌株引起风湿热;II 类 M 蛋白的 C 恒定区在内部,不与抗体结合。M 蛋白与血清 β 球蛋白 H 因子结合后,具有抗补体 C3 介导的调理作用;菌毛样 M 蛋白是细胞壁上突起,具有型特异性,并能抵抗中性粒细胞的吞噬作用。

3. 其他蛋白　M 样蛋白即为免疫球蛋白结合蛋白,能与 IgG、IgM 结合。T 蛋白与链球菌的毒力无关,对酸和热不敏感,多为共同抗原,可用于某些链球菌的分型。

（二）链球菌的分类

近十年来，链球菌分类有所改动，将粪链、屎链归为肠球菌属，乳球菌等另立门户，草绿色链球菌组成新菌群。分类方法尚未统一，常用的有：

1. 溶血现象　分类根据链球菌在血琼脂平板上是否产生溶血分为三类：

（1）甲型溶血性链球菌（*α-hemolytic streptococcus*）：菌落周围有狭窄的草绿色溶血环，故亦称草绿色链球菌（*Streptococcus viridans*）。此绿色物质可能是细菌产生的 H_2O_2 破坏血红蛋白所致。除肺炎链球菌等，这类链球菌多为机会致病菌。

（2）乙型溶血性链球菌（*β-hemolytic streptococcus*）：菌落周围形成较宽的透明溶血环，故亦称溶血性链球菌（*streptococcus hemolyticus*）。溶血环中红细胞完全溶解。此型链球菌致病力强，可引起多种疾病。

（3）丙型链球菌（*γ-streptococcus*）：菌落周围无溶血环，故亦称非溶血性链球菌（*streptococcus non-hemolyticus*）。一般不致病，偶尔引起泌尿系统感染或亚急性细菌性心内膜炎。

2. 抗原结构分类　Lancefield 血清学分群是根据 C 多糖抗原不同，将链球菌分成 A~H、K~V 共 20 群。对人致病的多为 A 群，B、C、D、G 群偶见。同群链球菌间，因 M 抗原不同又分若干型，其中 A 群链球菌分 100 多个型，B 群分 4 个型，C 群分 13 个型。链球菌菌群与溶血无平行关系，但对人类致病的 A 群链球菌多数呈现乙型溶血。血清群与种无严格对应关系，有些群与种吻合；有些群包括多个菌种等。

3. 生化反应分类　肺炎链球菌、某些 α 溶血性链球菌和非溶血性链球菌不具有群特异性抗原，须根据其生化反应和对药物的敏感性等进行鉴定。表 8-5 列举了医学上重要的常见致病性链球菌的分类。

表 8-5　常见致病性链球菌分类

生化分类	血清群	溶血反应
化脓性链球菌	A	β 溶血
咽峡炎链球菌	A、C、F 和 G	β 溶血，偶见 α 溶血或不溶血
	有些无群抗原	
无乳链球菌	B	β 溶血，偶见不溶血
停乳链球菌	C、G	β 溶血
牛链球菌	D	α 溶血或不溶血，偶见 β 溶血
草绿色链球菌	多数无群抗原	α 溶血或不溶血
肺炎链球菌	无群抗原	α 溶血
猪链球菌	C、D、F 和 L	α 溶血或 β 溶血

二、化脓性链球菌

化脓性链球菌（*Streptococcus pyogenes*）又称 A 群链球菌（group A streptococcus），占链球菌感染的 90%，是链球菌中致病力最强的细菌。

（一）生物学性状

革兰阳性，球形或卵圆形，直径 0.6~1.0μm，常排列成链状。在液体培养基中形成长链，在固体培养基上为短链。无芽胞，无动力。培养早期（2~4 小时）形成由透明质酸组成的荚膜，随着培养时间的延长，由于细菌产生透明质酸酶而使荚膜逐渐消失。营养要求较高，在含血液、血清、葡萄糖的培养基中才生长良好。在血平板表面，菌落周围形成较宽的透明溶血环。对杆菌肽敏感。能发酵简单的糖类，产酸不产气。与葡萄球菌不同的是触酶阴性。

Notes

（二）致病性和免疫性

化脓性链球菌短暂或长期定居于上呼吸道，在干燥物体表面或尘埃中可生存数月。通过飞沫、直接接触传染或污染物传播。15 岁以下儿童感染主要表现为咽喉炎；以前感染过儿童或老人的再感染与超敏反应性疾病的发生有关。较差的个人卫生状况与皮肤感染有关等。

1. 化脓性链球菌的主要致病物质

（1）黏附素：化脓性链球菌与人上皮细胞的黏附依赖于上皮细胞表面的纤连蛋白（fibronectin，Fn）。纤连蛋白为受体，能与菌体表面的脂磷壁酸（LTA）、M 蛋白等黏附素结合，同时 M 蛋白具有抗吞噬功能，使细菌在宿主体内定居和繁殖。

（2）链球菌溶素（streptolysin）：链球菌溶素 O（streptolysin O，SLO）为含有 -SH 基的蛋白质，对氧敏感，遇氧时，-SH 被氧化成 -SS- 基而失去溶血活性。此毒素能破坏白细胞和血小板，对心肌有急性毒性作用。SLO 免疫原性强，85%~95% 链球菌感染所致的咽喉炎和风湿热患者，于感染后 2~3 周至病愈后数月至 1 年内可检出抗 "O" 抗体（antistreptolysin O，ASO）。尤其是活动性风湿热，ASO 升高更显著。因此检测 ASO 可作为链球菌感染和风湿热的辅助诊断。但在皮肤脂质中的胆固醇则能抑制 SLO，故化脓性链球菌引起的皮肤感染及与皮肤感染相关的肾小球肾炎中，ASO 不会升高；链球菌溶血素 S（streptolysin S，SLS）的产生需要血清（serum），故命名为 SLS。SLS 对氧稳定，血平板上菌落周围的溶血环即 SLS 所致。它是小分子糖肽，无免疫原性，对白细胞和多种组织细胞有破坏作用。细菌被吞噬后，SLS 能损伤溶酶体，引起吞噬细胞的死亡。

（3）致热外毒素（pyrogenic exotoxin）：又称红疹毒素或猩红热毒素，是人类猩红热的主要毒性物质，能引起发热和皮疹等。该毒素由温和噬菌体基因编码，为蛋白质，分 A、B、C 三个血清型，免疫原性较强，能刺激机体产生抗毒素。致热外毒素是超抗原，具有超抗原生物学活性。

（4）侵袭性酶：都是扩散性因子，以不同的作用方式促进链球菌向周围组织或经淋巴、血流扩散。其中透明质酸酶可分解组织中的透明质酸，使组织通透性增加；链激酶（streptokinase，SK）能使血液中纤维蛋白酶原变成纤维蛋白酶，故可溶解血块或阻止血浆凝固；DNase 又称链道酶（streptodornase，SD），根据抗原性不同分 A、B、C 和 D，均能降解脓液中高度黏稠的 DNA，使脓液变稀，有利细菌扩散。产生的抗 DNase B 抗体可作为皮肤化脓性链球菌感染的重要指标。

2. 化脓性链球菌引起三类疾病

（1）化脓性感染：有咽炎、脓皮病、丹毒、蜂窝织炎、坏死性筋膜炎、链球菌毒性休克综合征、产褥热、淋巴管炎、肺炎等各组织系统的感染。其中坏死性筋膜炎（necrotizing fascitis）是细菌通过破损的皮肤伤口进入深部皮下组织，引起广泛性肌肉和脂肪坏死。开始为蜂窝组织，以后发生大疱和坏疽以及全身性症状，严重者出现多脏器功能衰竭和死亡。链球菌中毒休克综合征（streptococcal toxic shock syndrome，STSS）是链球菌侵入呼吸道、破损皮肤以及流产后阴道感染等引起。表现为上呼吸道感染、高热、咽痛、皮疹、肢体剧烈疼痛、坏死性筋膜炎和肌炎、休克、多脏器功能衰竭等严重症状。主要由化脓性链球菌引起，亦报道由缓症链球菌和无乳链球菌等引起。

（2）毒素性疾病：指猩红热，是一种急性传染病。传染源为患者和带菌者，经呼吸道传播，潜伏期平均为 3 天。临床特征为发热、咽峡炎、全身弥漫性皮疹和疹退后皮肤脱屑。

（3）非化脓性感染：主要是链球菌感染后发生的风湿热和急性肾小球肾炎，亦属于超敏反应性疾病。

1）风湿热：由化脓性链球菌中多种型别（如 M18、M3、M5）引起。5~12 岁的儿童较多见，感染咽峡炎后有 3% 的患儿发生风湿热，主要表现为多发性关节炎、心肌炎、心内膜炎、心包炎等。发病机制可能是免疫复合物沉积于心瓣膜或关节滑膜上所致；亦可能是化脓性链球菌的抗原与上述组织间存在共同抗原，由交叉免疫反应造成病理损伤。但是皮肤感染的链球菌不会引起风湿热。

2）急性肾小球肾炎：儿童中大多数急性肾炎属链球菌感染后的急性肾小球肾炎。引起咽峡炎和皮肤感染的链球菌都可发生急性肾小球肾炎,多见的是 M12、M4、M2 和 M49 型。主要表现为水肿、尿少、血尿、蛋白尿、高血压等。病程 1 个月左右,多能自愈,很少转为慢性,预后良好。发病机制可能是链球菌的 M 蛋白与相应抗体结合后,在一定条件下形成中等大小的可溶性免疫复合物,沉积于肾小球基底膜,通过Ⅲ型超敏反应机制造成炎症损伤;亦可能是某些链球菌菌株的抗原与肾小球基底膜有共同抗原,通过Ⅱ型超敏反应机制损伤基底膜。

3. 免疫性　链球菌感染后,机体可获得一定的免疫力,但因其型别多,各型之间无交叉免疫性,故可反复感染。感染猩红热后,具有抗同型链球菌再感染的免疫力,但对异型则无免疫力。

(三)微生物学检查

1. 涂片染色　脓液等标本可直接涂片,染色镜检,发现链状排列球菌可作初步诊断。

2. 分离培养　脓汁或棉拭子直接接种血琼脂平板,疑为败血症的血液标本,增菌后再分离培养。37℃孵育 24 小时后,如有 β 溶血的菌落应与葡萄球菌鉴别;有 α 溶血的菌落要与肺炎链球菌鉴别。疑为草绿色链球菌所致细菌性心内膜炎的血培养应观察 3 周。

3. PYR 试验　PYR(L-pyrrolidonyl-2-naphthylamide)是化学试剂 L- 吡咯酮 β 萘酰胺的简称,用于检测氨基肽酶(L-pyrrolidonyl arylamidas)。PYR 被分解后释放萘胺,加入 N-N- 二甲氨基肉桂醛试剂,1 分钟内产生桃红色。化脓性链球菌 PYR 试验阳性,咽峡炎链球菌等其他 β 溶血链球菌则为阴性。

4. 抗链球菌溶素 O 试验　抗链球菌溶素 O 试验(antistreptolysin O test,ASO test)是指用 SLO 检测血清中的抗 O 抗体,所以简称抗 O 试验或 ASO 试验,可对风湿热或急性肾小球肾炎进行辅助诊断。风湿热患者血清中的抗 O 抗体明显高于正常人,一般在 250 单位左右,而活动性风湿热患者多超过 400 单位。

5. 抗 DNase B 试验　在皮肤化脓性链球菌感染中,ASO 不会升高,但抗 DNase B 抗体则为升高。如果怀疑链球菌所致的肾小球肾炎患者未见 ASO 升高,则应作抗 DNase B 试验。

(四)防治原则

注意个人卫生,保护皮肤黏膜,防止化脓性感染。注意器械、敷料等的消毒。对猩红热患者,在治疗的同时应进行隔离。对急性咽峡炎和扁桃体炎患者,应及时彻底治疗,以防风湿病和急性肾小球肾炎的发生。青霉素为首选治疗药物。

三、肺炎链球菌

肺炎链球菌(S.pneumoniae)俗称肺炎球菌(Pneumococcus)。正常人呼吸道带菌率可达40%,多数菌株不致病或致病力弱,仅少数菌株对人致病,是细菌性肺炎的主要病原菌。

(一)生物学性状

革兰阳性双球菌,菌体呈矛头状,宽端相对,尖端向外。在血平板上的肺炎链球菌菌落与甲型溶血性链球菌相似,在有氧条件下培养,在血平板上形成 α 溶血环,α 溶血与肺炎链球菌溶素(pneumolysin)有关;在厌氧条件下生长,则产生 β 溶血环。肺炎链球菌能产生自溶酶,故若孵育时间 >48 小时,则菌体溶解,菌落中央下陷呈脐状。若在血清肉汤中孵育,初期呈混浊生长,稍久因菌自溶使培养液渐变澄清。自溶酶可被胆盐等表面活性剂激活,从而促进培养物中的菌体溶解。该菌有荚膜,根据荚膜特异性多糖抗原性不同,分为 90 多个血清型。

(二)致病性和免疫性

有荚膜的肺炎链球菌抵抗力较强,在无阳光照射的干痰中可存活 1~2 个月。虽有 40%~70%的人群有时成为有毒力的肺炎链球菌带菌者,但正常的呼吸道黏膜均有抗肺炎球菌感染的天然抵抗力。仅在抵抗力下降的情况下易受细菌感染。与感染有关的主要因素:①病毒和其他微生物感染损伤呼吸道表面细胞以及黏液积聚妨碍吞噬细胞吞噬被黏液包被的细菌或支气管阻塞等所致的呼吸道异常;②酒类或药物中毒均可抑制吞噬细胞和咳嗽反射功能,引起异物的吸入;

Notes

③心衰等循环系统异常;④其他:还有营养不良、过度疲劳等均是肺炎球菌感染的诱发因素。

荚膜是肺炎链球菌的主要毒力因子,细菌一旦失去荚膜就失去了致病力。如有荚膜的肺炎链球菌对实验小鼠的毒力明显强于无荚膜的肺炎链球菌。肺炎链球菌荚膜是可溶性多糖,游离荚膜多糖与抗体结合使细菌逃逸吞噬作用。

肺炎链球菌溶血素能与细胞膜上的胆固醇结合,使细胞膜出现小孔,导致细胞溶解,包括羊、兔、马及人的红细胞,也能破坏纤毛化上皮细胞和吞噬细胞。肺炎链球菌溶血素能活化补体经典途径,产生 C3a 和 C5a,吸引白细胞,释放 IL-1 和 TNF-α,引起发热、组织损伤等表现。

肺炎链球菌产生的分泌型 IgA 蛋白酶能破坏分泌型 IgA 介导的黏膜免疫。肺炎链球菌细胞壁成分磷壁酸和肽聚糖对肺泡的刺激,引起炎症反应,使肺泡产生大量渗出液,并伴有大量细菌和少量炎性细胞。细菌通过渗出液扩散并感染其他肺组织。同时细菌也能吸引大量中性粒细胞进入肺泡,最后与巨噬细胞一起将细菌清除。肺炎链球菌的毒力因子见表 8-6。

表 8-6　肺炎链球菌的致病物质

毒力因子	主要功能
表面蛋白黏附素	引起细菌黏附与结合于上皮细胞表面
荚膜	抗吞噬功能
分泌型 IgA 蛋白酶	破坏分泌型 IgA 介导的免疫清除作用
肺炎链球菌溶血素	损伤纤毛化上皮细胞;抑制吞噬细胞的呼吸暴发,阻断有氧杀菌作用;活化补体经典途径,引起炎症反应
磷壁酸和肽聚糖	活化补体替代途径,引起炎症反应
磷酸胆碱	与磷酸二酯酶活化因子结合,使细菌容易进入细胞内
过氧化氢	产生活性氧引起损伤

肺炎链球菌主要引起人类大叶性肺炎,其次是支气管炎。成人肺炎多数由 1、2、3 型肺炎链球菌引起,儿童的大叶性肺炎以 14 型最常见。肺炎后可继发中耳炎、乳突炎、肺脓肿、脑膜炎和败血症等。

感染后出现抗肺炎链球菌荚膜多糖的特异性抗体,可获得型特异性免疫。

(三) 微生物学检查

根据病变部位,采取痰液、脓液、血液或脑脊液等。可直接涂片镜检,如发现典型的革兰阳性具有荚膜的双球菌,即可初步诊断。血平板上肺炎链球菌菌落周围有草绿色溶血环,应与草绿色链球菌鉴别,常用的方法:

1. **胆汁溶菌试验**　菌液中加入 10% 去氧胆酸钠或 2% 牛磺胆酸钠,或牛、猪、兔等新鲜胆汁,置室温或 37℃,在 5~10 分钟内出现细菌溶解,培养液变清者为阳性。胆汁溶菌试验是鉴别肺炎链球菌和甲型溶血性链球菌的可靠方法。

2. **Optochin 试验**　方法类似药敏试验。待试菌涂布于血平板表面,再将含有一定量的 optochin 滤纸片贴于平板涂菌处。于 37℃ 48 小时后观察抑菌圈的大小,肺炎链球菌抑菌圈的直径常在 20mm 以上,甲型溶血性链球菌 <12mm。

3. **荚膜肿胀试验**(quellung reaction)　在玻片上,肺炎链球菌与抗荚膜抗体混合,在显微镜下见有荚膜明显肿胀。如用单价特异抗体检查,可用于肺炎链球菌的分型;如用多价抗血清与新鲜痰标本混合,则可快速检测标本中肺炎球菌,用于疾病的快速诊断。

(四) 防治原则

制备多价荚膜多糖菌苗是预防肺炎球菌感染的主要措施。目前美国已制成 23 价荚膜多糖菌苗,对预防老年、儿童、慢性病患者等高危人群的感染具有重要价值。肺炎链球菌感染可用青霉素治疗,对少数青霉素、头孢菌素类耐药菌可选用万古霉素治疗。

四、其他医学相关链球菌

(一)草绿色链球菌

草绿色链球菌(viridans streptococci)为人口腔及上呼吸道正常菌群。典型细菌为 α 溶血,但亦可出现非溶血型。至少有 24 个种,较常见的是变异链球菌(S.mutans)、唾液链球菌(S.salivarius)、牛链球菌(S.bovis)、缓症链球菌(S.mitis)、肺炎链球菌和咽峡炎链球菌(S.anginosus)等,共同组成草绿色链球菌群(viridans group streptococci)。

1. **变异链球菌** 与龋齿密切相关。该菌不产生外毒素也无内毒素,但能产生葡糖基转移酶,分解蔗糖产生高分子量、黏性大的不溶性葡聚糖以构成牙菌斑的基质,使口腔中大量细菌黏附于此,其中乳杆菌能发酵多种糖类产生大量酸,使 pH 降至 4.5 左右,导致牙釉质脱钙,造成龋损。

2. **咽峡炎链球菌** 具有 A、C、F、G 荚膜多糖抗原,产生小菌落,伴有窄 β 溶血环。主要与脓肿形成有关,但不引起咽峡炎。当拔牙或摘除扁桃体时,细菌可侵入血流引起菌血症,一般情况下,血中细菌短时间即被清除,不会引起疾病,若心瓣膜有病损或用人工瓣膜者,细菌就可停留繁殖,引起亚急性细菌性心内膜炎。

3. **牛链球菌**(S.bovis) 起源于 β 溶血的 D 群链球菌,但大多数分离株为 α 溶血,PYR 阴性。能耐受胆盐和水解七叶灵,但在含 6.5% NaCl 的培养基上不能生长。偶尔引起心肌炎。其临床意义与结肠恶变患者发生的败血症有关。

(二)无乳链球菌和停乳链球菌

1. **无乳链球菌**(S.agalactiae) 能引起牛乳房炎,危害畜牧业,因而早为兽医界注目。20 世纪 70 年代后发现,该菌感染不只限于牛乳房炎,亦能感染人类,尤其是新生儿,引起败血症、脑膜炎、肺炎等,死亡率较高。无乳链球菌细胞壁 C 多糖物质又属 B 群抗原,故亦称 B 群链球菌(group B streptococcus,GBS)。无乳链球菌有窄 β 溶血环,对杆菌肽不敏感,能水解马尿酸盐。无乳链球为上呼吸道正常菌群。正常妇女阴道和直肠带菌率达 30% 左右,是新生儿感染的主要传染来源。引起新生儿肺炎、败血症和脑膜炎。近年来感染率不断升高,病死率高达 15%,且有神经后遗症,故已引起广泛关注。本菌对成人侵袭力弱,但机体防御功能低下时,也可引起皮肤感染、心内膜炎、产后感染、肾盂肾炎等。

无乳链球菌产生 CAMP 因子(Christie-Atkins-Munch-Petersen)。CAMP 因子为耐热性蛋白,容易扩散。金黄色葡萄球菌 β 溶素为神经鞘磷脂酶 C(sphingomyelinase C),能水解细胞膜磷脂。CAMP 因子与神经鞘磷脂酶 C 作用,能促进金黄色葡萄球菌的 β 溶血,故可用 CAMP 试验检测无乳链球菌。

2. **停乳链球菌**(S.dysgalactiae) 具有 C 或 G 群抗原,产生大菌落,伴有大 β 溶血环。类似化脓性链球菌,能引起咽喉炎,有时会并发肾小球肾炎,但不引起风湿热。

(三)猪链球菌

猪链球菌(Streptococcus suis)在自然界和猪群中广泛分布,常存在于哺乳动物和人体内。猪链球菌是人兽共患病病原体。世界动物卫生组织将其列为 B 类疫病。1968 年丹麦报道首例人感染猪链球菌后,猪链球菌病在北美洲、南美洲、欧洲等地均有所增加。日本、韩国、泰国和新加坡等亦先后报道人感染猪链球菌。在我国江苏和四川的部分地区亦出现猪链球菌 -2 型暴发流行导致人员死亡的报道。

猪链球菌是革兰阳性球菌,属兼性厌氧菌。Lancefield 根据链球菌 C 多糖抗原的分类原则,猪链球菌归为 C、D、F 及 L 群链球菌。由于猪链球菌荚膜抗原的不同,可分 35 个血清型,但尚有菌株难以定型。感染人的主要是猪链球菌 -2 型。培养猪链球菌 -2 型时,在绵羊血平板出现

Notes

α溶血,马血平板则为 β 溶血。菌落呈半透明或浅灰色。生化反应为发酵乳糖、蔗糖、七叶灵,不发酵甘露糖、阿拉伯糖等。

猪链球菌属机会致病菌,可通过破损皮肤、鼻咽部的损伤及呼吸道传给人。脾切除、糖尿病患者、酒精中毒及肿瘤均是易感者。易感人群为饲养员、屠宰厂工人及从事猪肉销售加工的人员等。据文献报道,对猪链球菌 -2 型血清反应阳性的亚临床感染人中,9% 为奶牛场主、10% 为肉品检验员及 21% 为猪场主。目前尚无在人与人间传播的报道。对猪链球菌的致病物质尚在研究中,其中黏附素能黏附于细胞表面,与感染有关;荚膜具有抗吞噬功能,保护细菌免于吞噬细胞被吞噬;溶菌酶释放蛋白(muramidase-released protein,MRP)为细菌的胞壁蛋白,是猪链球菌重要的毒力因子,具有黏附上皮细胞,诱导上皮细胞和巨细胞凋亡,促进猪链球菌 -2 型对宿主的感染;胞外蛋白因子(extracellular protein factor,EPF)仅能从细菌培养上清液中检出,在致病过程中起重要作用;猪溶素(suilysin,SLY)是细菌生长过程中分泌的蛋白质,能破坏脉络丛上皮细胞,突破血 - 脑脊液屏障,引起脑膜炎;此外还有纤连蛋白结合蛋白等毒力因子。人被猪链球菌 -2型感染,临床表现较为严重,可出现脑膜炎、败血症、心内膜炎和耳聋等,严重者可致死亡。

猪链球菌对外界环境有较强的抵抗力,在水中可存活 1~2 周。在 4℃,死猪体内细菌可存活6 周。在冬春季的灰尘中生存 30 天,粪便中则生存 90 天。猪链球菌对热的抵抗力较弱,一般在60℃水中仅存活 10 分钟,50℃为 2 小时。猪链球菌对常用的消毒剂敏感,1 分钟左右即被杀死。

第三节 肠 球 菌 属

肠球菌属(Enterococcus)广泛分布于自然界,是人和动物肠道较为常见的细菌。肠球菌是机会致病菌,是医院内感染的重要病原菌之一。肠球菌细胞壁较厚,对多种抗生素产生耐药,造成抗感染治疗的困难。

一、生物学性状

肠球菌为典型的革兰阳性球菌,成双或短链排列,故与肺炎链球菌很难区别。兼性厌氧菌,在血平板培养基上生长时,可形成灰白色、不透明、表面光滑、直径 0.5~1mm 大小的圆形菌落。通常为非溶血性或偶见 α 溶血的菌落。触酶试验多为阴性,但有时为弱阳性。PYR(L-pyrrolidonyl-2-naphthylamide)试验阳性、水解七叶苷。与链球菌不同的是它能在 pH9.6、含6.5%NaCl 和 40% 胆盐的培养基中生长,并对多种抗生素表现为固有耐药。

肠球菌(enterococcus)能与 D 群链球菌抗血清反应,有与细胞膜相连的甘油型磷壁酸,故曾被称 D 群链球菌,包括肠链球菌和非肠链球菌。根据细菌生理特性和 DNA 同源性差异,1984年将肠链球菌从 D 群链球菌中分离出来,另立为肠球菌属,现包括 29 个种。与人类有关的主要是粪肠球菌(E.faecalis)。粪肠球菌基因组大小约 3.0Mb,G+C 含量约 37.3%,有约 3000 个开放读码框架,可编码 2900 多个蛋白。它产生的细胞溶素可导致疾病发生。在患者标本分离菌中,粪肠球菌占 85%~95%、屎肠球菌(E.faecium)占 5%~10%,此外还有坚韧肠球菌和其他肠球菌。鹑鸡肠球菌(E.gallinarum)和铅黄肠球菌(E.casseli.avus)常发现在人肠道,虽是非致病菌,但对万古霉素具有固有耐药性,应特别引起重视。

二、致 病 性

肠球菌是肠道正常菌群,通常定居于肠道和女性泌尿、生殖道。在每克粪便中,有 10^7 的粪肠球菌,但屎肠球菌则较为少见。肠球菌为机会致病菌,容易在年老体弱、表皮和黏膜破损以及抗生素使用不当等条件下产生感染。可引起泌尿系统、腹腔、伤口等感染,亦可引起心内膜炎和菌血症等。近年来,由于免疫抑制剂的广泛使用、侵入性治疗机会的增加以及过度使用抗生素

Notes

等原因,使肠球菌所致感染逐年增加,已成为医源性感染的主要致病菌之一。肠球菌感染为内源性感染,归于自身的肠道菌群。但在医院内,耐药肠球菌可在患者之间传播,且护士及其他医务人员可携带耐药肠球菌,亦是造成医院感染的重要原因。

肠球菌有多种致病物质。其中脂磷壁酸与黏附素可使细菌黏附定植于肠道、泌尿道上皮细胞及心内膜细胞。集聚因子(aggregation substance)、细胞溶素(cytolysin)、信息素(pheromone)和明胶酶(gelatinase)等都具有各自的功能(表8-7)。肠球菌的耐药基因存在于质粒和染色体上,编码的蛋白具有抗β-内酰胺酶、氨基糖苷类抗生素和万古霉素的功能,亦与该菌的毒力相关。

表 8-7 肠球菌致病物质

毒力因子	生物学功能
集聚因子	菌细胞膜上的毛样蛋白,引发质粒交换和与上皮细胞结合
肠球菌表面蛋白	粪肠球菌表面,属胶原蛋白结合黏附素,有利于细菌黏附
碳水化合物黏附素	介导与宿主细胞表面的结合
细胞溶素	属细菌素蛋白,能抑制革兰阳性菌生长,诱导局部组织损伤
信息素	其中中性粒细胞化学趋化因子,参与炎症反应
明胶酶	水解明胶、胶原蛋白、血小板和其他小肽

三、微生物学检查

根据感染部位的不同分别收集脓液、尿液、穿刺液和血液等标本。

1. 直接涂片镜检 可见单个、成双或短链状排列的革兰阳性球菌。

2. 分离培养 将标本接种于血平板或选择性培养基(如胆汁七叶苷琼脂)进行分离培养。

3. 细菌鉴定 分离到的细菌需作如下试验:① PYR 试验:快速鉴定产生氨基肽酶的细菌,肠球菌为阳性;②盐耐受试验:能区别肠球菌与非肠球菌,肠球菌能在含 6.5% NaCl 培养基中生长。再利用胆汁-七叶苷试验和血清学方法对肠球菌作出鉴定。

4. 耐药性试验 肠球菌对常规剂量氨基糖苷类的耐药和对万古霉素的低度耐药常为固有耐药。对氨基糖苷类和万古霉素的高水平耐药为获得性耐药。

四、防 治 原 则

由于肠球菌对抗生素耐药性的增加,产β-内酰胺酶肠球菌及耐高浓度氨基糖苷类抗生素和万古霉素肠球菌的出现,给临床治疗造成很大困难,已引起广泛的重视。肠球菌感染的治疗应重视药物敏感试验。大部分肠球菌对呋喃妥因敏感,已成功用于治疗尿路感染。肠球菌性心内膜炎、脑膜炎等常用青霉素或氨苄西林与氨基糖苷类药物联合治疗等。合理谨慎使用万古霉素,如耐万古霉素肠球菌感染时,实施隔离是防止细菌扩散的较有效方法。

第四节 奈 瑟 菌 属

奈瑟菌属(*Neisseria*)的细菌是一群革兰阴性菌,多数为无芽胞和鞭毛,有荚膜和菌毛的双球菌。专性需氧,能产生氧化酶和触酶。根据奈瑟菌在培养基生长特点、对糖的氧化和还原硝酸盐等能力,可用于区别常见的奈瑟菌。奈瑟菌属中主要菌种的生物学性状(表8-8),其中只有脑膜炎奈瑟菌和淋病奈瑟菌对人致病,其余均为鼻、咽喉和口腔黏膜的正常菌群,仅在抵抗力下降时偶尔致病。

Notes

表 8-8 常见奈瑟菌的主要生物学性状

特性	淋病奈瑟菌	脑膜炎奈瑟菌	解乳奈瑟菌	干燥奈瑟菌	黏膜奈瑟菌	浅黄奈瑟菌
CHOC	0	0	V	+	+	+
ML 琼脂	+	+	+	0	0	0
葡萄糖	+	+	+	+	+	0
麦芽糖	0	+	+	+	+	0
乳糖	0	0	+	0	0	0
蔗糖	0	0	0	+	0	0
硝酸盐还原	0	0	0	0	+	0

CHOC:巧克力色琼脂(22℃);ML:Martin-Lewis agar(35℃);+:生长(培养基)或产酸(分解糖类);0:不生长或不产酸;V:生长或不生长

一、淋病奈瑟菌

淋病奈瑟菌(*Neisseria gonorrhoeae*)简称淋球菌(Gonococcus),是人类淋菌性尿道炎(淋病)的病原菌,淋病也是我国目前发病人数最多的性传播疾病。

(一)生物学性状

革兰阴性双球菌,直径为 0.6~0.8μm,常成双排列。淋病奈瑟菌有荚膜,致病菌株有菌毛。专性需氧,巧克力色血琼脂平板(经 80℃以上加热的血琼脂培养基,色似巧克力,故名巧克力色培养基)是适宜培养基。35~36℃孵育 48 小时后,形成凸起、圆形、灰白色、直径 0.5~1.0mm 的光滑型菌落。为提高淋病奈瑟菌检出率,可选用万古霉素、多黏菌素等选择性培养基来抑制其他杂菌生长。该菌抵抗力弱,对干燥、寒冷、热及常用消毒剂均敏感。

淋病奈瑟菌表层抗原至少可分为菌毛蛋白抗原、外膜蛋白抗原和脂寡糖抗原:

1. 菌毛蛋白 由菌毛蛋白组成菌毛(pili),介导对非纤毛化上皮细胞的黏附,具有抵抗中性粒细胞的杀菌作用。菌毛 C 端为高变区,通过变异或相变,逃逸对再感染的免疫力。菌毛有 29 个血清型,但菌毛易变异,故分型意义不大。

2. 外膜蛋白 有 Por 蛋白(porin proteins,PⅠ)、Opa 蛋白(opacity proteins,PⅡ)和 Rmp 蛋白(reduction-modifiable proteins,PⅢ)。Por 蛋白分 PorA 和 PorB。PorA 有 18 个亚型,PorB 有 28 个亚型。介导细菌与敏感细胞的黏附,具有阻止吞噬溶酶体形成,有利细菌在细胞内生存。Opa 蛋白能促进细菌牢固黏附于上皮细胞或介导细菌间黏附。缺乏 Opa 蛋白的菌株形成的菌落透明,有 Opa 蛋白的菌株形成的菌落则为不透明,透明性与菌株的毒力有关。Rmp 蛋白保护其他表面抗原(Por 蛋白,LOS)免于杀菌抗体作用。

3. 脂寡糖 由脂质 A 和核心寡糖组成脂寡糖(lipooligosaccharide,LOS)类似 LPS,具有内毒素活性。

(二)致病性与免疫性

人是唯一的自然宿主,无症状携带者是主要储存宿主。通过性接触传播,肛交和口交可分别感染直肠和口咽部。根据不完全统计,淋病在大多数国家和地区的性传播疾病中占首位或第二位,在我国,目前淋病患者占全国性病人数的首位。除性交途径外,经手、毛巾、污染的衣裤及寝具等也可传播淋病,但机会较少。

淋病奈瑟菌通过菌毛黏附上皮细胞,侵入泌尿生殖系统,通过各种致病物质引起尿道和生殖道感染。在感染初期,仅影响男性前尿道,女性尿道和子宫颈。主要表现为排尿时刺痛,尿道口红肿发痒,有黏液或黏液脓性分泌物。有些女性仅表现为白带的增多而不予注意。如不及时治疗,引起慢性感染、不育症或宫外孕。母体患有淋菌性尿道炎或子宫颈炎时,婴儿出生时可患

Notes

淋病奈瑟菌性结膜炎,有大量脓性分泌物,又称脓漏眼。淋病奈瑟菌致病物质(表8-9)。

人类对淋病奈瑟菌无天然免疫力,病后保护性免疫力不强,不能防止再次感染。

表8-9 淋病奈瑟菌致病物质

毒力因子	生物学效应
菌毛蛋白	介导对非纤毛化上皮细胞(生殖道上皮细胞)的黏附;易变异,逃逸免疫监视
脂寡糖	由脂质 A 和核心寡糖组成,具有内毒素活性,引起局部炎症和全身反应
Por 蛋白	介导菌与敏感细胞的黏附,阻止吞噬溶酶体形成,有利细菌在细胞内生存
Opa 蛋白	促进细菌牢固黏附于上皮细胞或细菌间的黏附形成微菌落
Rmp 蛋白	保护表面抗原(Por 蛋白,LOS)免受杀菌抗体作用
IgA1 蛋白酶	破坏黏膜表面 IgA1,有利细菌对黏膜表面的黏附
铁蛋白受体	乳铁蛋白结合蛋白、转铁蛋白结合蛋白和血红蛋白结合蛋白;结合蛋白为铁的受体,介导细菌获取铁

(三)微生物学检查

取泌尿生殖道脓性分泌物或子宫颈表面分泌物,涂片镜检,如在中性粒细胞内发现有革兰阴性双球菌时,有诊断价值(图8-4)。

对于慢性病患者,涂片镜检阴性者,可进行标本的分离培养,阳性进一步作生化反应等鉴定。本菌对低温和干燥极敏感,故标本采取后应注意保暖保湿,立即送检。标本接种在巧克力色血琼脂平板或 Thayer-Martin 培养基(含盐酸万古霉素、多黏菌素 E、甲氧苄啶和制霉

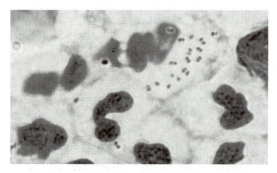

图 8-4 生殖道感染淋病奈瑟菌的分泌物涂片

菌素的巧克力色培养基),在 37℃ 5%CO_2 下孵育 36~48 小时,菌落涂片镜检为革兰阴性双球菌伴有氧化酶阳性菌落即可诊断。另外应用免疫酶试验、直接免疫荧光法、PCR 技术可直接检测标本中淋病奈瑟菌的抗原或核酸。

(四)防治原则

淋病是一种性传播疾病,大力开展性病知识宣传教育是预防淋病的重要环节。淋病主要经无症状患者,或虽有症状却被忽视或未去求医者所传播,所以对确诊淋病者,对其性伙伴的检查和治疗成为控制淋病传播的至关重要的环节。对患者要早发现,早用药,彻底治疗。淋病奈瑟菌对青霉素、磺胺类多种抗生素敏感,但易产生耐药性。目前普遍使用大观霉素,虽疗效好,但仍有耐药菌株的发现。女性感染淋病奈瑟菌后,有 60% 可呈现无症状感染,故婴儿出生时,不论母亲有无淋病,均可用 1% 硝酸银等药物滴眼,以预防新生儿淋菌性结膜炎。目前还无有效疫苗供使用。

二、脑膜炎奈瑟菌

脑膜炎奈瑟菌(*Neisseria meningitidis*)俗称脑膜炎球菌(Meningococcus),是流行性脑脊髓膜炎(流脑)的病原菌。

(一)生物学性状

肾形或豆形革兰阴性双球菌,两菌接触面平坦或略向内陷,直径 0.6~0.8μm。排列呈单个、成双、或 4 个相连等。在患者脑脊液中,多数位于中性粒细胞内。新分离的菌株大多有荚膜和菌毛,营养要求高,需在含有血清、血液等培养基(常用巧克力色培养基)中方能生长。专性需氧,

Notes

在含有 5%~10% CO_2 湿润环境中生长更佳。经 24 小时培养,形成 1~1.5mm 无色、圆形、凸起、光滑、透明、似露滴状的菌落。能在 37℃ 产生自溶酶,在体外 25℃ 碱性环境导致细菌快速的肿胀和溶解,如培养物不及时转种,超过 48 小时后常死亡。本菌抵抗力极弱,对干燥、热、寒冷均敏感,室温中 3 小时即死亡,常用消毒剂可迅速将其杀死。

脑膜炎奈瑟菌的结构与分型见图 8-5。根据脑膜炎奈瑟菌荚膜多糖群特异性抗原的不同,目前可分为 A、B、C、D、H、I、K、L、X、Y、Z、29E 和 W135 共 13 个血清群,对人类致病的多属 A、B、C 群。近十年来,西半球主要流行菌株为 B、C、W135 和 Y 群,非洲主要是 A 群,我国 95% 以上病例为 A 群,近年来亦发现 B 群和 C 群。

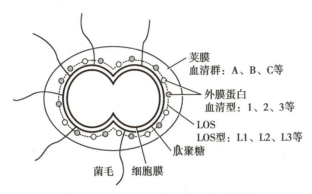

图 8-5　脑膜炎奈瑟菌结构和分型模式图

脑膜炎奈瑟菌按其外膜蛋白的分子量归为五类。P1 类外膜蛋白的相对分子质量在 41~46kD 之间,P2 为 38~41kD,P3 为 36~38kD,P4 为 34~36kD,P5 为 28~32kD。所有菌株均有 P1、P2 或 P3 类外膜蛋白,这三类蛋白类似淋病奈瑟菌的 Por 蛋白,具有血清型特异性,目前有 20 个血清型已被确定,其中 2 型、15 型与脑膜炎流行有关。P5 类外膜蛋白类似淋病奈瑟菌的 Opa 蛋白。

除外膜蛋白外,外膜上有糖脂组成的 LOS,是脑膜炎奈瑟菌的主要致病物质。LOS 具有免疫原性和抗原性,也可进行免疫学分型,可分为 L1~L12 型。我国对 A 群予以分型,可分为 L9、L10 和 L11 三个血清型,但我国主要由 A 群 L10 型引起流脑流行。外膜和细胞膜之间是肽聚糖。

脑膜炎奈瑟菌有菌毛,但与淋病奈瑟菌不同,不用于血清学分型。菌毛介导细菌与上皮细胞的黏附。

(二)致病性与免疫性

人是唯一的自然宿主,鼻咽部无症状携带者为 1%~40%。通过飞沫传播。5 岁以下儿童和老人为易感者;补体 C5、6、7、8 缺损者易感性比非缺损者高 6000 倍。脑膜炎以 A 群感染为主,也有 B、C 群感染。流脑常呈周期性大流行,平均十年左右有一次流行高峰,主要由于相隔一定时间后人群的免疫力下降,新的易感者增多所致,但疫苗可控制和改变周期性规律。我国从 1994 年开始的第四次流行,就因注射 A 群多糖疫苗而被控制。

脑膜炎奈瑟菌首先侵入人体的鼻咽部,若免疫力强,细菌被消灭;若免疫力较弱,细菌则侵入血液引起败血症。极少数患者,细菌经血侵入脑脊膜,产生化脓性炎症。脑膜炎的主要临床表现为发病突然,伴有严重的头痛,呕吐,颈项强直等脑膜刺激症。细菌引起小血管栓塞,使皮肤出现瘀斑。

致病物质有荚膜、菌毛、IgA1 蛋白酶和 LOS。荚膜可抵抗吞噬,使细菌在机体内大量繁殖。菌毛介导细菌黏附于鼻咽部黏膜上皮细胞,利于对人体侵入。脑膜炎球菌能产生 IgA1 蛋白酶,破坏 SIgA1,帮助细菌黏附于黏膜。LOS 是脑膜炎球菌最主要的致病物质,病菌侵入机体繁殖后,因自溶或死亡而释放的 LOS,作用于小血管或毛细血管,引起血管坏死性出血,皮肤出现瘀

Notes

斑。严重败血症患者,可引起肾上腺出血,并因大量 LOS 的释放造成中毒性休克和弥散性血管内凝血。

机体对脑膜炎奈瑟菌的免疫主要是体液免疫。在感染两周后,血清中群特异性的 IgA、IgG、IgM 抗体水平明显上升,抗体的免疫作用主要表现在:抗体在补体的存在下溶解脑膜炎球菌;抗体和补体的免疫调理作用增强吞噬细胞对脑膜炎球菌的吞噬;SIgA 可以阻止脑膜炎奈瑟菌对上呼吸道黏膜细胞的侵袭。

(三) 微生物学检查

采取患者的脑脊液、血液或刺破出血瘀斑取其渗出液,直接涂片镜检,如在中性粒细胞内、外有革兰阴性双球菌,可作出初步诊断。因本菌对低温和干燥极敏感,故在分离培养时,标本采取后应注意保暖保湿,立即送检,接种于预温的培养基内,最好是床边接种。培养阳性者,应进行生化反应和血清凝集试验鉴定。脑膜炎球菌易自溶,将多糖抗原释放至血液或脑脊液,故可用对流免疫电泳、SPA 协同凝集试验、ELISA 等方法对患者脑脊液和血清中可溶性抗原进行快速检测。

(四) 防治原则

要早期隔离治疗患者,控制传染源。治疗首选青霉素和磺胺药,因此类药物能通过血 - 脑脊液屏障。对儿童应注射 A 和 C 群二价或 A、C、Y 和 W135 群四价混合脑膜炎多糖疫苗进行特异性预防,保护率在 90% 以上。

展 望

球菌感染能引起多种疾病,尽管多数情况下抗生素治疗是有效的,但耐药菌出现及医源性感染增多,严重威胁人类生命健康。

万古霉素是治疗耐甲氧西林金黄色葡萄球菌的首选药物,但从 1996 年开始出现万古霉素耐药金黄色葡萄球菌(VRSA),使得细菌感染再次成为非常棘手的临床问题。金黄色葡萄球菌对万古霉素的耐药的可能相关机制:①耐药质粒传递。某些肠球菌对万古霉素具有固有耐药性,临床上已发现分离自患者感染灶的 VRSA 的耐药基因来源于共同分离的粪肠球菌。②染色体突变。VRSA 与万古霉素敏感的金黄色葡萄球菌(VSSA)相比,某些关键基因有不同程度的突变。③细胞壁增厚。可能增厚细胞壁的肽聚糖外层结合了大部分药物,阻止了药物的内渗,从而减少了药物对细胞的杀伤作用。④青霉素结合蛋白(PBPs)表达水平与耐药性相关。随着细菌基因组的深入研究和分子生物学技术的发展,有助于阐明其耐药机制及新型抗生素的研发,检测耐药基因指导临床用药已成为可能。

葡萄球菌肠毒素、毒性休克综合征毒素和链球菌致热外毒素均具有超抗原(superantigen,sAg)的生物学活性。超抗原能非特异性的激活 T 细胞产生过量淋巴因子,产生极强的免疫应答,可参与某些自身免疫性疾病的发生。有报道认为,葡萄球菌肠毒素引起的恶心、呕吐、腹泻等胃肠道表现,主要与肥大细胞释放组胺和白三烯有关。葡萄球菌肠毒素可作为生物武器,常以气雾剂的方式,通过吸入引起广泛的器官损伤,严重者发生休克和死亡。

（汤 华）

Notes

第九章 肠道杆菌

肠道杆菌是指肠杆菌科（*Enterobacteriaceae*）的细菌,包括了一大群生物学性状近似的革兰阴性杆菌,常寄居在人和动物的肠道内,亦存在于土壤、水和腐物中。它们属于兼性厌氧菌或需氧菌,能发酵多种糖,具有复杂的抗原结构(菌体抗原、鞭毛抗原以及荚膜抗原等),能产生各种毒素以及其他毒性物质。

肠杆菌科细菌种类繁多。根据生化反应、抗原结构、核酸杂交和基因组 DNA 序列分析,目前已有 62 个菌属,尽管种属复杂,但该科常引起人类感染的菌种却不到 25 个(表 9-1)。

表 9-1 常见的引起人类感染的肠杆菌科细菌

菌属	菌种
枸橼酸杆菌属	弗劳地枸橼酸杆菌、柯塞枸橼酸杆菌
肠杆菌属	产气肠杆菌、阴沟肠杆菌
埃希菌属	大肠埃希菌
克雷伯菌属	肺炎克雷伯菌肺炎亚种、催娩克雷伯菌
摩根菌属	摩根摩根菌摩根亚种
变形杆菌属	奇异变形杆菌、普通变形杆菌
沙门菌属	肠道沙门菌肠道亚种
沙雷菌属	黏质沙雷菌黏质亚种
志贺菌属	宋内志贺菌、福氏志贺菌、痢疾志贺菌、鲍氏志贺菌
耶尔森菌属	鼠疫耶尔森菌、小肠结肠炎耶尔森菌小肠结肠炎亚种、假结核耶尔森菌假结核亚种

按照细菌的致病性,可将肠杆菌科细菌分为内源性的正常菌群与外源性的病原菌。大多数肠杆菌科细菌是肠道的正常菌群,但当宿主免疫力降低或细菌移位至肠道以外部位如泌尿生殖道、胆道、腹腔甚或进入血液时可成为条件致病菌而引起内源性感染;少数为肠道病原菌,例如伤寒沙门菌、志贺菌、致病性大肠埃希菌等一旦侵入机体,将分别引起沙门菌病、志贺菌病以及腹泻等特有的外源性感染。肠杆菌科细菌的感染可累及身体的任何部位,其传染源有动物宿主、带菌者或细菌的内源性散播。

肠杆菌科的细菌具有下列共同生物学特性:

1. **形态与结构** 为中等大小(0.3~1.0)μm × (1~6)μm 的革兰阴性杆菌。大多有菌毛,多数有周鞭毛,少数有荚膜或包膜,无芽胞。

2. **培养** 兼性厌氧或需氧。营养要求不高,在普通琼脂平板上生长繁殖后可形成湿润、光滑、灰白色、直径为 2~3mm 的中等大小菌落。在血琼脂平板上,有些菌可产生溶血环。在液体培养基中,呈均匀浑浊生长。

3. **生化反应** 过氧化氢酶阳性,能还原硝酸盐为亚硝酸盐,氧化酶阴性,后者在鉴别肠道杆菌和其他发酵与不发酵的革兰阴性杆菌上有重要价值。能分解多种糖类和蛋白质,形成不同代谢产物,常用以区别不同菌属和菌种。乳糖发酵试验可初步鉴别肠杆菌科中致病菌与非致病菌,一般非致病菌能分解乳糖,而致病菌多数不能。

4. 抗原结构　主要有菌体 O 抗原、鞭毛 H 抗原和荚膜抗原,其他尚有菌毛抗原。

(1) O 抗原:存在于细胞壁脂多糖(LPS)的最外层,具有属特异性。其特异性取决于 LPS 分子末端重复结构多糖链的糖残基种类的排列,脂多糖的核心多糖为肠杆菌科细菌的共同抗原。O 抗原耐热,100℃不被破坏。临床分离菌株的菌落大多呈光滑(S)型,细菌若失去外层 O 特异性多糖,菌落由光滑型(S)变成粗糙型(R),是为 S-R 变异。R 型菌株的毒力显著低于 S 型株。O 抗原主要引起 IgM 抗体。

(2) H 抗原:存在于鞭毛蛋白。不耐热,60℃ 30 分钟即被破坏。H 抗原的特异性决定于多肽链上氨基酸的排列序列和空间结构。细菌失去鞭毛后,运动随之消失;同时 O 抗原外露,为 H-O 变异。H 抗原主要引起 IgG 型抗体。

(3) 荚膜抗原:多糖,位于 O 抗原外围,能阻止 O 抗原凝集现象,具有型特异性,经 60℃ 30 分钟可被破坏。重要的有伤寒沙门菌的 Vi 抗原,大肠埃希菌的 K 抗原等。

5. 细菌素　许多革兰阴性细菌产生细菌素,受质粒控制。例如,大肠埃希菌产生的细菌素称大肠菌素,沙门菌产生黏质沙雷菌素。产细菌素的菌株本身对所产生的细菌素具有耐性。

6. 毒素与酶　由于绝大多数革兰阴性细菌含有复杂的 LPS,故具有多种病理作用。许多革兰阴性肠道细菌也产生外毒素。有关细菌毒素的致病作用将在相关章节中讨论。

7. 抵抗力　因肠道杆菌无芽胞,对理化因素抵抗力不强,60℃ 30 分钟即死亡。易被一般化学消毒剂杀灭。常用氯进行饮水消毒。胆盐、煌绿等染料对非致病性肠杆菌科细菌有抑制作用,借以制备选择培养基来分离有关病原菌。

8. 变异　肠杆菌科细菌易变异,除自发突变外,更因相互处于同一密切接触的肠道微环境,还可以经噬菌体、质粒、转座子和毒力岛的介导,通过转导、接合、溶原性转换等基因的转移和重组方式,使受体菌获得新的性状而导致变异。其中最常见的是耐药性变异,此外尚有毒素产生、生化反应、抗原性等特性的改变。

第一节　埃希菌属

埃希菌属(*Escherichia*)有 6 个种,只有大肠埃希菌(*E.coli*)是临床最常见、最重要的一个菌种,俗称大肠杆菌。大肠埃希菌是肠道中重要的正常菌群,并能为宿主提供一些具有营养作用的合成代谢产物;在宿主免疫力下降或细菌侵入肠道外组织器官后,即可成为机会致病菌,引起肠道外感染,故大肠埃希菌也是肠道杆菌中最重要的一种条件致病菌;一些血清型的大肠埃希菌具有致病性,能导致人类胃肠炎;大肠埃希菌在环境卫生和食品卫生学中,常用作被粪便污染的检测指标;在分子生物学和基因工程研究中,大肠埃希菌是重要的实验材料。

一、生物学性状

大小为(0.4~0.7)μm×(1~3)μm 的革兰阴性杆菌,多数菌株有周身鞭毛,无芽胞。有菌毛,包括普通菌毛和性菌毛,有些菌株还有致病性菌毛。肠外感染菌株常有多糖包膜(微荚膜)(图 9-1、图 9-2)。不同菌株基因组大小差异较大,如 O157:H7 EDL933 株染色体大小为 5.4Mb,且含有 2 个质粒;而 O157:H7 Sakai 株染色体大小为 5.59Mb,并含有 1 个 92.7kb 的质粒。

兼性厌氧,营养要求不高,在普通琼脂平板培养 37℃ 24 小时后,形成直径 2mm~3mm 的圆形凸起灰白色 S 型菌落。但在人和动物肠道中繁殖速度要慢得多,成倍增长的时间为一天。在肥沃的土壤表层可存活数月。有些菌株在血琼脂平板上呈 β 溶血。在液体培养基中呈均匀浑浊生长。其生长温度范围广(15~45℃)。有些菌株对热的抗性较强,在 60℃ 15 分钟或 55℃ 60 分钟仍可存活。

Notes

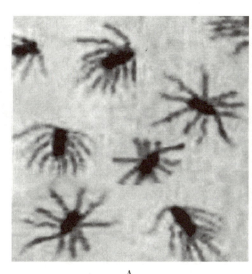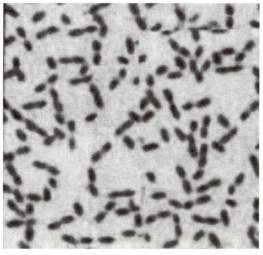

图 9-1　大肠埃希菌鞭毛染色和革兰染色片
A. 大肠埃希菌（鞭毛染色）；B. 大肠埃希菌（革兰染色 ×1000）

能发酵葡萄糖等多种糖类，产酸并产气。绝大多数菌株发酵乳糖，在克氏双糖管中，斜面和底层均产酸产气，硫化氢阴性，动力阳性，可同沙门菌、志贺菌等区别。吲哚、甲基红、VP、枸橼酸盐试验（即 IMViC 试验）结果若为"++--"，即判为典型的大肠埃希菌，表明被检物已有粪便污染，有传播肠道传染病的危险。

大肠埃希菌抗原主要有 O、H 和 K 三种，是血清学分型的基础。O 抗原超过 150 种，某些型别 O 抗原与腹泻和泌尿生殖道感染密切相关。大肠埃希菌之间、大肠埃希菌与枸橼酸杆菌属、沙门菌属、志贺菌属和耶尔森菌属中的细菌在 O 抗原上存在很多交叉反应。H 抗原

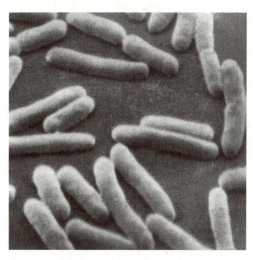

图 9-2　大肠埃希菌扫描电镜照片（×10 000）

超过 50 种，与其他肠道菌基本无交叉反应。K 抗原在 100 种以上，多糖性质。大肠埃希菌 K 抗原可为两组（组 1 和组 2）。大肠埃希菌血清型的表示方式是按 O∶K∶H 排列，例如 O111∶K58（B4）∶H2。

大肠埃希菌能产生大肠菌素（colicin），能产生菌素的菌株对自身菌素有抗性，可用于大肠埃希菌的分型。

二、致病性与免疫性

（一）致病物质

1. **黏附素**（adhesin）　大肠埃希菌的黏附素为重要的致病菌毛，能使细菌紧密黏着在泌尿道和肠道的细胞上，避免因排尿时尿液的冲刷和肠道的蠕动作用而被排除，特点是特异性高。根据结构蛋白氨基酸序列，划分为不同的家族。包括定植因子抗原Ⅰ、Ⅱ、Ⅲ（colonization factor antigen，CFA/Ⅰ，CFA/Ⅱ，CFA/Ⅲ）；集聚黏附菌毛Ⅰ和Ⅲ（aggregative adherence fimbriae，AAF/Ⅰ，AAF/Ⅲ）；束形成菌毛（bundle forming pili，Bfp）；紧密黏附素（intimin）；P 菌毛（Pyelonephritis pili，因能与 P 血型抗原结合而命名）；Dr 菌毛（能与 Dr 血型抗原结合）；Ⅰ型菌毛（其受体含有 D-甘露糖）和侵袭质粒抗原（invasion plasmid antigen，Ipa）蛋白等。

Notes

2. 外毒素　大肠埃希菌能产生多种类型的外毒素。它们是志贺毒素Ⅰ和Ⅱ（Shiga toxins，Stx-1，Stx-2）；耐热肠毒素 a 和 b（heat stable enterotoxin，STa，STb）；不耐热肠毒素Ⅰ和Ⅱ（heat labile enterotoxin，LT-Ⅰ，LT-Ⅱ）；溶血素 A（hemolysin，HlyA）等。后者在尿路致病性大肠埃希菌（uropathogenic E.coli，UPEC）致病中起重要作用。

此外，还有内毒素、荚膜、载铁蛋白和Ⅲ型分泌系统（type Ⅲ secretion systems）等。载铁蛋白可从宿主获取铁离子，导致宿主损伤；Ⅲ型分泌系统犹如分子注射器，是指细菌接触宿主细胞后，能向宿主细胞内输送毒性基因产物的细菌效应系统，约由 20 余种蛋白组成。

（二）所致疾病

1. 肠道外感染　多数大肠埃希菌在肠道内不致病，当机体抵抗力低下或细菌离开肠道侵入其他组织器官时则引起肠道外感染，以化脓性感染和泌尿道感染最为常见，如腹膜炎、阑尾炎、手术创口感染、败血症和新生儿脑膜炎；泌尿道感染最常见有尿道炎、膀胱炎、肾盂肾炎，年轻女性首次尿路感染 90% 是由此菌引起的。能引起泌尿系统感染的特殊血清型统称为尿路致病性大肠埃希菌（uropathogenic E.coli），常见的有 O1、O2、O4、O6、O7、O16、O18 和 O75 等，这些血清型能产生特别的毒力物质，如 P 菌毛，AAF/Ⅰ，AAF/Ⅱ和 Dr 菌毛等黏附素和溶血素 HlyA，后者能溶解红细胞和其他一些类型细胞，导致细胞因子的释放和炎症反应。在引起的肾盂肾炎过程中，K 抗原和 P 菌毛（Pyelonephritis pili）具有重要致病作用。

2. 胃肠炎　大肠埃希菌某些血清型可引起人类胃肠炎，其对小肠或大肠上皮细胞的黏附特性与质粒基因有关，产生的毒素由质粒基因或溶原噬菌体编码。根据其致病机制不同，主要有 5 种类型（表 9-2）。

表 9-2　引起胃肠炎的大肠埃希菌

菌株	作用部位	疾病与症状	致病机制	常见 O 血清型
ETEC	小肠	旅游者腹泻；婴幼儿腹泻，水样便，恶心，呕吐，腹痛，低热	质粒介导 LT 和（或）ST 肠毒素，大量分泌液体和电解质；黏附素	6、8、15、25、27、63、119、125、126、127、128、142
EIEC	大肠	水样便，继以少量血便，腹痛，发热	质粒介导侵袭和破坏结肠黏膜上皮细胞	78、115、148、153、159、167
EPEC	小肠	婴儿腹泻；水样便，恶心，呕吐，发热	质粒介导 A/E 组织病理变化，伴上皮细胞绒毛结构破坏，导致吸收受损	26、55、86、111、114、125、126、127、128、142
EHEC	大肠	水样便，继以大量出血，剧烈腹痛，低热或无，可并发 HUS、血小板减少性紫癜	溶原性噬菌体编码 Stx-Ⅰ或 Stx-Ⅱ，中断蛋白质合成；A/E 组织病理变化，伴小肠绒毛结构破坏，导致吸收受损	26、28ac、111、112ac、124、136、143、144、152、157、164
EAEC	小肠	婴儿腹泻；持续性水样便，呕吐，脱水，低热	质粒介导集聚性黏附上皮细胞，伴绒毛变短，单核细胞浸润和出血，液体吸收下降	超过 50 个 O 血清型

（1）肠产毒型大肠埃希菌（enterotoxigenic E.coli，ETEC）：是 5 岁以下婴幼儿和旅游者腹泻的重要病原菌，污染的水源和食物在疾病传播中有重要作用。临床症状可以从轻度腹泻至严重的霍乱样腹泻。致病物质主要是肠毒素和定植因子，后者可使细菌黏附到小肠上皮细胞上。

ETEC 的肠毒素有不耐热和耐热肠毒素两种，均由质粒编码。不耐热肠毒素Ⅰ（heat labile enterotoxin，LT-Ⅰ）是引起人类胃肠炎的致病物质，在结构和功能上与霍乱弧菌产生的肠毒素密切相关，分子量（MW）80 000，对热不稳定，65℃ 30 分钟可被破坏。LT-Ⅱ与人类疾病无关。

Notes

LT-Ⅰ由1个A亚单位和5个B亚单位组成。A亚单位是毒素的活性部位,B亚单位与肠黏膜上皮细胞表面的GM1神经节苷脂结合后,使A亚单位穿越细胞膜与腺苷酸环化酶作用,令胞内ATP转化为cAMP。胞质内cAMP水平增高后,引起复杂的级联反应涉及囊性纤维化跨膜转运调节因子(CFTR),导致肠黏膜细胞内水、钠、氯、碳酸氢钾等过度分泌至肠腔,同时钠的再吸收减少,导致可持续几天的腹泻。毒素还可刺激前列腺素的释放和炎性因子的产生,进一步导致水分的丧失。LT-Ⅰ与霍乱肠毒素两者间的氨基酸组成同源性达75%左右;它们的抗原性高度交叉;两者B亚单位的肠黏膜结合受体都是同一个GM1神经节苷脂。LT-Ⅰ可刺激机体产生相应的中和抗体,有保护作用。

ETEC的耐热肠毒素(heat stable enterotoxin,ST)可分STa和STb两型,STb与人类疾病无关。STa为低分子量多肽(MW 1500~4000),对热稳定,100℃加热20分钟仍不失活,免疫原性差,作用机制与LT-Ⅰ的不同,其引起腹泻是通过激活肠黏膜细胞上的鸟苷酸环化酶,使胞内cGMP量增多而导致腹泻。

编码LT-Ⅰ和STa的基因存在于一个转移性质粒上,该质粒也同时携带编码黏附素(CFA/Ⅰ,CFA/Ⅱ,CFA/Ⅲ)的基因。黏附素是ETEC致病的另一重要因素。能形成肠毒素而无菌毛的菌株,不会引起腹泻。研究表明大肠埃希菌O141失去定植因子K88,引起小猪腹泻的能力即随之消失。定植因子具有很强的免疫原性,能刺激宿主产生特异性抗体。

(2)肠侵袭型大肠埃希菌(enteroinvasive *E.coli*,EIEC):在表型和致病性方面与志贺菌类似,易误诊为志贺菌,主要侵犯较大儿童和成人。所致疾病很像菌痢,有发热、腹痛、腹泻、脓血便及里急后重等症状。EIEC不产生肠毒素,能侵袭结肠黏膜上皮细胞并在其中生长繁殖。细菌经消化道进入大肠后,穿过黏液层,黏附到肠上皮细胞,引起细胞内吞,被带入细胞空泡中。其毒力主要表现在能使空泡破坏,细菌进入上皮细胞的胞质中增殖,最后杀死细胞,再扩散到邻近细胞,导致组织破坏和炎症发生。EIEC的侵袭结肠黏膜上皮细胞的能力与质粒上携带的一系列侵袭性基因(plnv gene)有关。带有该质粒的菌株可引起豚鼠角膜Sereny试验阳性,并可侵袭HeLa细胞。EIEC的质粒与志贺菌编码侵袭性基因的质粒高度同源。

(3)肠致病型大肠埃希菌(enteropathogenic *E.coli*,EPEC):是最早发现的引起腹泻的大肠埃希菌。是婴幼儿腹泻的主要病原菌,严重者可致死。该菌在较大儿童和成人的感染少见,可能与产生的保护性免疫有关。EPEC不产生肠毒素及其他外毒素,无侵袭力。病菌在小肠黏膜表面大量繁殖,黏附于微绒毛,导致刷状缘被破坏、微绒毛萎缩变平、上皮细胞排列紊乱和功能受损,即A/E(attachment/effacement)组织病理损伤,造成严重水样腹泻。决定A/E损伤的基因位于染色体毒力岛内,有40多个基因。

EPEC黏附和破坏肠黏膜结构的过程是Bfp(bundle forming pili)首先介导细菌与细胞的疏松黏附,;随后细菌的Ⅲ型分泌系统主动分泌某些蛋白质进入宿主上皮细胞,其中有一种蛋白,称之为转位紧密素受体(translocated intimin receptor,Tir),就被插入到上皮细胞膜中,作为细菌的一种外膜蛋白黏附素即紧密黏附素(intimin)的受体,介导细菌与细胞的紧密结合。细胞内肌动蛋白重排,导致微绒毛的破坏。严重干扰对肠道中液体等的吸收功能。

(4)肠出血型大肠埃希菌(enterohemorrhagic *E.coli*,EHEC):为出血性结肠炎和溶血性尿毒综合征的病原体。1982年首先在美国发现,其血清型为O157∶H7。以后世界各地有散发或地方小流行,1996年日本大阪地区发生流行,患者逾万,死亡11人。5岁以下儿童易感染,感染菌量可低于100个。症状轻重不一,可为轻度水泻至伴剧烈腹痛的血便。约10%<10岁患儿可并发有急性肾衰竭、血小板减少、溶血性贫血的溶血性尿毒综合征(hemolytic uremic syndrome,HUS),死亡率达3%~5%。污染食品是EHEC感染的重要传染源,牛可能是O157∶H7的主要储存宿主。

EHEC菌株表达志贺毒素(曾称Vero毒素或志贺样毒素),即Stx-Ⅰ或Stx-Ⅱ或二者,引起上皮细胞微绒毛的 A/E 损伤。EHEC 菌株还具有携带多种其他毒性因子的 60-MDa 的质粒。Stx-I 与痢疾志贺菌产生的志贺毒素(Stx)基本相同,Stx-Ⅱ与 Stx-I 有 60% 的同源,两型毒素均由溶原性噬菌体介导。Stx 由 1 个 A 亚单位和 5 个 B 亚单位组成,B 亚单位与宿主细胞特异糖脂受体(Gb3)结合,肠绒毛和肾上皮细胞有高浓度的糖脂受体。A 亚单位内在化后可裂解 60S 核糖体亚单位的 28SrRNA,阻止其与氨酰 tRNA 的结合,终止蛋白质合成,肠绒毛结构的破坏引起吸收减低和液体分泌的相对增加。HUS 的发生在表达 Stx-Ⅱ的 EHEC 中较多见,因 Stx-Ⅱ能选择性地破坏肾小球内皮细胞。这种破坏引起肾小球滤过减少和急性肾衰竭。Stx 还能刺激炎症细胞因子(TNF-α,IL-6)的表达,除其他效应外,还可加强糖脂受体的表达。

EHEC 已分离到 50 多个血清型,引起人类疾病的主要是 O157:H7 血清型,但不同国家的流行株不一定相同,例如美国、日本为 O157∶H7,意大利为 O111∶H11 等。

(5)肠集聚型大肠埃希菌(Enteroaggregative *E.coli*,EAEC):引起婴儿和旅行者持续性水样腹泻,伴脱水,偶有血便。不侵袭细胞。细菌通过菌毛黏附于肠黏膜上皮细胞,在细胞表面聚集,形成砖状排列。感染导致微绒毛变短,单核细胞浸润和出血。介导这种排列的是 60MD 质粒编码的 Bfp 和 AAF/Ⅰ 和 AAF/Ⅱ。EAEC 还能刺激黏液的分泌,促使细菌形成生物被膜覆盖在小肠的上皮上。此外致病物质可能还包括毒素,具体的致病机制尚不清楚。

三、微生物学检查

(一)临床标本的采集

根据感染类型不同而采集不同临床标本,肠外感染采取中段尿、血液、脓液、脑脊液等,胃肠炎则取粪便。

(二)分离培养与鉴定

1. 肠外感染

(1)涂片染色检查:除血液标本外,均需作涂片染色检查。脓、痰、分泌物可直接涂片,革兰染色后镜检。尿液和其他液体先低速离心,再取沉淀物作涂片。

(2)分离培养:血液接种肉汤增菌,待生长后再移种至血琼脂平板。体液标本的离心沉淀物和其他标本直接画线分离于血琼脂平板。35~37℃孵育 18~24 小时后观察菌落形态。

(3)鉴定:初步鉴定根据 IMViC(++--)试验,最后鉴定根据系列生化反应。尿路感染尚需计数菌落量,每毫升≥10 万个才有诊断价值。

2. 肠内感染
将粪便标本接种于鉴别培养基。挑选可疑菌落并鉴定为大肠埃希菌后,再利用 ELISA、PCR 等技术,分别检测不同类型致胃肠炎大肠埃希菌的肠毒素、毒力因子和血清型等特征。

(三)卫生细菌学检查

寄居于肠道中的大肠埃希菌不断随粪便排除,可污染周围环境、水源、饮料及食品等。样品中检出此菌愈多,表示被粪便污染愈严重,也间接表明可能有肠道致病菌污染。因此,卫生细菌学以"大肠菌群数"作为饮水、食品等粪便污染的指标之一。

大肠菌群系指在 37℃ 24 小时内发酵乳糖产酸产气的肠道杆菌,包括埃希菌属、枸橼酸杆菌属、克雷伯菌属及肠杆菌属等。我国《生活饮用水卫生标准》(GB 5749-2006)规定,在 100ml 饮用水中不得检出大肠菌群。

四、防 治 原 则

大肠埃希菌很多菌株都已获得耐一种或几种抗生素的质粒,耐药性非常普遍。因此抗生素治疗应在药物敏感试验的指导下进行,特别是细菌性脑膜炎。

尿道插管和膀胱镜检查应严格无菌操作。对腹泻病人应进行隔离治疗,及时纠正水和电

Notes

解质平衡,采取各种适宜的措施减少医院感染。污染的水和食品是 ETEC 最重要的传染媒介,EHEC 则常由污染的肉类和未消毒的牛奶引起,充分的烹饪可减少 ETEC 和 EHEC 感染的危险。

疫苗的研制主要针对菌毛,在畜牧业领域用菌毛疫苗防治新生畜崽腹泻已获得成功。预防人类 ETEC 感染的基因工程疫苗包括肠毒素疫苗、定植因子疫苗和混合疫苗目前正在研制中。使用人工合成的 ST 产物与 LT B 亚单位交联的疫苗可以预防人类 ETEC 感染。运用 O157 LPS 抗原作为主要的疫苗成分预防 O157 感染的疫苗也在研究中。

第二节 志 贺 菌 属

志贺菌属(*Shigella*)是人类细菌性痢疾最为常见的病原菌,通称痢疾杆菌(Dysentery bacterium)。细菌性痢疾是发展中国家常见病之一。根据 2013 年我国卫生部公布的乙类传染病法定报告传染病和死亡数排序,痢疾发病总数在第四位,死亡在第十二位。

一、生物学性状

大小为 $(0.5{\sim}0.7)\,\mu m \times (2{\sim}3)\,\mu m$,革兰阴性的短小杆菌。无芽胞,无鞭毛,无荚膜,有菌毛(图 9-3)。

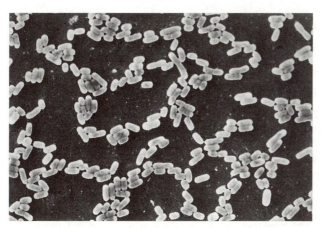

图 9-3 福氏志贺菌扫描电镜照片(×2400,谢念铭提供)

营养要求不高,在普通琼脂平板上生长 24 小时,形成中等大小(直径 2mm)、半透明的光滑型菌落。志贺菌属中的宋内菌常出现扁平的粗糙型菌落。分解葡萄糖,产酸不产气。除宋内志贺菌个别菌株迟缓发酵乳糖(一般需 3~4 天)外,均不分解乳糖。故在 S-S 等选释培养基上,呈无色半透明菌落。在克氏双糖管中,斜面不发酵,底层产酸不产气,硫化氢阴性,动力阴性,可同沙门菌、大肠埃希菌等区别。

志贺菌属有 O 和 K 两种抗原。O 抗原是分类的依据,分群特异抗原和型特异抗原,借以将志贺菌属分为 4 群,40 余个血清型(包括亚型),见表 9-3。

表 9-3 志贺菌属的分类

菌种	群	型	亚型	甘露醇	鸟氨酸脱羧酶
痢疾志贺菌	A	1-10	8a,8b,8c	−	−
福氏志贺菌	B	1-6,x,y 变型	1a,1b,2a,2b,3a,3b,4a,4b	+	−
鲍氏志贺菌	C	1-18		+	−
宋内志贺菌	D	1		+	+

A 群：即痢疾志贺菌（*S.dysenteriae*），有 10 个血清型，其中 8 型尚可分 3 个亚型，是唯一不能发酵甘露醇的一群志贺菌。

B 群：即福氏志贺菌（*S.flexneri*），有 13 个血清型（包括变型和亚型），各型间有交叉反应。

C 群：即鲍氏志贺菌（*S.boydii*），有 18 个血清型。

D 群：即宋内志贺菌（*S.sonnei*），抗原单一，只有 1 个血清型。是唯一具有鸟氨酸脱羧酶的一群志贺菌。宋内志贺菌有 I 相和 II 相两个交叉变异相。I 相呈 S 型菌落，对小鼠有致病力，多自急性期感染患者标本中分离得到。II 相为 R 型菌落，对小鼠不致病，常从慢性患者或带菌者中检出。I 相抗原受控于一个相对分子质量 140×10^6 的大质粒，若质粒丢失，I 相抗原不能合成，菌则从有毒的 I 相转变为无毒的 II 相。

志贺菌的抵抗力比其他肠道杆菌弱，加热 60℃ 10 分钟可被杀死。对酸和一般消毒剂敏感。在粪便中，由于其他肠道菌产酸或噬菌体的作用常使本菌在数小时内死亡，故粪便标本应迅速送检。但在污染物品及瓜果、蔬菜上，志贺菌可存活 10~20 天。在适宜的温度下，可在水及食品中繁殖，引起水源或食物型的暴发流行。由于磺胺及抗生素的广泛运用，志贺菌的多重耐药性问题日趋严重，即使在边远地区分离的志贺菌也常见 4~8 种耐药谱，严重影响临床疗效。

二、致病性与免疫性

（一）致病物质

主要是侵袭力和内毒素，但有的菌株可产生外毒素。

1. 侵袭力　志贺菌有菌毛，不是黏附于分化的黏膜细胞，而是先黏附并侵入位于派伊尔淋巴结（Peyer's patches）的 M 细胞。细菌黏附后，通过 III 型分泌系统向上皮细胞和巨噬细胞分泌 4 种蛋白（IpaA，IpaB、IpaC，IpaD），这些蛋白诱导细胞膜凹陷，导致细菌的内吞，促进了侵入的过程。志贺菌能溶解吞噬小泡，进入细胞质内生长繁殖。通过宿主细胞内肌动纤维的重排，推动细菌进入毗邻细胞，开始细胞到细胞的传播。这样，细菌逃避了免疫的清除作用而得到了自身保护，并通过诱导细胞程序性死亡从吞噬中得到了存活。在这过程中，引起白细胞介素 -1β 的释放，吸引多形核白细胞到感染组织，致使肠壁的完整性遭到破坏，细菌从而得以到达较深层的上皮细胞，加速了细菌的扩散。坏死的黏膜、死亡的白细胞、细胞碎片、纤维蛋白和血液构成脓血黏液便。细菌一般不侵入血液。

志贺菌的黏附、侵袭、胞内繁殖、细胞间扩散等活性编码基因均存在于一个相对分子质量为 100MD~140MD 的大质粒上，该质粒一旦丢失，有毒株就变成无毒株。

2. 内毒素　志贺菌所有菌株都有强烈的内毒素。内毒素作用于肠黏膜，使其通透性增高，进一步促进对内毒素的吸收，引起发热、神志障碍，甚至中毒性休克等一系列症状。内毒素破坏肠黏膜，可形成炎症、溃疡，呈现典型的脓血黏液便。内毒素尚能作用于肠壁自主神经系统，使肠功能发生紊乱，肠蠕动失调和痉挛。尤其是直肠括约肌痉挛最明显，因而出现腹痛、里急后重等症状。

3. 外毒素　A 群志贺菌 I 型和 II 型能产生一种外毒素称为志贺毒素（shiga toxin，Stx）。Stx 具有外毒素的 3 种生物学活性：①肠毒素性。具有类似霍乱弧菌肠毒素的作用，此可解释疾病早期出现的水样腹泻；②细胞毒性。对人肝细胞、HeLa 细胞、Vero 细胞均有毒性，以 HeLa 细胞最为敏感；③神经毒性。严重的志贺痢疾杆菌感染可引起中枢神经系统病变，并可能致命。

Stx 由位于染色体上的 *stxA* 和 *stxB* 基因编码。与 EHEC 产生的 Stx-I 基本相同，作用机制可见前文。毒素作用的基本表现是上皮细胞的损伤，但在小部分患者志贺毒素可介导肾小球内皮细胞的损伤，导致溶血性尿毒综合征（HUS）。

（二）所致疾病

志贺菌引起细菌性痢疾。传染源是患者和带菌者，无动物宿主。主要通过粪 - 口途径传播，

Notes

随饮食进入肠道,潜伏期一般 1~2 天。痢疾志贺菌感染患者病情较重,宋内志贺菌多引起轻型感染,福氏志贺菌感染易转变为慢性,病程迁延。我国常见的流行型别以福氏志贺菌和宋内志贺菌为主。

志贺菌感染有急性和慢性两种类型,病程在两个月以上者属慢性。急性细菌性痢疾常有发热、腹痛、水样腹泻、里急后重等症状,并脓血黏液便。若及时治疗,预后良好。如治疗不彻底,可反复发作转为慢性。症状不典型者,易被误诊,而影响治疗。急性患者排菌量大,每克粪便可有 10^5~10^8 个菌体,传染性强;慢性病例排菌时间长,可长期储存病原体;恢复期患者带菌可达 2~3 周,有的可达数月。研究表明,人类对志贺菌较易感,10~150 个志贺菌即可引起典型的细菌性痢疾感染。常见的感染剂量为 10^3 个细菌,比沙门菌和霍乱弧菌的感染剂量低 2~5 个数量级。

急性中毒性痢疾,以小儿为多见。常无明显的消化道症状,主要表现为全身中毒症状。此因其内毒素致使微血管痉挛、缺血和缺氧,导致 DIC、多器官功能衰竭和脑水肿,死亡率高。临床表现为高热、休克及中毒性脑病。各型志贺菌均有可能引起。

在少数人,细菌可在结肠形成无症状的定植,成为持续的传染源。

(三) 免疫性

因志贺菌感染几乎只局限于肠黏膜层,一般不入血,故其抗感染免疫主要是消化道黏膜表面的分泌型 IgA(SIgA)。病后免疫期短,也不巩固,其原因除菌停留在肠壁局部外,志贺菌的型别多也是原因之一。志贺菌感染恢复后,大多数人在血液中可产生循环抗体(IgM),但此种抗体无保护作用。

三、微生物学检查

1. **标本** 取材应挑取粪便的脓血或黏液部分,避免与尿混合。应在使用抗生素之前采样,标本应新鲜,若不能及时送检,宜将标本保存于30% 甘油缓冲盐水或专门运送培养基内。中毒性痢疾患者可取肛拭子。

2. **分离培养与鉴定** 将标本接种于肠道鉴别或选择培养基上,37℃孵育 18~24 小时。挑取无色半透明可疑菌落,作生化反应和血清学试验,以确定其菌群(种)和菌型。

3. **毒力试验** 测定志贺菌的侵袭力可用 Senery 试验。系将受试菌 18~24 小时的固体培养物,以生理盐水制成 9×10^9 CFU/ml 菌悬液,接种于豚鼠眼结膜囊内。若发生角膜结膜炎,则 Senery 试验阳性,表明受试菌有侵袭力。志贺菌 ST 的测定,可用 HeLa 细胞或 Vero 细胞,也可用 PCR 技术直接检测其产毒基因 *stxA* 和 *stxB*。

4. **快速诊断方法**

(1)免疫染色法:将粪便标本与志贺菌抗血清混匀,在光镜下观察有无凝集现象。

(2)免疫荧光菌球法:将标本接种于含有荧光素标记的志贺菌免疫血清液体培养基中,37℃孵育 4~8 小时。若标本中含有相应型别的志贺菌存在,则生长繁殖后与荧光抗体凝集成小球,在荧光显微镜下易被检出。

(3)协同凝集试验:以志贺菌 IgG 抗体与 Cowan I.葡萄球菌结合成为检测试剂,用来检测患者粪便中有无志贺菌可溶性抗原。

(4)胶乳凝集试验:用志贺菌抗血清致敏胶乳,使与粪便中的志贺菌抗原起凝集反应。也可用志贺菌抗原致敏胶乳,来检测粪便中有无志贺菌抗体。

(5)分子生物学方法:可用 PCR 方法、基因探针检测相对分子质量为 140MD 的大质粒等。

四、防 治 原 则

鉴于志贺菌的免疫防御机制主要是分泌至肠黏膜表面的 SIgA,而 SIgA 需由活菌作用于黏膜局部才能诱发。因此,接种死疫苗防御志贺菌感染的试验已经放弃,现致力于活疫苗的研究。

Notes

主要分为 3 类，即减毒突变株、用不同载体菌构建的杂交株以及营养缺陷减毒株。例如链霉素依赖株（streptomycin dependent strain,Sd）活疫苗是一种变异株，环境中存在有链霉素时能生长繁殖。将其制成活疫苗给志愿者口服后因正常人体内不存在链霉素，该 Sd 株不能生长繁殖；但也不立即死亡，可激发局部免疫应答，产生 SIgA。同时，血清中的 IgM、IgG 特异抗体也增多。Sd 活疫苗的免疫保护具有特异性。目前已能生产多价志贺菌 Sd 活疫苗。现在多重杂交株活疫苗也在研究之中，如将志贺菌的大质粒导入另一弱毒或无毒菌中，形成二价减毒活疫苗。曾被选为研究对象的有宋内志贺菌与伤寒沙门菌 Ty21a 的杂交疫苗等。

非特异性预防应以人为中心，采取卫生监测水和食品，隔离患者和消毒排泄物等措施，防止人的感染和传播。治疗志贺菌感染的药物颇多，但很易出现多重耐药株（multiple drug resistance）。同一菌株可对 5~6 种甚至更多药物耐药，给防治工作带来很大困难。

第三节　沙 门 菌 属

沙门菌属（*Salmonella*）是一群寄生在人类和动物肠道中，生化反应和抗原结构相关的革兰阴性杆菌。根据 DNA 同源性，沙门菌属分为肠道沙门菌（*S.enterica*）和邦戈沙门菌（*S.bongori*）（原 V 亚种）两个种。肠道沙门菌又分为 6 个亚种，即 I 肠道亚种（*subsp.enterica*）、II 萨拉姆亚种（*subsp.salamae*）、IIIa 亚利桑那亚种（*subsp.arizonae*）、IIIb 双亚利桑那亚种（*subsp.diarizonae*）、IV 豪顿亚种（*subsp.houtenae*）和 VI 英迪加亚种（*subsp.indica*）。

沙门菌属细菌的血清型在 2500 种以上，其中能感染人类的沙门菌血清型，约 1400 多种，主要在第一亚种，即肠道沙门菌肠道亚种（*S.enterica subsp.Enterica*）中。沙门菌广泛分布于自然界，包括所有脊椎动物的肠道和很多种类的节肢动物中。大多数动物感染无症状或为自限性胃肠炎。少数血清型有严格的宿主特异性，即所谓"宿主适应株"。如引起肠热症的伤寒沙门菌、甲型副伤寒沙门菌、肖氏沙门菌和希氏沙门菌主要是人的病原菌，极少能从动物中分离到。另有一些沙门菌有特殊的动物宿主，如猪霍乱沙门菌为猪，都柏林沙门菌（*S.Dublin*）为牛等。这种以家畜家禽为特殊宿主的沙门菌，偶尔也可感染人，是人兽共患病的病原菌。

一、生物学性状

1. 形态与染色　革兰阴性杆菌，大小（0.6~1.0）μm ×（2~4）μm。有菌毛。除鸡沙门菌和雏沙门菌（*S.pullorum*）等个别例外，都有周身鞭毛，一般无荚膜，均无芽胞。

2. 基因组特征　沙门菌基因组大小与大肠埃希菌相近，至少包含 7 个致病岛（Salmonella pathogenicity island,SPI）以及大量前噬菌体。其中 SPI-1 和 SPI-2 与 III 型分泌系统有关。

3. 培养特性　兼性厌氧，营养要求不高，在普通琼脂平板上可生长，在 SS 选择鉴别培养基上形成中等大小、无色、半透明的 S 型菌落。

4. 生化反应　不发酵乳糖或蔗糖。对葡萄糖、麦芽糖和甘露糖发酵，除伤寒沙门菌产酸不产气外，其他沙门菌均产酸产气。沙门菌在克氏双糖管中，斜面不发酵和底层产酸产气（但伤寒沙门菌产酸不产气），硫化氢阳性或阴性，动力阳性。可同大肠埃希菌、志贺菌等区别；在此基础上，利用尿素酶试验可同变形杆菌相区别。生化反应对沙门菌属的种和亚种鉴定有重要意义（表 9-4）。

5. 抗原构造　沙门菌属细菌的抗原主要有 O 和 H 两种抗原，少数菌中尚有一种表面抗原，功能上与大肠埃希菌的 K 抗原类同。一般认为它与毒力有关，故称 Vi 抗原。

沙门菌 O 抗原为细菌细胞壁脂多糖中特异性多糖部分，每个沙门菌属的血清型含一种或多种 O 抗原。凡含有相同抗原组分的归为一个组，引起人类疾病的沙门菌大多数在 A~E 组。

Notes

表 9-4　主要沙门菌的生化特性

菌名	动力	葡萄糖	乳糖	麦芽糖	甘露醇	蔗糖	H₂S	靛基质	VP	甲基红	枸橼酸盐
甲型副伤寒沙门菌	+	⊕	–	⊕	⊕	–	–/+	–	–	+	+
肖氏沙门菌	+	⊕	–	⊕	⊕	–	+++	–	–	+	±
鼠伤寒沙门菌	+	⊕	–	⊕	⊕	–	+++	–	–	+	+
希氏沙门菌	+	⊕	–	⊕	⊕	–	+	–	–	+	+
猪霍乱沙门菌	+	⊕	–	⊕	⊕	–	+/–	–	–	+	+
肠炎沙门菌	+	⊕	–	⊕	⊕	–	+++	–	–	+	–
伤寒沙门菌	+	+	–	+	+	–	–/+	–	–	+	–

注：+ 阳性或产酸；⊕产酸产气；– 阴性

沙门菌 H 抗原存在于鞭毛蛋白,不耐热,60℃ 30 分钟即被破坏。H 抗原分第 Ⅰ 相和第 Ⅱ 相两种,第 Ⅰ 相特异性高,以 a、b、c……表示。第 Ⅱ 相特异性低,可为多种沙门菌共有。以 1、2、3……表示。一个菌株同时有第 Ⅰ 相和第 Ⅱ 相 H 抗原的称双相菌,仅有一相者为单相菌。每一组沙门菌根据 H 抗原不同,可进一步将组内沙门菌分成不同菌型。常见沙门菌的抗原组成（表 9-5）。

表 9-5　常见沙门菌的抗原成分

组别	菌种	O 抗原	H 抗原	
			第 1 相	第 2 相
A	甲型副伤寒沙门菌（*S.paratyphi A*）	1、2、12	A	–
B	肖氏沙门菌（*S.schottmuelleri*）	1、4、5、12	B	1、2
	鼠伤寒沙门菌（*S.typhimurium*）	1、4、5、12	I	1、2
C₁	希氏沙门菌（*S.hirschfeldii*）	6、7、Vi	C	1、5
	猪霍乱沙门菌（*S.choleraesuis*）	6、7	C	1、5
D	伤寒沙门菌（*S.typhi*）	9、12、Vi	D	–
	肠炎沙门菌（*S.enteritidis*）	1、9、12	g、m	–

沙门菌的表面抗原主要是 Vi 抗原,新分离的伤寒沙门菌和希氏沙门菌（原称丙型副伤寒沙门菌,S.*paratyphi C*）有 Vi 抗原。Vi 抗原由聚 -N- 乙酸 -D 半乳糖氨糖醛酸组成,不稳定,经 60℃加热,苯酚处理或传代培养后易消失。Vi 抗原存在于菌表面,可阻止 O 抗原与其相应抗体的凝集反应。

6. 抵抗力　沙门菌对理化因素的抵抗力较差,湿热 65℃ 15~30 分钟即被杀死。对一般消毒剂敏感,但对某些化学物质如胆盐、煌绿等的耐受性较其他肠道菌强,故用作沙门菌选择培养基的成分。本菌在水中能存活 2~3 周,粪便中可存活 1~2 个月,在冰中能存活更长时间。

二、致 病 性

（一）致病物质

沙门菌感染必须经口进入足够量的细菌,以克服机体防护屏障,如肠道正常菌群和胃酸的作用、肠道局部免疫等,只有到达并定植于小肠才能引发疾病的产生。根据志愿者研究结果,大多血清型,半数感染量在 10^5~10^8 个之间,伤寒沙门菌可少至 10^3 个。但暴发流行时,自然感染中感染剂量一般都低于 10^3 个细菌,有时甚至少于 100 个细菌。

沙门菌有较强的内毒素,并有一定的侵袭力,个别菌株尚能产生肠毒素。

1. 侵袭力 沙门菌有毒株能侵袭小肠黏膜,细菌先黏附并侵入小肠末端派伊尔淋巴结的 M(microfold,微皱褶)细胞并在其中生长繁殖。M 细胞的主要功能是输送外源性抗原至其下方的巨噬细胞供吞噬和清除。有 2 个Ⅲ型分泌系统沙门菌致病性岛Ⅰ(Salmonella pathogenicity island Ⅰ,SPI-Ⅰ)和Ⅱ(SPI-Ⅱ),介导细菌最初的对肠黏膜的侵入(SPI-Ⅰ)和随后的全身性疾病(SPI-Ⅱ)。沙门菌通过种特异性的菌毛先与 M 细胞结合,接着 SPI-Ⅰ分泌系统向 M 细胞中输入沙门菌分泌侵袭蛋白(salmonella-secreted invasion protein,Sips),引发宿主细胞内肌动纤维的重排,诱导细胞膜内陷,导致细菌的内吞。沙门菌在吞噬小泡内生长繁殖,导致宿主细胞死亡,细菌扩散并进入毗邻细胞淋巴组织。

沙门菌还具有一种耐酸应答基因(acid tolerance response,*atr*),可使细菌在胃和吞噬体的酸性环境下得到保护。氧化酶、超氧化物歧化酶和因子亦可保护细菌不被胞内杀菌因素杀伤。

伤寒沙门菌和希氏沙门菌在宿主体内可以形成 Vi 抗原。该抗原具有微荚膜功能,能抗御吞噬细胞的吞噬和杀伤,并阻挡抗体、补体等破坏菌体作用。

2. 内毒素 沙门菌死亡后释放出的内毒素,可引起宿主体温升高、白细胞数下降,大剂量时导致中毒症状和休克。这些与内毒素的激活补体替代途径产生 C3a、C5a 等以及诱发免疫细胞分泌 TNF-α、IL-1、IFN-γ 等细胞因子有关。

3. 肠毒素 个别沙门菌如鼠伤寒沙门菌可产生肠毒素,其性质类似 ETEC 产生的肠毒素。

(二)所致疾病

传染源为患者和带菌者,后者在沙门菌感染中的作用更为重要。不少沙门菌是人兽共患病的病原菌,动物宿主范围很广。人类因食用患病或带菌动物的肉、乳、蛋或被病鼠尿污染的食物等而罹患(表 9-6)。由于喂饲动物所用含有抗生素饲料的增多,使耐药的沙门菌菌株增加,对人造成了更大的潜在性危害。

表 9-6 沙门菌引起的临床疾病

	肠热症	败血症	胃肠炎
潜伏期	7-20 天	不定	8~48 小时
发病	不易察觉	急性发作	急性发作
发热	体温逐渐升高,然后持续高热,伴有伤寒状态	快速升高,然后达"败血症"温度	较低
病程	数周	不定	2~3 天
消化道症状	始为便秘,随后血性腹泻	通常无不适	恶心、呕吐、腹痛、腹泻
血培养	第 1~2 周阳性	发热期阳性	阴性
粪便培养	第 2 周以后阳性	罕见阳性	发病不久呈阳性

人类沙门菌感染有以下 4 种疾病类型:

1. 肠热症 包括伤寒沙门菌引起的伤寒,以及甲型副伤寒沙门菌、肖氏沙门菌(原称乙型副伤寒沙门菌,*S.Paratyphi B*)、希氏沙门菌引起的副伤寒。伤寒和副伤寒的致病机制和临床症状基本相似,只是副伤寒的病情较轻,病程较短。据统计全球每年有 2100 万例伤寒病例,其中死亡病例为 20 万例。沙门菌是胞内寄生菌(facultative intracellular parasites)。当细菌被摄入并通过胃后,细菌经 M 细胞被吞噬细胞吞噬,部分细菌通过淋巴液到达肠系膜淋巴结大量繁殖后,经胸导管进入血流引起第一次菌血症。患者出现发热、不适、全身疼痛等前驱症状。细菌随血

Notes

流进入肝、脾、肾、胆囊等器官并在其中繁殖后,再次入血造成第二次菌血症。在未经治疗的病例,该时段症状明显,体温先呈阶梯式上升,然后持续高热,出现相对缓脉,肝脾肿大,全身中毒症状显著,皮肤出现玫瑰疹,外周血白细胞数下降或正常。胆囊中的细菌通过胆汁进入肠道,一部分随粪便排出体外,另一部分再次侵入肠壁淋巴组织,使已致敏的组织发生超敏反应,导致局部坏死和溃疡,严重的有出血或肠穿孔并发症。肾脏中的病菌可随尿排出。以上病变在疾病的第2~3周出现。若无并发症,自第3~4周后病情开始好转。在 5%~10% 未经治疗的患者,可出现复发。与初始疾病相比,病程一般较短,病情较轻,但也有严重病例,甚至死亡者。未经治疗的典型伤寒患者死亡率约为 20%,轻型和无症状感染并非不常见。

2. 胃肠炎(食物中毒) 是最常见的沙门菌感染,约占 70%。由摄入大量鼠伤寒沙门菌、猪霍乱沙门菌、肠炎沙门菌等污染的食物引起。潜伏期为 8~48 小时。起病急,主要症状为发热、恶心、呕吐、腹痛、水样泻,偶有黏液或脓性腹泻。严重者伴迅速脱水,可导致休克、肾衰竭而死亡,此多见于婴儿、老人和身体衰弱者。一般沙门菌胃肠炎多在 2~3 天自愈。

3. 败血症 患者多见于儿童和免疫力低下的成人。病菌以猪霍乱沙门菌、希氏沙门菌、鼠伤寒沙门菌、肠炎沙门菌等常见。经口感染后,病菌早期即进入血液循环。症状严重,有高热、寒战、厌食和贫血等。因病菌侵入血液循环引起败血症,可随血流导致脑膜炎、骨髓炎、胆囊炎、心内膜炎等发生。

4. 无症状带菌者 约有 3% 的伤寒或副伤寒患者,在症状消失后 1 年仍可在其粪便中检出有相应沙门菌,转变为无症状(健康)带菌者。无症状带菌也可能是感染后唯一的临床表现。这些菌留在胆囊内,有时也可在尿道内,成为人类伤寒和副伤寒病原菌的储存场所和重要传播源。年龄和性别与无症状带菌关系密切。2 岁以下,无症状带菌率常小于 1%,而 50 岁以上者,可达10% 以上。女性转变为无症状带菌状态是男性的 2 倍。其他沙门菌感染,50% 患者在 5 周内停止排菌,90% 在感染后 9 周培养阴性,转变为无症状带菌者很少,不到 1%,在人类的感染中不是主要的传染源。

三、免 疫 性

肠热症沙门菌侵入宿主后,主要在细胞内生长繁殖,因而要彻底杀灭这类胞内寄生菌,特异性细胞免疫是主要防御机制。在致病过程中,沙门菌亦可有存在于血流和细胞外的阶段,故特异性抗体也有辅助杀菌作用。故肠热症后可获得一定程度的免疫性。恢复后 2~3 周复发的情况存在,但比首次感染要轻得多。胃肠炎的恢复与肠道局部产生 SIgA 有关。

四、微生物学检查

1. 标本 肠热症因病程不同,细菌出现的主要部位不同,而采取不同标本。第 1 周取外周血,第 2 周起取粪便和尿液,第 1~3 周取骨髓液。伤寒不同病期血、粪、尿中的病原菌和特异性凝集素的检出阳性率(图 9-4)。副伤寒病程较短,因此采样时间可相对提前。胃肠炎取粪便、呕吐物和可疑食物。败血症取血液。胆道带菌者可取十二指肠引流液。

2. 分离培养与鉴定 血液和骨髓液需要增菌,然后再划种于肠道选择鉴别培养基;粪便和经离心的尿沉淀物等直接接种于 SS(Salmonella-Shigella)选择培养基或其他肠道鉴别培养基。37℃孵育 24 小时后,挑取无色半透明的乳糖不发酵菌落接种至双糖或三糖铁培养基。若疑为沙门菌,再继续作系列生化反应,并用沙门菌多价抗血清作玻片凝集试验予以确定。

有学者采用 SPA 协同凝集试验、对流免疫电泳、乳胶凝集试验和 ELISA 法等,来快速早期诊断粪便、血清或尿液中的沙门菌等可溶性抗原。PCR 等分子生物学技术亦可用于沙门菌感染的快速诊断。

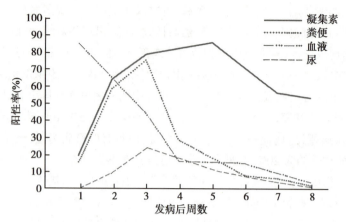

图 9-4　伤寒患者不同病期血、粪、尿中的病原菌和特异性 O 凝集素的检出阳性率

在流行病学调查和传染源追踪中,Vi 噬菌体分型则是一种常用方法。标准 Vi 噬菌体有 33 个型,其特异性比血清学分型更为专一。

3. **血清学诊断**　肠热症病程长,因目前普遍使用抗生素,肠热症的症状常不典型,临床标本阳性分离率低,故血清学试验仍有其协助诊断意义。用于肠热症的血清学试验有肥达试验(Widal test)、间接血凝法、ELISA 法等,其中肥达试验仍较普及。

肥达试验是用已知伤寒沙门菌菌体 O 抗原和鞭毛 H 抗原,以及引起副伤寒的甲型副伤寒沙门菌、肖氏沙门菌和希氏沙门菌 H 抗原的诊断菌液与受检血清作试管或微孔板凝集试验,测定受检血清中有无相应抗体及其效价的试验。

肥达试验结果的解释必须结合临床表现、病程、病史,以及地区流行病学情况。

(1) 正常值:人们因沙门菌隐性感染或预防接种,血清中可含有一定量的有关抗体,且其效价随地区而有差异。一般是伤寒沙门菌 O 凝集效价≥80,H 凝集效价≥160,引起副伤寒的沙门菌 H 凝集效价≥80 时才有诊断价值。

(2) 动态观察:有时单次效价增高不能定论,可在病程中逐周复查。若效价逐次递增或恢复期效价比初次≥4 倍者即有诊断意义。

(3) O 抗体与 H 抗体的诊断意义:患伤寒或副伤寒后,O 抗体与 H 抗体在体内的消长情况不同。IgM 类 O 抗体出现较早,持续约半年,消退后不易受非伤寒沙门菌等病原体的非特异刺激而重现。IgG 类 H 抗体则出现较晚,持续时间长达数年,消失后易受非特异性病原刺激而能短暂地重新出现。因此,O 抗体、H 抗体凝集效价均超过正常值,则肠热症的可能性大;如两者均低,患病可能性小;若 O 抗体不高 H 抗体高,有可能是预防接种或非特异性回忆反应;如 O 抗体高 H 抗体不高,有可能是感染早期或与伤寒沙门菌 O 抗原有交叉反应的其他沙门菌(如肠炎沙门菌)感染。

(4) 其他:有少数病例,在整个病程中,肥达试验始终在正常范围内。其原因可能由于早期使用抗生素治疗,或患者免疫功能低下等所致。

伤寒带菌者的检出　分离出病原菌是最可靠的方法。标本采取可疑者粪便、肛拭子、胆汁或尿液,但检出率不高。一般可先用血清学方法检测可凝者 Vi 抗体效价,若效价≥1∶10 时,再反复取粪便等标本进行分离培养,以确定是否为伤寒带菌者。

五、防治原则

做好水源和食品的卫生管理,防止被沙门菌感染的人和动物的粪便污染。感染动物的肉类、蛋等制品要彻底烹饪。发现、确诊和治疗带菌者。带菌期间不能从事食品行业的工作,并严格遵循卫生注意事项。

Notes

伤寒、副伤寒的免疫预防，过去一直沿用皮下接种死疫苗。虽有一定的保护作用，但效果差、副作用大，不够理想。目前国际上新一代疫苗是伤寒 Vi 荚膜多糖疫苗，该疫苗安全，较少不良反应，且易于制造保存，运输方便，注射一针即可具有一定的保护力，免疫持久，有效期至少3年。在法国、墨西哥已获准生产，我国也已正式批准使用。

1948 年即开始使用氯霉素治疗肠热症，使原死亡率达 20%、持续几周危及生命的严重疾病成为短期的发热性疾病，死亡率不足 2%。但由于氯霉素对骨髓的毒性作用，同时，20 世纪 70 年代在世界各地也广泛出现了质粒介导的氯霉素耐药菌株，开始使用其他替代药物，主要是功效与氯霉素相当的氨苄西林和复方三甲氧烯胺。然而自 1989 年起，多重耐上述药物的菌株在世界大范围出现，目前使用的有效药物主要是环丙沙星。

第四节　其 他 菌 属

肠杆菌科的其他细菌包括克雷伯菌属、变形杆菌属、肠杆菌属等多个菌属，目前医院感染中最常见的是克雷伯菌属，特别是肺炎克雷伯菌；而奇异变形杆菌和普通变形杆菌是泌尿道感染中仅次于大肠埃希菌主要病原菌。

一、克雷伯菌属

克雷伯菌属(*Klebsiella*)共有 7 个种，革兰阴性、球杆状、无鞭毛、多数菌株有菌毛。与其他肠杆菌科的细菌相比，最显著的特点是有较厚的多糖荚膜，在普通培养基上能生长，呈黏液型菌落，以接种环挑之易拉成丝，此特征有助于鉴别。荚膜与其毒力有关。其中肺炎克雷伯菌肺炎亚种(*K.pneumoniae ssp.Pneumoniae*，俗称肺炎杆菌)和催娩克雷伯菌(*K.oxytoca*)，是最常见的分离菌种。肺炎杆菌有 80 多个型，K 抗原是分型的依据。肺炎亚种大多属于 3、12 型；臭鼻亚种几乎全为 4 型，少数 5 或 6 型；鼻硬结亚种多数为 3 型。肺炎克雷伯菌是本属中最重要的致病菌，5% 的健康人体的呼吸道与粪便中可分离出此菌。细菌性肺炎病例中有 1% 是由肺炎克雷伯菌引起的。

肺炎克雷伯菌肺炎亚种存在于人类肠道、呼吸道以及水和食物中。当机体免疫力降低或长期大量使用抗生素导致菌群失调时引起感染。易感者有糖尿病和恶性肿瘤患者、全身麻醉者、年老体弱者和婴幼儿等。常见有肺炎、支气管炎、泌尿道和创伤感染，有时引起严重的败血症、脑膜炎、腹膜炎等，死亡率较高。该菌引发的肺炎病情严重，肺部出现广泛出血性、坏死性肺实变，目前是医源性感染中十大致病菌之一。近年研究发现，肠道菌群中的克雷伯菌与人体三聚氰胺的代谢毒性密切相关。

肺炎克雷伯菌鼻炎亚种，俗称臭鼻杆菌，能引起慢性萎缩性鼻炎和鼻黏膜的化脓性感染，侵犯鼻咽部，使组织发生坏死。鼻硬结克雷伯菌硬结亚种(*K.rhinoscleromatis subsp.rhinoscleromatis*)引起呼吸道黏膜、口咽部、鼻和鼻旁窦感染，导致肉芽肿性病变和硬结形成。

肉芽肿克雷伯菌是引起生殖器和腹股沟部位的肉芽肿疾病的病原体。该菌在无细胞的培养基中不能生长，已在单核细胞培养系统中分离得到。用 Giemsa 或 Wright 染色法可在组织细胞、多形核白细胞和浆细胞的细胞质中观察到(0.5~1.0)μm×1.5μm 的杆菌，有荚膜。氨苄西林或四环素治疗有效。

二、变形杆菌属

变形杆菌属(*Proteus*)为肠道的正常菌群，但在自然界分布也很广，存在于土壤、污水、垃圾及人和动物的肠道中。在肠道中一般不致病。有 8 个种。其中奇异变形杆菌(*P.mirabilis*)和普通变形杆菌(*P.vulgaris*)两个菌种与医学关系最为密切。

Notes

革兰阴性,大小(0.4~0.6)μm×(1~3)μm,有明显多形性,可为球状或丝状,无荚膜,有周身鞭毛,运动活泼。有菌毛,营养要求不高,在固体培养基上呈扩散性生长,形成以菌接种部位为中心的厚薄交替、同心圆形的层层波状菌苔,称为迁徙生长现象(swarming growth phenomenon)。若在培养基中加入0.1%苯酚、0.4%硼酸或4%乙醇,或将琼脂浓度增加至5%,则鞭毛生长受到抑制,迁徙现象消失。具有尿素酶,能迅速分解尿素,是本菌属的一个重要特征。不发酵乳糖,在SS平板上的菌落形态和在双糖管中的生化反应模式与沙门菌属十分相似,可用尿素发酵试验加以区别。

普通变形杆菌X19、X2和Xk菌株含有的菌体O抗原,可与斑疹伤寒立克次体和恙虫病东方体的部分抗原发生交叉反应,故用以代替立克次体作为抗原与患者血清进行凝集反应,此称为外斐试验(Weil-Felix test),以辅助诊断立克次体病。

奇异变形杆菌和普通变形杆菌是仅次于大肠埃希菌的泌尿道感染的主要病原菌。其尿素酶可分解尿素产氨,使尿液pH增高,碱性环境有利于变形杆菌的生长和繁殖,尿道上皮也有毒性作用,亦可促进肾结石和膀胱结石的形成。变形杆菌高度的运动能力与其对泌尿系统的侵袭有关。有的菌株尚可引起脑膜炎、腹膜炎、败血症和食物中毒等。潘氏变形杆菌偶从临床标本中分离到,是引起医院感染的重要病原菌。变形杆菌对抗生素的敏感性差异很大,青霉素通常对奇异变形杆菌有效,而其他变形杆菌需用氨基糖苷类抗生素或头孢菌素治疗。

三、肠杆菌属

肠杆菌属(Enterobacter)有14个种,引起人类感染的肠杆菌科细菌主要有产气肠杆菌(E.aerogenes)、阴沟肠杆菌(E.cloacae)、杰高维肠杆菌(E.gergoviae)、阪崎肠杆菌(E.sakazakii)、河生肠杆菌(E.amnigenus)、中间肠杆菌(E.intermedius)、阿氏肠杆菌(E.asburiae)、致癌肠杆菌(E.cancerogenus)、溶解肠杆菌(E.dissolvens)和超压肠杆菌(E.nimipressuralis)等。革兰阴性粗短杆菌,周身鞭毛,无芽胞,有的菌株有荚膜。营养要求不高,在普通琼脂平板上形成湿润、灰白或黄色的黏液状大菌落。发酵乳糖,不产生硫化氢。

肠杆菌属是肠杆菌科中最常见的环境菌群,但不是肠道的常居菌群,是条件致病菌。产气肠杆菌和阴沟肠杆菌常可从临床标本中分离到,与泌尿道、呼吸道和伤口感染有关,偶引起败血症和脑膜炎,一般不引起腹泻。杰高维肠杆菌可引起泌尿道感染,从呼吸道和血液中亦曾分离出。坂崎肠杆菌引起的新生儿脑膜炎和败血症,死亡率可高达75%左右。阿氏肠杆菌亦曾从血液、粪便、尿液、呼吸道分泌液和伤口渗出液等标本中分离到。肠杆菌属细菌的致病物质有Ⅰ型和Ⅲ型菌毛,大多数菌株还表达产气菌素介导的铁摄取系统、溶菌素等。阴沟肠杆菌的外膜蛋白OmpX能减少孔蛋白的产生,使其对β-内酰胺抗生素的敏感性下降以及发挥对宿主的侵袭作用。大多数菌株可以产生ampC酶(一类β-内酰胺酶)对第一代和第二代头孢菌素有耐药性。突变株可能对第三代头孢菌素产生耐药性。

四、沙雷菌属

沙雷菌属(Serratia)有13个种,包括黏质沙雷菌黏质亚种(S.marcescens subsp.marcescens)、深红沙雷菌(S.rubidaea)、臭味沙雷菌(S.oderifera)、普城沙雷菌(S.plymuthica)、无花果沙雷菌(S.ficaria)、虫媒沙雷菌(S.etomophila)以及液化沙雷菌(S.liquefaciens)等。革兰阴性小杆菌,周身鞭毛,一般不形成荚膜,但在通气好,低氮和磷的培养基上可形成荚膜,无芽胞。室温下可以生长,营养要求不高,菌落不透明,白色、红色或粉红色。产生的色素有两种,①灵菌红素(prodigiosin):非水溶性,不扩散,只有约10%的分离株可产生;②吡羧酸(pyrimine):为水溶性、能扩散的粉红色色素。沙雷菌可自土壤、水,偶从人的粪便中分离到。沙雷菌通常对氨基糖苷类抗生素和青霉素耐药,治疗可选择第三代头孢菌素。

Notes

黏质沙雷菌是细菌中最小的,常用于检查滤菌器的除菌效果。黏质沙雷菌可引起住院患者中感染,如脑膜炎、泌尿道和呼吸道感染、败血症、心内膜炎以及外科术后感染;臭味沙雷菌与医院感染败血症有关;普城沙雷菌亦可致败血症。沙雷菌的主要致病机制有菌毛血凝素,肠杆菌素介导的和产气菌素介导的铁摄取系统,胞外酶和志贺毒素等。

五、枸橼酸杆菌属

枸橼酸杆菌属(*Citrobacter*)有12个种,包括弗劳地枸橼酸杆菌(*C.freundii*)、异型枸橼酸杆菌(*C.diversus*)、柯塞枸橼酸杆菌(*C.koseri*)、布拉克枸橼酸杆菌(*C.brsskii*)、杨格枸橼酸杆菌(*C.youngae*)、沃克曼枸橼酸杆菌(*C.werkmanii*)和无丙二酸盐枸橼酸杆菌(*C.amalonaticus*)等。后又增加了一个无丙二酸盐枸橼酸杆菌生物1群(*C.amalonaticus biogroup 1*)。

革兰阴性杆菌,周身鞭毛,无芽胞,能形成荚膜。营养要求不高,菌落呈灰白色、湿润、隆起、边缘整齐,直径2~4mm。发酵乳糖,产生硫化氢。其O抗原与沙门菌和大肠埃希菌常有交叉。

枸橼酸杆菌广泛存在于自然界,是人和动物肠道的正常菌群,也是机会致病菌。弗劳地枸橼酸杆菌引起胃肠道感染,德国报道有的菌株产生Vero毒素,曾暴发出血性肠炎流行,并有HUS并发。异型枸橼酸杆菌可引起新生儿脑膜炎和脑脓肿。无丙二酸盐枸橼酸杆菌偶可自粪便标本中分离到。有时枸橼酸杆菌与产黑色素类杆菌等革兰阴性无芽胞厌氧菌合并感染。

六、摩　根　菌　属

摩根菌属(*Morganella*)有两个亚种,即摩根摩根菌摩根亚种(*M.morganii ssp morganii*)和摩根摩根菌西伯尼亚种(*M.morganii ssp siboniii*)。摩根菌形态、染色和生化反应特征与变形杆菌相似,但无迁徙现象。以枸橼酸盐阴性、硫化氢阴性和鸟氨酸脱羧酶阳性为其特征。摩根菌属摩根亚种可致住院患者和免疫低下患者泌尿道感染和伤口感染,有时可引起腹泻。

展　望

肠杆菌科细菌分布广,寄主范围大,人、动物、植物都有寄生或共生、附生、腐生,也可在土壤或水中生存,与人类关系密切。其中在正常人体肠道内寄生的数量庞大、种类繁多的微生物,统称为肠道菌群。这些细菌,超过1000个种,总数高达10^{14},是人体总细胞数的10倍以上;基因数量300万个,是人类自身基因的100倍。肠道菌群广泛参与宿主的各项生理活动,和胃肠道、肝脏、皮肤和中枢系统等器官具有密切的交流,并参与营养物质的消化和吸收、神经发育和传递以及免疫等活动。最新研究表明,肠道微生物可调控T细胞的活性,影响B细胞的活性,并在影响和控制过敏性炎症中发挥了重要作用。肠道菌群失调包括肠道菌群种类、数量的改变,同时肠道菌群移位也是肠道菌群失调的重要方式。目前已有研究发现,肠道菌群失调很可能是导致肥胖、高血压和糖尿病等代谢疾病,以及抑郁、焦虑和认知功能下降等精神心理疾病的重要原因。肠道菌群中拟杆菌属和埃希菌属的某些种,可能与结肠癌的发生有关。肠道菌群在诊断治疗疾病方面存在巨大的研究价值,研究者提出可以通过食物及药物对肠道菌群进行定向调节,达到预防治疗宿主相关疾病的作用。

（李　凡）

Notes

第十章 弧 菌

弧菌属(Vibrio)细菌是一群弯曲成弧形的革兰染色阴性菌,广泛分布于自然界,以淡水和海水中居多,目前已确定有100多个种,至少有12个种与人类感染有关,其中霍乱弧菌,副溶血性弧菌和创伤弧菌是重要的致病菌。

第一节 霍 乱 弧 菌

霍乱弧菌(Vibrio cholerae)是引起人类烈性肠道传染病霍乱的病原菌,1883年由郭霍(Koch)首先发现。霍乱弧菌目前有155个血清群,其中O1群又分为古典生物型和El Tor生物型。自1817年以来,已发生过7次世界性霍乱大流行,前6次均由古典生物型引起,1961年开始的第7次大流行由El Tor生物型引起。1992年发现一个新的霍乱弧菌血清群(O139血清群)在沿孟加拉湾的印度和孟加拉部分城市传播,并很快波及亚洲、美国和欧洲,这是首次由非O1群霍乱弧菌引起的霍乱流行。霍乱被列为国境检疫的传染病。

一、生物学性状

(一)形态与染色

霍乱弧菌菌体宽为0.5~0.8μm,长为1.5~3.8μm。从患者体内新分离出的细菌形态典型,呈弧型或逗点状(图10-1),革兰染色阴性。特殊结构有菌毛,无芽胞,有些菌株(包括O139)有荚膜,在菌体一端有一根单鞭毛。若取患者米泔水样粪便或培养物作悬滴观察,细菌呈穿梭样或流星状的活跃运动。经多次人工培养后,霍乱弧菌可呈杆状,不易与肠道杆菌区别。

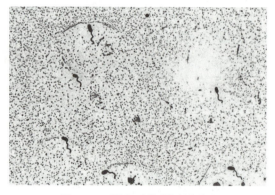

图10-1 霍乱弧菌(鞭毛染色)

(二)培养特性与生化反应

兼性厌氧,营养要求不高。生长繁殖的温度范围广(18~37℃)。耐碱不耐酸,在pH8.8~9.0的碱性蛋白胨水或碱性琼脂平板上生长良好,故初次分离霍乱弧菌常用碱性蛋白胨水选择性增菌。霍乱弧菌在碱性琼脂平板上培养24小时后,形成圆形、透明或半透明S形、无色、扁平菌落。霍乱弧菌过氧化氢酶和氧化酶试验阳性,能发酵多种单糖、双糖和醇糖,产酸不产气;不分解阿拉伯糖;能还原硝酸盐,吲哚反应阳性。

(三)抗原构造与分型

霍乱弧菌有耐热的O抗原和不耐热的H抗原。根据O抗原不同,可分为155个血清群,其中O1群、O139群引起霍乱,其余的血清群分布于地面水中,可引起人类胃肠炎等疾病,但从未引起霍乱流行。H抗原无特异性,为霍乱弧菌的共同抗原。

O1群霍乱弧菌的O抗原由3种抗原因子(A、B、C)组成,据此O1群霍乱弧菌又分为3个血清型:小川型(Ogawa)、稻叶型(Inaba)和彦岛型(Hikojima)(表10-1)。

表 10-1 霍乱弧菌 O1 群血清型

血清型（抗原组分）	O1 多克隆抗体	O1 单克隆抗体			出现频率	造成流行
		A	B	C		
小川型（AB）	+	+	+	−	常见	是
稻叶型（AC）	+	+	−	+	常见	是
彦岛型（ABC）	+	+	+	+	极少见	未知

注:"+"凝集;"−"不凝集

根据其表型差异,O1 群霍乱弧菌的每一个血清型还可分为两个生物型,即古典生物型 (classical biotype)和 El Tor 生物型(El Tor biotype,因其在埃及西奈半岛 El Tor 检疫站首次分离出而得名)。古典生物型不溶解羊红细胞,不凝集鸡红细胞,可被第Ⅳ群噬菌体裂解,而 El Tor 弧菌则完全相反。

在抗原性方面 O139 群与 O1 群之间无交叉,序列分析发现 O139 群失去了 O1 群的 O 抗原基因,出现了一个约 36kb 的新基因,编码与 O1 群不同的脂多糖抗原和荚膜多糖抗原,但与 O22 和 O155 等群可产生抗原性交叉。在遗传学特征方面,如核糖型、限制性酶切电泳图谱、外膜蛋白、毒性基因等则与 O1 群的古典型和 El Tor 生物型的流行株相似。

(四)基因组

霍乱弧菌基因组较大,共有约 400 万个碱基对和 3885 个预测基因。这些基因分布在一大一小两个环状染色体上,其中大染色体包含了重要的毒性、毒性调控和细胞功能调节基因。

(五)抵抗力

霍乱弧菌不耐酸,在正常胃酸中仅能存活 4 分钟。55℃湿热 15 分钟,100℃煮沸 1~2 分钟,0.5ppm 氯作用 15 分钟能杀死霍乱弧菌。El Tor 生物型和其他非 O1 群霍乱弧菌生存力较古典型为强,能在河水、井水和海水中存活 1~3 周。25% 次氯酸钙处理患者排泄物或呕吐物,经 1 小时可达到消毒目的。

二、致病性与免疫性

(一)致病性

1. 致病物质

(1)霍乱肠毒素(cholera toxin):是目前已知最强烈的致肠道腹泻毒素,是肠毒素的典型代表。由一个 A 亚单位(Cholera toxin A,相对分子质量为 27.2kD)和 5 个相同的 B 亚单位(每个亚单位相对分子质量为 11.7kD)构成的一个热不稳定性多聚体蛋白复合体,B 亚单位与小肠黏膜上皮细胞 GM1 神经节苷脂受体结合,插入细胞膜并形成亲水性穿膜通道,A 亚单位通过该通道进入细胞内,A 亚单位在发挥毒性作用前,还需经蛋白酶作用后裂解为 A1 和 A2 两条多肽。A1 作为腺苷二磷酸核糖基转移酶可使 NAD(辅酶Ⅰ)上的腺苷二磷酸核糖(ADP-ribose)转移到 G 蛋白上,所形成的复合物称为 Gs。当 Gs 活化后,可使细胞内 ATP 转变为 cAMP,cAMP 水平升高,细胞主动分泌 Na^+、K^+、HCO_3^- 和水,导致肠液大量分泌,出现严重的腹泻与呕吐,危及患者生命。霍乱肠毒素致病机制模拟图(图 10-2)。

(2)鞭毛和菌毛:霍乱弧菌通过单鞭毛运动,促进细菌穿过肠黏膜表面黏液层而接近肠壁上皮细胞;借助普通菌毛的黏附,定居于小肠黏膜上皮细胞。

2. 所致疾病
霍乱弧菌引起的霍乱是烈性肠道传染病,在自然情况下,人类是霍乱弧菌的唯一易感者。在地方性流行区,除患者外,无症状感染者也是重要传染源。传播途径主要是通过污染的水源或食物经口摄入,人与人之间的直接传播不常见。在正常胃酸条件下,需要食入

Notes

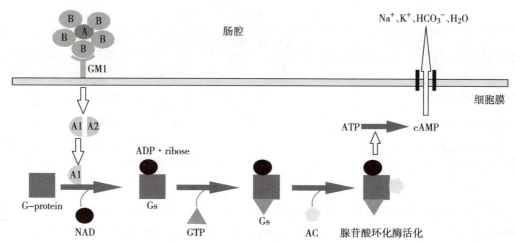

图 10-2　霍乱肠毒素致病机制模式图

10^{10} 个细菌方能引起感染,但当胃酸减少时,感染剂量可减少到 10^3~10^5 个细菌。病菌到达小肠后,黏附于肠黏膜表面并迅速繁殖,不侵入肠上皮细胞和肠腺,细菌在繁殖过程中产生肠毒素而致病。O1 群霍乱弧菌感染可导致从无症状或轻型腹泻到严重致死性腹泻,霍乱弧菌古典生物型所致疾病较 El Tor 生物型严重。典型病例一般在吞食细菌后 2~3 天突然出现剧烈腹泻和呕吐,在疾病最严重时,每小时失水量可高达 1 升,排出含有黏膜、上皮细胞和霍乱弧菌组成的如米泔水样的腹泻物。由于大量水分和电解质丧失而导致失水、代谢性酸中毒、低碱血症、低血容量性休克及心律不齐和肾衰竭,如未经治疗处理,患者死亡率高达 60%,但若及时给患者补充液体及电解质,死亡率可小于 1%。O139 群霍乱弧菌感染比 O1 群严重,表现为严重脱水和高死亡率。

病愈后一些患者可短期带菌,一般不超过 2 周,个别 El Tor 型病例病后可带菌长达数月或数年之久,病菌主要存在于胆囊中。

(二) 免疫性

霍乱患者病后可获得牢固免疫力,再感染少见。患者发病数月后,血液和肠腔中可出现保护性的抗菌抗体及抗肠毒素抗体。抗菌抗体主要针对 O 抗原,抗肠毒素抗体与霍乱肠毒素 B 亚单位结合,阻断肠毒素与小肠上皮细胞受体的结合及其作用。霍乱弧菌引起的肠道局部黏膜免疫是霍乱保护性免疫的基础。肠腔中的 SIgA 除了可凝集黏膜表面的病菌,使其失去动力外,还可与菌毛等黏附因子结合,阻止霍乱弧菌黏附至肠黏膜上皮细胞。

感染 O139 群的患者大多为成年人,表明既往感染 O1 群获得的免疫对 O139 群感染无交叉保护作用。O139 群感染后的免疫应答与感染 O1 群基本一致。家兔肠道结扎实验和小鼠攻击实验证明,O139 群的保护性免疫以针对脂多糖和荚膜多糖的抗菌免疫为主,抗毒素免疫为辅。O1 群的脂多糖 O 抗原与 O139 群存在显著差异,且 O1 群缺少荚膜多糖表面抗原,故其引起的免疫不能交叉保护 O139 群的感染。

三、微生物学检查

霍乱是烈性传染病,对首例患者的病原学诊断应快速、准确,并及时做出疫情报告。

1. 标本　标本包括患者或疑似患者的新鲜粪便、肛拭子、呕吐物等;流行病学溯源标本还应包括水样等。霍乱弧菌不耐酸和干燥,为避免因粪便发酵产酸而使病菌灭活,标本应及时培养或放入碱性蛋白胨水保存液中运输。

2. 快速初步诊断　快速初步诊断包括:①直接镜检呈革兰染色阴性弧菌;②悬滴法观察到弧菌呈穿梭样运动。

Notes

3. **分离培养** 分离培养常将标本首先接种至碱性蛋白胨水选择性增菌,37℃孵育 6~8 小时后直接镜检并作分离培养。在碱性琼脂平板上培养,菌落成圆形透明状。目前常用的选择培养基为 TCBS(thiosulfate-citrate-bile salts sucrose medium),该培养基含有硫代硫酸盐、枸橼酸盐、胆盐及蔗糖,霍乱弧菌因分解蔗糖呈黄色菌落。挑选可疑菌落进行生化反应实验,同时与抗霍乱弧菌多价血清和抗 O1 群或 O139 群单价血清作玻片凝集反应进行鉴定。

4. **噬菌体分型** 我国已经建立了针对第七次霍乱大流行中 O1 群 EL Tor 型霍乱弧菌的噬菌体分型方案,能够准确快速地区分出 EL Tor 型霍乱弧菌流行株(绝大多数为产毒株)和非流行株(全部为非产毒株)。此外,根据霍乱弧菌对山梨醇发酵的快慢速度,也可以初步鉴别是流行株(发酵慢,8 小时后山梨醇变为黄色)还是非流行株(发酵快,4 小时使山梨醇变为黄色)。

5. **核酸检测** 霍乱弧菌的核酸检测包括荧光定量 PCR、ERIC-PCR(肠杆菌基因间重复一致序列 - 聚合酶链式反应)、基因芯片技术等,能够快速检测霍乱弧菌的核酸片段,对于霍乱弧菌的基因分型与鉴定、分子进化与病原追溯都显示出独特优势。

四、防 治 原 则

改善社区环境,加强水源粪便和垃圾管理;培养良好个人卫生习惯,不生食贝壳类海产品等是预防霍乱弧菌感染和流行的重要措施。

以前曾长期使用 O1 群霍乱弧菌灭活菌苗肌内注射,虽可增强人群的特异性免疫力,但保护力仅为 50% 左右,且血清抗体持续时间较短,仅为 3~6 个月。在认识到肠道黏膜免疫对预防霍乱起主要作用后,目前预防霍乱的重点已转至研制口服疫苗的方向上,现今有两类上市口服霍乱疫苗可以使用:① Dukoral 疫苗:采用经甲醛溶液和高温灭活的霍乱弧菌 O1 全细胞加重组霍乱毒素 B 亚单位制备而成,为避免毒素 B 亚单位被胃酸破坏,该疫苗必须与重碳酸盐缓冲剂同时摄入;② Shanchol 和 mORCVAX 疫苗:不含霍乱毒素 B 亚单位,为二价口服疫苗,均基于霍乱血清型 O1 和 O139 研制。文献报道口服霍乱疫苗的有效保护期为 2 年,因此建议在初次接种后,每 2 年加强免疫一次。

治疗霍乱的关键策略是快速大量补充液体电解质和抗菌治疗。抗生素的使用加速细菌的清除,减少持续腹泻和外毒素的产生,用于治疗霍乱的抗菌药物有四环素、多西环素、呋喃唑酮等。但要注意目前带有多重耐药质粒的菌株在增加,且 O139 群的耐药性强于 O1 群,给治疗带来一定困难。

第二节 副溶血性弧菌

副溶血性弧菌(*V.parahaemolyticus*)是 1950 年从日本一次暴发性食物中毒中分离得到的。该菌存在于近海的海水、海底沉积物和鱼类、贝壳等海产品中。根据菌体 O 抗原不同,现已发现 13 个血清群。副溶血性弧菌主要引起食物中毒,尤以日本、东南亚、美国及我国台湾省等地多见,也是我国内地沿海地区引起食物中毒常见的病原菌。

一、生物学特性

该菌为革兰染色阴性无芽胞杆菌,其与霍乱弧菌最显著差别是嗜盐(halophilic),在培养基中以含 3.5g/L NaCl 最为适宜,无盐则不能生长,但当 NaCl 浓度高于 80g/L 时也不能生长。在盐浓度不适宜的培养基中,细菌呈长杆状或球杆状等多种形态。不耐热,90℃ 1 分钟即被杀死;不耐酸,1% 醋酸或 50% 食醋中 1 分钟死亡。

该菌为需氧兼性厌氧。副溶血性弧菌在普通血平板(含羊、兔或马等血液)上不溶血或只产

生 α 溶血。但在特定条件下,某些菌株在含高盐(7%)的人 O 型血或兔血及以 D- 甘露醇作为碳源的 Wagatsuma 琼脂平板上可产生 β 溶血,称为神奈川现象(Kanagawa phenomenon,KP)。

二、致　病　性

引起食物中毒的确切致病机制尚待阐明,有两种致病因子参与其致病作用。

1. **耐热直接溶血素**(thermostable direct hemolysin,TDH)　TDH 的溶血过程可分为两步:① TDH 与宿主的红细胞膜结合,此过程呈温度依赖性并由受体介导;②在红细胞膜表面成孔并最终导致红细胞胶样渗透溶解。TDH 的致泻作用主要通过引起细胞外 Ca^{2+} 浓度增加,启动 Ca^{2+} 激活的 Cl^- 离子通道开放,Cl^- 分泌增加。

2. **耐热相关溶血素**(thermostable related hemolysin,TRH)　其基因 trh 与 TDH 基因 tdh 的同源性为 68%,生物学功能与 TDH 相似,TRH 对 Cl^- 的影响作用与 TDH 相似。其他致病物质可能还包括黏附素和黏液素酶。

由副溶血性弧菌引起的食物中毒系食用了经烹饪不当的海产品或盐腌制品所传播。常见的有海蜇、海鱼、海虾及各种贝类,因食物容器或砧板生熟不分污染本菌后,也可发生食物中毒。该病常年均可发生,潜伏期 5~72 小时,平均 24 小时,可从自限性腹泻至中度霍乱样病症,有腹痛、腹泻、呕吐和低热,粪便多为水样,少数为血水样,恢复较快,病后免疫力不强,可重复感染。

三、微生物学检查与防治原则

采集患者粪便、肛拭或剩余食物,直接分离培养于 SS 琼脂平板或嗜盐菌选择平板。若出现可疑菌落,进一步作嗜盐性试验与生化反应,最后用诊断血清进行鉴定。随着分子生物学技术的发展,PCR、实时定量 PCR 和基因探针杂交等快速诊断法已得到广泛应用,可直接从原始食物标本或腹泻标本中检测耐热毒素基因 tdh 和 trh。可用抗菌药物治疗,如庆大霉素或复方磺胺甲噁唑 / 甲氧苄啶(SMZ-TMP)等。

展　望

霍乱弧菌的定居因子和霍乱毒素是主要致病物质。由于霍乱毒素种类较多,有些毒素在体外和动物研究中显示肠毒素的作用,但在霍乱发病机制中的作用尚不清楚。在 ctx 操纵子上游还存在两个编码毒性相关的 zot(zonula occludens toxin,紧密连接毒素)和 ace(accessory cholera enterotoxin,副霍乱肠毒素)基因。在实验兔中,其编码产物 Zot 能增加肠黏膜的通透性;Ace 使结扎的回肠段中液体聚积。志愿者口服 ctxAB 缺失的基因工程变异株产生的轻度腹泻可能与这两个毒性基因有关。研究发现胆盐(Bile salt)通过诱导半胱氨酸分子间二硫键形成,使跨膜转录因子 TcpP 发生二聚化,激活霍乱弧菌的毒力因子。

研究霍乱疫苗的历程已有 130 多年,单剂次口服减毒活疫苗(CVD103-HgR)已停产。苯酚灭活霍乱弧菌制备的注射用疫苗仍在部分国家生产,但是 WHO 不推荐使用该疫苗,因其效力有限,而且保护期较短。目前已有两类口服疫苗可以使用,Dukoral 及 Shanchol 和 mORCVAX,后两者是同一种疫苗,所使用的菌株是相同的,但不同的生产厂商所采取的制作工艺有所区别。临床试验证实现有的口服霍乱疫苗安全。WHO 建议在霍乱呈地方性流行的地区,应在采取其他控制策略的同时接种这两种疫苗。在可能发生霍乱暴发的地区,可考虑接种霍乱疫苗。霍乱弧菌基因组序列已确定,将有助于开发出新型的霍乱疫苗。

由于霍乱弧菌全菌疫苗的抗原成分复杂,有的活疫苗又存在返祖危险性,因此人们把注意力又返回来探索抗原成分较简单的亚单位疫苗。近年来有关抗原表位的肽疫苗思路为研制安全有效的霍乱疫苗提供了新方向,通过设计多表位肽,把多种有效的抗原表位组装在一起后制成多肽疫苗,就可以协同诱导交叉保护性免疫。例如把霍乱弧菌CTB、毒素协调菌毛(TCP)、LPS O 抗原等保护性抗原成分,连接到适当的载体蛋白或经基因工程制备成融合蛋白后,就可能研制出既对 O1 群霍乱又对 O139 群霍乱有预防作用的疫苗。目前该领域的研究比较活跃。

(贾继辉)

第十一章 螺杆菌和弯曲菌

幽门螺杆菌是一类革兰染色阴性,呈螺旋形的微需氧细菌,是慢性胃炎的病原菌,与消化性溃疡和胃癌的发生密切相关。该菌致病特性在于它可以抵抗胃酸的作用,在胃液中生存并定植于胃黏膜上皮细胞,其主要致病物质是侵袭因子和毒素,包括鞭毛、菌毛、细胞毒素相关蛋白A以及空泡毒素等。微生物学检测方法主要包括直接镜检、细菌培养、快速尿素酶试验、血清学检测、^{13}C呼气实验和粪便抗原的检测等。幽门螺杆菌感染多采用质子泵抑制剂加两种抗生素的三联疗法。疫苗在动物实验中显示了一定的免疫保护作用。

空肠弯曲菌是一种革兰染色阴性,呈螺旋形的微需氧细菌,是食源性胃肠炎的重要病原菌。感染的发生与肉类、牛奶和水源等食源性细菌污染有关。主要表现为急性、自限性胃肠炎,临床症状为发热,腹泻和腹痛,某些型别的空肠弯曲菌可导致神经系统损伤,表现为吉兰-巴雷综合征。空肠弯曲菌的致病物质有侵袭因子、外毒素和内毒素。微生物学检测方法主要包括直接镜检、细菌培养、血清学和分子生物学检测。规范管理动物粪便,防止食物和水源污染,在避免空肠弯曲菌感染中起到重要作用。

第一节 螺杆菌属

螺杆菌属(*Helicobacter*)是从弯曲菌属中划分出来的新菌属,目前已有二十余种正式命名的螺杆菌,分成胃螺杆菌和肠肝螺杆菌两大类。代表菌种是幽门螺杆菌(*Helicobacter pylori*, *H.pylori*),该菌是慢性胃炎的病原菌,与消化性溃疡和胃癌的发生密切相关,世界卫生组织已将该菌确定为Ⅰ类致癌因子。

一、生物学性状

幽门螺杆菌的形态呈螺旋形或弧形弯曲状(图11-1),长2.5~4.0μm,宽0.5~1.0μm,一端有2~6根带鞘鞭毛,运动活泼,革兰染色阴性。当运用抗生素治疗或胃黏膜发生病理性改变时,幽门螺杆菌可由螺杆状转变成圆球形(图11-2),一般认为圆球形是活的非可培养状态的细菌(The viable but nonculturable state of bacteria)。.

幽门螺杆菌是一种微需氧菌,即在85%N_2,10%CO_2和5%O_2的气体环境中生长良好,营养要求较高,在固体培养基中需要加入10%的脱纤维羊血,液体培养基需补充10%的小牛血清。该菌生长缓慢,在加入万古霉素、两性霉素B的选择培养基中原代培养通常需要3~5天,甚至更长时间才能形成针尖状半透明的小菌落。由于幽门螺杆菌含尿素酶,可以分解尿素产氨,因此该菌对酸的耐受力较一般的细菌强。该菌的尿素酶、过氧化氢酶和氧化酶均呈阳性反应,这三项试验是鉴定幽门螺杆菌的主要生化依据。传统的冷冻干燥方法不适宜幽门螺杆菌的保存,置-70℃或液氮中冷冻是常用的菌种保存方法。

二、致病性与免疫性

幽门螺杆菌的主要致病物质为侵袭因子和毒素。与侵袭密切相关的物质为尿素酶、鞭毛和菌毛等。尿素酶通过分解胃黏膜组织渗出的尿素,在菌体表面产生"氨云",中和胃酸,形成有利于幽门螺杆菌生存的微环境。幽门螺杆菌通过鞭毛运动穿入胃黏膜表面的稠厚黏液层,到达胃黏膜上皮细胞表面,依靠菌体表面的菌毛或黏附素黏附定植于细胞表面,克服宿主防御机制,生长繁殖。幽门螺杆菌产生空泡毒素 A(vacuolating cytotoxin antigen,VacA)和细胞毒素相关蛋白 A(cytotoxin associated protein antigen,CagA)两种主要外毒素。VacA 是一种相对分子质量为 87×10^3 的蛋白质,可导致胃黏膜上皮细胞产生空泡样病变(图 11-3、图 11-4),诱发人消化性溃疡。从人十二指肠溃疡分离的菌株几乎都能产生 VacA 蛋白。*CagA* 基因编码相对分子质量为 128×10^3 的蛋白质,分子流行病学调查显示 CagA⁺ 菌株感染人群明显增加了胃癌发生的危险性,1998 年日本学者 Watanable 等报道 CagA⁺ 菌株感染的蒙古沙鼠发生胃癌。

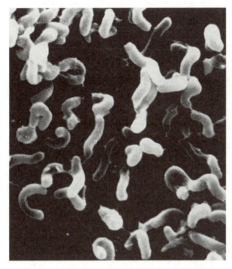

图 11-1　螺旋状幽门螺杆菌形态观察
(扫描电镜 ×5000,贾继辉提供)

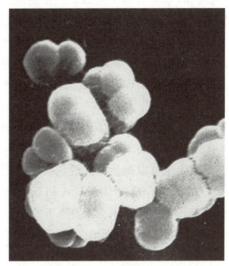

图 11-2　球形体幽门螺杆菌形态观察
(扫描电镜 ×10 000,贾继辉提供)

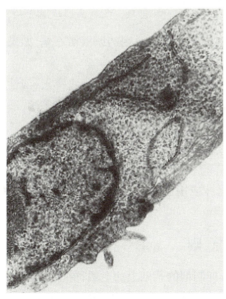

图 11-3　原代正常胃黏膜上皮细胞胞内
结构完整,胞质均质化(透射电镜 ×4500,
贾继辉提供)

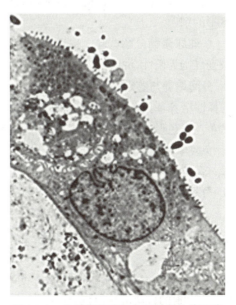

图 11-4　幽门螺杆菌与人胃黏膜上皮细胞
相互作用后导致细胞空泡病变
(透射电镜 ×5000,贾继辉提供)

Notes

幽门螺杆菌引起慢性胃炎和消化性溃疡的发病机制有两种学说:一种是"漏屋学说",即幽门螺杆菌主要毒力因子 VacA 使胃黏膜上皮细胞空泡样变,尿素酶分解尿素产生的氨可加重空泡样变。幽门螺杆菌毒力因子(主要为 CagA)激活巨噬细胞释放的 IL-8 以及抗原抗体反应形成的免疫复合物趋化中性粒细胞引起炎症反应,导致胃黏膜屏障的破坏,酸腐蚀并进而产生炎症或者溃疡。另一种是"胃泌素联系学说",即幽门螺杆菌尿素酶分解尿素产氨导致局部微环境pH 改变,阻断了胃液 pH 对胃窦 G 细胞胃泌素释放的反馈抑制机制,增强了胃泌素的释放,刺激胃酸胃蛋白酶的分泌,使胃黏膜损伤。根除幽门螺杆菌可使高胃泌素血症、高胃酸和高胃蛋白酶原血症恢复正常,也证明了这一点。

幽门螺杆菌诱发胃癌的可能机制为:幽门螺杆菌感染引起胃窦部黏膜组织损伤,使壁细胞数量减少,胃酸分泌相应减少,幽门螺杆菌尿素酶将胃内尿素分解为氨,中和胃酸,胃内 pH 升高,胃内高 pH 状态有利于细菌繁殖并促进致癌物 N- 亚硝基化合物的合成。幽门螺杆菌感染胃黏膜上皮细胞后激活炎症反应中多种细胞因子、自由基和一氧化氮释放,同时刺激中性粒细胞向炎症部位趋化,氧化爆发时产生大量活性氧,自由基、一氧化氮和活性氧可作用于基因组DNA,导致 DNA 分子断裂突变,促进细胞恶性转化。幽门螺杆菌 CagA 通过细菌IV型分泌系统转运到胃黏膜上皮细胞质内,激活相关信号转导途径,导致胃上皮细胞增殖异常,诱发细胞癌变。

幽门螺杆菌感染者的血液、胃液以及唾液中可测出特异性 IgG、IgA,感染早期血清中可测得 IgM 抗体,然而临床观察发现由宿主产生的局部体液免疫物质并不能将该菌从体内清除。幽门螺杆菌感染也可以刺激局部的免疫细胞释放多种细胞因子,如 Th1 细胞产生 IFN-γ、IL-2 和IL-12 等,Th2 型细胞产生 IL-4、IL-5 和 IL-10 等。一般而言,Th1 型细胞因子与抗感染免疫产生有关,Th2 型细胞因子产生意味着感染的进展,研究发现幽门螺杆菌感染以 Th1 细胞反应为主,而 Th2 细胞反应受抑制。而幽门螺杆菌在体内长期生存,并致慢性炎症与 Treg 细胞被激活从而抑制 Th1 细胞免疫应答的过度反应有关。

三、微生物学检查

1. **直接涂片镜检** 取胃镜活检标本涂片后做革兰染色,幽门螺杆菌为革兰染色阴性弯曲状或 S 形的细菌。

2. **快速尿素酶分解试验** 将胃镜活检组织放入以酚红为指示剂的尿素培养基,如果培养基由黄变红则为阳性,说明胃黏膜活检组织中含有活的幽门螺杆菌。

3. **分离培养与鉴定** 将待检的胃黏膜活检组织碾磨成匀浆,接种于含万古霉素、两性霉素B 的选择性培养基。在微需氧环境中,37℃培养 3 天左右,幽门螺杆菌可形成微小菌落,通过直接涂片革兰染色形态学观察以及氧化酶、过氧化氢酶和尿素酶等生化反应进行鉴定。

4. **免疫学检测** 用 ELISA 方法检测血清中的 IgG 水平或唾液中的 IgA,也可以检测粪便中幽门螺杆菌抗原来判断感染。

5. **分子生物学检测** 用 16S rRNA 寡核苷酸探针或用 PCR 检测幽门螺杆菌特定的 DNA片段。

四、防 治 原 则

抗幽门螺杆菌治疗多采用在胶体铋剂或质子泵抑制剂的基础上加上两种抗生素的三联疗法,由于抗生素的广泛应用,目前该菌的耐药性呈上升趋势,目前临床也采用四联疗法,即果胶铋与奥美拉唑加两种抗生素。疫苗的研制在幽门螺杆菌的防治中具有重要作用,目前基于该菌主要抗原成分尿素酶、VacA、CagA 和黏附素的活载体疫苗和 DNA 疫苗的免疫保护作用在实验动物水平得到证实,部分正在开展临床试验,其确切的免疫效果还需进一步观察。

第二节　弯曲菌属

弯曲菌属（*Campylobacter*）是一类呈弯曲状的革兰阴性细菌,对人致病的有空肠弯曲菌、胎儿弯曲菌和结肠弯曲菌等,其中空肠弯曲菌（*Campylobacter jejuni*）感染较常见,呈世界性分布,主要导致胃肠炎,也可引起肠道外感染。

一、生物学性状

空肠弯曲（*C.jejuni*）菌呈弧形,螺旋形或海鸥状,3~5 个成串或单个排列,菌体两端尖,有极鞭毛,能做快速直线或螺旋状运动,无芽胞,无荚膜,革兰染色阴性。在 $5\%O_2$、$10\%CO_2$ 和 $85\%N_2$ 的微需氧环境中,血平板上初次分离到的菌落可出现两种特征菌落。①第一型菌落:不溶血,灰色,扁平,湿润,有光泽,水滴状,边缘不规则,常沿接种线蔓延生长;②第二型菌落:不溶血,常呈分散凸起的单个菌落,边缘整齐,半透明,有光泽,中心稍深,呈单个菌落生长。

生化反应不活泼,不发酵糖类,不液化明胶,不分解尿素,氧化酶阳性,马尿酸盐水解试验阳性,还原硝酸盐,产生硫化氢。

抵抗力较弱,易被干燥,直射日光及弱消毒剂所杀灭,培养物放于冰箱中很快死亡,56°C 5 分钟被杀死,干燥环境中仅存活 3 小时。

二、致病性与免疫性

粪 - 口是空肠弯曲菌主要的传播途径,该菌是牛、羊、狗等多种动物及禽类肠道的正常寄居菌,通过肠道等排泄物污染食物和饮用水,经口进入消化道,低于 pH3.6 的酸性溶液可抑杀该菌,因此空腹时胃酸对其有一定杀灭作用,而饱餐或碱性食物有利于细菌突破胃屏障。人群普遍易感,5 岁以下发病率最高,以秋季多见。

该菌致病性与其侵袭力、内毒素及外毒素有关。进入肠腔的细菌在小肠上部借鞭毛（FlaA 与 FlaB）侵袭运动到达肠黏膜上皮细胞表面,通过黏附蛋白（PEB1）,纤连结合蛋白（cadF）与菌毛定植于细胞,空肠弯曲菌生长繁殖可释放出两种主要外毒素。①霍乱样肠毒素（cholera-like enterotoxin）:亦被称细胞紧张性肠毒素（cytotoxic enterotoxin,CE）,可以激活肠黏膜上皮细胞的腺苷酸环化酶,催化 cAMP 增加,黏膜细胞分泌功能亢进,导致腹泻。②细胞致死性肿胀毒素（cytolethal distending toxin,CDT）:由三个亚单位组成,包括 CdtA,CdtB 与 CdtC,其中 CdtB 发挥主要毒性作用,CdtA 和 CdtC 可以与细胞膜相互作用保证全毒素能够穿越细胞膜,CDT 具有细胞毒性,能将细胞周期阻断在 G2/M 期,并最终导致细胞程序性死亡,因此,该菌生长繁殖可导致局部黏膜充血水肿,甚至溃疡出血。

空肠弯曲菌肠炎潜伏期一般为 3~5 天,发病时临床表现为痉挛性腹痛,腹泻,血便或果酱样便,量多,头痛,不适,发热。该病通常可自限,病程 5~8 天。有报道特定型别的空肠弯曲菌可诱发吉兰 - 巴雷综合征,这可能与该菌表面的脂多糖与神经组织的糖脂或鞘磷脂蛋白之间存在交叉抗原,诱发免疫病理损伤有关。

感染空肠弯曲菌后 2~4 周可产生特异性 IgM 和 IgG 抗体,通过免疫调理和活化补体等作用增强吞噬细胞的吞噬杀菌功能。肠分泌液中的分泌型 IgA 对鞭毛和菌毛等侵袭因子具有拮抗作用。

三、微生物学检查

1. **直接涂片镜检查**　从排泄物中发现革兰染色阴性弧形或海鸥状弯曲菌,或用悬滴法发现呈鱼群样螺旋式运动的细菌。

Notes

2. 细菌分离培养　待检的粪便和食物标本接种于含多黏菌素 B 和万古霉素的选择性培养基,37℃微需氧环境中培养 48 小时,挑选可疑菌落,用马尿酸水解试验、醋酸吲哚酚水解试验等生化反应进行鉴定。血液标本增菌后转种于选择分离培养基,以提高检出率。

3. 血清学检测　发病一周后,血清内出现抗体,主要为 IgM,如果血清抗体效价不高,须采取双份血清检测,以效价增高 4 倍作为诊断依据。

4. 分子生物学检测　PCR 可快速检测粪便及血液等部位中的空肠弯曲菌特定 DNA,用地高辛标记的空肠弯曲菌特异性寡核苷酸的斑点杂交试验也可用于感染快速诊断。

四、防 治 原 则

空肠弯曲菌最重要的传染源是感染动物,因此,如何控制动物的感染,防止动物排泄物污染水源和食物至关重要,做好“三管”,即管水、管粪、管污染食物是防止空肠弯曲菌传播的有力措施。治疗可用红霉素,氨基糖苷类抗生素,青霉素等。目前正在研究的空肠弯曲菌减毒活菌苗及加热灭活菌苗,动物实验证实有一定的免疫保护性。

展　　望

1982 年 Robin Warren 和 Barry Marshall 发现了幽门螺杆菌,并证明该菌感染是慢性胃炎的病原菌,与消化性溃疡和胃癌发生密切相关。此后的研究表明,超过 90% 的十二指肠溃疡和 80% 左右的胃溃疡,都是由幽门螺杆菌感染所致,抗生素治疗能够根治胃溃疡等疾病。幽门螺杆菌的发现改变了人们对胃病的认识,提高了胃部疾病的治愈率,为改善人类生活质量作出了贡献,同时加深了人类对慢性感染、炎症和癌症之间关系的认识,由此两位科学家获得 2005 年诺贝尔生理学或医学奖。

随着抗生素的广泛应用,幽门螺杆菌的耐药性呈上升趋势,因此如何有效根除幽门螺杆菌感染将是新挑战。分子生物学技术和基因组学研究的发展,尤其是国际标准测序株 H.pylori 26695 基因组的完成,为深入研究幽门螺杆菌致病性和耐药机制奠定了基础,由此推动了幽门螺杆菌保护性疫苗的发展,动物实验显示幽门螺杆菌单一抗原疫苗的保护率低,两种或两种以上幽门螺杆菌抗原组合疫苗保护效果较好。随着高效无毒佐剂的筛选,免疫方式的完善以及全面有效免疫原的开发,高效人用幽门螺杆菌疫苗的生产将会成为现实。

空肠弯曲菌是全球性引起胃肠道感染的主要病原菌之一,并与吉兰 - 巴雷综合征等发生密切相关,儿童发病率高。目前尚无有效疫苗进行预防,因此,进一步管理好家禽、家畜等肉类的加工运输以及奶类的消毒,切断传播途径将会有效减少空肠弯曲菌的感染。随着分子生物学和基因工程技术的发展,对其发病分子机制的研究也将深入,为在分子水平探究空肠弯曲菌的致病机制以及研制高效疫苗开辟了新的前景。

（贾继辉）

第十二章 分枝杆菌

分枝杆菌（Mycobacteria）是一类菌体细长略弯曲、有时呈分支状或丝状、具有特殊生物学性状的微生物。分枝杆菌细胞壁含有大量脂质,这一特性与细菌的染色性、培养特性、致病性等密切相关;使细菌不易被一般染料着色,并能抵抗酸性乙醇的脱色,故这类细菌又称抗酸杆菌（Acid-fast bacilli）或抗酸性细菌（Acid-fast bacteria）,但诺卡菌属的某些种也是抗酸染色阳性菌。

在微生物学分类中分枝杆菌属（Mycobacterium）归属放线菌目、分枝杆菌科。根据分枝杆菌的致病特点,分枝杆菌属可分为结核分枝杆菌（M.tuberculosis,MTB）复合群（MTB complex,MTC）、麻风分枝杆菌（M.leprae）和非结核分枝杆菌（Non-tuberculous mycobacteria,NTM）三类。结核分枝杆菌复合群包括结核分枝杆菌、牛分枝杆菌（M.bovis）等五个菌种。

分枝杆菌专性需氧,营养要求较高,抵抗力强,生长繁殖速度慢,除结核分枝杆菌外多数为广泛分布于环境中的腐生菌,是非致病性正常菌群,其中部分可为机会致病菌。分枝杆菌中有多种对人和动物致病,其中结核分枝杆菌毒力强,是引起人类重大传染病即结核病的病原体。在自然条件下,结核分枝杆菌主要对人致病,但牛分枝杆菌既可感染牛,也可感染人及其他一些动物。其他分枝杆菌引起人和动物疾病一般发生于机体免疫力降低（immunocompromised）的情况下。分枝杆菌所致的疾病通常发展缓慢,呈慢性过程,并引起肉芽肿形成。其致病机制和机体康复过程复杂,与细菌特殊的生物学性状、机体免疫力和营养状况、环境卫生条件等有密切的关系。

第一节　结核分枝杆菌

结核分枝杆菌俗称结核杆菌（Tubercle bacillus）,是人类结核病病原体。1882 年,德国细菌学家郭霍（Robert Koch,1843-1910）发现并证明结核分枝杆菌是人类结核病的病原菌。结核分枝杆菌可侵犯全身各器官、组织,其中以肺结核（我国过去亦称肺痨病）最多见。结核是一种古老的疾病,全球广泛分布,是细菌感染性疾病致死的首位原因,也是单因素所致感染性疾病中死亡数最高的疾病。全世界约有 1/3 的人被结核分枝杆菌感染,每年有 900 万新病例出现,200 万人死于结核病。

结核分枝杆菌引起的结核病严重危害人类健康和生命,人类与之进行斗争历经了许多世纪。在 17~18 世纪的欧洲,结核病被称为"白色瘟疫",几乎 100% 欧洲人群感染,四分之一的欧洲人死于结核病。自抗结核药物和治疗方法问世后,在世界各国的共同努力下,结核病流行曾大幅度降低。然而 20 世纪 90 年代以来,结核病发病率又不断上升,成为首要的再现传染病,是全球尤为发展中国家最为严重的公共卫生问题之一。结核病再现的主要原因有:卡介苗（BCG）的免疫保护率降低,过去大量潜伏感染的人群的复发,人类免疫缺陷病流行使易感人群增加,细菌多重耐药使治疗难度增大,社会快速发展中的人群流动性和环境污染增加而使病原体传播加速,许多国家和地区公共卫生条件落后及贫困等。

一、生物学性状

1. 形态结构与染色　结核分枝杆菌为细长略带弯曲的杆菌,直径约 0.4μm,长 1~4μm,呈单个或分支状排列,可聚集成团。无鞭毛,有菌毛,不形成芽胞,有微荚膜。微荚膜可在电镜下观察到。微荚膜主要成分为糖类,部分为脂质和蛋白质,实际上是某些突出于细胞壁的组分末端结构。

结核分枝杆菌细胞壁结构及化学组分在原核细胞型微生物中非常特殊,既没有革兰阳性菌细胞壁的磷壁酸,也没有革兰阴性菌细胞壁的脂多糖(图 12-1)。除含肽聚糖外,具有大量脂质。脂质占细胞壁干重的 60% 以上。近年来研究人员通过磁共振光谱分析等技术发现,这些脂质组分大多结合有阿拉伯糖和甘露糖,组成糖脂(glycolipid),如脂阿拉伯甘露聚糖(lipoarabinomannans,LAM)、海藻糖二分枝菌酸酯(trehalose dimycolate,TDM)、脂甘露聚糖(lipomannans,LM)等。细胞壁的核心框架结构是分枝菌酸(mycolil acid)、阿拉伯糖和肽聚糖通过共价结合的大分子结构,称为分枝酰 - 阿拉伯半乳糖苷 - 肽聚糖复合物(mycolyl-arabinogalatan-peptidoglycan complex,mAGP),即可能为过去所称谓的蜡质 D。LAM 和分枝菌酸是主要组分。LAM 末端膨大部分呈分支帽状结构,为甘露聚糖组分,暴露于细胞壁外层,这种少见的结构组分使结核分枝杆菌具有重要的感染生物学意义。此外细胞壁中还有其他特殊结构的糖脂,如乙酰基糖苷(acylglucoside)、硫酸脑苷脂(sulfatide)、脂寡糖(lipooligosaccharide)、酚糖脂(phenolic glycolipid)、双分枝菌蜡酸盐(dimycocerosate)、磷脂酰肌醇甘露糖苷(phosphatidyl-myo-inositol-mannoside)。

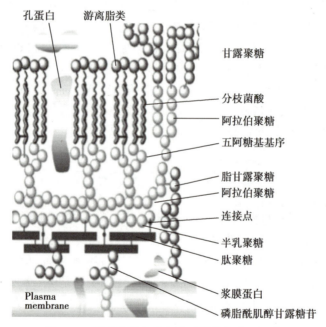

孔蛋白　游离脂类

甘露聚糖

分枝菌酸
阿拉伯聚糖
五阿糖基基序

脂甘露聚糖
阿拉伯聚糖

连接点
半乳聚糖
肽聚糖

Plasma membrane

浆膜蛋白
磷脂酰肌醇甘露糖苷

图 12-1　结核分枝杆菌细胞壁结构与化学组成

结核分枝杆菌细胞壁中特殊脂质组分及细胞表层的微荚膜结构,赋予结核分枝杆菌特殊的生物学性状,是结核分枝杆菌毒力的主要物质基础,与培养特性、致病性和免疫性密切相关。由于大量脂质的存在,使细胞壁具有蜡样的疏水性质,故一般染料和抗生素难以渗入细胞内。因此,结核分枝杆菌虽为革兰染色阳性,但不易着色,一般用齐 - 尼(Ziehl-Neelsen)抗酸染色法染色。这是分枝杆菌与其他细菌的重要区别。结核分枝杆菌经 5% 苯酚复红加温染色后可着色,但不能被 3% 盐酸酒精脱去,故菌体呈红色,即为抗酸染色阳性(图 12-2)。而其他细菌则呈蓝色,为抗酸染色阴性。

1998 年完成结核分枝杆菌标准株 H37Rv 的全基因测序,至今已有 14 株结核分枝杆菌完成测序。基因组大小约 4.38~4.42Mb,含有 3638~4293 个 ORF,编码功能蛋白 3590~4189 个。

2. **生长繁殖与培养**　专性需氧。这一特性使典型的结核病变总是发生于通气最好的肺

Notes

部上叶,也易于生长在肾脏,因这些部位氧含量较高。最适温度为37℃,低于30℃或高于42℃均不生长。最适 pH 6.4~7.0。营养要求较高,生长缓慢,繁殖一代约需18小时。在宿主环境中生长繁殖速度更慢。分离培养常用罗氏(Lowenstein-Jensen)培养基,内含蛋黄、甘油、马铃薯、无机盐和孔雀绿等。一般培养2~4周可见粗糙型菌落生长。菌落表面干燥呈颗粒、结节或菜花状,乳白色或米黄色,不透明(图 12-3)。在液体培养基中结核分枝杆菌菌体可相互粘连,并按纵轴平行排列成绳索状(图 12-4)。此现象由细胞壁脂质分子 TDM引起,故 TDM 亦称为索状因子(cord factor)。由于细菌含脂质量多,具疏水性,加之有需氧需求,故易形成皱褶的菌膜浮于液面。若加Tween-80,则细菌分散,呈均匀生长,有利于药物敏感试验及动物接种。

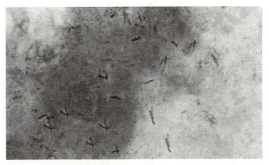

图 12-2　结核分枝杆菌 Ziehl-Neelsen 抗酸染色片
(×1000)

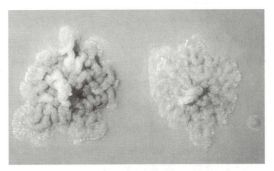

图 12-3　罗氏培养基上生长的结核分枝杆菌菌落

3. 生化反应　结核分枝杆菌与牛分枝杆菌均不发酵糖类。两者的区别在于前者可合成烟酸和还原硝酸盐,而后者不能。热触酶试验对区别结核分枝杆菌与非结核分枝杆菌有重要意义,结核分枝杆菌为阴性结果,非结核分枝杆菌为阳性结果。

4. 抵抗力　结核分枝杆菌细胞壁中含有的大量脂质使细菌对理化因素有较强的抵抗力:①抗干燥:在干燥痰内可存活 6~8 个月;②抗酸碱:在 6%H_2SO_4 或 4%NaOH 中 30 分钟仍有活性,故常用酸碱处理标本可杀死杂菌和消化其黏稠物质;③抗染料:结核分枝杆菌对一定浓度的结晶紫或孔雀绿有抵抗力,加在培养基中可抑制杂菌生长。结核分枝杆菌对湿热、紫外线及脂溶剂均敏感,在液体中加热

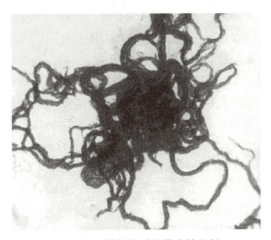

图 12-4　结核分枝杆菌索状生长
(Ziehl-Neelsen 抗酸染色,×1000)

62~63℃ 15 分钟即被杀死,可用于牛奶消毒;直接日光照射 2~7 小时可以杀死,可用于结核病患者衣物等物品的消毒。

5. 变异性　结核分枝杆菌可发生形态、菌落、毒力、免疫原性和耐药性等变异。在结核性脓肿、痰等临床标本中可见有非抗酸性革兰阳性颗粒,为细菌 L 型。这只是形态的变异,基因没有改变,在体内或组织培养中能返回为抗酸性杆菌。在青毒素、溶菌酶等抗生素作用下,结核分枝杆菌可失去细胞壁结构而变为 L 型细菌。结核分枝杆菌在陈旧的病灶和培养物中形态往往不典型,可呈颗粒状或串珠状。

20 世纪早期,法国人 Calmette 和 Guerin 将牛分枝杆菌在含甘油、胆汁、马铃薯的培养基中经 13 年 230 次培养传代获得一株减毒活菌株,这种活菌株可使人获得对结核的免疫力,从而被广泛用于免疫接种预防结核病。卡-介二氏发明的这种用人工方法使细菌降低毒力但保留免疫性用于预防结核病的活菌生物制剂称为卡介苗(Bacillus of Calmette-Guerin, BCG)。卡介苗主要

Notes

用于儿童的免疫接种,有效率达 60%~80%。

结核分枝杆菌对药物的敏感性也在变异,异烟肼、链霉素、利福平等抗生素可发生耐药性变异,目前临床上已出现对多种抗结核药同时耐药的多重耐药菌株(multidrug resistant strains,MDR 株)。

二、致病性与免疫性

结核分枝杆菌不产生外毒素,也没有内毒素,其毒力主要表现为细菌在机体内的侵袭能力和持续生存能力,包括逃避、修饰或抵抗免疫及药物,而组织或器官的病理损伤主要与细菌大量繁殖与宿主细胞免疫之间的相互作用引起的免疫病理有关。

(一)致病物质

结核分枝杆菌致病物质主要是细胞壁中的脂质及菌体蛋白,与其致病性密切相关。结核分枝杆菌毒力因子的关键生物学作用是使细菌能够在巨噬细胞中不被杀灭而存活下来,从而引起感染和疾病。其毒力机制主要有几个方面:①有助细菌顺利进入巨噬细胞等吞噬细胞,增强其侵袭力;②抵抗、修饰免疫防御机制,以不被胞内杀灭,营造细胞内生存的微生境(niche);③毒力因子与免疫机制相互作用引起的病理损伤。

1. 脂质　是细菌致病性质主要毒力因子,决定结核分枝杆菌的侵袭生存能力。这些脂质组分基本都是糖结合物即糖脂。结核分枝杆菌细胞壁糖脂组分有多种,其细微的差异决定了不同毒力株的差异、疾病程度和结局。

(1)索状因子:为有毒菌株细胞壁的 TDM,能破坏宿主细胞线粒体膜,影响细胞呼吸,抑制白细胞游走和引起慢性肉芽肿,是结核分枝杆菌致病性的主要毒力因子。索状因子的主要成分是分枝菌酸。分枝杆菌属都有此成分,但结核分枝杆菌毒力株的分枝菌酸与非致病性分枝杆菌不同。结核分枝杆菌具有环丙烷(cyclopropane)合成酶编码基因 pcaA,一种甲基化转移酶基因。蛋白 PcaA 在分枝菌酸合成中起修饰作用,即将环丙烷残基连接在分枝菌酸分子上。这种被修饰的分枝菌酸是致病性分枝杆菌与非致病性分枝杆菌的重要区别。环丙烷化的分枝菌酸使结核分枝杆菌能抵抗巨噬细胞的抗微生物分子—活性氧中间物(reactive oxygen intermediate,ROI)的杀灭作用,从而引起持续性感染。慢性肉芽肿是原发后结核的重要特征。TDM 引起肉芽肿的机制是通过与巨噬细胞可诱导性 C 型凝聚素 Mincle(macrophage-inducible C-type lectin)结合,激活 Syk-Card9 信号通路,引起多种炎性介质产生和免疫细胞集聚发展而成。Mincle 是巨噬细胞的 TDM 受体。

(2)LAM:在菌细胞壁中分量大,是一多成分组成的巨大分子。LAM 不仅可通过巨噬细胞甘露糖受体(mannose receptor,MR)结合使结核分枝杆菌顺利进入细胞内,在细胞内又通过抑制 Ca^{2+}/ 钙调蛋白 - 磷脂酰肌醇激酶通路抑制吞噬体成熟,以阻止巨噬细胞的消化作用,并诱导抗炎细胞因子的产生。结核分枝杆菌毒力菌株 LAM 末端连接有甘露糖组成的“帽”状结构(mannose-capped lipoarabinomannan,ManLAM)。此外,LM、PIMs、阿拉伯甘露糖、甘露聚糖、甘露糖酰化的糖蛋白都具有甘露糖,因此均可与 MR 结合,诱导促炎性反应的下调,而抗炎反应上调。ManLAM 大分子的病原体相关分子模式(PAMP)与巨噬细胞模式识别受体(PRR)结合,启动一系列下调促炎性反应,包括抑制巨噬细胞产生促炎细胞因子和 NO、氧自由基。ManLAM 诱导抑制促炎性反应通过阻止 TNF 和 IL-12 的产生,并诱导产生 IL-10 和 TGF-β,负性调节炎性介质的产生。LM 是 LAM 的一部分,可封闭 TLR2 诱导的 TNF 的合成,从而增强细菌的毒力。MR 是巨噬细胞表面的一种连接有甘露糖基的糖蛋白,在炎症时出现。结核分枝杆菌在进入吞噬细胞之前就已经通过与 MR 相互作用,启动一系列下调促炎症、解毒(detoxication)、抑制吞噬体成熟等信号通路,以致进入吞噬细胞后不会很快被消灭。与 MR 结合启动利于结核分枝杆菌的这一效应主要是 ManLAM 和 PIM(phosphatidylinositol mannosides,磷脂酰肌醇甘露糖苷)。

Notes

（3）其他脂质：①磷脂（phosphatide）：能促使单核细胞增生,引起结核结节形成。②蜡质D（wax D）：是细胞壁脂质中的主要成分,可能就是mAGP。最早用甲醇从有毒株和卡介苗提出,具有佐剂作用。蜡质D与蛋白结合可激发机体产生迟发型超敏反应。引起组织坏死和全身中毒症状,在形成结核结节中发挥一定作用。③硫酸脑苷脂（sulfatides）：存在于有毒株细胞壁,可抑制吞噬细胞中吞噬体与溶酶体的触合,使细菌能在吞噬细胞中长期存活。结核分枝杆菌细胞壁的这些糖脂组分特别是甘露聚糖基序结构与人体甘露糖很相似,因此被认为是结核分枝杆菌适应性模拟人体物质,以致免疫细胞不产生强烈反应将之消灭清除,从而有利于细菌在体内长期生存,这是科学家对为什么人类结核病病原体结核分枝杆菌能够成功生存的理论解释之一。

2. 蛋白质 结核分枝杆菌具有多种蛋白成分,作为毒力因子与致病性相关。

（1）结核菌素（tuberculin）：是菌体蛋白的主要成分。结核菌素本身无毒,但与蜡质D结合注入体内能诱发对结核菌素的迟发型超敏反应。结核分枝杆菌的蛋白质可刺激机体产生抗体,但这种抗体对机体无保护作用。

（2）分枝菌生长素（mycobactin）：为一种脂溶性的铁螯合物,对铁有亲和力,可作为载铁体（siderophore）夺取机体中的铁。铁是结核分枝杆菌生长必要的微量元素,因其能与宿主机体竞争铁。

（3）抗原85复合物（antigen 85 complex）：是结核分枝杆菌分泌的一组蛋白结合的复合物,可结合机体组织中的纤维连接蛋白,与逃避免疫和结核结节形成有关。

（4）ESAT-6/CFP-10：为结核分枝杆菌基因组的RD1区编码的培养滤过性蛋白（10-kD culture filtrate protein,CFP10）和早期分泌性抗原靶蛋白（6kD early secretory antigenic target protein,ESAT6）,免疫原性和抗原性强,与细菌的毒力密切相关。这两种蛋白通过结核分枝杆菌的ESX-1分泌系统以复合形式ESAT-6/CFP-10分泌。结核分枝杆菌通过ESX-1分泌系统将蛋白质毒力因子传递至宿主巨噬细胞和单核细胞。基因RD1区存在于所有结核分枝杆菌和牛分枝杆菌毒力菌株,但BCG中没有。

（5）19-kD蛋白：是暴露于结核分枝杆菌细胞壁表面的糖脂蛋白,可通过TLR2诱导相关炎性介质的产生,上调Th1细胞因子IL-12,激活中性粒细胞,引起组织损伤。

3. 其他物质 除上述成分外,结核分枝杆菌还具有多糖、结合蛋白等其他复合结构成分,与致病性和免疫性相关。多糖分布于微荚膜和细胞壁中,例如微荚膜中的 α- 葡聚糖。荚膜多糖可与巨噬细胞表面的补体受体3（CR3）结合,有助细菌的黏附与侵入。进入细胞后,多糖又能抑制吞噬体与溶酶体的融合。结核分枝杆菌细胞壁含有的阿拉伯半乳聚糖和阿拉伯甘露聚糖,主要与类脂如蜡质D结合,能引起局部病灶的细胞浸润。结核分枝杆菌的25kD糖脂蛋白能抑制巨噬细胞 MHC Ⅱ类分子的表达,对巨噬细胞加工、抗原递呈造成干扰。

在结核分枝杆菌感染的第一阶段,不仅通过抑制吞噬体与溶酶体的融合来抵抗吞噬细胞的胞内杀伤作用,还能干扰巨噬细胞一氧化氮（ON⁻）等抗微生物分子的产生,逃避反应性氮中间产物（RNI）如 NOS^2 的杀伤作用,这些都与毒力因子有关。结核分枝杆菌的某些抗杀伤基因已经鉴定出,如 *noxR3*、*ahpC* 和 *glbN* 表达产物能分解 RNI,*msrA* 表达产物能修复过氧化物诱导的核酸损伤。与急性感染不同,在持续感染阶段,宿主体内的结核分枝杆菌处于静息期（非细胞分裂期）,对抗菌药物不敏感。通过基因敲除小鼠实验,已经鉴定了与结核分枝杆菌发生持续感染有关的20多个基因,其中包括参与宿主源性脂肪酸利用的异柠檬酸裂合酶编码基因 *icl*,参与分枝菌酸合成的环丙烷合成酶编码基因 *pcaA*,转录因子编码基因 *mprA*、*sigH* 和 *whiB3*,以及与抗原性变异和毒力相关的基因。

目前已知,结核分枝杆菌基因组约有4000个基因,其中525个参与细胞壁合成及相关生理过程,188个基因编码调节性蛋白,91基因个决定细菌的毒力,包括"解毒"和"适应"能力,200个基因参与脂肪酸代谢。细菌生长繁殖能力也是毒力的重要因素,推测在感染过程中,结核分

Notes

枝杆菌的生长繁殖需要大量脂肪酸,同时亦可能用脂肪酸作为主要碳源。结核分枝杆菌在宿主体内面临生存压力的情况下,必须解决脂代谢、氨基酸和嘌呤合成、铁质摄取、需氧呼吸和氧化应激这些基本需要,因此所有这些活性也是毒力因素,是药物研究的良好靶点。

(二)所致疾病

人对结核分枝杆菌普遍易感,但感染后并非都能发生疾病,表现临床症状或体征,即结核病(tuberculosis)。一般情况下,在初次感染后,约 3%~4% 感染者发展为活动性疾病,5%~10% 在一年内发生疾病。病人可表现为低热、盗汗、咳嗽、乏力、食欲缺乏、贫血、少量咯血等,严重者可出现大咯血。自然状态下,结核分枝杆菌感染的发生、发展和结局复杂,受多种因素影响,不同来源或传染源的菌株、机体的易感性以及机体免疫状态与感染的发生、发展和结局密切相关。

1. 疾病进程

结核分枝杆菌感染机体引起疾病的过程可分为五个阶段:

(1)侵入机体　结核分枝杆菌经空气中的微滴核(droplet nuclei)传播从呼吸道进入人体引起肺部感染是最为常见的方式。空气中一个直径 5μm 的微滴核可携带 3 个结核分枝杆菌,这种大小的微滴核可形成气溶胶悬浮于空气中数小时。病人一个喷嚏或咳嗽可产生 3000 个微滴核,扩散至 3~4 米远。大于 5~10μm 或更大的颗粒被上呼吸道阻挡,只有 5μm 以下的微滴核直接进入肺泡囊腔,感染即开始。这时结核分枝杆菌被局部定居的肺泡巨噬细胞吞噬。但这时巨噬细胞尚未被激活,不能杀灭结核分枝杆菌,结核分枝杆菌成为胞内寄生微生物,疾病进入潜伏期。

(2)生长繁殖　入侵的结核分枝杆菌在肺泡巨噬细胞中存活 7~21 天后,由于没有受到巨噬细胞的限制或杀伤,结核分枝杆菌开始在没有激活的巨噬细胞中繁殖,同时其他巨噬细胞从周围血管渗入结核分枝杆菌感染部位,并吞噬结核分枝杆菌,但也不能杀死结核分枝杆菌。

(3)形成结核结节　此阶段淋巴细胞被肺泡上皮细胞和巨噬细胞等释放的细胞因子和趋化因子吸引,由循环系统渗入结核分枝杆菌感染部位。T 细胞受抗原刺激被活化,释放 TNF 和 IFN 等细胞因子,特别是 IFN-γ,在 IFN-γ 作用下,巨噬细胞开始被激活,有能力杀灭和处理吞噬的结核分枝杆菌。此阶段机体获得对结核分枝杆菌的适应性细胞免疫力,结核菌素皮肤试验阳性。机体产生特异性细胞免疫力后,结核分枝杆菌生长繁殖和扩散受到限制。在结核分枝杆菌与机体细胞免疫相互作用中,激活的巨噬细胞释放分解性酶类和反应性中间物,同时和 T 淋巴细胞一起均可进一步释放 IL-1、TNF、IFN-γ 促进免疫病理产生,大量髓样细胞浸润(单核细胞、淋巴细胞、成纤维细胞、中性粒细胞),形成结核结节(tubercle)。一段时间后,结节中心水分被吸收,形成干酪样坏死。由于干酪样坏死灶中 pH 低和缺氧,结核分枝杆菌不能繁殖。然而结核分枝杆菌仍能在结节中存活较长时间。

(4)进一步入侵　在结核结节的周围虽然包围着许多被激活的巨噬细胞,但仍有不少吞噬了结核分枝杆菌的巨噬细胞尚未被激活。结核分枝杆菌继续在这些细胞内生长繁殖,引起结节进一步增长,侵犯支气管,并可能破坏临近动脉或血液循环系统,这样结核分枝杆菌可直接从原发灶扩散至肺部其他部位,或通过淋巴管或血流引起肺外结核。

(5)繁殖与扩散　结核结节中心干酪样坏死物可发生液化。一旦结节中心液化,对尚存活的结核分枝杆菌生长繁殖非常有利,结核分枝杆菌在细胞外快速生长繁殖,一段时间后,由于大量的菌细胞繁殖产生大量抗原,激发致敏机体产生迟发型超敏反应,引起附近支气管壁坏死和突破,液体外流,从而形成空洞。结核分枝杆菌随着液化物外溢进入气道,随呼吸动作结核分枝杆菌进而扩散到肺的其他部位,这是结核分枝杆菌肺内扩散的机制之一。另一机制是通过血流扩散到其他器官,此种情况见于感染早期细胞免疫无力限制或在后期机体处于免疫功能低下的状况。空洞型肺结核是人类结核病的主要传染源(痰涂片抗酸染色阳性),但约 20% 痰涂片抗酸染色阴性者亦仍有传染性。

Notes

2. 感染类型

（1）原发感染（primary infection） 指机体初次感染结核分枝杆菌，多发生于儿童。感染部位以肺部最为常见，通常发生于较低的肺叶段。由于细菌毒力因子的作用，巨噬细胞的吞噬杀伤功能被抑制，细菌在其中大量生长繁殖，导致巨噬细胞死亡、崩解。但这又引起更多的巨噬细胞聚集，再吞噬释出的细菌如此反复引起渗出性炎症病灶。原发感染主要发生于肺部最初感染的部位，为急性炎症反应，即为原发病灶。细菌可经淋巴管扩散到肺门淋巴结，引起淋巴管炎和淋巴结肿大。原发病灶、淋巴管炎和淋巴结肿大在胸部 X 光片中呈现哑铃状影，称为原发综合征（primary syndrome）或科恩综合征（Ghon complex）。一旦细菌进入血液，会扩散到整个肺部或机体各处，导致粟粒性结核（miliary tuberculosis）。粟粒性结核的转移引起的肺外感染可发生于机体的任何组织器官，但以累及泌尿生殖系统、骨、骨关节、淋巴结、腹膜、胸膜和脑膜为常见。儿童往往免疫力低，易于发生结核性脑膜炎。随着感染后机体抗结核适应性细胞免疫的建立，90% 的人不表现症状，不经治疗原发病灶会纤维化或钙化，不治自愈。但在病灶内常有一定量的结核分枝杆菌长期潜伏，不断刺激机体产生免疫，同时潜伏的结核菌是以后复发感染或内源性感染的主要来源。原发感染中约 10% 感染者发展为慢性结核病。

（2）原发后感染（post-primary infection） 指经历过初次感染后再发生的感染，亦称继发感染（secondary infection）。原发后感染的特征是，主要发生于成人，多呈慢性过程，病灶局限。大多为内源性感染，很少为外源性感染。结核分枝杆菌的内源性感染来源于初次感染后潜伏下来的细菌，在某些因素作用下，主要在机体免疫力降低的状态下，结核分枝杆菌再度开始生长繁殖，称为再激活（reactivation）。由于机体已经具有适应性细胞免疫力，对再次感染结核分枝杆菌有较强的抵抗能力，故原发后感染病灶局限，一般不累及附近的淋巴结，称原发后结核（post-primary tuberculosis）。

结核病理有两种类型：①渗出性病灶（多为原发感染）：包围结核分枝杆菌的是中性粒细胞，结核分枝杆菌实际上没有受到抵抗而繁殖，引起所谓"软结核"。②肉芽肿病灶（多为原发后感染）：肉芽肿（granuloma）是一种慢性炎症性病理现象，病灶组织硬度高，即所谓"硬结核"，由结核分枝杆菌细胞壁的 TDM 引起。

肉芽肿中心由巨噬细胞融合而成的多核巨细胞组成，其中含有结核分枝杆菌。中心的周围环绕一层上皮样细胞（激活的巨噬细胞），接着包围着大量淋巴细胞和成纤维细胞。这些巨细胞是结核病变的重要特征，称朗汉斯巨细胞（Langhans giant cell）。上皮样细胞逐步形成纤维组织，包围着巨细胞组成的中心，使中心水分被吸收，形成干酪样坏死，结节最终被纤维化和钙化。在某些情况下，巨噬细胞和 T 细胞无法控制结核分枝杆菌，结果产生巨大结核使组织承受的损伤越来越多，出现大面积干酪样坏死。细胞死亡、组织崩解、液化，经气管释出，从而形成空洞。如果空洞使大血管破裂，可使病人大量咯血。原发后感染常发生于肺尖部，也发生于那些含氧较丰富部位，例如肾、脑、骨，但主要见于机体免疫力受损或体弱者。

（三）免疫性

结核分枝杆菌属兼性胞内寄生菌，其抗感染免疫及在机体内被清除主要靠细胞免疫。抗原活化的 CD4$^+$T 细胞是抗结核分枝杆菌持续感染的主要免疫细胞。CD4$^+$T 细胞受抗原刺激后释放细胞因子，激活巨噬细胞，最终依靠激活的巨噬细胞杀伤和清除结核分枝杆菌，病灶消失，机体康复。机体对结核分枝杆菌虽能产生抗体，但此抗体无保护作用。

清除结核分枝杆菌与感染灶的大小和结构有关。激活的巨噬细胞向感染灶局部集聚形成肉芽肿。肉芽肿可限制和阻止细菌的进一步扩散。若肉芽肿在 3mm 以下，激活的巨噬细胞可穿入其中，将内部的细菌全部杀死。然而当肉芽肿中心坏死更多，形成干酪样变，并在周围形成纤维囊膜结构时，巨噬细胞无法进入杀死残存的细菌，这样病灶中的细菌逐渐转变成静息的休眠状态（dormant），即使在某些钙化灶仍可能有活菌存在，即为潜伏感染。但细菌能持续保持与

Notes

病灶以外环境的联系,在若干年后,甚至数十年后,细菌可能重新开始大量繁殖、扩散,引起原发部位或其他部位的感染。这种情况多见于机体免疫力低下。AIDS 病人的结核感染率比正常人结核感染率要高出 400 倍,这是免疫功能在抗结核感染中的作用最好的例证,因 AIDS 病人免疫功能被破坏。

在结核感染免疫机制中,可同时伴有特异性 T 细胞介导的迟发型超敏反应产生。这是 CD4$^+$ 辅助 T 细胞介导的、巨噬细胞为效应细胞的针对细菌及其产物而产生的超常反应。迟发型超敏反应在结核感染中,既可有免疫作用,亦与致病作用密切相关。在多数情况下,淋巴细胞和巨噬细胞释放的 TNF 等细胞因子和蛋白水解酶等产物的直接作用,以及造成局部血管栓塞和缺血的间接作用,引起细胞坏死和干酪样病变,造成组织损伤和破坏,形成空洞。一旦空洞形成,结核分枝杆菌则易大量繁殖并播散。慢性持续性感染或结核病变引起细胞因子持续产生,特别是 TNF-α。TNF-α 与病人特征性的发热有关。然而在结核感染的大量人群中,大多能自然康复,仅较少比例表现疾病症状以及持续性感染,这与机体易感性有关。人体基因 nramp 决定人对结核的天然抗力,编码产生自然抗力相关性巨噬细胞蛋白(natural resistance-associated macrophage protein,Nramp),这种蛋白位于巨噬细胞的吞噬体膜上,对杀死吞噬体中的结核分枝杆菌有重要作用。许多结核病患者及家族患者 Nramp 均有变异。

天然免疫抗结核分枝杆菌感染具有重要作用。结核分枝杆菌进入机体时首先被识别的是天然免疫机制。多种模式识别受体参与对结核分枝杆菌的识别,包括 TLR、C 型凝集素受体(C-type lectin receptor,CLR)以及 Nod 样受体(Nod-like receptor,NLR)。此外其他模式识别受体也参与对结核分枝杆菌的识别,如甘露糖受体、NOD2、Dectin-1 等。流行病学研究揭示,编码 PRR 的遗传变异以及 PRR 的下游信号产物对疾病的易感性、严重程度及结局有影响。

在机体的抗结核分枝杆菌天然免疫中,在微滴核进入肺泡被肺泡巨噬细胞吞噬之前,实际上支气管末端的上皮细胞(接触到部分含结核分枝杆菌的微滴核)、肺泡上皮细胞均能发挥一定程度的抗结核分枝杆菌入侵的作用。其机制有:①物理屏障作用:纤毛运动向肺外排除吸入的结核分枝杆菌。②炎性反应及修饰作用:肺泡上皮细胞释放的水解酶对结核分枝杆菌细胞壁表面成分有一定的降解修饰作用,例如降低 ManLAM 和 TDM 一定的暴露程度,削弱结核分枝杆菌在肺泡巨噬细胞内的生存能力。

三、微生物学检查

结核病的症状和体征往往不典型,确诊结核分枝杆菌感染仍有赖于细菌学检查。近年来随着结核分枝杆菌耐药率的增加,抗结核治疗更依赖于药敏试验。标本的选择根据感染部位,可取痰、尿、粪、脑脊液或胸、腹水。如肺结核采取咳痰(最好取早晨第一次咳痰,挑取带血痰或脓痰);肾或膀胱结核以无菌导尿或取中段尿液;肠结核取粪便;结核性脑膜炎取脑脊液(CSF);脓胸、胸膜炎、腹膜炎或骨髓结核等则穿刺取脓汁或分泌物。待检标本一般应先集菌后检查。痰、支气管灌洗液、尿、粪等污染标本需经 4%NaOH 处理,再离心沉淀,取沉淀物做涂片染色镜检。若需进一步做培养或动物接种,应先用酸中和后再离心沉淀。

1. 直接涂片　标本直接涂片或集菌后涂片,用抗酸染色法。如果找到有抗酸阳性菌,即可初步诊断。欲提高镜检的敏感性,可用金胺染色,在荧光显微镜下结核分枝杆菌在暗的背景上呈现金黄色的荧光,检出阳性率可提高许多。直接涂片可先集菌后检查,以提高检出率,痰每毫升含菌量 1 万个以上才能直接涂片检出。脑脊液与胸、腹水无杂菌,可直接离心沉淀集菌;痰、尿、粪等污染标本需经 4%NaOH、3%HCl 或 6%H$_2$SO$_4$ 处理 15 分钟,再离心沉淀集菌。直接涂片用抗酸染色法检查,对不同部位的标本应区别对待和分析,如脑脊液、胸积液、正常人痰液等无菌标本没有抗酸性细菌,这些标本查见抗酸染色阳性菌有诊断价值。然而泌尿系标本则应考虑到存在耻垢杆菌(正常菌群)污染的可能。

此外形态学检查还应注意结核分枝杆菌的 L 型变异以及非结核分枝杆菌感染的问题,临床各种类型的肺结核患者中 40% 左右分离出 L 型细菌。

2. 分离培养 将集菌后的样本接种于固体培养基,于 37℃培养,一般 2~4 周可出现肉眼可见菌落。由于结核分枝杆菌生长缓慢,如果在常规时间尚未见菌落产生,培养需要延续至 6~8 周方可明确为培养阴性。液体培养时将集菌样本滴加于含血清的培养液,或涂于玻片再将玻片浸于培养液中,可于 1 周内在管底看到有颗粒生长。取沉淀物作涂片或取出玻片染色镜检,能加速获得结果,并可进一步作生化反应等鉴定和药敏试验。近年来国际上常使用一种培养方法获阳性结果的时间可提前,即 BACTEC System。原理是在培养基中加入放射标记的软脂酸作为细菌生长繁殖需要的唯一碳源,使用该系统仪器可在 9~16 天测出是否有生长。

3. 动物实验 常用的动物为豚鼠。豚鼠对结核分枝杆菌敏感,可用于结核分枝杆菌的分离培养、分离培养物的鉴定和细菌毒力的测定。取 0.1ml 浓缩集菌处理的样本注射于豚鼠腹股沟皮下,饲养观察 3~4 周后若局部淋巴结肿大,结核菌素试验阳转,即可进行病理解剖,观察肺、肝、淋巴结等脏器有无结核病变,并涂片作形态学检查或培养等。若 6~8 周仍不见发病,也应进行上述病理解剖检查。

4. 结核菌素皮肤试验 结核菌素皮肤试验(tuberculin skin test,TST)是指用已知的结核菌素抗原测定机体是否存在对该抗原有迟发型超敏反应的一种皮肤试验,以辅助诊断机体是否有过结核菌感染或现有活动性结核。原理是注入特异抗原后,结核感染机体的致敏 T 细胞集聚于抗原部位,在局部形成以 T 细胞浸润为特征的细胞免疫反应。通常在感染结核分枝杆菌后 4~6 周检测出。目前使用的结核菌素是纯蛋白衍化物(purified protein derivative,PPD)。PPD 有两种,即结核分枝杆菌制成的 PPD-C 和卡介苗制成的 BCG-PPD。常用 Mantoux 法,分别取 2 种 PPD 5 个单位注射于两前臂皮内,48~72 小时局部皮肤出现红肿、硬结(induration),硬结大于 5mm 为阳性,≥15mm 为强阳性,有助于临床诊断。若 PPD-C 侧皮肤红肿大于 BCG-PPD 侧为感染。反之,可能系接种卡介苗。阳性反应表明已感染过结核分枝杆菌,但不一定有结核病,因接种卡介苗者也呈阳性,或为机体为潜伏感染状态。强阳性者可能有活动性感染,特别是在儿童,应进一步追查病灶。阴性反应表明未感染过结核分枝杆菌,但应考虑排除以下假阴性反应的情况:①感染初期;②严重结核病患者;③细胞免疫功能降低者:伴有麻疹等其他传染病、艾滋病、肿瘤或使用免疫抑制剂等。结核菌素试验可应用于结核分枝杆菌感染的流行病学调查、儿童结核病的辅助诊断、结核病疗效的判断以及卡介苗接种效果的检测。

5. γ 干扰素释放试验(Interferon-gamma release assay,IGRA) 是一种通过结核分枝杆菌抗原刺激来自感染者的 T 细胞后测定和分析 T 细胞释放的 γ 干扰素,以判定机体是否被结核分枝杆菌感染的细胞免疫学方法。此法具有高敏感性和高特异性,并且不受卡介苗和大多数非结核分枝杆菌的影响,可测定结核菌潜伏感染,有望替代 TST。用于刺激 T 细胞的特异抗原为 6kD 早期分泌性抗原靶蛋白(ESAT-6)和 10kD 培养滤过蛋白(CFP-10),该蛋白由位于结核分枝杆菌基因组中的 RD1(region of difference)编码,特异性优于 PPD。RD1 存在于所有结核分枝杆菌毒力菌株以及牛分枝杆菌。

6. 快速诊断 一般涂片检查敏感性较低,而分离培养又需时较长。为此,可应用 PCR 技术对结核分枝杆菌进行鉴定,不仅敏感性较高,而且只需 1~2 天即出结果,可达到快速诊断的目的,但需防止污染,避免假阳性。绝大多数结核分枝杆菌 DNA 中含有 1~20 个拷贝的插入序列(IS6110),可用 PCR 的方法对其进行检测,目前常用于流行病学调查。近年来许多快速检测耐药性,包括多重耐药株的检测方法在不断出现。采用金胺染色进行荧光显微镜检查也可作出快速诊断。

四、防 治 原 则

结核病是一种顽固的慢性疾病,一旦感染发病,若不及时、规范、彻底治疗,最终导致复发、

Notes

恶化、产生耐药,形成难治性结核致并发症死亡。尤其是开放性肺结核患者是重要的传染源,需要加强预防结核分枝杆菌的传播。

治疗 抗结核治疗的原则是早期、联合、规则、足量、全程用药,尤以联合和规则用药为重要。传统以链霉素、异烟肼、利福平等为第一线药物,其他抗结核药列为第二线。新药主要有利福霉素类和喹诺酮类。对严重感染者目前倾向于用新药与利福平及异烟肼合用。各种抗结核药物如联合应用,有协同作用,并有效降低耐药性的产生,减少毒性。目前,国内外均推行三药联合方案,即以异烟肼、利福平和吡嗪酰胺为主要治疗药物联合应用。病人体内分离的结核分枝杆菌在治疗过程中应做药敏试验,以指导临床治疗。在治疗策略上,不仅活动性结核要及时治疗,对潜伏感染的治疗在控制传染源上有重要意义。抗结核治疗的疗程一般是 6~18 个月,肺结核病不少于 6 个月。

预防与控制 除对结核病患者早期发现,隔离和治疗外,卡介苗接种使机体产生主动免疫是目前预防结核病的主要措施。据统计,未接种组的发病率比接种组高 4~5 倍。婴儿因免疫力低,为卡介苗接种的主要对象。我国把儿童注射卡介苗预防结核病纳入儿童计划免疫的项目,规定新生儿出生后即接种卡介苗,7 岁时复种,在农村 12 岁时再复种一次。6 个月以内健康婴儿可直接接种。由于近 10 几年来结核的发病率与死亡率在世界各地均明显增加,且耐药菌特别是多重耐菌的增多,WHO 提出控制结核病的主要措施为:政府行为推行发现和治疗痰菌阳性患者(免费治疗),以及对新生儿接种卡介苗,以控制结核病的传播与流行。卡介苗是活菌苗,活菌的数量直接影响免疫效果,故目前使用的是冻干疫苗。卡介苗对不同人群的保护性效率差异很大,其中对婴幼儿的保护性最高,接种后免疫力可维持 5 年左右,因此迫切需要研发新的更有效的疫苗。核糖体 RNA(rRNA)疫苗、基因工程疫苗、多肽抗原(亚单位)疫苗、DNA 疫苗等处于初期试验阶段的新型候选疫苗多达上百种,但效果均未达到进入人体试验阶段。

第二节 麻风分枝杆菌

麻风分枝杆菌(*M.leprae*)是麻风病的病原菌。麻风是一种慢性传染病,流行广泛。目前全球有病例 1200 万,主要分布在亚洲、非洲和拉丁美洲。我国在新中国成立前流行很严重,估计有 50 万病人,主要分布在东南沿海和长江流域及云南、贵州、四川等省。新中国成立后经政府推动的积极防治,目前发病率和患病率已大幅度降低,近年来已稳定在 2000 例 / 年左右。

一、生物学性状

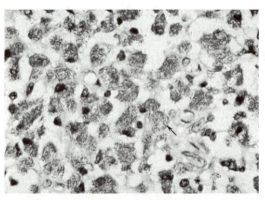

图 12-5 病理组织切片中的麻风分枝杆菌
麻风患者病理组织切片,箭头所指为细胞内寄生的麻风分枝杆菌

麻风分枝杆菌的形态、染色与结核分枝杆菌相似。细长、略带弯曲,常呈束状排列。革兰染色与抗酸性染色均为阳性。经治疗可见菌体断裂成颗粒状。可能为 L 型变异。未经彻底治愈可导致复发。麻风分枝杆菌是一种典型的胞内寄生菌,病人渗出物标本涂片中可见大量麻风分枝杆菌存在于细胞内。这种细胞胞质呈泡沫状,称麻风细胞(leprosy cell),这对与结核分枝杆菌区别有重要意义(图 12-5)。

人是麻风分枝杆菌的唯一宿主,在体外人工培养至今仍未获成功。有人将麻风分枝杆菌注入小鼠足垫,并降低足垫温度,可见有明显麻风分枝杆菌生长并能传代,可用于药物筛选和免疫防治研究。

二、致病性与免疫性

未经治疗的瘤型麻风病人早期鼻黏膜分泌物内含大量麻风分枝杆菌,因此,呼吸道是一重要传播途径。此外,痰、汗、乳汁、精液和阴道分泌物中均可有麻风分枝杆菌排出。但人对麻风分枝杆菌的抵抗力较强,主要是细胞免疫,流行地区常呈亚临床感染而不发病。和结核相似,α/β 和 γ/δ T 细胞起重要作用,可在巨噬细胞中逃离吞噬体,在细胞质中保持生长较长时间,以免受 IFN-γ 活化巨噬细胞溶酶体的作用。但其靶细胞谱广,有时不受巨噬细胞的杀伤。此病根据机体的免疫状态、病理变化和临床表现可将大多数患者分为瘤型和结核样型两个型,有少数患者处于两型之间,也可分为两个类,即界线类与未定类。此两类均可向两个型转化。在我国以结核样型与未定类较多,瘤型较少。

1. **瘤型**(lepromatous type) 此型麻风患者细胞免疫缺损,巨噬细胞功能低下,故麻风菌素试验阴性。麻风分枝杆菌主要侵犯皮肤、黏膜,鼻黏膜涂片中可见细胞内外有大量抗酸性细菌,传染性强,为开放性麻风。若不治疗,将逐渐恶化,累及神经系统。患者的血清内有大量自身抗体,与受损组织释放的抗原结合,形成免疫复合物,沉淀在皮肤或黏膜下,形成红斑和结节,称为麻风结节(leproma)。是麻风的典型病灶,常发生于面部或肢体,面部结节融合可呈"狮面"状。瘤型占麻风病例的 20%~30%。

2. **结核样型**(tuberculoid type) 此型患者细胞免疫较强,麻风菌素试验阳性。病变早期在小血管周围可见有淋巴细胞浸润,以后可有上皮样细胞与单核 - 巨噬细胞浸润。细胞内很少有麻风分枝杆菌,传染性小,属闭锁性麻风。病变多发生于皮肤与外周神经,可自行消退。此型稳定,极少演变为瘤型,故亦称良性麻风。结核样型占麻风病例的 60%~70%。

3. **界线类**(borderline form) 此型实际上是一个过渡阶段,兼有瘤型与结核样型的特点,但程度可以不同,能向两型转化。大多数患者麻风菌素试验阴性,但也有阳性。病变部位可找到含菌的麻风细胞。界线类占麻风病例的 5%。

4. **未定类**(indeterminate form) 属麻风病的前期病变,病灶中很少能找到麻风分枝杆菌。麻风菌素试验大多阳性,大多数病例最后转变为结核样型。未定类占麻风病例的 5%~10%。

麻风病情一般发展缓慢,但有时也可急性或亚急性发作,称为麻风反应。这与超敏反应有关,由气候、生理变化(月经、妊娠、分娩)、其他感染、用药(如砜类抗麻风药)等诱导发生。反应有两型:Ⅰ型为细胞免疫反应,表现为皮肤红肿、浸润、局部发热,受累神经干粗大、有触痛;Ⅱ型为免疫复合物反应,表现为皮肤结节性红斑或坏死红斑,头痛、发热、全身淋巴结肿大、关节肿痛。

三、微生物学检查

主要为标本涂片染色镜检或病理组织切片检查,麻风菌素试验对诊断无意义。

1. **形态学检查** 显微镜检查可从患者鼻黏膜或皮损处取材,用抗酸性染色后检查。一般瘤型和界线类患者标本中可找到有抗酸染色阳性的麻风分枝杆菌,细胞内找到抗酸阳性菌有重要的诊断意义。为了提高检查的阳性率,也可用金胺染色后以荧光显微镜检查,或用免疫荧光法检查。

2. **麻风菌素试验**(lepromin test) 是一种用麻风菌素测定机体对麻风分枝杆菌是否存在Ⅳ型超敏反应的皮肤试验。因其抗原与结核分枝杆菌有交叉反应,故对诊断麻风病没有重要意义,但可用于麻风病的分型和判断。方法是取麻风菌素(lepromin)0.1ml 注射于前臂皮内,48~72 小时后局部红肿,直径 >5mm 为阳性。反应有两种类型:一种为早期反应,出现于注射后 3~4 天,表示受检者对麻风菌素超敏;另一种为后期反应,出现于注射后 3~4 周,表示受检者对麻风有免疫。

四、防　治　原　则

1. 预防　因麻风分枝杆菌不能大规模人工培养制成菌苗,故目前尚无特异性预防方法。由于麻风分枝杆菌和结核分枝杆菌有共同抗原,曾试用卡介苗来预防麻风取得一定效果。该病防治特别要对密切接触者作定期检查。早发现,早隔离治疗。

2. 治疗　目前主要用砜类、利福平、丙硫异烟胺等。目前主张采用2~3种药物联合治疗,以防耐药性的产生。

第三节　其他分枝杆菌

除结核分枝杆菌、麻风分枝杆菌是毒力强的致病菌外,其他分枝杆菌对人大多为机会致病菌,主要有牛分枝杆菌和非典型分枝杆菌。

一、牛分枝杆菌

牛分枝杆菌(*Mycobacterium bovis*)是引起牛结核病的病原体。其生物学性状、化学组成和毒力与结核分枝杆菌相似,引起的牛结核病常见为牛肠炎或溃疡性病变、腹膜生长大量结核结节、乳牛出现慢性消瘦等。人可因密切接触或食入未经消毒的污染有牛分枝杆菌的牛乳而被感染,引起人兽共患病。但一般不引起人肺部感染,主要引起淋巴结感染和髋关节、膝关节及脊椎骨髓病变。有时牛分枝杆菌也可经呼吸道进入,引起与结核分枝杆菌一样的感染,难以区别。预防牛结核分枝杆菌对人的感染关键是控制好作为传染源的被感染的牛,并严格进行牛奶的消毒和管理。

二、非结核分枝杆菌

非结核分枝杆菌(NTM)亦称非典型分枝杆菌(atypical mycobacteria),是指分枝杆菌属中除结核分枝杆菌、牛分枝杆菌和麻风分枝杆菌以外的分枝杆菌总称。此菌广泛分布于自然界,菌种较多,多数为腐生菌,无致病性,其中10余种可引起结核样病变。非结核分枝杆菌感染在世界不同地区差别较大,多发生于结核病显著降低的地区,例如美国。近年来在我国其感染率也有上升的趋势。

1959年Runyon根据产色、生长速度和细胞化学反应等主要特征将非结核分枝杆菌分为4群,即光产色菌(Runyon Ⅰ群)、暗产色菌(Runyon Ⅱ群)、不产色菌(Runyon Ⅲ群)和迅速生长菌(Runyon Ⅳ群)。1982年Wayne根据对人和动物的致病性以及生物学性状的相似性提出非结核分枝杆菌的复合菌群分类,包括:①鸟-胞内分枝杆菌复合群(*M.avium-intracellulare* complex):有鸟分枝杆菌、胞内分枝杆菌、瘰疬分枝杆菌和副结核分枝杆菌等;②戈登分枝杆菌复合群(*M.gordonae* complex)有戈登分枝杆菌、亚洲分枝杆菌、苏尔加分枝杆菌,多属暗产色菌;③堪萨斯分枝杆菌复合群(*M.Kansasii* Complex)目前有堪萨斯分枝杆菌和胃分枝杆菌;④地分枝杆菌复合群(*M.terrae* complex)包括地分枝杆菌、不产色分枝杆菌和次要分枝杆菌;⑤偶发分枝杆菌复合群(*M.fortuitum* complex)。

与结核分枝杆菌比较,非结核分枝杆菌主要特点有:①大多为环境中的腐生菌或正常菌群,常见于干燥和油性的环境中。部分对人或动物致病,但毒力较低,一般作为机会致病菌引起机会感染,常为继发性,患者大多有慢性基础疾病或免疫损害;多继发于支气管扩张、硅沉着病和肺结核,是人类免疫缺陷病毒(HIV)感染或获得性免疫缺陷综合征(AIDS)的常见并发症,也可以是因消毒不严而引发的医院内感染;②生长温度不如结核分枝杆菌严格;③对酸碱比较敏感;

④对现有抗结核药物大多耐药,易成为慢性排菌或难治性病例,可引起慢性肺病、淋巴结炎、软组织感染等。

由于非结核分枝杆菌引起的慢性肺部感染与结核分枝杆菌引起的肺结核容易混淆,影响临床诊断和治疗,因此对诊断为"肺结核"患者如果有下列情况时,在进行抗结核药物治疗的同时应进行非结核分枝杆菌的检查。

1. 痰培养阳性,但菌落形态及发生情况与结核分枝杆菌不符。
2. 病人用各种抗结核药物治疗无效但痰菌培养持续阳性。
3. 从初次治疗的患者首次分离的"分枝杆菌"对一、二线抗结核药物耐药。
4. 发现有肺空洞但症状轻微,经正规化疗 6 个月以上仍排菌。
5. 有免疫功能降低者,如长期使用免疫抑制剂及 AIDS 患者。
6. 痰中发现抗酸杆菌,而临床表现与肺结核不相符。

展 望

结核分枝杆菌是迄今所见的在宿主无菌的组织中生存的最成功的原核细胞型微生物,弄清结核分枝杆菌生物学行为及其毒力机制一直以来是科学家们努力的领域。近年来大量研究对结核分枝杆菌细胞壁结构及组成获得新的成果,例如对 TDM(索状因子)和 LAM 等重要组分在结核分枝杆菌毒力中的作用机制获得许多新的了解,从而更加深入理解了结核分枝杆菌与宿主复杂的关系。TDM 和 LAM 不仅与结核分枝杆菌在巨噬细胞中的生存机制和致病机制密切相关,与耐药性也关系密切。在动物实验研究中发现结核分枝杆菌还可在肺部感染时引起的肉芽肿中心可形成生物被膜。这种结构的形成与结核分枝杆菌细胞壁 TDM 中的分枝菌酸有关,使结核分枝杆菌具有更强的抵抗力,不易被机体免疫力和药物杀灭清除。近年来,为更真切揭示结核分枝杆菌感染生物学现象,人们利用高分辨魔角旋转磁共振技术(high-resolution magic angle spinning magnetic resonance)能够直接观察和分析肉芽肿病灶组织中结核分枝杆菌细胞壁情况,并通过引入新的报告物选择性地标示结核分枝杆菌细胞壁不同组分,可在体内体外实验中观察结核分枝杆菌细胞壁组分如何在感染过程中发生变化。利用原子力显微镜(atomic force microscopy)还发现耐药结核分枝杆菌(包括多重耐药株和极度耐药株)细胞壁结构与药物敏感株是不同的。

结核分枝杆菌所致的感染与疾病机制十分复杂,与多种因素有关。除结核分枝杆菌毒力和不同菌株外,与机体的易感性亦有关。目前认为结核病的个体易感性是由多种基因共同决定的,涉及病原体与宿主相互作用等多种因素。但现有的研究多数仅涉及单个或几个基因,并不能完全说明结核病的易感性,因此,有必要对多个基因进行系统性和综合性研究,以阐明宿主个体遗传因素的作用。

尽管结核分枝杆菌微生物学研究取得许多进展,同时临床结核病学也积累了大量资料,然而对结核分枝杆菌的致病机制、诊断和防治问题仍有待于进一步深入探索,特别在耐药和疫苗研究上具有较大的研究空间。例如全耐药结核分枝杆菌菌株(DR:total drug resistant)的出现,严重威胁人体生命。

(叶嗣颖)

Notes

第十三章　厌氧性细菌

厌氧性细菌(anaerobic bacteria)是一群必须在无游离氧环境中才能生长繁殖的细菌,简称厌氧菌。根据能否形成芽胞,可将厌氧菌分为有芽胞的厌氧芽胞梭菌和无芽胞厌氧菌两大类。厌氧芽胞梭菌临床常见的有破伤风梭菌、产气荚膜梭菌、肉毒梭菌及艰难梭菌,主要引起外源性感染。无芽胞厌氧菌则包括多个属的球菌和杆菌,大多为人体正常菌群的成员,主要引起内源性感染。近年来,随着厌氧分离培养技术的发展,厌氧菌在临床标本中的检出率逐年上升,分离的种类也逐渐增多,厌氧菌的分离常在厌氧菌、兼性厌氧菌和微需氧菌混合感染中检出。

第一节　厌氧芽胞梭菌属

厌氧芽胞梭菌(Clostridium)是一群革兰染色呈阳性、能形成芽胞的大杆菌,由于芽胞的直径比菌体宽,使菌体一端膨大呈梭状,故名。不同细菌的芽胞在菌体中的位置及其形态不同,有助于对菌种的鉴别。厌氧芽胞梭菌对热、干燥及化学消毒剂均有很强的抵抗力。该属细菌目前发现约有200个种,主要分布于土壤、人和动物肠道,多数为腐生菌,少数为病原菌,如破伤风梭菌、产气荚膜梭菌、肉毒梭菌等,该属细菌能产生强烈的外毒素,引起人类和动物疾病,在人类主要引起破伤风、气性坏疽、食物中毒、肉毒中毒等严重疾病,此外,也可引起皮肤、软组织感染及和抗生素相关的假膜性肠炎。

一、破伤风梭菌

破伤风梭菌(C.tetani)是破伤风的病原菌,为外源性感染。该菌大量存在于土壤、人和动物肠道内。当人体受到外伤,创口被污染,或分娩时使用不洁器械剪断脐带或脐部消毒不严格等情况下,细菌可侵入,芽胞发芽、细菌分裂繁殖,释放毒素致病,发病后机体呈强直性痉挛、抽搐,可因窒息或呼吸衰竭死亡。

(一)生物学性状

破伤风梭菌为菌体细长的革兰阳性杆菌,长 2~18μm,宽 0.5~1.7μm,有周鞭毛,无荚膜。芽胞呈正圆形,其直径比菌体宽,位于菌体一端,使细菌呈鼓槌状,此为本菌的典型特征(图 13-1)。培养时严格厌氧,在血平板上,37℃培养48小时后可见薄膜状爬行生长,伴β溶血。菌落周边疏松,似羽毛状突起,边缘不整齐呈羊齿状。不发酵糖类,不分解蛋白质。其芽胞在 100℃ 1 小时可被破坏,在干燥的土壤和尘埃中可存活数十年。

(二)致病性与免疫性

1. 致病条件　破伤风梭菌由伤口侵入人体引起破伤风,但在一般浅表的伤口该菌不易

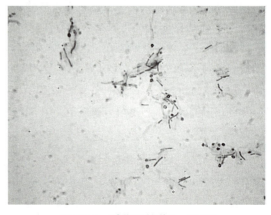

图 13-1　破伤风梭菌(×1000)

生长,其感染的重要条件是局部形成厌氧微环境:①伤口窄而深,有泥土或异物污染;②大面积创伤、烧伤,坏死组织多,局部组织缺血、缺氧;③同时伴有需氧菌或兼性厌氧菌混合感染。以上情况均易造成伤口局部的厌氧微环境,有利于破伤风梭菌生长繁殖,释放毒素,引起破伤风病。破伤风梭菌无侵袭力,仅在局部生长繁殖,其致病主要依赖于细菌所产生的毒素。

2. 致病物质 破伤风梭菌能产生破伤风痉挛毒素(tetanospasmin)和破伤风溶血毒素(tetanolysin)两种外毒素。破伤风痉挛毒素由质粒编码,属神经毒素(neurotoxin),对脊髓前角神经细胞和脑干神经细胞有高度的亲和力,是引起破伤风的主要致病物质。破伤风溶血毒素对氧敏感,其功能和抗原性与链球菌溶血素"O"相似,但在破伤风疾病中的致病机制尚不清楚。破伤风痉挛毒素毒性极强,仅次于肉毒毒素,经腹腔注入小鼠的半数致死量(LD50)为 0.015ng,对人的致死量小于 1μg;其化学本质为蛋白质,不耐热,65℃加热 30 分钟即被破坏;可被肠道中存在的蛋白酶所破坏。毒素主要经局部神经细胞扩散,也可经淋巴、血液到达中枢神经系统而致病。

3. 破伤风痉挛毒素的致病机制 破伤风梭菌最初合成的破伤风痉挛毒素为一条相对分子质量约为 150kD 的多肽,释放出菌体时,即被细菌所分泌的蛋白酶裂解为由二硫键相连的两条肽链,一条相对分子质量约为 50kD 的轻链(A 链)和一条 100kD 的重链(B 链)。轻链为毒素的毒性部分,重链具有结合神经细胞和转运毒素分子的作用,只有当轻链和重链连接在一起时才具有毒素活性。在感染部位,破伤风梭菌释放痉挛毒素,毒素的重链通过其羧基端识别神经肌肉接头处运动神经元细胞膜上的神经节苷脂受体和膜蛋白并与之结合,通过细胞的内吞,形成由细胞膜包裹毒素分子的酸性小泡,小泡从外周神经末梢沿神经轴突逆行向上到达脊髓前角运动神经元,小泡中的毒素通过跨突触运动(trans-synaptic movement)从突触后膜释放,穿过突触间隙,汇集于抑制性神经末梢突触前膜的囊泡内,再通过重链氨基端的介导,发生膜的转位,使轻链进入突触前膜的细胞质中。在跨膜转运中,小泡内的酸性环境使毒素分子构象发生改变,隐藏在分子内部的疏水片段暴露于分子构象表面,使毒素的重链和轻链嵌入小泡膜的脂质双分子层内,形成离子通道,毒素的轻链从小泡腔内转运到神经细胞胞质中。由于轻链为一种锌内肽酶(zinc endopeptidase),可裂解抑制性神经突触前膜细胞质内储存抑制性神经递质(γ-氨基丁酸,甘氨酸)的小泡上膜蛋白的特异性肽键,使小泡膜蛋白发生改变,从而阻止抑制性神经递质从突触前膜释放(图 13-2)。

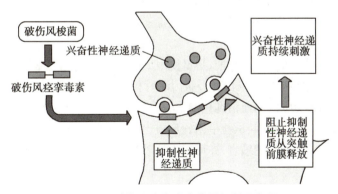

图 13-2 破伤风痉挛毒素作用机制示意图

在正常生理情况下,当机体一侧屈肌的运动神经元受到刺激而兴奋时,同时还有冲动传递到抑制性中间神经元,使其释放抑制性递质,以抑制同侧伸肌的运动神经元。故屈肌收缩时,伸肌自然松弛,以此协调肢体的屈伸运动。此外,屈肌运动神经元同时也受到抑制性神经元(Renshaw 细胞)的反馈调节,使其兴奋程度受到控制,不致过高。由于破伤风痉挛毒素能阻止抑制性神经递质的释放,使抑制性神经元的抑制作用减弱,躯干和四肢肌肉的兴奋性增强。当外界刺激转化为神经冲动传入脊髓前角运动神经元时,引起屈肌、伸肌同时发生强烈收缩,导致肌肉出现强烈痉挛。由于持续性背部肌肉痉挛而形成角弓反张的症状。经淋巴、血液到达脑干运动神经中枢的毒素,以相同的机制引起面部肌肉运动的兴奋与抑制失调,咀嚼肌痉挛形成苦笑面容、牙关紧闭等典型破伤风临床症状。

4. 所致疾病　破伤风梭菌引起的疾病主要是破伤风病,潜伏期一般7~14天,与原发感染部位距离中枢神经系统的远近有关。典型症状为苦笑面容、牙关紧闭、角弓反张、抽搐,可因窒息或呼吸衰竭而死亡。早期症状为漏口水、出汗和易激动,因自主神经功能紊乱导致的心律不齐,因大量出汗导致脱水。据估计世界上每年约有100万病例发生,死亡率在30%~50%,其中一半的死亡病例是新生儿。

5. 免疫性　机体对破伤风的免疫以体液免疫为主,主要是抗毒素发挥中和作用。破伤风痉挛毒素刺激机体产生的抗毒素可结合游离的破伤风毒素,阻断毒素与神经细胞膜受体的结合,但对已结合到膜上的毒素则无中和作用。由于破伤风痉挛毒素的毒性很强,极少量毒素即可致病,而且不能有效刺激机体免疫细胞,以致不足使机体产生免疫应答,故病后不能获得牢固的免疫力。获得有效保护的途径是人工免疫,破伤风痉挛毒素经0.4%甲醛处理后失去毒性,仍然保留免疫原性,成为破伤风类毒素。

(三)微生物学检查

破伤风梭菌需在厌氧微环境中才能生长繁殖,伤口直接涂片镜检和病原菌分离培养检查阳性率很低,即使在伤口局部查到破伤风梭菌及其芽胞,不一定表明患病,故一般不做细菌学检查。临床上根据典型症状和病史即可作出临床诊断。

(四)防治原则

1. 非特异性防治措施　正确处理伤口,清创、扩创,防止形成厌氧微环境;应用抗生素杀灭破伤风梭菌,以消除毒素的产生,是十分重要的防治措施。

2. 特异性预防措施　目前我国常规采用含有百日咳疫苗、白喉类毒素和破伤风类毒素的百白破三联疫苗(pertussis-diphtheria-tetanus vaccine,DTP)制剂,对3~6个月的儿童进行免疫,可同时获得对这三种常见病的免疫力,一般不单独使用破伤风类毒素。免疫程序为婴儿出生后第3、4、5个月连续免疫3次,2岁和7岁时各加强一次,以建立基础免疫。对军人和易受创伤的成人,必要时可加强注射破伤风类毒素,使血清中抗毒素迅速达到有效保护水平。对伤口污染严重而又未经过基础免疫者,可立即注射破伤风抗毒素(tetanus antitoxin,TAT),以获得被动免疫作紧急预防,剂量为1500~3000单位。在注射破伤风抗毒素被动免疫同时,还可注射类毒素进行主动免疫,以维持血清中抗毒素水平。

3. 特异性治疗　对已发病者应早期、足量使用TAT,以阻止毒素与细胞膜受体结合,抗毒素的剂量为10万~20万单位,包括静脉滴注、肌内注射和伤口局部注射。因目前应用的破伤风抗毒素是用破伤风类毒素免疫的马血清纯化制剂,无论用于紧急预防还是治疗,都必须先做皮肤试验,测试有无超敏反应。若皮肤试验呈阳性反应,一般应尽量避免使用,若必须使用,应采用脱敏注射法。对破伤风抗毒素超敏者,亦可用人抗破伤风免疫球蛋白制剂,对破伤风的预防和治疗效果良好。

二、产气荚膜梭菌

产气荚膜梭菌(*C.perfringens*)广泛存在于土壤、人和动物肠道中,能引起人和动物多种疾病,也是引起严重创伤感染的重要病原菌。

(一)生物学性状

1. 形态与染色　产气荚膜梭菌为两端平齐的革兰阳性粗大杆菌,长3~19μm,宽0.6~2.4μm。芽胞位于次极端,呈椭圆形,其直径比菌体窄,但在感染的组织中和普通培养基上很少形成。在

Notes

被感染的人或动物体内可形成明显的荚膜
(图 13-3)。

2. 培养特性　产气荚膜梭菌厌氧要求不
如破伤风梭菌严格,42℃为最适生长温度,繁
殖代时仅需 8 分钟,易于分离培养。在血琼脂
平板上,多数菌株可形成双层溶血环,内环是
由 θ 毒素引起完全溶血,外环是由 α 毒素引起
不完全溶血。在蛋黄琼脂平板上,菌落周围出
现乳白色浑浊圈,由该菌产生的卵磷脂酶(α
毒素)分解蛋黄中的卵磷脂所致。若在培养
基中加入 α 毒素的抗血清,则不出现浑浊,此

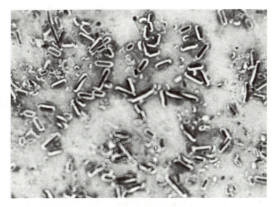

图 13-3　产气荚膜梭菌(×1000)

现象称为 Nagler 反应,为本菌的培养特点。产气荚膜梭菌代谢十分活跃,可分解多种常见的糖
类,产酸产气。在庖肉培养基中,可分解肉渣中的糖类而产生大量气体。在牛乳培养基中,分解
乳糖产酸,使酪蛋白凝固;同时产生大量气体,将凝固的酪蛋白冲成蜂窝状,并将培养基表面凝
固的凡士林上推,甚至冲走试管塞,气势凶猛,称之为"汹涌发酵(stormy fermentation)"现象。

3. 分型　产气荚膜梭菌能产生多种外毒素,根据对 4 种主要毒素(α、β、ε、ι)的产生不同,分
为 A、B、C、D、E 共 5 个血清型。对人致病的主要为 A 型,属于人和动物肠道正常菌群成员,易于
从外环境中分离到。C 型可引起坏死性肠炎。B~E 群在土壤中不能存活,但可寄生于动物肠道内。

(二)致病性

1. 致病物质　产气荚膜梭菌能产生十余种外毒素,其中多种毒素同时又是胞外酶,故能构
成强大的侵袭力,其中 α、β、ε、ι 等 4 种毒素为致病的主要毒素,δ、θ、κ、λ 等为次要毒素,个别的
型别还可产生肠毒素。在 4 种主要毒素中,α 毒素的毒性最强,各型菌均能产生,以 A 型菌的产
生量最大。表达 α 毒素的基因位于染色体上,其结构基因大小为 1194bp,编码 398 个氨基酸,相
对分子质量约为 45kD。α 毒素由两个功能区组成,氨基端具有磷脂酶 C 活性,羧基端具有鞘磷
脂酶活性,只有两者协同作用,才具有强的活性。α 毒素能同时水解磷脂酰胆碱和鞘磷脂,故能
水解细胞膜的主要成分膜磷脂,从而破坏细胞膜结构的完整性,导致细胞裂解,如红细胞、白细
胞、血小板和内皮细胞,进而使血管通透性增高,组织坏死,肝、心功能受损,在气性坏疽的形成
中起主要作用。β 毒素主要由 B 型和 C 型菌株产生,是坏死、致死性毒素,可引起人和动物的坏
死性肠炎。β 毒素可分为 β1、β2 毒素两种,β2 毒素是近年确认的由 C 型产气荚膜梭菌产生的一
种新的毒素,与 β1 毒素的结构不同,但具有相似的生物学活性。ε 毒素主要由 B 型和 D 型产气
荚膜梭菌产生,是 D 型菌的主要致病因子,可引起坏死性损伤和血管通透性增高。ε 毒素可导致
山羊、绵羊等动物的致死性肠道疾病,对畜牧业造成经济损失,但尚无 ε 毒素对人和灵长类动物
致病的报道。ι 毒素主要由 E 型菌产生,其作用与 ε 毒素相似。

此外,很多 A 型和少数 C、D 型菌株还能产生肠毒素。该毒素为不耐热的蛋白质,100℃瞬
时即被破坏,主要作用于回肠和空肠。其作用机制是肠毒素肽链嵌入细胞膜,破坏细胞膜对离
子的运输功能,改变细胞膜的通透性,从而引起腹泻。近年还发现肠毒素可作为超抗原,大量激
活外周 T 淋巴细胞并使其释放各种细胞因子,参与致病作用。

2. 所致疾病

(1)气性坏疽:60%~80% 由 A 型菌引起,除产气荚膜梭菌外,至少还有 5 种其他梭菌也能
引起气性坏疽,如败毒梭菌、诺维梭菌、溶组织梭菌等。该病多见于战伤和地震灾害,也可见于
平时的工伤、车祸等引起的大面积创伤,其感染条件与破伤风梭菌相同,多见于四肢。气性坏疽
发病潜伏期短,多为 1~4 天。产气荚膜梭菌通过产生多种毒素和侵袭性酶破坏组织细胞,发酵
肌肉和组织中的糖类物质,产生大量气体,造成气肿;同时使血管通透性增高,水分渗出,造成局

部水肿,进而挤压软组织和血管,影响血液供应,引起组织坏死。严重病例表现为组织胀痛剧烈,水气夹杂,触摸有捻发感,感染迅速扩散,造成大量组织坏死,出现恶臭。细菌产生的毒素和组织坏死的毒性产物被吸收入血,引起毒血症、休克、死亡。由于产气荚膜梭菌产生多种毒素和侵袭性酶,病情恶化极快,若不及时处理,常可危及生命,死亡率高达 40%~100%。

（2）食物中毒:主要由 A 型产气荚膜梭菌引起,病菌主要污染肉类食品,产生肠毒素。食入后潜伏期约为 10 小时,临床表现为腹痛、腹胀、水样腹泻;不发热,无恶心、呕吐,1~2 天后自愈。

（3）坏死性肠炎:主要由 C 型产气荚膜梭菌产生 β 毒素引起,多见于家禽家畜,也可污染食品使人致病。

（三）微生物学检查

微生物学检查主要针对气性坏疽,因气性坏疽一旦发生,病情凶险,应尽快作出诊断。

1. 直接镜检 从创口深部采集标本涂片、染色、镜检,根据观察到荚膜的革兰阳性大杆菌,白细胞少且形态不典型(因毒素作用,白细胞无趋化反应),伴有其他杂菌等三个特点即可初步报告,是极有价值的快速诊断法。

2. 分离培养与动物实验 取坏死组织制成悬液,接种血平板、牛乳培养基或庖肉培养基,厌氧培养,观察生长情况,取培养物涂片镜检,并用生化反应鉴定。必要时可取细菌培养液 0.5~1ml 给小鼠静脉注射,10 分钟后处死小鼠,37℃放置 5~8 小时。若动物躯体肿胀,取肝或腹腔渗出液涂片、镜检,观察到有荚膜的革兰阳性大杆菌可作出诊断,并可做细菌分离培养证实。

（四）防治原则

气性坏疽的防治主要是对伤口及时清创处理,对局部感染应尽早施行扩创手术,切除感染和坏死组织,消除局部厌氧环境,必要时可截肢以防止病变扩散。大剂量使用青霉素等抗生素杀灭病原菌和其他细菌以消除感染源,有条件的可使用气性坏疽多价抗毒素和高压氧舱法治疗,高压氧舱可以使血液和组织中的氧含量提高 15 倍以上,能抑制产气荚膜梭菌的生长繁殖,并使其停止产生 α 毒素。

三、肉毒梭菌

肉毒梭菌(*C.botulinum*)主要存在于土壤中,在厌氧环境下能产生毒性很强的肉毒毒素(botulinum toxin)而引起疾病,最常见的是肉毒中毒和婴儿肉毒病。

（一）生物学性状

肉毒梭菌为革兰阳性粗短的杆菌,长 4~6μm,宽 0.9μm;芽胞呈椭圆形,其直径比菌体宽,位于次极端,使带有芽胞的菌体呈网球拍状(图 13-4);有鞭毛,无荚膜;严格厌氧,可在普通琼脂平板上生长;能产生脂酶,在卵黄培养基上,菌落周围出现混浊圈。根据遗传特性,可将肉毒梭菌分为四组:Ⅰ、Ⅱ组肉毒梭菌可引起人类疾病,以Ⅰ组多见;Ⅲ组肉毒梭菌主要引起鸟类肉毒病;Ⅳ组肉毒梭菌一般不引起肉毒病。根据所产生毒素的抗原性不同,可将肉毒毒素分为 A~G 共 7 个型,大多数菌株只能产生一种型别毒素。对人致病的主要有 A、B、E、F 型,我国报道的大多为 A 型。产生 C、D 毒素的菌株主要引起鸟类肉毒病。

（二）致病性

1. 致病物质 肉毒毒素是已知毒性最强的神经外毒素,毒性比氰化钾强 1 万倍。1mg 结晶的纯肉毒毒素能杀死 2 亿只小鼠,对人的致死量约为 0.1μg。肉毒毒素不耐热,煮沸 1 分钟可被破坏,肉毒毒素可被特异性抗毒素中

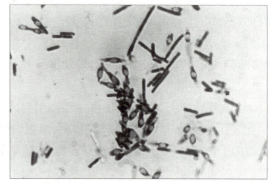

图 13-4 肉毒梭菌（×1000）

和。肉毒毒素的结构和致病方式与破伤风痉挛毒素非常相似,其前体和裂解后片段的大小也与之相当,但与破伤风痉挛毒素的主要不同点是:

（1）肉毒毒素对酸和蛋白酶的抵抗力较强,口服后不易被胃肠消化液破坏,由胃肠道吸收入血后,再经内化作用进入神经细胞膜形成的小泡中,但不从外周神经末梢沿神经轴突上行,而是停留在神经肌肉接头处。

（2）肉毒毒素作用于外周神经肌肉接头处、自主神经末梢以及中枢神经系统的脑神经核,阻止神经介质乙酰胆碱的释放,引起运动神经末梢功能失调,导致弛缓性麻痹。

（3）C 型和 D 型肉毒毒素由噬菌体感染肉毒梭菌后经溶原性转换产生,其他型毒素均由细菌染色体 DNA 编码产生。

2. 所致疾病

（1）食物中毒:主要由进食含有肉毒毒素的食品引起。食品在制作过程中被肉毒梭菌芽胞污染,制成后未经彻底灭菌,芽胞在厌氧环境中发芽、繁殖,产生毒素,食前又未经加热烹调,食入已产生的毒素,发生食物中毒。

肉毒中毒的临床表现与其他食物中毒不同,胃肠道症状很少见,主要为神经末梢麻痹。潜伏期可短至数小时,先有乏力、头痛等症状;接着出现复视、斜视、眼睑下垂等眼肌麻痹症状;再是吞咽、咀嚼困难、口齿不清等咽部肌肉麻痹症状;进而膈肌麻痹、呼吸困难,直至呼吸停止而导致死亡,肢体麻痹很少见。病程发展快,病死率高。

在国外,肉毒毒素引起的食物中毒以罐头、香肠、腊肠等肉制品为主。我国过去主要由家庭自制的豆类发酵制品如臭豆腐、豆酱、面酱、豆豉等植物性食品引起,随着人们生活水平的提高,饮食习惯的改变,由肉类食品引起的肉毒中毒增多,应注意预防。

（2）创伤感染中毒:若伤口被肉毒梭菌芽胞污染,芽胞在局部的厌氧环境中发芽并释放出肉毒毒素,导致机体肉毒中毒。

（3）婴儿肉毒中毒:1976 年美国首先报道,婴儿因食入被肉毒梭菌芽胞污染的食品（如蜂蜜）后发生肉毒中毒。由于食入的芽胞发芽、细菌繁殖,产生的毒素被吸收而致病。婴儿肉毒中毒的症状与肉毒毒素食物中毒相似,早期的症状是便闭,吮吸、啼哭无力等。

（三）微生物学检查

微生物学检查的重点是检测肉毒毒素。食物中毒、婴儿肉毒中毒可取粪便、剩余食物分离病原菌,同时检测粪便、食物或患者血清中的毒素活性。标本可先经 80℃ 加热 10 分钟,杀死所有的细菌繁殖体,再进行厌氧培养以分离肉毒梭菌。毒素检查可将培养物滤液或食物悬浮液的上清液分成两份,其中一份与抗毒素混合,然后分别注射小鼠腹腔,若小鼠在 2 天内死亡,经抗毒素处理的小鼠得到了保护,表明有相应毒素存在。

（四）防治原则

防治肉毒梭菌感染的原则为加强食品卫生管理和监督,注意低温保存食品,防止芽胞发芽,食品食用前 80℃ 加热 20 分钟以破坏毒素。对肉毒中毒患者应尽早注射 A、B、E 三型多价抗毒素,同时加强护理和对症治疗,特别是维持呼吸功能,降低死亡率。

由于肉毒毒素具有很强的毒性,并能通过基因工程的方法制备,应高度警惕恐怖分子将肉毒毒素作为生化武器进行生物恐怖活动,制定必要的应急措施。

四、艰难梭菌

艰难梭菌（C.difficile）是人类肠道中的正常菌群成员,当长期使用或不正规应用某些抗生素（氨苄西林、头孢菌素、红霉素、克林霉素等）后,破坏了肠道菌群的生态平衡,引起肠道内菌群失调,耐药的艰难梭菌大量生长繁殖,导致抗生素相关性腹泻（antibiotic-associated diarrhea）和假膜性结肠炎（pseudomembranous colitis）等疾病。

(一)生物学性状

艰难梭菌为革兰阳性粗大杆菌(图 13-5),长 3.0~16.9μm,宽 0.5~1.9μm;有鞭毛;芽胞为卵圆形,位于菌体次极端,直径比菌体宽。艰难梭菌对氧气极敏感,分离困难,用环丝氨酸-甘露醇等特殊培养基可从粪便中分离到本菌,健康人群的粪便中检出率约为 3%,其芽胞在外环境中可存活数周至数月。

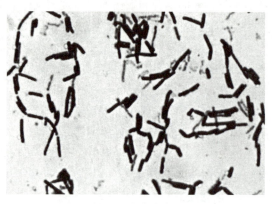

图 13-5　艰难梭菌(×1000)

(二)致病性

部分艰难梭菌能产生毒素 A 和毒素 B 两种致病物质,毒素 A 为肠毒素,能趋化中性粒细胞浸润回肠肠壁,释放细胞因子,导致液体大量分泌和出血性坏死。毒素 B 为细胞毒素,能使细胞的肌动蛋白解聚,破坏细胞骨架,使局部肠壁细胞坏死。编码这两种毒素的基因(tox)位于染色体上。机体长期使用抗生素会导致肠道中的部分正常菌群(如双歧杆菌、乳杆菌等)被抑制,发生菌群失调,而耐药的艰难梭菌大量繁殖并释放毒素,引起内源性感染。临床常见用氨苄西林、克林霉素等抗生素治疗 5~10 天后出现的水样腹泻,称为抗生素相关性腹泻。部分患者可出现血水样腹泻,并排出假膜,称为假膜性结肠炎,患者有发热、白细胞增多等全身中毒症状,从其粪便内还可检测出一种或两种艰难梭菌的毒素,严重者可危及生命。艰难梭菌是此类疾病最常见的病原菌,也是引起医院内感染的常见细菌。治疗应立即停用与耐药有关的抗生素,改用艰难梭菌敏感的万古霉素或甲硝唑等。

第二节　无芽胞厌氧菌

无芽胞厌氧菌包括一大类革兰阳性和革兰阴性的球菌和杆菌,共有 30 多个属,200 余菌种,其中与人类疾病相关的主要有 10 个属(表 13-1)。无芽胞厌氧菌在人体正常菌群中,占有绝对优势,是其他非厌氧性细菌的 10~1000 倍。如在肠道菌群中,厌养菌占 99.9%,大肠埃希菌仅占 0.1%。在皮肤、口腔、上呼吸道和泌尿生殖道的正常菌群中,80%~90% 也是厌氧菌。在正常情况下,这些厌氧菌对人体无害,但在某些特定状态下,无芽胞厌氧菌作为机会致病菌可导致内源性感染。在临床厌氧菌感染中,无芽胞厌氧菌的感染率高达 90%,并且以混合感染多见。

表 13-1　与人类疾病相关的主要的无芽胞厌氧菌

革兰阴性		革兰阳性	
杆菌	球菌	杆菌	球菌
类杆菌属 (Bacteroides)	韦荣球菌属 (Veillonella)	丙酸杆菌属 (Propionibacterium)	消化链球菌属 (Peptostreptococcus)
普雷沃菌属 (Prevotella)		双歧杆菌属 (Bifidobacterium)	
卟啉单胞菌属 (Porphyromonas)		真杆菌属 (Eubacterium)	
梭杆菌属 (Fusobacterium)		放线菌属 (Actinomyces)	

Notes

一、常见的无芽胞厌氧菌

1. 革兰阴性厌氧杆菌　临床常见的革兰阴性厌氧杆菌中,以类杆菌属最常见,目前已发现有62个种,其中以脆弱类杆菌(*B.fragilis*)最为重要,占临床标本所分离厌氧菌的25%。类杆菌的形态特征为两端圆而浓染,中间不着色或着色浅,似空泡状(图13-6),有荚膜。在感染标本中呈明显多形性,细丝状或弯曲,有时菌体淡染,一端着色深,似芽胞。在血平板上厌氧培养24~48小时,可形成圆形微凸的中等大小菌落,一般无溶血环。该菌为肠道的正常菌群,其含

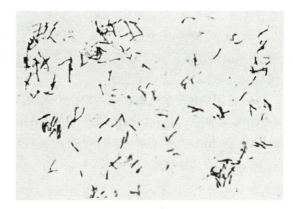

图 13-6　脆弱类杆菌(×1000)

量为10^{10}cfu/g粪便,主要引起腹腔脓肿、败血症等,常与消化链球菌、兼性厌氧菌等引起混合感染,产肠毒素的脆弱类杆菌可导致儿童和成人腹泻。类杆菌具有革兰阴性菌细胞壁,但其脂多糖结构中氨基葡萄糖残基上脂肪酸较少和缺乏磷酸基团,故无内毒素活性。革兰阴性厌氧杆菌中的普雷沃菌属和卟啉单胞菌属(亦称紫单胞菌属),多定植于口腔和女性生殖道,与牙周和盆腔感染有关。梭杆菌属为口腔、结肠和女性生殖道中的正常菌群成员,常与其他厌氧菌和兼性厌氧菌引起混合感染,如坏死性溃疡性齿龈炎。

2. 革兰阴性厌氧球菌　革兰阴性厌氧球菌中常见的是韦荣球菌属的细菌。韦荣球菌的直径为0.3~0.5μm,菌体成对、成簇或呈短链状排列。该菌是咽喉部主要的厌氧菌,但在临床标本分离的厌氧菌中低于1%,且多为混合感染,其他革兰阴性厌氧球菌在临床标本中极少分离到。

3. 革兰阳性厌氧杆菌　革兰阳性厌氧杆菌在临床标本分离的厌氧菌中占22%,其中57%为丙酸杆菌,23%为真杆菌。

(1)丙酸杆菌:为小杆菌,常呈链状或成簇排列,无鞭毛,能发酵糖类物质产生丙酸;能在普通培养基上生长,但生长缓慢,需2~5天。主要存在于皮肤的正常菌群中,目前已发现14个种,与人类有关的丙酸杆菌主要有3个种,临床感染标本中以痤疮丙酸杆菌(*P.acnes*)最为常见。

(2)真杆菌属:菌体细长,呈多形性,少数菌株有鞭毛;严格厌氧,生化反应活泼,生长缓慢,常需培养7天。目前发现的真杆菌有53个种,是肠道重要的正常菌群,部分菌种与感染有关,但都出现在混合感染中,最常见的是迟钝真杆菌(*E.lentum*)。

(3)双歧杆菌:长短不一,可呈直、弯、棒状、匙状等多种形态;有的一端或两端分叉(图13-7),故名;无荚膜和鞭毛;严格厌氧,耐酸。目前发现的双歧杆菌共有35个种,与人类有关主要有10余个种。在母乳营养儿粪便中双歧杆菌占细菌总数的98%,为10^{11}~10^{12}个/g粪便,到中年保持一个恒定的水平为10^{9}~10^{10}个/g粪便,到老年则明显减少为10^{7}~10^{9}个/g粪便。该菌在肠黏膜定植,形成菌膜,使致病菌难以定植,起到生物屏障作用;代谢产生大量醋酸和乳酸,降低肠道内pH,抑制外源病原菌的生长,起到生物拮抗作用;降解亚硝胺等,减少结肠中腐败菌代谢产生的一些潜在致癌物;合成多种消化酶类和B族维生素,促进氨基酸代谢,改善

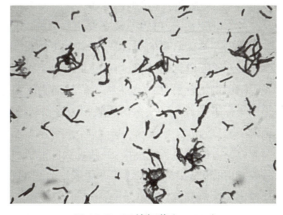

图 13-7　双歧杆菌(×1000)

Notes

脂代谢与维生素代谢,从而促进蛋白质吸收。由于双歧杆菌的多种有益作用,故被加入奶制品、饮料或胃药中,作为微生态制剂广泛应用,推动了微生态制剂的发展。近年在临床感染标本中已分离出双歧杆菌,但其致病作用尚不明确。

(4) 放线菌属:放线菌属为革兰阳性、无芽胞、无荚膜、无鞭毛的非抗酸性丝状菌;生长缓慢,厌氧或微需氧。放线菌属为人体的正常菌群,当机体抵抗力下降,可致内源性感染,引起放线菌病(详见第十六章放线菌)。

4. 革兰阳性厌氧球菌　革兰阳性厌氧球菌中,有临床意义的是消化链球菌属的细菌,主要寄居于女性阴道。消化链球菌形态与链球菌相似,生长缓慢,培养需 5~7 天。在临床厌氧菌分离株中,占 20%~35%,仅次于脆弱类杆菌,但大多存在于混合感染菌中。在厌氧菌菌血症中仅占 1%,常为女性生殖道感染所致。

二、致 病 性

1. 感染条件　无芽胞厌氧菌是寄居于人体的正常菌群,当其寄居部位改变、机体免疫力下降或菌群失调,若局部还有坏死组织、血供障碍等形成厌氧微环境,则易引起内源性感染。多种原因如烧伤、放化疗等也易引起肠黏膜损伤、通透性增加、肠道局部免疫功能下降,从而导致肠道细菌易位,引起肠道外组织器官的感染。

2. 毒力因素　无芽胞厌氧菌的毒力主要表现在以下几个方面:①通过菌毛、荚膜等表面结构黏附和侵入上皮细胞和各种组织;②产生多种毒素、胞外酶和可溶性代谢物,如类杆菌属的某些菌株可产生肠毒素、胶原酶、蛋白酶、纤溶酶、溶血素、DNA 酶、透明质酸酶等;③改变其对氧的耐受性,如类杆菌属中很多菌种能产生超氧化物歧化酶,使其对局部微环境氧的耐受性增强,利于该菌的生长而致病。

3. 感染特征　无芽胞厌氧菌感染的特征主要有:①多为内源性感染,呈慢性过程;②感染无特定病型,大多为化脓性炎症,引起组织坏死或形成局部脓肿,也可侵入血液形成败血症;③分泌物或脓液黏稠,呈乳白色、粉红色、血色或棕黑色,有恶臭,有时有气体产生;④使用氨基糖苷类抗生素(链霉素、卡那霉素、庆大霉素)长期治疗无效;⑤分泌物直接涂片可见细菌,但常规培养无细菌生长。

4. 所致疾病　无芽胞厌氧菌可遍及全身各部位,临床常见的有:

(1) 腹腔感染:胃肠道因手术、创伤、穿孔等细菌易位引起的腹膜炎、腹腔脓肿等感染,主要与消化道厌氧菌有关。与阑尾、大肠相关的感染主要由类杆菌,特别是脆弱类杆菌引起。在腹腔感染中,脆弱类杆菌占病原菌的 60% 以上。

(2) 女性生殖道与盆腔感染:对手术或其他并发症引起的一系列女性生殖道严重感染,如盆腔脓肿、输卵管卵巢脓肿、子宫内膜炎、脓毒性流产等,厌氧菌是主要病原菌,常见的为消化链球菌、普雷沃菌和卟啉单胞菌等。

(3) 口腔感染:口腔感染主要由厌氧菌,如消化链球菌、产黑色素类杆菌等引起,大多为牙源性感染。临床常见的有:齿槽脓肿和下颌骨髓炎,急性坏死性溃疡性齿龈炎和牙周炎。

(4) 呼吸道感染:厌氧菌可感染呼吸道的任何部位,如引起扁桃体周围蜂窝织炎、吸入性肺炎、坏死性肺炎、肺脓肿和脓胸等。肺部厌氧菌感染发生率仅次于肺炎链球菌性肺炎。从呼吸道感染标本中分离得最多的厌氧菌为普雷沃菌、坏死梭杆菌、核梭杆菌、消化链球菌和脆弱类杆菌等。

(5) 中枢神经系统感染:最常见为脑脓肿,主要继发于中耳炎、乳突炎和鼻窦炎等邻近组织感染,亦可经直接扩散和转移而形成。分离的细菌种类与原发病灶有关,最常见感染的细菌为革兰阴性厌氧杆菌。

(6) 败血症:无芽胞厌氧菌败血症约占全部败血症的 10%~20%。由于抗厌氧菌药物的广泛

Notes

应用,目前败血症标本中厌氧菌的分离率较低,其中多数为脆弱类杆菌,其次为消化链球菌。

三、微生物学检查

1. **标本采集**　无芽胞厌氧菌大多是人体正常菌群,标本应从感染中心处采集,并注意避免正常菌群的污染。最可靠的标本是无菌切取或活检的新鲜组织,或者是感染深部吸取的渗出物或脓汁。因厌氧菌对氧敏感,采集的标本应立即放入厌氧标本收集瓶中,迅速送检。

2. **直接涂片镜检**　脓汁或穿刺液标本可直接涂片染色,以观察细菌的形态特征、染色性及细菌量,用于初步判断结果时参考。

3. **分离培养与鉴定**　分离培养与鉴定是证实无芽胞厌氧菌感染的可靠标准,并可测定对抗生素的敏感性。标本应接种营养丰富、新鲜、含有还原剂的培养基、特殊培养基或选择培养基,最常用的是以牛心脑浸液为基础的血平板。最好在厌氧环境中进行接种,37℃厌氧培养2~3天,若无细菌生长,继续培养至1周。生长的细菌必须做耐氧试验,确定是专性厌氧菌后,再用生化反应等进行鉴定。此外,利用气相色谱、液相色谱检测细菌代谢终末产物能迅速做出鉴定,需氧菌和兼性厌氧菌只能产生乙酸,而检测出其他短链脂肪酸(如丁酸、丙酸)则提示为厌氧菌。还可用核酸杂交、16S rRNA序列分析等分子生物学方法做进一步鉴定。

四、防治原则

无芽胞厌氧菌感染的防治原则是注意清洗创面,去除坏死组织和异物,维持局部良好的血液循环,预防局部形成厌氧微环境。选用正确抗生素治疗,临床上95%以上革兰阴性厌氧菌(包括脆弱类杆菌)对甲硝唑、亚胺培南、哌拉西林、替卡西林、克林霉素等敏感;革兰阳性厌氧菌对万古霉素敏感;新型喹诺酮类药对革兰阳性和革兰阴性厌氧菌都有较高的抗菌活性。无芽胞厌氧菌对氨基糖苷类抗生素不敏感,对四环素亦大多耐药,近年来,越来越多耐药菌株出现,增加了治疗难度,如感染中最常见的脆弱类杆菌能产生β-内酰胺酶,可破坏青霉素类和头孢菌素类抗生素,因此在治疗前,还应对分离菌进行抗生素敏感性测定,以指导临床正确地选用药物用于治疗。

展　望

随着厌氧分离培养技术的发展,临床标本中厌氧性细菌的检出率逐年上升,分离的厌氧性细菌种类也逐渐增多,厌氧菌的耐药性问题也日益严重,不同的厌氧菌耐药机制也各不相同,研究和开发具有多种抗厌氧菌机制的新型广谱抗生素已成当务之急。同时因分子生物学技术和细胞微生物学的快速发展,对破伤风痉挛毒素、肉毒素和产气荚膜梭菌的主要毒素的编码基因、分子结构、受体以及相关酶活性等正进行深入研究,以研制针对各种毒素的安全疫苗,为防治其引起的严重疾病提供新的防治措施。

近年来,对厌氧菌及其产物的应用方面研究取得了突破性进展:如,国内外已将肉毒毒素用于涉及眼科、神经科、康复科和美容外科等领域的多种病症的对症疗法。肉毒毒素注射疗法具有操作简单、创伤小、并发症少、疗效确切等优点,但也有各种各样的不良反应的报道,个别还出现了严重的并发症,因此应科学、谨慎使用。根据实体肿瘤内为低氧代谢区的病理生理特点,利用厌氧菌可选择性地在肿瘤组织繁殖,能较好地表达外源基因、安全性较高的特性,将厌氧菌(如减毒的厌氧芽胞杆菌、双歧杆菌)通过基因改造表达对癌细胞有毒性的蛋白质或作为肿瘤靶向性基因治疗的载体,为肿瘤治疗提供了一种新的思路。

(杨　春)

Notes

第十四章　动物源性细菌

以动物作为主要传染源,能引起动物和人发生感染性疾病的病原菌称为动物源性细菌。人类通过直接接触动物或其污染物(如土壤、污水或食品等)及媒介动物叮咬等途径感染而患病,此类病属人兽共患病范畴。动物源性细菌种类较多,如猪链球菌、沙门菌、李斯特菌、衣原体、螺旋体和立克次体等,以及本章主要介绍的布鲁菌、炭疽芽胞杆菌和鼠疫耶氏菌等。

第一节　布 鲁 菌 属

布鲁菌(*Brucella*)是引起人类、家畜和其他动物布鲁菌病的重要病原体。由美国医师 David Bruce 首次分离而得名。布鲁菌病简称布病,是重要的人兽共患疾病之一,属于自然疫源性疾病。本属有 10 个生物种,其中使人致病的主要是羊布鲁菌(*B.melitensis*)、牛布鲁菌(*B.abortus*)、猪布鲁菌(*B.suis*)和犬布鲁菌(*B.canis*)。在我国流行的主要是羊布鲁菌病,其次为牛布鲁菌病。

一、生物学性状

1. **形态与染色**　革兰阴性,小球杆菌或短小杆菌,不规则排列,长为 0.6~1.5μm,宽 0.4~0.8μm,常常出现着色不规则。不形成芽胞,无鞭毛,光滑型菌有微荚膜。

2. **培养特性**　需氧菌,只有牛布鲁菌在初分离时需 5%~10%CO_2。布鲁菌属细菌一般在细胞内寄生,营养要求较高,部分菌株在含有氨基酸、维生素、盐和葡萄糖的培养基上可以生长。在普通培养基上生长缓慢,若加入血清或肝浸液可促进生长。布鲁菌在血琼脂平板上不溶血,在液体培养基中形成轻度混浊并有沉淀。最适生长温度为 35~37℃,最适 pH 为 6.6~6.8,用富集培养基经 37℃培养 2~5 天可长出微小、透明、无色的光滑型(S)菌落,经多次人工传代培养后可转变成粗糙型(R)菌落。

3. **生化反应**　大多能分解尿素和产生 H_2S。过氧化氢酶阳性,氧化酶阳性。根据产生 H_2S 的多少以及在含碱性染料培养基中的生长情况,可鉴别羊、牛、猪等三种布鲁菌。该属菌株能利用碳水化合物,不产生酸或气,此特性也是布鲁菌属细菌鉴别的重要依据。

4. **抗原构造与分型**　布鲁菌含有两种抗原,即 A 抗原(abortus,牛布鲁菌菌体抗原)和 M 抗原(melitensis,羊布鲁菌菌体抗原)。两种抗原在不同的布鲁菌中含量不同,牛布鲁菌含 A 抗原多,而羊布鲁菌含 M 抗原多。根据两种抗原量的比例不同,可对菌种进行鉴别,如牛布鲁菌 A∶M=20∶1,而羊布鲁菌 A∶M=1∶20,猪布鲁菌 A∶M=2∶1。用 A 与 M 抗原血清进行凝集试验可以鉴别三种布鲁菌(表 14-1)。

5. **抵抗力**　较强,在土壤、毛皮、病畜的脏器和分泌物、肉和乳制品中可生存数周至数月。在湿热 60℃或日光直接照射下 20 分钟便死亡;对常用消毒剂均较敏感,如用 3% 来苏儿作用数分钟后可杀死布鲁菌。对热和酸中等敏感,对常用的广谱抗生素也较敏感。

二、致病性与免疫性

1. **致病物质**　布鲁菌的主要致病物质有内毒素、荚膜与侵袭性酶(透明质酸酶、过氧化氢酶等)等。荚膜与侵袭性酶增强了该菌的侵袭力,使细菌能通过完整皮肤、黏膜进入宿主体内,并在机体脏器内大量繁殖和快速扩散入血流。

表 14-1　主要布鲁菌的特性与鉴别

菌种	CO₂需要	脲酶试验	H₂S	含染料培养基		凝集试验	
				复红(1:50 000)	硫堇(1:20 000)	抗A因子	抗M因子
羊布鲁菌	−	不定	−	+	+	+	+
牛布鲁菌	+	+	+	+	−	+	−
猪布鲁菌	−	+	+/−	−	+	+	−

2. 所致疾病　布鲁菌的动物宿主广泛,包括家畜、家禽及野生动物等60余种动物。感染家畜引起母畜流产,受孕的牛、猪、羊和山羊胎盘和胎膜上存在的赤藓糖醇是布鲁菌的生长因子,感染后细菌增殖引起胎盘炎和流产,而人类胎盘上不存在赤藓糖醇,即便被感染也不会引起流产。病畜还可表现为睾丸炎、附睾炎、乳腺炎、子宫炎等。牛、羊、猪等家畜是人类感染布鲁菌的主要传染源。人类主要通过接触病畜或接触被污染的畜产品,经皮肤、黏膜、眼结膜、消化道、呼吸道等不同途径感染。不同布鲁氏菌对人类的致病性有明显的差异,牛布鲁菌引起温和疾病没有化脓性并发症;羊布鲁菌引起更严重和急性的干酪性肉芽肿。

布鲁菌侵入机体经1~6周的潜伏期,此期细菌被中性粒细胞和巨噬细胞吞噬,成为胞内寄生菌,可随淋巴液流到局部淋巴结生长繁殖并形成感染灶。当细菌繁殖达一定数量,突破淋巴结而侵入血流,出现菌血症。随后细菌进入肝、脾、骨髓和淋巴结等脏器细胞,发热也渐消退。细菌在细胞内繁殖到一定程度可再度入血,又出现菌血症而致体温升高。如此反复形成的菌血症,使患者的热型呈波浪式,临床上称为波浪热(undulant fever)。感染易转为慢性,在全身各处引起迁徙性病变,可出现全身乏力、头痛、低热、神经过敏等症状,体征有肝、脾肿大。也会引起骨髓炎,脑膜炎和胆囊炎等疾病。病程一般持续数周至数月。关节痛常与发热并行,呈大关节游走性。本病的突出症状还有多汗,每于夜间或退热时大汗淋漓。

布鲁菌的致病过程与该菌引起的Ⅳ型超敏反应有关。菌体抗原成分与相应抗体形成的免疫复合物,可导致急性炎症和坏死,病灶中有大量中性粒细胞浸润,可能是一种Ⅲ型超敏反应。

3. 免疫性　机体感染布鲁菌后可产生免疫力,以细胞免疫为主。病后机体产生的IgM和IgG型抗体,可发挥免疫调理作用。各菌种和生物型之间可出现交叉免疫。过去认为当机体内有布鲁菌存在时,对再次感染才有较强的免疫力。但近年来认为随着病程的延续和机体免疫力的增强,体内的布鲁菌不断被杀灭,因此体内可变为无菌免疫。

三、微生物学检查与防治

(一)微生物学检查

1. 标本采集　常用血液和骨髓标本,急性期血培养阳性率可高达70%。在急性期、亚急性期患者取骨髓分离,对儿童常用骨髓分离。病畜的子宫分泌物、羊水,流产动物的肝、脾、骨髓等也可作为分离培养的标本。

2. 分离培养与鉴定　将标本接种于双相肝浸液培养基,置35~37℃、8%~10% CO₂孵箱中培养。培养几天后形成直径为<1mm的细小菌落,若未见菌生长,一般需经过三周培养方可排除。细菌型别鉴定主要根据涂片染色镜检(革兰阴性球杆菌)、氧化酶、过氧化氢酶和尿素酶阳性、对CO₂的要求、H₂S产生、染料抑菌试验、玻片血清凝集等结果确定布鲁菌。猪布鲁菌和羊布鲁菌尿素酶接种5分钟内判定结果,布鲁菌属的其他种的阳性结果观察可能延迟到接种后的

Notes

24 小时。

3. 血清学试验 发病第一周开始出现 IgM 抗体,三个月后达最高浓度,持续在慢性期。用适当的抗生素治疗后,部分患者体内持续时间为两年。发病三周后开始出现 IgG 抗体,6~8 周达最高浓度,一般 IgG 和 IgA 抗体的水平是平行的。常用的血清学试验检测不到犬布鲁菌。

(1)血清凝集试验:发病 1~7 天后血清中开始出现 IgM,将患者血清作倍比稀释,标准菌量为 1×10^9cfu/ml,进行玻片凝集试验,效价达到 1∶200 有诊断意义。当机体接种霍乱菌苗时会提高布鲁菌凝集反应的效价。用胶乳凝集试验可在 6 分钟内判定结果,方法简易可靠。

(2)补体结合试验:一般发病 3 周后出现 IgG 抗体,由于此抗体能维持较长时间,故对诊断慢性布鲁菌病意义较大。此试验特异性高,试验结果以 1∶10 为阳性。

(3)酶联免疫吸附试验:以细胞质蛋白作为抗原,可检测 IgG、IgA 和 IgM 抗体。此方法比其他方法有更好的敏感性和特异性。

(4)抗球蛋白试验(coombs test):在布鲁菌病的亚急性期,三种抗体(IgG、IgM、IgA)都会出现,有独立活性且持续时间较长。血清浓度高时 IgA 抗体的血清学试验结果为阳性,而血清浓度低时 IgA 抗体被 IgG 和 IgM 干扰导致凝集试验结果为阴性,此时需用 Coombs 试验检测。在病程中凝集效价出现明显增长者有诊断意义。

4. 皮肤试验 布鲁菌素(brucellin)或布鲁菌蛋白提取物作皮内注射,24~48 天后观察结果。局部红肿浸润直径达 1~2cm 者为弱阳性,>2~3cm 为阳性,>3~6cm 为强阳性。若红肿在 4~6 天内消退者为假阳性。皮试阳性可诊断慢性或曾患过布鲁菌病。

(二)防治原则

控制和消灭家畜布鲁菌病,切断传播途径,免疫接种,牛奶和牛奶产品的巴斯消毒,减少可能的职业危害因素是主要的预防措施。免疫接种以畜群为主,疫区人群也应接种减毒活疫苗,有效期约一年。

布鲁菌对四环素类和氨苄西林敏感。治疗时,若是急性期和亚急性期患者,WHO 推荐的首选方案是利福平与多西环素联合使用;除采用上述病原治疗外,尚需进行脱敏和对症治疗。四环素或链霉素的治疗时间为 2~3 周或延长到 6 周。

第二节 芽胞杆菌属

芽胞杆菌属(*Bacillus*)有 200 多个种或亚种,是一群需氧、能形成芽胞的革兰阳性大杆菌。芽胞杆菌属在自然界中分布广泛,主要以芽胞形式在环境中存在,代谢缓慢,抵抗力强,可存活多年。其中重要的致病菌为炭疽芽胞杆菌(*B.anthracis*),俗称炭疽杆菌,是引起动物和人类炭疽的病原菌。2001 年美国"9·11"事件后,发生了炭疽芽胞粉末邮件袭击事件,造成 22 人发病,其中皮肤炭疽 11 例,肺炭疽 11 例,肺炭疽中死亡 5 例,再次引起了全球的对炭疽芽胞杆菌的关注。其他如枯草芽胞杆菌(*B.subtilis*)和蜡样芽胞杆菌(*B.sereus*)等大多数芽胞杆菌为腐生菌,以芽胞形式存在于土壤、水、空气和尘埃中,常造成实验室污染,当机体免疫力低下时,偶可致病,其中部分菌株是昆虫的病原菌。蜡样芽胞杆菌可产生肠毒素引起人食物中毒。枯草芽胞杆菌等偶尔引起结膜炎、虹膜炎及全眼炎等。

一、炭疽芽胞杆菌

炭疽芽胞杆菌是引起动物和人类炭疽病(anthrax)的病原体,是人类历史上第一个被发现和鉴定的病原菌。炭疽病属于典型的人兽共患病,主要以牛与羊等食草动物的发病率最高,人可通过接触患炭疽的动物及其畜产品,或通过存在于空气、土壤中的炭疽杆菌芽胞等多种途径被感染,多引起皮肤炭疽,也有肠炭疽、肺炭疽和脑膜炎炭疽等。

Notes

（一）生物学性状

1. 形态与染色　炭疽芽胞杆菌是致病菌中最大的革兰阳性粗大杆菌，长 5~10μm，宽 1~3μm，两端截平，无鞭毛。新鲜的从感染组织来源的涂片显示呈单个或短链状排列；经人工培养的炭疽芽胞杆菌形成竹节样排列的长链（图 14-1）。芽胞依位于菌体中央呈椭圆形，小于菌体宽度。有毒菌株在机体内或含血清的培养基中可形成荚膜。

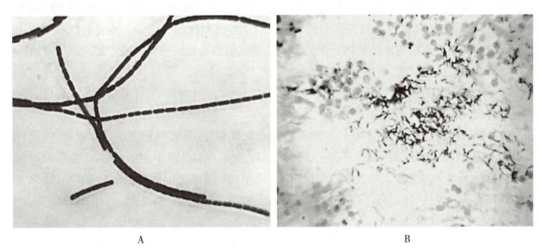

A

B

图 14-1　炭疽芽胞杆菌形态
A. 培养的炭疽芽胞杆菌（×1000）；B. 组织细胞内的炭疽芽胞杆菌（×400）

2. 培养特性　需氧或兼性厌氧，最适温度为 30~35℃。营养要求低，普通琼脂培养基上培养 24 小时，形成灰白色粗糙圆形菌落，低倍镜观察可见毛玻璃样边缘。在血琼脂平板上不溶血，在肉汤培养基中呈絮状沉淀生长。在明胶培养基中经 37℃培养 24 小时可使表面液化呈漏斗状，由于细菌沿穿刺线向四周扩散而成为倒松树状。有毒菌株在含 $NaHCO_3$ 的血琼脂平板或含 5% 血清的营养培养基内，置 5% CO_2 孵箱 37℃培养 24~48 小时可出现荚膜，形成黏液性菌落。低浓度青霉素作用于炭疽芽胞杆菌时，菌体可肿大形成圆珠，称"串珠反应"。

3. 抗原结构　炭疽芽胞杆菌的抗原分为两部分，一部分是结构抗原，包括荚膜、菌体和芽胞等抗原成分，另一部分是炭疽毒素复合物。

（1）荚膜多肽抗原：由多聚 D- 谷氨酸多肽所组成，免疫原性较弱。所产生的抗体无免疫保护性。由质粒 PXO_2 的基因（*capB*、*capC* 和 *capA*）编码。具抗吞噬作用，与细菌毒力有关。

（2）芽胞抗原：由芽胞的外膜、皮质等组成的芽胞特异性抗原，具有免疫原性和血清学诊断价值。

（3）菌体多糖抗原：由 D- 葡萄糖胺、D- 半乳糖组成，耐热，与毒力无关。此抗原在病畜皮毛或腐败脏器中虽经长时间煮沸仍可与相应抗体发生沉淀反应，称 Ascoli 热沉淀反应，有利于对炭疽芽胞杆菌病原的流行病学调查。

（4）炭疽毒素：炭疽毒素是由保护性抗原（protective antigen，PA）、致死因子（lethal factor，LF）和水肿因子（edema factor，EF）三种蛋白质组成的复合物，由质粒 PXO1 的基因（*pagaA*、*cya*、*lef*）编码。PA 与宿主细胞受体结合，发挥蛋白酶的活性，在细胞上形成穿孔，帮助 EF 和 LF 进入细胞内发挥作用。其中水肿因子是腺苷酸环化酶，水肿因子与保护性抗原结合后组成水肿毒素。致死因子与保护性抗原结合后组成致死毒素。致死因子和水肿因子同时注射给实验动物可出现炭疽的典型中毒症状，引起实验动物的水肿和致死。但致死因子和水肿因子单独存在时则不会发挥生物学活性。炭疽毒素具有抗吞噬作用和免疫原性。

4. 抵抗力　芽胞对干热及一般的化学消毒剂的抵抗力强，在干燥土壤或皮毛中能存活数年至数十年。牧场一旦被污染，传染性可持续数十年。动物制品被芽胞污染后，只能通过高压灭菌消毒。但对碘及氧化剂较敏感,1:2500碘液10分钟、0.5%过氧乙酸10分钟即可杀死。高压蒸汽灭菌法121℃、15分钟能杀灭芽胞。本菌对青霉素、红霉素、氯霉素等均敏感。

(二)致病性与免疫性

1. 致病物质   炭疽芽胞杆菌的主要致病物质是荚膜和炭疽毒素,其致病力取决于生成荚膜和毒性的能力。在实验动物中,不产生荚膜的炭疽芽胞杆菌不引起炭疽病。由质粒DNA控制荚膜和炭疽毒素产生。大多数炭疽芽胞杆菌的毒力主要和两个质粒(pXO1;pXO2)相关。pXO1主要编码三种毒力因子及其他相关因子;pXO2编码荚膜相关因子。荚膜有抗吞噬作用,有利于细菌在宿主组织内繁殖扩散。炭疽毒素是造成感染者致病和死亡的主要原因,毒性作用直接损伤微血管内皮细胞,增加血管通透性而形成水肿。

2. 所致疾病   炭疽芽胞杆菌引起食草动物(牛、羊、马等)炭疽病,可经多种方式传播,引起人类炭疽病。临床类型主要包括:

(1)皮肤炭疽(cutaneous anthrax):约占病例的95%以上,人因接触患病动物或受污染毛皮而引起,细菌或芽胞由颜面、四肢等皮肤小伤口侵入,通常在胳膊及手上多见,其次为脸及颈部。一般感染后1~7天局部出现小痂,继而周围形成水疱、脓疱类似于昆虫咬伤、最后形成坏死、溃疡并形成特有的黑色焦痂,伤口直径为1~3cm,故名炭疽。抗生素治疗无效,其中20%的患者出现败血症,引起全身感染致死。

(2)肺炭疽(pulmonary anthrax):吸入含有大量病菌芽胞的尘埃可发生肺炭疽。潜伏期为6周,患者出现呼吸道症状,以胸骨下痛为主。早期临床表现与出血坏死性和纵隔水肿有关,X-射线结果显示纵隔明显变宽,胸膜出血引起积血,后来出现出血性脑膜炎和肠溃疡等病症,直至出现全身中毒症状而死亡。

(3)肠炭疽(intestinal anthrax):较少见,在非洲、亚洲和美国等国家有报道。食入未煮熟的病畜肉类、奶或被污染食物引起肠炭疽,患者出现呕吐,腹泻,腹痛等消化道症状;有的消化道症状不明显,但以全身中毒为主,2~3天死于毒血症。

上述三型均可并发败血症,若血液中含菌量达10^7/ml能引起死亡。偶见引起炭疽性脑膜炎,死亡率极高。

2. 免疫性   感染炭疽芽胞杆菌后可获得持久性免疫力。一般认为与机体针对炭疽毒素保护性抗原产生的保护性抗体及吞噬细胞的吞噬功能增强有关。

(三)微生物学检查与防治

1. 标本的采集   人皮肤炭疽早期取水疱、脓疱内容物,晚期取血液;肠炭疽取粪便、血液及畜肉等;肺炭疽取痰、病灶渗出液及血液等。采取标本时要注意个人防护,严禁在室外解剖炭疽动物尸体,避免芽胞污染牧场及环境,应在无菌条件下割取耳尖或舌尖组织送检。

2. 显微镜检查   取渗出液、血液涂片进行革兰染色,显微镜检查发现有荚膜或呈竹节状排列的革兰阳性大杆菌,或用特异性荧光抗体染色镜检、免疫组织化学染色技术等,结合临床症状可作出初步诊断。

3. 分离培养与鉴定   将标本接种于血琼脂平板和碳酸氢钠琼脂平板,培养后观察菌落(灰白色、粗糙型、边缘不整齐),非溶血性,用青霉素串珠试验、噬菌体裂解试验等进行鉴定。青霉素串珠试验的原理是炭疽芽胞杆菌在含微量(0.05~0.5U/ml)青霉素的培养基上,其形态变异为大而均匀的圆球形,呈串珠状排列,而其他需氧芽胞杆菌无此现象。半固体培养基上无运动型、含重碳酸盐的培养基上形成荚膜,需5%~7% CO_2。必要时还可以把检材或培养物接种于小鼠或豚鼠,2~3天动物发病,在内脏及血液中可检测出带荚膜的炭疽芽胞杆菌。炭疽芽胞杆菌与其他需氧芽胞杆菌的鉴别见表14-2。

另外可以运用ELISA方法检测炭疽毒素的抗体滴度或效价。分别取患者急性期及4周后恢复期患者的血清进行检测,抗体滴度增加4倍或者单次测定效价为>1:32,可判定为阳性。

Notes

表 14-2 炭疽芽胞杆菌与其他需氧芽胞杆菌的鉴别

性状	炭疽芽胞杆菌	其他需氧芽胞杆菌
荚膜	+	−
动力	−	+
血平板	不溶血或微溶血	多为迅速而明显溶血
NaHCO$_3$琼脂平板	黏液型菌落（有毒株）	粗糙型菌落
青霉素串珠试验	+	−
噬菌体裂解试验	+	−
动物致病力试验	+	−

(四) 防治原则

炭疽的预防重点应放在控制家畜感染和牧场的污染。①病畜应严格隔离或处死深埋，死畜严禁剥皮或煮食，必经焚毁或深埋 2 米以下；②被感染动物的产品高压灭菌灭菌处理；③适当处理衣服和手套等被感染可能性的防护材料；④用炭疽减毒活疫苗，接种对象主要是疫区牧民、屠宰畜牧人员、兽医和制皮革工人等。免疫力可持续一年。治疗以青霉素为首选药物，可与庆大霉素或链霉素联合使用，青霉素过敏者可用环丙沙星及红霉素等。

由于炭疽芽胞杆菌的特殊性，可能成为生物战剂或生物袭击的手段，对此应当提高警惕，制定好应对措施。

二、蜡样芽胞杆菌

蜡样芽胞杆菌（*B.sereus*）为革兰阳性大杆菌，芽胞可位于菌体中央、次末端或末端。在普通琼脂平板上生长良好，菌落较大、灰白色、表面粗糙似融蜡状，故名。广泛分布于土壤、水、尘埃、淀粉制品、乳和乳制品等食品中，引起食源性疾病和机会性疾病。

蜡样芽胞杆菌引起食物中毒必须达到一定的感染量，一般食物中含菌量达 10^5/g 食物以上才能发病。所引起的食物中毒分两种类型：①呕吐型：由耐热的肠毒素引起，于进食 1~5 小时后发病，主要是恶心、呕吐、腹部痛性痉挛，仅有少数有腹泻；严重者偶出现暴发性肝衰竭，病程不超过 24 小时；②腹泻性：由不耐热性肠毒素引起，潜伏期为 1~24 小时，发生胃肠炎症状，主要为腹痛、腹泻和痢疾，痛性痉挛，偶有发热和呕吐。

此外，蜡样芽胞杆菌是眼部感染的主要病原菌，可引起严重的角膜炎、眼内炎和全眼球炎等，治疗不及时易造成失明。该菌有时也会引起局限性感染和全身感染，如心内膜炎、脑膜炎、骨髓炎和肺炎等。

发生食物中毒时采取可疑食物或收集粪便及呕吐物进行检查。由于暴露于空气中的食物会在一定程度上受到该菌污染，故不能因分离出蜡样芽胞杆菌就认为是食物中毒的病原菌，须做活菌计数，当数量到达 10^5/g 食物时有诊断意义。本菌对红霉素、氯霉素和庆大霉素敏感，对青霉素、磺胺类耐药。

其他芽胞杆菌对人类几乎没有致病性，其中芽胞杆菌属的 5 个生物种（*B.thuringiensis*、*B.popilliae*、*B.sphaericus*、*B.larvae* 和 *B.lentimorbus*）是昆虫的病原菌，部分芽胞杆菌可作为生物杀虫剂。

第三节 耶尔森菌属

耶尔森菌属（*Yersinia*）属于肠杆菌科，包括鼠疫耶氏菌、小肠结肠炎耶氏菌与假结核耶氏菌

Notes

等至少11个菌种,为革兰阴性小杆菌,过氧化氢酶试验阳性,氧化酶试验阴性,微量需氧或兼性厌氧。耶尔森菌属中的鼠疫耶氏菌(*Y.pestis*)、小肠结肠炎耶氏菌(*Y.enterocolitica*)和假结核耶氏菌(*Y.pseudotuberculosis*)对人类的致病性已明确。本属细菌常先引起啮齿动物、家畜和鸟类等动物感染,人类通过与已感染的动物接触、食入污染食物或被节肢动物叮咬等途径而被感染。

一、鼠疫耶氏菌

鼠疫耶氏菌俗称鼠疫杆菌,是鼠疫的病原体。鼠疫是一种自然疫源性的烈性传染病,人类历史记载上曾发生过三次世界性大流行,死亡人数以千万计。每次大流行的菌种在代谢特点方面都有所差别,据此命名为三种生物型,即古典型、中世纪型和东方型。人类通过直接接触、剥食了染有鼠疫的动物(旱獭、绵羊等)或被染疫的鼠蚤叮咬而受染。近数十年来鼠疫的发病率已明显下降,但仍有局部散发流行,目前主要发生于亚洲、非洲和南美洲地区。我国西北等内陆地偶有散发病例,因此,鼠疫仍是我国重点监控的自然疫源性传染病。

(一)生物学性状

1. 形态与染色　革兰染色阴性,两端钝圆,两极浓染的卵圆形短小杆菌,有荚膜,无鞭毛,无芽胞(图14-2)。在不同的检材标本或培养标本中,表现出不同形态。采用死于鼠疫的尸体或动物新鲜内脏制备的印片或涂片,形态典型。但在化脓或溃疡性病灶及腐败材料中见到的细菌形态不典型,菌体膨大成球,且着色不佳。如在陈旧培养物或生长在含高盐(30g/L NaCl)的培养基上则呈多形态性,可见球形、杆形、棒形或哑铃状等。

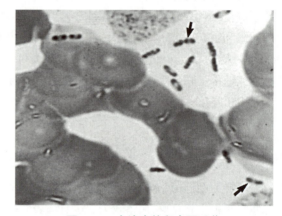

图 14-2　血液中的鼠疫耶氏菌

2. 培养特性　兼性厌氧,最适生长温度为30℃,pH为6.9~7.2。含血液或组织液的固体培养基,37℃条件下生长,24小时后可形成细小、黏稠的菌落。在肉汤培养基中生长,底部开始出现絮状沉淀物,48小时肉汤表面形成菌膜,稍加摇动菌膜呈"钟乳石"状下沉,此特征有一定鉴别意义。

3. 抗原结构　鼠疫耶氏菌的抗原结构复杂,至少有18种抗原,重要的有F1抗原、V-W抗原、外膜蛋白和鼠毒素等四种,这些抗原多由该菌质粒DNA编码,与致病性有关。

(1)F1(fraction 1)抗原:是鼠疫耶氏菌的荚膜抗原(20~50kD),由110kb质粒编码,37℃时产生,具有抗吞噬的作用,故与其毒力相关。F1抗原的免疫原性强,其相应抗体具有免疫保护作用。但F1抗原是一种不耐热的糖蛋白,100℃ 15分钟即失去抗原性。

(2)V-W抗原:由70~75kb质粒编码。V抗原存在于细胞质中,为可溶性蛋白,在37℃及含Ca^{2+}的条件下产生。W抗原位于菌体表面,是一种脂蛋白;两种抗原总是同时存在,具有抗吞噬作用,使细菌具有在宿主细胞内存活的能力,与细菌毒力有关。

(3)外膜蛋白(yersinia outer membrane proteins,Yop):其编码基因与V-W基因存在于同一质粒上,包括YopH、YopE、YopT、YopJ、YopM及YopO等。这些外膜蛋白具有抗吞噬、抑制吞噬细胞的游走和诱导吞噬细胞凋亡等作用,可抑制血小板的聚集,在致病过程中起重要作用。

(4)鼠毒素(murine toxin,MT):其编码基因与F1基因位于同一质粒上,为可溶性蛋白,是对鼠类有剧烈毒性的外毒素,1μg即可使鼠死亡,主要作用心血管系统,引起毒血症、休克。该毒素对人的致病作用还不清楚。MT具有良好的免疫原性,用甲醛处理可使其脱毒制成类毒素,用于免疫动物制备抗毒素。

4. 抵抗力　鼠疫耶氏菌对理化因素抵抗力弱。在湿热80℃ 10分钟或100℃ 1分钟死亡;5%

Notes

甲酚皂(来苏儿)或 1% 苯酚 20 分钟内可将痰液中病菌杀死,但在自然环境的痰液中能存活 36 天,在蚤粪和土壤中能存活 1 年左右。

(二)致病性与免疫性

1. 致病性 鼠疫是自然疫源性传染病,啮齿类动物是该菌的储存宿主,鼠蚤为其主要传播媒介。一般先在鼠类间发病和流行,当大批病鼠死亡后,失去宿主的鼠蚤转向人群或其他动物(如旱獭、绵羊等)。人患鼠疫后,又可通过人蚤或呼吸道等途径在人群间流行。临床常见有腺鼠疫、肺鼠疫和败血症型鼠疫。

(1)腺鼠疫(bubonic plague):以急性淋巴结炎为特点。鼠疫耶氏菌能在单核细胞内生长繁殖,沿淋巴流到达局部淋巴结,引起严重的淋巴结炎。侵犯的淋巴结多在腹股沟和腋下,引起肿胀、化脓和坏死。

(2)肺鼠疫(pneumonic plague):通过呼吸道吸入感染,也可由腺型或败血症型鼠疫蔓延而继发。患者高热寒战,咳嗽、胸痛、咯血,患者多因呼吸困难或心力衰竭而死亡,也会出现肺炎和脑膜炎的症状。死亡患者的皮肤常呈黑紫色,故有"黑死病"之称。

(3)败血症型鼠疫(septicaemia plague):重症腺鼠疫或肺鼠疫患者的病原菌也可侵入血流,从而导致败血症型鼠疫。发生高热、休克、弥散性血管内凝血、皮肤黏膜见出血点及瘀斑,全身中毒症状和中枢神经系统症状明显,多器官功能衰竭,死亡率高。

2. 免疫性 感染鼠疫耶氏菌后能获得牢固免疫力,再次感染罕见。机体主要产生针对 F1 抗原和 V-W 抗原等抗原的抗体,这些抗体具有调理吞噬、凝集细菌及中和毒素等作用。

(三)微生物学检查

1. 标本的采集 鼠疫是我国的法定甲类传染病,待检标本应送到有严格防护措施的生物安全实验室检测。对疑似鼠疫的患者,应在服用抗菌药物前按不同症状或体征,分别采取淋巴结穿刺液、痰、脑脊液、血液、咽喉分泌物等。人或动物尸体应取肝、脾、肺、淋巴结和心血等,分别装入无菌容器。腐败尸体需取骨髓。抗体检测时,可取急性期和恢复期的血清检测抗体水平。

2. 直接涂片镜检 标本直接涂片或印片,进行革兰染色或亚甲蓝染色,镜检可观察到典型形态与染色性。免疫荧光试验可用于快速诊断。

3. 分离培养与鉴定 将标本接种于血琼脂平板、麦康凯琼脂平板或 0.025% 亚硫酸钠琼脂平板等。血液标本应先接种在肉汤培养基中增菌。在液体培养基中孵育 48 小时可形成"钟乳石"现象。当分离出可疑菌落时,可作涂片染色后镜检,生化试验,血清凝集试验等进一步鉴定。还可采用噬菌体裂解试验,毒力因子,菌体脂肪酸成分等分析方法,对鼠疫耶氏菌进行菌株分型。

4. 血清学试验 若不能获得鼠疫耶氏菌,可检测人或动物血清中的抗鼠疫抗体滴度或效价。若未接种疫苗的患者,其恢复期血清效价大于等于 1∶16 时,结果为阳性并有诊断意义。同时也可以采用反向间接血凝试验等方法,检查有无鼠疫耶氏菌抗原的存在。

采用 PCR 技术检测鼠疫耶氏菌核酸,可用于鼠疫的流行病学调查和紧急情况下的检测。已建立了多重 PCR、实时荧光定量 PCR、rRNA 基因指纹图(ribotyping)、脉冲场凝胶电泳(PFGE)以及随机扩增 DNA 多态性(RAPD)等方法分析和鉴定。目前着重在筛选高特异性引物,改进扩增产物的分析方法等,以进一步提高检测鼠疫耶氏菌核酸的特异性和敏感性。

(四)防治原则

灭鼠、灭蚤是切断鼠疫传播环节,消灭鼠疫传染源的根本措施。对疫区进行隔离封锁,加强疫区的动物间和人间的鼠疫监测工作,密切注意动物鼠疫的流行动态,防止人间鼠疫的发生。一旦发现患者也应尽快隔离,以阻断其在人间的进一步流行。另外加强国境、海关检疫,警惕其作为生物武器的使用。

与患者接触者可口服磺胺嘧啶予以预防。自鼠间开始流行时,对疫区及其周围的居民、进入疫区的工作人员,均应进行预防接种。我国目前使用 EV 无毒株活疫苗,采用皮下、皮内注射或皮上划痕接种,免疫力可维持 8~10 个月。

鼠疫患者的早期诊断和及时治疗非常重要。治疗中应早期足量用药,采用链霉素、庆大霉素、磺胺类及四环素类等药物均有效。

二、小肠结肠炎耶氏菌

小肠结肠炎耶氏菌有两个亚种,其中小肠结肠炎耶氏菌小肠结肠炎亚种是引起人类小肠结肠炎的病原菌。本菌可寄居在多种动物体内,如鼠、兔、羊、牛、猪、狗等,人类通过污染食物或水等经消化道或因接触染疫动物而感染。

(一)生物学性状

1. 形态与染色 革兰阴性小杆菌,不形成芽胞、无荚膜,25℃培养时有周身鞭毛,但 37℃培养时则无鞭毛。

2. 培养特性 兼性厌氧。耐低温,在 4℃培养 2~4 周出现细小的菌落,最适温度为 25℃。在普通琼脂平板上生长良好。某些菌株在血琼脂平板上可出现溶血环,在麦康凯琼脂平板上形成不发酵乳糖的无色半透明、扁平的小菌落。该菌能分解葡萄糖、蔗糖,产酸不产气、不产生 H_2S,脲酶试验阳性。

3. 血清型 根据菌体 O 抗原可分为 50 多种血清型,只有几种血清型与人类疾病有关,且各地区致病型别也不同。我国主要为 O9、O8、O5 及 O3 等血清型。

(二)致病性

小肠结肠炎耶氏菌是一种肠道致病菌,具有侵袭性及产毒素性。V-W 抗原具有抗吞噬作用。O3、O8、O9 等菌株可产生耐热性肠毒素,与大肠埃希菌 ST 肠毒素相似。另外,某些菌株的 O 抗原与人体组织有共同抗原,可刺激机体产生抗体,引起自身免疫性疾病。

大量小肠结肠炎耶氏菌(10^8~10^9 个)侵入消化道才引起感染,该菌在肠黏膜上增殖引起炎症和溃疡,潜伏期为 4~6 天,症状包括发热、腹痛和腹泻等,腹泻为水样便或血样便。发病 1~2 周后,有些患者出现关节痛、关节炎、结节性红斑等症状。肺炎、脑膜炎及败血症等极其少见。

(三)微生物学检查与防治原则

标本取粪便、血液、手术探查材料等,根据该菌嗜冷特性,将标本置 pH7.6 的磷酸缓冲液中,于 4℃培养 2~4 周后,再接种麦康凯琼脂培养基置 25℃培养并进行鉴定。

无特异性预防手段。本菌引起的肠道感染常为自限性,不需特殊治疗。对肠道外的感染,发病时用抗生素治疗,该菌对氨基糖苷类、氯霉素、四环素、甲氧苄啶、磺胺甲基异噁唑、哌拉西林钠、第三代头孢菌素及氟喹诺酮类等敏感。

三、假结核耶氏菌

假结核耶氏菌有两个亚种,存在于多种动物的肠道中,人类感染较少,主要通过食入动物粪便污染的食物感染。由于该菌株在动物感染的脏器中形成结核结节,在人的感染部位可形成结核样肉芽肿,故称假结核耶氏菌。

本菌的形态特征和培养特性与小肠结肠炎耶氏菌相似。本菌根据菌体 O 抗原至少可分为 6 个血清型,其中 O1 血清型对人类的致病性最强。

本菌对豚鼠、家兔、鼠类等有很强的致病性,患病动物的肝、脾、肺和淋巴结等可形成多发性粟粒状结核结节。人类感染多为胃肠炎、肠系膜淋巴结肉芽肿,回肠末端炎等,后者的症状与阑尾炎相似,多发生于 5~15 岁的儿童,并易发展为败血症。少数表现为高热、紫癜,并伴有肝、脾肿大,类似肠伤寒的症状。

假结核耶氏菌的微生物学检查方法与小肠结肠炎耶氏菌类似。取粪便、血液和可疑食物等检查,多采用肠道选择性鉴别培养基,25℃培养 48 小时,根据生化反应及动力等,做出初步判断,

Notes

最后用血清学试验进行鉴定。

第四节 弗朗西斯菌属

弗朗西斯菌属（*Francisella*）的细菌是一类呈多形性的革兰阴性小球杆菌，包括土拉弗朗西斯菌（*F.tularensis*）和蜃楼弗朗西斯菌（*F.philomiragia*）两个种，其中土拉弗朗西斯菌包括4个亚种，均对人类致病，引起土拉热（Tularemia）。本病是1911~1912年在美国加州土拉地区被McCoy和Chapin发现，而土拉弗朗西斯菌首先从黄鼠中分离出，并由Edward Francis作了系统研究，故名弗朗西斯菌。本属分A、B两个生物型，所引起的疾病称为土拉热，可引起一些野生动物的感染，特别常见于野兔中，故由该菌引起的疾病又称为野兔热，人类常因接触野生动物或病畜而感染得病。

一、生物学性状

1. **形态与染色** 通常为形态微小的革兰阴性球杆状，大小为宽0.2~0.3μm，长0.3~0.7μm，经人工培养后呈现多形态性，有两极浓染现象。无芽胞，无动力在动物组织内形成荚膜。

2. **培养特性** 专性需氧，营养要求不高，在普通培养基上不易生长，常用含高铁血红素的巧克力琼脂，Thayer-Martin琼脂培养基，胱氨酸血琼脂和缓冲碳酵母浸膏琼脂等培养基，在35~37℃有CO_2条件下培养2~5天形成灰白色细小、光滑、略带黏性的菌落。

3. **抵抗力** 对热敏感，56℃ 5~10分钟即死亡。对一般化学消毒剂敏感。但对低温有很强的耐受力，在20~25℃水中可存活1~2个月，在4℃水中或湿土中可存活4个月，在0℃以下可存活9个月。

二、致病性与免疫性

1. **致病性** 土拉弗朗西斯菌的储存宿主主要是家兔和野兔（A型）以及鼠类等啮齿动物（B型）。A型导致兔子死亡及对人类引起严重的疾病，甘油发酵试验为阳性，主要经蜱、蚊、蚤、虱等吸血节肢动物叮咬传播，B型不导致兔子死亡，对人类引起温和性疾病，被啮齿动物污染的地表水是重要传染源。家禽也可能作为本菌的储存宿主。人类对土拉弗朗西斯菌易感，可通过直接接触患病的动物或被动物咬伤、节肢动物叮咬、食入污染食物等途径感染，亦可经呼吸道感染。

土拉弗朗西斯菌的致病物质主要是荚膜和内毒素。侵入力很强，能穿过完整皮肤和黏膜。人通过皮肤或呼吸道吸入50个细菌即可致病。但经口感染则需要大量的细菌才能发病。另外，菌体多糖抗原可引起速发型超敏反应，蛋白质抗原可引起迟发型超敏反应等也参与致病。

人感染2~6天内，发生炎症和溃疡，致病性强，发病较急。在节肢动物叮咬处，以局部溃疡、淋巴结肿大为特征。还引起支气管炎和局部性肺炎（肺土拉菌病）等。被感染的手指或污染物接触结膜而引起眼腺性土拉菌病，出现浅黄色肉芽肿病变，并伴有耳前腺病。土拉菌病还有腺型土拉菌病（淋巴结病）、口咽型土拉菌病和伤寒型土拉菌病（败血症）等类型。临床表现主要为发热、全身乏力、剧烈头疼、关节痛等。

2. **免疫性** 病后2~3周出现IgM和IgG抗体，可持续存在多年，但无保护作用。土拉弗朗西斯菌为细胞内寄生菌，抗感染以细胞免疫为主。

三、微生物学检查与防治原则

取患者血液、组织穿刺或活检组织检查。标本革兰染色镜检的价值不大，可用免疫荧光染色镜检，但与军团菌、布鲁菌等有交叉反应，应注意假阳性的出现。分离培养较困难，可接种于

Notes

卵黄培养基或胱氨酸葡萄糖血琼脂,37℃培养至少需3周。除观察典型菌落外,可取培养物用本菌的抗血清作薄片凝集试验进行鉴定。考虑到实验室安全,血清学实验是土拉热诊断最常用的方法,在病程中血管凝集效价呈4倍或以上增长或单份血清效价达1:160才有诊断意义。

由于该菌具有很强的感染性,在实验操作过程中尤其要注意防止实验室感染。提高警惕性是预防的关键,预防可用减毒活疫苗经皮肤划痕接种。可用链霉素或庆大霉素等治疗,治疗时间为10天左右,该菌对β-内酰胺类抗生素有抗性。

第五节　巴斯德菌属

巴斯德菌属(*Pasteurella*)细菌为两端钝圆、中央微凸的革兰阴性球杆菌,又称两极杆菌。无鞭毛,不形成芽胞,能形成荚膜。营养要求较高,需在含血的培养基上生长,在血平板上形成白色、不溶血的半透明小菌落。常寄生于哺乳动物和鸟类上呼吸道和肠道黏膜上。现发现对人类致病的有多杀巴斯德菌(*P.multocida*)和新1号巴斯德菌(*P.Newspecies*1)两种,引起巴斯德菌病。

致病物质为荚膜与内毒素。可引起低等动物的败血症和鸡霍乱。人可通过接触染病的动物而感染,所致疾病有伤口感染、脓肿、肺部感染、脑膜炎、腹膜炎、关节炎等。

实验室检查应采取患者血、痰、脑脊液或脓液等直接涂片染色镜检,并接种血平板作分离培养。根据菌落特征和形态染色的结果,再作生化反应和血清学试验进行鉴定。应用PCR扩增toxA基因可为本病确诊提供依据。

控制巴斯德菌病的主要措施是防止家畜咬伤、抓伤,伤后及时处理伤口,可选择用青霉素G、四环素或喹诺酮类抗生素治疗。

展　望

人兽共患病的危害十分惊人,每次发生和流行都给人类社会造成极大的灾难和浩劫,其毁灭性不亚于甚至超过一场战争。例如鼠疫的几次流行,不但造成了成千上万人的死亡,甚至影响了人类历史的发展。近年来人兽共患病在世界各地疫情有所回升,如细菌性人兽共患病中的布鲁菌病在我国东北和内蒙古地区发病率均呈上升趋势,需要有关部门高度重视。最近十年来,我国在人兽共患病研究与防治方面虽然取得一定成绩,但我国地域辽阔,地理景观复杂,媒介、宿主种类繁多,条件所限,仍有差距。未来应对人兽共患病,必须加强多学科合作,强化新技术的应用,对传播媒介、宿主和环境进行系统研究,才能更好地防控这类疾病。

(郭晓奎)

Notes

第十五章　其他重要细菌

本章主要介绍一群与医学相关的、但在分类上为不同种属的细菌,包括棒状杆菌属(如白喉棒状杆菌)、嗜血杆菌属(如流感嗜血杆菌)、鲍特菌属(如百日咳鲍特菌)、军团菌属(如嗜肺军团菌)、假单胞菌属(如铜绿假单胞菌)、不动杆菌属(如鲍曼不动杆菌)、窄食单胞菌属(如嗜麦芽窄食单胞菌)、气单胞菌属、莫拉菌属及李斯特菌属等细菌。这些细菌均各自具有独特的生物学特性和致病性,广泛存在于自然界的水、土壤和空气中。有些是人体皮肤黏膜表面的正常菌群,大多是机会致病菌,但在近年临床标本中检出率逐年增多,常引起医院内感染,且对多种抗生素耐药,治疗比较困难,因而在临床上受到高度重视。

第一节　棒状杆菌属

棒状杆菌属(*Corynebacterium*)的细菌因其菌体一端或两端膨大呈棒状而得名。革兰染色阳性,菌体着色不均匀,出现浓染颗粒或有异染颗粒。排列不规则,呈栅栏状。无荚膜、无鞭毛,不产生芽胞。本属细菌种类多,分布广泛,可定植于人类皮肤、上呼吸道及泌尿生殖道黏膜、眼结膜等处。主要有白喉棒状杆菌(*C.diphtheriae*)、假白喉棒状杆菌(*C.pseudodiphtheriticum*)、结膜干燥棒状杆菌(*C.xerosis*)、溃疡棒状杆菌(*C.ulcerans*)、溶血棒状杆菌(*C.aemolyticum*)、化脓棒状杆菌(*C.pyogenes*)及杰克群棒状杆菌(*C.jeikeium-CDC group JK*)等。其中引起人类传染性疾病的主要为白喉棒状杆菌,其他多为机会致病菌,形态与白喉棒状杆菌相似,统称类白喉棒状杆菌(*Diphtheroid bacalli*),可引起咽部、结膜、阴道或尿道等部位炎症。

白喉棒状杆菌

白喉棒状杆菌俗称白喉杆菌,是白喉(diphtheria)的病原体。白喉是一种常见的急性呼吸道传染病,患者咽喉部出现灰白色的假膜为其病理学特征。该菌能产生强烈外毒素,外毒素进入血液可引起全身中毒症状和组织器官损伤。

一、生物学性状

1. **形态结构**　菌体为细长、微弯曲的杆菌,一端或两端膨大呈棒状,排列不规则,呈栅栏状或 V、L、Y 等字母状。无荚膜,无鞭毛,不产生芽胞。革兰染色呈阳性,用亚甲蓝(美蓝)短时间染色菌体着色不均匀,出现深染的颗粒。用 Albert 或 Neisser 等方法染色后,这些颗粒与菌体着色不同,呈蓝黑色,称为异染颗粒(metachromatic granule),对鉴定细菌有重要意义(图 15-1)。颗粒的主要成分是核糖核酸和多偏磷酸盐,细菌衰老时异染颗粒可消失。

2. **培养与生化特性**　需氧或兼性厌氧。

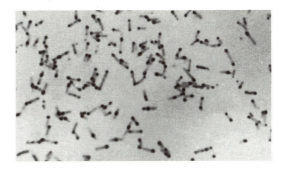

图 15-1　白喉棒状杆菌的异染颗粒(Albert 染色)

在含全血或血清培养基上,置35~37℃时,细菌生长良好。在含有凝固血清的吕氏培养基(Loeffler medium)上生长迅速,经 12~18 小时培养即可形成灰白色、圆形的小菌落,菌体形态典型,异染颗粒明显。在含 0.03%~0.04% 亚碲酸钾($K_2TeO_2 \cdot 3H_2O$)血琼脂平板上生长时,使亚碲酸钾还原为黑色的金属元素碲,故菌落呈黑色或灰色,而且亚碲酸钾还有抑制其他杂菌生长的作用。该菌在亚碲酸钾血琼脂平板上形成三种不同形态特征的菌落,分别称为重型、轻型和中间型。①重型:菌落大,呈灰色,表面光滑,无光泽,边缘不规则且有条纹,不溶血;②轻型:菌落小,呈黑色,表面光滑有色泽,边缘整齐,溶血;③中间型:菌落小,呈灰黑色,表面较光滑,边缘较整齐,不溶血。三种类型的产毒株均具有致病性,但与疾病的轻重程度无明显的对应关系。型别鉴定对流行病学分析有一定意义,在我国以轻型产毒株多见。白喉棒状杆菌在血琼脂平板上菌落为 1~2mm 灰白色、湿润、不透明的 S 型菌落,一般不溶血,轻型菌落周围有狭窄的 β 溶血环。

3. 变异性　白喉棒状杆菌形态、菌落和毒力均可发生变异。当无毒的白喉棒状杆菌携带 β-棒状杆菌噬菌体成为溶原性细菌时,便可成为产生白喉毒素的产毒株并能随细菌分裂而遗传给子代菌。

4. 抵抗力　白喉棒状杆菌对湿热较敏感,58℃ 10 分钟或 100℃ 1 分钟即可被杀死。对一般消毒剂敏感,如 5% 苯酚溶液 1 分钟、3% 来苏儿 10 分钟处理可被杀死。但对日光、寒冷和干燥抵抗力较强,在衣物、儿童玩具等多种物品中可存活数日至数周。对青霉素、氯霉素和红霉素敏感,对磺胺、卡那霉素和庆大霉素不敏感。

二、致病性与免疫性

1. 致病物质　白喉棒状杆菌侵入机体,仅在鼻腔、咽喉等局部生长繁殖,产生的白喉毒素入血,可引起机体多器官坏死性损伤,因此白喉毒素是该菌的主要致病物质。此外,其致病物质还有索状因子和 K 抗原。

(1)白喉毒素(diphtheria toxin):当 β- 棒状杆菌噬菌体侵袭无毒白喉棒状杆菌时,其编码外毒素的 *tox* 基因与宿主菌染色体整合,无毒白喉棒状杆菌则成为产毒的白喉棒状杆菌而产生白喉毒素。此毒素是一种毒性强、免疫原性强的蛋白质,含 535 个氨基酸残基,相对分子质量为 62×10^3,由 A、B 两个肽链经二硫键连接组成。A 链由 193 个氨基酸残基组成,相对分子质量为 24×10^3,耐热,耐蛋白酶的作用。A 链是白喉毒素的毒性功能区,能抑制易感细胞蛋白质的合成。B 链由 342 个氨基酸残基组成,相对分子质量为 38×10^3,不稳定,尤其对酸敏感。B 链上有两个功能区,即一个 C 末端的受体结合区和一个 N 末端转位区。B 链本身无毒性,但能通过 C 末端的受体结合区与心肌细胞、神经细胞等细胞表面受体结合,并经 N 末端转位区介导,协助 A 链进入易感细胞内。当白喉毒素 A 链进入细胞后,能将氧化型烟酰胺腺嘌呤二核苷酸(NAD^+)水解为烟酰胺和腺苷二磷酸核糖(ADPR),并催化 ADPR 与肽链合成中必需的延伸因子 2(elongation factor 2,EF2)共价结合,使 EF2 失活,从而阻断蛋白质合成,导致细胞功能障碍。

(2)索状因子(cord factor):细菌表面的一种毒性糖脂,即海藻糖 -6-6' 双分枝菌酸。它能破坏哺乳动物细胞中的线粒体,影响细胞呼吸与磷酸化。

(3)K 抗原:细菌细胞壁外面的一种不耐热糖蛋白,具有抗吞噬和黏附作用,有利于该菌在黏膜表面的定植。

2. 所致疾病　白喉棒状杆菌引起白喉。人类是白喉棒状杆菌的唯一宿主,人群普遍易感,特别是儿童感染率高。患者及带菌者是主要的传染源。细菌主要通过飞沫传播,最常侵犯的部位是咽、喉、气管和鼻腔黏膜。也可经污染物品等直接接触传播,侵犯眼结膜、外耳道、皮肤创口、阴道黏膜等。感染后细菌在鼻腔及咽喉部黏膜局部生长繁殖,并分泌白喉毒素侵入全身,引起局部炎症和毒血症。感染局部的细菌和白喉毒素可使局部黏膜上皮细胞产生炎症、渗出和坏死反应。渗出物中的纤维蛋白将炎症细胞、黏膜坏死组织和菌体凝结在一起形成一种灰白色膜状

Notes

物,称为假膜(pseudomembrane)。此假膜与黏膜下组织紧密粘连,强行剥离可引起出血。若假膜扩展至气管、支气管黏膜,可因局部黏膜水肿及假膜脱落,引起呼吸道阻塞,成为白喉早期致死的主要原因。白喉棒状杆菌一般不侵入血流,但其产生的外毒素进入血液(毒血症),并与易感的心肌细胞、外周神经及肾上腺组织细胞等结合,引起心肌炎、声嘶、软腭麻痹、吞咽困难、膈肌麻痹以及肾上腺功能障碍等。大约有 2/3 患者有心肌受损,多发生在病后 2~3 周,成为白喉晚期致死的主要原因。

3. 免疫性　白喉的免疫主要依靠抗毒素的中和作用。白喉病后、隐性感染及预防接种均可产生白喉抗毒素而使人群获得免疫力。抗毒素的作用是阻止白喉毒素 B 链与易感细胞结合,使 A 链不能进入细胞内发挥毒性作用。新生儿经胎盘自母体能获得被动免疫,出生后这种被动免疫逐渐消失。3 个月时仅 60% 有免疫力,1 岁时几乎全部易感。以往白喉患者约 50% 在 5 岁以内,近年来国家对婴幼儿及学龄前儿童普遍进行了免费预防接种,儿童及少年发病率降低,但发病年龄出现推迟现象。

三、微生物学检查

白喉的实验室诊断包括细菌学检查和细菌毒力测定两部分。

1. 标本采集　用无菌棉拭子直接从患者鼻腔、咽喉等病变部位假膜及其边缘取材。

2. 直接涂片镜检　将棉拭子标本直接涂片,用革兰、亚甲蓝、Neisser 或 Albert 染色后镜检。如有白喉棒状杆菌的典型形态、排列和异染颗粒,结合临床症状可作初步诊断。白喉的治疗是否及时与死亡率密切相关,故早期快速诊断至关重要。

3. 分离培养　将标本接种于吕氏血清斜面上,培养 6~12 小时后,取培养物作涂片镜检,检出率比直接涂片高,有助于快速诊断。延长培养至 18 小时即可见灰白色小菌落,可进一步作生化反应和毒力试验鉴定。也可将标本分别接种于血琼脂和亚碲酸钾血琼脂平板,37℃培养 24~48 小时,根据菌落特点进行鉴定。

4. 毒力试验　是鉴别产毒白喉棒状杆菌与其他棒状杆菌的重要方法。

(1) 体内法:通过豚鼠体内中和试验测定毒力。将待检菌的培养物(2ml/只)注射实验组豚鼠皮下,对照组豚鼠则于 12 小时前腹腔内注射白喉抗毒素 500U 后,再于皮下注射待检菌培养物(2ml/只)。若于 2~4 天实验组动物死亡而对照组动物存活,表明待检菌能产生白喉毒素。

(2) 体外法:常用 Elek 平板毒力试验。在含 20% 马血清的琼脂培养基平板上,铺一条浸有白喉抗毒素(1000U/ml)的滤纸条,再在培养基上与滤纸条垂直划线接种待检菌及阳性、阴性对照菌株,置 37℃孵育 24~48 小时,若待检菌产生白喉毒素,则在纸条与菌苔交界处出现白色沉淀线,无毒菌株则不产生沉淀线。此外,尚可用对流免疫电泳法或 SPA 协同凝集法检测待检菌培养物上清液中的毒素。

四、防治原则

注射白喉类毒素是预防白喉的重要措施。目前我国应用白喉类毒素、破伤风类毒素和百日咳疫苗的混合制剂(DTP 联合疫苗)进行人工主动免疫,效果良好,人群发病率和死亡率显著降低。对密切接触白喉患者的易感儿童需肌内注射 1000~2000U 白喉抗毒素进行紧急预防,同时注射白喉类毒素以延长免疫力。

对白喉患者的治疗采取早期、足量注射白喉抗毒素血清以直接中和体内的毒素,并配合选用敏感抗生素如青霉素和红霉素等进行抗菌治疗。注射抗毒素血清前需作皮肤试验。对白喉抗毒素皮肤试验阳性者可采取少量多次脱敏注射法。

Notes

第二节   嗜血杆菌属

嗜血杆菌属(*Haemophilus*)是一类无芽胞、无鞭毛的革兰阴性小杆菌,常呈多形态性。在人工培养时由于必须提供新鲜血液或血液成分(主要是X因子和V因子)才能生长,故名嗜血杆菌。该属细菌共有21个种,对人具有致病性的嗜血杆菌主要是流感嗜血杆菌(*H.influenzae*),可引起呼吸道等部位原发性化脓性感染及继发性感染。另外,杜克嗜血杆菌(*H.ducreyi*)可引起一种以生殖器部位多个痛性溃疡为主要表现的性传播性疾病,即软性下疳;埃及嗜血杆菌(*H.aegyptius*)可引起流行性结膜炎和儿童巴西紫癜热。其余嗜血杆菌如副流感嗜血杆菌(*H.parainfluenzae*)、嗜沫嗜血杆菌(*H.aphrophilus*)、副嗜沫嗜血杆菌(*H.paraphrophilus*)、溶血性嗜血杆菌(*H.paraphrophilus*)、副溶血性嗜血杆菌(*H.parahaemolyticus*)和迟缓嗜血杆菌(*H.segnis*)等多为口咽部或阴道正常菌群成员,偶可引起口腔炎、咽炎、细菌性心内膜炎等。几种主要的嗜血杆菌的特性及其致病性见表15-1。

表 15-1   几种主要的嗜血杆菌的特性及其致病性

菌种	培养特性				致病性
	X因子	V因子	CO生长	β溶血性	
流感嗜血杆菌	+	+	−	−	原发性化脓性感染及继发性感染
副流感嗜血杆菌	−	+	−	−	口腔、咽、阴道正常菌群成员,偶致心内膜炎、尿道炎
溶血性嗜血杆菌	+	+	−	+	鼻咽部正常菌群成员
副溶血性嗜血杆菌	−	+	−	+	口腔、咽部正常菌群成员,偶致咽炎、化脓性口腔炎、心内膜炎
嗜沫嗜血杆菌	(+)	−	+	−	口腔、咽部正常菌群成员,牙菌斑中常见菌,偶致心内膜炎和脑脓肿
副嗜沫嗜血杆菌	−	+	+	−	口腔、咽、阴道正常菌群成员,偶致亚急性细菌性心内膜炎、甲沟炎、脑脓肿
埃及嗜血杆菌	+	+	−	−	急性、亚急性结膜炎,儿童巴西紫癜热
杜克雷嗜血杆菌	+	−	−	−	软性下疳(性传播性疾病)

流感嗜血杆菌

流感嗜血杆菌俗称流感杆菌,是嗜血杆菌属中对人有致病性的最常见细菌。该菌是波兰细菌学家 Pfeiffer 在 1892 年世界性流感大流行时,首先从流感患者鼻咽部分离到的,当时误认为该菌是流感的病原体,故得其名。直至 1933 年 Smith 成功分离出流感病毒,才确定了流感的真正病原,但流感嗜血杆菌这一名称仍沿用至今。现知该菌是流感继发感染的常见细菌,还可引起小儿急性脑膜炎、鼻咽炎、中耳炎等原发性化脓性疾病。

一、生物学性状

1. **形态结构**   革兰阴性小杆菌或球杆菌,大小为$(0.3~0.4)\mu m \times (1.0~1.5)\mu m$。菌体的形态与菌龄和培养基关系密切,在新鲜的感染病灶标本中,形态呈一致的小球杆状,在恢复期病灶或长期人工培养物中可呈球杆状、长杆状和丝状等多种形态。无鞭毛,不形成芽胞,多数有菌毛。有毒菌株在含脑心浸液的血琼脂培养基上生长 6~18 小时形成明显的荚膜,但在陈旧培养物中往往丧失荚膜,上呼吸道正常菌群中的绝大多数流感嗜血杆菌是无荚膜菌株。

Notes

2. 基因组　流感嗜血杆菌 Rd 型是第一个被成功全基因组测序的细菌,其基因组大小约 1830kb,G+C 含量为 38mol%,编码区占 84%,预测编码基因有 1789 个,可编码 1657 种蛋白。基因组序列中包含有复制子、核糖体启动子、毒力基因、DNA 转运系统、调节子等结构。流感嗜血杆菌基因组具有多态性,但来源不同的临床株其氨基酸序列具有同源性,包括毒力因子。

3. 培养与生化特性　培养较困难,需氧或兼性厌氧,最适生长温度为 35℃。由于该菌氧化还原酶系统不完善,生长时需要 X 因子和 V 因子。X 因子存在于血红蛋白中,是氧化高铁血红素(hematin),耐高温,120℃ 30 分钟不被破坏,是细菌合成过氧化物酶、细胞色素氧化酶等呼吸酶的辅基。V 因子存在血液中,是烟酰胺腺嘌呤二核苷酸(NAD,简称辅酶 I),在细菌呼吸中起递氢体作用,耐热性稍差,120℃ 15 分钟可被破坏。流感嗜血杆菌在巧克力色血平板上生长良好,是因为在制备培养基加热时,红细胞膜上 V 因子抑制物被破坏,V 因子充分释放出来并发挥作用。培养 18~24 小时,可见无色、透明似露珠的微小菌落,48 小时后形成灰白色、圆形、透明的较大菌落。如将流感嗜血杆菌与金黄色葡萄球菌于血琼脂平板上共同培养时,由于金黄色葡萄球菌能合成较多的 V 因子,并弥散到培养基中,可促进流感嗜血杆菌生长。因此,在金黄色葡萄球菌菌落周围的流感嗜血杆菌菌落较大,而离金黄色葡萄球菌菌落越远的菌落越小,此现象称为"卫星现象(satellite phenomenon)",可用于流感嗜血杆菌的鉴定。

流感嗜血杆菌能分解葡萄糖、蔗糖,不发酵乳糖、甘露醇,对半乳糖、果糖和麦芽糖的发酵不稳定,一般粗糙型菌株比有荚膜菌株分解糖的能力强。流感嗜血杆菌根据吲哚、脲酶和鸟氨酸脱羧酶试验结果的不同被分为 8(Ⅰ~Ⅷ)个生物型。

4. 抗原与分型　有荚膜的流感嗜血杆菌有两种主要抗原:荚膜多糖抗原和菌体抗原。菌体抗原主要指外膜蛋白抗原,特异性不强。荚膜多糖抗原具有型特异性,根据此抗原,可将流感嗜血杆菌分为 a、b、c、d、e 和 f 六个血清型,其中 b 型流感嗜血杆菌(Hib)致病力最强,也是引起儿童感染最常见的菌型。流感嗜血杆菌的荚膜多糖抗原与肺炎链球菌的荚膜多糖抗原有部分共同成分,如 b 型与肺炎链球菌 15 型 A、35 型 B、6 型和 29 型之间有交叉反应。无荚膜菌株通过血清学方法无法分型,被命名为不定型流感嗜血杆菌(nontypeable-Haemphilus influenzae,NTHi)。

5. 抵抗力　流感嗜血杆菌抵抗力较弱,对热和干燥均敏感,56℃加热 30 分钟可被杀死。在干燥痰中 48 小时内死亡。对常见消毒剂也较敏感。氨苄西林和氯霉素的耐药性由质粒控制,可在细菌间转移。

二、致病性与免疫性

流感嗜血杆菌寄居于正常人上呼吸道,通常以冬季带菌率较高,发病也增多。在儿童,每年由 Hib 引起的严重病例至少有 300 万例,死亡 40 万 ~70 万例。以 4~18 个月儿童发病率最高,3 个月以下的婴儿和 6 岁以上的儿童发病减少。在发达国家由 Hib 引起的病例,以脑膜炎多见,在发展中国家该菌常引起急性呼吸道感染,每年可引起 200 万 ~300 万例肺炎。

1. 致病物质　该菌的主要致病物质为荚膜、菌毛、IgA 蛋白酶和脂多糖等。荚膜是本菌的主要毒力因子,具有抗吞噬作用;菌毛具有黏附和定植于细胞的作用;IgA 蛋白酶能水解 SIgA,可降低黏膜局部免疫力;本菌的脂多糖缺少特异性 O 侧链,故又称脂寡糖(lipooligosaccharide,LOS),能与中性粒细胞释放的防御素结合,协助细菌黏附于呼吸道纤毛细胞。LOS 含有类似于人体糖脂类碳水化合物决定基,可逃避人体的固有免疫作用。

2. 所致疾病　流感嗜血杆菌所致疾病包括原发感染和继发感染。原发性感染(外源性)多为 Hib 引起的急性化脓性感染,如化脓性脑膜炎、鼻咽炎、咽喉会厌炎、心包炎、关节炎等,严重的引起菌血症,以小儿多见。继发性感染(内源性)多由呼吸道寄居的无荚膜菌株引起。常继发于流感、麻疹、百日咳、结核病等,临床表现有慢性支气管炎、鼻窦炎、中耳炎等,以成人多见。

3. 免疫性　机体对流感嗜血杆菌以体液免疫为主。三个月以内的婴儿由于从母体获得血清

Notes

抗体而很少感染流感嗜血杆菌,随着月龄的增长抗体水平逐渐下降,感染发生的几率增高,且通常无症状,也可发展成呼吸道疾病或脑膜炎。荚膜多糖特异性抗体对机体有保护作用,可促进吞噬细胞的吞噬作用,能激活补体发挥溶菌作用。菌体外膜蛋白抗体能促进补体介导的调理作用。

三、微生物学检查

1. 标本采集　根据临床症状采集相应标本,如脑脊液、鼻咽分泌物、痰、脓汁、血液及关节抽吸物等。

2. 直接涂片镜检　特别对脑脊液和脓汁标本,直接涂片染色镜检查到革兰阴性小杆菌或多形态杆菌,结合临床表现可做出初步诊断,对脑膜炎、关节炎、下呼吸道感染等有快速诊断价值。

3. 分离培养　可将标本接种于巧克力色血琼脂平板或含脑心浸液的血琼脂平板培养基上,35℃培养 24~48 小时,根据培养特性、菌落形态、卫星现象、生化反应等进行鉴定。

4. 抗原检测　通常检测体液或脓汁中的 b 型多糖抗原,有助于快速诊断,特别是对使用了抗生素治疗的患者标本。用乳胶凝集试验鉴定 b 型抗原是最常用的方法。酶联免疫法、免疫荧光法或荚膜肿胀试验亦可获得较高的阳性结果。

5. 分子生物学技术　采用 DNA 杂交法或 PCR 技术检测标本中的细菌 DNA。

四、防　治　原　则

Hib 荚膜多糖疫苗预防接种有良好的免疫效果,据报道其有效保护率可达 93%。也可将 Hib 荚膜多糖疫苗与破伤风类毒素或白喉类毒素等载体蛋白结合,制成结合疫苗用于特异性预防。为了减少接种次数,Hib 结合疫苗通常被推荐作为多价联合疫苗成分,如白喉、破伤风、百日咳和 Hib 四联疫苗等。

治疗可选用广谱抗生素或磺胺类药物,如氨苄西林,但超过 25% 菌株通过质粒传递产生 β-内酰胺酶而具有抗药性。基本上所有菌株对较新的头孢菌素类药物敏感,静脉注射头孢噻肟有良好的效果。快速诊断和抗菌治疗可降低神经和智能缺陷。晚期流行性脑膜炎的突出表现是硬脑膜下积液,需要外科引流。

第三节　鲍　特　菌　属

鲍特菌属(*Bordetella*)是一类革兰阴性球杆菌,有 8 个菌种。其中百日咳鲍特菌(*B. pertussis*)、副百日咳鲍特菌(*B.parapertussis*)和支气管败血鲍特菌(*B.bronchiseptica*)均是引起哺乳动物呼吸道感染的病原菌,但宿主范围各不相同。百日咳鲍特菌引起人类百日咳,副百日咳鲍特菌可引起人类急性呼吸道感染,支气管败血鲍特菌主要感染动物,偶可感染人类,引起免疫缺陷患者呼吸系统疾病和菌血症。

百日咳鲍特菌

百日咳鲍特菌俗称百日咳杆菌,是人类百日咳的病原体。人类是百日咳鲍特菌唯一宿主。随着计划免疫的有效实施,百日咳已不再是导致儿童死亡的主要原因,但在未免疫儿童中,百日咳仍然是威胁生命健康的传染病之一。

一、生物学性状

1. 形态结构　为革兰阴性短杆状或椭圆形菌,大小为 (0.2~0.5)μm × (0.5~2.0)μm,多单个分散存在。当培养条件不适宜时,可出现丝状形态。用苯酚甲苯胺蓝染色,两端浓染。无鞭毛,不形成芽胞。有毒菌株有荚膜和菌毛。

Notes

2. 培养与生化特性　专性需氧,最适生长温度 35~37℃,最适 pH 6.8~7.0。生长较缓慢,倍增时间为 3.5~4 小时。营养要求高,初次分离培养用含甘油、马铃薯和血液的鲍金培养基(Bordet-Gengou medium),经 3~5 天培养后形成细小、光滑、隆起、有珠光色泽的菌落,周围有不清晰的溶血环。生化反应弱,不分解糖类,不产生吲哚,不生成硫化氢,不利用枸橼酸,不分解尿素,但氧化酶阳性,触酶阳性。

3. 抗原结构　百日咳鲍特菌新分离菌株有菌体(O)抗原和表面(K)抗原。K 抗原是该菌的表面成分,又称凝集原,包括凝集因子 1~6,它们有不同组合的血清型。凝集因子 1 为 Ⅰ 相菌共同抗原,是种特异性抗原。鉴于百日咳鲍特菌血清型的特异性,世界卫生组织(WHO)推荐在菌苗中应含有 1、2、3 因子血清型的菌株。

4. 变异性　百日咳鲍特菌常发生菌落变异。新分离菌株为 S 型,称为 Ⅰ 相菌,有荚膜,毒力强。人工培养后,逐渐形成 R 型菌落,为 Ⅳ 相菌,无荚膜,无毒力。同时其形态、溶血性、抗原构造、致病力等亦随之变异。Ⅱ、Ⅲ 相为过渡相。

5. 抵抗力　百日咳鲍特菌抵抗力较弱,对紫外线较敏感,日光直射 1 小时、56℃加热 30 分钟均可被杀死,干燥尘埃中能存活 3 天。

二、致病性与免疫性

传染源为早期患者和带菌者。儿童易感,通过飞沫传播。百日咳鲍特菌主要侵犯婴幼儿呼吸道。潜伏期为 7~14 天。感染早期有轻度咳嗽,1~2 周后出现阵发性痉挛性咳嗽,可持续数周,随后进入恢复期,全病程可达几个月。该病的主要威胁是肺部继发感染、癫痫发作、脑病和死亡。

1. 致病物质　致病物质有荚膜、菌毛及产生的多种毒素等。百日咳鲍特菌不进入血流,主要造成局部组织损伤。细菌首先附着于纤毛上皮细胞,在局部繁殖,并产生毒素,引起局部炎症、坏死,上皮细胞纤毛运动受抑制或破坏,黏稠分泌物增多而不能及时排出,导致剧烈咳嗽。主要毒素包括:①百日咳毒素(pertussis toxin,PT):由 5 个蛋白亚单位组成,是百日咳鲍特菌的主要毒力因子。作为典型的 A-B 结构外毒素,其 B 寡聚体介导毒素与呼吸道纤毛上皮细胞结合进入机体,A 亚单位具有二磷酸腺苷(ADP)转移酶活性,与细菌附着纤毛上皮细胞及引起阵发性咳嗽有关;②丝状血凝素(filamentous hemagglutinin,FHA):介导细菌黏附与定居于呼吸道纤毛上皮细胞;③腺苷酸环化酶毒素(adenylyl cyclase toxin):可迅速提高吞噬细胞内 cAMP 水平,抑制吞噬杀伤作用,并能促进呼吸道黏膜杯状细胞分泌黏液,加重对呼吸道的致病作用,该毒素也可抑制 NK 细胞的杀细胞作用;④气管细胞毒素(tracheal cytotoxin,TC):对气管纤毛上皮有特殊亲合力,抑制纤毛细胞 DNA 合成,阻遏纤毛摆动甚至使细胞坏死脱落;⑤皮肤坏死毒素(dermonecrotic toxin,DT):也称不耐热毒素,可使外周血管平滑肌强烈收缩,造成局部缺血、水肿和白细胞渗出。

2. 所致疾病　百日咳临床病程可分三期:①卡他期:类似普通感冒,有低热、打喷嚏、轻度咳嗽,可持续 1~2 周,此期传染性很强。②痉咳期:出现阵发性痉挛性咳嗽,常伴吸气吼声(鸡鸣样吼声),同时常有呕吐、呼吸困难、发绀等症状。每日激烈阵咳可达 10~20 次,一般持续 1~6 周。③恢复期:阵咳逐渐减轻,完全恢复需数周至数月不等。因病程较长,未经治疗,咳嗽症状可持续 2~3 个月,故称"百日咳"。若治疗不及时,少数患者可发生肺炎链球菌、金黄色葡萄球菌和溶血性链球菌等继发感染,出现肺炎、中耳炎等。

3. 免疫性　机体感染百日咳鲍特菌后能出现多种特异性抗体,如抗 PT 或抗 FHA 的 IgM、IgG、IgA 抗体等,有一定保护作用。但目前认为局部黏膜免疫起主要作用,局部 SIgA 具有抑制病原菌黏附气管上皮细胞的作用。病后可获得持久免疫力,很少再次感染。

三、微生物学检查

取鼻咽拭子或鼻腔洗液直接接种于鲍金培养基进行分离培养,观察菌落并进行染色镜检和

Notes

生化反应鉴定,进而用百日咳鲍特菌Ⅰ相免疫血清作凝集试验进行血清型鉴定。荧光抗体法检查标本中抗原,可用于早期快速诊断。也可用 ELISA 法检测患者血清中抗 -PT 或抗 -FHA 的 IgM 和 IgA 抗体进行血清学早期诊断。

四、防治原则

预防百日咳主要依靠疫苗接种。WHO 规定制备疫苗菌株必须用含有 1、2、3 型凝集因子的Ⅰ相菌株。百日咳疫苗包括全细胞百日咳(死)疫苗(whole cell pertussis vaccine,wP)和仅含抗原的无细胞疫苗(acellular pertussis vaccines,aP)两种。与 wP 相比,aP 的不良反应发生率更低。目前大多采用无细胞百日咳疫苗与白喉类毒素、破伤风类毒素等制成联合疫苗(DTaP)进行预防,效果良好。治疗首选红霉素、氨苄西林等。

第四节　军 团 菌 属

军团菌属(*Legionella*)是一类无芽胞革兰阴性杆菌,广泛分布自然界,尤其适宜温暖潮湿地带的天然水源及人工冷、热水管道系统中。1976 年 7 月在美国费城召开的一次退伍军人大会期间,突然暴发了一种原因不明的肺炎,当时称为军团病(legionnaires disease)。后来从死亡者肺组织中分离出一种新的革兰阴性杆菌,命名为军团菌。1984 年,该菌被正式命名为军团菌属。此后在全球许多国家均有军团菌病的发生。我国 1982 年首次报道该菌的感染,至今已发生了十余起暴发流行。本属细菌现已有 50 个种、70 个血清型,已从人体分离出 19 个菌种,其中对人致病的主要为嗜肺军团菌(*L.pneumophila*)。

嗜肺军团菌

嗜肺军团菌广泛存在于自然界淡水、土壤和人工管道的水源中,经污染的空气传播,主要引起军团菌病,也是引起医院感染的病原菌之一。

一、生物学性状

1. 形态结构　嗜肺军团菌为革兰阴性杆菌,不易着色。菌体形态易变,在组织中呈短杆状,在人工培养基上成长丝状或多形性。常用 Giemsa 染色(呈红色)或 Dieterle 镀银染色(呈黑褐色)(图 15-2)。有 1 至数根端鞭毛或侧鞭毛,有菌毛,有微荚膜,但不形成芽胞。

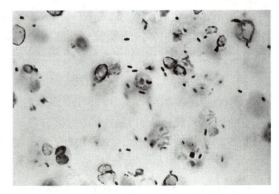

图 15-2　嗜肺军团菌 Dieterle 镀银染色

2. 培养与生化特性　为专性需氧菌,2.5%~5%CO_2 可促进生长。最适温度为 35℃,最适 pH 6.4~7.2。兼性胞内寄生,生长需要多种元素,如钙、镁、铁、锰、锌和钼。营养要求较高,生长时需要 L- 半胱氨酸、甲硫氨酸等。在活性炭 - 酵母浸出液琼脂(buffercarboyeast extract agar,BCYE)培养基上,3~5 天可形成 1~2mm、灰白色有光泽的 S 型菌落。若在 BCYE 培养基中加入 0.1g/L 溴甲酚紫,菌落呈浅绿色。该菌不发酵糖类,可液化明胶,触酶阳性,氧化酶阳性或弱阳性,不分解尿素,硝酸盐还原试验阴性。

3. 抗原与分型　主要有菌体(O)抗原和鞭毛(H)抗原。根据 O 抗原将本菌分为 1~16 个血清型。其中 1 型是从人群分离到的最常见血清型,也是 1976 年军团病的病原菌。我国主要流行的是 1 型和 6 型。该菌的外膜蛋白具有良好的免疫原性,能刺激机体产生免疫应答。

Notes

4. **抵抗力** 该菌抵抗力较强,在适宜的环境中可较长期存活。如在 36~70℃ 热水中能够存活,在蒸馏水中可存活 100 天以上,在下水道可存活 1 年,原因是因为该菌能与一些常见原虫、微生物形成共生关系,可寄生于阿米巴变形虫内而保持致病活力。对常用化学消毒剂、干燥、紫外线较敏感。但对氯或酸有一定抵抗力,如在盐酸中可存活 30 分钟,利用这一特点处理标本可去除杂菌。

二、致病性与免疫性

嗜肺军团菌多流行于夏秋季节,既可暴发流行也可散发。主要经飞沫传播。带菌飞沫、气溶胶被直接吸入下呼吸道,引起以肺为主的全身性感染。

1. **致病物质** 致病物质包括菌毛、微荚膜、外膜蛋白、多种酶类、毒素和溶血素等。细菌可通过外膜蛋白、菌毛等菌体表面结构黏附于肺泡上皮细胞、巨噬细胞、中性粒细胞等靶细胞,并诱导靶细胞的吞噬作用。进入靶细胞后通过毒力因子的作用,干扰吞噬体的磷脂双层结构,抑制吞噬体与溶酶体融合,使吞噬体内的细菌在吞噬细胞内生长繁殖,并通过细菌的IV型和II型分泌系统分泌毒素和酶类,如细胞毒素、溶血素、磷脂酶、蛋白激酶等,逃逸吞噬细胞的杀伤作用,并引起肺组织损伤。此外,内毒素的毒性作用也参与发病过程。

2. **所致疾病** 军团菌病临床上有三种感染类型,即流感样型、肺炎型和肺外感染型。流感样型亦称庞蒂亚克热(Pontiac fever),为轻症感染,表现为发热、寒战、肌肉酸痛等症状,持续 3~5 天症状缓解,预后良好,X 线无肺炎征象。肺炎型亦称军团菌肺炎,起病急骤,以肺炎症状为主,伴有多器官损害。患者出现高热寒战、头痛、肌痛剧烈,开始干咳,后出现脓痰或咯血,常伴有中枢神经系统和消化道症状,不及时治疗可导致死亡,死亡率可达 15%~20%。肺外感染型,为继发性感染,出现脑、肾、肝等多脏器感染症状。

3. **免疫性** 嗜肺军团菌是兼性胞内寄生菌。细胞免疫在机体抗菌感染过程中起重要作用。由细胞因子活化的单核细胞,可抑制胞内细菌的生长繁殖。抗体及补体则能促进中性粒细胞对胞外细菌的吞噬和杀伤作用。

三、微生物学检查

采集下呼吸道分泌物、肺活检组织或胸腔积液等标本进行细菌学检查。用 BCYE 培养基分离细菌,再根据培养特性、菌落特征、生化反应作出鉴定,并对细菌进行血清学分型,但往往结果出现较晚。可将标本用已知荧光标记抗体进行直接荧光试验,既特异又可作快速诊断。也可用 ELISA、RIA 及乳胶凝集试验等检测标本中该菌特异性抗原或用 PCR 技术检查该菌核酸进行快速诊断。取患者双份血清,采用间接荧光抗体法检测特异性 IgG,抗体效价 4 倍或以上升高有诊断意义。

四、防治原则

目前尚无嗜肺军团菌特异性疫苗。医院空调冷却水、辅助呼吸机等所产生的气溶胶颗粒中能检出此菌。因此,应加强水源管理及人工输水管道和设施的消毒处理,防止军团菌造成空气和水源的污染,是预防军团菌病扩散的重要措施。治疗军团菌病可首选红霉素或克拉霉素。

第五节 假单胞菌属

假单胞菌属(*Pseudomonas*)为一群需氧、有鞭毛、无芽胞的革兰阴性小杆菌,属于假单胞菌科(*Pseudomonadaceae*)的 rRNA 同源 I 群,与医学关系密切的有 7 个菌种,包括铜绿假单胞菌(*P.aeruginosa*)、荧光假单胞菌(*P.fluorescens*)、恶臭假单胞菌(*P.putica*)、斯氏假单胞菌

Notes

（*P.stutzeri*）、曼多辛假单胞菌（*P.mendocina*）、产碱假单胞菌（*P.alcaligenes*）和假产碱假单胞菌（*P.pseudoalcaligenes*）。人类非发酵菌感染中，假单胞菌占 70%~80%，主要为铜绿假单胞菌，其他如荧光假单胞菌、恶臭假单胞菌、产碱假单胞菌也较为常见。若患者输入了被荧光假单胞菌污染的血液或血制品后，可出现败血症或严重的休克。

铜绿假单胞菌

铜绿假单胞菌俗称绿脓杆菌，广泛分布于自然界、人和动物体表及肠道中，是一种常见的机会致病菌。由于在生长过程中产生绿色水溶性色素，感染后的脓汁或敷料上出现绿色，故得其名。

一、生物学性状

1. 形态结构　为革兰阴性杆菌，一般大小约为（0.5~1.0）μm×（1.5~3.0）μm，呈球杆状或长丝状。无芽胞，有荚膜，单端有 1~3 根鞭毛，运动活泼。临床分离的菌株常有菌毛。

2. 培养与生化特性　专性需氧，在普通培养基上生长良好，最适生长温度为 35℃，在 4℃不生长而在 42℃可生长是铜绿假单胞菌的一个特点。最适产毒温度为 26℃。pH 5~7 范围内生长较好，产生带荧光的青脓素（pyoverdin）和蓝绿色水溶性的绿脓素（pyocyanin），故使培养基变为亮绿色。在液体培养基中呈混浊生长，常在其表面形成菌膜。铜绿假单胞菌能够分解葡萄糖，产酸不产气，但不分解甘露醇、麦芽糖、蔗糖和乳糖。分解尿素，氧化酶阳性，不形成吲哚。

3. 抗原结构　铜绿假单胞菌有菌体（O）抗原和鞭毛（H）抗原。O 抗原包括两种成分，一种是脂多糖，另一成分是原内毒素蛋白（original endotoxin protein，OEP）。OEP 是一种免疫原性较强的高分子抗原，其抗体不仅对同一血清型细菌有特异性保护作用，且对不同血清型的细菌也有共同保护作用。OEP 广泛存在于一些革兰阴性细菌中，包括其他种类的假单胞菌、大肠埃希菌、肺炎克雷伯菌和霍乱弧菌等，是一种具有重要生物学活性的类属抗原。

4. 抵抗力与耐药性　抵抗力较其他革兰阴性菌强，对多种化学消毒剂与抗生素有抗性或耐药性；56℃需 1 小时才可杀死细菌。铜绿假单胞菌具有多重耐药的特性，能天然抵抗多种抗菌药物。其耐药机制与细菌产生抗生素灭活酶或修饰酶、形成生物膜、外膜屏障及主动转运系统阻止药物到达其靶位点等有关。在治疗过程中，细菌可通过突变产生耐药，如微孔蛋白突变，阻止抗生素由外膜进入胞质。近年来耐亚胺培南的铜绿假单胞菌逐年增多，与该菌产生的 B 类金属酶（MBLs）有关。

二、致病性与免疫性

铜绿假单胞菌为机会致病菌，对健康人一般不致病，但对于免疫功能低下或缺陷的患者，容易导致严重的感染，甚至危及生命。例如在囊性纤维化、弥漫性泛细支气管炎、慢性阻塞性肺部疾病、艾滋病、糖尿病、癌症、器官移植、血液透析、特护病房的重症病患及烧伤等住院患者中，铜绿假单胞菌常引起严重的局部慢性感染和全身性感染，甚至败血症和休克。

1. 致病物质　铜绿假单胞菌能产生多种致病物质，除外细菌结构如菌毛、荚膜、鞭毛、脂多糖和Ⅲ型分泌系统外，该菌还可以向胞外分泌多种毒性因子，如外毒素 A、胞外酶、密度感应系统（QS 系统）信号分子、色素、鼠李糖脂（rhamnolipid）和铁离子螯合剂等（表 15-2）。该菌的 QS 系统不仅在调控各种毒力因子表达中起重要作用，而且其信号分子本身也是一种毒性因子，并能影响宿主免疫功能。此外，铜绿假单胞菌能附着于固体表面形成生物膜，生物膜的形成不仅可以帮助细菌抵抗机体免疫系统的作用，而且能增强细菌对抗生素的耐受性。

Notes

表 15-2　铜绿假单胞菌的主要致病物质

致病物质	生物学活性
菌毛	对宿主细胞具有黏附作用
鞭毛	介导细菌的游动性和趋化性,并可以附着于黏液的主要成分黏蛋白上
荚膜多糖	抗吞噬作用
脂多糖	致发热、休克、DIC 等
Ⅲ型分泌系统	可将外毒素直接注射到宿主细胞
外毒素 A	抑制蛋白质合成,引起组织坏死
绿脓素	催化超氧化物和过氧化氢产生有毒氧基团,引起组织损伤
蛋白分解酶	分解蛋白质,损伤多种细胞和组织
胞外酶 S	抑制蛋白质合成
弹性蛋白酶	降解弹性蛋白,引起肺实质损伤和出血
碱性蛋白酶	损伤组织、抗补体、灭活 IgG、抑制中性粒细胞的功能
磷脂酶 C	分解脂质和卵磷脂,损伤组织细胞
QS 系统信号分子	调控细菌各种毒力因子表达,同时影响宿主免疫功能
鼠李糖脂	杀死中性粒细胞,并促进细菌生物膜形成
铁离子螯合剂	结合非游离铁离子促进细菌生长和其他生理活动

2. 所致疾病　铜绿假单胞菌广泛分布于医院环境中,在各种原因引起的人体免疫功能低下时,可引起皮肤感染、烧伤感染、呼吸道感染、泌尿道感染等,亦可导致心内膜炎、脓胸、败血症及婴儿严重的流行性腹泻。在医院感染中由该菌引起者占 10% 左右。在某些特殊病房中,如烧伤和肿瘤病房、各种导管和内镜的治疗与检查室内,铜绿假单胞菌的感染率可高达 30%。临床观察发现,烧伤创面最常见的革兰阳性菌为金黄色葡萄球菌,而最常见的革兰阴性菌为铜绿假单胞菌和鲍曼不动杆菌,其中铜绿假单胞菌引起的创面感染危害最大,由于生物膜的形成和多重耐药菌株的出现,治疗十分棘手。此外,铜绿假单胞菌在糖尿病足感染中,与金黄色葡萄球菌一样成为糖尿病足部伤口中分离率最高的病原菌。铜绿假单胞菌是青少年和成年期囊性纤维化患者、弥漫性泛细支气管炎患者、慢性阻塞性肺部疾病患者的慢性呼吸系统感染的主要病原菌,感染能明显加快气道和肺的破坏过程,与疾病的不良预后有重要关系。

3. 免疫性　中性粒细胞的吞噬作用在抗铜绿假单胞菌感染中起重要作用。感染后产生的特异性抗体,尤其是分泌型 IgA 的黏膜表面免疫也有一定的抗感染作用。

三、微生物学检查

按疾病和检查目的不同分别采取炎症分泌物、脓液、血液、脑脊液等标本,以及医院病区或手术室的物品、医疗器材等。

将标本接种于血琼脂平板,培养后根据菌落特征、色素及生化反应等鉴定。血清学、绿脓素及噬菌体分型可供流行病学、医院内感染追踪调查等使用。

四、防治原则

铜绿假单胞菌可由各种途径传播,主要是通过污染医疗器具及带菌医护人员引起的医源性感染,应对医院感染予以重视。已研制出多种铜绿假单胞菌疫苗,其中以 OEP 疫苗具有不受菌型限制,保护范围广,毒性低等优点。常用的抗生素包括 β- 内酰胺类、氨基糖苷类、喹诺酮类和

Notes

多肽类,但由于耐药菌株逐年增加,临床用药最好根据药敏试验结果选择敏感药物。另外,卤化呋喃类产物(furanones)具有抑制革兰阴性杆菌 QS 系统的作用,有望成为新的抗菌药物。

第六节 不动杆菌属

不动杆菌属(*Acinetobacter*)是莫拉菌科的一群专性需氧、不发酵糖类、氧化酶阴性、不能运动的革兰阴性球杆菌。广泛分布于土壤和水中,易在潮湿环境中生存,黏附力极强,易黏附在各类医用材料上,成为贮菌源。也存在于健康人的皮肤、咽、结膜、唾液、胃肠道及阴道分泌物中,是典型的机会致病菌,容易造成医院内感染。根据 DNA-DNA 杂交将不动杆菌属分为 25 个 DNA 同源组(DNA homology group),或称基因种(*Genomospecies*)。从临床标本中分离出的不动杆菌包括鲍曼不动杆菌(*A.baumannii*)、醋酸钙不动杆菌(*A.calcoaceticus*)、鲁菲不动杆菌(*A.lwoffii*)、溶血不动杆菌(*A.haemolyticus*)、琼氏不动杆菌(*A.junii*)、约翰逊不动杆菌(*A.johnsonii*)和抗辐射不动杆菌(*A.radioresistens*)等,其中鲍曼不动杆菌最为常见。

鲍曼不动杆菌

鲍曼不动杆菌是最常见的导致医院内感染的病原菌之一,其临床检出率仅次于铜绿假单胞菌,可以引起包括下呼吸道感染、菌血症、泌尿系统感染、呼吸机相关性肺炎在内的各类感染。临床上分离到的鲍曼不动杆菌多数为多重耐药菌株甚至泛耐药菌株,常常导致抗感染失败或者疗程延长,因此日益受到重视。

一、生物学特性

1. 形态结构 鲍曼不动杆菌为革兰阴性球杆菌,常成双排列,菌体大小为(1.2~1.5)μm ×(2.0~2.5)μm,黏液型菌株有荚膜,不形成芽胞,无鞭毛。

2. 培养与生化特性 专性需氧,营养要求一般,普通培养基上生长良好,血琼脂平板上生长旺盛。最适生长温度为 35℃,但有些菌株可在 42℃生长。

3. 抵抗力与耐药性 鲍曼不动杆菌具有顽强的生存能力,可以在多种环境中存活。该菌对湿热、紫外线及化学消毒剂有较强抵抗力,常规消毒只能抑制其生长而不能杀灭。该菌对常用的第 3、4 代头孢类、氨基糖苷类、磺胺类以及碳青霉烯类抗菌药物耐药率均呈上升趋势。其耐药机制与其产生 β- 内酰胺酶、膜孔蛋白突变、外膜通透性较低以及青霉素结合蛋白缺失等有关。

二、致病性与免疫性

鲍曼不动杆菌入侵宿主后,可以在宿主体内长期存活,同时引起宿主细胞严重损害,因此其毒力因子可能在入侵、增殖、杀伤过程中发挥重要作用。

1. 致病物质 近几年,通过全基因组测序、基因敲除技术,结合多种动物模型,确定了鲍曼不动杆菌的主要毒力因子,包括外膜蛋白 A、脂多糖、荚膜多糖、磷脂酶等。外膜蛋白 A 协助鲍曼不动杆菌黏附和形成生物膜,避免被清除,并增强该菌在多种环境中的生存能力。磷脂酶主要包括磷脂酶 C 和 D,这些酶通过裂解宿主细胞膜的磷脂,促进鲍曼不动杆菌侵入宿主细胞,导致宿主细胞裂解。

2. 所致疾病 鲍曼不动杆菌主要通过接触和空气等途径传播,在老年患者、早产儿和新生儿、广谱抗菌药物或免疫抑制剂应用者、以及手术创伤、严重烧伤、气管切开或插管、行静脉导管和腹膜透析等患者中,引起黏膜、创面及器官的局部化脓性感染,并可进入血液循环引起菌血症。

3. 免疫性 中性粒细胞的吞噬作用和体液免疫在抗鲍曼不动杆菌感染中起重要作用。研究发现 CD14 和 TLR-4 在清除鲍曼不动杆菌肺部感染时起作用,说明该菌脂多糖可以激活宿主

Notes

的固有免疫应答。

三、微生物学检查

取相应患病部位的标本,如痰、尿液、血液或感染伤口脓液标本等,根据细菌形态、培养特性及生化反应作出诊断。

四、防 治 原 则

预防主要是加强医护人员的洗手,防止交叉感染,且医疗器械应严格消毒,避免医源性感染。由于本菌耐药性强,经常出现多重耐药现象,在使用抗生素时应参考药敏试验结果,选择敏感有效的抗生素进行治疗。

第七节 窄食单胞菌属

窄食单胞菌属(*Stenotrophomonas*)是一类不发酵糖类、氧化酶阴性、触酶阳性、带有丛鞭毛的革兰阴性杆菌。广泛分布于自然环境中,主要存在于水体、植物根系、人和动物的体表及体内。属于假单胞菌科的 rRNA 同源 V 群,共有 6 个菌种,嗜麦芽窄食单胞菌(*S.maltophilia*)是最先发现的一个菌种,也是该属中主要致人类疾病的细菌。*S.africana* 为窄食单胞菌的一个新种,1997年从卢旺达一个 HIV 阳性伴有脑膜炎患者的脑脊液中分离出来。

嗜麦芽窄食单胞菌

近年来随着临床上抗生素的应用,嗜麦芽窄食单胞菌在非发酵杆菌中的分离率呈直线上升趋势,仅次于铜绿假单胞菌和鲍曼不动杆菌,居非发酵菌第 3 位,且对多种抗生素耐药,是人类重要的机会致病菌和医院感染菌。

一、生物学性状

1. **形态结构** 嗜麦芽窄食单胞菌为革兰阴性杆菌,大小约$(0.7\sim1.8)\mu m \times (0.4\sim0.7)\mu m$,有丛鞭毛,因此具有动力。不形成芽胞,无荚膜。

2. **培养与生化特征** 专性需氧,营养要求一般,最适生长温度 35℃,4℃不生长,42℃近半数生长。在血琼脂平板和普通营养琼脂培养基上生长良好,经 35℃培养 18~24 小时,菌落中等大小,光滑湿润,产生黄色色素。在血琼脂平板上生长的菌落产生强烈的氨味,不产生溶血环。该菌生化反应不活跃,营养谱有限,对葡萄糖只能缓慢利用,但能快速分解麦芽糖而迅速产酸,故得名。还原硝酸盐为亚硝酸盐,氧化酶阴性,DNA 酶阳性,水解明胶和七叶苷,赖氨酸脱羧酶阳性。

3. **抵抗力与耐药性** 该菌在潮湿环境易于生长繁殖,而在干燥物品上则不易生长。对一般化学消毒剂有较强抵抗力。该菌具有多重耐药性,对 β- 内酰胺类、喹诺酮类、氨基糖苷类及碳青霉烯类等抗菌药物均可表现出耐药性,其耐药机制包括:①外膜低渗透性,抗菌药物难以通过外膜进入细菌细胞内;②产生 β- 内酰胺酶,其产生的 β- 内酰胺酶可分为两类,即 XM-A 和 XM-B。XM-A 为碳青霉烯酶,可以水解亚胺培南,因此嗜麦芽窄食单胞菌对亚胺培南表现出天然耐药;而 XM-B 可以水解多种头孢菌素,因此该菌也表现出对头孢类药物具有较高的耐药性。

二、致病性与免疫性

嗜麦芽窄食单胞菌广泛分布于水、土壤、植物根系和食物中,也可从健康人咽部、痰液、粪便中检出。同时该菌也是人和动物皮肤、胃肠道及呼吸道常见的定植菌,具有黏附性,能够耐受常

Notes

规消毒,在医院环境和医务人员皮肤上的分离率更高,从而使得感染机会大大增加。该菌还对山羊、鳄鱼、鲶鱼、猪等动物,以及水稻等植物致病。因此,嗜麦芽窄食单胞菌是人、畜、水产动物和水稻等植物共同的病原菌。

1. 致病物质 嗜麦芽窄食单胞菌致病的机制与毒力因子不完全清楚,可能与其产生的弹性蛋白酶、脂酶、黏多糖酶、透明质酸酶、DNA 酶和溶血素等有关。

2. 所致疾病 嗜麦芽窄食单胞菌感染后可引起肺炎、菌血症、败血症、心内膜炎、脑膜炎、腹膜炎、伤口感染、眼部感染、纵隔炎及牙周炎等;该菌也可引起骨骼、关节、泌尿道、消化道及软组织等感染。死亡率可高达 43% 以上。死亡率如此高的主要原因是由于该菌具有多重耐药性,导致其对目前大多数的抗菌药物不敏感;其次是该菌对一些最初敏感的抗菌药物在治疗过程中很快产生耐药,从而导致治疗失败。

人类嗜麦芽窄食单胞菌感染的易感因素有机体自身和医源性两类。机体自身因素包括年龄和基础性疾病等,老年人是高危易感者,基础性疾病如肿瘤、慢性呼吸系统疾病、糖尿病、尿毒症和艾滋病等;医源性因素包括不合理使用广谱抗菌药物、介入性医疗操作(如各种插管、人工瓣膜和引流管等)、化疗、放射治疗和未严格执行消毒措施等。

该菌感染的大部分患者有发热、寒战、腹胀、乏力和淡漠等临床表现,同时伴有中性粒细胞数量减少,病情危重并发症可出现休克、弥散性血管内凝血、多器官衰竭综合征等。

三、微生物学检查

取相应患病部位的标本,如血液、痰、尿液或感染伤口脓液标本等,根据细菌形态、培养特性及生化反应如能快速分解麦芽糖等作出诊断。

四、防治原则

预防主要加强医护人员的洗手,防止交叉感染,注意医疗器械应严格消毒,避免医源性感染。该菌具有多重耐药性,治疗应参考药敏试验结果,选择敏感有效的抗生素。

第八节　莫 拉 菌 属

莫拉菌属(*Moraxella*)为革兰阴性球杆菌,与不动杆菌属同属莫拉菌科,共有 15 个种。医学上重要的有:卡他莫拉菌(*M.catarrhalis*)、非液化莫拉菌(*M.nonliquefaciens*)、腔隙莫拉菌(*M.lacunata*)、奥斯陆莫拉菌(*M.osloensis*)、亚特兰大莫拉菌(*M.atlantae*)等。该属细菌可从人类或温血动物体内检出,属机会致病菌,感染多发生于肿瘤及化疗、放疗等免疫功能低下的患者。

卡他莫拉菌首次发现于 1896 年,当时称之为卡他微球菌(*Micrococcus catarrhalis*),尔后又称为卡他奈瑟菌(*Neisseria catarrhalis*)和卡他布兰汉菌(*Branhamella catarhalis*)。该菌革兰染色阴性,菌体大小 $1.5\mu m \times 0.5\mu m$,多形性,幼龄菌为细杆状,老龄菌多为球形。成双或短链状排列,在痰液中常呈肾形双球菌状,存在于吞噬细胞内或外。无鞭毛。营养要求较高,血琼脂平板上经 24~48 小时后出现针尖样大小、光滑、不溶血菌落。本菌不发酵糖类,吲哚试验阴性,氧化酶阳性,触酶阳性。

卡他莫拉菌是上呼吸道正常菌群成员,当机体免疫力低下时,可单独或与其他细菌共同引起黏膜卡他性炎症、鼻窦炎、急性咽喉炎、支气管炎、肺炎、急性中耳炎或脑膜炎等。该菌是引起呼吸道感染的第 3 位最常见病原菌,仅次于流感嗜血杆菌和肺炎链球菌。其致病物质主要有内毒素、黏附因子、外膜蛋白等。卡他莫拉菌表面的 CD 蛋白是一种黏附因子,可黏附到人体肺癌上皮细胞 A549,也可与人体鼻咽部、中耳腔以及支气管黏蛋白特异性结合,使卡他莫拉菌更有利于黏附于人体呼吸道。卡他莫拉菌感染可激活患者的黏膜免疫系统,产生黏膜抗体 SIgA,亦

Notes

可产生 IgG 抗体。

卡他莫拉菌的 β- 内酰胺酶产生率高达 90% 以上,故临床治疗这类感染时,应根据药敏试验结果选用抗生素。该菌产生的 β- 内酰胺酶不仅对产酶菌株有保护作用,而且在对同时有肺炎链球菌和(或)流感嗜血杆菌联合感染的治疗中,有灭活 β- 内酰胺类抗生素的作用。因此,卡他莫拉菌无论是纯培养阳性,或是混合培养阳性均有临床重要性。

第九节　气单胞菌属

气单胞菌属(*Aeromonas*)属于气单胞菌科,有 30 个菌种,其中嗜水气单胞菌嗜水亚种(*A. hydrophila subsp.hydrophila*)和豚鼠气单胞菌(*A.caviac*)为主要致病菌,可引起人类胃肠炎、食物中毒、败血症及创伤感染等。

气单胞菌为革兰阴性杆菌,大小约(1~4)μm×(0.1~1)μm,有单端鞭毛,有荚膜,不形成芽胞。需氧或兼性厌氧,生长温度范围广(0~45℃),最适生长温度为 30℃。营养要求不高,在普通培养基上,置 35~37℃培养 24~48 小时形成 1~3mm 大小、凸起、灰白色、半透明、光滑湿润的菌落;在血琼脂上除豚鼠气单胞菌外,大多数致病性菌株有 β 溶血环,3~5 天后菌落从灰白色转为暗绿色;在肠道选择培养基上可生长,并易与肠杆菌科细菌混淆,可通过氧化酶试验阳性与肠杆菌科细菌区别;在 TCBS 琼脂(thiosulfate citrate bile salts sucrose agar)上生长不良;液体培养基中呈均匀混浊。气单胞菌能利用 D- 葡萄糖作为唯一或主要碳源和能量来源,发酵葡萄糖以及其他许多糖类产酸或产酸产气,氧化酶和触酶试验均阳性,可还原硝酸盐为亚硝酸盐。

嗜水气单胞菌是一种典型的人兽共患病原菌,为水中常居菌,在海水、河水、湖水、游泳池水、供水系统和下水道等环境中均有检出。嗜水气单胞菌是夏秋季腹泻的常见病原菌,由进食细菌污染的水和食物等引起感染,多见于儿童,临床上可表现为急性水样泻,或痢疾样腹泻,伴有腹痛和黏液脓血便,在成人也可表现为慢性间歇性腹泻。外伤感染常见于接触河水、污泥的皮肤伤口,轻者仅有局部溃疡,重者可发生蜂窝织炎。主要为创伤感染和菌血症。在免疫缺陷的人群,如肝病患者或恶性肿瘤患者,本菌可由伤口或肠道侵入血流引起败血症、骨髓炎、脑膜炎、盆腔脓肿、腹膜炎、膀胱炎和眼炎等,死亡率高。嗜水气单胞菌产生多种致病物质如外毒素、胞外蛋白酶、S 层蛋白、菌毛、外膜蛋白和脂多糖等,其中外毒素是最主要的致病因子。外毒素包括气溶素(aerolysin)、溶血素和肠毒素。气溶素是气单胞菌的主要外毒素,是具有溶血性、肠毒性和细胞毒性的单一多肽,其成熟蛋白可与真核细胞表面的特定糖蛋白受体相结合,插入脂质双层中,破坏细胞膜的渗透性而导致细胞死亡。气溶素的肠毒性机制与霍乱毒素相似,毒素结合到肠上皮细胞膜上的腺苷酸环化酶,导致细胞内 ATP 转化为 cAMP。

根据不同疾病分别采取粪便或肛拭、血液、脓汁、脑脊液和尿液等标本进行微生物学检查。用血平板和选择性培养基同时进行分离培养,对分离菌落作氧化酶、吲哚试验等进行鉴定,并注意与弧菌属和邻单胞菌的鉴别,必要时用分子生物学技术对气单胞菌的基因进行鉴定。治疗可用氨基糖苷类抗生素、氯霉素和喹诺酮类抗菌药物,对青霉素、头孢菌素和红霉素有较高耐药性。

第十节　李斯特菌属

李斯特菌属(*Listeria*)为一类革兰阳性无芽胞兼性厌氧杆菌,对外界环境耐受性较强,可在较高的盐浓度(10%NaCl)以及较宽的 pH(pH 4.5~9)和温度范围(3~45℃)内生长。李斯特菌常生活于土壤、河水、植物、屠宰场废弃物及动物源食品中。该属细菌目前已发现 10 个菌种,其中主要是产单核细胞李斯特菌(*L.monocytogenes*)对人类致病,引起李斯特菌病,主要表现为胃肠炎、脑膜炎和败血症等。

Notes

产单核细胞李斯特菌的形态为革兰阳性球杆状,常成双排列,有鞭毛,无芽胞,可产生荚膜,在 25℃ 形成周鞭毛,动力活泼,但在 37℃ 时鞭毛很少或无,此特征可作为其鉴别的初步判定指标。兼性厌氧,营养要求不高,在 3~45℃ 均能生长,最适生长温度为 30~37℃,由于其在 4℃ 能生长,故可进行冷增菌。在血琼脂平板上于 35℃ 培养 18~24 小时,形成较小、圆形、光滑而有狭窄 β 溶血环的菌落。能发酵多种糖类,触酶阳性,不形成吲哚,不分解尿素。该菌与多种革兰阳性菌有共同抗原,故血清学诊断无意义。

产单核细胞李斯特菌广泛分布于自然界,在健康人群中的携带率为 1%~5%。在人群中致病多见于新生儿、高龄孕妇和免疫功能低下者。健康带菌者是主要的传染源,传播途径主要为粪 - 口途径,也可通过胎盘和产道感染新生儿,与患者接触可致眼和皮肤的局部感染。该菌还可通过污染熟肉制品、奶制品、海鲜与农产品等引起食物中毒,是一种重要的食源性人兽共患病原菌。其致病物质主要为菌体表面成分和李斯特菌溶素 O(listeriolysin O,LLO)。LLO 是一种孔形成毒素,与破坏吞噬体,促进菌体进入宿主细胞内有关,是细菌得以在胞内增殖的先决条件。LLO 需细菌被吞噬后在细胞内生长时释放,LLO 的缺失将会导致细菌毒力的全部丧失,不产生 LLO 的突变株虽可在非吞噬细胞的胞内生存一段时间,但不能繁殖,并且因无法逃逸吞噬体而不能感染其他细胞。LLO 与链球菌溶素 O 和肺炎链球菌溶素(pneumolysin)的基因具有同源性。

产单核细胞李斯特菌所致新生儿疾患有早发和晚发两型。早发型为宫内感染,常致胎儿败血症,病死率极高。晚发型在出生后 2~3 天引起脑膜炎、脑膜脑炎和败血症等。本菌致成人感染主要是引起脑膜炎和败血症等。本菌是典型的胞内寄生菌,机体主要依赖细胞免疫清除细菌。

微生物学检查可取血液、脑脊液进行检查,也可采集宫颈、阴道、鼻咽部分泌物、新生儿脐带残端、羊水等,引起肠道感染者可取可疑食物、呕吐物、粪便等。根据细菌形态学、培养特性及生化反应作出诊断。治疗可用青霉素、氨苄西林、庆大霉素和红霉素等。

展　望

白喉棒状杆菌、流感嗜血杆菌、百日咳鲍特菌等均为儿童呼吸道感染的重要病原菌,预防主要依靠疫苗接种。联合疫苗在简化免疫程序、提高受种者的依从性等方面,能发挥更加积极和关键的作用。目前将吸附无细胞百日咳疫苗、白喉和破伤风类毒素联合疫苗(DtaP)与 b 型流感嗜血杆菌结合疫苗(Hib)、乙型肝炎疫苗(HepB)、脊髓灰质炎灭活疫苗(IPV)等制成联合疫苗使用以提高免疫接种效果。但在将 DTaP 与其他疫苗联合的过程中面临许多技术挑战,如 DTaP 与 Hib 联合存在 Hib 免疫原性降低的问题,DTaP 与 HepB 联合存在免疫程序不统一和 HepB 免疫持久性的问题,DTaP 与 IPV 联合时,其中的防腐剂柳硫汞会降低 IPV 的免疫原性的问题等,这些成为了当前联合疫苗研究的焦点。

在大量使用广谱抗生素和介入式医疗器械后,铜绿假单胞菌、鲍曼不动杆菌、嗜麦芽窄食单胞菌等非发酵菌逐渐成为医院感染的重要病原菌。临床上分离到的菌株多为多重耐药甚至泛耐药菌株,常常导致抗感染失败或者疗程延长,因此日益受到重视。为了控制感染,必须加强耐药性监测和耐药机制研究,以便选用更为合理、有效的药物,同时,加强致病机制和新型疫苗的研究,提高易感人群的特异性抗感染免疫力,正在研究的相关疫苗有亚单位疫苗、基因工程重组疫苗以及 DNA 疫苗等。

目前对于产单核细胞李斯特菌的关注不仅仅是它的致病作用,还在于它有重要的医学研究价值。由于该菌属胞内寄生菌,与宿主细胞有很强的相互作用,在细胞生物学上具有重要意义,而且还可以作为模型来研究细胞介导的免疫应答。

(陈利玉)

Notes

第十六章　放线菌与诺卡菌

放线菌（Actinomycetes）是一类丝状或链状、呈分支生长的原核细胞型微生物，1877 年，Harz 在牛颚肿病病灶中分离得到该病原菌，因菌丝呈放射状排列，故名。放线菌具有菌丝和孢子，在固体培养基上生长状态与真菌相似，19 世纪以前把放线菌归为真菌。随着科学的发展和新技术的应用，近代生物学手段的研究结果表明，放线菌的结构和化学组成与细菌相同，属于一类具有分支状菌丝体的细菌，其依据：①放线菌具有原始的核质，无核膜和核仁；②其细胞壁由肽聚糖和磷壁酸组成；③放线菌的核糖体沉降系数为 70S；④放线菌以分裂方式繁殖；⑤对常用的抗生素敏感，而对抗真菌药物不敏感。迄今，系统学家们综合各种放线菌的研究证据，在《伯杰系统细菌学手册》（2004 年第 2 版）中将放线菌提升为放线菌门，属于原核生物界细菌域第 14 门，有 50 多个属，数千个菌种。

放线菌广泛分布于自然界，种类繁多，与医学有关的如厌氧的放线菌属、蛛网菌属、罗氏菌属和需氧的诺卡菌属、马杜拉放线菌属、嗜皮菌属及链霉菌属等。但多数放线菌不致病，常见对人有致病作用的主要为放线菌属和诺卡菌属中的菌群。放线菌属为人体的正常菌群，可引起内源性感染，诺卡菌属为腐物寄生菌，广泛存在于土壤中，引起外源性感染。放线菌属与诺卡菌属主要特征的比较见表 16-1。此外，放线菌属的细菌是抗生素的主要产生菌，目前广泛使用的抗生素约 70% 由各种放线菌产生，如链霉素、卡那霉素、红霉素、利福霉素等。某些放线菌还能产生酶制剂、维生素和氨基酸等药物。

表 16-1　放线菌属与诺卡菌属的比较

特征	放线菌属	诺卡菌属
分布	寄生在人和动物口腔、上呼吸道、胃肠道、泌尿生殖道	存在于土壤等自然环境中，多为腐生菌
培养特性	厌氧或微需氧 35~37℃生长，20~25℃不生长	专性需氧 37℃或 20~25℃均生长
抗酸性	无抗酸性	弱抗酸性
感染性	内源性感染	外源性感染
代表菌种	衣氏放线菌、牛型放线菌	星形诺卡菌、巴西诺卡菌

第一节　放线菌属

放线菌属（*Actinomyces*）有 35 个种，在自然界广泛分布，正常寄居在人和动物口腔、上呼吸道、胃肠道和泌尿生殖道，常见的有衣氏放线菌（*A.israelii*）、牛型放线菌（*A.bovis*）、内氏放线菌（*A.naeslundii*）、黏液放线菌（*A.viscous*）和龋齿放线菌（*A.odontolyticus*）等。其中对人致病性较强的为衣氏放线菌。

一、生物学性状

本属放线菌为革兰阳性、无芽胞、无荚膜、无鞭毛的非抗酸性丝状菌，菌丝直径 0.5~0.8μm。

213

以裂殖方式繁殖,常形成分支状无隔菌丝,有时菌丝能断裂成链球或链杆状,形态与类白喉杆菌相似(图16-1)。

放线菌属培养比较困难,生长缓慢,厌氧或微需氧,初次分离加5% CO_2可促进其生长。在葡萄糖肉汤培养基中培养3~6天,可见培养基底部形成灰白色球形小颗粒沉淀物。在血琼脂平板上培养4~6天可长出灰白色或淡黄色、表面粗糙、微小圆形菌落,不溶血,显微镜下观察可见菌落由长度不等的蛛网状菌丝构成。在脑心浸液琼脂培养基上培养4~6天可形成白色、表面粗糙的大菌落,称为"白齿状"菌落。

在患者病灶组织、窦道和瘘管流出的脓汁中,可找到肉眼可见的黄色小颗粒,称硫磺样颗粒(sulfur granule),这种颗粒是放线菌在组织中形成的菌落。将硫磺样颗粒制成压片或组织切片,在显微镜下可见放射状排列的菌丝,菌丝末端膨大呈棒状,形似菊花状(图16-2)。

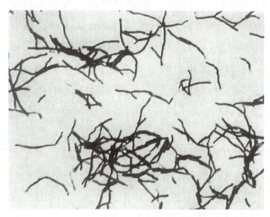

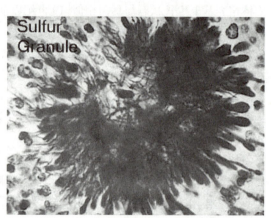

图16-1　衣氏放线菌(×1000)　　　　图16-2　硫磺样颗粒压片镜检形态

放线菌属能发酵葡萄糖,产酸不产气,过氧化氢酶试验阴性。衣氏放线菌能还原硝酸盐、分解木糖,不水解淀粉,而牛型放线菌则不能还原硝酸盐,不分解木糖,但能水解淀粉,以此可鉴别两者。

二、致病性与免疫性

1. 感染条件　放线菌属多存在于口腔、上呼吸道和胃肠道等与外界相通的腔道中,为人体的正常菌群。当机体抵抗力下降,口腔卫生不良、拔牙或口腔黏膜受损时,可致内源性感染,引起放线菌病。放线菌病是一种软组织的化脓性炎症,若无继发感染则多呈慢性肉芽肿,常伴有多发性瘘管形成,流出的脓汁中可找到特征性的硫磺样颗粒。

2. 感染途径与临床表现　根据感染途径和涉及的器官不同,临床分为面颈部、胸部、腹部、盆腔和中枢神经系统放线菌病,其中以面颈部最为常见,约占患者的60%。面颈部放线菌病患者大多近期有口腔炎、拔牙史或下颌骨骨折史,临床表现为后颈面部肿胀,不断产生新结节、多发性脓肿和瘘管形成。病原体可沿导管进入唾液腺和泪腺,或直接蔓延至眼眶和其他部位,若累及颅骨可引起脑膜炎和脑脓肿,也可累及胸部或引起吸入性肺部感染,在肺部形成病灶,症状和体征酷似肺结核,表现为咳嗽、脓痰、咯血、胸痛和发热等。损害也可扩展到心包、心肌,并能穿破胸膜和胸壁,在体表形成多发性瘘管,排出脓液。腹部感染常来源于肠道或生殖道,表现为腹部肿块、腹痛、便血和排便困难,能触及腹部包块与腹壁粘连,常疑为结肠癌。盆腔感染多继发于腹部感染,也可由于子宫内放置不合适或不洁避孕用具所致。原发性皮肤放线菌病常由外伤或昆虫叮咬引起,先出现皮下结节,然后结节软化、破溃形成窦道或瘘管。脊椎感染常继发于其他病灶,早期出现轻微的神经症状,如颈、背部疼痛,晚期脓肿或肉芽组织形成,导致出现脊髓压迫症状。

Notes

放线菌属还与龋齿和牙周炎有关,内氏和黏液放线菌能产生一种多糖物质6去氧太洛糖(6-deoxytalose),可将口腔中的放线菌和其他细菌黏附在牙釉质上形成菌斑。由于细菌分解食物中的糖类产酸,酸化和腐蚀牙釉质形成龋齿,其他细菌可进一步侵入引起齿龈炎和牙周炎。

3. 免疫性　放线菌病患者血清中可检测到多种特异性抗体,但这些抗体无免疫保护作用,诊断意义不大。机体对放线菌的免疫主要靠细胞免疫。

三、微生物学检查

微生物学检查法主要是在脓汁、痰液、灌洗液、引流液和组织切片中寻找硫磺样颗粒。将可疑颗粒制成压片,革兰染色,在显微镜下观察特征性的放射状排列的菊花状菌丝,即可确定诊断。也可取组织切片经苏木精伊红染色镜检。必要时可作放线菌的分离培养,将标本接种于沙保(Sabouraud)培养基或血平板上,在37℃、5% CO_2 孵箱中培养1~2周后可形成白色、干燥、边缘不规则的粗糙型菌落。可用涂片、革兰染色和镜检对菌落进行鉴定,也可通过抗酸染色进一步区分放线菌属和诺卡菌属。

四、防 治 原 则

注意口腔卫生,及时治疗口腔疾病是预防放线菌病的主要措施。对患者的脓肿及瘘管应及时进行外科清创处理,同时应大量、长期使用抗生素治疗(4~12个月),首选青霉素,亦可用克林霉素、红霉素和林可霉素等治疗。

第二节　诺 卡 菌 属

诺卡菌属(*Nocardia*)一群需氧、可形成气生孢子的放线菌,有51个菌种,广泛分布于土壤,不属于人体正常菌群。对人致病的主要有星形诺卡菌(*N.asteroides*)、巴西诺卡菌(*N.brasiliensis*)和鼻疽诺卡菌(*N.farcinica*),其中星形诺卡菌致病力最强,在我国最常见,可引起局灶性或播散性感染。

一、生物学性状

诺卡菌属为革兰阳性杆菌,形态与放线菌属相似,菌丝纤细可分支或断裂形成杆菌或球菌样,但菌丝末端不膨大。部分诺卡菌属具有弱抗酸性,仅用1% 盐酸乙醇延长脱色时间即可变为抗酸阴性,据此可与结核分枝杆菌鉴别。诺卡菌属为专性需氧菌,营养要求不高,在普通培养基或沙保培养基上,在22℃或37℃条件下生长良好。诺卡菌属生长缓慢,一般5~7天左右长出菌落,菌落表面干燥、有皱褶或呈蜡样,不同菌株可产生不同的色素。在液体培养基中表面形成菌膜,液体澄清。

二、致病性与免疫性

诺卡菌属感染主要为外源性感染。星形诺卡菌主要由呼吸道或创口侵入机体,引起化脓性感染,特别是免疫力低下的感染者,如艾滋病患者、肿瘤患者和长期使用免疫抑制剂的病人,感染后可引起肺炎、肺脓肿,慢性者类似肺真菌病。星形诺卡菌可通过血行播散,引起脑膜炎与脑脓肿;也可经肺部病灶转移至皮下组织或经皮肤创伤感染,产生脓肿及多发性瘘管,或扩散到其他脏器,如引起脑脓肿、腹膜炎等。在病变组织或脓汁中可见黄、红、黑等色素颗粒,为诺卡菌属的菌落。巴西诺卡菌可经创口侵入皮下组织引起慢性化脓性肉芽肿,表现为肿胀、脓肿及多发性瘘管,感染好发于腿部和足,称足分枝菌病(mycetoma)。

Notes

三、微生物学检查

微生物学检查法主要是可通过采集感染患者的痰液、支气管灌洗液、病灶渗出液和脑脊液、脓液、分泌物或其他病理材料,仔细查找黄色或黑色颗粒状的诺卡菌属菌落,或将采集的各种标本先涂片或压片,经革兰和抗酸染色后镜检,若发现革兰阳性纤细分支状的菌丝体和长杆菌,抗酸染色弱阳性,可初步确定为诺卡菌。但在脑脊液或痰中发现抗酸性的长杆菌,必须与结核分枝杆菌相鉴别。必要时将标本接种于沙氏等培养基,做需氧培养,培养一周左右可见细小菌落。诺卡菌属侵入肺组织可形成 L 型,在常规培养阴性的时候,应做细菌 L 型培养。

四、防 治 原 则

诺卡菌属的感染无特异预防方法。对脓肿和瘘管等可手术清创,切除坏死组织。各种感染可用抗生素或磺胺类药物治疗,一般治疗时间不少于 6 周。

展　望

放线菌是一类丝状或链状、呈分支生长的革兰阳性的原核细胞型微生物,广泛分布于自然界,种类繁多。伴随科技的发展,新的方法和手段必将应用于放线菌研究方面,将为人类更好地认识放线菌、利用放线菌提供良好的保证。

由于不同的放线菌感染,无特异性临床症状和体征,治疗以长期大剂量青霉素或磺胺类药物为首选,因此迫切需要简便、快速和可靠的诊断方法,菌种鉴定技术及新型抗生素用于临床放线菌感染的诊断和治疗。

此外,天然抗生素中约 70% 是来源于放线菌,利用新的分子生物学技术、改良制作工艺和方法等,可提高放线菌的抗生素生产水平或得到新的抗生素,造福人类。

（杨　春）

Notes

第十七章 支原体

支原体（mycoplasma）是一类无细胞壁、形态多样、能在无生命培养基中生长繁殖的最小的原核细胞型微生物。由于在生长过程中能形成有分支的长丝,故称之为支原体。

第一节 支原体概述

1898 年 Nocard 等首次从牛传染性胸膜肺炎病灶中发现了支原体,1937 年 Dienes 等从前庭腺炎患者脓液中分离出第一株人源性支原体,1962 年 Chanock 等采用人工培养基培养支原体获得成功。在生物分类学上,支原体隶属于柔膜体纲（Mollicutes）支原体目（Mycoplasmatales）支原体科（Mycoplasmataceae）。支原体科含支原体（Mycoplasma）和脲原体（Ureaplasma）两个属。支原体属有 150 余种,对人致病的主要是肺炎支原体（M.pneumoniae）、人型支原体（M.hominis）和生殖器支原体（M.genitalium）。脲原体属有 6 个种,对人致病的主要是溶脲脲原体（U.urealyticum）。1986 年以来,从艾滋病患者标本中先后分离出发酵支原体（M.fermentans）、穿透支原体（M.penetrans）和梨形支原体（M.pirurn）,均具有协同人类免疫缺陷病毒（HIV）致病的作用。唾液支原体（M.salivarium）和口腔支原体（M.orale）是正常菌群成员,偶可引起机会性感染。此外,支原体还可引起牛、羊、猪、禽类、啮齿类动物以及昆虫、植物等疾病,同时也是污染体外细胞培养物的常见微生物,土壤和污水中也可分离到腐生性支原体。引起人类疾病的主要支原体及其生物学性状和所致疾病见表 17-1。

表 17-1　人类疾病相关主要支原体及其生物学性状与致病性

种类	葡萄糖	精氨酸	尿素	醋酸铊	吸附的主要靶细胞	所致疾病
肺炎支原体	+	−	−	−	红细胞	间质性肺炎和支气管炎
溶脲脲原体	−	−	+	+	泌尿生殖道上皮细胞	泌尿生殖道感染、流产及不孕
生殖器支原体	+	−	−	+	未确定	泌尿生殖道感染
人型支原体	−	+	−	+	未确定	泌尿生殖道感染
穿透支原体	+	+	−	−	CD4$^+$ T 细胞和巨噬细胞	条件感染、常见于艾滋病
发酵支原体	+	+	−	−	CD4$^+$ T 细胞和巨噬细胞	条件感染、常见于艾滋病
梨形支原体	+	+	−	+	CD4$^+$ T 细胞和巨噬细胞	条件感染、常见于艾滋病

+:分解或抑制;−:不分解或不抑制

一、生物学性状

1. **形态与染色**　支原体大小一般为 0.2~0.3μm,结构简单。因无细胞壁,其形状呈高度多态性,但有球形、双球形、丝状三种基本形态。繁殖以二分裂方式为主,也可通过出芽、分支、丝状体断裂等方式繁殖。在固体培养基上培养,绝大多数菌种可形成中央厚而隆起、边缘薄而扁平的油煎蛋状菌落(图 17-1A)。部分支原体菌落直径仅为数十纳米,称之为 T 株(tiny strain)。在液体培养基中可见有滑行、旋转、屈伸等运动方式。不易被革兰染料着色,常用吉姆萨染色法(Giemsa stain)染色,但需染色 3 小时以上,菌体呈蓝紫色(图 17-1B)。

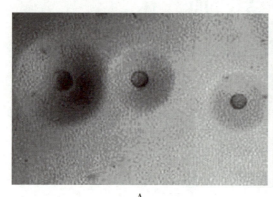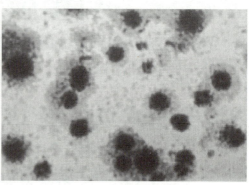

A   B

图 17-1 支原体油煎蛋状菌落和吉姆萨染色的支原体集落
A. 支原体油煎蛋状菌落(×100);B. 吉姆萨染色的支原体集落(×1000)

支原体细胞膜有三层结构,内、外层均由蛋白和糖类组成,中层为脂质。外层蛋白是型特异性抗原,对支原体鉴定有重要价值。脂质层胆固醇含量较高,约占总脂质的 1/3,在抵抗渗透压、维持细胞完整性等方面发挥类似细胞壁的作用。胞质内含有核糖体、DNA 和 RNA,基因组为双链环状 DNA。一些支原体细胞膜外尚有一层由多糖组成的荚膜,往往与毒力有关。有些支原体膜蛋白能与红细胞表面神经氨酸酶结合,故有红细胞吸附(hemadsorption)现象。

2. 培养特性 寄生性支原体营养要求高,培养基一般以牛心浸液为基础,需加入血清、酵母浸膏,以提供胆固醇、长链饱和及不饱和脂肪酸、核苷前体和维生素等。大多支原体微需氧或兼性厌氧,5%~10% CO_2 促进生长。最适生长温度为 35℃,最适 pH 为 7.0~8.0,但溶脲脲原体为 pH 6.0。在液体培养基中生长缓慢,少数支原体甚至约 18 小时分裂一代,故需培养 2~3 周,因菌数少、菌体小,一般不易见到培养基浑浊现象。多数支原体利用葡萄糖、精氨酸为主要能源,溶脲脲原体能源可能是尿素。

3. 抵抗力 支原体可被脂溶剂和常用消毒剂灭活,对紫外线、干燥、加热(56℃ 30 分钟)、低渗透压敏感。对铊盐、亚碲酸盐、结晶紫的抵抗力大于细菌,故培养基中可加入醋酸铊以抑制杂菌生长。耐低温,–70℃或冷冻干燥可长期保存菌种。因无细胞壁,故支原体对作用于细胞壁的抗生素(青霉素、头孢菌素和万古霉素类等)不敏感。因有 70S 核糖体,故支原体对干扰细菌蛋白质合成的抗生素(红霉素等大环内酯类、链霉素等氨基糖苷类、多西环素等四环素类)敏感。

4. 与细菌 L 型的区别 细菌 L 型也缺乏细胞壁,其生物学性状与支原体相似,同时也可引起间质性肺炎、泌尿生殖道感染,因此两者常需比较与鉴别(表 17-2)。

表 17-2 支原体与细菌 L 型生物学性状的区别

生物学性状	支原体	细菌 L 型
菌落形态与大小	油煎蛋状,0.1~0.3mm	油煎蛋状,0.5~1.0mm
菌体形态与大小	多种形态,0.2~0.3μm	多种形态,0.6~1.0μm
细胞壁	无	无或部分残留
细胞壁缺失的原因	遗传	表型变异
细胞膜	胆固醇含量高	不含胆固醇
液体培养	混浊度很低	有一定的混浊度

Notes

二、致病性与免疫性

1. 致病性 仅极少数支原体对人有致病性,如肺炎支原体引起人支原体肺炎(mycoplasmal pneumonia),又称原发性非典型性肺炎(primary atypical pneumonia)。溶脲脲原体、人型支原体、生殖器支原体是正常人群泌尿生殖道常见寄生菌,但可引起机会性感染。近年来,穿透支原体等协同人类免疫缺陷病毒致病的作用引起了广泛关注。黏附通常是病原微生物致病的第一步,支原体可通过其菌体一端的球状或尖形顶端结构黏附宿主细胞。支原体一般不侵入宿主细胞,但可通过毒性代谢产物、从宿主细胞摄取营养成分等方式引起组织及细胞损伤。诱导病理性免疫反应被认为是支原体致病的重要机制。

2. 免疫性 支原体感染的免疫应答机制较为复杂,其抗原成分主要有外层蛋白和糖脂两类,前者主要引起体液免疫,后者主要诱导细胞免疫。型特异性外层蛋白常作为 ELISA 检测的抗原并用于支原体分类鉴定。支原体感染后体液免疫保护作用不强也不持久。血清抗体有 IgM 和 IgG 两类,可增强吞噬细胞吞噬及杀灭支原体的作用。SIgA 有抵御支原体再次感染的作用,但不能达到完全的免疫保护。一些支原体具有多种耐热或不耐热丝裂原性组分,能刺激 T 细胞和 B 细胞转化,产生多种非特异性或自身 IgM(如冷凝集素)和 IgG 及大量细胞因子,引起自身免疫或变态反应。一些支原体具有与宿主细胞相同或相似的抗原,除可逃避宿主免疫监视外,也可通过交叉反应引起免疫损伤。

第二节 肺炎支原体

正常人呼吸道黏膜表面长期寄居着多种支原体,如上呼吸道的唾液支原体、口腔支原体和人型支原体等,当局部抵抗力降低时可引起机会性感染,其临床症状不明显,但病程较长。肺炎支原体是下呼吸道重要的致病性支原体,所引起的人支原体肺炎占非细菌性肺炎 50% 左右,其病理变化以间质性肺炎为主,又称原发性非典型性肺炎。

一、生物学性状

1. 形态与染色 主要呈丝状,长 2~5μm,一端有球状结构(图 17-2),有时可见球形或双球形菌体。以滑行的方式运动。吉姆萨染色法染成蓝色或淡紫色。

2. 培养特性 营养要求高,培养基中必须添加 10%~20% 人或动物血清,初次分离培养时尚需添加酵母浸膏。5% CO_2 条件下生长较好,最适 pH 为 7.8~8.0,酸性环境下易死亡,最适温度为 36~37℃。液体培养基中常因繁殖数量少而呈浅淡的浑浊,固体培养基上形成直径为 10~100μm 的菌落。初次分离时呈细小颗粒

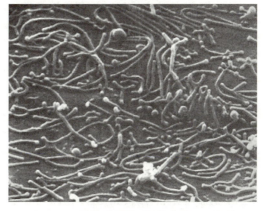

图 17-2 肺炎支原体(扫描电镜,×6500)

状菌落,反复传代后形成典型的油煎蛋状菌落。主要以二分裂方式繁殖,也可有出芽、分支、球体延伸成丝状后断裂为球杆状颗粒等繁殖方式。在繁殖过程中,因胞膜分裂滞后于核酸复制,故易形成多核丝状体。

3. 生化反应 分解葡萄糖,不分解精氨酸和尿素。

4. 抗原构造 主要抗原为胞膜中的蛋白和糖脂。糖脂抗原的免疫原性很强,但与多种其他支原体、细菌(如肺炎链球菌 23 型及 32 型、MG 链球菌)和宿主细胞(如人红细胞膜 I 型抗原)

Notes

有共同抗原表位,特异性较差。所有肺炎支原体菌株均有 170kD 的 P1 膜蛋白和 43kD 的菌体蛋白,特异性强,能刺激机体产生持久的高效价抗体。部分菌株有多糖荚膜,也具有一定的免疫原性。

5. 基因组 肺炎支原体 M129 株染色体为一个 81 6394bp 的环状 DNA,G+C 含量约 40mol%,预测有 677 个开放读码框架(open reading frame,ORF),有明确功能的基因约占 49%。

6. 抵抗力 不耐热,50℃ 30 分钟或 55℃ 5~15 分钟致死。不耐干燥。–20℃条件下可存活一年,冷冻干燥后可长期保存。对酸、有机溶剂以及能作用于胆固醇的两性霉素 B、皂素等敏感,但对碱、醋酸铊、结晶紫有抵抗力,可用于分离培养时抑制杂菌生长。对 β- 内酰胺类抗生素有抵抗力,对链霉素、红霉素、多西环素、螺旋霉素等敏感。

二、致病性与免疫性

1. 致病物质 主要有 P1 蛋白、糖脂抗原和荚膜多糖以及毒性代谢产物。

(1)黏附因子(adhesion factor):Pl 蛋白是肺炎支原体最为重要的毒力因子,是位于球状顶端结构表面的膜蛋白,具有黏附作用,其受体是呼吸道黏膜上皮细胞、红细胞等膜表面的神经氨酸酶。P1 蛋白能使肺炎支原体黏附宿主细胞并定植,避免微纤毛运动将其排除。P30 蛋白有辅助黏附作用,也位于顶端结构表面。

(2)糖脂抗原(glycolipid antigen):为膜抗原,与多种宿主细胞成分有共同抗原表位,可引起变态反应及免疫损伤。

(3)荚膜(capsule):部分菌株初次分离时由多糖组成的荚膜,具有抗吞噬作用及细胞毒性。

(4)毒性代谢产物(toxic metabolite):核酸酶、过氧化氢和超氧阴离子等可引起宿主细胞损伤,出现细胞肿胀、坏死、脱落以及微纤毛运动减弱或停止。

2. 所致疾病 传染源为病人或带菌者,主要经飞沫传播,多发生于夏末秋初,呈间歇性流行,患者以儿童及青少年多见。潜伏 2~3 周后,首先引起上呼吸道感染,然后下行引起气管炎、支气管炎和肺炎。症状轻重不一,可表现为较轻的感冒、咽炎,也可为较重的肺炎并可伴发肺外组织或器官病变,如心肌炎、心包炎、脑膜炎、脑炎及皮疹等。支原体肺炎与细菌性肺炎不同,起病缓慢、病程长、预后好,一般不用抗生素治疗也可自愈。临床症状有发热、头痛、持续性顽固咳嗽、胸痛等,X 线检查常显示为间质性肺炎的表现。发病 3~10 天后主要症状消失,但咳嗽持续时间较长。婴幼儿不仅发病率较高,且往往发病急、病情严重,临床症状以呼吸困难为主,可导致死亡。

3. 免疫性 以体液免疫为主,细胞免疫也有一定抗感染作用。血清抗体不能阻断感染者排出肺炎支原体,呼吸道 SIgA 有一定的免疫保护作用,但不能防止再感染。

肺炎支原体与人心、肺、肾和脑等组织及红细胞、血小板有共同抗原,可引起Ⅱ型变态反应性疾病,如心肌炎、肾炎、脑膜炎、吉兰 - 巴雷综合征及溶血性贫血、血小板减少性紫癜等。肺炎支原体某些抗原与 IgG 结合后形成的免疫复合物可引起Ⅲ型变态反应性疾病,如心肌炎、肾炎等。患者血清中还可出现一种非特异性 IgM 型冷凝集素(cryoagglutinin),可能是肺炎支原体作用于红细胞 I 型抗原,使其变性后所诱生的自身抗体。

三、微生物学检查

1. 标本采集 支原体肺炎临床症状与体征与其他微生物感染所致肺炎无明显区别,通过微生物学检查可为其确诊提供依据。根据检测方法不同,可采集患者的痰或咽拭、鼻或支气管洗液、血清等标本。

2. 病原学检查

(1)分离培养:取痰或咽拭标本接种于含血清和酵母浸膏的培养基中,用青霉素、醋酸铊抑

Notes

制杂菌生长。可疑菌落通过其菌落特征、染色后镜检、生化反应、生长抑制试验（growth inhibition test, GIT）、代谢抑制试验（metabolic inhibition test, MIT）等方法进行鉴定。

（2）生长抑制试验：将含特异性抗体的滤纸片贴在接种了可疑菌落的培养平板上，孵育后观察是否有抑菌环，若出现抑菌环，表明可疑菌落是肺炎支原体。

（3）代谢抑制试验：将可疑菌落接种在含有特异性抗体、葡萄糖和酚红的液体培养基中，若抗体与支原体相对应，则可与支原体结合，其生长代谢被抑制，不能分解葡萄糖产酸，pH 不降低，酚红颜色不变。

（4）ELISA：应用单克隆抗体检测患者痰液、鼻腔或支气管洗液中肺炎支原体 P1 膜蛋白和 43kD 菌体蛋白。

（5）分子生物学技术：采用 PCR 或特异性核酸探针检测患者痰液中肺炎支原体 DNA。

3. 血清学检查

（1）冷凝集素试验：冷凝集素是支原体感染后机体产生的 IgM 型自身抗体。将患者血清稀释后与人 O 型红细胞混合，4℃孵育过夜后观察红细胞凝集现象。37℃时该红细胞凝集现象可消失，故称之冷凝集试验。此试验仅有 50% 左右患者出现阳性结果，且为非特异性反应，呼吸道合胞病毒感染、腮腺炎、流感等患者也可出现冷凝集素效价的升高，故仅能作为辅助诊断指标。

（2）ELISA：采用 P1 膜蛋白和 43kD 菌体蛋白作为包被抗原检测患者血清中相应抗体，敏感性较高，可用于支原体肺炎的早期诊断。

四、防治原则

肺炎支原体无细胞壁，对青霉素、头孢菌素类抗生素不敏感，常用阿奇霉素、红霉素、多西环素、螺旋霉素等大环内酯类抗生素治疗。目前尚无肺炎支原体疫苗产品。

第三节 溶脲脲原体

溶脲脲原体（*U.urealyticum*）又称解脲脲原体，与人类泌尿生殖道感染密切相关。溶脲脲原体可正常寄生于人泌尿生殖道，但一定条件下可引起非淋菌性尿道炎（nongonococcal urethritis, NGU），为常见的性传播性疾病。溶脲脲原体在人体中定植量有两次高峰期，即分娩时由母体经产道感染新生儿，以后数量迅速减少，有性生活后又逐渐增多。近年文献报道，溶脲脲原体有 1 和 2 两个生物型，1 型被分类为微小脲原体（*U.parvum*），2 型是溶脲脲原体，只有溶脲脲原体是 NGU 病原体。

一、生物学性状

1. 形态与染色　球形为主，直径 50~300nm（图 17-3），单个或成双排列。无动力，吉姆萨染色法染成紫蓝色。

2. 培养特性　微需氧，营养要求高。在 95% N_2 和 5% CO_2，37℃条件下生长较好。耐酸，最适 pH 为 6.0，该 pH 可抑制其他杂菌生长。溶脲脲原体菌落微小（T 株），直径为 15~60nm，多呈颗粒状。溶脲脲原体能产生尿素酶，可分解尿素提供自身代谢所需的能源，不分解葡萄糖和精氨酸。由于分解尿素产氨，培养基 pH 升高，

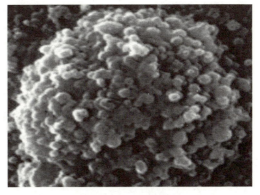

图 17-3　溶脲脲原体（扫描电镜，×5500）

可使培养基中酚红变红。

3. 抗原构造和分类　膜蛋白中有主要表面抗原 MB,为宿主细胞识别溶脲脲原体的主要靶分子。不同菌株中 MB 抗原 N 端长短不一、C 端有数目不等的重复序列,与人唾液腺管和输精管上皮、IgA 的 Fc 受体、DNA 结合蛋白有不同程度的序列相似性,其致病意义有待于研究。有14 个血清型,其中血清 4 型致病性较强。

4. 基因组　溶脲脲原体 ATCC33699 株染色体为一个 874 478bp 的环状 DNA,G+C 含量为27mol%~30mol%,预测编码基因 695 个,可编码 646 种蛋白。

5. 抵抗力　耐冷不耐热,冷冻干燥后可长期保存。对铊盐敏感,0.05% 醋酸铊可抑制其生长。对红霉素、庆大霉素、四环素、卡那霉素敏感,对青霉素、林可霉素不敏感。

二、致病性和免疫性

(一)致病物质

主要致病物质为一些侵袭性的酶类。

1. 磷脂酶(phospholipase)　分解所黏附的宿主细胞膜中卵磷脂,导致宿主细胞的损伤。

2. 尿素酶(urease)　是溶脲脲原体特征性酶类,分解尿素产生大量对细胞有毒性的氨类物质,另发现该酶与尿路结石生成有关。

3. IgA 蛋白酶(IgA protease)　各血清型溶脲脲原体均可产生 IgA 蛋白酶。该酶可降解SIgA,削弱泌尿生殖道黏膜局部抗感染免疫力。

4. 神经氨酸酶样物质(neuramidinase-like substance)　可干扰精子和卵子的结合,可能与不孕症有关。

5. 荚膜样物质(capsule-like substance)　部分菌株初次分离时由半乳糖为主组成的荚膜样结构,具有刺激单核 - 巨噬细胞分泌 TNF-α 等致炎细胞因子的作用。

(二)所致疾病

溶脲脲原体主要通过性途径传播,14 个血清型中以第 4 型的感染率最高。常为局部组织的浅表感染,一般不侵入血流。在非淋菌性尿道炎(NGU)病原体中,溶脲脲原体占第二位,其中30%~40% 男性尿道炎是由溶脲脲原体感染所致。溶脲脲原体主要寄生于男性尿道、阴茎包皮和女性阴道。若上行感染,可引起男性前列腺炎、附睾炎以及女性阴道炎、宫颈炎。孕妇感染后可引起流产、早产、死胎、低体重儿以及新生儿脑膜炎、先天性肺炎等。淋病患者尿道中溶脲脲原体的检出率较高,这可能是一些淋病患者治愈后仍有后遗症的原因之一。

多数研究证据支持溶脲脲原体感染可引起不孕症,如不孕症患者溶脲脲原体检出率较高但部分患者治愈后可恢复妊娠、溶脲脲原体吸附于精子表面阻碍其运动、神经氨酸酶样物质可干扰精子和卵子的结合、与精子或输精管上皮有共同抗原而导致 II 型变态反应、溶脲脲原体感染诱导生精细胞凋亡等。

(三)免疫性

机体对正常寄生的溶脲脲原体难以产生特异性免疫应答,有文献报道部分患者血清中存在溶脲脲原体特异性抗体,其意义尚待进一步研究。

三、微生物学检查

1. 标本采集　采集精液、前列腺液、阴道分泌物、尿液等标本。若进行分离培养,应取新鲜标本立即接种,若不能立即接种,应将标本暂存于 4℃并在 12 小时内接种,否则会明显降低分离阳性率。

2. 病原学检查

(1)分离培养:采用含尿素和血清的支原体肉汤培养基,可加入青霉素抑制部分杂菌。溶

Notes

脲脲原体能分解尿素产氨,使培养基中酚红变红,但培养基因溶脲脲原体生长菌数少而无明显浑浊现象。固体培养基上溶脲脲原体形成的微小菌落可用低倍显微镜观察,也可用特异性抗体的生长抑制试验(GIT)和代谢抑制试验(MIT)对可疑菌落进行鉴定。

(2)分子生物学检测:一般以尿素酶基因为靶基因,采用 PCR、特异性核酸探针检测标本中溶脲脲原体 DNA。

3. 血清学检查 由于溶脲脲原体一般为局部浅表感染,血清抗体效价低且不稳定,故血清学检查方法很少使用,但也有报道以培养的溶脲脲原体为抗原,采用 ELISA 检测患者血清抗体。

四、防 治 原 则

加强宣传教育,注意性卫生。感染者可用多西环素、红霉素、庆大霉素治疗。目前尚无疫苗产品。

第四节　其他病原性支原体

人型支原体、生殖器支原体可引起人类疾病,如 NGU、盆腔炎、前列腺炎、输卵管炎、肾盂肾炎等,主要通过性途径传播,微生物学检查方法及防治原则与溶脲脲原体基本相同。发酵支原体、穿透支原体和梨形支原体能促进无症状 HIV 感染者发展为 AIDS 病人,是 HIV 致病的协同因子,但其作用机制不明,微生物学检查、防治原则与上述支原体相同,治疗药物主要采用红霉素、四环素和林可霉素。

展　　望

支原体致病机制迄今尚未完全明了,如支原体黏附宿主细胞的顶端结构中配体分子、细胞受体分子及其黏附过程中分子间相互作用机制未明。已知支原体致病性与宿主病理性免疫应答密切相关,但其作用机制了解甚少,如肺炎支原体能刺激 B 细胞转化并产生多种非特异性 IgM 和 IgG、关节支原体丝裂原(*Mycoplasma arthritis* mitogen,MAM)物质能转化 T 和 B 细胞、肺炎支原体糖脂抗原及溶脲脲原体神经氨酸酶样物质与宿主细胞有共同抗原、肺炎支原体感染可使细胞改变其表面抗原分子结构与抗原性等。近年发现,一些支原体全菌疫苗接种后,不仅未产生免疫保护性,反之引起疫苗接种增强性疾病(vaccination enhance disease,VED),即接种疫苗者被支原体感染后病情较未接种者更为严重。因此,深入研究支原体诱导宿主病理性免疫应答的分子机制,不仅有助于深入阐明支原体致病机制,同时也可为研制安全高效的支原体基因工程疫苗奠定基础。此外,动脉粥样硬化、糖尿病、高血压临床标本中常可检出支原体,这些支原体与上述非传染性疾病发病的关系及机制也有待于进一步确定与深入研究。

（严　杰）

第十八章　螺　旋　体

螺旋体（spirochete）是一类细长、柔软、弯曲、运动活泼的原核细胞型微生物，生物学地位介于细菌与原虫之间。由于螺旋体基本结构及生物学性状与细菌相似，如具有原始核质、类似革兰阴性菌的细胞壁、二分裂方式繁殖以及对多种抗生素敏感等，故生物分类学上将其归类于广义的细菌学范畴。

螺旋体在自然界和动物体内广泛存在，种类繁多，但有少数螺旋体可引起人类疾病（表 18-1）。螺旋体分类的主要依据其大小与形状、螺旋数目、螺旋规则程度和螺旋间距：①钩端螺旋体属（*Leptospira*）：螺旋细密、规则，一端或两端弯曲成钩状；②密螺旋体属（*Treponema*）：螺旋较为细密、规则，两端尖细；③疏螺旋体属（*Borrelia*）：有 3~10 个稀疏不规则的螺旋，呈波纹状。

表 18-1　螺旋体目的分类及致病性螺旋体种类

科	属	致病性种类	疾病	传播方式或媒介
螺旋体科	螺旋体			
	蛇形螺旋体			
	脊螺旋体			
	密螺旋体	苍白密螺旋体苍白亚种	梅毒	性传播
		苍白密螺旋体地方亚种	地方性梅毒	黏膜损伤
		苍白密螺旋体极细亚种	雅司病	皮肤损伤
		品他螺旋体	品他病	皮肤损伤
	疏螺旋体	伯氏疏螺旋体	莱姆病	硬蜱
		回归热螺旋体	流行性回归热	体虱
		赫姆疏螺旋体	地方性回归热	软蜱
		奋森疏螺旋体	多种口腔感染	条件致病
钩端螺旋体科	钩端螺旋体	致病性钩端螺旋体	钩端螺旋体病	接触疫水
	细丝体			

第一节　钩端螺旋体属

钩端螺旋体隶属于螺旋体目（Spirochaetales）钩端螺旋体科（Leptospiraceae）钩端螺旋体属（*Leptospira*）。钩端螺旋体属可分为以问号钩端螺旋体（*L.interrogans*）为代表的致病性钩端螺旋体及以双曲钩端螺旋体（*L.biflexa*）为代表的非致病性钩端螺旋体两大类。钩端螺旋体病是全球性分布的人兽共患病，我国除新疆、青海、宁夏和甘肃尚未肯定有钩端螺旋体病流行外，其余地区均有钩端螺旋体病的流行，因而该病是我国重点监控的传染病之一。

一、生物学性状

1. 形态与染色　菌体纤细,长 6~12μm,宽 0.1~0.2μm,菌体一端或两端弯曲成钩,使菌体呈问号状或 C、S 形。钩端螺旋体基本结构由外至内分别为外膜(out membrane)、细胞壁、内鞭毛(endoflagellum)及细胞膜包绕的柱形原生质体(cytoplasmic cylinder)。内鞭毛由 6 种不同蛋白聚合而成,分别由菌体两端各伸出一根内鞭毛,位于内、外膜之间紧缠在柱形原生质体表面,使钩端螺旋体呈现为特征性的沿菌体长轴旋转运动。革兰染色阴性,但不易着色,镀银染色效果较好,菌体被染成棕色(图 18-1A);因菌体折光性较强,故常用暗视野显微镜观察(图 18-1B)。

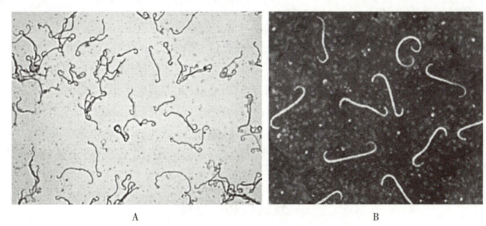

图 18-1　感染动物尿液和培养基中的钩端螺旋体
A. 感染动物尿液的钩端螺旋体(镀银染色,×1000);
B. 培养基中的钩端螺旋体(悬滴标本,暗视野显微镜,×2000)

2. 培养特性　需氧或微需氧。营养要求特殊,常用培养基为含 10% 兔血清的 Korthof 培养基,也可用无血清的 EMJH 培养基培养,最适生长温度为 28~30℃,最适 pH 为 7.2~7.4。生长缓慢,在液体培养基中分裂一次约需 8 小时,28℃培养一周后呈半透明云雾状,但菌数仅为大肠埃希菌的 1/10~1/100。在固体培养基上,28℃培养两周后可形成半透明、不规则、直径 1~2mm 的扁平菌落。

3. 抗原构造和分类　钩端螺旋体主要有属特异性蛋白抗原(genus-specific protein antigen, GP-AG)、群特异性抗原(serogroup-specific antigen)和型特异性抗原(serovar-specific antigen)。属特异性蛋白抗原可能是脂蛋白,群特异性抗原可能为脂多糖复合物,型特异性抗原可能为菌体表面多糖与蛋白复合物。应用显微镜凝集试验(microscopic agglutination test, MAT)和凝集吸收试验(agglutination absorption test, AAT),可将钩端螺旋体属进行血清群和血清型的分类。目前国际上将致病性钩端螺旋体至少分为 25 个血清群、273 个血清型,其中我国至少存在 19 个血清群、75 个血清型。近年来,国际上开始采用基因种分类,其中致病性钩端螺旋体分为 *L.interrogans*, *L.borgpetersenii*、*L.kirschneri*、*L.noguchii*、*L.weilii*、*L.santarosai* 和 *L.meyeri* 七个基因种,其流行区域有明显差异,但以问号钩端螺旋体流行最为广泛,包括欧洲、北美以及包括我国内地在内的东亚地区等。血清学分类和基因种分类差异较大,目前临床上仍然采用血清学分类法。

4. 基因组及其特点　至今已公布了 8 株钩端螺旋体全基因组序列,我国科学家率先完成了问号钩端螺旋体黄疸出血群赖型赖株全基因组测序和注释工作。与绝大多数原核细胞型微生物不同,赖株问号钩端螺旋体有大(433 2241bp)、小(358 943bp)两条环状染色体,其基因组可编码不少与真核细胞微生物或原虫相似的蛋白,表明钩端螺旋体介于细菌与原虫之间的生物学分类地位有遗传学基础。无典型外毒素基因,但 LPS 合成与装配系统完善,溶血素、鞭毛、二元信号转导系统、Ⅱ型和Ⅲ型分泌系统相关蛋白基因众多。缺乏己糖磷酸激酶基因,不能利用糖作为碳源。

5. 抵抗力　抵抗力弱,60℃作用1分钟即死亡,0.2% 甲酚皂、1% 苯酚、1% 漂白粉处理10~30分钟即被杀灭。对青霉素等抗生素敏感。钩端螺旋体在酸碱度中性的湿土或水中可存活数月,这在疾病传播上有重要意义。

二、流 行 环 节

钩端螺旋体病是一种典型的自然疫源性人兽共患病(zoonoses/amphixenosis)。全世界至少有200种动物可携带致病性钩端螺旋体,我国已从50余种动物中检出致病性钩端螺旋体,流行病学上以黑线姬鼠及猪、牛最为重要。动物感染钩端螺旋体后,大多呈隐性或轻症感染,少数家畜感染后可引起流产。钩端螺旋体在宿主动物肾脏中长期存在并随尿液持续排出,污染水源和土壤形成疫源地。人类接触污染的水源(疫水)或土壤(疫土)而被感染。由于地理环境和宿主动物分布差异,不同国家或地区优势流行的致病性钩端螺旋体基因种、血清群或血清型有所不同。我国南方地区主要流行问号钩端螺旋体黄疸出血群,北方地区泼摩那群较为常见,其次为流感伤寒、秋季、澳洲、七日热和赛罗群等。我国台湾地区以致病性 *L.santarosai* 基因种为主。钩端螺旋体病 7~10 月流行,根据其流行特征和传染源差异,可分为稻田型、雨水型和洪水型。稻田型主要传染源为野生鼠类,流行于水稻收割时期;雨水型主要是家畜,与降水量密切相关;洪水型两者兼有之。

三、致病性和免疫性

(一)致病物质

致病性钩端螺旋体不产生任何典型的细菌外毒素。目前倾向于内毒素是钩端螺旋体主要致病物质。此外,近年发现黏附素及溶血素也可能在钩端螺旋体病发病过程中发挥重要作用。

1. 黏附素与侵袭素　致病性问号钩端螺旋体能以菌体一端或两端黏附于细胞(图 18-2),业已肯定的黏附素(adhesin)有外膜 24kD 和 36kD 蛋白以及钩端螺旋体免疫球蛋白样蛋白(leptospiral immunoglobulin-like protein,Lig)。24kD 外膜蛋白受体为细胞外基质(extracellular matrix,ECM)中的层粘连蛋白(laminin,LN),36kD 外膜蛋白和 Lig 蛋白受体为 ECM 中的纤维连接蛋白(fibronectin,FN)。位于问号钩端螺旋体外膜的侵袭素(invasin)Mce 蛋白通过 RGD 基序(motif)与靶细胞膜上整合素结合,从而介导钩端螺旋体侵入靶细胞。

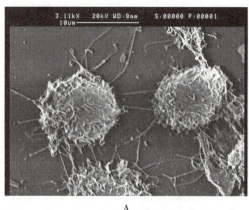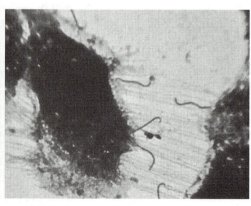

图 18-2　黏附在巨噬细胞和肾上皮细胞的钩端螺旋体

A. 黏附在巨噬细胞的钩端螺旋体(扫描电镜,×2000);B. 黏附在肾上皮细胞的钩端螺旋体(镀银染色,×1000)

2. 内毒素　重症钩端螺旋体病患者和实验感染动物可出现与革兰阴性菌内毒素反应相似的临床症状和病理变化,提示内毒素是钩端螺旋体主要致病物质,但钩端螺旋体内毒素脂质 A

结构与肠道杆菌内毒素有所不同,故毒性较弱。

3. 溶血素　不少致病性钩端螺旋体血清群能产生溶血素,可在体外溶解人、牛、羊和豚鼠红细胞,注入体内能引起贫血、出血、肝大、黄疸和血尿。问号钩端螺旋体黄疸出血群赖株基因组中至少有9个溶血素编码基因,其中 SphH 溶血素是膜成孔毒素(pore-forming toxin),可引起多种哺乳类细胞膜损伤,多种溶血素还有很强的诱导单核 - 巨噬细胞合成与分泌 TNFα、IL-1β、IL6 等炎性细胞因子的能力。

4. 胶原酶(collagenase)　问号钩端螺旋体黄疸出血群赖株胶原酶 ColA 能水解Ⅰ、Ⅱ、Ⅲ和Ⅳ型胶原,胶原酶编码基因被敲除后,侵袭力和毒力均显著下降。

(二)所致疾病

钩端螺旋体病患者主要是农民,以及一些临时进入疫区工作或旅行的人群。致病性钩端螺旋体能迅速通过破损或完整的皮肤、黏膜侵入人体,经淋巴系统或直接进入血流引起钩端螺旋体血症,患者出现中毒性败血症症状,如高热、头痛、肌痛、眼结膜充血、浅表淋巴结肿大等。继而钩端螺旋体随血流侵入肝、脾、肾、肺和中枢神经系统等,引起相关脏器和组织损伤并出现相应体征。由于不同致病性钩端螺旋体及其血清群或血清型的毒力、宿主免疫力有差异,感染者临床表现不一。轻症者似流感,重症者有明显的肺、肝、肾以及中枢神经系统损害,出现肺弥漫性出血、黄疸、肾衰竭、低血压休克,甚至导致死亡。临床上根据患者病情轻重或主要受损脏器不同,分为流感伤寒型、肺弥漫出血型、黄疸出血型、肾型和脑膜脑炎型。部分患者在疾病后期发生眼血管膜炎、视网膜炎、脑膜炎、脑动脉炎等并发症或后发症,其发病机制与变态反应有关。

(三)免疫性

发病后 1~2 周,机体可产生特异性 IgM 和 IgG 抗体。抗钩端螺旋体免疫主要依赖于特异性体液免疫。特异性抗体有调理、凝集、溶解钩端螺旋体及增强单核 - 巨噬细胞吞噬的作用,迅速清除体内的钩端螺旋体。但抗体似乎对肾脏中的钩端螺旋体无明显作用,故部分钩端螺旋体病患者恢复期 1~2 周、尤其是感染动物尿中可长期甚至终身排菌,其机制未明。感染后机体可获得对同一血清群、尤其是同一血清型钩端螺旋体的持久免疫力,但不同血清型、尤其是不同血清群之间交叉保护作用不明显。特异性细胞免疫的抗钩端螺旋体感染作用一直存在争议,但单核 - 巨噬细胞能吞噬并杀灭钩端螺旋体,中性粒细胞则否。

四、微生物学检查

(一)标本采集

病原学检查时,发病 7~10 天取外周血,两周后取尿液,有脑膜刺激症状者取脑脊液。血清学检查时,可采取单份血清,但最好采集发病 1 周和发病 3~4 周双份血清。

(二)病原学检查

1. 直接镜检　外周血标本差速离心集菌后作暗视野显微镜检查,或 Fontana 镀银染色后用光学显微镜检查,也可免疫荧光或免疫酶染色后镜检。

2. 分离与鉴定　将标本接种至 Korthof 或 EMJH 培养基中,28℃培养 2 周,用暗视野显微镜检查有无钩端螺旋体生长。培养阳性者可进一步用显微镜凝集试验(MAT)和凝集吸收试验(AAT)进行血清群及血清型的鉴定。

3. 分子生物学检测方法　常用 PCR 检测标本中钩端螺旋体 16S rDNA 基因片段,该法虽简便、快速、敏感,但不能获得菌株。限制性核酸内切酶指纹图谱可用于钩端螺旋体鉴定、分型、变异等研究,脉冲场凝胶电泳聚类分析可用于流行病学调查。

4. 动物试验　适用于有杂菌污染的标本。将标本接种于幼豚鼠或金地鼠腹腔,一周后取心血镜检并作分离培养。若动物发病后死亡,解剖后可见皮下、肺部等处有出血点或出血斑,肝、脾、肾组织染色后镜检可见大量钩端螺旋体。

(三) 血清学诊断

钩端螺旋体的血清学诊断以显微镜凝集试验(MAT)最为经典和常用。

1. 显微镜凝集试验　用我国问号钩端螺旋体参考标准株或当地常见的血清群、型的活钩端螺旋体作为抗原,与不同稀释程度的患者血清混合后37℃孵育1~2小时,在暗视野显微镜下检查有无凝集现象。若血清中存在同型抗体,可见钩端螺旋体凝集成不规则团块或蜘蛛状。以50%钩端螺旋体被凝集的最高血清稀释程度作为效价判断终点。单份血清标本的凝集效价1∶300以上或双份血清标本凝集效价增长4倍以上有诊断意义。本试验是最为常用的钩端螺旋体病血清学诊断方法,特异性和敏感性均较高,但无法用于早期诊断。

2. TR/patoc I 属特异性抗原凝集试验　不致病的腐生性双曲钩端螺旋体 Patoc I 株经80℃加热10分钟后可作为属特异性抗原,能与所有感染问号钩端螺旋体不同血清群、型患者血清抗体发生凝集反应,常用的方法为玻片凝集试验(slide agglutination test,SAT)。所检测的抗体主要是 IgM,故本法可用于早期诊断。

3. 间接凝集试验　将钩端螺旋体可溶性抗原吸附于乳胶或活性炭微粒等载体上,然后检测血清标本中有无相应凝集抗体。单份血清标本乳胶凝集效价 >1∶2、炭粒凝集效价 >1∶8 时判为阳性,双份血清标本凝集效价呈4倍以上增长则更有诊断价值。

五、防 治 原 则

要做好防鼠、灭鼠工作,加强家畜防疫,保护水源。疫区人群接种多价疫苗是预防和控制钩端螺旋体病流行的主要措施。夏季和早秋是钩端螺旋体病主要流行季节,应尽量避免与疫水或疫土接触,已接触者可口服多西环素进行紧急预防。钩端螺旋体疫苗有多价全菌死疫苗和多价外膜疫苗,前者虽有免疫保护作用,但副作用很大,后者由我国学者首创,其免疫效果好、不良反应小,但对疫苗中未包含的血清群保护作用微弱。

钩端螺旋体病的治疗首选青霉素,至今尚未发现钩端螺旋体对青霉素有耐药性,青霉素过敏者可选用庆大霉素或多西环素。部分患者青霉素注射后出现寒战、高热、低血压甚至抽搐、休克、呼吸与心跳暂停,称之赫氏反应。赫氏反应可能与钩端螺旋体被青霉素杀灭后所释放的大量毒性物质有关。

第二节　密螺旋体属

密螺旋体属(*Treponema*)螺旋体分为致病性和非致病性两大类。致病性密螺旋体主要有苍白密螺旋体(*T.pallidum*)和品他密螺旋体(*T.carateum*)两个种。苍白密螺旋体又分为3个亚种:苍白亚种(*Subsp.pallidum*)、地方亚种(*Subsp.endemicum*)和极细亚种(*Subsp.pertenue*),分别引起梅毒、非性传播梅毒(又称地方性梅毒)和雅司病。

一、苍白密螺旋体苍白亚种

俗称梅毒螺旋体,是人类梅毒(syphilis)病原体。梅毒是对人类危害较大的性传播疾病(sexual transmitted disease,STD)。

(一) 生物学性状

1. 形态与染色　长6~15μm,宽约0.1~0.2μm,有8~14个致密而规则的螺旋,两端尖直,运动活泼。梅毒螺旋体基本结构由外至内分别为外膜、细胞壁、3~4根内鞭毛及细胞膜包绕的原生质体。内鞭毛能使梅毒螺旋体进行移行、曲伸、滚动等方式运动。革兰染色阴性,但不易着色,用 Fontana 镀银染色法染成棕色(图18-3A),常用暗视野显微镜直接观察悬滴标本中的梅毒螺旋体(图18-3B)。

Notes

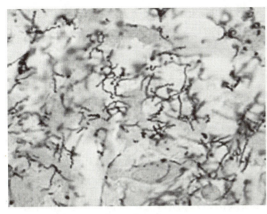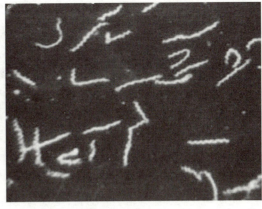

图 18-3　兔睾丸组织和细胞培养基中的梅毒螺旋体

A. 兔睾丸组织中的梅毒螺旋体(镀银染色,×1000);B. 细胞培养基中(悬滴标本,暗视野显微镜 ×1000)

2. 培养特性　不能在无生命的人工培养基中生长繁殖。Nichols 有毒株对人和家兔有致病性,接种家兔睾丸或眼前房能缓慢繁殖并保持毒力。若将其转种至含多种氨基酸的兔睾丸组织碎片中,在厌氧条件下虽能生长繁殖,但失去致病力,此种菌株称为 Reiter 株。Nichols 株和 Reiter 株可作为梅毒血清学检查法的诊断抗原。采用棉尾兔(cotton tail rabbit)上皮细胞,在微需氧条件下(1.5% O_2、5% CO_2、93.5%N_2)33℃培养时,梅毒螺旋体可生长繁殖并保持毒力。

3. 抗原构造　主要有分子量分别为 15、17、34、44、47kD 等外膜蛋白,其中 47kD 外膜蛋白(TpN47)表达量最高且免疫原性较强,其次为 TpN15 和 TpN17。鞭毛蛋白是由 33、33.5kD 核心蛋白亚单位和 37kD 鞘膜蛋白亚单位组成的聚合结构,其中 37kD 鞘膜蛋白亚单位含量高且免疫原性强。

4. 基因组　梅毒螺旋体 Nichols 株染色体基因组为一个 1 138 011bp 的环状 DNA。

5. 抵抗力　极弱,对温度和干燥特别敏感。离体后干燥 1~2 小时或50℃加热 5 分钟即死亡。血液中的梅毒螺旋体 4℃放置 3 天可死亡,故血库4℃冰箱储存 3 天以上的血液通常无传染梅毒的风险。对化学消毒剂敏感,1%~2% 苯酚处理数分钟即死亡。对青霉素、四环素、红霉素敏感。

(二)致病性

1. 致病物质　梅毒螺旋体有很强侵袭力,但尚未证明具有内毒素和外毒素,其毒力因子和致病机制了解甚少。

(1)荚膜样物质(capsule-like substance):为菌体表面的黏多糖和唾液酸,可阻止抗体与菌体结合、抑制补体激活及补体溶菌作用、干扰单核 - 巨噬细胞吞噬作用,有利于梅毒螺旋体在宿主体内存活和扩散。梅毒患者常出现的免疫抑制现象被认为与荚膜样物质有关。

(2)黏附因子(adhesion factor):一些梅毒螺旋体外膜蛋白具有黏附作用,其受体主要是细胞外基质中的纤维连接蛋白(FN)和层粘连蛋白(LN)。

(3)透明质酸酶(hyaluronidase):能分解组织、细胞外基质、血管基底膜中的透明质酸,有利于梅毒螺旋体的侵袭和播散。

病理性体液和细胞免疫反应也参与了梅毒螺旋体致病过程,如Ⅱ期梅毒患者血液中常出现梅毒螺旋体相关的免疫复合物、Ⅲ期梅毒患者出现树胶肿等。

2. 所致疾病　梅毒螺旋体只感染人类引起梅毒,梅毒患者是唯一的传染源。梅毒一般分为后天性(获得性)和先天性两种,前者通过性接触传染,称为性病梅毒,后者从母体通过胎盘传染给胎儿。输入含梅毒螺旋体的血液或血制品,可引起输血后梅毒。

获得性梅毒临床上可分为三期,表现为发作、潜伏和再发作交替的现象。

(1)一期梅毒:梅毒螺旋体经皮肤黏膜感染后 2~10 周,局部出现无痛性硬下疳(hard

chancre),多见于外生殖器,也可见于肛门和直肠。硬下疳溃疡渗出液中有大量梅毒螺旋体,传染性极强。此期持续 1~2 个月,硬下疳常可自愈。进入血液中的梅毒螺旋体潜伏于体内,经 2~3 个月无症状的潜伏期后进入第二期。

(2) 二期梅毒:全身皮肤及黏膜出现梅毒疹(syphilid),主要见于躯干以及四肢。全身淋巴结肿大,有时累及骨、关节、眼和中枢神经系统,梅毒疹和淋巴结中有大量梅毒螺旋体。部分患者梅毒疹可反复出现数次。二期梅毒患者未经治疗,3 周 ~3 个月后体征也可消退,其中多数患者发展成三期梅毒。从出现硬下疳至梅毒疹消失后 1 年的一、二期梅毒,又称为早期梅毒,传染性强,但组织破坏性较小。

(3) 三期梅毒:又称晚期梅毒,多发生于初次感染 2 年后,也可见潜伏期长达 10~15 年的患者。此期病变波及全身组织和器官,呈现为慢性炎性损伤,常见损害为慢性肉芽肿,局部组织可因动脉内膜炎所引起的缺血而坏死,以神经梅毒和心血管梅毒最为常见,皮肤、肝、脾和骨骼可被累及,导致动脉瘤、脊髓痨或全身麻痹等。此期病灶内梅毒螺旋体少、传染性小,但组织破坏性大、病程长,疾病损害呈进展和消退交替出现,可危及生命。

先天性梅毒是梅毒孕妇患者的梅毒螺旋体通过胎盘进入胎儿体内引起的全身感染,可导致流产、早产或死胎,新生儿出生后可有皮肤病变、马鞍鼻、锯齿形牙、间质性角膜炎、先天性耳聋等特殊体征,俗称"梅毒儿"。

(三) 免疫性

梅毒的免疫为传染性免疫或有菌性免疫,即感染梅毒螺旋体的个体对梅毒螺旋体的再感染有抵抗力,若梅毒螺旋体被清除,免疫力也随之消失。梅毒螺旋体侵入机体后,首先可被中性粒细胞和单核 - 巨噬细胞吞噬,但不一定被杀死,只有在特异性抗体及补体协同下,吞噬细胞可杀灭梅毒螺旋体。疾病后期感染的机体可产生特异性细胞免疫和体液免疫,其中以迟发型超敏反应为主的细胞免疫抗梅毒螺旋体感染作用较大。

在梅毒螺旋体感染的所有阶段,患者可产生梅毒螺旋体抗体和心磷脂抗体。梅毒螺旋体抗体可在补体存在的条件下,杀死或溶解梅毒螺旋体,同时对吞噬细胞有调理作用。心磷脂抗体又称反应素(reagin),能与生物组织中的某些脂质发生反应,无保护作用,仅用于梅毒血清学诊断。此外,梅毒患者体内常发现有多种自身抗体,如抗淋巴细胞抗体、类风湿因子、冷凝集素等,提示可能存在自身免疫反应。

(四) 微生物学检查

1. **病原学检查**　最适标本是硬下疳渗出液,其次是梅毒疹渗出液或局部淋巴结抽出液,可用暗视野显微镜观察有动力的梅毒螺旋体,也可用直接免疫荧光或 ELISA 法检查。组织切片标本可用镀银染色法染色后镜检。

2. **血清学试验**　有非梅毒螺旋体抗原试验和梅毒螺旋体抗原试验两类。

(1) 非螺旋体抗原试验:用正常牛心肌的心脂质(cardiolipin)作为抗原,测定患者血清中的反应素(抗脂质抗体)。国内常用 RPR(rapid plasma reagin)和 TRUST(tolulized red unheated serum test),前者以碳颗粒作为载体,结果呈黑色,后者以甲苯胺红为载体,结果呈红色,均用于梅毒初筛。VDRL(vernereal disease reference laboratory)试验是神经性梅毒唯一的血清学诊断方法,也可用于梅毒初筛,但国内使用极少。因上述试验采用非特异性抗原,故一些非梅毒疾病如红斑性狼疮、类风湿关节炎、疟疾、麻风、麻疹等患者血清也可呈现假阳性结果,必须结合临床资料进行判断和分析。

(2) 螺旋体抗原试验:采用梅毒螺旋体 Nichols 株或 Reiter 株作为抗原,检测病人血清中特异性抗体,特异性高但操作烦琐。国内主要采用螺旋体抗原试验有梅毒螺旋体血凝试验(treponemal pallidum hemagglutination assay,TPHA)和梅毒螺旋体明胶凝集试验(treponemal pallidum particle agglutination assay,TPPA),其次尚有梅毒螺旋体抗体微量血凝试验

（microhemagglutination assay for antibody to *Treponema pallidum*，MHA-TP）、荧光密螺旋体抗体吸收（fluorescent treponemal antibody-absorption，FTA-ABS）试验等。梅毒螺旋体制动（treponemal pallidum immobilizing，TPI）试验用于检测血清标本中是否存在能抑制梅毒螺旋体活动的特异性抗体，虽有较高特异性，但需使用大量的活梅毒螺旋体，现已少用。此外，近年来报道用单一或多种重组 TpN 蛋白为抗原建立的 ELISA 或梅毒螺旋体 IgG 抗体捕获 ELISA、免疫印迹法等，也有良好的检测效果。

由于新生儿先天性梅毒易受过继免疫的抗体干扰，部分患儿不产生特异性 IgM，故诊断较为困难。当脐血特异性抗体明显高于母体、患儿有较高水平特异性抗体或抗体效价持续上升时才有辅助临床诊断价值。

（五）防治原则

梅毒是性病，加强性卫生教育和性卫生是减少梅毒发病率的有效措施。梅毒确诊后，应及早予以彻底治疗，现多采用青霉素治疗 3 个月至 1 年，以血清中抗体转阴为治愈指标，治疗结束后尚需定期复查。目前尚无梅毒疫苗。

二、其他密螺旋体

1. 苍白密螺旋体地方亚种　该螺旋体是非性病梅毒、又称地方性梅毒（endemic syphilis）的病原体。地方性梅毒主要发生于非洲，也可见于中东和东南亚等地区，主要通过污染的食具经黏膜传播。临床主要表现为有高度传染性的皮肤损害，晚期内脏并发症少见。青霉素治疗有效。

2. 苍白螺旋体极细亚种　该螺旋是雅司病（yaws disease）的病原体，主要通过与患者病损皮肤直接接触而感染。原发损害主要是是四肢杨梅状丘疹，皮损处常形成瘢痕，骨破坏性病变常见，内脏和神经系统并发症少见。青霉素治疗有效。

3. 品他密螺旋体　该螺旋是品他病（pinta disease）的病原体，主要通过与患者病损皮肤直接接触而感染。原发性损害为皮肤出现瘙痒性小丘疹，遍及面、颈、胸、腹和四肢，继而扩大、融合、表面脱屑，数月后转变为扁平丘疹，色素加深。感染后 1~3 年，皮损处色素减退、甚至消失呈白瓷色斑，最后皮肤结痂、变形。

第三节　疏螺旋体属

疏螺旋体属（*Borrelia*）螺旋体有 3~10 个稀疏且不规则的螺旋。对人致病的主要有伯氏疏螺旋体（*B.burgdorferi*）和回归热螺旋体（*B.recurrentis*），分别引起莱姆病和回归热。

一、伯氏疏螺旋体

伯氏疏螺旋体是莱姆病（Lyme disease）的主要病原体。1977 年，莱姆病首次发现于美国康涅狄格州的莱姆镇，5 年后由 Burgdorfer 从硬蜱及患者体内分离出伯氏疏螺旋体，并证实该螺旋体是莱姆病病原体。莱姆病病原体有异质性，分类也未完全统一，故目前以伯氏疏螺旋体为莱姆病病原体的统称。莱姆病以硬蜱为媒介进行传播，人和多种动物均可感染。目前我国已有十余个省或自治区证实有莱姆病存在。

（一）生物学性状

1. 形态与染色　伯氏疏螺旋体长 10~40μm，宽 0.1~0.3μm，两端稍尖（图 18-4A）。有 2~100 根内鞭毛，运动活泼，有扭转、翻滚、抖动等多种运动方式。革兰染色阴性，但不易着色。镀银染色、Giemsa 或 Wright 染色法染色效果较好（图 18-4B）。

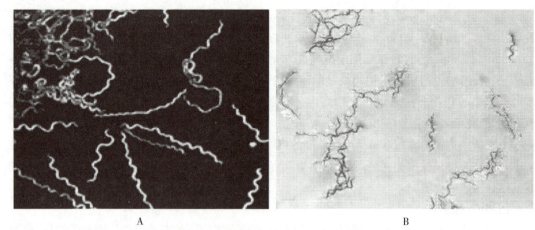

图 18-4　荧光抗体和镀银染色的伯氏疏螺旋体
A. 荧光染色（荧光显微镜，×3000）；B. 镀银染色（光学显微镜，×1000）

2. 培养特性　营养要求高，培养基需含长链饱和及不饱和脂肪酸、葡萄糖、氨基酸和牛血清白蛋白等。微需氧或需氧，5%~10% CO_2 促进生长。适宜培养温度 35℃。生长缓慢，在液体培养基中分裂繁殖一代所需时间约为 18 小时，故通常需培养 2~3 周。伯氏疏螺旋体在液体培养基中易相互缠绕成团，在 1% 软琼脂固体培养基表面可形成边缘整齐、直径 0.40~0.45μm 的菌落。

3. 抗原构造和分类　伯氏疏螺旋体有多种主要表面蛋白抗原，包括外膜蛋白 OspA~F 和外膜脂蛋白。外表蛋白 A（outer superficial protein A，OspA）和外表蛋白 B（OspB）为伯氏疏螺旋体主要表面抗原，有种特异性，其抗体有免疫保护作用。近年报道外表蛋白 C（OspC）也有一定的免疫保护性。41kD 鞭毛蛋白是优势抗原，可诱导体液和细胞免疫。外膜脂蛋白和热休克蛋白（heat shock protein，HSP）无种特异性。

用 DNA 同源性分析不同地区分离的莱姆病菌株，发现引起莱姆病的疏螺旋体至少有 3 种：①伯氏疏螺旋体：主要分布于美国和欧洲；②伽氏疏螺旋体（*B.garinii*）：主要分布于欧洲和日本；③埃氏疏螺旋体（*B.afelii*）：主要分布于欧洲和日本。美国分离的伯氏疏螺旋体有 OspA，欧洲分离的伯氏疏螺旋体 OspA 少见，我国分离的伯氏疏螺旋体与欧洲分离株较为接近。

4. 基因组　伯氏疏螺旋体 B31 株染色体基因组为一个 910 724bp 的环状 DNA。

5. 抵抗力　很弱。60℃加热 1~3 分钟即死亡，0.2% 甲酚皂或 1% 苯酚处理 5~10 分钟即被杀灭。对青霉素、头孢菌素、红霉素敏感。

（二）流行环节

莱姆病是自然疫源性传染病。储存宿主主要是野生和驯养的哺乳动物，其中以鼠和鹿较为重要。主要传播媒介是硬蜱，已确定的有 4 种，即美国丹敏硬蜱、太平洋硬蜱，欧洲蓖子硬蜱和亚洲全沟硬蜱。伯氏疏螺旋体可在蜱中肠生长繁殖，叮咬宿主时，通过肠内容物反流、唾液或粪便感染宿主。我国莱姆病高发地区是东北和内蒙古林区。莱姆病有明显的季节性，初发于 4 月末，6 月份达高峰，8 月份以后仅见散在病例。

（三）致病性

1. 致病物质　伯氏疏螺旋体的致病物质及其作用机制迄今尚未完全明了，其致病可能是一些毒力因子以及病理性免疫反应等多因素综合作用的结果。

（1）侵袭因子（invasive factor）：伯氏疏螺旋体能黏附、侵入成纤维细胞及人脐静脉内皮细胞并在细胞质中生存。此黏附可被多价抗血清或外膜蛋白 OspB 单克隆抗体所抑制，表明伯氏疏螺旋体表面存在黏附和侵袭性毒力因子。伯氏疏螺旋体黏附的受体是靶细胞胞外基质中的纤维连接蛋白（FN）和核心蛋白多糖（decorin，DEN）。

Notes

（2）抗吞噬物质（anti-phagocytosis substance）：伯氏疏螺旋体临床分离株对小鼠毒力较强，但在人工培养基中传代多次后毒力明显下降，易被小鼠吞噬细胞吞噬并杀灭。与此同时，外膜蛋白 OspA 也逐渐消失，故推测 OspA 与抗吞噬作用有关。

（3）内毒素样物质（endotoxin-like substance，ELS）：伯氏疏螺旋体细胞壁中内毒素样物质具有类似细菌内毒素的生物学活性。

2. 所致疾病　莱姆病是一种慢性全身感染性疾病，病程可分为三期：早期局部感染、早期播散感染和晚期持续感染。

早期局部感染表现为疫蜱叮咬后经 3~30 天的潜伏期，叮咬部位出现一个或数个慢性移行性红斑（erythema chronicum migrans，ECM），伴有头痛、发热、肌肉和关节疼痛、局部淋巴结肿大等症状和体征。ECM 初为红色斑疹或丘疹，继而扩大为圆形皮损，直径 5~50cm，边缘鲜红，中央呈退行性变，多个 ECM 重叠在一起可形成枪靶形。早期播散感染常表现为继发性红斑、面神经麻痹、脑膜炎等。未经治疗的莱姆病患者约 80% 可发展至晚期持续感染，主要临床表现为慢性关节炎、周围神经炎和慢性萎缩性肌皮炎。

（四）免疫性

伯氏疏螺旋体感染后可产生特异性抗体，但抗体应答迟缓。抗伯氏疏螺旋体感染主要依赖特异性体液免疫，如特异性抗体具有增强吞噬细胞吞噬伯氏疏螺旋体的作用，有助于清除体内伯氏疏螺旋体。特异性细胞免疫的保护作用尚有争议。

（五）微生物学检查

1. 标本采集　整个病程中伯氏疏螺旋体数量均较少，难以分离培养，主要取患者血清标本进行血清学检查。有时也可采集皮损、血液、脑脊液、关节液、尿液等标本用分子生物学方法检测。

2. 病原学检查　主要采用 PCR 检测标本中伯氏疏螺旋体 DNA 片段。

3. 血清学检查　免疫荧光法和 ELISA 使用最为广泛。ELISA 简便，特异性和敏感性较高，为多数实验室所采用。特异性 IgM 抗体在 ECM 出现后 2~4 周形成，6~8 周达峰值，4~6 个月后恢复正常。IgG 抗体出现较迟，发病后 4~6 个月达到峰值，然后持续至病程的晚期。鞭毛蛋白抗体主要是 IgM，Osp 抗体主要是 IgG。若脑脊液中检出特异性抗体，表示中枢神经系统已被累及。ELISA 阳性时，需用免疫印迹法确定其特异性，有助于排除 ELISA 的假阳性反应。由于伯氏疏螺旋体与苍白密螺旋体等有共同抗原、莱姆病病原体异质性、不同菌株表达的抗原差异及变异，ELISA 和免疫印迹法检测结果仍需结合临床资料进行判定。

（六）防治原则

疫区居民和工作人员要加强个人防护，避免硬蜱叮咬。根据患者不同的临床表现及病程采用不同的抗生素及给药方式。莱姆病早期用多西环素、阿莫西林或红霉素，口服即可。莱姆病晚期时存在多种深部组织损害，一般用青霉素联合头孢曲松等静脉滴注。目前尚无疫苗。

二、回归热螺旋体

回归热（relapsing fever）是一种以周期性反复急起急退的高热为临床特征的传染病。多种疏螺旋体均可引起回归热。根据病原体及传播媒介昆虫的不同，可分为两类：①虱传回归热：又称流行性回归热，病原体为回归热螺旋体（B.recurrentis），传播媒介是虱；②蜱传回归热：又称地方性回归热，病原体为杜通螺旋体（B.duttonii）和赫姆斯螺旋体（B.hermsii）等，主要通过软蜱传播。蜱传回归热临床表现与虱传回归热相似，但症状较轻，病程较短。我国主要流行虱传回归热。

（一）生物学性状

1. 形态与染色　回归热螺旋体长 10~30μm，宽约 0.3μm（图 18-5）。有 3~10 个不规则的螺旋，运动活泼，革兰染色阴性，Giemsa 染色法染成紫红色，Wright 染色法染成棕红色。

2. 培养特性 微需氧,最适生长温度为28~30℃,含血液、血清或动物蛋白的液体培养基中能生长,但分裂繁殖一代约需18小时,体外传数代后,其致病性丧失。

3. 抗原结构 具有类属抗原和特异性抗原,但极易变异,病程中可从同一患者体内分离出数种抗原结构不同的变异株。

(二)流行环节

回归热螺旋体储存宿主为啮齿类动物,虱或软蜱叮咬动物宿主后被感染,其体腔、唾液、粪便中均可含有回归热螺旋体。虱或软蜱叮咬人后,回归热螺旋体经伤口直接进入人体内引起疾病。

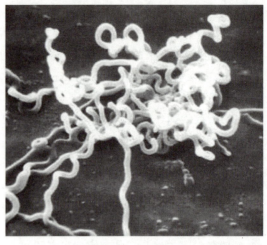

图 18-5　回归热螺旋体(扫描电镜,×12 000)

(三)致病性

经3~10天潜伏期后患者突发高热,持续3~5天退热,约一周后又出现高热,如此反复发作达3~10次。急起急退的反复周期性高热、全身肌肉酸痛、肝脾肿大为回归热的临床特征,重症患者可出现黄疸和出血。

(四)免疫性

感染后机体可产生特异性抗体,抗体在补体协同下可裂解回归热螺旋体。但回归热螺旋体外膜蛋白极易发生变异,所形成的突变株可以逃避抗体的攻击,突变株繁殖到一定数量时引起第二次高热,如此反复多次,直至机体产生的多种特异性抗体能对各种变异株发挥作用,回归热螺旋体才能被清除。感染后免疫力维持时间短暂。

(五)微生物学检查

采集发热期外周血标本,直接涂片后进行Giemsa染色,光镜下可见比红细胞长数倍且有疏松螺旋的螺旋体,退热期血液中常无螺旋体。

(六)防治原则

疫区居民和工作人员应加强防护,避免虱和蜱叮咬。青霉素、四环素、红霉素治疗有效。目前尚无疫苗产品。

三、奋森疏螺旋体

奋森螺旋体(*B.vincentii*)为疏螺旋体属成员,其形态与回归热疏螺旋体相似。正常情况下,奋森螺旋体与梭形梭杆菌(*Fusobacterium fusiforme*)共同寄居于人口腔牙龈部位。当机体抵抗力下降时,奋森疏螺旋体与梭形梭杆菌大量繁殖,协同引起樊尚咽峡炎、牙龈炎、口腔坏疽等。微生物学检查时可采集局部病变材料直接涂片,革兰染色镜检可见螺旋体和梭状杆菌。

展　望

　　病原微生物与宿主细胞相互作用及其对感染发生、发展、转归的影响及机制是医学微生物学领域研究热点。绝大多数螺旋体病是自然疫源性或人兽共患传染病,如宿主动物感染钩端螺旋体后不仅无症状或症状轻微,甚至长期带菌排菌,人接触疫水呈急性感染;莱姆螺旋体动物宿主和传播媒介也无明显的症状和体征,但对人则可引起全身感染性疾病。因此,研究钩端螺旋体和莱姆螺旋体对不同物种致病性差异及其机制,将对钩端螺旋体病和莱姆病防控产生重大影响。目前对病原性螺旋体致病物质(毒力因子)及

Notes

其作用机制仍然了解甚少,如鞭毛动力在螺旋体致病过程中的作用、诱导螺旋体定植信号分子、吞噬细胞对病原性螺旋体吞噬与杀灭作用及其机制等重要问题迄今未有研究报道。近年发现二磷酸寡核苷酸盐(NpnN)、环二鸟苷(c-di-GMP)和环二腺苷(c-di-AMP)等是细菌第二信使,但这些信使在螺旋体等原核细胞微生物致病过程中作用和机制不明。此外,至今仍然缺乏较为理想的梅毒及莱姆病早期、快速和特异的实验室诊断方法,梅毒、莱姆病、回归热至今尚无疫苗产品。因此,敏感特异的实验室诊断方法、安全有效的新型疫苗也将是今后病原性螺旋体研究的重点方向之一。

(严 杰)

第十九章 衣 原 体

衣原体科（chlamydiae）是一类严格真核细胞内寄生、有独特发育周期、能通过常用细菌滤器的原核细胞型微生物。过去曾被认为是病毒，现确定为一类独立的微生物类型，归属于广义的细菌学范畴。衣原体广泛寄生于人类、禽类和哺乳动物，仅少数衣原体能引起人类沙眼、泌尿生殖道和呼吸道感染等疾病。

第一节 衣原体概述

衣原体的共同特征是：①圆形或椭圆形体，大小 0.2~0.5μm，革兰阴性，具有类似革兰阴性菌的细胞壁；②同时含有 DNA 和 RNA 两类核酸；③严格真核细胞内寄生，有独特的发育周期，二分裂方式繁殖；④有核糖体和较复杂的酶类，能独立进行一些代谢活动，但缺乏代谢活动所需的能量来源，须由宿主细胞提供；⑤对多种抗生素敏感。

一、生物学性状

衣原体在宿主细胞内生长繁殖，有独特的发育周期，呈现为两种形态结构不同的颗粒，即原体（elementary body，EB）和网状体（reticulate body，RB），其染色特性也不同。

1. **形态染色与发育周期** 原体为小球形，直径 0.2~0.4μm，有细胞壁，电镜下可见致密的核质和少量核糖体，吉姆萨法染呈蓝色，Macchiavello 法染呈红色。原体有感染性，在细胞外时较为稳定，无繁殖能力。网状体又称始体（initial body），大球形，直径 0.5~1.2μm，无细胞壁，无致密核质，但有纤细网状结构，吉姆萨法和 Macchiavello 法均染呈蓝色。始体无感染性，主要存在于细胞内，代谢活跃，以二分裂方式形成子代原体。原体吸附于易感上皮细胞后通过吞噬、吞饮或受体介导的内吞三种方式侵入细胞，其中受体介导的内吞被认为是最主要的侵入细胞方式。细胞内原体一般经 8~12 小时发育成始体，24~36 小时后开始分裂繁殖，30~45 小时形成子代原体，48~72 小时感染细胞破裂释放子代原体（图 19-1）。沙眼衣原体始体和子代原体均有膜包绕，内含糖原，在胞质内形成大小形态各异的包涵体（inclusion body）。若多个原体同时感染一个细胞，沙眼衣原体的始体往往互相融合形成一个包涵体，鹦鹉热衣原体的始体不互相融合而形成多房性包涵体。一个原体侵入细胞后，一般可形成 16~24 个子代原体。

2. **培养特性** 常用 6~8 天龄鸡胚卵黄囊接种法培养衣原体，亦可用 HeLa-229、McCoy、BHK-21 和 HL 细胞等传代细胞株培养衣原体，为提高分离培养的阳性率，可通过离心或 X 线照射细胞，促进衣原体吸附细胞，培养液中常加入 1μg/ml 放线菌酮，以抑制细胞的生长。此外，沙眼衣原体性病淋巴肉芽肿亚种可接种于小鼠脑内、鹦鹉热衣原体接种于小鼠腹腔进行培养。

3. **抗原结构与分型** 衣原体有属、种和型特异性三种抗原。属特异性抗原为细胞壁的脂多糖，但缺乏 O- 多糖和部分核心多糖。衣原体仅有一个属特异性抗原表位，可用补体结合试验和免疫荧光法检测。种特异性抗原为主要外膜蛋白（major outer membrane protein，MOMP），MOMP占外膜总蛋白的 60% 以上，可用补体结合试验和中和试验检测。型特异性反映了 MOMP 氨基酸序列不同而导致的抗原性差异。

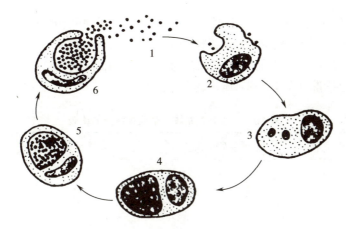

图 19-1 衣原体的发育周期

根据抗原结构、DNA 同源性、包涵体的性质、对磺胺类药物的敏感性等差异,衣原体科分为衣原体属(*Chlamydia*)和嗜衣原体属(*Chlamydophila*)。衣原体属包括沙眼衣原体(*C.trachomatis*)、鼠衣原体(*C.muridarum*)等 3 个种;嗜衣原体属包括肺炎嗜衣原体(*C.pneumoniae*)、鹦鹉热嗜衣原体(*C.psittaci*)和兽类嗜衣原体(*C.pecorum*)等 6 个种。对人致病的 4 种衣原体的主要特性见表 19-1。根据型特异性抗原可将沙眼衣原体沙眼亚种分为 14 个血清型,性病淋巴肉芽肿亚种分为 4 个血清型。

表 19-1 对人致病的四种衣原体的主要特性比较

性状	沙眼衣原体	肺炎嗜衣原体	鹦鹉热嗜衣原体	兽类嗜衣原体
自然宿主	人、小鼠	人	鸟类、低等哺乳类	牛、羊
引起的主要人类疾病	沙眼、性传播疾病、肺炎	肺炎、呼吸道感染	肺炎、呼吸道感染	呼吸道感染
原体形态	圆、椭圆	梨形	圆、椭圆	圆
包涵体糖原	+	−	−	−
血清型	18 个	1 个(TWAR 株)	不明	3 个
同种 DNA 同源性(%)	>90%	>90%	14%~95%	>88%
异种 DNA 同源性(%)	<10%	<10%	<10%	<12%
对磺胺的敏感性	敏感	不敏感	不敏感	不敏感

4. **抵抗力** 衣原体耐冷不耐热,60℃仅存活 5~10 分钟,−70℃可保存数年,冷冻干燥可保存数十年。75% 乙醇 0.5 分钟、2% 甲酚皂 5 分钟均可杀死衣原体。临床上常用红霉素、多西环素和磺胺类等药物进行治疗。

二、致 病 性

临床上常见的衣原体感染性疾病包括沙眼、非淋菌性尿道炎、性病淋巴肉芽肿、支气管炎、肺炎、鹦鹉热等。内毒素样物质(endotoxin-like substance,ELS)是衣原体主要致病物质。衣原体感染引起的宿主病理性免疫应答也是衣原体重要的致病机制之一,MOMP 被认为是诱导病理性免疫反应的主要抗原。

第二节 沙眼衣原体

沙眼衣原体(*C.trachomatis*)感染可引起人类沙眼,也是非淋菌性尿道炎(NGU)最主要的

Notes

病原体。根据所致疾病及某些生物学性状的差异,沙眼衣原体可分为 3 个亚种:沙眼生物亚种(*Biovar trachoma*)、性病淋巴肉芽肿亚种(*Biovar lymphogranuloma venereum* , *LGV*)和鼠亚种(*Biovar mouse*),见表 19-2,其中鼠亚种不引起人类疾病。沙眼衣原体除鼠亚种来自鼠类外,人是沙眼生物亚种和性病淋巴肉芽肿亚种唯一的自然宿主。

表 19-2　沙眼衣原体三个亚种特性的比较

特性	沙眼生物亚种	性病淋巴肉芽肿亚种	鼠亚种
自然宿主:			
人	+	+	+
小鼠	−	−	+
易感部位:			
鳞状上皮细胞	+	−	−
淋巴组织	−	+	−
单核细胞	−	+	−
McCoy 细胞培养的阳性率	70%~80%	<50%	不明
血清型数目	14	4	不明
小鼠脑内接种致死性	−	+	−
灵长类滤泡性结膜炎	+	−	−

一、生物学性状

1. 形态与染色　不同发育阶段衣原体的形态、大小和染色性不一。原体呈球形或椭圆形,直径约 0.3μm,有致密核质,吉姆萨法染呈紫红色,细胞膜外有类似于革兰阴性菌细胞壁,但无肽聚糖。始体为 0.5~1.0μm,形状不规则,吉姆萨法染呈蓝色,无细胞壁。可在宿主细胞质内形成包涵体(图 19-2),吉姆萨法可将包涵体染成深紫色,因含有糖原可被碘液染成棕褐色。

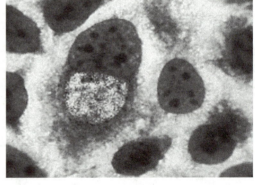

图 19-2　沙眼衣原体在宿主细胞内形成的包涵体

2. 培养特性　我国学者汤飞凡(1897—1958)于 1955 年采用鸡胚卵黄囊接种法在世界上首次分离出沙眼衣原体。目前常用鸡胚卵黄囊接种以及 McCoy、HeLa-229、BHK-21 细胞培养沙眼衣原体。

3. 抗原构造和分型　沙眼衣原体的细胞壁主要有三种抗原。

(1)属特异性抗原:为细胞壁中的糖脂;为衣原体属的共同抗原。

(2)种特异性抗原:为细胞壁外膜上相对分子质量 40×10^3 的衣原体主要外膜蛋白(MOMP),MOMP 氨基酸序列中有 5 个保守区,4 个可变区。不同沙眼衣原体亚种均有 MOMP,其抗原表位易发生变异。

(3)型特异性抗原:不同沙眼衣原体亚种的 MOMP 分子中抗原表位及空间构型有差异,应用单克隆抗体微量免疫荧光法可将沙眼衣原体分成 18 个血清型,其中沙眼生物亚种有 A、B、Ba、C、D、Da、E、F、G、H、I、Ia、J 和 K 共 14 个血清型,性病淋巴肉芽肿亚种有 L1、L2、L2a 和 L3 共 4 个血清型,鼠亚种分型不明。沙眼生物亚种 D、E 血清型与性病淋巴肉芽肿亚种 L1、L2、L2a 和

Notes

L3 血清型有较弱的抗原交叉。

4. 抵抗力 对热、常用消毒剂抵抗力均较弱,耐低温。对红霉素等大环内酯类和多西环素等四环素类抗生素敏感。

二、致病性与免疫性

(一)致病物质

衣原体的致病物质除 ELS 和 MOMP 外,热休克蛋白(heat shock protein,HSP)被认为与免疫病理损伤有关,其他致病物质不明。

1. 内毒素样物质(ELS) 沙眼衣原体细胞壁中的脂多糖具有类似革兰阴性菌内毒素的毒性,抑制宿主细胞代谢,直接损伤宿主细胞。

2. 主要外膜蛋白(MOMP) 细胞内含原体的囊泡若与溶酶体结合,衣原体则被杀死,MOMP 能阻止原体囊泡与溶酶体结合,使衣原体在囊泡内得以生长繁殖。此外,MOMP 易发生变异,使衣原体得以逃避机体的免疫清除作用,也可使机体已经建立的免疫力丧失保护作用而再次感染。此外,MOMP 可诱导宿主病理性免疫应答。

3. 热休克蛋白(HSP) 沙眼衣原体 HSP 可诱导Ⅳ型变态反应。

(二)所致疾病

沙眼衣原体不同亚种及血清型可引起多种不同的疾病。靶细胞是眼结膜、直肠、泌尿道上皮细胞,女性子宫颈及上部生殖道扁平柱状上皮细胞,男性附睾、前列腺上皮细胞,以及新生儿呼吸道上皮细胞。除 ELS 和 MOMP 有较为明确的致病性外,沙眼衣原体感染诱导的炎症反应、寄生的宿主细胞裂解、Ⅳ型变态反应等均参与致病过程。眼和生殖道感染的急性炎症消退时,由黏膜下淋巴细胞和巨噬细胞组成的淋巴滤泡开始形成,并随病情进展发生坏死,上皮和纤维组织的增生可导致瘢痕形成。

1. 沙眼生物亚种衣原体所致疾病

(1)沙眼:由 A、B、Ba 和 C 血清型感染所致。主要通过眼 - 眼或眼 - 手 - 眼途径直接或间接接触传播,常见传播媒介有玩具、公用毛巾和洗脸盆等。沙眼衣原体侵袭眼结膜上皮细胞后,在其中增殖并在细胞质内形成散在型、帽型、桑葚型或填塞型包涵体,引起局部炎症。沙眼发病缓慢,早期出现眼睑结膜急性或亚急性炎症,表现为流泪、黏液脓性分泌物、结膜充血等症状与体征。后期移行为慢性,出现结膜瘢痕、眼睑内翻、倒睫、角膜血管翳引起的角膜损害,影响视力甚至导致失明,是目前致盲的首位病因。

(2)包涵体结膜炎:由沙眼生物亚种 B、Ba、D、Da、E、F、G、H、I、Ia、J 和 K 血清型感染所致。病变类似沙眼,但不出现角膜血管翳,也无结膜瘢痕形成,一般经数周或数月后痊愈,无后遗症。临床上分新生儿包涵体结膜炎和成人包涵体结膜炎两种。前者系新生儿通过感染的产道时感染,引起急性化脓性结膜炎,又称包涵体脓漏眼,不出现角膜血管翳,一般经数周或数月自愈。后者经眼 - 手 - 眼途径或接触污染的游泳池水而感染,引起滤泡性结膜炎,俗称游泳池结膜炎。

(3)泌尿生殖道感染:感染的血清型与包涵体结膜炎相同。主要经性接触途径传播,也可经非性接触方式感染。约有 2/3 女性和 1/2 男性感染后无明显症状,持续无症状感染者常成为重要的传染源。常见的症状有泌尿生殖道分泌物异常、尿痛、尿灼热感、下腹痛或性交痛。男性患者多表现为尿道炎,未经治疗者易转变为慢性感染,周期性加重,或合并附睾炎和前列腺炎。女性患者表现为尿道炎、宫颈炎、输卵管炎和盆腔炎等。输卵管炎反复发作可导致不孕症和宫外孕。孕妇感染后可引起胎儿或新生儿感染,偶可引起胎儿死亡。衣原体常与淋病奈瑟球菌混合感染,淋病奈瑟菌可促进衣原体繁殖。

(4)沙眼衣原体肺炎:由 D、Da、E、F、G、H、I、Ia、J 和 K 血清型感染所致,多见于婴儿。

2. 性病淋巴肉芽肿亚种衣原体所致疾病

（1）性病淋巴肉芽肿：由 L1、L2、L2a 和 L3 血清型感染所致。通过性接触途径传播，主要侵犯淋巴组织。在男性侵犯腹股沟淋巴结，引起化脓性淋巴结炎和慢性淋巴肉芽肿，常形成瘘管。在女性侵犯会阴、肛门和直肠，可形成肠 - 皮肤瘘管，也可引起会阴 - 肛门 - 直肠狭窄和梗阻。严重者表现为广泛的全身症状和急性炎症，伴有会阴组织大面积损伤的慢性生殖器溃疡。

（2）眼结膜炎：少见，但常伴有耳前、颌下和颈部淋巴结肿大。

（三）免疫性

沙眼衣原体为胞内寄生的病原体，故通常以细胞免疫为主，体液免疫也有一定作用。感染发生后，首先是淋巴细胞、巨噬细胞、浆细胞和嗜酸性粒细胞浸润，随后中性粒细胞聚集到感染部位。MOMP 可激活 $CD4^+T$ 细胞，释放细胞因子以抑制细胞内衣原体包涵体的发展。MOMP 诱导中和抗体产生，特异性中和抗体可以抑制衣原体吸附于宿主细胞，但也有人认为该抗体仅有抑制原体在细胞内发育的作用。沙眼衣原体感染后特异性免疫力不强，抗体持续时间短暂，因此易造成持续感染和反复感染。

三、微生物学检查

1. 标本采集   急性沙眼或包涵体结膜炎多以临床诊断为主。对不能进行明确临床诊断的患者，可根据不同疾病采取不同标本进行微生物学检查。沙眼或结膜炎患者可取眼结膜刮片、眼穹窿或眼结膜分泌物涂片。泌尿生殖道感染患者可采用泌尿生殖道拭子、宫颈刮片、精液或尿液。性病淋巴肉芽肿患者取淋巴结脓液、生殖器溃疡或直肠组织标本。采集的标本接种于含抗生素的蔗糖磷酸盐输送培养基中快速送检，或加入蔗糖 - 磷酸盐 - 谷氨酸盐（SPG）培养基置 –70℃或液氮中暂存。标本采集后 2 小时内进行分离培养，阳性分离率较高。性病淋巴肉芽肿亚种易在传代细胞中生长，接种前一般不需要特殊的处理。

2. 病原学检查

（1）直接涂片染色镜检：采用吉姆萨染料、碘液或荧光抗体等染色，镜下检查黏膜上皮细胞内是否有包涵体，阳性结果只能作为可疑诊断的指标。

（2）分离培养：将标本接种于鸡胚卵黄囊或传代细胞。接种标本的传代细胞 35℃ 培养 48~72 小时后，可用染色镜检法、直接免疫荧光法、ELISA 等进行检查。

（3）分子生物学检查：除 PCR 和核酸探针杂交外，新近发展起来的连接酶链反应可明显提高检测敏感性和特异性。

（4）动物接种：性病淋巴肉芽肿亚种接种于小鼠脑内，可引起脑膜脑炎。

3. 血清学检查   由于沙眼衣原体多为慢性感染，特异性中和抗体效价往往不高，患者常无明显的急性期和恢复期，无法进行抗体效价动态比较，因而在临床诊断中价值不大。全身急性及深部组织感染的性病淋巴肉芽肿患者，可用 ELISA 检测性病淋巴肉芽肿生物亚种 L1 或 L2 抗原（含沙眼衣原体共同抗原）的抗体。

四、防 治 原 则

沙眼的预防重在注意个人卫生，不使用公共毛巾、浴巾和脸盆，避免直接或间接接触传染源。目前无特异性的预防方法。泌尿生殖道感染的预防主要措施有广泛开展性病知识宣传、加强自我保护意识、提倡健康的性行为、积极治疗沙眼衣原体感染的患者和携带者等。

由于沙眼衣原体抗原构造复杂，主要抗原易于变异，易引起Ⅳ型变态反应，故目前尚无沙眼衣原体疫苗产品。临床上主要采用磺胺类、大环内酯类和喹诺酮类抗生素进行治疗。新生儿可在出生时使用 0.5% 红霉素眼膏或 1% 硝酸银滴眼，以预防新生儿眼结膜炎。

第三节　肺炎嗜衣原体

肺炎嗜衣原体（*C.pneumoniae*）是近年发现的一个衣原体新种,只有 TWAR 一个血清型。1965 年从中国台湾省一名小学生的眼结膜标本中分离到一株衣原体,命名为 Taiwan-183（TW-183）。1983 年从美国西雅图急性呼吸道感染大学生的咽部标本中分离出一株衣原体,命名为 Acute respiratory-39（AR-39）。后发现 TW-183 和 AR-39 为同一衣原体新种同一血清型的两个不同分离株,故于 1986 年合并两株衣原体的字头,简称 TWAR。

一、生物学性状

1. **形态与染色**　平均直径为 0.38μm,电镜下呈梨形,在感染细胞中形成的包涵体不含糖原（图 19-3）。

2. **培养特性**　鸡胚对肺炎衣原体不敏感,因此一般不用鸡胚传代,而用细胞培养传代,肺炎衣原体敏感的细胞株为 HeLa 和 HEp-2 细胞株,但第一代细胞培养中不易形成包涵体。

3. **抗原构造**　肺炎衣原体只有一个血清型。相对分子质量 98×10^3 外膜蛋白为种特异性抗原,不同菌株 98kD 外膜蛋白序列完全相同,其单克隆抗体与沙眼衣原体及鹦鹉热衣原体无交叉反应。

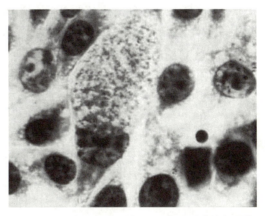

图 19-3　肺炎衣原体在宿主细胞内形成的包涵体

4. **基因组**　肺炎衣原体染色体为一个 1.2Mb 的环状 DNA。TWAR 不同分离株基因组序列同源性均为 94% 以上,而与沙眼衣原体和鹦鹉热衣原体基因组同源性均小于 10%。

5. **抵抗力**　抵抗力较弱,易受各种理化因素影响。对红霉素、诺氟沙星、多西环素等敏感,对磺胺类耐药。

二、致病性与免疫性

1. **致病物质**　除具有细胞毒性的内毒素样物质（ELS）外,其他致病物质不明。

2. **所致疾病**　目前认为人类是肺炎衣原体的唯一宿主。肺炎衣原体在人与人之间经飞沫或呼吸道分泌物传播,亦可在家庭、学校或医院等集体场所相互传染。肺炎衣原体感染扩散速度较为缓慢,具有散发和流行交替出现的特点。主要引起青少年、尤其儿童的急慢性呼吸道感染,如咽炎、鼻窦炎、支气管炎和肺炎等。潜伏期平均 30 天左右,起病缓慢,临床表现为咽痛、声音嘶哑、发热、咳嗽和气促等症状,外周血白细胞计数正常。部分患者可发展为支气管炎和肺炎。肺炎患者病程持续 1~2 周后,咳嗽加重,可持续 1 至 2 个月,其他上呼吸道感染症状消失,部分患者伴有结膜炎。全身严重感染者少见,但部分患者病后出现哮喘症状。

有研究表明,肺炎衣原体感染可引起心包炎、心肌炎、心内膜炎、红斑结节、甲状腺炎、吉兰-巴雷综合征等肺外疾病。近年还发现肺炎衣原体感染与慢性冠心病和急性心肌梗死发病有关,患者冠状动脉和主动脉硬化斑中观察到梨形结构的肺炎衣原体,其病理切片用肺炎衣原体特异性单克隆抗体检测后呈阳性结果,病变局部还存在肺炎衣原体相关抗原-抗体免疫复合物,但需更多的相关研究资料方能确定肺炎衣原体与上述肺外疾病的关系。

3. **免疫性**　肺炎衣原体抗感染免疫以细胞免疫为主,体液免疫为辅。病后有相对牢固的特异性免疫力。

Notes

三、微生物学检查

由于肺炎衣原体感染临床表现不典型,诊断主要依靠实验室检查。

1. 病原学检查

（1）分离培养：因痰液标本对细胞有毒性,故常用咽拭或支气管肺泡灌洗液标本进行病原体分离培养。肺炎衣原体易在 HeLa 和 HEp-2 细胞中生长,McCoy 细胞中生长不良。ELISA 或直接免疫荧光法可用于培养物的鉴定,也可直接用于检测痰液或咽拭涂片标本中的肺炎衣原体。

（2）分子生物学检查：可用 PCR 和核酸探针杂交进行检测。

2. 血清学检查

（1）微量免疫荧光试验：检测患者血清中的特异性 IgM 和 IgG,是最常用的肺炎衣原体血清学诊断方法。若单份血清 IgM 效价大于 1∶16 或 IgG 效价大于 1∶512、双份血清抗体效价增高 4 倍或以上,可确诊为近期感染。

（2）ELISA：检测患者血清中肺炎衣原体特异性抗体,但阳性率低,故应用较少。

四、防 治 原 则

隔离患者,避免直接接触感染者,加强个人防护。目前尚无疫苗进行特异性预防。临床上主要采用红霉素等大环内酯类、多西环素等四环素类、诺氟沙星等喹诺酮类抗生素进行治疗,磺胺类药物无效。

第四节　鹦鹉热嗜衣原体

鹦鹉热衣原体（C.psittaci）首先分离于鹦鹉体内,而后陆续从鸽、鸭、火鸡、海鸥和相思鸟等 130 种鸟类体内分离出此种衣原体,主要引起鸟或禽腹泻或隐性持续性感染,甚至终生携带。人类通过吸入鹦鹉热衣原体气溶胶或密切接触病禽而引起呼吸道感染,临床上称之鹦鹉热（psittacosis）或鸟疫（ornithosis）。

一、生物学性状

鹦鹉热衣原体圆形或椭圆形,直径约 0.3μm。在宿主细胞增殖时形成疏松的多房性包涵体,其他生物学特性见表 19-1。鹦鹉热衣原体在鸡胚卵黄囊、HeLa 细胞株和 Vero 细胞中均可生长,小鼠为易感动物。

鹦鹉热衣原体能产生一种红细胞凝集素,为卵磷脂核蛋白复合物,能凝集小鼠和鸡的红细胞,特异性抗体和钙离子可抑制该红细胞凝集作用。

二、致病性与免疫性

鹦鹉热为人兽共患病。鸟类通过粪便和呼吸道分泌物传染给人类或其他哺乳动物。通过垂直、蚊子叮咬和粪 - 口等途径,鹦鹉热衣原体可在哺乳动物中传播,引起猪、羊等动物的流产及腹泻。通过呼吸道吸入或密切接触引起人类呼吸道感染,近年也有文献报道可引起心内膜炎,但未发现有人与人之间的传播。

鹦鹉热潜伏期为 1~2 周。临床表现多为骤然发病,寒战、发热、咳嗽和胸痛,可伴有菌血症。也有缓慢发病或隐性感染者,缓慢发病者通常出现持续 1~3 周的发热,白细胞减少,有肺炎体征。

以细胞免疫为主。感染一周后可产生抗体,应用抗生素可抑制或推迟抗体产生的时间。

三、微生物学检查

采用患者痰液和血液标本。痰液标本需加链霉素处理以减少杂菌,然后接种于小鼠腹腔、鸡胚卵黄囊、HeLa 细胞和 Vero 细胞,衣原体数量增加后有利于进一步鉴定。常规染色镜检、ELISA、核酸探针直接检查标本中的病原体及其成分。血清学检查主要采用补体结合试验。

四、防 治 原 则

严格控制传染源,对观赏、比赛和食用的鸟类或禽类要加强管理,避免发生鹦鹉热传播和流行。对从事禽类加工和运输的人员应注意个人防护。进口的禽类要检疫,尤其对隐性感染的禽类更应引起注意。采用四环素类、大环内酯类和喹诺酮类抗生素治疗,磺胺类药物无效。

展　望

衣原体感染往往累及人体多个不同的组织和器官,如眼、泌尿生殖道、呼吸道、心血管、皮肤、腺体,还可引起胎儿先天性感染及多发性肉芽肿等。以往认为人类是肺炎衣原体的唯一宿主,但近年从马和考拉树熊体内发现肺炎衣原体。因此,有必要加强衣原体流行病学和临床方面的研究。

ELS 和 MOMP 已被肯定为衣原体的主要毒力因子,但对衣原体其他致病物质以及致病机制的了解极为有限。衣原体 MOMP 也有类似阻止溶酶体融合的作用,使得衣原体在囊泡内得以生长繁殖。显然阻断溶酶体融合决非个别病原微生物特有的功能,但所涉及的分子毒力基础及其作用机制至今不明。衣原体感染除引起炎症外,也可引起一些宿主细胞的增殖,且细胞增殖参与病理过程。细胞丝裂原活化蛋白激酶(MAPK)信号转导通路在肿瘤发生中的重要作用已为人们所熟知,近年有文献报道,衣原体内化时由 MAPK 通路传递信号。MAPK 通路中 ERK 支路介导细胞增殖和分化,JNK 和 p38MAPK 支路介导细胞应激和炎症反应。衣原体感染时炎症反应和细胞增殖并存,启动宿主细胞信号通路的分子机制以及相关信号通路活化与疾病发生和发展关系等,均有待于深入研究。

冠状动脉和主动脉等粥样硬化斑块病灶泡沫细胞中肺炎衣原体检测阳性率较高,病变局部存在肺炎衣原体相关抗原 - 抗体复合物。但明确肺炎衣原体感染与动脉粥样硬化和冠心病之间的因果关系需更多的相关研究数据支持。众所周知,动脉粥样硬化和冠心病是人类重大疾病,若肺炎衣原体感染确实与上述非感染性疾病发病有关,不仅在此类疾病发病机制及临床诊治上获得突破性进展,也使得研发特异性预防性疫苗成为可能。

(罗恩杰)

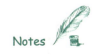

Notes

第二十章　立克次体

立克次体（Rickettsia）是一类严格细胞内寄生、以节肢动物为传播媒介的原核细胞型微生物，可引起斑疹伤寒、斑点热、恙虫病等传染病。立克次体由美国青年医师 Howard Taylor Ricketts 于 1906 年首先发现，为纪念他在研究斑疹伤寒时不幸感染而献身，故以他的名字命名这一类微生物。大多数立克次体病为人兽共患的自然疫源性疾病，动物感染后一般不发病。由于立克次体病是以节肢动物为传播媒介，所以节肢动物的栖息活动和季节的消长特性，决定了立克次体病的流行有一定的地区性和季节性。我国主要的立克次体病有地方性斑疹伤寒、斑点热、恙虫病、埃立克体病，以及近年来出现的人粒细胞无形体病等。贝纳柯克斯体和巴通体虽然在分类上已脱离立克次体目，但为方便学习仍在本章中介绍。

立克次体目（Rickettsiales）分 3 个科，即立克次体科、无形体科和全胞菌科。对人类致病的立克次体主要有立克次体科的立克次体属（Rickettsia）、东方体属（Orientia），以及无形体科的无形体属（Anaplasma）、埃立克体属（Ehrlichia）和新立克次体属（Neorickettsia）。其中立克次体属包含斑疹伤寒群和斑点热群。常见致病性立克次体的分类、所致疾病、流行环节和地理分布见表 20-1。

表 20-1　常见立克次体的分类、所致疾病、流行环节和地理分布

属	群	种	所致疾病	传播媒介	储存宿主	地理分布
立克次体属	斑疹伤寒群	普氏立克次体（R.prowazekii）	流行性斑疹伤寒	人虱	人	世界各地
		莫氏立克次体或称斑疹伤寒立克次体（R.mooseri or R.typhi）	地方性斑疹伤寒	鼠虱	家鼠、其他啮齿动物	世界各地
	斑点热群	立氏立克次体（R.rickettsii）	落基山斑点热	蜱	啮齿动物、犬	北美、南美
		西伯利亚立克次体（R.sibirica）	北亚蜱传斑点热	蜱	啮齿动物	东北亚、中国
		黑龙江立克次体（R.heilongjiangensis）	远东斑点热	蜱	啮齿动物	东北亚、中国
		康氏立克次体（R.conorii）	纽扣热、肯尼亚和印度蜱传斑点热	蜱	啮齿动物	地中海地区、非洲、南亚
		澳大利亚立克次体（R.australis）	昆士兰热	蜱	不详	澳大利亚
		小蛛立克次体（R.akari）	立克次体痘	螨	家鼠、其他啮齿动物	北美、东北亚、南非
东方体属		恙虫病立克次体（R.tsutsugamushi）	恙虫病	螨	啮齿动物	亚洲、大洋洲

续表

属	群 种	所致疾病	传播媒介	储存宿主	地理分布
无形体属	嗜吞噬细胞无形体（*A.phagocytophilum*）	人粒细胞无形体病	蜱	啮齿动物、鹿、牛、羊	美洲、欧洲、亚洲
埃立克体属	查非埃立克体（*E.chaffeensis*）	人单核细胞埃立克体病	蜱	啮齿动物、犬、鹿	美洲、欧洲、亚洲
新立克次体属	腺热新立克体（*N.sennetsu*）	腺热	吸虫	鱼类	日本、马来西亚

第一节　立克次体概述

立克次体的共同特点是：①专性细胞内寄生；②形态多样，主要为球杆状，大小介于细菌和病毒之间，有革兰阴性菌细胞壁；③含有 DNA 和 RNA 两类核酸；④以二分裂方式繁殖；⑤以节肢动物为传播媒介，寄生在吸血节肢动物体内，使其成为寄生宿主，或储存宿主；⑥多引起人兽共患性疾病，在人类以发热、头痛及出疹为主要临床表现；⑦对广谱抗生素敏感。

一、立克次体生物学性状

1. 形态与染色　立克次体菌体呈多形性，球杆状或杆状，(0.3~0.6)μm×(0.8~2.0)μm。革兰染色法不易着色。常用 Gimenza 或 Giemsa 法染色，前者立克次体被染成红色，染色效果好；后者立克次体被染成紫红色。

2. 结构与组成　立克次体结构与革兰阴性菌相似，最外层是由多糖组成的黏液层，在黏液层和细胞壁之间有脂多糖或多糖组成的微荚膜。其内是细胞壁、细胞膜、细胞质和核质。立克次体的表层结构与其黏附宿主细胞及抗吞噬有关。

3. 培养特性　立克次体在活细胞内生长，以二分裂方式繁殖，繁殖一代需时约 6~10 小时。培养立克次体常用的方法有动物接种、鸡胚接种和细胞培养。动物接种是最常用的立克次体培养法，常选用的动物是豚鼠或小鼠。鸡胚接种常用于立克次体的传代。常用的组织培养系统包括鸡胚成纤维细胞，L929 细胞和 Vero 单层细胞。

4. 抗原结构　立克次体属有两种抗原，即群特异性抗原和种特异性抗原，前者与细胞壁表层的脂多糖成分有关，耐热；后者与外膜蛋白有关，不耐热。

立克次体科病原体与变形杆菌某些菌株有共同的抗原成分（表 20-2）。由于变形杆菌抗原容易制备，加之其引起的凝集反应易于观察，所以临床检验中常用这类变形杆菌代替相应的立克次体抗原进行非特异性凝集反应，此试验被称为外斐试验（Weil-Felix test），用于检测患者血清中有无相应抗体，辅助诊断立克次体病。

表 20-2　主要立克次体与变形杆菌菌株抗原的交叉

立克次体	变形杆菌菌株		
	OX$_{19}$	OX$_2$	OX$_K$
普氏立克次体	+++	+	-
莫氏立克次体	+++	+	-
恙虫病立克次体	-	-	+++

5. 抵抗力　立克次体对热、光照、化学药剂等抵抗力较弱。56℃数分钟即被灭活，0.5% 苯

酚、0.5% 甲酚皂或 75% 乙醇数分钟即可被杀灭。离开宿主细胞后迅速死亡,但对低温和干燥有较强的抵抗力,-20℃或冷冻干燥可保存约半年,媒介节肢动物粪便中可存活一年以上。对氯霉素和四环素等抗生素敏感,磺胺类药物有促进立克次体生长繁殖作用。

二、致病性与免疫性

1. 感染途径 人类感染立克次体主要通过人虱、鼠蚤、蜱或螨等吸血节肢动物的叮咬而传播。由立克次体属病原体引起的疾病统称为立克次体病。不同的立克次体所引起的疾病各不相同,主要包括流行性或地方性斑疹伤寒、斑点热等。

2. 致病物质 立克次体的致病物质主要有内毒素和磷脂酶 A。其内毒素具有与细菌内毒素相似的生物学活性,如致热原性,损伤内皮细胞,致微循环障碍和中毒性休克等。磷脂酶 A 能溶解宿主细胞膜或细胞内吞噬体膜,以助吞噬泡内的立克次体释入胞质中。此外,立克次体表面黏液层及微荚膜结构有利于黏附到宿主细胞表面和抗吞噬作用,增强其对易感细胞的侵袭力。

3. 致病机制 立克次体侵入机体后,先在局部小血管内皮细胞中增殖,导致血管内皮肿胀、炎细胞浸润、微循环障碍及血栓形成。局部繁殖的立克次体进入血流产生初次菌血症。随之扩散至全身脏器小血管内皮细胞中繁殖后,再次释放入血导致第二次菌血症,出现典型的临床表现,即发热、皮疹及脏器功能紊乱。严重者伴有全身实质性脏器的血管周围广泛性病变,常见于皮肤、心脏、肺和脑。宿主可因心、肾衰竭而死亡。

4. 免疫性 立克次体是严格细胞内寄生的病原体,感染后的机体虽可产生针对立克次体及其毒素的特异性抗体,但体内抗感染免疫仍以细胞免疫为主,体液免疫为辅。病后可获得持久的特异性免疫力。

第二节 普氏立克次体

普氏立克次体(*R.prowazekii*)是流行性斑疹伤寒(Epidemic typhus,又称虱传斑疹伤寒)的病原体,以研究斑疹伤寒而献身的捷克科学家 Von Prowazek 的姓氏命名。

一、生物学性状

1. 形态和染色 大小为(0.3~0.8)μm×(0.6~2.0)μm,呈多形态性,以短杆形为主(图 20-1)。Giemsa 法染色呈紫红色,Gimenza 法染色呈红色,单个或短链状散布在感染细胞胞质内或细胞外。

2. 抗原构造 除群特异性和种特异性两种抗原及与普通变形杆菌 OX19 和 OX2 株共有的耐热多糖抗原外,尚有已报道的种特异性抗原之一是血清型蛋白抗原(serotype protein antigen,SPA),是普氏立克次体重要的保护性抗原。

3. 培养特性和抵抗力 见"立克次体概述"部分的相关内容。

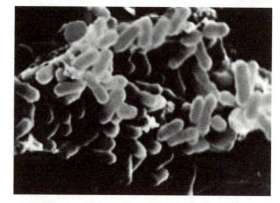

图 20-1 普氏立克次体(扫描电镜,×5500)

二、流 行 环 节

流行性斑疹伤寒呈世界性分布。病人是唯一传染源,体虱是主要传播媒介,传播方式为虱-

人－虱。虱叮咬病人后，立克次体进入虱肠上皮细胞内繁殖。当受染虱再去叮咬健康人时，立克次体随粪便排泄于皮肤上，进而可从搔抓的皮肤破损处侵入体内。含菌体的干虱粪偶可随气溶胶经呼吸道或眼结膜导致感染。

三、致病性与免疫性

流行性斑疹伤寒多见成年人感染，老年患者有较高死亡率。人感染普氏立克次体后，经两周左右的潜伏期骤然发病，主要症状为持续性高热、剧烈头痛和周身疼痛、瘀点样皮疹（或斑丘疹），有的伴有神经系统、心血管系统和实质性脏器损害。

普氏立克次体是严格细胞内寄生，抗感染免疫以细胞免疫为主，体液免疫为辅。机体感染后产生的 CTL 细胞可杀伤立克次体感染细胞；产生的细胞因子，有激活、增强巨噬细胞杀灭细胞内立克次体的作用；产生的群和种特异性抗体，有调理巨噬细胞的吞噬及中和毒性的作用。病后可获得较强的免疫力。

四、微生物学检查

由于立克次体易引起实验室内的人体感染，故必须严格遵守实验室操作规程，以防感染事故的发生。

1. **标本的采集** 一般在发病初期、急性期或应用抗生素前采集血液标本，否则很难获得阳性分离结果。

2. **分离培养** 可将标本接种至雄性豚鼠腹腔。若接种后豚鼠体温 >40℃，同时有阴囊红肿，表示有立克次体感染，应进一步取动物感染组织制备悬液接种鸡胚或细胞，用免疫荧光试验鉴定感染鸡胚或细胞中的立克次体。

3. **血清学试验** 外斐试验如抗体滴度 ≥1：160 或随病程延长抗体滴度增长 4 倍或 4 倍以上，为阳性反应。但同时需要结合流行病学史和临床症状进行确诊。此外，还可以采用 ELISA 法或免疫荧光法检测血清中特异抗体。

4. **核酸检测** 包括常规 PCR、复合式 PCR、巢式 PCR 及实时定量 PCR 技术，可用于立克次体快速诊断。

五、防治原则

讲究个人卫生、控制和消灭体虱、加强个人自身防护是有效预防流行性斑疹伤寒的主要措施。流行区人群可接种灭活普氏立克次体全菌疫苗，免疫力持续约一年。四环素类抗生素（如多西环素）、氯霉素对此病均有效。

第三节 莫氏立克次体

莫氏立克次体（*R.mooseri*）或称斑疹伤寒立克次体（*R.typhi*）是地方性斑疹伤寒（Endemic typhus），亦称鼠型斑疹伤寒的病原体。Mooser 等于 1931 年从地方性斑疹伤寒墨西哥流行区的鼠脑和美国流行区的鼠虱中分离到该病原体。我国学者于 1932 年在鼠蚤的肠上皮细胞内发现该病原体，从病原学上证实我国鼠型斑疹伤寒的存在。

一、生物学性状

莫氏立克次体形态和染色、培养特性、抗原构造、抵抗力等均与普氏立克次体相似或相同。Giemsa 染色呈紫红色，可出现两极浓染，其 SPA 与普氏立克次体有明显抗原性差异。

Notes

二、流 行 环 节

地方性斑疹伤寒呈世界性分布。莫氏立克次体的传播方式与普氏立克次体明显不同,家鼠是其主要储存宿主,鼠间传播的主要媒介是鼠蚤,以鼠 - 蚤 - 鼠在自然界循环。莫氏立克次体在鼠蚤肠上皮细胞内大量繁殖,并随粪便排出。鼠蚤叮吮人血时,蚤粪中的莫氏立克次体从皮肤破损处进入人体。干燥蚤粪中的莫氏立克次体也可随尘埃经呼吸道或眼结膜进入人体而致病。

三、致病性和免疫性

莫氏立克次体致病物质与普氏立克次体相似,但尚未发现有多糖黏液和微荚膜。人感染后所引起的地方性斑疹伤寒,其发病过程、临床表现及病理改变均与流行性斑疹伤寒相似,但发病缓慢、病情较轻,病程较短、皮疹少有呈出血性,很少累及中枢神经系统、心肌等,病死率低于1%。病愈后能获得牢固的免疫力,与普氏立克次体的感染有交叉免疫力。

四、微生物学检查

地方性斑疹伤寒感染者的标本采集、病原学和血清学检查等与流行性斑疹伤寒相似。可采集感染者血或组织、鼠蚤进行分离培养或动物接种,以确定传染源。也可应用莫氏立克次体的特异性引物进行核酸检测。与普氏立克次体感染物动相比,莫氏立克次体接种的雄性豚鼠反应较重,有明显的阴囊红肿和鞘膜反应(Neill-Mooser reaction)。

五、防 治 原 则

采取改善居住条件、讲究个人卫生、以及灭鼠、灭蚤等综合性预防措施。治疗原则同流行性斑疹伤寒,首选多西环素。

第四节　恙虫病东方体

恙虫病东方体(*Orientia tsutsugamushi*)是恙虫病的病原体。1927年日本学者绪方规雄等将恙虫病患者血液注射于家兔睾丸内,经5~6次传代后分离到病原体,1931年正式定名为恙虫病立克次体。目前,16S rRNA 分析发现其在系统发育树中远离其他立克次体属成员,故将其从立克次体属中移出,新建立东方体属,重新命名为恙虫病东方体。

一、生物学性状

1. 形态和染色　大小为(0.2~0.6)μm×(0.5~1.5)μm,呈多形性,以短杆或球杆状为主,成对排列,Giemsa 染色呈紫红色。恙虫病东方体在感染动物组织或渗出液中,多分布于单核细胞胞质内近核旁。

2. 培养特性　可采用鼠(小鼠、豚鼠、地鼠等)接种和鸡胚卵黄囊接种。常用的原代细胞有地鼠肾细胞、睾丸细胞等,传代细胞有 Vero、HeLa 等。

3. 抗原构造　恙虫病东方体的细胞壁结构及抗原成分与其他立克次体不同,①无黏液层、无微荚膜、无肽聚糖和脂多糖;②细胞外层明显厚于细胞内层;③有耐热多糖抗原和特异性抗原,与普通变形杆菌 OX$_K$ 株有共同的多糖抗原。

4. 抵抗力　为致病性立克次体中最弱的。56℃ 10分钟即被杀灭,37℃下 2~3 小时后其感染细胞的能力明显下降。对一般消毒剂极为敏感。低温可长期保存,−20℃能存活 5 周。

Notes

二、流行环节

恙虫病主要流行于东南亚、西南太平洋岛屿、日本和我国的东南与西南地区,故被称为"东方立克次体"。近年来,我国疫区已扩大到长江以北。恙虫病是一种自然疫源性疾病,主要流行于啮齿动物。野鼠和家鼠感染恙虫病东方体不发病,但病原体可在体内长期存留,为恙虫病的主要储存宿主和传染源。恙虫病东方体借助于恙螨幼虫的叮咬在鼠间传播,寄居在恙螨体内的恙虫病东方体可经卵传代,并通过携带病原体的幼虫叮咬感染人类,故恙螨是恙虫病东方体的传播媒介,又是储存宿主。

三、致病性与免疫性

1. 致病物质　目前恙虫病东方体的致病机制尚不清楚,其致病物质可能为菌体死亡后释放的内毒素样物质。

2. 所致疾病　引起人恙虫病。携带恙虫病东方体的恙螨幼虫叮咬人后,立克次体侵入人体,先在局部组织细胞内繁殖,然后经淋巴系统或直接侵入血液循环形成东方体血症,而后播散至全身各组织和器官。东方体主要在小血管内皮细胞内繁殖,以出芽方式释放,一般不破坏细胞。被恙螨叮咬的局部皮肤先出现红色丘疹,形成水疱后破裂,溃疡处形成黑色焦痂,是恙虫病特征之一。全身反应主要表现为高热、毒血症和淋巴结肿大等。严重者可出现心肌炎、肺炎、脑炎和 DIC,预后不良。

3. 免疫性　感染后产生细胞免疫和体液免疫,前者起主导作用,尤其是 Th1 途径的细胞免疫。产生的特异性抗体可增强巨噬细胞的吞噬和杀灭恙虫病东方体的作用。病后获得的免疫力对同株的再感染可持久数年,但对其他株的感染仅可维持数月。

四、微生物学检查

1. 标本采集　恙螨幼虫、感染者血液、尸体的血块、脏器或肿大的淋巴结是很好的检查材料。一般在发热期间、未用抗生素之前采取感染者的外周血及血清标本。

2. 分离培养　用采集的标本制成接种材料,接种小鼠腹腔,或易感的细胞,观察动物的发病或细胞的病变。在动物濒死前取材涂片,或细胞培养 2 周后涂片,经染色后观察鉴定恙虫病东方体。

3. 其他检查　应用外斐试验或 IFA 检测血清中相应抗体的变化,前者抗体滴度≥1∶160 或早晚期双份血清效价呈 4 倍增长者有诊断意义,后者效价 1∶80 有诊断意义。也可用 PCR 或核酸探针检测恙虫病东方体核酸。

五、防治原则

在流行区,加强个人防护、防止恙螨幼虫叮咬、灭鼠除草以消灭传染源和恙螨孳生地是主要预防措施。目前尚无疫苗。采用四环素类抗生素和氯霉素治疗,禁用磺胺类药物。

第五节　贝纳柯克斯体

贝纳柯克斯体(*Coxiella burnetii*),是 Q 热(query fever)的病原体,亦被称 Q 热柯克斯体。1935 年在澳大利亚一肉类加工厂的工人中出现一种病因不明的发热,被称为 Q 热,意为疑问热。1937 年 Burn 等证明其病原体是贝纳柯克斯体。由于柯克斯体在形态与专性细胞内寄生方面类似立克次体,所有长久以来将其归于立克次体目,现根据基因序列分析系统发育分类,确认柯克斯体属与立克次体属的亲缘关系相距甚远,而与军团菌属有最近的亲缘关系。

一、生物学性状

1. 形态与染色 个体较小,约为(0.2~0.4)μm×(0.4~1.0)μm,呈多形性,多为短杆状或球杆状,常排列成对。革兰染色着色不稳定,Gimenez 或 Macchiavello 染色在绿色或蓝色背景上呈紫红色或红色。

2. 培养特性 可采用鸡胚卵黄囊培养或 L929 等细胞培养。有独特的发育周期,分小细胞的感染传播期和大细胞的繁殖期。繁殖一代约需 12~16 小时。

3. 抗原结构 与其他立克次体不同,贝纳柯克斯体与变形杆菌无交叉抗原。主要抗原为水溶性的 LPS,肽聚糖化学组成与革兰阴性菌相似。另外,为适应不同宿主,贝纳柯克斯体 LPS 可发生变异,进而引起抗原相的变异。从人、动物或蜱组织中分离的贝纳柯克斯体为 I 相菌,为含完整脂多糖的强毒株;若 I 相菌经鸡胚连续数十次传代,其菌体脂多糖出现严重缺陷,则变为 II 相弱毒株。在 I 相菌感染的早期,机体产生 II 相抗体,晚期出现 I 相抗体;而稳定的 II 相菌株免疫仅能诱导机体产生 II 相抗体。

4. 抵抗力 贝纳柯克斯体对理化因素的抵抗力强于其他立克次体和大多数非芽胞菌。贝纳柯克斯体耐热,63℃ 30 分钟或 85~90℃ 5 分钟常不能使其灭活。在脱脂牛奶中能够存活超过 40 个月,保存于冰箱内的肉和血液中的贝纳柯克斯体至少半年内具有感染力。贝纳柯克斯体对干燥的抵抗力特别强,在羊毛中可存活 7~10 个月,在感染动物和蜱的干燥排泄物和分泌物中,可存活数年。贝纳柯克斯体对乙醇、氯仿、乙醚等脂溶剂敏感,但对其他常用的化学消毒剂,如苯酚、次氯酸钠、来苏儿或甲醛溶液不敏感。

二、流 行 环 节

Q 热遍及全球。传染源主要是受感染的牛、羊等家畜,蜱为动物间传播的媒介且可经卵传代。动物感染后多无症状,但其尿、粪、乳汁中可长期带有贝纳柯克斯体。感染孕畜胎盘中存在的大量贝纳柯克斯体可通过胎盘、羊水、阴道分泌物排出。人类经密切接触、消化道或呼吸道(吸入含贝纳柯克斯体的气溶胶)而感染。

三、致病性与免疫性

1. 致病性 贝纳柯克斯体的主要致病物质是脂多糖,具有完整脂多糖的 I 相强毒株能够抵抗吞噬细胞的杀伤作用,并能够在吞噬细胞内生长、繁殖。贝纳柯克斯体抗原与相应抗体形成免疫复合物引起免疫病理变化也可能是其致病机制之一。

2. 所致疾病 Q 热的潜伏期一般为 14~28 天。临床上分为急性和慢性两种类型。急性 Q 热起病急,临床症状类似流感,患者有高热、寒战、头痛、肌肉疼痛和食欲减退等表现,严重病例常合并肺炎和肝炎。如持续发热或反复发热超过半年,血清学检查 I 相抗体效价持续升高,即为慢性 Q 热。慢性 Q 热可引起多器官损伤,如心内膜炎、慢性肝炎、骨髓炎等。

3. 免疫力 病后可获得一定的免疫力,以细胞免疫为主。

四、微生物学检查

1. 标本采集 一般在发热期间、未用抗生素前采集外周血及其血清标本。

2. 病原学检查 豚鼠对贝纳柯克斯体易感,可采用患者血液进行豚鼠腹腔接种,豚鼠发热时取肝和脾涂片检查,Gimenez 或 Macchiavello 染色后根据其形态,以及特异性抗体直接免疫荧光检测结果进行鉴定。也可用 PCR 或实时荧光定量 PCR 检测样本中贝纳柯克斯体 DNA。

3. 血清学检查 可用补体结合试验、间接免疫荧光试验或 ELISA 检测血清样本中 Q 热抗体。外斐试验阴性。

Notes

五、防治原则

预防应着重防止家畜的感染,对乳制品严格消毒。对易感人群及家畜可接种Ⅰ相菌株制成的灭活疫苗或减毒活疫苗,能刺激机体产生特异性细胞免疫和体液免疫,免疫保护效果好。但减毒活疫苗存在毒力回复的危险。

第六节　其他立克次体

本节主要介绍感染白细胞的无形体科立克次体,以及引起猫抓病(cat scratch disease,CSD)的汉赛巴通体。虽然它们在分类学上有改变,引起的感染也比较少见,但近年有上升趋势。

一、无形体科立克次体

立克次体目的无形体科下分七个属,其中有三属立克次体对人有致病性,包括无形体属、埃立克体属和新立克次体属。前两者为典型的动物病原体,它们对人体致病分别于1987年和1990年才得到确认,因此是新发现的人兽共患性病原体。无形体科中对人致病的成员特性(表20-3)。

表20-3　常见无形体的种类、所致疾病、临床特点及微生物检查

种	所致疾病	临床特点	微生物学检查
嗜吞噬细胞无形体(*A.phagocytophilum*)	人粒细胞无形体病(HGA)	有蜱接触史,发热、畏寒、乏力、头痛、肌痛、胃肠道症状、部分有皮疹、白细胞和血小板减少	1. 从血或脑脊液中分离病原体 2. 血清学检测特异抗体 3. PCR法扩增特异DNA片段 4. 在粒细胞中可见包涵体,外周血中粒细胞数量多,故分离培养阳性率高。
查菲埃立克体(*E. chaffeensis*)	人单核细胞埃立克体病(HME)	同上	1、2、3同上 4. 在单核细胞胞质中可见包涵体,但外周血中单核细胞数量少,故分离培养阳性率低。
腺热新立克体(*N. sennetsu*)	腺热	有食生鱼史,发热、畏寒、乏力、全身淋巴结肿大、单核细胞和非典型淋巴细胞增多	1、2、3同上 4. 单核细胞和非典型淋巴细胞增多。

预防HGA和HME需要注意不与蜱接触,预防腺热需慎食生鱼。无形体科病原体对四环素类抗生素敏感,临床治疗首选多西环素。

二、汉赛巴通体

巴通体属(*Bartonella*)是一组革兰阴性的多形性杆状微生物,与立克次体、埃立克体、布氏杆菌、植物肥大病菌等同属变形菌纲的α-亚群。该属包含11个种,其中对人致病的有汉赛巴通体(*B.henselae*)、五日热巴通体(*B.quintana*)、杆菌状巴通体(*B.bacilliformis*)和伊丽莎白巴通体(*B.elizabethae*)。

1. 生物学性状　汉赛巴通体主要为细小微弯曲杆菌状,大小约0.5μm×1μm左右,革兰染色阴性,Giemsa染色呈紫蓝色。兼性细胞内寄生,可在无生命含动物血的营养丰富培养基生长繁殖,但生长缓慢。对糖不发酵,缺乏氧化酶和过氧化物酶。

2. 流行环节　传染源为猫或狗,尤其是幼猫。猫口腔、咽部的病原体或被污染的毛皮、脚爪

Notes

上的病原体经伤口侵入人体而引起感染。75% 的病例有被猫或狗抓伤、咬伤的历史,多发于学龄前儿童及青少年。尚无人传人的报道。感染的动物不发病。

3. **致病性与免疫性**   汉赛巴通体所引起的猫抓病是一种急性自限性传染病。病原体从皮肤破损处进入体内,3~10 日后局部皮肤出现丘疹或脓疱,继而发展为以局部引流淋巴结肿大为特征的临床综合征,患者出现发热、厌食、肌痛、脾肿大等表现。常见的并发症是结膜炎伴耳前淋巴结肿大(Parinaud 眼淋巴结综合征),系猫抓病的重要特征之一。少数病例可累及肝、脾、肺、骨髓及中枢神经系统,免疫功能低下或艾滋病患者合并此病,病情多较严重。

4. **微生物学检查**   取病灶组织(淋巴结、皮肤等)进行组织病理学检查。此外,还可用羊血琼脂或巧克力色琼脂等培养基,或采用原代细胞或传代细胞,对新鲜组织标本培养和鉴定。

5. **防治原则**   尚无特异性预防措施。常规预防措施包括扑杀感染猫,与猫、狗接触时避免被抓伤或咬伤等。若被猫、狗抓、咬伤后,局部用碘酊涂抹。可选用环丙沙星、多西环素、红霉素或阿奇霉素、利福平等治疗感染猫或病人。

展　望

立克次体目微生物种类繁多,原有的分类已不能准确反映现行立克次体目、科和各种属之间的关系。近年来,随着新型分类学的快速发展,新的立克次体不断被发现和鉴定,原有的一些立克次体被重新分类,学者们根据特定基因已将巴通体和贝纳柯克斯体排除在立克次体之外,并对无形体科进行新的组合。但新的分类方法尚需深入研究,以确保其合理性。

目前对多数立克次体的致病物质和致病机制了解甚少。立克次体感染后,机体虽可建立细胞免疫和体液免疫,但其诱导的免疫病理性损伤也是不少立克次体的主要致病机制之一。因此,一些学者对立克次体抗原的功能表位、不同 T 细胞和 B 细胞亚群应答特点及其差异等进行深入研究,以期阐明其致病机制及开发去除引起免疫病理反应抗原表位的多肽疫苗。自 20 世纪末已陆续发现多种动物性立克次体在人体引起的疾病,这也引起医学研究者对动物性疾病病原的重视。进一步研究人和动物性立克次体的基因组、蛋白组及其与机体组织细胞的相互作用,将为深入了解相关立克次体发病机制奠定了坚实的基础。

人立克次体病多缺乏典型的临床表现,又有潜伏期短、发病急、以节肢动物为传播媒介和储存宿主的特征。目前,多数立克次体感染尚缺少早期、快速、特异、敏感和简便的实验室诊断方法,这给相应疾病的临床诊断带来一定困难。此外,多数立克次体感染仍无疫苗预防,所以,建立特异而敏感的实验室诊断新方法和研制有效的疫苗迫在眉睫。

（罗恩杰）

第二篇 病 毒 学

第二十一章　病毒的基本性状

病毒（virus）为形体微小、结构简单、仅含有一种核酸（DNA 或 RNA），具有严格活细胞寄生性，以自我复制的方式增殖，必须在电子显微镜下才能观察到的非细胞型微生物。病毒一般泛指其所有形式，包括成熟和不成熟的，完整和缺损的，细胞内和细胞外的。病毒体（virion）是指完整成熟的、有感染性的病毒颗粒。

与其他微生物相比，病毒具有独特的性状：①超显微结构特性，可通过除菌滤器；②无细胞结构，只有一种核酸；③以复制的方式在分子水平上进行自我增殖；④严格活细胞内寄生，在活细胞内有生命活性，在细胞外不能独立增殖；⑤在细胞内对干扰素敏感，对抗生素不敏感。因此，病毒是一种特殊分子水平的寄生生命体。病毒与其他微生物的特性比较（表 21-1）。

表 21-1　病毒与其他微生物特性比较

特性	病毒	细菌	支原体	立克次体	衣原体	真菌
通过细菌滤器（0.45μm）	+	−	+	−	+	−
结构	非细胞	原核细胞	原核细胞	原核细胞	原核细胞	真核细胞
有无细胞壁	−	+	−	+	+	+
核酸类型	DNA 或 RNA	DNA 和 RNA	DNA 和 RNA	DNA 和 RNA	DNA 和 RNA	DNA 和 RNA
在人工培养基上生长	−	+	+	−	−	+
增殖方式	复制	二分裂	二分裂	二分裂	二分裂	有性或无性
常用抗生素敏感性	−	+	+	+	+	−
干扰素敏感性	+	−	−	−	−	−

病毒在自然界分布非常广泛，可在人、动物、植物、昆虫、变形虫、真菌和细菌中寄居并引起感染。病毒依据其感染宿主可分为动物病毒（animal virus）、植物病毒（plant virus）、真菌病毒以及细菌病毒或称为噬菌体（bacteriophage）。在感染人类和动物的病毒中仅少数与人类疾病相关，但病毒与人类疾病的关系却极为密切，人类的传染病约 75% 是由病毒引起的。

医学病毒学（medical virology）是研究病毒与人类疾病关系的一门学科，主要研究人类病毒的生物学特性、致病性及与宿主相互关系（含免疫性）、所致疾病的诊断及防治方法等内容，目的在于预防和控制病毒性疾病，保障人类健康。

第一节　病毒的大小与形态

对病毒大小、形态及结构的描述，一般是指病毒体而言。病毒大小的测量单位为纳米（nanometer，nm；1nm=1/1000μm）或毫微米。

一、病毒的大小

病毒大小差别悬殊,最大的病毒长度可达 1μm 以上,最小病毒仅十几纳米。病毒大小一般介于 20~250nm 之间,大多数病毒小于 150nm。球形病毒的大小用其直径表示,其他形状病毒则以长度 × 宽度等表示。按照病毒的大小,大致可将常见的病毒分为四个等级。

1. **大病毒**　大小约为 330×230×100nm,例如痘病毒科(*Poxviridae*)中的天花病毒(variola virus)和痘苗病毒(vaccinia virus)。

2. **中等偏大病毒**　直径为 150~300nm,例如副黏病毒科(*Paramyxoviridae*)及疱疹病毒科(*Herpesviridae*)病毒。

3. **中等偏小病毒**　直径为 80~120nm,例如正黏病毒科(*Orthomyxoviridae*)及反转录病毒科(*Retroviridae*)病毒。

4. **微小病毒**　直径仅 20~30nm,例如小 RNA 病毒科(*Picornaviridae*)及微小 DNA 病毒科(*Parvoviridae*)病毒。

一般而言,病毒必须应用电子显微镜将其放大数千至数万倍才能看见,但大病毒及巨型病毒经适当染色后可用光学显微镜观察。病毒体与其他微生物大小比较见图 21-1。

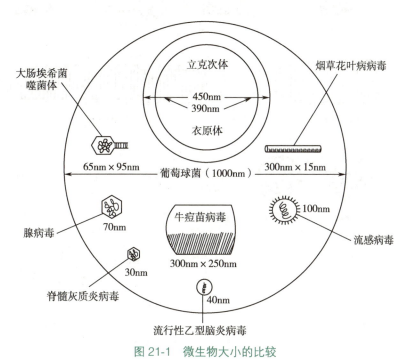

图 21-1　微生物大小的比较

二、病毒的形态

病毒体一般具有较为固定的形态,大致可分为以下五类(图 21-2)。

1. **球形**(spheroid)**或近似球形**(near-spherical)　大多数感染人和动物的病毒,以及球状噬菌体为此形态。如脊髓灰质炎病毒(poliovirus)、流感病毒(influenza virus)、φX174 噬菌体(φX174 phage)。

2. **丝状**(filament)　大多为植物病毒,核衣壳外一般无包膜,如烟草花叶病毒(tobacco mosaic virus);丝状病毒中仅少数为感染人类和动物的病毒,但其核衣壳外均有包膜;例如丝状病毒科(*Filoviridae*)的马堡病毒(Marburg virus)和埃博拉病毒(Ebola virus),初次分离的流感病毒和麻疹病毒(measles virus);某些噬菌体,如 M13 噬菌体(M13 phage)的形态也为丝状。

Notes

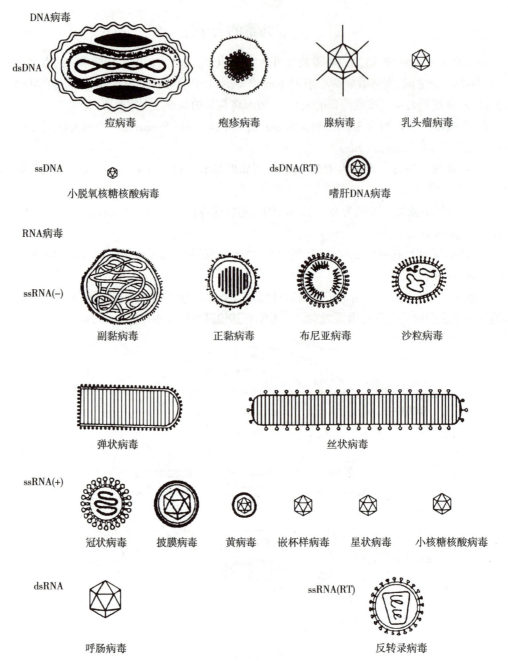

图 21-2　人类病毒的形态、大小及结构示意图

3. 弹状（bullet shape）　如弹状病毒科（*Rhabdoviridae*）中的狂犬病病毒（Rabies virus，RV）和水疱性口炎病毒（vesicular stomatitis virus，VSV）等。

4. 砖状（brick shape or ellipsoid）　如天花病毒和痘苗病毒。

5. 蝌蚪状（tadpole shape）　大多数噬菌体外形呈蝌蚪状，如大肠埃希菌 T4 噬菌体（T4 phage）。

此外，有些病毒可具有多形性，如流感病毒可呈球形、丝状和杆状等多形态。

第二节　病毒的结构

虽然病毒为非细胞性微生物，但也有它自己的结构。病毒的基本结构为核心（core）和衣壳（capsid），部分病毒在衣壳外面还有一层包膜（envelope）。

一、病毒的结构组成

病毒的基本结构为核衣壳（nucleocapsid），由核心和衣壳组成（图 21-3）。有包膜的病毒称为包膜病毒（enveloped virus），见图 21-3A，无包膜的病毒称裸露病毒（naked virus）（图 21-3B），核衣壳就是裸露病毒完整的病毒体。

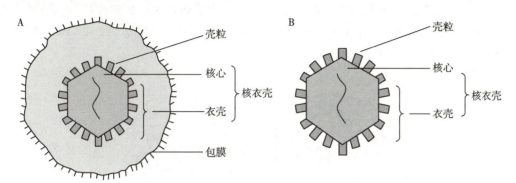

图 21-3　病毒体结构示意图
A. 包膜病毒体；B. 裸露病毒体

1. 核心（core）　位于病毒体的最内部，主要化学成分为核酸，由一种核酸（或 DNA，或 RNA）组成，构成病毒基因组（genome）。此外，有些病毒体的核心含有少量蛋白质，一般为病毒体携带的酶类，如反转录病毒体携带的反转录酶，甲型流感病毒体携带的 RNA 聚合酶；某些病毒核心有与病毒核酸结合的蛋白。如与小 RNA 病毒科的脊髓灰质炎病毒基因组 +ss RNA 5' 端结合的病毒蛋白 VPg（viral protein genome-linked）。

2. 衣壳（capsid）　由病毒基因组编码的包围在病毒核心外面的蛋白质外壳。

从化学构成角度，病毒的衣壳由数量不等的一种或少数几种多肽分子按一定规律自我组装（self-assembly）形成。其中每一个多肽分子是构成衣壳形态和结构的最基本化学成分，称为衣壳的化学亚单位（chemical subunit），或蛋白亚基（protein subunit）。例如衣壳呈螺旋对称的烟草花叶病毒和副黏病毒，只有一种衣壳蛋白亚基（图 21-4）；而衣壳为二十面体立体对称的脊髓灰质炎病毒和肠道病毒 71 型（enterovirus 71，EV71），有 VP1、VP2、VP3 和 VP4 共四种蛋白亚基（图 21-5）。

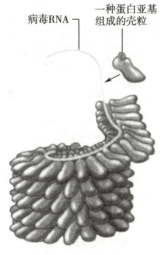

图 21-4　烟草花叶病毒的衣壳及蛋白亚基

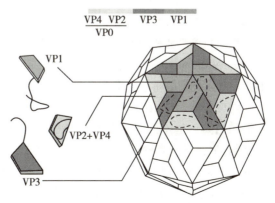

图 21-5　脊髓灰质炎病毒的衣壳及蛋白亚基

Notes

从形态角度,用电子显微镜观察可见病毒的衣壳是由许多看上去大致相似的壳粒(capsomere)聚集形成(图 21-4、21-5、21-6、21-10),故称其为衣壳的形态亚单位(morphological subunit);壳粒是由蛋白亚基组成的,是由一种或几种蛋白亚基共价结合形成的多聚体。烟草花叶病毒只有一种壳粒,由一种蛋白亚基共价结合形成。脊髓灰质炎病毒和 EV71 有 2 种不同的壳粒。其中由5 个 VP1 共价结合形成的五聚体(pentamer),为病毒的顶角壳粒(图 21-6A);由 3 个 VP0(VP2+或 VP4)和 3 个 VP3 聚集形成的六聚体(hexamer),是构成病毒衣壳的面或棱(或边)的壳粒(图 21-6B)。在病毒成熟过程中 VP0 在病毒基因组的参与下,可被切割成 VP2 和 VP4 两个亚基,VP4 位于衣壳内侧与病毒核心相连。

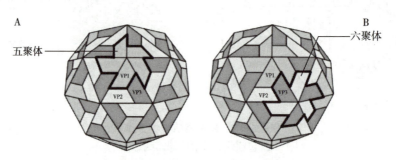

图 21-6　脊髓灰质炎病毒衣壳的五聚体和六聚体壳粒示意图

A. 粗线标记内区域为脊髓灰质炎病毒的五聚体,即顶角壳粒

B. 粗线标记内区域为脊髓灰质炎病毒的六聚体,即面或棱(或边)的壳粒

从结构角度,衣壳是由一定数量的完全相同的"积木块"(block)拼接组装而成;每个"积木块"本身或由一种或少数几种不同的蛋白亚基以非共价键方式团簇而成,是衣壳的结构单位(structure unit),通常被称为原体(protomer)。螺旋对称型病毒的衣壳结构最简单,原体就等于壳粒。如烟草花叶病毒的原体与壳粒是同一个结构(图 21-4)。二十面体立体对称型病毒的衣壳结构较为复杂,其原体和壳粒的化学亚单位组成不同。如脊髓灰质炎病毒的壳粒有五聚体(图21-6A)和六聚体(图 21-6B)两种;而其原体则是由各 1 个 VP1、VP2(含 VP4)、VP3 共同组成,构成一个结构单位原体;脊髓灰质炎病毒衣壳每个正三角形的面由 3 个原体组成,故衣壳的二十面体是由 60 个相同的原体"拼装"而成(图 21-7)。

衣壳的主要作用:①保护病毒核酸:通过衣壳隔离环境中核酸酶及其他理化因素(如紫外线、射线、酸碱物质)对核酸的破坏作用;②参与感染过程:裸露病毒通过衣壳吸附在宿主细胞表面,构成特异性感染的第一步;③具有免疫原性:衣壳蛋白具有良好的免疫原性,进入机体后能引起机体的获得性免疫应答;④病毒衣壳的对称型及抗原性可作为病毒鉴别和分类的一个重要依据。

3. 包膜(envelope)　部分病毒在核衣壳外有一层镶嵌有蛋白和多糖的脂质双层膜围绕,称为病毒的包膜。

病毒包膜是在成熟过程中,核衣壳穿过宿主细胞膜,或胞质内高尔基体膜、内质网膜和核膜等,以出芽方式向细胞外释放时获得的,主要来源于宿主细胞,主要成分为磷脂、胆固醇以及少量的甘油三酯等脂类物质。如反转录病毒和披膜病毒(*Togaviridae*)的包膜来源于细胞膜;正黏病毒、副黏病毒、冠状病毒科(*Coronaviridae*)、黄病毒科(*Flaviridae*)、弹状病毒及嗜肝 DNA 病毒(*Hepadnaviridae*)的包膜来源于内质网和 / 或高尔基体;而疱疹病毒的包膜则来源于细胞核膜。

与脂质分子一样,包膜上的多糖分子也来自于宿主细胞,主要与病毒编码的穿膜蛋白共同

图 21-7　脊髓灰质炎病毒衣壳原体结构示意图(粗线标记内的区域为EV71 的原体)

Notes

构成包膜糖蛋白。

病毒包膜中的蛋白质由病毒基因编码合成,包膜蛋白多为糖蛋白(glycoprotein,gp),可借疏水区锚定在包膜上的位置和功能,可分为两类(图21-8)。

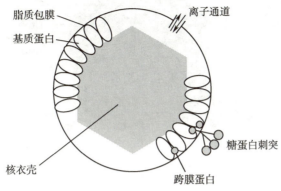

图 21-8　病毒包膜结构示意图

①外部糖蛋白:大部分结构位于病毒包膜外侧,糖基化程度高,电镜观察可见此类蛋白在包膜表面向外呈突起状结构,称为包膜子粒或刺突(spike)。许多包膜病毒,如正黏病毒、副黏病毒、冠状病毒、披膜病毒、弹状病毒、沙粒病毒(*Arenaviridae*)、黄病毒、布尼亚病毒(*Bunyaviridae*)、疱疹病毒、嗜肝 DNA 病毒和反转录病毒科的病毒都有刺突。

②通道蛋白:包膜糖蛋白中还有一种跨膜离子通道蛋白,含有多个疏水穿膜区,形成一个跨膜的蛋白连接通道,在包膜外侧蛋白被糖基化。如甲型流感病毒的 M2 蛋白。

病毒包膜的作用主要包括:①构成病毒体并具有保护核衣壳的作用;②包膜糖蛋白具有吸附和融合细胞的作用,与病毒入侵细胞和感染性有关;包膜通道蛋白可增加受染细胞的通透性,促进病毒体脱衣壳和成熟过程;③包膜糖蛋白构成病毒的表面抗原,可诱发机体免疫应答;④包膜对干燥、热、酸和脂溶剂敏感,乙醚因能破坏包膜中的脂质而灭活病毒,故常用来鉴定病毒有无包膜;⑤包膜具有病毒种、型特异性,是病毒鉴定和分型的依据之一。

4. 其他结构

(1)基质蛋白(matrix protein),或被膜(tegument):如图21-8,某些包膜病毒中,在病毒包膜内层与衣壳外层之间,有一层非糖基化的蛋白,其主要作用是把病毒内部核衣壳与包膜联系起来,没有包膜的病毒则无此蛋白,故称之为包膜相关蛋白(membrane associated protein)。如单纯疱疹病毒被膜蛋白、人类免疫缺陷病毒 I 型的内膜蛋白 p17 和甲型流感病毒的 M1 蛋白。

(2)须触(antennae):腺病毒表面具有特殊的"大头针状"结构,即在核衣壳 12 个顶角壳粒上各有 1 根细长的纤突和顶端的顶球(图21-9)。其与腺病毒的吸附和侵入宿主细胞、凝集红细胞及病毒的分型有关。

二、病毒的化学成分

1. 病毒核酸　位于病毒体的核心,只含有一种核酸(或 DNA,或 RNA),构成病毒体的基因组,为病毒的遗传信息载体。病毒核酸由 4 种碱基组成,即 A、T(或 U)、C 和 G,但有的病毒含有稀有碱基。一般而言,同一科属的病毒,其基因组碱基构成相近,不同的科属病毒基因组大小差异较大。一般而言,DNA 病毒的基因组大小介于 3.2kb~375.0kb,如嗜肝 DNA 病毒基因组为 3.2kb,痘病毒基因组为 375.0kb;而 RNA 病毒的基因组大小则约为 7.0kb~32.0kb 不等,如小RNA 病毒基因组约 7.0kb,而冠状病毒基因组约 27.0~32.0kb。病毒基因组核酸分子量差异较大,一般在 10^6~10^8 之间。不同病毒核酸分子量大小反映了基因组结构和功能的差异。

Notes

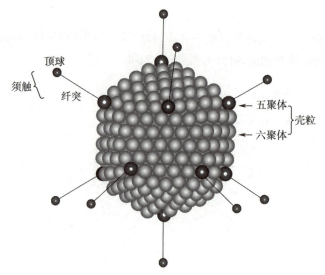

顶球

须触

纤突

五聚体
六聚体
壳粒

图 21-9　腺病毒衣壳、壳粒及须触示意图

2. 病毒蛋白质　病毒蛋白约占病毒体总重量 70%，由病毒基因组编码。可分为结构蛋白（structural protein）和非结构蛋白（non-structural protein）两大类。

（1）结构蛋白：构成病毒体有形成分的蛋白质，主要有衣壳蛋白、包膜糖蛋白和基质蛋白。

病毒结构蛋白的功能：①保护病毒核酸，避免受到外界因素的破坏；②参与病毒的感染过程。如包膜蛋白、衣壳蛋白与病毒特异性吸附到细胞膜表面受体有关；③包膜蛋白、衣壳蛋白具有良好抗原性和免疫原性，可以用于特异性诊断，也可激发机体的免疫反应；④血凝作用，如包膜病毒的血凝素、裸露病毒腺病毒的须触具有凝集红细胞的能力，在病毒的致病性及诊断中具有重要意义。

（2）非结构蛋白：在病毒复制或基因表达中发挥重要调控作用的一类功能性蛋白，不作为病毒体的重要有形成分。存在于病毒体内的非结构蛋白包括：①病毒体携带的酶：如乙型肝炎病毒的 DNA 聚合酶，甲型流感病毒 RNA 聚合酶（PB1、PB2 和 PA 蛋白）以及反转录病毒体中的反转录酶；②病毒核酸结合蛋白，如脊髓灰质炎病毒的 VPg 蛋白，其与病毒 RNA 5' 端共价结合，作为引物启动病毒 RNA 合成过程，在病毒增殖中具有重要作用。

在病毒复制周期中也可表达一些功能性蛋白，但其不参与病毒体的组成，仅存在于病毒感染的细胞中。包括：①酶：如脊髓灰质炎病毒进入细胞后表达的病毒 2A（水解酶）和 3D（RNA 聚合酶）蛋白；②小跨膜蛋白：病毒在复制周期中由病毒基因编码的一类小跨膜蛋白，嵌合在受染细胞膜上形成离子通道，影响病毒和宿主细胞的功能，如脊髓灰质炎病毒的 2B 蛋白、HIV-1 Vpu（p16）蛋白和 SARS 冠状病毒 3A 蛋白。

3. 脂类和糖类　二者主要存在于病毒包膜上，来源于宿主细胞。脂类以磷脂和胆固醇为主，约占其结构成分的 20%~35%；糖类主要存在于包膜糖蛋白中。

三、病毒衣壳的对称结构

病毒衣壳结构遵循对称性规律，对称的结构可决定病毒的形状，也可作为病毒鉴别和分类的一个重要依据。根据所含壳粒数目和排列方式的不同，病毒衣壳有三种不同对称型结构。

1. 螺旋对称型（helical symmetry）　壳粒沿着螺旋形的病毒核酸链对称排列，此对称型核衣壳结构相对松散（图 21-10A），基因组容量较小。大多数植物的杆状病毒（无包膜），如烟草花叶病毒，属于此对称型。而感染人和动物的螺旋对称型病毒，其核衣壳外多有包膜存在，一般为负链 RNA 病毒。如丝状病毒科中的埃博拉病毒和马堡病毒，正黏病毒科的流感病毒，副黏病毒科的副流感病毒、麻疹病毒、腮腺炎病毒、呼吸道合胞病毒，弹状病毒科的狂犬病病毒。

Notes

2. 二十面体立体对称型（icosahedral symmetry）　病毒核酸聚集成球或近球形，外周壳粒排列成二十面体立体对称，构成 20 个等边三角形的面、12 个顶和 30 个棱（或边）的立体结构（图 21-9B、10B）；此对称型病毒的衣壳结构较复杂，但更坚固、内部容量较大。球形 DNA 病毒和正链 RNA 病毒衣壳属于此对称型。

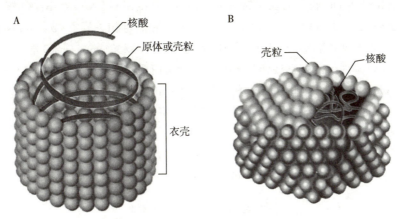

图 21-10　病毒体衣壳结构对称型示意图
A. 螺旋对称结构　B. 二十面体立体对称结构

以正链 RNA 病毒中的脊髓灰质炎病毒为例，其衣壳蛋白亚基趋向于排列成五聚体和六聚体。五聚体为顶角壳粒，周围有 5 个相同的六聚体包绕，故又称为五邻体（penton）（图 21-9B、10B）；五聚体是指壳粒本身由 5 个化学亚单位组成，五邻体则指其与周围壳粒的位置关系。而位于三角形面或棱（或边）的六聚体壳粒周围有 6 个壳粒包绕，也可称为六邻体（hexon），即脊髓灰质炎病毒的六聚体和六邻体是指同一种壳粒。大多数情况下六聚体周围包绕的是 6 个相同的六聚体；但与顶角壳粒相邻的六聚体，周围包绕的壳粒有一个是五邻体或五聚体。

3. 复合对称（complex symmetry）　结构复杂的病毒体为此种对称结构。最典型的代表为大肠埃希菌 T 偶数有尾噬菌体，如 T4 噬菌体，其壳粒排列既有螺旋对称，又有立体对称形式；呼肠病毒（*Reoviridae*）拥有 2 个或 3 个同轴心的正二十面体复合衣壳，也属于复杂的立体对称形式；痘病毒呈砖状，其衣壳的对称结构为更复杂的复合对称。

四、病毒基因组结构特点

目前认为病毒基因组只含有一种核酸，DNA 或 RNA，据此可将病毒分为 DNA 病毒和 RNA 病毒两大类。

1. 病毒基因组核酸类型的多样性

（1）病毒基因组有 DNA 与 RNA、单链与双链的差异：可将病毒分为双链 DNA（double stranded DNA，dsDNA）病毒、单链 DNA（single stranded DNA，ssDNA）病毒、双链 RNA（dsRNA）病毒、单链 RNA（ssRNA）病毒 4 种基本类型。DNA 病毒多为双链、RNA 病毒则多为单链。

（2）病毒基因组有线状（linear）与环状（circular）的差异：大部分病毒的基因组为连续、不间断的线状核酸分子；但一些病毒的基因组核酸为环状，如乳头瘤病毒科（*Papillomaviridae*）的病毒基因组为双链环状 DNA（double stranded, circular DNA，dcDNA），嗜肝 DNA 病毒科的病毒基因组为部分单链的不完全环状双链 DNA 分子；TT 病毒（*Torque Teno virus*）和丁型肝炎病毒（hepatitis D virus，HDV）的基因组则分别为环状单负链 DNA（−scDNA）和环状单负链 RNA（−scRNA）。

（3）病毒基因组可分节段（segment）：这类病毒的基因组由 2 个或 2 个以上的核酸分子构成，每个分子代表病毒的一个基因片段，故称为分段基因组。此类基因组多见于 RNA 病毒，如沙粒病毒科（2 节段，单负链 RNA）、布尼亚病毒科（3 节段，单负链 RNA）、正黏病毒科（8 节段，单负链

RNA)和呼肠病毒科(10~12节段,双链 RNA)等病毒的基因组。分节段基因具有较高的重组率,容易产生变异,因而易出现新的病毒变异株。分段基因组在 DNA 病毒中也存在,如植物的双生病毒(*Geminiviridae*)基因组为 2 个大小不等的环状 DNA 分子。

(4)病毒基因组有意义(sense)差异:病毒的正义链(sense,+)基因组(+DNA 或 +RNA)核苷酸序列与 mRNA 相同,病毒的反义链(antisense,−)基因组(−DNA 或 −RNA)核苷酸序列与 mRNA 序列互补;还有少数单链 DNA 和 RNA 病毒,如腺病毒相关病毒(*adeno-associated virus*,AAV)、布尼亚病毒和沙粒病毒等,其基因组正、负链兼有,为双义(ambisense)基因组。病毒单正链 RNA(+ssRNA)基因组能够直接作为 mRNA 翻译蛋白质,故在易感细胞中具有感染性,称为感染性核酸(infectious RNA),如小 RNA 病毒基因组 +ssRNA。虽然反转录病毒的基因组为单正链 RNA,但因无 mRNA 翻译模板的活性,故其基因组不具感染性。但 HIV 基因组 RNA 可以作为模板反转录 cDNA。

(5)大多数病毒的基因组都是单倍体,但反转录病毒的基因组有两个相同的拷贝,即基因组为双倍体。如 HIV 的基因组由 2 条相同的 RNA 分子构成(表21-2)。

表 21-2　病毒基因组核酸类型

基因组			DNA 病毒	举例	RNA 病毒	举例
形状	线状	单链	+ssDNA	B19 病毒	+ssRNA	小 RNA 病毒
		双链	dsDNA	腺病毒	dsRNA	呼肠病毒
	环状	单链	+scDNA	M13 噬菌体	−csRNA	丁型肝炎病毒
			−scDNA	TT 病毒		
		双链	dcDNA	乳头瘤病毒	无	无
完整性	不分段		有	多数病毒	有	多数病毒
	分节段		有	双生病毒	有	沙粒、布尼亚、正黏及呼肠病毒
构成	单倍体		都是	腺病毒等	有	RNA 病毒(除外反转录病毒)
	双倍体		无	无	有	反转录病毒
极性	正链(+)		+scDNA	M13 噬菌体	+ssRNA	肠道病毒、黄病毒等
	负链(−)		−scDNA	TT 病毒	−ssRNA	正黏病毒
	双义(±)		有	腺病毒相关病毒	少数有	布尼亚病毒和沙粒病毒

2. 病毒基因组功能区的结构特点

病毒基因组可分为编码区(coding region)和非编码区(untranslated region,UTR)两部分。病毒基因组比原核生物和真核生物的基因组简单,但其功能区结构与宿主基因组有相同点,也有不同的特征。

(1)编码区:病毒基因组中大部分是编码区序列,编码区中编码病毒蛋白质的核酸序列称为基因或开放读码框(open reading frame,ORF)。

重叠基因(overlapping gene):ORF 中编码不同蛋白的某一特定核酸序列彼此重合,但翻译起始或终止点位置不同,因此可编码产生两种或两种以上不同蛋白,这类核酸序列称为重叠基因。重叠基因在细胞中仅见于线粒体和质粒 DNA,但在病毒基因组中普遍存在,是病毒基因组编码区的重要结构特性。

病毒编码区 ORF 也可为不连续基因,可包括内含子,转录后形成的 mRNA 有剪接过程,即类似于真核细胞 mRNA 的拼接(splicing)作用。如腺病毒、多瘤病毒、反转录病毒、微小 DNA 病毒(或称细小病毒)、SV40(simian vacuolating virus 40)的基因组。

病毒的基因组相对较小,重叠基因和编码区 ORF 的拼接作用可使较小的基因组携带较多的遗传信息,利用有限的基因编码更多的蛋白质。此外,病毒常用较少的基因编码一种或少数几种蛋白,并重复利用这类蛋白构成衣壳等结构成分,使基因组效率最大化。这些都是病毒遵循遗传经济(genetic economy)的原则,以较小的基因组满足病毒增殖和执行不同功能的需要。

(2)非编码区(UTR):病毒的非编码序列在线状基因组中位于基因组的两端,可分为5'端非编码区(5'-UTR)和3'端非编码区(3'-UTR),其功能主要与病毒基因复制、表达及调控有关,不能编码蛋白质。病毒非编码区核酸序列非常少,有的病毒基因组甚至无非编码区(如HBV),这与真核细胞DNA中存在大量的非编码序列的特点明显不同。

病毒非编码区的重要结构有黏性末端(cohesive end)、回文序列(palindrome)、反向末端重复序列(inverted terminal repeats,ITRs)、长末端重复序列(long terminal repeats,LTRs)以及类似于真核生物mRNA 5'端的帽子结构、mRNA 5'端的内部核糖体进入位点(internal ribosome entry site,IRES)、3'端poly A尾、转录增强子、启动子和终止子等。病毒非编码区的重要结构如表21-3所示。

表 21-3　病毒非编码区的重要结构

结构名称	释义	实例
黏性末端(cohesive end)	病毒基因组双链DNA 5'和3'末端突出的一小段单链部分,能彼此碱基配对互补连接成环状分子,或形成二聚体、或多聚体DNA分子,故称为黏性末端	HBV长链和短链5'端约250~300bp的黏性末端
回文结构(palindrome)	在单链DNA或RNA核苷酸链上的反向互补的序列,可形成发夹结构(hairpin structure),在线状双链DNA中则形成十字架结构。其功能与遗传信息的表达调控及基因转移有关	SV40、HPV-16、冠状病毒科的小鼠肝炎病毒的基因组末端
反向末端重复序列(inverted terminal repeats,ITR)	某些DNA病毒基因组末端的同一核苷酸链上的反向互补的序列,该序列与病毒基因组复制和侵染力相关。	微小DNA病毒科中的B19和AAV,腺病毒的基因组两末端
长末端重复序列(long terminal repeats,LTR)	反转录病毒的基因组在反转录成前病毒DNA后,其两端各有一重复的相同的DNA序列,与病毒的整合、RNA复制及翻译功能有关	反转录病毒如HIV基因组5'和3'末端
5'末端帽子结构	类似于真核细胞mRNA的5'端帽子结构,为帽子介导的翻译起始必要结构	大多数正链RNA病毒和双链RNA病毒基因组的正链RNA 5'末端
IRES元件(internal ribosome entry site)	某些正链RNA病毒基因组5'端有一段能折叠成类似于起始tRNA结构的核酸序列,其能招募核糖体对mRNA进行起始翻译,这段非翻译RNA称为IRES元件	小RNA病毒科的病毒、HCV 5'末端
poly A尾	mRNA 3'末端由20~200个多聚腺苷(A)组成的尾巴,即Poly(A)尾,其具有协助mRNA从核到细胞质的转运、增强mRNA的稳定性以及与病毒侵染有关	冠状病毒、小RNA病毒的3'末端
增强子(enhancer)	通过启动子来增强转录水平的一种远端DNA调控序列	HSV、HCMV、HPV以及HIV前病毒
启动子(promoter)	转录起始时能与RNA聚合酶和转录因子结合的DNA序列,位于转录起始点上游,是控制转录起始的关键性序列,并决定基因表达强度	HSV、HCMV、EBV
终止子(terminator)	在转录终止点前的一段提供转录终止信号的DNA序列。因其具有一段回文结构,使转录出的mRNA形成茎环状的发夹结构,故导致RNA聚合酶的移动停止或减缓	SV40

五、研究病毒形态及结构的常用技术

1. 电子显微镜检查法　透射电镜（transmission electron microscope，TEM）一般用于观察病毒内部结构、病毒在细胞内的增殖状态及其与宿主细胞的相互关系。扫描电镜（scanning electron microscope，SEM）主要用于测量病毒体的大小、表面形态及结构。

2. 超过滤法（ultrafiltration）　利用不同孔径的微孔滤膜过滤待检的病毒悬液，将滤过液接种于组织细胞、实验动物，或用血凝实验来测定有血凝素的病毒是否通过滤膜，从而可以粗略估计病毒体的大小。

3. 超速离心法（ultracentrifugation）　病毒的大小不同，其沉降速度也不同。可利用超速离心法测定出病毒体的沉降系数（sedimentation coefficient，S），从而可以计算出病毒颗粒的大小，其准确度较超过滤法更高，但不如扫描电镜的准确度。

4. X-射线晶体衍射法（X-ray crystallography）　用X射线照射纯化的病毒结晶，根据获得的病毒X线衍射图谱，用数学计算的方法得到病毒的晶体学数据，用来研究病毒的形态和结构对称性、病毒蛋白亚单位和基因组核酸分子结构。因标本需要结晶处理，故目前仅用于无包膜病毒的研究。

5. 磁共振（magnetic resonance，MR）**技术**　MR技术目前可用于确定病毒蛋白质和核酸的三维空间构象。

6. 基因克隆及表达技术　在病毒形态学研究中，主要用于病毒蛋白结构及功能的研究。例如通过基因克隆及表达技术获得的病毒衣壳结构蛋白，经自我装配即可形成某种病毒的一个或多个衣壳结构蛋白的空心颗粒，因其在形态上与真正病毒体相同或相似，故称为病毒样颗粒（virus-like particle，VLP）。VLPs不含病毒核酸，不能自主复制，可用于病毒的蛋白结构及功能研究，也可用于制备疫苗。

第三节　病毒的增殖

病毒的增殖（multiplication/reproduction/amplification）是从病毒进入细胞至释放子代病毒这一连续的过程，包括吸附、穿入、脱壳、生物合成、组装、成熟及释放六个阶段，称为一个病毒的复制周期（replication cycle）或生命周期（life cycle）。病毒的复制周期也可划分为侵入宿主细胞、细胞内生物合成、组装成熟和释放三个阶段。病毒以核酸分子为模板进行增殖的方式称为自我复制（self-replication）。

病毒结构简单，缺少独立完成增殖所需的酶系统、能量和原料，故必须在易感的活细胞内才能增殖。病毒的易感细胞是指能支持某种病毒完成正常增殖的宿主细胞，也可称为病毒的容纳细胞（permissive cell）。而不能为病毒提供必要条件而导致病毒不能进行正常增殖的宿主细胞，称为病毒的非容纳细胞（non-permissive cell）。病毒对宿主细胞的选择性决定了其感染途径和致病性。如流感病毒可入侵呼吸道上皮细胞并在其中增殖，导致呼吸道感染；而轮状病毒则侵入消化道上皮中增殖，并引起消化道症状。

一、病毒的复制周期

1. 吸附（absorption/attachment）　病毒需先吸附于易感细胞膜上才能启动增殖自我复制过程。吸附是病毒体与细胞接触和识别的过程，是病毒与细胞相互作用的第一步。吸附过程一般持续数分钟到数十分钟不等，分三步完成。首先，通过布朗运动病毒颗粒到达细胞表面；然后，由于静电作用病毒进一步结合到细胞膜表面。病毒的这两步结合是非特异和可逆的；最后，病毒通过其包膜或衣壳表面的病毒吸附蛋白（virul attachment protein，VAP），特异性结合到细胞的

Notes

病毒受体上,这一过程是不可逆的。细胞的病毒受体一般分布于细胞表面,但有的病毒还同时具有细胞内受体,如微小 DNA 病毒不仅需要细胞膜受体进入细胞,还需要细胞内受体进入细胞核。

2. 穿入(penetration)　病毒体吸附于易感细胞后穿过细胞膜进入细胞的过程称为穿入。穿入与吸附不同,是耗能过程。只有生长良好、代谢旺盛的细胞才能让病毒完成穿入过程。病毒体可通过三种方式穿入细胞:

(1) 胞饮(viropexis)或内吞作用(endocytosis):是裸露病毒常见的穿入方式,即细胞膜内陷整个病毒被吞饮入胞内形成囊泡,宿主细胞的病毒受体也介导内吞过程,故此穿入方式的效率高。

(2) 膜融合(fusion):是包膜病毒的主要穿入方式,即病毒体的包膜与细胞膜或胞质囊泡通过融合作用,使得核衣壳进入胞质中。融合过程需要病毒包膜的特异性融合蛋白参与,如流感病毒的血凝素 HA2 亚单位和 HIV 的 gp41 蛋白可介导病毒包膜和宿主细胞膜融合。

(3) 直接穿入:少数无包膜病毒体可采用直接穿入方式进入宿主细胞,如病毒核衣壳蛋白多肽和细胞膜上的特定蛋白质相互作用,导致两者成分和结构发生改变,病毒体直接穿过细胞膜。

3. 脱壳(uncoating)　病毒进入易感细胞后,必须脱去蛋白衣壳,暴露出病毒的核心,使病毒基因组能进一步复制和表达,这一过程称为脱(衣)壳。不同病毒的脱壳方式各异,多数病毒在穿入时已在细胞溶酶体酶作用下脱去衣壳并释出病毒核酸。少数病毒(如痘病毒)的脱壳过程复杂,溶酶体酶只能脱去部分衣壳,尚需病毒特有脱壳酶作用使病毒核酸完全释放出来。有些病毒(如流感病毒和痘病毒等)在脱壳前,病毒基因组已开始 mRNA 的转录。

4. 生物合成(biosynthesis)　病毒基因组一旦释放到细胞中,即开始病毒的生物合成。人和动物 DNA 病毒的基因组绝大多数为双链 DNA(dsDNA),这类病毒的基因组复制和 mRNA 转录是在细胞核内进行。痘病毒本身具有相对独立的复制酶系统,其生物大分子合成是在细胞质中进行的;而 HBV 双链 DNA 复制是在细胞质中进行的。另一方面,人和动物的 RNA 病毒基因组多为单链 RNA,绝大多数 RNA 病毒都在细胞质中进行生物合成。但也有例外,如正黏病毒和个别副黏病毒的基因组复制和 mRNA 转录是在细胞核内完成的。

病毒生物合成包含基因组的复制和基因表达两部分。病毒基因组复制是指子代病毒遗传物质的合成;病毒基因表达包括转录和翻译过程,最终合成病毒的蛋白质。病毒基因组的复制、转录和翻译过程是密不可分的,相互间也可有交叉。病毒基因组类型的多样性不但决定了其基因组复制的复杂性,也决定了 mRNA 转录和蛋白质合成的不同方式。按病毒核酸类型及其mRNA 的转录方式差异(图 21-11),病毒的生物合成方式分为七大类型,即双链 DNA 病毒、单链 DNA 病毒、正单链 RNA 病毒、负单链 RNA 病毒、双链 RNA 病毒、反转录 RNA 病毒和反转录DNA 病毒(如 HBV),见表 21-5。

不同类型的病毒生物合成方式分述如下。

(1) 双链 DNA 病毒:除外痘病毒,双链 DNA 病毒的生物合成分三个阶段(图 21-12):①早期转录和翻译:病毒利用细胞核内 RNA 聚合酶,转录出早期 mRNA,再于细胞质核糖体上翻译早期蛋白质,主要为功能性非结构蛋白,如病毒核酸复制需要的 DNA 聚合酶和调节蛋白;② dsDNA 复制:在解链酶的作用下 dsDNA 解链,以亲代单链 DNA 为模板,复制出子代双链DNA,两个子代 dsDNA 与亲代 dsDNA 结构完全相同;③晚期转录和翻译:以大量子代病毒 DNA为模板,转录晚期 mRNA,经翻译合成晚期蛋白,主要是病毒结构蛋白。④组装:大多数 DNA 病毒在细胞核内完成基因组和晚期结构蛋白组装过程,形成核衣壳后出核。

DNA 病毒自身编码的酶和调控蛋白在其生物合成过程中起着关键的作用,因此这类重要基因及其产物已成为抗病毒药物的重要靶标。

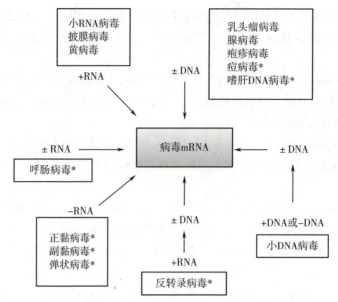

图 21-11 病毒核酸类型及其 mRNA 的转录方式

*表示病毒体携带有一种 DNA 或 RNA 聚合酶

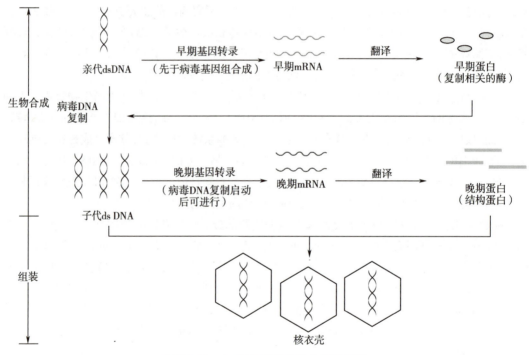

图 21-12 dsDNA 病毒生物合成及组装

（2）单链 DNA 病毒：单链 DNA 病毒种类很少，微小 DNA 病毒（如 B19 病毒）和 TT 病毒（TTV）均属 ssDNA 病毒，基因组分别为正链和负链 DNA。其生物合成以亲代 +ssDNA 病毒为例介绍（图 21-13）。①基因组复制：以 +ssDNA 为模板合成互补链形成 dsDNA，解链后以新合成的互补链为模板复制出子代 +ssDNA 基因组；② mRNA 形成：以基因组为模板转录 mRNA，并进一步翻译出病毒的蛋白质；③组装：病毒基因和衣壳蛋白组装成核衣壳。

（3）正单链 RNA 病毒：正单链 RNA 病毒包括小 RNA 病毒、黄病毒、冠状病毒和披膜病毒。+ssRNA 不但是复制子代病毒的模板，而且本身就具有 mRNA 功能。病毒的生物合成包括（图 21-14）：①蛋白翻译：病毒进入细胞脱壳后，首先其基因组 +ssRNA 直接与细胞核糖体结合进行蛋白翻译，产生病毒 RNA 依赖的 RNA 聚合酶（RNA-dependent RNA polymerase，RdRp）等功

Notes

能蛋白和结构蛋白;②基因组复制及 mRNA 形成:RNA 复制是以 +ssRNA 为模板,在病毒编码的 RdRp 作用下合成互补负链,形成双链 RNA 复制中间体(replicative intermediate,RI);再以负链 RNA 为模板,复制出子代病毒 +ssRNA 基因组,其也具有 mRNA 功能;③组装:子代病毒 +ssRNA 合成的更多病毒结构蛋白,与子代病毒 +ssRNA 组装成核衣壳。

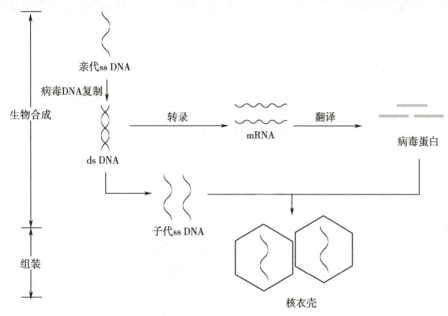

图 21-13　+ssDNA 病毒生物合成及组装

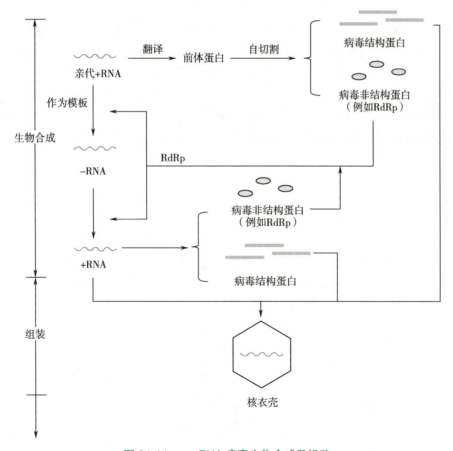

图 21-14　+ssRNA 病毒生物合成及组装

Notes

（4）负单链 RNA 病毒：多数有包膜的 RNA 病毒（如流感病毒、腮腺炎病毒及狂犬病病毒等）属负单链RNA病毒。病毒的生物合成包括（图21-15）：①基因组复制及mRNA的形成：病毒－ssRNA 基因组作为复制的模板在病毒体自身携带的 RdRp 催化下，转录出互补的正链 RNA 并形成 RI，然后以正链 RNA 为模板，合成子代病毒－ssRNA 基因组；②翻译：转录形成的病毒正链 RNA 翻译出病毒的结构蛋白和非结构蛋白；③组装：子代病毒结构蛋白与 +ssRNA 基因组组装成核衣壳。

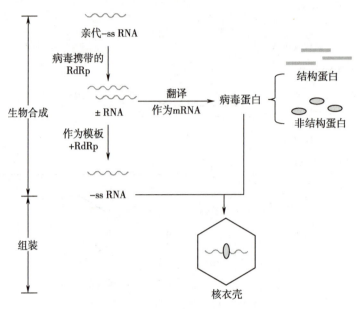

图 21-15　－ssRNA 病毒生物合成及组装

（5）双链 RNA 病毒：人类病毒中只有呼肠病毒科病毒是双链 RNA（dsRNA）病毒，其 dsRNA 基因组由 10~12 个非重叠的 dsRNA 节段组成。病毒的生物合成包括（图21-16）：①基因组复制：dsRNA 病毒先由其负链 RNA 复制出子代新正链 RNA，再由新正链 RNA 复制出新的负链 RNA，子代 RNA 基因组全部为新合成的 RNA，这一过程由病毒携带的 RdRp 催化；② mRNA 的形成：病毒基因组每个节段均可由病毒的 RNA 聚合酶转录出不同的 mRNA，再翻译出病毒的结构蛋白和非结构蛋白质；③组装：子代病毒基因组与病毒结构蛋白组装成核衣壳。

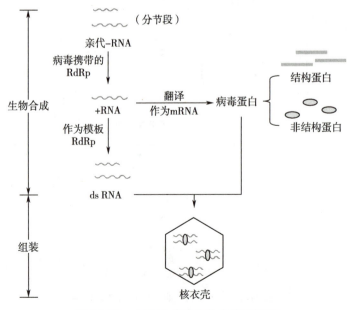

图 21-16　dsRNA 病毒生物合成及组装

Notes

（6）反转录病毒：反转录病毒基因组为两个相同的正链 RNA 分子，称正单链双体 RNA（二倍体），但 +ssRNA 不具有 mRNA 功能，只能作为反转录的模板。病毒体以含有反转录酶（reverse transcriptase，RT）为特征，具有 RNA 依赖的 DNA 聚合酶（RNA-dependent DNA polymerase，RdDp）活性，其复制过程较复杂。病毒的复制包括：①反转录：在细胞质中，先以亲代病毒 RNA 为模板，在病毒反转录酶作用下合成互补负单链 DNA 链，形成 RNA：DNA 杂交中间体；再由病毒的 RNA 酶 H 水解去除 RNA，负链 DNA 进入细胞核内，进而合成另一条 DNA 互补链形成双链 DNA 分子；②整合：病毒 dsDNA 通过病毒的整合酶作用插入到细胞染色体 DNA 上，形成前病毒（provirus）；③病毒 mRNA 和子代病毒基因组形成：前病毒在细胞核内转录出病毒的 mRNA 和子代病毒 +ssRNA。病毒 mRNA 在细胞质中翻译合成子代病毒的结构和非结构蛋白质，并与基因组 +ssRNA 共同组装成子代病毒（详见反转录病毒章）。人类免疫缺陷病毒和人白血病病毒均属于反转录病毒，其基因组复制的基本特征是二倍体单股正链 RNA 能反转录形成 RNA：DNA 及 DNA 中间体。

RNA 病毒基因组的构成形式多样，生物合成也各具特点。除双链 RNA 病毒外，都有中间体的形成。所有 RNA 病毒在基因组复制时均需病毒体携带的或病毒复制时合成的聚合酶（RdRp 或 RdDp），这给抗病毒药物设计提供了理想靶点。在生物合成中，由于 RNA 病毒形成复制中间体后能高效地大量复制，因此 RNA 病毒复制周期要快于 DNA 病毒。

（7）嗜肝 DNA 病毒：这一类病毒很特殊，如 HBV 的基因组复制与上述六类均不相同。① cccDNA 的形成：病毒核衣壳进入肝细胞核，松弛型环状 DNA（relaxed circular DNA，rcDNA）基因组在病毒 DNA 聚合酶和宿主酶的作用下，修复 rcDNA 成为超螺旋的共价、闭合、环状 DNA 分子（covalently closed circular DNA，cccDNA）；② mRNA 的形成：以 cccDNA 为模板，在宿主细胞 RNA 聚合酶作用下，转录成 4 种不同长度的 mRNA 和前基因组 RNA（pregenomic RNA，pgRNA），并翻译 HBV 的各种蛋白；③衣壳化及反转录启动：病毒聚合酶和衣壳化信号共同作用于 pgRNA，在胞质中组装成病毒核衣壳启动反转录和核衣壳组装；④ HBV DNA 复制：通过反转录合成病毒负链 DNA 后，剩余的 RNA 作为引物，启动正链 DNA 合成，形成 rcDNA，外被包膜后作为感染性病毒体分泌至细胞外到；或 rcDNA 可再回到同一个肝细胞核内，扩增或维持 cccDNA 库（详见肝炎病毒章）。

总之，病毒是一种特殊的生命体，其基因组较小但差别大、构成简单但结构类型多、遗传信息丰富而且功能多样、基因组复制快速但却容易突变且不遵守经典的生命中心法则（central dogma），如遗传信息的反转录等特点。

5. 组装（assembly）　病毒的组装是指将生物合成的蛋白和核酸及其已形成的构件，组装成核衣壳的过程。病毒的种类不同，其组装的部位也不同，这与病毒复制部位和释放的机制有关。除痘病毒和 HBV 外，DNA 病毒的核衣壳都在核内组装，绝大多数 RNA 病毒在细胞质内组装。病毒的组装过程非常复杂，当合成的病毒蛋白和核酸浓度很高时，即可启动病毒的组装。组装时涉及蛋白质与蛋白质、蛋白质与核酸的相互作用。蛋白亚基先形成结构单位原体，继而组装成衣壳。大多数感染人和动物的球形病毒首先自我装配形成二十面体的空心衣壳，病毒核酸从衣壳的裂缝中进入壳内最后形成核衣壳。螺旋对称病毒核衣壳的组装，由先组装好的衣壳围绕病毒的基因组形成核衣壳，如流感病毒、反转录病毒等。

6. 成熟及释放（maturation and release）　病毒核衣壳装配好后，病毒发育成为具有感染性的病毒体的阶段，即病毒的成熟阶段。病毒成熟涉及衣壳蛋白及其内部基因组的结构变化，多需要蛋白酶对一些病毒前体蛋白切割加工。病毒成熟的标准是：①形态结构完整；②具有成熟颗粒的免疫原性和抗原性；③具有感染性。具有这些特征的无包膜病毒核衣壳即为成熟病毒体。包膜病毒组装成核衣壳后，尚需获得包膜后才能成熟为完整的病毒体。

成熟的病毒体以不同方式离开宿主细胞的过程称为释放。病毒的组装成熟和释放是连续

Notes

的过程。裸露病毒多通过溶解细胞的方式释放,病毒在组成及释放出大量的子代病毒的过程中可严重影响和破坏细胞,故这类病毒可称为杀细胞病毒,其复制周期即为溶细胞周期(lytic cycle of replication),如腺病毒和脊髓灰质炎病毒。包膜病毒的核衣壳多通过出芽方式,从细胞膜系统中获得包膜而释放。包膜病毒的出芽释放一般不直接引起细胞死亡,细胞膜在出芽后可以修复。在大多数情况,包膜病毒(如 HSV 和 HIV)的核衣壳可通过感染细胞膜上病毒糖蛋白的介导,从一个感染细胞直接转移到相邻的未感染细胞中,以此逃避宿主的抗病毒防御机制。

二、病毒的生长曲线

病毒必须在活的细胞中才具有生命活动。病毒在细胞内的生命活动可借助病毒的一步生长曲线(one step-growth curve)或单周期生长曲线(single-cycle growth curve)来表示。即指一个病毒颗粒感染单个细胞后,一定时间内在单个细胞中进行的一轮复制周期所产生的病毒数量。实际工作中,可通过人工方法使体外培养的每个单层细胞都同步感染一个病毒(1 个病毒 / 细胞),在不同时期内,分别定量测定感染性病毒颗粒,直到细胞死亡。若以时间为横坐标、病毒数量为纵坐标,可获得病毒的一步生长曲线(图 21-17)。依据这一过程中子代病毒体数目的有无及多少,可把生长曲线分为三期:①隐蔽期(eclipse),接种病毒后数小时内不能在细胞中测出病毒体的一段时间。隐蔽期发生在病毒感染早期,包括病毒穿入细胞后的脱壳和生物合成阶段;②对数生长期,病毒数量的对数与时间成比例增加,产生大量子代病毒,包括病毒组装和释放,发生在感染后期;③细胞死亡期,大量病毒的繁殖和释放,使宿主细胞的结构和功能受到破坏而死亡。病毒进入细胞脱壳后,在细胞内其基本结构消失,也不再具有感染性,即进入隐蔽期(eclipse period)。随着复制过程的进行,组装后产生子代病毒,隐蔽期结束。从病毒进入细胞至释放子代病毒前,细胞外无感染性病毒存在,此段时间称为潜伏期(latent period),潜伏期包含隐蔽期。

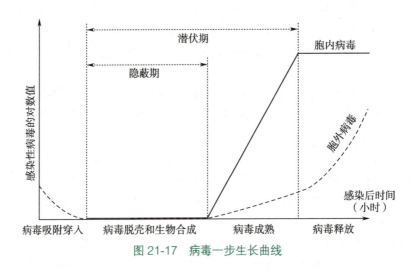

图 21-17　病毒一步生长曲线

依据病毒的生长曲线可确定病毒的复制周期各个阶段所需要的时间和病毒的产量。实验中使用的能使每个细胞发生感染所需的病毒颗粒数,常以感染复数(multiplicity of infection,MOI)表示。

三、病毒的异常增殖和干扰现象

病毒进入细胞并在细胞内复制的实质是病毒和细胞相互作用的过程,并非所有的病毒成分均能组装成完整的子代病毒,可因病毒自身和 / 或宿主细胞的原因,导致病毒不能完成复制或异常增殖。此外,若两种或两种以上病毒感染同一细胞时,病毒之间也会发生相互影响而产生异

Notes

常增殖和干扰现象。

（一）病毒的异常增殖

1. 顿挫感染　病毒进入非容纳细胞的感染过程，因细胞不能为病毒提供复制的必要条件，而没有完整病毒体的产生，称之为顿挫感染（abortive infection，亦称流产感染）。如人腺病毒可在人胚肾细胞（容纳细胞）中正常增殖，但在猴肾细胞（非容纳细胞）中不能正常增殖，发生顿挫感染。

2. 缺陷性干扰颗粒（DIP）　病毒复制时基因组核酸缺失，导致形成缺陷的病毒基因组，但具有正常病毒形态（衣壳或包膜）。DIP 因基因组较短，在复制时更具竞争优势，可干扰具有完整基因组的感染性病毒颗粒的增殖，但 DIP 本身因基因组缺失而不能完成正常的复制周期，故称之为缺陷性干扰颗粒（defective interfering particle，DIP）。DIP 在临床慢性感染的形成上具有一定的意义。实验室保存病毒时，应以高倍稀释度的病毒株传代，避免高浓度 DIP 出现。

（二）病毒的干扰现象

当两种病毒同时感染同一细胞时，一种病毒的增殖可抑制另一种病毒的增殖，此现象称为干扰现象（interference）。干扰现象多发生于人和动物病毒之间，有时同种病毒不同型、不同株之间也可发生干扰现象。病毒间干扰现象的机制有多个方面，主要是某一病毒作用于宿主细胞后，诱导其产生抑制病毒复制的蛋白质，例如干扰素（interferon，IFN）。此外，第一种病毒破坏了宿主细胞表面受体或改变了宿主细胞代谢途径等，均可影响另一种病毒的复制过程。干扰现象不只发生在两种成熟病毒体之间，成熟病毒和缺陷病毒之间也可发生。病毒之间干扰现象能减缓或终止感染。在使用疫苗预防病毒性疾病时，则应注意合理使用，避免病毒疫苗株之间干扰现象的发生。

第四节　病毒的遗传与变异

病毒是一种生物，亦具有遗传变异这一生物的基本特性。病毒的遗传变异，既有一般生物的共同规律，又有其特点。病毒的遗传是指病毒在复制增殖程中，其子代保持与亲代性状相对稳定的特性。病毒的变异，是其在复制增殖过程中出现某些性状的改变。病毒的遗传是相对的，变异才是绝对的。

一、病毒的变异现象

1. 毒力变异（virulence variation）　病毒的毒力对于易感动物而言可用半数致死量（50% lethal dose，LD_{50}）表示，而针对易感细胞则用半数组织培养感染量（50% tissue culture infective dose，$TCID_{50}$）表示。自然界中同一种病毒可有不同毒力的毒株。病毒的毒力变异也可用人工方法获得。巴斯德将狂犬病病毒野毒株（wild strain）或街毒株（street strain）在兔脑内连续传代后，筛选对狗及人致病性明显下降的减毒株（固定毒，fixed strain），作为预防人及动物狂犬病的疫苗。毒力变异常与其他性状变异伴随出现，如温度敏感性突变株（temperature sensitive mutants，ts 株）、缺陷性干扰颗粒（DIP）等可同时表现为毒力变异。

2. 抗原变异（antigenic variation）　自然界中，有些病毒的抗原性稳定，如天花（痘苗）病毒、麻疹病毒及乙型脑炎病毒等。但也有一些病毒的抗原非常不稳定，实际上是处在不断演变的过程中，如甲型流感病毒、人类免疫缺陷病毒等。而多数病毒介于两者之间。病毒抗原变异直接影响病毒感染的转归与防治，也对病毒疫苗的筛选具有重要的影响。一般而言，抗原变异越频繁的病毒，其疫苗研制难度越大。

3. 条件致死性突变（conditional lethal mutation）　突变后在特定条件下能增殖，但在原来条件下不能增殖，病毒的这种变异称为条件致死性突变。最典型的代表如 ts 株，即能在 28~35℃

Notes

条件下增殖,在 37~40℃ 则不能增殖,但其野生株在两种温度下均能增殖。其机制是病毒基因组中单个核苷酸的改变而导致病毒蛋白(酶)结构及功能的变化。这种蛋白在允许温度内能发挥正常功能,而当温度升高时其功能受限而使突变株不能增殖。大多数 ts 株常有毒力减低而保持其免疫原性的特点,其中一些 ts 株因稳定性较好,已用于制备减毒活疫苗,如流感病毒、脊髓灰质炎病毒、麻疹病毒和风疹病毒的 ts 株已用于生产减毒活疫苗。

4. **宿主范围突变株及宿主适应突变株**　宿主范围突变株(host range mutants,hr 株)是指某些病毒由于增殖中的突变,使其对宿主依赖性发生改变,只能在特定的许可细胞中增殖,称为宿主范围突变株。这是由于突变株中某个蛋白质功能障碍而使其在非许可细胞中不能增殖。但在许可细胞中,由于宿主补足了 hr 株所缺少的功能,故仍然能够增殖。例如腺病毒和大肠埃希菌 T_4 噬菌体中都发现有 hr 株的存在。

宿主适应突变株(host adapted mutants)是指某些病毒初次接种于宿主时不能形成明显的生长现象或病理变化,但经过连续传代后可逐渐适应在宿主中增殖并引起宿主的一些病理变化,称为宿主适应突变株。例如,新分离的病毒开始时不能在某些细胞培养中生长,通过传代后逐渐适应。此外,用某种病毒的野毒株建立动物感染模型时,开始时不易在动物体内建立稳定的病毒感染,但将病毒在动物体内连续传代后,有可能筛选到能稳定感染的宿主适应突变株。

5. **耐药突变**　常因病毒酶基因突变而导致药物对靶酶的亲和力降低或失去作用,详见本章第五节病毒的耐药性。

二、病毒变异的机制

1. **突变**(mutation)　病毒基因突变是由于核酸复制过程中发生差错而导致其序列的改变。其分子机制主要包括核酸中一个或多个碱基置换、增加、缺失、倒位等几种形式。从分子水平上看,突变是由于病毒基因组中碱基组成和顺序的变化导致的遗传型变异。相对于其亲代或"野生型"病毒株,突变的产物叫突变株(mutant),或变异株(variant)。由于病毒变异,因此同一宿主体内某种病毒在基因组序列上存在着微小的差异(heterogeneity,异质性),故称这种基因组异质性的病毒群体(population)为准种(quasispecies)。因为核酸序列具有相当程度的可塑性,如果病毒的突变仅限于遗传物质的改变,而不出现表型的变化,则称为沉默突变(silent mutation)。

病毒突变根据形成的原因可分为自发突变和诱发突变两种:①自发突变(spontaneous mutation),是指病毒在正常增殖时发生遗传物质的变化。在自然条件下每种生物的突变都以一定的频率产生,每复制一次所发生突变的频率称为突变率。病毒的突变率比其他生物中观察到的要高,从 10^{-3}~10^{-9} 不等。DNA 病毒的突变率与原核及真核细胞 DNA 类似,RNA 病毒的突变率比 DNA 病毒高得多。因为细胞中的 RNA 不是作为基因出现的,因此细胞不具备对 RNA 复制错误的"校对"系统(proof reading system),而 RNA 病毒本身也缺乏这一功能。因此,RNA 病毒核酸在复制时产生的差错易保存下来而导致变异。②诱发突变(induced mutation),是指应用各种物理和化学方法处理病毒或感染性核酸而发生的突变。一些化学药物,如亚硝酸盐、羟胺、碱基类似物、氮芥子气和一些物理因素,如温度、X 线、α、β、γ 射线、紫外线等都有诱发病毒突变的作用。

2. **病毒遗传物质**(基因)**间的相互作用**　当两个不同的病毒感染同一细胞时,在各自新合成的核酸分子之间可发生遗传物质(基因)的相互作用。

基因重组(genetic recombination)即两种不同病毒感染同一细胞时发生的核酸片段的互换,从而导致病毒的变异。基因重组通常发生在亲缘关系较密切的病毒之间,分为分子内重组和分子间重排两类。分子内重组(图 21-18)即狭义的重组,发生在基因组不分节段的病毒间,当两种病毒的核酸分子断裂后彼此交叉连接,使得各自核酸分子内部的核苷酸序列重新排列。如 DNA 病毒之间,小 RNA 病毒之间均可发生基因重组。分子间重排(图 21-19)简称

Notes

重排(reassortment),多见于基因组分节段的 RNA 病毒之间。当两种相关病毒在同一受染细胞中复制时,其同源性基因节段可随机分配而发生互换,从而产生新的稳定重排株(reassortants)。如流感病毒、呼肠病毒等常以这种方式产生变异株。分子间重排可自然发生,其频率远高于分子内重组,这是基因组分节段的 RNA 病毒易产生遗传性变异的另一重要原因。目前认为甲型流感病毒新亚型的出现,可能是人与动物(鸡、马、猪)间的流感病毒通过基因间重排而产生的。

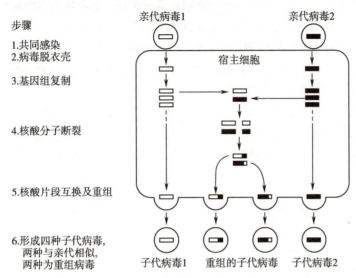

图 21-18　病毒基因分子内重组

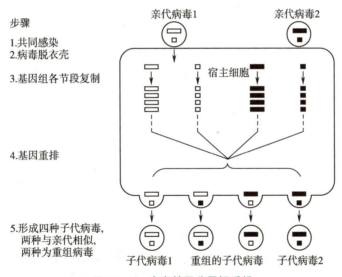

图 21-19　病毒基因分子间重排

基因重组可导致两种类型的基因复活(genetic reactivation):①交叉复活(cross reactivation),是由于一种活病毒和另一种与其基因组有联系而又有区别的灭活病毒之间发生的基因重组;②多重复活(multiplicity reactivation),是两个或多个灭活病毒间由于基因重组而产生具有各自亲代病毒不同特性的活病毒颗粒。此外,病毒还可以经人为方法进行人工基因重组。

病毒基因重组存在 3 种相互作用方式:①活病毒遗传物质(基因)间相互作用:可以通过基因重组机制而发生,最有意义的是有亲缘关系的 ts 株与野毒株间的重组。例如将预先选好适当的甲型流感病毒的 ts 株(同时为减毒株)作为亲株,流行株与 ts 株(亲株)重组,可将温度敏感性状转移给流行株,使之迅速减毒而成为疫苗株;②灭活病毒间的基因相互作用,发生在紫外线照射的两个或多个同种灭活病毒一同培养时,可产生活的感染性病毒颗粒,这种现象称为多重复

Notes

活。这些灭活病毒可能在不同的基因上受到损伤,通过与未受损伤的不同基因间相互作用,或基因间相互弥补而复活,因而产生感染性病毒颗粒。用紫外线灭活的病毒易发生多重复活,因此不宜用这种方法制备灭活疫苗,因为有病毒复活的危险;③活病毒与灭活病毒基因相互作用,即一种活病毒与一种有亲缘关系的灭活病毒间通过基因相互作用,灭活病毒的部分基因可与活病毒的基因组结合,因而灭活病毒的某些遗传性状可表现在子代病毒中,此现象称为交叉复活或标志拯救。利用交叉复活可获得合适的流感病毒疫苗株。这种疫苗株既保持了一个亲代在鸡胚中生长良好的特性,同时又获得另一个亲代具有的良好免疫原性。

3. 病毒基因产物间的相互作用　当两种或以上的病毒混合感染时,病毒的相互作用还包括表型混合、基因型混合、互补作用等基因产物(蛋白质)的相互作用,这也可导致子代病毒的表型变异,但这种变异不涉及基因重组,不能遗传。

(1)表型混合(phenotypic mixing):当两种病毒混合感染时,产生的子代病毒有时含有双方或另一方亲代病毒的外壳或包膜蛋白,但其基因组仍未改变,只表现出抗原性及对宿主亲嗜性的改变,这种变异不稳定,传代后产生的子代病毒表型与其基因型一致,这称为表型混合(图 21-20)。例如肠道病毒中脊髓灰质炎病毒与柯萨奇病毒之间子代的衣壳形成的表型混合。

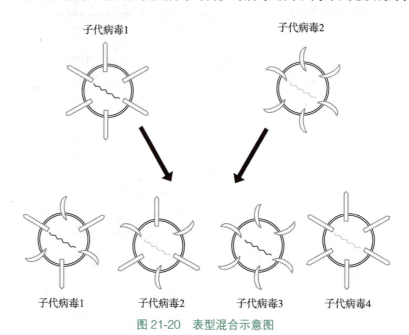

图 21-20　表型混合示意图

(2)基因型混合(genotypic mixing):两种病毒的核酸或核衣壳偶尔合装在同一病毒的衣壳或包膜内,但两者的核酸都未重组,传代后产生与各自亲代病毒完全相同的子代病毒,这种现象称为基因型混合。在有包膜的病毒如副黏病毒中常可发现有多个核衣壳的病毒颗粒。

(3)互补作用(complement):两种病毒混合感染时由于病毒基因产物间的相互作用而使一种不能增殖的病毒增殖,或两病毒的增殖均有所增加的现象。这种作用可发生在辅助病毒(helper virus)与缺陷病毒(defective virus)之间。如丁型肝炎病毒(缺陷病毒)必须与乙型肝炎病毒(辅助病毒)混合感染时才可增殖,乙型肝炎病毒可提供包膜,辅助丁型肝炎病毒完成其增殖周期而产生子代病毒,并且子代丁型肝炎病毒仍为缺陷型。

三、病毒遗传变异的实际意义

病毒的遗传稳定性保证了病毒物种的稳定和病毒的延续存在。病毒的变异又可以使其适应环境的变化,逃避宿主的免疫监视作用,并得以进化。所以,病毒的遗传变异有着极其重要的生物学意义。在医学病毒学中,研究病毒遗传变异有以下几方面实际意义。

Notes

1. 在研究病毒致病机制中的应用　病毒的致病性与其基因的功能有直接关系,确定病毒的毒力基因、转化基因和与持续感染相关基因在研究病毒致病性中占有重要位置。某些病毒的基因突变可直接影响着致病作用,如流感病毒和 HIV 的变异容易造成感染的流行。

2. 在诊断病毒病中的应用　病毒的表型改变和基因组变异会改变病毒抗原表位和核酸序列,进而严重影响着病毒病的诊断和流行情况的监测。为了保证诊断和监测的特异性和敏感性,则要求找到病毒特异的保守性的抗原表位和高度保守序列。当前用于病毒病诊断的蛋白芯片和基因芯片的设计与制造,都是在充分了解病毒遗传和变异的背景资料基础上进行的。

3. 在治疗病毒病中的应用　只有在充分了解病毒遗传和变异的基础上,才能设计出针对病毒复制、致病过程关键部位、关键酶的靶向药物(如针对 HIV 反转录酶和针对 HBV 聚合酶的药物),才能依据突变改变药物设计方案以解决病毒耐药性问题。而利用核酸分子药物等基因治疗的先决条件也是要充分了解病毒基因组的结构、功能和遗传变异情况。

4. 在预防病毒感染中的应用　疫苗的应用是控制病毒性疾病最有效的办法。利用病毒各种变异株(减毒株)可以制备预防病毒病的疫苗。同时,基因工程疫苗、多肽疫苗及核酸疫苗及利用病毒作载体制备预防多种病毒性疾病多价疫苗,也都是应用遗传变异的原理,通过选择和基因工程技术获得的。

5. 在基因工程中的应用　对病毒基因组进行分子遗传学改造可设计出基因工程病毒载体。利用病毒载体容量大、转染效率高和繁殖快等优势,可以把目的基因带入到靶细胞中去表达目的产物。从而达到获得基因工程产品、基因治疗疾病、进行相关研究等目的。

6. 在遗传学基础理论研究中的作用　由于病毒体结构简单,基因组单一且容量小,因此最早成为遗传学特别是分子遗传学的研究对象、工具和模式生物。

对病毒遗传和变异的研究不但有助于揭示病毒的实质和致病分子机制,而且有利于人类控制病毒疾病的流行和发生,乃至利用病毒为人类造福。

第五节　病毒的抵抗力与耐药性

细胞外的病毒体因受到外界环境物理、化学因素的影响而失去感染性,称为灭活(inactivation)。灭活的病毒仍可保留其免疫原性、抗原性、红细胞吸附、血凝及细胞融合等特性。不同病毒对理化因素的敏感性存在差异。理化因素可以通过:①破坏有包膜病毒的包膜(冻融或脂溶剂);②使病毒蛋白变性(酸、碱、温度等);③损伤病毒核酸(变性剂、射线等)等途径灭活病毒。了解理化因素对病毒的影响,在分离病毒、疫苗制备和预防病毒感染等方面具有重要意义。

一、物 理 因 素

1. 温度　多数病毒耐冷不耐热,病毒标本应尽快低温冷冻保存。在干冰(-78.5℃)、超低温冰箱(-86℃)和液氮(-196℃)中的温度环境下,病毒感染性可保持数月至数年。多数病毒在50~60℃ 30分钟,100℃数秒钟即可被灭活。但少数病毒例外,如乙型肝炎病毒需加热100℃ 10分钟才能被灭活。包膜病毒比无包膜病毒更不耐热,37℃以上可迅速灭活。反复冻融也能使病毒灭活。有些病毒(正黏病毒、疱疹病毒、小 RNA 病毒)在有 Mg^{2+}、Ca^{2+} 等盐类存在时,能提高病毒对热的抵抗力。如用 1mol/L $MgSO_4$ 保存这类病毒可在 50℃存活 1 小时。

2. 射线　X 射线、γ 射线和紫外线都能灭活病毒。射线可以使病毒核酸链发生断裂;而紫外线则使病毒基因组中核苷(酸)结构形式变化或形成胸苷 - 胸苷二聚体,影响核酸复制。日光中紫外波长在 287~400nm 之间,人工紫外灯的紫外线波长 250~280nm,这些波长的紫外线均可使病毒灭活;但有些病毒如脊髓灰质炎病毒经紫外线灭活后,再遇到可见光照射可激活修复酶,经光修复作用使灭活的病毒复活。因此,不能用紫外线来制备灭活疫苗。

二、化 学 因 素

1. pH　多数病毒在 pH5~9 范围内稳定,强碱或强酸条件下可被灭活。但有些病毒如肠道病毒在 pH2 时感染性可保持 24 小时,包膜病毒在 pH8 时也可保持稳定。所以可利用其对 pH 的稳定性来鉴别病毒,也可利用酸性、碱性消毒剂消毒被病毒污染的器具及环境。

2. 脂溶剂　乙醚、氯仿、去氧胆酸盐、阴离子去污剂等脂溶剂能使包膜病毒的包膜溶解破坏,使病毒失去吸附能力而灭活。因脂溶剂对无包膜病毒(如肠道病毒)几乎无作用,故常用乙醚灭活试验鉴别病毒有无包膜。易被乙醚作用失去感染性的包膜病毒主要有:单纯疱疹病毒,正黏病毒,副黏病毒,弹状病毒,冠状病毒,沙粒病毒,披膜病毒。而无包膜的微小 DNA 病毒,乳头瘤病毒,腺病毒,小 RNA 病毒及呼肠病毒对乙醚有一定的抵抗力。

非离子型去污剂,如 NP40 及 Triton-X100 均可溶解病毒包膜脂质成分,使病毒结构蛋白漏出。阴离子去污剂,如 SDS 也可溶解包膜;这两种去污剂也可影响病毒的衣壳蛋白结构,起到灭活病毒的作用。

3. 化学消毒剂　除强酸、强碱消毒剂外,酚类、氧化剂、卤类、醇类等对病毒均有灭活作用。常用 1%~5% 苯酚、75% 乙醇、碘及碘化物、漂白粉等灭活病毒。消毒剂灭活病毒的效果因病毒不同而异。无包膜的小 RNA 病毒抵抗力较强;肝炎病毒对过氧乙酸、次氯酸盐较敏感。由于醛类消毒剂可作用于病毒的核酸而灭活病毒、破坏病毒感染性,但仍可保持其免疫原性,故常用来制备灭活病毒疫苗。

三、病毒的耐药性

病毒的耐药性是指在抗病毒治疗过程中,病毒或宿主为逃逸抗病毒药物的压力而发生的一系列适应性突变(即耐药突变),导致药物不能抑制病毒增殖;临床上则表现为病毒对药物的敏感性下降、甚至对药物无应答,称为病毒的耐药性。

1. 病毒耐药性机制　病毒耐药机制较为复杂,主要涉及病毒和宿主两大因素。

(1)病毒基因突变:病毒基因由于选择的压力(如针对抗病毒药物)发生突变并导致其编码的氨基酸(多为酶类)变化,使得突变的病毒株对治疗药物的敏感性降低,甚至无应答。目前,因使用抗病毒化学药物引起的基因突变而导致的病毒耐药现象最为常见。

(2)与跨膜蛋白相关的病毒耐药性:宿主细胞或病毒编码的跨膜蛋白在药物代谢及耐药性形成方面具有重要的作用。宿主细胞膜上的跨膜蛋白来源有两类:一类是正常细胞本身具有的执行生理功能的跨膜蛋白,如细胞编码的具有自主泵出功能的细胞多重耐药性蛋白(multidrug resistance protein,MRD),其基因突变可导致自主泵出功能亢进,使得体内治疗药物的实际有效疗浓度下降,而出现病毒的临床耐药现象。另一类跨膜蛋白与病毒感染有关。例如成人 T 细胞白血病病毒 -1 感染可激活细胞的 MRD 基因表达升高;而杆状病毒增殖过程中,由病毒基因编码的小跨膜蛋白可整合在受染细胞膜上。这类与病毒感染相关的跨膜蛋白也是某些病毒耐药性的一个重要机制。

2. 病毒的耐药类型　目前,判断病毒的耐药性主要依据耐药基因检测和表型检测两种方法,据此可将病毒的耐药性分为基因型耐药(genotypic resistance)和表型耐药(phenotypic resistance)两种。

(1)基因型耐药:由于病毒的基因突变而导致的病毒耐药,称为基因型耐药。针对不同的病毒,目前已有一些公认的、经体外表型实验验证的耐药基因位点。因此,通过病毒基因组中公认的耐药基因位点检测,可判断病毒是否发生了耐药突变。

不同的抗病毒药物的耐药几率及耐药基因位点各不相同。病毒的耐药性主要出现在治疗慢性感染的抗病毒药物中,如治疗艾滋病和慢性乙型肝炎的药物。

（2）表型耐药:病毒的表型耐药是指用体外细胞培养方法检测到病毒对药物的敏感性下降,称为表型耐药,通常以能引起 50% 最大效应的药物浓度(concentration for 50% of maximal effect,EC_{50})表示。对突变株中一些尚不明确的病毒突变位点应进行耐药表型检测,可通过病毒的体外细胞培养(可培养的病毒)或体外复制系统(尚不能或不易培养的病毒)方法,证实病毒基因组中 1 个或 1 个以上的位点突变可使病毒对药物敏感性降低,借以判断病毒的耐药性。

3. 病毒耐药的临床表现 抗病毒(化学)药物的长期应用,已导致了广泛的病毒耐药性。病毒耐药的临床表现非常复杂,可有不同层次的表现。如在慢性乙型肝炎治疗中,病毒对核苷(酸)类抗病毒药物耐药的临床表现可依次出现病毒学指标、临床生物化学指标以及临床症状及体征的逐渐恶化。

常见的耐药病毒株主要包括以下几类:①针对抑制甲型流感病毒脱衣壳药物(如金刚烷胺)的耐药突变株,针对甲型流感病毒神经氨酸酶抑制剂(如奥司他韦)的耐药突变株;②针对单纯疱疹病毒核酸合成的竞争抑制剂(如阿昔洛韦、阿糖胞苷)的耐药突变株;③针对反转录酶活性的核苷(酸)类抑制剂的耐药突变株,如靶向 HIV 的齐多夫定、去羟肌苷耐药突变株;抑制 HBV 的拉米夫定、阿德福韦和替比夫定耐药突变株等。临床耐药突变株可以是对一种机制的抗病毒药物耐药,也可出现交叉耐药及多药耐药。

第六节 病毒的分类

病毒分类学是从整体上对病毒起源、进化、共性和个性等方面系统地归纳研究,旨在更好地实现①揭示病毒的遗传特性及本质,掌握病毒特性及致病特点,对病毒性疾病的诊断、治疗、预防和抗病毒性药物的开发,控制病毒性疾病提供依据;②规范未知及新发现病毒的分类原则,为其快速诊断及突发性病毒性疾病防控提供依据;③了解病毒的进化关系,为开发利用病毒资源提供依据。病毒分类学已成为一个独立系统,目前由国际病毒分类委员会(International Committee on Taxonomy of Viruses,ICTV)对病毒分类制定标准和方法,并定期进行修订,并在其官方网站(http://ictvonline.org/index.asp)上公布。

一、病毒的分类原则

病毒分类是在集合病毒的形态结构、理化特性和生物学特性的基础上,结合目、科及亚科、属、种的命名单元进行的。病毒分类的原则是依据①宿主种类:可分为动物病毒、植物病毒和细菌病毒(噬菌体);②核酸类型:基因组是 DNA 或 RNA 分子;核酸是线状、环状;是否分节段;分子量大小及 G+C 含量等;③病毒形态与大小:病毒体呈球形、砖形、杆状或多形性;④核衣壳的对称型:立体、螺旋或复合对称;⑤有无病毒包膜及对乙醚等脂溶剂的敏感性;⑥抗原性;⑦病毒在宿主细胞中的增殖部位、复制策略以及生长特性;⑧人类病毒还应考虑传播方式、传播媒介的种类、流行病学及病理学特征等因素。

二、病毒的命名原则

ICTV 规定病毒的命名不用拉丁语双命名法命名,而是按照病毒自身特征命名,在定位分类单元时加上特定的词尾区别。依据 ICTV 分类原则,将病毒分为目、科、亚科、属和种等分类单元,其中病毒目、科、亚科、属的接受名(accepted name)一律为斜体,第一个字母大写;种名用斜体,首词第一个字母大写,其他词(除专有名词和序号词外)一律小写。病毒种以下的血清型、基因型和分离株名称不用斜体,首词第一个字母不用大写,名称由国际公认的本领域科学家或研究团队确定。同时还规定暂定种(tentative species)不用斜体,但第一个字母大写。

Notes

1. 病毒种（virus species）　由具有一定的生存环境、结构及性状相似、具有很高亲缘关系且复制策略相同的一组病毒构成，是病毒分类的基本单元。如脊髓灰质炎病毒（*Poliovirus*）

2. 病毒属（virus genus）　由一些结构及性状相关且亲缘关系相近的病毒成员组成，属名用后缀 *–virus* 表示，如小 RNA 病毒科的肠道病毒属（*Enterovirus*）。

3. 病毒亚科（virus subfamily）　由一些具有共同特性的病毒属组成，并非所有的病毒都有亚科，亚科只在解决复杂分类时使用，以 *–virinaes* 为词尾。

4. 病毒科（virus family）　由一些结构及性状相关、并具有亲缘关系的病毒属组成，科名后用后缀 *–viridae* 表示，如小 RNA 病毒科 *Picornaviridae*。

5. 病毒目（virus order）　由一些具有共同特性的病毒科组成，以 *–virales* 为词尾，如小 RNA 病毒目为 *Picornavirales*。

三、病毒的分类现状

目前，根据 ICTV 2011 年出版的《病毒分类：国际病毒分类委员会第九次报告》（Virus Taxonomy：Ninth Report of the International Committee on Taxonomy of Viruses），以及 ICTV 2013 年对该报告的修订，确定现已发现的病毒有 6000 多种，包括病毒（virus）和亚病毒因子（或亚病毒病原体，subviral agents）两大类部分。其中病毒可分为七大目，即有尾噬菌体目（*Caudovirales*）、疱疹病毒目（*Herpesvirales*）、*Ligamenvirales*（2012 年新列入，尚无中文名称）、单股负链病毒目（*Mononegavirales*）、网巢病毒目或称套式病毒目（*Nidovirales*）、小 RNA 病毒目（*Picornavirales*）和芜菁黄花叶病毒目（*Tymovirales*）。即 ICTV 已确定归类的有 7 个病毒目、103 个病毒科、22 个病毒亚科、455 个病毒属、2827 个病毒种。尚有 77 个病毒科目前无法归属为已知的病毒目中。

此外，ICTV 把比病毒更小，且在结构、化学组成及复制过程不同于常规病毒的传染因子，称为非寻常病毒致病因子或新型感染因子，并被归入亚病毒病原体（subvirus agent），包括卫星病毒、类病毒和朊粒。通常亚病毒一般指卫星病毒和类病毒，而仅有蛋白质成分的蛋白侵染颗粒（proteinaceous infectious particle，prion）则暂称为朊粒，但分类学上暂归属为亚病毒病原体。

1. 卫星病毒（satellite virus）　基因组是小 RNA 分子，其特点是：①基因组为 500~2000 个核苷酸的单链 RNA 分子；②可具有自身编码的蛋白衣壳，但部分需要辅助病毒的蛋白衣壳（曾被称为拟病毒 virusoid）；③复制必须依靠辅助病毒，复制地点与辅助病毒完全相同；④与辅助病毒之间无或很少有同源序列；⑤常干扰辅助病毒的增殖。后两点是与缺陷病毒的不同之处。卫星病毒多数属于植物病毒，少数与噬菌体和动物病毒有关，如人类腺病毒卫星病毒。

2. 类病毒（viroid）　是很小的具有感染性的 RNA 分子。其特点是：①仅由 200~400 个核苷酸组成，具有棒状二级结构的单链环状 RNA 分子；②病毒 RNA 在细胞核内复制，主要依赖宿主细胞 RNA 聚合酶Ⅱ合成 RNA，不需要辅助病毒参与；③类病毒不含蛋白质，也不编码蛋白质。类病毒均为植物病毒。

丁型肝炎病毒（HDV）的部分生物学特点与卫星病毒和类病毒相似，但 HDV 在分类学上属于 δ 病毒科（*Deltaviridae*），是一种缺陷病毒。

3. 朊粒（prion）　是一种只有蛋白质而没有核酸、具有传染性的蛋白侵染颗粒，能抵抗蛋白酶 K 的消化作用，分类学上仍划归为亚病毒。业已发现，动物和人类中枢神经系统慢性进行性传染病与朊粒感染有关（详见朊粒章节）。

除外 ICTV 的病毒分类与命名系统外，实际工作中仍沿用传统的病毒分类和英文书写方法。病毒按传统的分类方法可分为三大类七个组。三大类为 DNA 病毒、RNA 病毒和 DNA/RNA 反转录病毒；病毒组则是在三大类的基础上，参照病毒基因组特征及复制方式的差异进行划分（表 21-4）。病毒名称的英文书写方式在不强调科、属、种等分类学地位时，多沿用传统的小写和正体表示。如单纯疱疹病毒写为 herpesvirus。

Notes

表 21-4　根据病毒核酸特性的病毒分类

病毒类别与组别	核酸特征	核酸节段	包膜	含人类病毒的病毒科
一、DNA 病毒				
Ⅰ组 双链 DNA 病毒	dsDNA,线状	不分	有	痘病毒和疱疹病毒科
	dsDNA,线状	不分	无	腺病毒科
	dsDNA,环状	不分	无	乳头瘤病毒科
Ⅱ组 单链 DNA 病毒	+/−ssDNA,线状	不分	无	微小 DNA 病毒科
	−scDNA,环状	不分	无	圆环病毒科
二、RNA 病毒				
Ⅲ组 dsRNA 病毒	dsRNA,线状	分 10~12	无	呼肠病毒科
Ⅳ组 +ssRNA 病毒	+ssRNA,线状	不分	有	冠状、披膜及黄病毒科
	+ssRNA,线状	不分	无	星状、杯状、小 RNA 及肝炎病毒科
Ⅴ组 −ssRNA 病毒	−ssRNA,线状	不分	有	副黏、弹状、丝状和博尔纳病毒科
	−ssRNA,线状	2 段	有	沙粒病毒科
	−ssRNA,线状	3 段	有	布尼亚病毒科
	−ssRNA,线状	7~8 段	有	正黏病毒科
三、DNA/RNA 反转录病毒(含反转录酶)				
Ⅵ组 RNA 病毒	+ssRNA,双倍体	不分	有	反转录病毒科
Ⅶ组 DNA 病毒	部分双链,环状	不分	有	嗜肝 DNA 病毒科

展　望

在自然界已经鉴定并命名 6000 多种病毒,其中许多与人类疾病和健康密切相关。新病毒的不断发现,丰富了传统病毒的概念。近年在变形虫中发现了一些非常大型的病毒,如 Mimivirus 和 Pandoravirus 等巨型病毒,其大小(直径超过 400nm,甚至可达 1000nm)和基因组构成与已知的病毒差别很大。而朊粒的发现,是继反转录病毒之后,对现有的"生命中心法则"提出了新的挑战。

病毒增殖具有超级寄生、自我复制和遗传性变异三大特征。研究病毒的增殖是揭示病毒与细胞相互作用的重要途径;病毒的复制过程不但能揭示病毒增殖规律,还有助于设计抗病毒药物(如酶抑制剂),了解病毒和细胞的基因调控以及病毒的致病性,控制病毒感染,以及认识生命的本质及起源具有重要的意义。

病毒基因组具有相对简单、基因数目少、复制形式多样,且受细胞影响大等特点,故病毒较其他微生物更具有遗传不稳定性即变异性。病毒的变异性在病毒及生物进化、病毒分类及致病机制方面具有重要理论意义。病毒最早成为遗传学特别是分子遗传学的研究对象、工具和模式生物。利用病毒基因工程研制出众多的基因工程药物、诊断试剂,创造出更有效的新型疫苗和病毒载体,为防治人类疾病做出贡献。

(彭宜红)

Notes

第二十二章　病毒的感染与抗病毒免疫

病毒侵入机体,并在体内细胞中增殖的过程称为病毒感染(virus infection),其实质是病毒与机体、病毒与易感细胞之间的相互作用过程。病毒感染常因病毒种类、机体状态不同,而产生轻重不一的损伤或导致病毒性疾病。病毒性疾病与病毒感染是两个相关但又不同的概念。病毒引起人机体感染和疾病的能力称为病毒的致病力,病毒致病是由侵入宿主和感染细胞开始的,其致病机制不仅取决于病毒自身的致病作用,而且还与机体的生理状态和两者间的相互作用密切相关。病毒的致病作用表现在机体的整体和细胞两个层次上。

第一节　病毒的致病作用

病毒的感染是从病毒侵入宿主开始,其致病作用则主要是通过侵入易感细胞、损伤或改变细胞的功能而引发。病毒感染的结果取决于宿主、病毒和其他影响免疫应答的因素。

一、病毒感染的途径和传播方式

病毒必须自外环境进入人体细胞后才能产生感染。自然外环境并不适宜病毒的生存,病毒需要克服环境压力(热、干燥和紫外线等),保证在宿主间的持续传播。病毒的另一种生存和感染方式是通过媒介宿主再感染人类。病毒必须通过一定的途径进入机体,还必须采用特定的方式穿过机体的皮肤、黏膜屏障感染细胞。

(一)病毒感染的来源

引起机体感染的病毒来自外环境,传染源主要是患者、病毒携带者(重要的传染源)和患病及携带病毒的动物或中间宿主。医源性感染也是不能忽略的来源。在诊断、治疗或预防过程中,由于所用血液、血制品和器械等消毒不严格也可造成病毒感染。

(二)病毒感染途径

病毒感染途径是指病毒接触机体并入侵宿主的部位(如经呼吸道、消化道),由病毒固有的生物学特性所决定。不同病毒通过不同途径入侵机体,在相对适应的系统和靶器官内寄居、生长、繁殖并引起疾病。一种病毒可通过多种途径感染机体,而不同病毒可经相同途径侵入机体,但通常每种病毒都有相对固定的主要感染途径,这与病毒的生物学特性和侵入部位的微环境有关。了解病毒感染途径,在鉴别诊断、指导临床用药和疾病预防方面具有重要意义。

(三)病毒感染传播方式

病毒感染传播方式指病毒从感染源(患者或动物宿主)到达机体的行为过程。流行病学把病毒传播分为水平传播和垂直传播两种方式。

1. **水平传播**(horizontal transmission)　指病毒在人群中不同个体人 - 人之间(呼吸、粪 - 口等)的传播和动物 - 人之间(媒介或直接接触)的传播。病毒主要通过呼吸道、消化道、皮肤、黏膜和血液等途径进入人体,产生水平感染。水平传播的病毒感染率高,可迅速繁殖和在体内播散。

2. **垂直传播**(vertical transmission)　指病毒从宿主的亲代向子代的传播方式。主要发生在胎儿期、分娩过程和出生后的哺乳期。存在于母体的病毒可以经过胎盘 - 胎儿、产道 - 新生儿和母 - 婴哺乳途径，由亲代传播给子代。主要是孕妇发生病毒血症，或病毒与血细胞紧密结合造成子代的感染，而由反转录病毒感染生殖细胞的直接传播的方式很少见。垂直传播方式产生的感染称垂直感染，垂直传播的病毒多在宿主产生较长时间的感染。已知有十多种病毒可引起垂直感染，其中以 HBV、CMV、HIV 和风疹病毒为多见。垂直感染可致死胎、流产、早产或先天畸形，子代也可没有任何症状或成为病毒携带者。

病毒侵入机体的方式和途径决定感染的发生和发展。机体与外界相通的皮肤、口腔、鼻咽腔及泌尿生殖道等是病毒入侵机体的门户，病毒主要通过皮肤和黏膜（呼吸道、消化道或泌尿生殖道）传播。但在特定条件下，如输血、注射、器官移植和昆虫叮咬等，病毒可直接进入血循环而感染机体（表 22-1）。

表 22-1 人类病毒的感染途径和传播方式

感染途径	传播方式与媒介	病毒种类
呼吸道	气溶胶、飞沫、痰、唾液或皮屑的吸入	正黏病毒（流感病毒）、副黏病毒、小 RNA 病毒（鼻病毒）及水痘病毒等
消化道	污染的水或食物	脊髓灰质炎病毒等肠道病毒、轮状病毒、HAV 及 HEV
眼及泌尿生殖道	接触（直接或间接）、游泳、性交	HIV、HSV-1、HSV-2、CMV、HPV、腺病毒及肠道病毒 70 型等
破损皮肤	吸血昆虫、狂犬	脑炎病毒、狂犬病病毒等
血液	输血、注射、器官移植	HIV、HBV、HCV、CMV
经胎盘或产道	宫内、分娩产道、哺乳	风疹病毒、HIV、HBV、CMV 等

（四）病毒在体内的播散

病毒侵入机体后，有些病毒只在入侵部位感染细胞、增殖并产生病变，称为局部感染或表面感染。当机体防御能力降低或病毒的毒力过强时，病毒可由入侵部位向全身播散，其播散方式有三种。①直接接触播散：病毒经过细胞 - 细胞接触播散；②经血流播散：有些病毒从入侵部位直接进入血液，或通过接种、输血、注射、动物叮咬和外伤进入血液向全身播散；③经神经系统播散：病毒和感染部位的神经元接触，发生感染并向远离入侵部位或全身播散。病毒在体内全身播散造成全身感染。病毒进入机体血液系统称病毒血症。经血行播散的病毒首先在入侵机体的局部及其所属淋巴结增殖，随后进入静脉引起第一次病毒血症。此时如果病毒未受到中和抗体等的作用，则在肝脏、脾脏细胞内进一步增殖，再进入动脉引起第二次病毒血症，播散全身到达靶器官并引起感染，各种病毒因其最终的靶器官不同而表现出不同的临床症状。

二、病毒感染的致病机制

病毒侵入机体后，首先进入易感细胞并在细胞中增殖，进而对宿主产生致病作用。病毒能否感染机体以及能否引起疾病，取决于病毒致病性和宿主免疫力两方面因素。病毒致病性是指某一病毒感染特定宿主并引起疾病的固有特性；病毒的毒力则是反映其引起临床症状和病理变化的强弱，有定量和比较的含义。如流感病毒可感染人群，具有致病性，但人群中个体症状轻重程度不一。流感病毒流行株和减毒疫苗株相比，毒力明显有强弱不同，前者引起疾病，后者并不引起疾病。病毒的致病作用是从入侵细胞开始，并扩散到多数细胞，最终导致组织器官的损伤和功能障碍。显然，病毒的致病作用表现在细胞和机体两个水平上。

（一）病毒感染对宿主细胞的致病作用

病毒具有严格的细胞内寄生特性，其致病的基础是病毒在细胞中增殖而导致宿主细胞结构

Notes

受损和功能障碍。病毒对细胞的致病作用又包含来自病毒的直接损伤和机体免疫病理反应两个方面的因素。对细胞水平病毒感染的分析,主要通过病毒接种培养细胞后,观察细胞形态学、新陈代谢功能和抗原性变化,也可对机体病理组织进行超微结构检查。采用分子生物学技术,对病毒基因组的改变和在宿主细胞中存在状态进行研究,为从分子水平上阐明病毒与细胞相互作用及病毒致病机制提供了可能。

细胞被病毒感染后,由于病毒和宿主细胞相互作用的结果不同,其表现形式多样。除进入非容纳细胞后产生顿挫感染而终止感染过程外,在容纳细胞中可表现为:溶细胞作用、稳定状态感染、细胞凋亡、细胞增殖和转化、病毒基因组的整合及包涵体的形成。

1. 溶细胞作用　病毒在宿主细胞内增殖成熟后,短时间释放大量子代病毒造成细胞破坏而死亡,这种作用称病毒的杀细胞效应(cytocidal effect)。溶细胞作用主要见于无包膜、杀伤性强的病毒,如脊髓灰质炎病毒、腺病毒。具有溶细胞作用的病毒多数引起急性感染。

溶细胞作用的主要机制:①阻断细胞大分子合成,由病毒编码早期蛋白(酶类等),通过各种途径抑制、阻断(或降解)细胞核酸或蛋白质合成;②病毒感染对细胞器的损伤,包括细胞核、内质网、线粒体等,常使细胞出现浑浊、肿胀、圆缩等改变。体外组织培养时,病毒感染的细胞可见到细胞变圆、聚集、融合、裂解或脱落等现象,称之为病毒的致细胞病变作用(cytopathic effect,CPE),一般体外 CPE 的产生与体内感染产生溶细胞作用相一致;③细胞溶酶体结构和通透性的改变,病毒感染除造成宿主细胞的细胞骨架、各种细胞器的损伤外,特别是由于溶酶体膜通透性增加或破坏,溶酶体中的酶类可致细胞自溶,产生溶细胞感染;④病毒抗原成分也可插入细胞膜表面,引起抗原改变,造成细胞融合,或引起免疫性细胞损伤;⑤病毒产生的毒性蛋白对细胞的毒性作用,如腺病毒表面的蛋白纤维突起,具有毒性作用。

2. 稳定状态感染　有些病毒(多为有包膜病毒)在宿主细胞内增殖过程中,对细胞代谢、溶酶体膜影响不大,由于以出芽方式释放病毒,其过程缓慢、病变较轻、细胞短时间内也不会引起细胞溶解和死亡,称为病毒的稳定状态感染(steady state infection)。病毒的稳定状态感染常造成细胞膜成分改变和细胞膜受体的破坏,如麻疹病毒、副流感病毒感染细胞的膜成分发生改变,导致与邻近细胞融合,利于病毒扩散。又如流感病毒抗原出现在细胞膜上后,除引起抗原表位改变外,还因有病毒的血凝素存在,使细胞具有吸附红细胞的功能。稳定状态感染细胞经病毒长期增殖、多次释放后,细胞最终仍要死亡。

3. 细胞凋亡(cell apoptosis)　是由细胞基因自身指令发生的一种生物学过程。在一定条件下,细胞受到诱导因子作用,激发的信号传到细胞核内,激活细胞凋亡基因,从而导致细胞出现细胞膜鼓泡、细胞核浓缩并可形成凋亡小体。由于染色体 DNA 降解,在凝胶电泳时出现阶梯式 DNA 条带(DNA ladder)。研究证实,有些病毒感染细胞后(如腺病毒、HPV 和 HIV 等),病毒可直接或由病毒编码的蛋白因子的间接作用,诱发细胞凋亡。病毒感染诱发宿主细胞凋亡的作用已引起学者广泛关注,对其机制的了解有助于减少病毒感染对细胞的损伤。

4. 病毒基因组的整合　分子遗传学研究发现,病毒的遗传物质核酸可以插入到宿主细胞染色体 DNA 中,称为整合(integration)。病毒基因组整合有两种方式:一种是全基因组整合,如反转录病毒复制过程中前病毒 DNA 整合入细胞 DNA 中。另一种是称失常式整合(aberration),即病毒基因组中部分基因或 DNA 片段随机整合入细胞 DNA 中,这多见于 DNA 病毒。整合的病毒 DNA 可随细胞分裂而带入子代细胞中。病毒基因组的整合必然造成宿主细胞基因组的损伤,病毒若在细胞中增殖(如 HIV),其损害与一般病毒致细胞病理作用相似。有些病毒 DNA 整合后并无病毒的增殖现象。此时整合的病毒 DNA 片段,可造成细胞染色体整合处基因的失活和附近基因的激活等现象。有些整合病毒基因也可表达、编码出对细胞有特殊作用的蛋白(如 SV40 病毒的 T 蛋白引起细胞转化)。

5. 细胞的增生与转化　有少数病毒感染细胞后不但不抑制宿主细胞 DNA 的合成,反而

Notes

促进细胞 DNA 的合成,如体外细胞培养证实,SV40 病毒可促进细胞增殖,并使细胞形态发生变化,失去细胞间接触性抑制而成堆生长。这些细胞生物学行为的改变,称为细胞转化(cell transformation)。人类病毒中的 HSV、CMV、EBV、HPV 和腺病毒中某些型可转化体外培养细胞,这些具有细胞转化能力的病毒和病毒的致瘤潜能有密切联系,因部分转化细胞在动物实验中可以变成肿瘤细胞。病毒转化细胞多具有旺盛的生长力,易于连续传代,细胞表面可出现新抗原,而且多数细胞染色体中整合有病毒 DNA。

6. 包涵体的形成　细胞被病毒感染后,在细胞质或细胞核内出现光镜下可见的斑块状结构,称为包涵体(inclusion body)。病毒包涵体由病毒颗粒或未装配的病毒成分组成,也可以是病毒增殖留下的细胞反应痕迹。包涵体破坏细胞的正常结构和功能,有时引起细胞死亡。

(二)病毒感染对机体的致病作用

1. 病毒对组织器官的亲嗜性与组织器官的损伤

(1) 病毒感染具有宿主种属特异性和组织嗜性:病毒侵入机体感染细胞具有一定的选择性,绝大多数病毒只能够侵入、感染有限种类的细胞并能在其中产生子代病毒,称之为病毒对组织的亲嗜性(tropism)。病毒的亲嗜性表现在种属特异性(宿主范围)和细胞、组织和器官嗜性(组织向性)两个方面。种属特异性决定了感染宿主范围和流行程度,如麻疹病毒不能感染犬类,而犬瘟病毒不能感染人,人类乙型肝炎病毒(HBV)只对人和黑猩猩具有感染性。组织和器官嗜性决定了感染的定位及疾病的症状,如脊髓灰质炎病毒主要破坏人类的脊髓前角运动神经细胞,流感病毒感染呼吸道黏膜细胞,肝炎病毒对肝脏组织有亲嗜性等。

(2) 病毒亲嗜性的基础:病毒亲嗜性主要是组织器官的细胞表面有病毒受体及细胞具有病毒增殖的条件。细胞膜上的病毒受体在病毒的亲嗜性中占有重要地位,受体的特异性就决定了病毒的宿主范围和病毒亲嗜性,公认病毒亲嗜性主要是由病毒细胞受体决定。细胞具有病毒增殖的条件包括:①细胞内有无调节病毒转录的细胞蛋白;②是否含有某些特定切割病毒蛋白酶等因素;③宿主细胞内是否含有病毒需要的特异性反式激活蛋白等因素。

(3) 病毒亲嗜性的作用:病毒的细胞、组织和器官亲嗜性造成了病毒对特定组织器官的损伤,也是形成临床上不同系统疾病的原因。病毒特异性的抗体可以和病毒表面受体发生反应,并使病毒失去与细胞受体相互作用的能力。pH、酶和宿主体内的生化因子也能使其丧失活性。阐明病毒的细胞、组织、器官、宿主亲嗜性有助于阐明病毒的致病机制和进行病毒的防控。

2. 病毒感染引起的免疫病理损伤　病毒具有很强的免疫原性,能够诱发机体的免疫应答,机体免疫应答除具有有利的一面外,所产生的变态反应和炎症反应是主要的病理反应。

(1) 体液免疫病理作用:许多病毒(特别是有包膜病毒)能诱发细胞表面出现新抗原,当特异抗体与这些抗原结合后,在补体参与下引起细胞的破坏。例如,登革热病毒在体内与相应抗体在红细胞和血小板表面结合,激活补体,导致红细胞和血小板破坏,出现出血和休克综合征。有些病毒抗原与相应抗体结合形成免疫复合物,可长期存在于血液中。当这种免疫复合物沉积在某些器官组织的膜表面时,激活补体引起Ⅲ型变态反应,造成局部损伤和炎症。如沉积在肾毛细血管基底膜所致肾损伤(蛋白尿、血尿),沉积在关节滑膜上所致关节炎等。

(2) 细胞免疫病理作用:细胞免疫在其发挥抗病毒感染同时,特异性细胞毒性 T 细胞(CTL)也对病毒感染细胞(出现了新抗原)造成损伤。此外,病毒蛋白因与宿主细胞蛋白之间存在共同抗原而导致自身免疫应答。对 700 种病毒的病毒蛋白进行序列分析和单克隆抗体分析表明,约 4% 与宿主蛋白有共同抗原表位。例如:麻疹病毒引起的脑炎及乙肝病毒引起的慢性肝炎,就有自身免疫病的因素。

总之,在病毒感染早期,病毒所致细胞损伤,损伤细胞的活性物质及毒性物质的释放等能引起机体的炎症反应使机体产生全身症状。感染后期由免疫复合物、补体活化、CD4[+]T 细胞介导的复杂反应和感染细胞溶解等,又引起机体局部组织器官严重损伤和炎症。由于某些病毒可引

Notes

起免疫病理损伤,所以临床上应慎用免疫功能增强剂治疗这类疾病。

3. 病毒感染对免疫系统的致病作用 病毒感染可对机体的免疫系统产生影响,主要包括以下三个方面。

(1)病毒感染引起免疫抑制:现在已经发现,许多病毒感染可引起机体免疫应答降低或暂时性免疫抑制,如麻疹病毒感染患儿对结核菌素皮肤试验应答低下或阳性转为阴性。这种免疫抑制使得病毒性疾病加重、持续,并可能使疾病进程复杂化。免疫应答低下可能与病毒直接侵犯免疫细胞有关,如麻疹、EB病毒和风疹病毒等。病毒入侵免疫细胞后,不仅影响机体免疫功能,使病毒难以清除,而且病毒存在于这些细胞中受到保护,可逃避抗体、补体等作用,并随免疫细胞播散至全身。

(2)病毒对免疫活性细胞的杀伤:与上述病毒不同,人类免疫缺陷病毒(HIV)侵犯巨噬细胞和T辅助细胞(CD4$^+$T细胞)后,由于HIV对CD4$^+$T细胞具有强的亲和性和杀伤性,使其数量大量减少,细胞免疫功能低下,因此,艾滋病患者极易发生机会性感染或并发肿瘤。

(3)病毒感染引起自身免疫病:病毒感染免疫系统后可致免疫应答功能紊乱,主要表现为失去对自身与非自身抗原的识别功能。病毒感染细胞后,除了前述病毒新抗原与细胞抗原结合,改变细胞膜表面结构成为"非己物质"外,也有可能使正常情况下隐蔽的抗原暴露或释放出来,导致机体对这些细胞产生免疫应答,免疫细胞和免疫因子对这些靶细胞发挥作用,从而发生自身免疫病。

(三)病毒和机体的相互作用

病毒和机体的相互作用贯穿病毒感染和病毒复制的全过程,其作用结果对双方都有决定性的影响:病毒方面涉及能否发生病毒感染、病毒可否增殖及病毒遗传和变异等许多问题。宿主方面涉及抗感染防御机制能否抵御感染和清除病毒,机体能否产生特定的免疫力、是否发生疾病和产生哪一种感染结局等。

病毒和机体的相互作用是病毒学研究的根本出发点和永恒主题。病毒和机体的相互作用发生在细胞和整体两个层面上。从病毒感染的全过程看,该领域又可分为三个阶段:①病毒从外界入侵机体;②病毒感染靶细胞并产生疾病;③病毒的排出和体外传播。这些研究涉及病毒学、细胞和分子生物学、分子遗传学、生物化学、免疫学、传染病学和流行病学等多个学科。

1. 病毒和机体的相互作用实质 病毒和机体的相互作用实质是通过病毒上的病毒吸附蛋白和宿主细胞表面的病毒受体有机结合发生作用。

(1)病毒受体

1)病毒受体(viral receptor):是指位于宿主细胞表面,能够被病毒特异识别、与病毒吸附蛋白结合并介导病毒侵入细胞,启动病毒感染的特殊分子或复合物。病毒受体参与病毒的识别、结合、相互作用和感染细胞过程,是细胞表面的一个特殊结构位点。病毒受体有其正常生理功能,一般有双重功能:一方面介导病毒进入细胞,触发病毒增殖;另一方面受体分子对于细胞又有正常的生理功能,如可以是细胞上的重要分化抗原、激素受体或神经递质的结合位点等。

2)病毒受体的分子本质:病毒受体是细胞膜的正常成分,由宿主基因组编码、表达和调控。已发现的病毒受体可划分为糖蛋白、糖脂、蛋白聚糖和脂类等4种类型,其中大多数为糖蛋白,少数糖脂或唾液酸寡糖,它们往往嵌于膜脂质双层之间(表22-2)。病毒受体是单体也可以是多分子复合体,一个受体位点由几个受体单位组成,后者又由几个亚单位组成。

3)病毒受体的特性:病毒受体具有特异性、高度亲和性、受体位点的有限性、靶细胞部位的有限性以及生物学效应。特异性指病毒只能与其识别的受体相结合才能造成宿主细胞的感染。特异性主要表现在种系特异性、组织特异性、病毒特异性和致病作用特异性四个方面;亲和性反映病毒受体与病毒结合的稳定程度。与受体的高度亲和是病毒侵入细胞进行复制的前提;受体有限性与靶细胞部位的局限性表明细胞病毒受体数目有限,约为10^4~10^5个/细胞;生

Notes

物学效应包括病毒结构改变和信号转导两方面。病毒与受体间的相互作用导致病毒结构改变，利于和易感细胞膜融合引发病毒感染；诱导细胞内相应的信号转导，导致细胞因子分泌，细胞凋亡、激发免疫应答或产生免疫抑制等生物学效应，甚至还可诱导异常免疫应答而导致机体的病理损伤。

表 22-2　病毒受体分子及其分布

病毒	细胞抗原或分子	分布
无包膜病毒		
呼肠病毒	β肾上腺激素受体	神经元、淋巴细胞
脑心肌炎病毒	糖卟啉	红细胞
鼻病毒	90×10^3 糖蛋白	呼吸道黏膜细胞
腺病毒	42×10^3 糖蛋白	黏膜细胞
多瘤病毒	唾液酸寡糖	多种细胞
脊髓灰质炎病毒	硫酸乙酰肝素	上皮、神经细胞
包膜病毒		
辛德毕斯病毒	儿茶酚胺类神经递质	骨骼肌细胞
EB病毒	补体受体2，Ⅰ类抗原	B淋巴细胞
人类免疫缺陷病毒	CD4抗原	T淋巴细胞
狂犬病病毒	乙酰胆碱受体	骨骼肌细胞
水疱性口炎病毒	磷脂或脑脂	成纤维细胞
甲型流感病毒	唾液酸半乳糖	呼吸道黏膜细胞，红细胞
仙台病毒	神经节苷脂	多种细胞
痘苗病毒	上皮生长因子受体	L细胞
单纯疱疹病毒	硫酸乙酰肝素	多种细胞
丙型肝炎病毒	CD81等	肝细胞
SARS-CoV	ACE2，CD209L	呼吸道黏膜细胞
HBV	硫酸乙酰肝素蛋白聚糖？	肝细胞，PBMC等
麻疹病毒	CD46，CD150	多种细胞

　　4）病毒受体类型：据其复杂程度分为：单一受体型：指不借助其他蛋白质的协助，受体本身就可介导病毒的识别和吸附。如鼻病毒和多数柯萨奇病毒受体是单一型的细胞黏附分子Ⅰ；需要辅助受体的病毒受体型：多数病毒除了依赖易感细胞膜上的主要病毒受体外，还需要其他细胞表面分子协助进行病毒的识别和结合，此类协助识别的表面分子称为辅助受体（co-receptor）。如 HIV 的 CD4 病毒受体需要细胞的趋化因子辅助受体协助发挥作用。病毒受体具有特异性（主要病毒受体）和非特异性（次要病毒受体）之分。病毒与受体的结合是一个多步骤过程，可能涉及不同的病毒吸附蛋白及多个靶细胞受体。

　　（2）病毒与受体结合的结构

　　1）病毒吸附蛋白：病毒体表面有病毒吸附蛋白（virul attachment protein，VAP），病毒是通过其特定结构 VAP 吸附到易感细胞表面的病毒受体上并发生相互作用的。VAP 位于病毒体表面，如包膜病毒的刺突糖蛋白或无包膜病毒的衣壳蛋白等。这种特异性的结合决定了病毒组织亲嗜性。不同病毒的病毒吸附蛋白不同，有各自不同的易感细胞和病毒受体。目前已发现了许多

Notes

与细胞病毒受体结合的 VAP 和部分 VAP 的结构域,如 HIV 结合受体的 VAP 是 gp120;流感病毒包膜上血凝素可与多种细胞上唾液酸受体分子结合(表 22-3)。

表 22-3   常见病毒的 VAP 与其相应的细胞病毒受体

病毒	VAP	宿主细胞病毒受体
EBV	gp330	补体受体 2,Ⅰ类抗原,CD21
脊髓灰质炎病毒	VP1~VP3	硫酸乙酰肝素,特异的膜受体
ECHO 病毒	VP1~VP3	连接素
鼻病毒	VP1~VP3	90×10^3 糖蛋白,黏附因子 1
甲型流感病毒	HA	唾液酰寡糖苷
麻疹病毒	HA	CD46,CD150
狂犬病毒	gpG	乙酰胆碱受体
HIV	gp120	CD4 和辅助受体

2)VAP 与病毒受体的相互作用:VAP 通过与易感细胞表面的特殊受体分子结合,启动病毒感染细胞过程。病毒通过 VAP 直接同宿主细胞受体相互作用,也可以通过调节分子的介导间接结合细胞受体。病毒与受体的结合是一个多步骤过程,可以涉及不同的病毒吸附蛋白及多个靶细胞受体。病毒与受体结合的结果是病毒内化(或胞吞)进入感染靶细胞。病毒(如 HIV)VAP 可以先与第一个病毒受体结合引起细胞或病毒本身发生变化,再与第二个病毒受体结合,从而有利于病毒内化感染靶细胞。影响病毒和其受体结合的因素有:细胞的状态、生长周期、受体质与量和表达调控;病毒的滴度、病毒抑制剂;环境因素、温度、pH 和离子强度等。最近发现,受体的特定形状和构象的结合能力才是决定病毒能否感染细胞的关键。

3)VAP 和病毒受体的功能及研究意义:病毒受体和 VAP 相互作用所表现的生物学功能涉及感染细胞、组织嗜性和宿主范围,病毒复制周期的吸附、穿入和脱壳过程,决定和始动病毒感染以及疾病的发生和流行。没有病毒受体就没有病毒的感染和复制。病毒受体已成为分子病毒学研究的活跃领域,成为防控病毒性疾病的关注焦点。原因在于:有助于揭示病毒与宿主细胞的相互关系,阐明病毒感染时的宿主范围、组织或细胞嗜性;从分子水平阐明病毒的吸附机制和传播方式,弄清病毒融合和进入过程、复制动力学及其对宿主细胞的影响,揭示病毒致病分子机制;有利于病毒感染过程与免疫系统的相互作用的研究,阐明病毒感染的细胞病理和组织病理;为疫苗的生产提供依据,针对病毒受体的特异性免疫,为受体疫苗开辟新途径,预防病毒性疾病;指导设计、研发靶向性强的抗病毒药物;依据病毒受体可对病毒进行分类。

2. 病毒与细胞结构的相互作用   在了解病毒致细胞病变作用外,还发现病毒从吸附、穿入、脱壳、生物合成、装配成熟到释放的全过程都在利用细胞的结构和组分,同时又在不断的破坏细胞的结构。如病毒感染细胞后,改变了宿主细胞膜的成分,掺入了病毒编码的糖蛋白。有些病毒利用细胞骨架进行运输,但又破坏它的结构等。

3. 病毒的生物合成与细胞代谢的相互作用   这方面研究的最为深入,发现病毒与细胞在生物合成过程(包括复制、转录、RNA 加工、翻译和后加工各个环节)中的相互作用。

三、病毒感染的类型

病毒感染宿主活细胞后,若不能够完成复制周期、没有感染性子代病毒产生,称为病毒的非增殖性感染(又称为顿挫感染),病毒顿挫感染有时可导致细胞转化。多数病毒感染机体后产生病毒的增殖性感染,机体表现出不同的临床类型。依据有无症状,可分为隐性感染和显性感染。

Notes

1. 隐性感染 病毒进入机体后,不引起临床症状的感染称为隐性病毒感染(inapparent viral infection),又称为亚临床感染(subclinical infection)。此时病毒在体内不能大量增殖,对细胞和组织造成的损伤不明显。有时病毒虽进入人体,但不能到达靶细胞,也不表现出明显临床症状。其原因可能与病毒的种类不同、毒力较弱和机体免疫力较强有关。病毒隐性感染十分常见,容易造成漏诊和误诊。隐性感染者虽不出现临床症状,但病毒仍可在体内增殖并向外界排出,成为重要的传染源。这种隐性感染者也称病毒携带者(viral carrier),所以隐性感染在流行病学上具有十分重要的意义。相当部分的隐性感染者也可获得对该病毒的免疫力,从而终止感染。脊髓灰质炎病毒和流行性乙型脑炎病毒的大多数感染者为隐性感染,发病率只占感染者的0.1%。

2. 显性感染(apparent infection) 指病毒进入机体、感染靶细胞后,大量增殖造成细胞结构和功能损伤,致使机体出现临床症状的感染类型。病毒显性感染按症状出现早晚和持续时间长短又分急性感染和持续性感染(图22-1)。

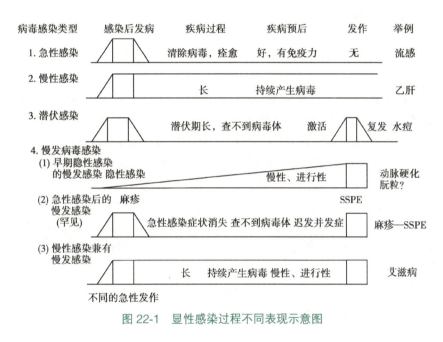

图 22-1 显性感染过程不同表现示意图

(1)急性病毒感染:在急性病毒感染(acute viral infection)中,病毒入侵机体后,潜伏期短、发病急,病程数日或数周,恢复后机体内不再有病毒并常获得特异性免疫。急性感染又称病原消灭型感染,机体产生的特异性抗体可作为感染证据,例如普通和流行性感冒等。

(2)持续性病毒感染:在持续性病毒感染(persistent viral infection)中,病毒在机体内可持续存在数月、数年甚至数十年。临床表现可出现症状,也可不出现症状。体内病毒长期存在成为带毒者,是重要传染源,也可引起慢性进行性疾病。病毒持续感染是病毒感染的重要类型,其形成原因有病毒和机体两方面因素,是两者相互作用的结果,大致有以下几个方面:机体免疫力低下,无力清除病毒;病毒免疫原性弱,机体难以产生免疫应答予以清除;病毒存在于受保护部位或病毒发生突变,逃避宿主免疫作用;病毒基因组整合于宿主基因组中,与细胞长期共存。病毒持续感染随病毒不同其致病机制也有差异,临床表现多种多样,依据患者疾病过程和病毒在细胞或试验动物中的表现,可分为:潜伏性感染、慢性感染和慢发病毒感染三种情况。

1)潜伏性感染(latent infection):指经急性或隐性感染后,病毒基因组潜伏在特定组织或细胞内,但并不能产生有感染性的病毒体,此时用常规方法不能分离出病毒,在某些条件下病毒可被激活而急性发作,并可检测出病毒的存在。例如单纯疱疹病毒感染后,在三叉神经节中潜伏,此时机体无症状也无病毒排出,以后由于机体受环境因素影响,劳累或免疫功能低下时,潜伏的病毒被激活后,沿感觉神经到达口唇皮肤,发生唇部单纯疱疹。

2）慢性感染(chronic infection):指经显性或隐性感染后,病毒持续存在于机体血液或组织中,病毒不断排出体外,经血液传播。病程长达数月或数十年,患者临床症状轻微或为无症状病毒携带者。如乙型肝炎病毒、巨细胞病毒和 EB 病毒等常形成慢性感染。

3）慢发病毒感染(slow virus infection):指经显性或隐性感染后,病毒有很长的潜伏期,此时机体无症状也分离不出病毒,但以后出现慢性、进行性疾病,常导致死亡,此类感染又称迟发病毒感染。慢发病毒感染有些是由常见的寻常病毒引起,如人免疫缺陷病毒引起的 AIDS 和麻疹缺陷病毒引起的亚急性硬化性全脑炎(SSPE)。近来发现还有一些病因未知的疾病如多发性硬化症、动脉硬化症和糖尿病等也可能与非寻常病毒引起的慢发病毒感染有关。

病毒感染的不同类型是病毒感染在机体整体水平上的表现,其感染的过程和结局取决于病毒和机体间的相互作用,无论是局部或全身感染、显性或隐性感染、急性或持续性感染均是如此。病毒的毒力(种类、数量、嗜细胞组织特性等)、机体遗传特性、固有和获得性免疫应答均可影响病毒感染的类型、进程和结局。

第二节　人体的抗病毒免疫

病毒为专性细胞内寄生,与宿主细胞的关系密切。一些病毒的基因和抗原也易发生变异,导致抗病毒感染的方式多种多样,有些病毒感染难以产生满意的免疫效果。因此,抗病毒免疫除了具有抗感染免疫的共性外,还有其特殊性。机体抗病毒感染免疫应答包括固有免疫和适应性免疫(表22-4)。病毒感染后普遍存在发热症状,发热也是一种机体固有免疫防御功能抑制病毒增殖,全面增强机体免疫反应,有利于清除病毒。

表 22-4　抗病毒免疫主要作用机制

免疫类型	免疫因素	免疫机制
固有免疫	屏障作用	防止病毒侵入
	吞噬细胞	吞噬、灭活和清除病毒,递呈病毒抗原
	补体等病毒抑制物	增加抗体的中和活性,抑制病毒增殖
	自然杀伤细胞	感染早期活化干扰素,杀伤病毒感染的细胞
	干扰素	感染早期诱导细胞产生抗病毒蛋白,抑制病毒复制
适应性免疫	体液免疫抗体	中和抗体阻止病毒吸附,针对游离病毒发挥调理作用
	T 细胞免疫	CTL 和 Th1 细胞能杀伤感染细胞,清除细胞内病毒

一、固　有　免　疫

抗病毒固有免疫是机体抵抗病原微生物的第一道防线,其主要是通过模式识别受体(pattern recognition receptor,PRR)识别病原体相关分子模式(pathogen associated molecular pattern,PAMP),释放有抗病毒作用的细胞因子(如Ⅰ型干扰素、促炎细胞因子),从而诱导机体产生抗病毒免疫反应,并将病毒清除,在机体抵御病毒感染的过程中发挥着重要的作用。机体细胞的 PRRs 主要包括 Toll 样受体(Toll-like receptors,TLRs)、RIG-Ⅰ样受体(RIG-Ⅰ like receptors,RLRs)、NOD 样受体(NOD-like receptors,NLRs),以及最近发现的识别 DNA 的模式识别受体——cGAS(Cyclic GMP-AMP Synthase)、DAI(DNA-dependent activator of interferon-regulator factors,DAI)和黑色素瘤缺乏因子 2(absent in melanoma 2,AIM2)等四类(表 22-5)。

Notes

表 22-5　抗病毒模式识别受体及其功能

模式识别受体（PRRs）	分类	病原体相关分子模式（PAMPs）	病毒
细胞膜上 PRRs			
TLRs	TLR2	病毒蛋白	HCMV、MCMV
	TLR4	病毒蛋白	RSV、Coxsackie virus、MMTV、Leukovirus
内体膜上 PRRs			
	TLR3	dsRNA	EMCV、WNV、RSV
	TLR7/8	ssRNA	HIV、VSV、IAV、SeV、CBV、DENV
	TLR9	CpG DNA	MCMV、HSV
胞质内 PRRs			
RLRs	RIG-1	5′ppp-dsRNA 短柄	IAV、VSV、NDV、SeV、JEV、HCV、WNV、DENV、RSV
	MDA5	长 dsRNA	EMCV、TMEV、MNV-1、MHV、DENV、WNV
	LGP2	dsRNA	EMCV
DNA 感受器	cGAS	DNA	各类 DNA 病毒
	DAI	富含 AT 的 dsDNA	HSV
	AIM2	dsDNA	Vaccinia virus、MCMV
NLRs	NOD2	5′ppp-dsRNA	RSV
	NALP3	dsRNA，dsDNA，ssRNA	IAV、Adenovirus、SeV

（一）干扰素

病毒突破机体保护屏障进入机体后，能刺激人体的巨噬细胞、淋巴细胞以及体细胞产生干扰素。

1. **干扰素概念**　干扰素（interferon，IFN）是由病毒或其他诱生剂刺激机体的多种细胞产生的一类功能性糖蛋白，具有抗病毒、抗肿瘤和免疫调节等多种生物学活性。干扰素分子量小，对热相对稳定，4℃可保存较长时间，-20℃保存生物活性长期不变，56℃可被灭活。

2. **干扰素的功能**　干扰素具有广谱抗病毒作用，能阻止病毒增殖和扩散，在控制病毒感染及促进病毒性疾病的痊愈等方面起重要作用。主要功能是：①抗病毒作用，抑制病毒的繁殖（而非杀灭），并具有广谱性、间接性、相对种属特异性以及选择性；②抗肿瘤作用，可明显抑制肿瘤细胞分裂和增殖，对迅速分裂细胞的抑制作用明显，对正常细胞增殖也有抑制作用；③调节免疫作用，干扰素可通过调节细胞免疫、体液免疫及固有免疫来调节机体的免疫功能，干扰素可通过调节 K 细胞和 NK 细胞的活性来调节人体的免疫监视功能，对免疫自稳也有一定的调节作用；④其他作用，例如增强单核 - 巨噬细胞、中性粒细胞吞噬能力，活化 NK 细胞和增加抗原递呈作用等。

3. **干扰素类型**　干扰素根据产生细胞分为 3 种类型：白细胞产生的为 α 型（IFN-α）；成纤维细胞产生的为 β 型（IFN-β）；T 细胞产生的为 γ 型（IFN-γ）。根据干扰素的细胞来源、受体和生物活性等综合因素将其分为Ⅰ、Ⅱ两型。

（1）Ⅰ型干扰素：包括 IFN-α 和 IFN-β，又称抗病毒干扰素，生物活性以抗病毒为主，对酸稳定，IFN-α 和 IFN-β 的基因位于第 9 号染色体的短臂上。IFN-α、β 的受体为同一种分子，其基因位于第 21 号染色体上，表达在几乎所有类型的有核细胞表面，因此其作用范围十分广泛。

（2）Ⅱ型干扰素：IFN-γ，又称免疫干扰素，由活化的 T 细胞和 NK 细胞产生；主要生物活性

Notes

是参与免疫调节,是体内重要的免疫调节因子。IFN-γ的基因只有一个,位于人类第12号染色体上;IFN-γ的受体与Ⅰ型干扰素的受体无关,其基因位于第6号染色体上,但也同样表达在多数有核细胞表面;IFN-γ对酸不稳定。

4. 干扰素作用特点　干扰素抗病毒作用有四个特点:①干扰素是诱生蛋白质,其产生需要诱生剂。正常细胞一般不能自发产生干扰素,干扰素基因处于被抑制的静止状态。只有在某些特定因素的作用下才能诱使细胞产生干扰素。Ⅰ型干扰素的主要诱生剂是病毒及人工合成的双链RNA,此外,某些细菌、原虫感染及某些细胞因子也能诱导Ⅰ型干扰素的产生;②干扰素的抗病毒作用是间接的。产生的干扰素不能进入宿主细胞直接杀灭病毒,要通过诱导其他细胞产生多种抗病毒蛋白物质发挥抑制病毒作用;③干扰素具有广谱抗病毒作用,几乎可以抑制所有病毒的增殖;④干扰素的抗病毒作用具有种属特异性和细胞选择性,干扰素对异种细胞内的病毒不具有抑制作用,对正常细胞也无明显作用。

5. Ⅰ型干扰素的诱生　上述不同类型PRRs的活化诱导Ⅰ型干扰素的产生。大多数病毒感染细胞通过活化RLRs或DNA感受器启动细胞内在的Ⅰ型干扰素合成。而浆细胞样树突状细胞(pDCs)通过TLR7或TLR9在内体中识别病毒基因组并诱导IFN-α和IFN-β的分泌。pDCs组成性高表达IRF7,是唯一能够直接将TLRs与IRF7偶联的细胞,从而诱导Ⅰ型干扰素基因快速转录。在大多数细胞的胞质中,组成性表达IRF3,而IRF7的表达水平极低。IRF3是IFN-β和IFN-α4基因的有效活化剂,一旦RLRs或TLR3活化,IRF3同源二聚化结合在IFN-β和IFN-α4基因的启动子区促使IFN-β和IFN-α4产生。而IFN-α的其他成员则在IFN-αβ受体诱导IRF7产生后生成。

6. 干扰素的抗病毒作用机制与过程　①首先与邻近其他细胞膜受体接触并结合,诱导细胞内产生抗病毒蛋白(antiviral protein, AVP),包括2′-5′寡腺苷合成酶和蛋白激酶R(protein kinase R, PKR)。②在病毒感染的细胞中,2′-5′寡腺苷合成酶能激活一种内源性核酸内切酶(RNA酶L),从而降解病毒RNA,干扰了病毒mRNA信息的传递,阻止病毒蛋白的合成。③PKR能使蛋白翻译起始因子eIF磷酸化而失去活性。具体机制是PKR在病毒中间产物dsRNA存在下自身磷酸化而被激活,作用于翻译起始因子eIF的α亚基(eIF-2α),使之磷酸化,失去启动蛋白质翻译的功能。④其他抗病毒相关机制:干扰素还可以增加组织相容抗原-Ⅰ(MHC-Ⅰ)的表达,这些抗原对杀伤性T细胞识别靶细胞十分重要。总之,干扰素的抗病毒的主要机制在于通过诱导AVP的产生,AVP再发挥作用而抑制病毒蛋白的合成,从而阻断病毒复制。

(二)其他细胞因子的抗病毒作用

除了Ⅰ型干扰素,许多炎性细胞因子通过直接诱导抗病毒效应分子或间接通过吞噬病毒感染的细胞,活化适应性免疫反应例如细胞毒性T淋巴细胞和中和抗体,在抗病毒防御中起重要作用。主要的细胞因子有IL-6、IL-1β和TNF,他们由病毒感染的树突状细胞和巨噬细胞产生,具有广谱的生物学活性,有助于协调机体对感染的反应。这些细胞因子通过刺激急性期反应和白细胞增多来发挥抗病毒作用。

(三)固有免疫细胞的抗病毒作用

固有免疫细胞,包括自然杀伤细胞(natural killer cell, NK)、浆细胞样树突状细胞、单核细胞、巨噬细胞、树突状细胞等,在病毒感染的早期也发挥抗病毒作用。

NK细胞能在感染早期杀伤病毒感染的细胞,它不受MHC的限制,也不需抗体参与,在无抗原刺激的情况下发挥细胞固有免疫作用。其机制是:在病毒感染早期,病毒感染的细胞膜发生了变化,成为NK细胞识别的靶细胞,在体内4小时就表现出杀伤效应。NK细胞与感染了病毒的靶细胞结合和作用后,活化的NK细胞通过释放:①穿孔素溶解病毒感染细胞;②丝氨酸酯酶激活核酸内切酶切断病毒DNA诱发细胞凋亡;③细胞因子TNF导致细胞死亡,IFN-γ抑制细胞内病毒增殖。NK细胞可直接破坏病毒感染的靶细胞,在抗病毒免疫中发挥着

Notes

重要作用。

二、适应性免疫

病毒逃脱了机体固有免疫的第一道防线后,就面临特异性体液免疫和细胞免疫(抗病毒的适应性免疫)。适应性免疫是接着固有免疫执行清除病毒的作用。抗病毒适应性免疫包括:①体液免疫的抗病毒作用(中和抗体、抗病毒免疫球蛋白及非中和抗体对靶细胞作用);②细胞免疫抗病毒作用(杀伤性 T 细胞等)。

(一)抗病毒体液免疫

特异性抗体对细胞外的游离病毒和病毒感染细胞均能发挥作用,但主要作用于宿主细胞外病毒。病毒的表面各种抗原刺激机体产生特异性抗体(IgG、IgM、IgA),IgG 能通过胎盘由母体输给胎儿,对新生儿有防御病毒感染的作用。SIgA 产生于受病毒感染的局部黏膜表面,是局部抗病毒免疫的重要抗体。

1. 病毒中和抗体对游离病毒的作用　具有吸附和穿入作用的病毒表面抗原诱生的抗体称病毒中和抗体(virus neutralizing antibody)。中和抗体与细胞外游离(体液中或吸附细胞膜)病毒结合后,能消除病毒的感染能力。中和抗体抗病毒作用的机制是:①中和抗体直接封闭病毒与细胞结合的抗原表位,病毒的吸附位点被覆盖,阻断病毒表位与宿主细胞受体的结合,导致不能进入易感染细胞;②病毒表面构型改变,失去了与细胞病毒受体结合能力;③与包膜病毒表面抗原结合,通过激活补体使病毒裂解;④病毒与中和抗体结合形成的免疫复合物,被吞噬细胞清除。在病毒血症期间抗体如能充分发挥作用,可防止严重临床症状产生。中和抗体不能够直接杀伤和灭活病毒,但在抑制病毒血症、限制病毒扩散及抵抗再感染起重要作用。由不具有吸附和穿入作用的病毒抗原诱生的抗体称抗病毒非中和抗体,非中和抗体(如抗流感病毒 NA 的抗体)虽不能够阻止病毒进入细胞,但可与病毒形成抗原抗体复合物,易于被吞噬细胞吞噬降解而易被清除。

2. 抗体对病毒感染细胞的作用　抗体破坏病毒感染细胞的方式:①抗体与病毒感染的细胞结合后可激活补体,通过协同作用使病毒感染细胞裂解;或者通过调理作用促进吞噬细胞吞噬病毒感染细胞;②通过 NK、巨噬细胞发生 ADCC 作用杀伤靶细胞。ADCC 作用所需要的抗体量少,因而是病毒感染初期的重要防御机制。

(二)抗病毒细胞免疫

对进入感染细胞的细胞内病毒,抗体不能直接发挥抗病毒作用。清除感染细胞内病毒需要细胞免疫完成清除任务,参与抗病毒细胞免疫的效应细胞主要依靠 CD8$^+$ 毒性 CTL 细胞和 CD4$^+$Th1 细胞。抗病毒细胞免疫的效应细胞除了依靠细胞吞噬作用外,还主要依靠其分泌的具有抗病毒活性的细胞因子发挥作用。

1. CTL 细胞的杀伤作用　病毒特异的 CTL 细胞必须与靶细胞接触才能发生杀伤作用,CTL 通过表面抗原受体识别和结合病毒感染的靶细胞,然后分泌效应分子导致病毒感染细胞裂解和细胞凋亡。两种效应分子:①穿孔素,使靶细胞膜形成孔道,致胶体渗透,杀死感染的靶细胞;②颗粒蛋白酶(丝氨酸酯酶),能降解靶细胞的细胞核。CTL 细胞受 MHC Ⅰ 类分子限制,CTL 细胞的杀伤效率高,可连续杀伤多个细胞,是发挥细胞毒作用的主要细胞。

2. Th1 细胞的抗病毒作用　活化的 Th1 细胞能分泌 IFN-γ、TNF-α 和 IL-2 等多种细胞因子,通过激活巨噬细胞和 NK 细胞,促进 CTL 细胞的增殖和分化,诱发炎症等发挥增强细胞免疫,限制病毒的扩散和增殖的抗病毒感染作用。

此外,γδT 细胞在病毒感染中可能也有作用,这类 T 细胞在口腔、生殖道等上皮组织中发挥抗病毒感染作用。

Notes

三、抗病毒免疫持续时间

抗病毒免疫持续时间的长短在各种病毒之间差异很大,但一般来讲具有以下特点。

1. 与病毒感染及扩散范围有关　有病毒血症的全身性病毒感染由于病毒抗原能与免疫系统广泛接触,病后往往免疫较为牢固,且持续时间较长,如水痘、天花、腮腺炎、麻疹、脊髓灰质炎病毒等。而那些只局限于局部或黏膜表面的病毒感染,无病毒血症,这类病毒常引起短暂的免疫,因此宿主可多次感染,如引起普通感冒的鼻病毒等。

2. 与病毒血清型别的多少有关　只有单一血清型的病毒感染病后获得的免疫性牢固,持续时间长,如乙型脑炎病毒。而鼻病毒则因血清型别多(已有 100 多个血清型),通过感染所建立的免疫对其他型病毒无免疫保护作用。

3. 与病毒是否容易发生变异有关　容易发生抗原变异的病毒感染病后只产生短暂免疫力。例如,流感病毒表面抗原发生变异后,由于人群对变异病毒无免疫力,易引起流感的流行。

展　望

病毒感染是病毒在宿主细胞内复制和基因表达的过程,同时也引起细胞的病理损伤和子代病毒在宿主体内的传播。首先应该重视病毒的持续性感染,因为在持续性感染中,长期存在的病毒不仅成为重要的传染源,还与肿瘤及某些免疫性疾病的发生有关。新现和再现的病毒病不断出现、生物入侵、生物安全和生物恐怖的发生已引起人类的高度重视,病毒感染的致病机制也一直是研究的重点,未来将从分子病毒学和抗病毒免疫学两个方面对病毒感染进行深入研究。

在病毒致病机制研究方面,病毒受体的研究进展很快,是分子病毒学研究中的活跃领域。病毒和细胞病毒受体的相互作用决定了病毒的细胞依赖性、亲嗜性和感染性。目前,常见病毒的细胞受体分子多已确定,这为深入研究病毒的致病机制和寻找抗病毒药物新的靶点都奠定了良好基础。

抗病毒感染免疫研究业已进入新的分子水平,并取得了新的进展。尤其在抗病毒固有免疫的研究进展迅速,它是机体抵抗病原微生物的第一道防线,除了干扰素和 NK 细胞等固有免疫细胞的抗病毒作用,还通过模式识别受体 PRRs 识别病原体相关分子模式 PAMP,释放有抗病毒作用的细胞因子,从而诱导机体产生抗病毒免疫反应,并将病毒清除,在机体抵御病毒感染的过程中发挥着重要的作用。此外,白细胞介素和 TNF 等细胞因子在抗病毒感染免疫中的作用成为热点,其作用机制及其临床应用的研究和开发将是重点。

病毒与宿主细胞相互作用的研究将向分子水平及整体水平两个方向深入发展。可以预料,在这两方面所取得的成果将为揭示已知病毒致病、致瘤、致畸机制方面做出重大贡献;有助于阐明更微小的亚病毒(类病毒、朊粒等)的致病作用;将使一些病因不明但与病毒相关的神经系统、自身免疫性疾病(如精神分裂、慢性疲劳综合征、SLE 及类风湿等)的研究取得突破性进展。

（吴兴安）

Notes

第二十三章　病毒感染的检查方法与防治原则

病毒学实验室诊断可采用临床标本的细胞学试验证实可疑的诊断,试图分离病毒并观察病毒致细胞病变作用(CPE)。但许多病毒要求苛刻或生长缓慢,不能及时提供临床有用信息以致影响对病人的诊疗,因此快速诊断被广泛应用于病毒学诊断。这些方法包括:①检测病毒形态,观察病毒感染所致包涵体和 CPE(光学和电子显微镜或免疫电镜);②检测病毒抗原(免疫荧光检测,固相放射性免疫检测和 ELISA);③抗病毒抗体检测;④病毒核酸检测(核酸电泳、限制性酶的酶切图谱),核酸杂交(原位杂交、点杂交、DNA 或 RNA 印迹杂交),PCR、基因测序、基因芯片或 DNA 微阵列等。

病毒性感染在人群中十分常见,尽管随着分子病毒学发展而研制出许多抗病毒新药,但迄今理想的抗病毒药物并不多。因为大多数抗病毒药物应用都有一定的限制,甚至有时可对机体产生很大的副作用。因此加强对病毒感染的预防十分重要,通过接种疫苗可使机体获得一定的特异性免疫力,是一种行之有效的方法。

第一节　病毒感染的检查方法

病毒的分离与鉴定是病毒病原学诊断的金标准,但因病毒是严格细胞内寄生,须在活的易感细胞培养,故病毒的分离鉴定较困难、繁杂,且需时很长,随着分子病毒学的发展,临床上现已检查不断建立新的快速诊断方法,检查程序见图 23-1。

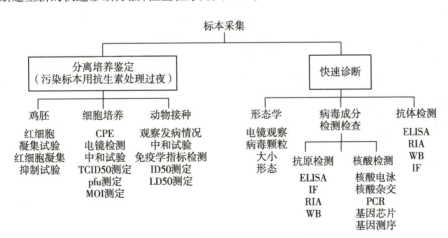

图 23-1　病毒感染的检验程序

一、标本的采集与送检

1. **早期取材**　采取病程初期或急性期的标本,其分离阳性率较高,主要用于分离病毒或检测病毒及其核酸的标本。

2. **注意无菌操作与正确处理含菌标本**　取材时应尽量避免外界污染,对呼吸道分泌物、粪便等标本,应使用抗生素处理以杀死标本中的细菌或真菌等。

293

3. 低温保存与尽快送检　病毒在常温下很易灭活,故采取标本后应立即送往病毒实验室。如标本需较长时间运送,应在采集或标本运送过程中冷藏,如放在盛有冰块的低温瓶中运送,病变组织可放 50% 中性甘油缓冲盐水中保存,不能立即检查的标本,应置于 –70℃以下保存。

4. 血清学诊断标本　血清学诊断标本的采取双份血清,即在发病初期和病后 2~3 周内各取一份血液以便对比双份血清中抗体效价,血清抗体标本应保存在 –20℃。

二、病毒的分离与鉴定

病毒具有严格的细胞内寄生性,如果活细胞表面没有病毒要求的特异性受体,病毒则不能感染细胞。故应根据不同的病毒选用敏感细胞,包括敏感的动物和一定胚龄的受精卵进行病毒的分离与鉴定。

(一)病毒的分离培养

1. 动物接种　最原始的分离病毒的方法,但目前已很少应用。只在对狂犬病病毒或乙型脑炎病毒的分离鉴定中还用乳鼠脑内接种。

2. 鸡胚培养　鸡胚对多种病毒敏感,按接种部位分为:①卵黄囊接种,常用于某些嗜神经病毒的分离;②羊膜腔接种,常用于流感病毒的初次分离;③尿囊腔接种,常用于培养流感病毒和腮腺炎病毒等,也可用于制备疫苗和大量病毒抗原;④绒毛尿囊膜接种,常用于培养单纯疱疹病毒、天花病毒和痘病毒等。目前除分离流感病毒还继续选用鸡胚外,其他病毒的分离基本已被细胞培养所取代。

3. 细胞培养　目前最常用的方法是细胞培养。根据病毒的细胞嗜性,选择适当的细胞。常用的细胞有:①原代培养细胞(primary cultural cells),如猴肾或人胚肾细胞等,敏感性高但来源困难;②二倍体细胞株(diploid cell strain),可有限传 50 代左右,便于实验室使用,但经多次传代后也会出现细胞老化和衰亡;③传代细胞系或株(continuous or infinite cell line or strain),如 HeLa、HEp-2 细胞等,便于实验室保存,对病毒感染性稳定,应用广泛。

标本接种后溶细胞型病毒可致细胞出现致细胞病变作用(cytopathic effect,CPE),稳定感染病毒的细胞并不出现明显病变,但被感染的细胞膜表面会出现病毒编码的蛋白等标志物,如血凝素、神经氨酸酶、病毒特异性抗原等,可用红细胞吸附或免疫学方法检测有否病毒的增殖。当 CPE 或检测试验结果均阴性,可能因标本中病毒含量较低,即便病毒有增殖也未被检出,此时则需盲目传代 3 次后,如仍然未见 CPE 或检测试验阴性方可确定标本中无毒存在。

(二)病毒的鉴定

1. 病毒在培养细胞中增殖的鉴定指标

(1)细胞病变(cytopathy):大多数病毒属溶细胞型感染,在敏感细胞内增殖会出现 CPE,CPE 可表现为细胞内颗粒增多、圆缩、聚集、融合,有的可形成包涵体,最后出现细胞溶解、脱落、死亡等(图 23-2)。不同病毒的 CPE 特征不同,如腺病毒可引起细胞圆缩、团聚,典型者呈葡萄串样;副黏病毒、呼吸道合胞病毒等引起细胞融合,形成多核巨细胞等。因此,观察病毒所致 CPE 的特点,根据选择的细胞类型,细胞病变种类可对标本中感染的病毒进行判定。但有包膜的病毒(如流感病毒等)以出芽方式释放子代病毒,在细胞内增殖是稳定感染,可不出现病变或所致病变轻微不易觉察,此类病毒可用其他方法进行鉴定。

(2)红细胞吸附(hemadsorption):包膜上带有血凝素的病毒感染敏感细胞后,血凝素会出现于细胞膜表面,使感染细胞能与加入的红细胞结合,称为红细胞吸附现象,这是检测正黏病毒和副黏病毒的间接指标。

(3)病毒干扰作用(viral interference):某些病毒感染细胞后不出现 CPE,但可干扰其后感染同一细胞的另一种病毒的增殖,从而阻抑后者所特有的 CPE。如埃可病毒 11 型单独感染猴肾细胞可出现明显的 CPE,而风疹病毒在感染猴肾细胞后不出现 CPE,但可抑制随后接种的埃可病毒 11 型在细胞中的增殖。此法可用于检测风疹病毒,但缺乏特异性,现已被免疫学试验及核酸检测等特异方法所替代。

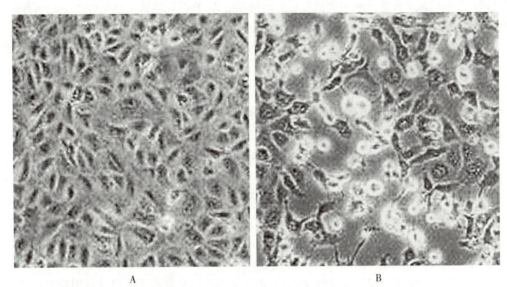

图 23-2　正常细胞和发生 CPE 细胞的比较
A. 正常细胞;B. 发生 CPE 的细胞(细胞变圆、聚集、坏死、溶解或脱落等)

2. 病毒感染性测定及病毒数量测定

(1) 红细胞凝集试验:又称血凝试验。含有血凝素的病毒接种鸡胚或感染细胞后,如病毒增殖并释放至细胞外,收集鸡胚羊膜腔液、尿囊液,或收集细胞培养液,加入动物红细胞后可出现红细胞凝集,可作为病毒增殖的指标。如将病毒悬液作不同稀释,以血凝反应的最高稀释度作为血凝效价,可对病毒含量进行半定量检测。

(2) 中和试验(neutralization test, NT):用已知抗某病毒血清先与待测病毒悬液混合,在适温下作用一定时间后接种敏感细胞,经培养后观察 CPE 或红细胞吸附现象是否消失,即特异性抗体能否中和相应病毒的感染性,这是比较可靠的病毒诊断方法。如用不同浓度的抗血清进行中和试验,还可根据抗体的效价对待测病毒液进行半定量检测。

(3) 空斑形成试验(plaque formation test):是检测标本中病毒数量的一种方法,将一定量适当稀释浓度的待检病毒液接种于敏感的单层细胞中,经一定时间培养后,在细胞上方覆盖一层融化尚未凝固的琼脂后继续培养,可见单个病毒的增殖使感染的单层细胞溶解脱落,形成肉眼可见的空斑,一个空斑是由一个病毒增殖所致,计数培养皿中空斑数可推算出该样品中病毒的数量。通常以每毫升病毒液的空斑形成单位(plaque forming unit, PFU),即 pfu/ml 表示。

(4) 50% 组织细胞感染量(50% tissue culture infectious dose, $TCID_{50}$)测定:将待测病毒液作 10 倍系列稀释,分别接种单层细胞,经培养后观察 CPE 等指标,以能感染 50% 细胞的最高稀释度的病毒量为终点,经统计学处理计算 $TCID_{50}$。该法以 CPE 来判断病毒的感染性和毒力。

(5) 感染复数(multiplicity of infection, MOI)测定:原指在一特异性试验中感染单一细菌细胞的噬菌体的平均数,现作为病毒感染性的定量检测。

由于病毒分离培养与鉴定的方法繁杂,要求条件严格及需时较长,不能广泛应用于临床诊断。仅在以下情况考虑应用:①病程长且诊断困难的病人,疑似病毒感染,进行病毒分离对诊治有指导性意义;②怀疑为新现病毒感染或已被消灭的病毒病"死灰复燃";③为鉴别不同病毒所致具有相同症状的疾病,以明确何种病毒感染;④对所用的减毒活疫苗监测回复毒力突变株的出现;⑤用于病毒生物学性状的研究或流行病学调查等。

Notes

三、病毒感染的快速诊断

病毒的分离与鉴定是病毒诊断的金标准,但临床实验室应用困难,而且费时,故临床检查一般多采用快速诊断。快速诊断主要指绕过分离培养过程,直接在电镜下观察标本中的病毒颗粒,或直接检测病毒成分(抗原、核酸)和 IgM 型特异抗体等,以作出快速和早期诊断。

(一)形态学检查

1. 电镜和免疫电镜检查 含有高浓度病毒颗粒($\geqslant 10^7$ 颗粒 /ml)的样品,可直接应用电镜技术观察病毒颗粒。对含低浓度病毒的样本可用免疫电镜技术使病毒颗粒凝聚后再观察(如轮状病毒的免疫电镜检测),或经超速离心后取标本沉淀物进行电镜观察,以提高检出率。电镜下不仅能观察病毒的形态学特征,还可测量病毒的大小。

2. 光学显微镜检查 病理标本或含有脱落细胞及针吸细胞的标本可在有病毒增殖的部位(胞核、胞质)出现嗜碱性或嗜酸性包涵体。包涵体对病毒的诊断有一定价值,如取可疑病犬的大脑海马回制成染色标本,可在显微镜下见到胞质内嗜酸性"内基"小体,作为狂犬病毒感染检测指标的狂犬病的诊断。病理标本根据病理特征,再配合组化染色技术也可进行诊断。

(二)病毒蛋白抗原检测

一般采用免疫学技术直接检测标本中的病毒抗原进行早期诊断。目前常用酶联免疫吸附试验(enzyme linked immunosorbent assay,ELISA)、免疫荧光测定(immunofluorescence assay,IFA)和放射免疫测定(radioimmunoassay,RIA)等技术。这些技术操作简便、特异性强、敏感性高。用标记的高质量的特异性抗体,尤其使用单克隆抗体标记技术可测到 ng(10^{-9}g)至 pg(10^{-12}g)水平的抗原或半抗原。其中由于放射性核素可引起放射性污染,故放射免疫标记技术的使用逐渐减少,并被非放射性标记物(如地高辛等)所代替。应用蛋白质印迹(Western blot,WB)试验检测病毒抗原及其抗体,具有确诊意义。

(三)病毒核酸检测

由于大多数病毒基因已成功地被克隆并进行了全基因的测序,为病毒的核酸检测打下了基础,使其成为对病毒感染进行诊断的又一快速、敏感、特异的检测方法。

1. 核酸电泳 正黏病毒和呼肠病毒的核酸是分节段的,甲型流感病毒 8 个节段,乙型流感病毒 7 个节段,呼肠病毒 10 个节段,轮状病毒 11 个节段。如从标本中直接提取轮状病毒的核酸,经聚丙烯酰胺凝胶电泳(PAGE)和银染色后在凝胶板上清楚可见 11 个条带,结合临床情况可进行诊断(图 23-3)。

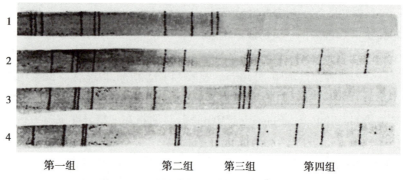

图 23-3 轮状病毒核酸电泳图型比较

Notes

2. 核酸杂交 其原理是应用已知序列的核酸单链作为探针(probe),探针预先用放射性核素(^{32}P 或 ^{131}I)或生物素、地高辛苷原、辣根过氧化物酶等标记,在一定条件下按碱基互补规律与

标本中靶序列结合;通过对标记物的检测证明标本中存在代表某病毒的特异核酸序列,从而作出早期诊断。常用的核酸杂交技术如下:

(1)斑点杂交(dot blot hybridization):从标本中提取待测的 DNA 或 RNA 直接点样在杂交滤膜上,变性后与标记的探针核酸序列杂交,根据标记物的不同采用放射自显影或酶反应技术等检测放射性核素或非放射性标记物。

(2)原位杂交(in situ hybridization):是核酸杂交结合细胞学技术的一种特殊检测方法,在病理切片上,用细胞原位释放的 DNA 或 RNA 与标记的特异核酸探针进行杂交。通过显色技术可直接观察待测核酸在细胞内的分布状态和与细胞染色体的关系等。

(3)DNA 印迹(Southern blot)和 RNA 印迹(Northern blot)杂交技术:是将标本中提取的 DNA 或 RNA 用限制性内切酶切割后,经琼脂糖电泳形成核酸内切的条带图谱,然后再将琼脂糖凝胶中的核酸条带电转移至硝酸纤维膜上,与标记的探针序列进行杂交,可以检测病毒的 DNA 或 RNA 中的特异序列。

3. 聚合酶链反应(polymerase chain reaction,PCR) 选择病毒的特异、保守片段作为靶基因,用设计的特异引物(primer)序列在 DNA 多聚酶(如 Taq 酶)的作用下扩增病毒特异序列,对病毒感染进行诊断。或选择病毒的易变区,结合限制性片段长度多态性(RFLP)分析,或测序等技术可对病毒进行分型和突变的研究。对 RNA 病毒的 PCR 检测采用反转录 PCR(reverse transcription PCR,RT-PCR),如 H1N1 的检测就是利用 RT-PCR 来扩增出此病毒的特异性核酸片段,按照核酸片段的大小加以鉴定。随着实验诊断的要求而不断改进 PCR 技术,近年来出现了连接酶链反应(ligase chain reaction,LCR)和定量实时荧光 PCR(real-time PCR),该技术将基因扩增、分子杂交和光化学融为一体,实现了对 PCR 扩增产物进行实时动态的定量检测。

4. 基因芯片技术(gene chip) 随着微生物基因组计划的快速进展,已完成很多微生物的基因测序工作,利用这些生物信息与自动化技术相结合产生了基因芯片技术,这是第三代遗传单核苷酸多态性(single nucleotide polymorphisms,SNP)标记技术与自动化连锁微量分析技术的结合产物,可一次性完成大通量样品 DNA 序列的检测和分析。

5. 基因测序 包括病毒全基因测序和特征性基因片段的测序。目前对已发现的病原性病毒的全基因测序已基本完成,再结合生物信息学的比较分析手段,便可将所检测的病毒特征性基因序列与这些基因库的病毒标准序列进行比较,以达到诊断病毒感染的目的。

(四)早期抗体检测

1. IgM 型特异抗体检测 病毒感染机体产生的早期特异性抗体,如检测特异性 IgM 可进行早期诊断。如孕妇羊水中查到 IgM 型特异抗体可诊断某些病毒引起的新生儿先天性感染;抗 HBc 出现较早,常以抗 HBc IgM 作为急性 HBV 感染的指标。IgM 抗体的测定有助于早期诊断,但在感染早期机体产生 IgM 有明显的个体差异。

2. 免疫印迹试验 某些病毒感染的诊断需要特别谨慎,如 AIDS 和成人白血病等,在抗体检测初筛试验阳性后,尚需用 WB 法进行确认试验。此法是将提纯的 HIV 处理后经聚丙烯酰胺凝胶电泳(PAGE),将病毒蛋白质按分子量大小分开,再经电转移至硝酸纤维素膜上制成膜条,然后将待检病人血清与带有 HIV 蛋白的膜条反应,若血清中含有抗 HIV 抗体即可结合到相应的蛋白质部位。另外,放射免疫沉淀试验也可用于抗 HIV 抗体检测的确认试验。

第二节　病毒感染的防治原则

人类的病毒感染非常普遍,而且有些病毒传播速度非常快,如呼吸道病毒;有些病毒病死率很高,如狂犬病病毒;还有些病毒感染后出现特殊的临床类型,如病毒的持续性感染。但是,多数病毒性疾病还是可防控和可治疗的。

Notes

一、病毒感染的特异性预防

目前对大多数病毒感染尚无特效药物,因此对病毒感染的预防显得尤为重要。病毒感染的一般预防原则与其他微生物感染的预防原则相同,主要是围绕控制传染源、切断传播途径及增强人群免疫力三个方面来进行。其中人工免疫是增强人群特异性免疫力的重要措施,包括人工自动免疫和人工被动免疫。

(一)人工自动免疫

人工自动免疫是将疫苗等免疫原接种于人体,使之产生特异性免疫力的预防方法。用作预防病毒感染的疫苗主要有以下几类。

1. 减毒活疫苗（attenuated vaccine） 是通过毒力变异或人工选择培养将有毒株变为减毒株或无毒株,如 Sabin 脊髓灰质炎疫苗（OPV 疫苗）、麻疹疫苗、鼻喷雾型减毒佐剂流感病毒活疫苗（LAIV）、腮腺炎疫苗、风疹疫苗、水痘疫苗等。减毒活疫苗以自然感染方式接种,可在体内增殖,刺激机体产生类似自然感染所获得的免疫力;接种量与接种次数均较灭活疫苗少;免疫力保持时间长。但减毒活疫苗不稳定,室温下易灭活,保持与运输均应冷藏;疫苗株进入人体非寻常部位可引起并发症（如种痘后脑炎）;也有可能激活潜伏的病毒,此外还有毒力恢复突变的可能,故减毒活疫苗有一定潜在危险性。对于具有正常免疫应答功能的个体使用减毒活疫苗是非常安全的,但对有免疫缺陷,尤其是细胞免疫功能低下者或使用免疫抑制剂患者应选用灭活疫苗或提纯的蛋白疫苗。

2. 灭活疫苗（inactivated vaccine） 通过理化方法,将具有毒力的病毒灭活后制成灭活疫苗,这种疫苗失去感染性但仍保持原病毒的免疫原性和抗原性。一般病毒灭活剂是甲醛、β- 丙酰内酯等。常用的灭活疫苗有流行性乙型脑炎疫苗、狂犬疫苗、Salk 脊髓灰质炎疫苗（IPV 疫苗）和注射用流感病毒灭活疫苗（Flu shot）等。灭活疫苗稳定,使用安全,但要注射较大剂量才能诱发出有效的免疫力,且不能诱导产生黏膜免疫和细胞免疫。基本免疫过程通常包括 2~3 次疫苗注射,一定时间内尚需加强注射。故使用灭活疫苗不如活疫苗简便、经济,且免疫力维持时间也短于活疫苗。

3. 亚单位疫苗（subunit vaccine） 主要用于预防病毒感染的亚单位疫苗有流感病毒血凝素18 个氨基酸肽、I 型脊髓灰质炎病毒及狂犬病毒刺突蛋白等。这些疫苗的优点是能去除引起毒副作用的物质,可消除其发生回复突变或感染性复活的可能;因为此种疫苗去除了核酸,可消除DNA 病毒或反转录 RNA 病毒的潜在致癌作用等。

4. 基因工程疫苗（gene engineered vaccine） 应用重组 DNA 技术,提取编码病毒特异性保护抗原的基因,将此基因插入载体,并导入酵母或大肠埃希菌内表达相应的病毒抗原。如目前使用的乙型肝炎疫苗就是通过 DNA 重组技术制备的基因工程疫苗。

5. 核酸疫苗（nucleic acid vaccine） 目前研究较多的是 DNA 疫苗,由可在真核细胞中表达的载体（如质粒 DNA）和编码病原体有效免疫原的 cDNA 重组而成。疫苗接种后,进入细胞内的重组 DNA 疫苗核酸可表达出病毒的抗原,从而刺激机体产生体液免疫和细胞免疫。因此为艾滋病、流感等病毒性疾病的预防带来了希望的曙光。

(二)人工被动免疫

1. 免疫球蛋白 主要有胎盘丙种球蛋白（placental gammaglobulin）和人血清丙种球蛋白（serum gammaglobulin）两种制剂。前者是从健康产妇胎盘和脐带血中提取、纯化制备的;后者是从健康成人血清中提取制备的。健康产妇或成人一般都经历过多种病原微生物的隐性或显性感染,故血清中含有多种相应抗体。由于这类制剂不是专门针对某一种细菌或病毒的特异抗体,免疫效果自然不如特异性 IgG 抗体好,故主要用于某些病毒性疾病（如麻疹、甲型肝炎等）的紧急预防,也可用于治疗丙种球蛋白缺乏症患者,烧伤病人以及长期化疗或放疗的肿瘤病人细菌

Notes

感染的应急预防等。此外,还有专门针对某一特定病原微生物的高效价的特异性免疫球蛋白,有一定效果,如乙型肝炎免疫球蛋白(HBIg)。

2. 细胞免疫制剂　由于细胞免疫制剂的特异性较低,免疫细胞及细胞因子种类繁多,相互间调控机制复杂,因此细胞免疫制剂在抗感染免疫中的应用并不广泛。目前临床常用的有细胞因子(cytokine)如 α、β 或 γ 干扰素(IFN-α、β 或 γ)、白细胞介素(IL-2、IL-6、IL-12 等)、肿瘤坏死因子(TNF)以及淋巴细胞激活的杀伤细胞(LAK 细胞)等,主要用于某些病毒性疾病和肿瘤的治疗。

人工被动免疫虽然可使机体立即获得特异性免疫力,但免疫力维持时间短,约一个月左右。若与人工自动免疫制剂、抗病毒药物结合使用,效果更佳。

二、病毒感染的治疗

由于病毒严格的活细胞内寄生性,故治疗病毒性疾病要求抗病毒药物仅选择性地抑制病毒增殖而不损害宿主细胞或机体。从理论上讲,病毒复制周期中的任何一个环节都可作为抗病毒药物作用于病毒的靶位,如阻止病毒吸附和穿入宿主细胞,阻碍病毒脱壳、释放病毒核酸,干扰病毒核酸复制及生物合成,抑制病毒的装配、成熟与释放等。近年来随着分子病毒学的进展,利用计算机进行分子模拟极大加快了抗病毒药物的筛选和研制,但迄今理想的抗病毒药物并不多。因为大多数抗病毒药物应用都有一定的限制,甚至有时可对机体产生很大的副作用。

目前,抗病毒药物临床应用的较大局限性在于:①药物都是以病毒复制过程中的某个环节作为靶位,因此对不进行复制的潜伏病毒无效。如疱疹病毒往往潜伏于神经细胞,可逃避药物的作用;②某些病毒(如 HIV、甲型流感病毒等)的复制突变率非常高,易出现耐药性毒株;③抗病毒药物似乎已不少,由于药物作用病毒的靶点属于病毒复制周期中各自不同的环节和分子,故具体落实到抗某病毒时能供选择的又太少。目前能供临床应用和正在研发的抗病毒药物主要是针对人免疫缺陷病毒(HIV)、人疱疹病毒(HHV)、流感病毒和肝炎病毒等。

(一)抗病毒的化学药物

1. 核苷类化合物　核苷类化合物是最早用于临床的抗病毒药物,其作用机制主要是用合成的异常嘧啶取代病毒 DNA 前体的胸腺嘧啶,这种异常嘧啶在病毒 DNA 分子合成时掺入子代 DNA 中,阻止子代病毒结构基因的合成与表达,从而抑制病毒的复制或复制出缺陷病毒。目前常用的有:

(1)5- 碘 2- 脱氧尿嘧啶核苷(idoxuridine,IDU,疱疹净):1959 年由 Prusoff 合成,以一直沿用于眼疱疹病毒感染的治疗,被誉为抗病毒发展史上的里程碑。

(2)阿昔洛韦(acyclovir,ACV,无环鸟苷):该药细胞毒性小,是目前最有效抗疱疹病毒药物之一。可用于治疗眼、皮肤、生殖系统和脑神经系统单纯疱疹病毒和带状疱疹病毒感染。

(3)阿糖腺苷(adenine arabinaside,Ara-a):影响病毒聚合酶作用,本品对多种 DNA 病毒如疱疹病毒和嗜肝病毒等引起的感染有较显著的作用。

(4)利巴韦林(ribavirin,3- 氮唑核苷):对多种 DNA 病毒和 RNA 病毒均有抑制作用,但主要用于 RNA 病毒的治疗。临床上主要用于治疗呼吸道合胞病毒和流感病毒的感染。

(5)齐多夫定(azidothymidine,AZT,叠氮胸苷):主要影响病毒反转录酶的作用,从而抑制病毒的反转录作用。用于治疗 HIV 感染者,能降低艾滋病的发病率与死亡率,但此药易形成病毒耐药及抑制骨髓等副作用。

(6)拉米夫定(lamivudine,双脱氧硫代胞嘧啶核苷,3TC):该药最早用于艾滋病的抗病毒治疗,近年来,发现该药可迅速抑制慢性乙型肝炎患者体内 HBV 的复制,使血清 HBV DNA 转阴,促进 HBeAg 血清转换,血清 ALT 正常,常用于治疗慢性乙型肝炎,但由于该药常引起病毒的聚合酶突变,而容易导致病毒耐药。

Notes

2. 非核苷类化合物　这类化合物能抑制病毒 DNA 聚合酶或 RNA 反转录酶的活性。非核苷类化合物包括：①膦甲酸钠（phosphonoformic acid，PFA，foscarnet）是焦磷酸化合物，可抑制疱疹病毒科各种病毒的 DNA 聚合酶，也可对 HIV 反转录酶的活性有抑制作用。对宿主细胞无影响。②奈韦拉平（nevirapine）、吡啶酮（pyridone）、地拉韦定（delavirdine）等都是非核苷类反转录酶抑制剂（non-nucleoside reverse transcriptase inhibitor，NNRTI）。这些药结合于反转录酶的活性部位附近，导致酶蛋白变构，干扰酶活性，故已用于 AIDS 的治疗。由于 HIV 易对 NNRTI 类药物产生耐药性，而且对上述其中一种药产生耐药，对其他药也同样产生耐药。因此 NNRTI 类必须与核苷类药物等联合使用。

3. 蛋白酶抑制剂　某些病毒含有自身复制酶、反转录酶或后剪接加工修饰酶。另外病毒核酸分子小，必将高效率利用其序列，病毒复制中常常是先编码较大的前体蛋白，然后再经蛋白酶切割、裂解为病毒的多个结构蛋白和功能蛋白。蛋白酶抑制剂可与上述各种蛋白酶结合而抑制其活性，阻止病毒复制。蛋白酶抑制剂包括：①沙奎那韦（saquinavir）能抑制 HIV 复制周期中晚期蛋白酶活性，阻止病毒前体结构蛋白裂解、减少形成成熟病毒体的核心成分。②茚地那韦（indinavir）、利托那韦（ritonavir）、奈非那韦（nelfinavir）等药物通过肽键与 HIV 的蛋白酶结合，抑制蛋白酶活性，已用于 HIV 感染的治疗。

蛋白酶抑制剂与反转录酶抑制剂联合应用可十分有效地减少血液中 HIV 含量，但对细胞内的 HIV 作用差。由于 HIV 的反转录酶转录的保真性低，导致基因突变较频繁，其蛋白酶也易变异，故蛋白酶抑制剂不能单独用于 HIV 感染的治疗，否则很快出现耐药毒株。一般采用蛋白酶抑制剂要与核苷类似物或非核苷类似物等药物联合应用，即采用所谓"鸡尾酒疗法"（cocktail therapy），现称为高效反转录病毒病毒疗法（HAART）。由于蛋白酶抑制剂是应用电脑模型对 HIV 活性位点分析后设计的，其合成过程曾耗费很长时间与经费，而且很复杂，故成本高，应用费用昂贵。

4. 金刚烷胺类　金刚烷胺（amantadine）和甲基金刚烷胺（rimantadine）能抑制甲型流感病毒，其机制主要是影响流感病毒在宿主细胞膜上的吸附，从而阻止病毒进入细胞内。但对乙型流感病毒和其他病毒则无效。

（二）中草药

迄今具有抗病毒作用的中草药有 200 多种，如黄芪、板蓝根、甘草、大青叶、苍术等对肠道病毒、呼吸道病毒、虫媒病毒、肝炎病毒等感染有一定治疗作用，其机制复杂有待进一步探究。

（三）干扰素及其诱生剂

干扰素具有广泛抗病毒作用，毒性小，在临床上的应用已愈来愈广泛，可分天然型及基因重组型两种，其中 IFN-α 的理化性质稳定，目前主要用于慢性肝炎（乙型及丙型肝炎）的治疗。另外有许多免疫调节剂如细菌脂多糖、甘草酸、灵芝多糖等都可诱生干扰素，是良好的 IFN 诱生剂。

（四）基因治疗剂

抗病毒的基因治疗现已成为抗病毒的研究热点，并展现出良好的前景。目前正在研制的抗病毒基因治疗剂主要有以下几种。

1. 反义核酸（antisense oligonucleotide，asON）　是根据病毒基因组序列设计并合成与病毒基因某段序列互补的寡核苷酸，再将其导入病毒感染的细胞中，通过与病毒基因的相应序列互补结合，可抑制病毒的复制。可分为反义 DNA 和反义 RNA。目前临床第一个批准的反义 DNA 药物是用于局部治疗巨细胞病毒性视网膜炎的巨细胞病毒反义核酸。

2. 核酶（ribozyme）　是一类具有双重作用的 RNA 分子。一方面能识别特异的 RNA 靶序列并与之互补结合，另一方面又具有酶活性，能通过特异性位点切割病毒的靶 RNA，从而抑制病毒的复制。但由于核酶是 RNA，易被 RNA 酶破坏，实际应用尚有困难。

3. 干扰 RNA（short interfering RNA，siRNA）　用双股短小 RNA，导致相同序列病毒基因沉

Notes

默,同源 mRNA 降解,通常双链 RNA 的长度要小于 26 个核苷酸,siRNA 所引起的基因沉默作用不仅在注射部位的细胞内发生,并可转移到其他部位的组织和细胞,而且可传代,因此这种干扰现象具有放大效应。

（五）治疗性疫苗

与预防性疫苗不同的是,治疗性疫苗是一种以治疗疾病为目的的新兴疫苗,已被应用的有人类免疫缺陷病毒、肝炎病毒等治疗性疫苗。国内外也有人将乙肝疫苗(HBsAg)与其抗体(HBsAb)及其编码基因一起做成治疗性疫苗用于带毒者及慢性肝炎的治疗。治疗性疫苗主要提供治疗作用,与预防性疫苗合用可真正实现疫苗对人类健康的全面、有效的保护作用。

（六）新抗生素类

抗生素(antibiotics)曾被称为抗菌素,说明抗菌素仅具有抑菌和杀菌作用。过去一直认为病毒对抗生素不敏感以区别于其他微生物,近年来随着分子生物学技术的发展,为寻找新的抗 HIV 药物,以抗生素作为一大类天然产物提供了丰富的资源,发现了一大批具有抗 HIV 活性的抗生素,使病毒对抗生素不敏感这一固有观念得到了改变。

（1）真菌产物:① Isochromophilone Ⅰ 和 Ⅱ 及其衍生物,能抑制 HIV 包膜表面 gp120 与 T 细胞表面 CD4 分子结合,阻止病毒吸附和穿入细胞的活性物质,此物质是由青霉菌分离的。②植胞霉素(cytochalasin A 和 L-696 等)是 HIV-1 蛋白酶的竞争性抑制剂,其抑制作用迅速且具选择性,通过与 HIV-1 蛋白酶二聚体结合而发挥作用。

（2）放线菌产物:① chloropeptide Ⅰ 和 Ⅱ 能有效抑制 gp120 和 CD4 的结合,是由链霉菌中分离的含氯多肽。② siamycin Ⅰ 和 Ⅱ、feglymycin 等,均能影响病毒和细胞的融合过程,阻止病毒的穿入。这些抗生素都是链霉菌的合成产物。③ mer-N5075、boromycin 等是影响病毒颗粒的装配和成熟的抗生素。mer-N5075 等能抑制 HIV-1 和 HTLV-1 蛋白酶活性,而 boromycin 则能抑制 HIV 在感染细胞中的复制,其主要靶点是 HIV 复制周期的成熟阶段,并阻止 HIV 成熟颗粒的释放。这些抗生素也是链霉菌产生的。④放线菌素 D(actinomycin D,ActD)是临床上广泛应用的抗癌药,后来发现 ActD 能影响 HIV 的复制和整合。

（3）新霉素 B(neomycin B)是一种氨基糖苷类抗生素,作用于病毒复制中的调控因子,阻断 RNA 和蛋白的结合,从而干扰病毒 RNA 的复制。

三、抗病毒药物的作用机制

病毒严格细胞内寄生,就要求药物杀灭病毒同时不能对宿主细胞产生损害,必须选择性作用于病毒的复制周期。实际上病毒复制的每个环节都可能是药物的作用靶点,抗病毒药物的作用靶点及作用机制见表 23-1。

表 23-1　抗病毒药物的作用靶位点及作用机制

作用靶位点	作用机制	代表药物
病毒包膜刺突蛋白(如 HIV 的 gp120,gp41、甲型流感病毒 gp120 等)	阻止病毒的黏附与穿入①模拟细胞表面上的病毒受体[如 CD4 分子是 HIV 的受体,细胞间黏附因子 -1(ICAM-1)是鼻病毒的受体]。②抑制 gp120-CD4 的结合,阻止 HIV 进入细胞。③药物插入病毒衣壳和细胞膜蛋白之间,干扰病毒和细胞的融合过程	①可溶性 CD4 分子和 ICAM-1 等 ②抗生素 isochromophilones、chloropeptide ③ siamycin、feglymicin
病毒表面蛋白、脱壳酶	通过提高溶酶体的 pH,抑制黏附性蛋白的变构,阻断病毒包膜与溶酶体的融合,阻止病毒脱壳	金刚烷胺、甲基金刚烷胺

Notes

续表

作用靶位点	作用机制	代表药物
病毒基因的特异功能序列	抑制病毒复制①模拟核苷酸成分掺入病毒基因组使其失活，或竞争病毒复制酶②竞争抑制病毒 DNA 或 RNA 聚合酶活性，干扰病毒核酸转录	碘苷、三氟胸苷、放线菌素 D、阿昔洛韦、更昔洛韦、脱氧鸟苷、齐多夫定、双脱氧肌苷（ddI）、双脱氧胞苷（ddC）、双脱氢双脱氧胸苷（d4T）、拉米夫定（3TC）penciclovir famciclovir
病毒蛋白酶、自身复制酶、后剪接加工修饰酶	抑制病毒蛋白酶活性，阻止前体蛋白切割或通过肽键与蛋白酶结合，抑制酶活性，阻止病毒复制	Saquinavir indinavir ritonavir nelfinavir cytochalasin resistomycin mer-N5075
病毒复制的调控基因如 tat rev 等	作用于病毒调控因子，如抑制 tat 介导的基因表达或与病毒基因上重要功能区域（TAR、RRE）结合，阻断病毒核酸与蛋白结合而干扰核酸复制	新霉素 B（neomycin B）
早期或晚期 mRNA	抑制病毒 mRNA 的加工和 mRNA 翻译蛋白质，如干扰素能刺激细胞产生三种酶，均能识别并降解 mRNA 阻断病毒蛋白翻译	干扰素（IFN-α、β）、阿糖腺苷、fomivirsin、反义寡核苷酸、核酶、短链干扰 RNA
与病毒装配、成熟、释放相关的蛋白酶	抑制病毒的装配、成熟和释放。如流感病毒的成熟、释放，依靠病毒的神经氨酸酶，扎那米韦能抑制该酶活性，阻止流感病毒释放与扩散	boromycin 扎那米韦　奥司他韦

展　望

　　在人类的传染病中约 75% 以上是由病毒感染所引起，在冬季呼吸道传染病中，由病毒引起者占 90% 以上。病毒性疾病传染性极强，传播速度快，尤其是新现的 HIV、SARS 和 MERS 冠状病毒、埃博拉病毒、高致病性禽流感病毒 H5N1 和 H7N9，更甚的是近年来正蔓延流行的 H1N1 甲型流感病毒都严重地威胁我们人类健康。因此，病毒性疾病的诊断与防治都面临新的挑战。

　　病毒性感染诊断的技术创新与展望，请参见第六章"展望"部分的内容。随着病毒基因组学的发展，传统的病毒分离培养、形态学检查、免疫学和分子生物学等方法除了可以快速诊断出病毒外，也成功地鉴定出了未知新病毒。如 SARS 冠状病毒的发现，就是将病人的咽拭子标本与 Vero-E6 细胞共孵育，在光镜下观察到明显的致细胞病变作用，进一步电镜观察发现增殖的病毒具有冠状病毒的外部特征，同时免疫组化和免疫荧光检测发现这种病毒与冠状病毒组 I 的抗血清有交叉反应，提示这种病毒与冠状病毒有亲缘关系。再利用冠状病毒保守序列引物扩增病毒基因片段，得到一长约 405bp 的 PCR 产物，测序后确认是一种不同于已知冠状病毒的冠状病毒家族新成员，被命名为 SARS 冠状病毒。

　　病毒性感染的治疗是一大难题，使药物只作用于病毒而不伤及宿主细胞的确很困难，特别当病毒基因整合于宿主细胞染色体上成为前病毒的持续性感染状态，几乎成为无法进行治疗的状况，有望于新兴的基因治疗可能解决这一问题。幸运的是，在研究 AIDS 的治疗过程中发现了不少能抑制和杀灭 HIV 的新抗生素，部分已用于临床。由于新抗生素的出现，过去认为病毒对（原有）抗生素无效的说法已不成立。尽管有了包括抗

Notes

生素在内的不少抗病毒药物,但真正可供临床使用并且有效的药物并不多,特别是病毒对某些药物产生了一定程度的耐药性,而且对潜伏性病毒感染目前尚无法治疗。所以,对付传染性疾病的最佳办法仍然是贯彻以预防为主的方针,重视消毒与灭菌,提高人类防控病毒感染的水平。

（黄　敏）

第二十四章　呼吸道病毒

呼吸道是人体进行肺呼吸时气流所经过的通道，也是多种病原体侵入人体的重要通道。呼吸道病毒（respiroviruses）是指一大类以呼吸道为侵入门户，引起呼吸道局部感染或呼吸道以外组织器官病变的病毒。呼吸道病毒包括的病毒种类较多，如正黏病毒科、副黏病毒科、冠状病毒科、小RNA病毒科、呼肠病毒科、披膜病毒科和腺病毒科的多种病毒，近年还出现了禽流感病毒、SARS冠状病毒和人偏肺病毒等（表24-1）。

表 24-1　常见的呼吸道病毒感染及其所致的主要疾病

病毒的分科	病毒的种类	引起的主要疾病
正黏病毒科	流感病毒	流行性感冒
副黏病毒科	麻疹病毒	麻疹
	腮腺炎病毒	流行性腮腺炎
	呼吸道合胞病毒	婴儿支气管炎、细支气管肺炎
	副流感病毒	普通感冒、细支气管肺炎
	人偏肺病毒	婴幼儿呼吸道感染
	亨德拉病毒和尼帕病毒	高致死性、急性传染性脑炎
冠状病毒科	冠状病毒	普通感冒及上呼吸道感染
	SARS 冠状病毒	严重急性呼吸综合征（SARS）
披膜病毒科	风疹病毒	风疹、先天性风疹综合征
小 RNA 病毒科	鼻病毒	普通感冒、急性上呼吸道感染
腺病毒科	腺病毒	小儿肺炎、流行性角膜炎
呼肠病毒科	呼肠病毒	轻度上呼吸道疾病

90%以上的急性呼吸道感染是由病毒引起的，尤其在上呼吸道感染中最为常见。呼吸道感染病毒多数具有很强的传染性，如甲型流感病毒可在短短的几个月时间内传遍全世界；部分呼吸道病毒感染后的发病率很高，如易感者接触麻疹病毒后100%要发病。由于引起呼吸道感染病毒的种类较多，常具有"一病多因"和"多病同因"的特点。多数呼吸道病毒感染后不易获得牢固的免疫力，因此呼吸道病毒的感染容易反复发生。目前尚无特别有效的疫苗和药物来防治呼吸道病毒感染，因此呼吸道病毒感染对人类健康具有很大的威胁。

此外，胃肠道病毒中的柯萨奇病毒，以及疱疹病毒Ⅰ型等也可以引起人体呼吸道感染，但呼吸道不是它们的主要感染部位或传播途径，所以不在本章中介绍，相关内容请阅读第25章和第29章。

第一节 正 黏 病 毒

正黏病毒(Orthomyxoviridae)是指对人或某些动物细胞表面的黏蛋白(mucin)有高度亲和性、具有分节段 RNA 基因组、有包膜的一类病毒。正黏病毒包膜上有血凝素(hemagglutinin,HA)和神经氨酸酶(neuraminidase,NA)两种刺突,病毒通过 HA 与宿主细胞表面的唾液酸受体结合,并具有组织和种属特异性。

正黏病毒科主要包括流行性感冒病毒(influenza virus),简称为流感病毒,是流行性感冒(influenza,简称流感)的病原体,包括人流感病毒和动物流感病毒。流感病毒的主要特点是核酸为分节段的单负链 RNA 病毒(-ssRNA),抗原容易发生变异。根据人流感病毒的抗原性和基因组差异,将其分为甲、乙、丙三型(或三种),其中甲型流感病毒特别容易发生变异,曾多次引起流感世界性大流行,造成数以千万计的人口死亡,如 1918~1919 年的大流行,造成约 4000 万人死亡。乙型流感病毒的抗原变异性较小,通常只引起流感的局部暴发。丙型流感病毒的抗原稳定,且致病力较弱,主要侵犯婴幼儿和免疫力低下的人群。

一、生物学性状

流感病毒与其他 RNA 病毒在生物学性状方面的主要区别在于流感病毒核酸分节段、病毒的转录和复制在细胞核中进行,核糖核蛋白在病毒复制过程中起着重要作用。

(一) 形态与结构

不同条件下的流感病毒具有不同形态,培养的流感病毒多数呈球形,而新分离的流感病毒呈多形态性(pleomorphic),且以丝形多见(图24-1)。球形病毒颗粒直径为 80~120nm,而丝状则长短不一,有时可长达 2~4μm。流感病毒的结构由核衣壳和包膜两部分组成,其结构模式如图 24-2 所示。

1. 核衣壳 流感病毒的核衣壳由分节段的单负链 RNA(-ssRNA)、与其结合的核蛋白(nucleoprotein,NP)和 RNA 聚合酶(包括 PA、PB1 和 PB2 三个亚基)组成,共同形成核糖核蛋白(ribonucleoprotein,RNP)。甲型和乙型流

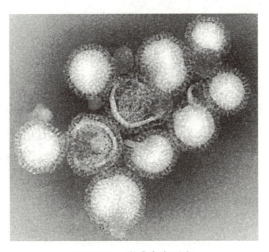

图 24-1 流感病毒形态

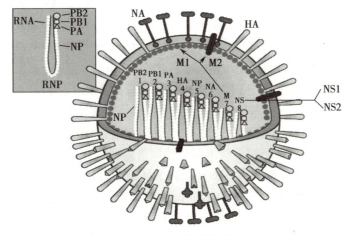

图 24-2 流感病毒结构模式图

Notes

感病毒的 RNA 分为八个节段,各片段长度在 890~2341 个核苷酸范围,基因组全长为 13 600 个核苷酸;丙型流感病毒缺少编码神经氨酸酶的基因,只有七个 RNA 节段。每个片段两端的 12~13 个核苷酸为高度保守序列,与病毒复制的关系密切。核酸的多数节段只编码一种蛋白质 (表 24-2),其中 NP 由第五节段编码,M1 蛋白由第七节段编码,它们的组成和结构都比较稳定, 具有型特异性,是流感病毒分型的重要依据。流感病毒核酸分节段的结构特点使其具有较高的 基因重排频率,因而流感病毒的抗原容易发生变异,并导致新亚型病毒的出现。

表 24-2　流感病毒基因片段与编码的蛋白及功能

基因节段	核苷酸数	编码的蛋白质	病毒体所含分子数	蛋白质功能
1	2341	PB2	30~60	RNA 聚合酶组分
2	2341	PB1		
3	2233	PA		
4	1778	HA	500	血凝素,为包膜糖蛋白,介导病毒吸附,酸性情况下介导膜融合
5	1565	NP	1000	核蛋白,为病毒衣壳成分,参与病毒转录和复制
6	1413	NA	100	神经氨酸酶,促进病毒释放
7	1027	M1	3000	基质蛋白,促进病毒装配
		M2	20~60	膜蛋白,为离子通道,促进病毒脱壳
8	890	NS1		非结构蛋白,抑制 mRNA 前体的拼接,降低干扰素对流感病毒的作用
		NS2	120~130	非结构蛋白,帮助病毒 RNP 出核

　　2. 包膜　流感病毒的包膜分为两层。外层主要来自宿主细胞的脂质双层膜,表面分布着呈 放射状排列的两种刺突,即血凝素(HA)和神经氨酸酶(NA)。HA 和 NA 均为糖蛋白,突起长度 约 10nm;HA 数量较多,两者的数量之比约为 5：1。此外,外层包膜上还分布有基质蛋白 2(M2), 它具有离子通道的作用,可使膜内 pH 值下降,有助于病毒进入宿主细胞。每个病毒颗粒上 M2 蛋白的数量少,只有几十个拷贝。内层为基质蛋白 1(matrix protein,M1),占病毒蛋白的 40%,是 含量最多的结构蛋白。

　　(1) HA：HA 由第四节段编码,呈柱形,由三条糖蛋白链以非共价键形式连接成三聚体。流 感病毒 HA 的原始肽链称为 HA_0,含 566 个氨基酸,信号肽位于氨基端,它必须在蛋白酶作用下 裂解精氨酸,形成二硫键连接的 HA_1 和 HA_2 后才具有感染性(图 24-3A)。裂解 HA_0 的蛋白酶只 存在于呼吸道,所以决定了流感病毒感染的组织特异性。HA_1 含 328 个氨基酸,是流感病毒与 呼吸道黏膜细胞膜表面的唾液酸(sialic acid,SA)受体结合的亚单位。HA_2 含 222 个氨基酸,其 羧基端位于膜内,具有膜融合活性,是流感病毒穿入宿主细胞的必需成分。每个病毒体约有 500 个 HA 分子,占病毒蛋白的 25%。HA 抗原性极易变异,具有亚型特异性。

　　HA 具有三种主要功能。①参与病毒吸附：HA 在其三聚体球形头部形成"口袋"(pocket), 与易感细胞表面的唾液酸受体特异性结合,并介导病毒包膜与细胞膜的融合,释放病毒核衣 壳进入细胞质,所以 HA 与流感病毒的组织嗜性和进入细胞有关。②凝集红细胞：HA 能与 鸡和豚鼠等动物以及人的红细胞表面的唾液酸受体结合而出现血凝现象,故被称为"血凝 素",所以可通过血凝试验(hemagglutination test)辅助检测流感病毒。③具有免疫原性：诱 生中和抗体的抗原表位都分布在 HA 上,所以 HA 刺激机体产生的特异性抗体可中和相同 亚型的流感病毒,为保护性抗体。该抗体还可抑制流感病毒与红细胞的凝集,所以可通过

Notes

血凝抑制试验（hemagglutination inhibition test，HI）检测抗流感病毒抗体，以及鉴定甲型流感病毒亚型。

（2）NA：NA 由第六节段核酸编码，由四条糖蛋白链组成纤维状的四聚体。NA 的头部呈扁球状或蘑菇状，每个单体的头部都有一个神经氨酸酶的活性中心；NA 的氮末端镶嵌于包膜的脂质双层中（图24-3B）。每个病毒体有100个NA分子，约占病毒蛋白的5%。NA 的抗原性容易变异，具有亚型特异性。

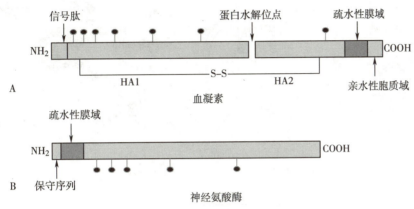

图 24-3 流感病毒血凝素和神经氨酸酶结构模式图

NA 也具有三种主要功能。①参与病毒释放：NA 具有神经氨酸酶活性，能水解病毒感染细胞表面糖蛋白末端的 N- 乙酰神经氨酸，促使成熟病毒体的出芽释放。②促进病毒扩散：NA 还可液化呼吸道黏膜表面的黏液，降低其黏度，有利病毒从细胞上解离而促进病毒扩散。③具有免疫原性：NA 能诱导机体产生特异性抗体，该抗体能抑制病毒的释放与扩散，具有一定的保护作用，但不能中和流感病毒的感染性。抗 NA 抗体还可用于流感病毒亚型鉴定。

（3）M1 蛋白：M1 蛋白由第七节段核酸编码，位于包膜的内层。每个病毒体有大约3000个 M1 蛋白分子，占病毒蛋白的40%，参与病毒的包装和出芽，具有保护病毒核心和维持病毒形态的作用。M1 蛋白抗原性稳定，具有型特异性，但其诱生的抗体没有中和流感病毒的能力，所以抗 M1 抗体不具有保护作用。

（二）复制周期

流感病毒复制的基本过程见图24-4。流感病毒的转录和复制是在细胞核中进行的，而且由于流感病毒核酸分节段，所以其复制的速度比较快，一个复制周期约8~10小时。病毒首先通过 HA 吸附到易感细胞表面糖蛋白末端的唾液酸（亦称神经氨酸）上，细胞通过"受体介导的吞饮"（receptor-mediated endocytosis）过程，使病毒进入细胞内并形成内吞体（endosome）。内吞体通过 M2 蛋白的酸化作用（pH 5~6），引起 HA 的构型发生改变，并在 HA_2 介导下病毒包膜与内吞体膜融合而释放出核糖核蛋白（亦称核衣壳），然后核糖核蛋白从细胞质移行至细胞核内。在病毒复制的早期，通过依赖 RNA 的 RNA 聚合酶（PB2、PB1 和 PA）的作用，以病毒 RNA（vRNA）为模板，由 PB2 切割宿主细胞 mRNA 5' 端的 10~15 个核苷酸帽状结构为引物，在 PB1 催化下转录出病毒 mRNA，并形成在 3' 端带有 poly（A）尾的 mRNA 后进入胞质，再翻译出相应的病毒蛋白。vRNA 的复制在细胞核中分两步进行，第一步是以 vRNA 为模板合成全长的正链 RNA（+RNA），第二步是以 +RNA 为模板合成子代病毒 RNA，此过程中 PB2、PB1 和 PA 成分是必不可少的。子代病毒 RNA 和病毒 RNA 聚合酶与核蛋白结合，装配成核糖核蛋白进入胞质。HA 和 NA 合成后在内质网和高尔基复合体中被糖基化，分别形成三聚体和四聚体，最后被运送到感染细胞膜表面。M1 蛋白在此过程中发挥桥梁作用，将核糖核蛋白结合到嵌有 HA、NA 和 M2 蛋白的细胞膜内侧，然后以出芽的方式释放子代病毒颗粒，完成流感病毒的复制周期。

Notes

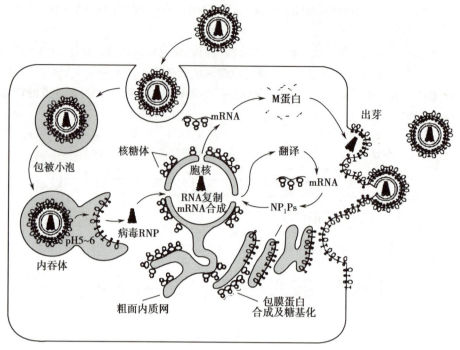

图 24-4　流感病毒复制过程示意图

（三）分型与变异

1. 分型　根据流感病毒 NP 和 M1 蛋白抗原性的不同,将人流感病毒分甲(A)、乙(B)、丙(C)三型(或三种)。甲型流感病毒再根据 HA 和 NA 的抗原性的不同分为若干亚型,目前 HA 包括 16 种亚型(H1~H16),NA 包括 9 种亚型(N1~N9)。乙型流感病毒间虽存在一定变异,但尚无亚型之分;丙型流感病毒至今尚未发现抗原变异和亚型。甲型流感病毒的所有亚型均存在于禽类,在人群中流行过的亚型只是 H1~H3 和 N1~N2,所以可以把禽类的流感病毒理解为人类流感病毒的"储存库"。虽然甲型流感病毒的 HA 和 NA 均容易发生变异,但以 HA 尤为突出,而出现的新亚型容易在人群中引起流感大流行。乙型与丙型流感病毒的抗原性较稳定,较少发生变异,所以不容易引起乙型与丙型流感的大流行。

2. 变异　流感病毒容易发生变异,其变异除基因内部发生局部变异外,还因为核酸分节段,容易发生基因重排(gene reassortment)。流感病毒容易发生抗原性变异和温度敏感性变异,抗原性变异是流感病毒变异的主要形式,可导致新亚型病毒的形成,温度敏感性变异则有利流感疫苗制备。根据流感病毒抗原性变异的程度,分为两种形式:①抗原性漂移(antigenic drift):指抗原的变异幅度小,HA 和 NA 氨基酸的变异率小于 1%,属于量变。这种变异是由病毒基因点突变引起的,而人群的免疫力起了选择性作用,所以不会引起流感的大规模流行,仅引起中、小规模流行。②抗原性转变(antigenic shift):指抗原变异幅度大,HA 或 NA 氨基酸的变异率达到 20%~50%,属质变,常形成新的亚型(如 H1N1→H2N2,或 H2N2→H3N2)。这种变异可以由点突变积累形成,也可由基因重排引起,如果由基因点突变积累引起的,一般需要 30 年左右才会出现新的亚型;但如果是由基因重排引起的,则只需 10 年左右就会出现新的亚型。

（四）培养特性

病毒分离培养的三种方式都可用于培养流感病毒,但最常用的方法是鸡胚培养。如果采用动物接种培养流感病毒,最敏感的动物是雪貂,但较少使用;也可用小鼠培养流感病毒,而且流感病毒在小鼠体内连续传代后其毒力可增强,引起小鼠肺部广泛病变或死亡。流感病毒可在鸡胚尿囊腔及羊膜腔中生长繁殖,初次分离以羊膜腔接种为宜,传代培养则采用尿囊腔接种;流感病毒增殖后不引起鸡胚明显的病理改变,常需用血凝试验检测流感病毒并判定其效价。还可用

Notes

组织细胞培养流感病毒,常用的细胞为狗肾传代细胞(MDCK)和猴肾细胞(PMK),但流感病毒增殖后引起的 CPE 不明显,需用红细胞吸附试验(hemadsorption test)或免疫荧光方法来判定流感病毒的感染和增殖情况。

(五) 抵抗力

流感病毒的抵抗力较弱,不耐热,56℃ 30 分钟即被灭活。室温下病毒的传染性很快丧失,0~4℃能存活数周,-70℃以下可长期保存。流感病毒对干燥、日光、紫外线、乙醚、甲醛和乳酸等理化因素敏感。

二、致病性与免疫性

(一) 致病性

1. 传播与病毒受体 流感病毒的传染源主要是急性期患者,其次是隐性感染者,但如猪和禽等部分动物也可能成为传染源。流感病毒的传染性很强,空气传播是人流感病毒的一种传播方式,主要通过患者或隐性感染者说话、咳嗽、打喷嚏等方式喷出含病毒的飞沫或气溶胶进入空气,然后被吸入到易感者的呼吸道。另一种传播方式是易感者直接或间接接触含流感病毒的分泌物和气溶胶。流感病毒通过 HA 与呼吸道黏膜上皮细胞表面的流感病毒受体结合,并在呼吸道上皮细胞内增殖。

唾液酸是流感病毒受体的基本成分,人的流感病毒受体是唾液酸 -α-2、6- 半乳糖 -β1、4- 葡萄糖(SA-α-2、6-gal-β1、4-glu),主要分布在人咽喉和鼻腔的细胞表面;禽类的流感病毒受体是唾液酸 -α-2、3- 半乳糖 -β1、4- 葡萄糖(SA-α-2、3-gal-β1、4-glu),主要分布在人下呼吸道的支气管和肺泡细胞表面;而猪气管上皮细胞表面具有这两类唾液酸受体,所以猪既可以被人流感病毒感染,也可以被禽流感病毒感染。当人流感病毒和禽流感病毒同时感染猪时,就可能引起流感病毒分节段的基因重排,导致新亚型流感病毒的出现,暴发流感的大流行。

2. 致病机制 流感病毒的致病机制包括病毒的直接损伤作用和免疫病理损伤作用。流感病毒在呼吸道上皮细胞增殖后,引起细胞的空泡变性和纤毛丧失,并向邻近细胞扩散,最终导致上皮细胞坏死脱落,使呼吸道黏膜的屏障功能丧失。NA 可水解呼吸道黏膜表面保护性黏液层中黏蛋白的唾液酸残基,降低黏液层的黏度,使细胞表面受体暴露,有利于流感病毒的吸附。流感病毒侵入后可刺激机体产生干扰素和免疫活性细胞释放淋巴因子,引起呼吸道黏膜组织的炎症反应。此外,流感病毒感染后还可降低机体免疫应答、抵抗干扰素的抗病毒作用、以及导致免疫病理损伤等,病毒的 NS1 在其中发挥重要作用。

3. 所致疾病 流感病毒是流感的病原体,人群对流感病毒普遍易感,但大约有 50% 的感染者没有任何症状。流感的潜伏期一般为 1~4 天,潜伏期长短与侵入病毒量和机体免疫状态有关。患者起病急,表现为畏寒、发热、头痛、全身肌肉酸痛等全身症状,伴有鼻塞、流涕和咳嗽等呼吸道症状。发热可达 38~40℃,持续 1~5 天,平均为 3 天。小儿发热的温度比成人高,可导致抽搐或谵妄;呕吐、腹痛和腹泻也较常见。由于流感病毒感染所致的坏死组织的毒素样物质可侵入血液,所以流感的临床表现一般是全身症状重而呼吸道症状轻。

流感发病率高,但病死率低,流感患者若无并发症发生,通常在 5~7 天后即可恢复。年老体弱、免疫力低下和婴幼儿等流感患者易出现并发症,常见的并发症有两种,一是并发金黄色葡萄球菌、肺炎链球菌和流感嗜血杆菌等细菌感染性肺炎,二是并发原因不明的急性脑病,即 Reye 综合征。并发症严重者可危及生命,90% 以上的死亡者为 65 岁以上的流感患者。

4. 流行病学特征 流感病毒已在人类引起过多次世界性大流行(表 24-3),有数千万人死于流感,其中最严重的一次是 1918~1919 年的流感大流行。当时全世界约有 50% 的人口被流感病毒感染,所导致的死亡人数超过第一次世界大战死亡的总人数。1977 年后,1918 年流行的甲 1 型(H1N1)重新出现,并与甲 3 型(H3N2)同时流行,更加重了流感病毒对人类健康的危害。

Notes

2009 年 3 月,墨西哥暴发了由甲型 H1N1 流感病毒感染引起的新疫情,具有较强的传染性,迅速蔓延至美国及世界各地,在墨西哥造成 2% 的病死率,引起世界卫生组织的高度重视,成为又一次全球性流感大流行。我国将甲型 H1N1 流感纳入《中华人民共和国传染病防治法》规定的乙类传染病进行预防和控制。1997 年,香港地区首次出现禽流感病毒(H5N1)传染给人;2013 年,我国部分地区出现禽流感病毒(H7N9)传染给人,其病死率明显高于季节性流感。目前禽流感病毒对人的感染已有全球化趋势,而且人感染禽流感病毒后病死率较高,需要高度重视。

表 24-3　甲型流感病毒在不同流行年代的表面抗原变化

亚型名称	亚型抗原	病毒代表株*	流行年代
原甲型	H0N1#	A/PR/8/34,可能为猪流感病毒	1918
亚甲型	H1N1	A/FM/1/47	1947
亚洲甲型	H2N2	A/Singapore/1/57	1957
香港甲型	H3N2	A/Hongkong/1/68	1968
香港甲型与新甲型	H3N2,H1N1	A/USSR/90/77	1977
甲型 H1N1	H1N1	?	2009

* 病毒代表株命名法:型别 / 分离地点 / 病毒株编号 / 分离年代(HA 和 NA 亚型)
\# 当时认为是 H_0N_1,后经血清学实验证实为 H_1N_1

流感的流行与流感病毒的变异密切有关,人群对发生抗原性转变后的新亚型流感病毒缺少免疫力,所以往往会引起流感的全球性大流行。人流感病毒的新亚型病毒主要来源于禽类,其中以水禽和家禽为主,如 1918 年流行的 H_1N_1 流感病毒株的八个节段均来自禽类。2009 年流行的 H1N1 流感病毒株有五个片段来源于猪,两个片段来源于禽类,一个片段来源于人;2013 年我国流行的 H7N9 禽流感病毒,其基因组来自于东亚地区野鸟和中国上海、浙江、江苏鸡群的基因重排。仅从流感病毒的唾液酸受体来分析,禽流感病毒是不会直接感染人的;但是,1997 年香港发生了首次禽流感病毒(H5N1)直接感染人的情况,此后类似的报道逐渐增多,涉及的流感病毒亚型包括 H5N1、H7N7、H9N2 和 H7N9。虽然其致病机制目前尚不完全清楚,但由此打破了禽流感病毒不直接传染人的传统观念,向人类提出了更严峻的挑战。2013 年春,我国部分地区出现了 H7N9 禽流感病毒的流行,而且具有较高的病死率,再次敲响了禽流感病毒直接感染人的警钟。

流感的流行季节因地理位置的不同而有所差异,在温带区域有明显的季节性流行规律,而在热带地区季节性并不明显,全年都可能发生流行。在北半球温带气候条件下,流感流行主要发生在当年 12 月至次年 3 月,而南半球温带区域的流行则主要发生在 5 月至 8 月。我国北方以冬季为主,南方则一年四季都可发生,但仍以冬季为高峰期。

(二)免疫性

人体感染流感病毒或接种流感疫苗后,可形成特异性免疫应答,产生特异性的体液免疫和细胞免疫。体液免疫中以抗 HA 抗体为主,具有中和病毒的作用,包括 IgM、IgG 和 SIgA,在抵抗流感病毒感染中起重要作用。呼吸道黏膜局部分泌的 SIgA 具有阻断流感病毒感染的作用,但维持时间短,一般仅几个月。血清中抗 HA 抗体对亚型内变异株感染的免疫保护作用可持续数月至数年,但亚型间无交叉免疫保护作用,所以每当出现新亚型流感病毒时,容易引起大规模流行。抗 NA 抗体虽对流感病毒无中和作用,但可减少流感病毒的释放和扩散,并降低流感病情的严重性,故也有一定保护作用。针对流感病毒其他蛋白的抗体没有保护作用。

抗流感病毒的细胞免疫以 CD4+ T 和 CD8+ T 淋巴细胞为主,针对流感病毒的特异性 CD4+ T 淋巴细胞,能辅助 B 淋巴细胞产生抗流感病毒的抗体。CD8+ T 淋巴细胞能溶解流感病毒感染的

Notes

细胞,阻止病毒在细胞内增殖,有利于病毒的清除和疾病的恢复。此外,CD8⁺ T 细胞还具有流感病毒亚型间的交叉保护作用,有助于抵抗不同亚型流感病毒的感染。

三、微生物学检查

在流感流行期间,根据典型的临床症状就可以初步诊断,但确诊或流行监测、特别是对新变异株的监测,则有赖于实验室检查。流感病毒感染的微生物学检查主要包括以下三个方面。

(一) 病毒的分离与鉴定

分离培养和鉴定流感病毒是确诊流感的常用方法。通常是取急性期患者鼻咽拭子或咽漱液,经抗生素处理后接种至 9~11 日龄鸡胚羊膜腔或尿囊腔中,经 35℃ 培养 3~4 天,取羊水或尿囊液做血凝试验检测流感病毒的有无。如果血凝试验结果阳性,需再进一步用血凝抑制试验及神经氨酸酶抑制试验鉴定流感病毒亚型。若血凝结果阴性,则需用鸡胚盲传三代或以上,如血凝试验结果仍为阴性则可判为病毒分离阴性。也可用培养的组织细胞(如 MDCK 或 PMK)分离流感病毒,但致细胞病变作用(CPE)不明显,还需用红细胞吸附试验或免疫荧光方法来进一步确证有无流感病毒存在。

(二) 血清学诊断

采集流感患者急性期(发病 5 日内)和恢复期(病程 2~4 周)双份血清,在相同条件下做 HI 试验测定抗体效价。凡恢复期比急性期抗体效价有 4 倍或 4 倍以上增高时,即可做出诊断。进行血清学诊断时需要注意以下三点:①正常血清中往往存在非特异性抑制物,为了避免其对 HI 结果的干扰,受试血清宜先用胰蛋白酶处理,以除去抑制物后再进行血凝抑制试验。②用于 HI 试验的流感病毒应是与当时流行密切相关的病毒株。③ HI 试验的早期诊断价值有限,但可用于甲型流感病毒亚型的鉴定。补体结合试验(complement fixation,CF)也可用于血清中抗流感病毒抗体的检测,由于补体结合抗体出现早,消失也快,故补体结合试验阳性可作为新近感染的指标。

(三) 快速诊断

流感的快速诊断包括检测病毒抗原和病毒核酸,可在感染 24~72 小时内作出辅助诊断。流感病毒抗原检测主要是用荧光素标记特异性抗体,检查患者鼻黏膜印片或呼吸道脱落上皮细胞涂片中的病毒抗原;或用酶标记的特异性抗体建立 ELISA 方法,检测患者呼吸道分泌物、咽漱液或呼吸道脱落上皮细胞中的流感病毒抗原。另外,也可用 RT-PCR 和核酸杂交等方法检测流感病毒核酸,以及用核酸序列分析方法对流感病毒进行分型和亚型鉴定。

四、防 治 原 则

流感病毒容易变异,加之流感的传染性强,容易造成大流行,故切实作好预防工作十分重要。在流感流行期间,应及早发现和隔离流感患者,应尽量减少人群聚集或避免到人群聚集的公共场所,对公共场所的空间可用 1∶10 乳酸水溶液进行熏蒸消毒,都可以在一定程度上预防流感的发生。

流感疫苗接种是预防流感最有效的方法,目前使用的流感疫苗有灭活疫苗、裂解疫苗和亚单位疫苗三种,但以灭活疫苗为主。1941 年美国首先批准使用鸡胚培养的流感病毒灭活疫苗,其优点是皮下注射后可产生高滴度 IgG,维持时间较长,副作用小;缺点是呼吸道局部产生的 SIgA 少,维持时间短,需多次接种。1980 年有了流感病毒裂解疫苗和亚单位疫苗,减轻了流感灭活疫苗的副作用。近年还有了鼻腔喷雾接种的减毒活疫苗,有利于在呼吸道局部产生 SIgA;该疫苗为流感病毒温度敏感变异株,最适生长温度为 25℃。用于制备流感疫苗的病毒株必须选用当时流行的病毒株,也可在 WHO 的推荐和指导下进行流感疫苗制备,如现在常规使用的流感疫苗就是在 WHO 指导下制备的,包括了当前在人群中流行的 H3N2 和 H1N1 两种甲型流感病

Notes

毒株,以及一种乙型流感病毒株,即三价灭活疫苗。疫苗接种应在流感流行高峰前1~2个月进行,方可有效发挥保护作用。

对流感的治疗目前尚无特效方法,常用的金刚烷胺(amantadine)和金刚乙胺(rimantadine)是 M2 离子通道的一种抑制剂,可以阻止甲型流感病毒的穿入和脱壳,具有预防和治疗甲型流感病毒感染的作用,但它们对其他型别的流感病毒无效,而且具有较高的耐药率。核苷类抗病毒药物利巴韦林(ribavirin)具有广谱的抗病毒作用,对流感病毒具有较强的抑制作用,但存在一定的安全风险。神经氨酸酶抑制剂奥司他韦(oseltamivir)和扎那米韦(zanamivir)是新的抗流感病毒药物,对甲型和乙型流感均有效,但价格比较昂贵,而且也已经出现了耐药病毒株。干扰素和一些中草药对流感治疗也有一定疗效。

第二节　副　黏　病　毒

副黏病毒(*Paramyxoviridae*)是与正黏病毒生物学性状很相似的一组病毒,但具有不同的基因结构、致病性和免疫性,两者间的主要性状比较见表24-4。副黏病毒与正黏病毒的不同之处主要有以下四个方面:①副黏病毒的核酸不分节段,变异频率相对低一些。②包膜表面的刺突主要是血凝素/神经氨酸酶(HN)和融合蛋白(F),但随病毒的不同而有所差别(图 24-5 和表 24-5)。③副黏病毒的种类相对较多,包括麻疹病毒属(*Morbillivirus*)、副黏病毒属(*Paramyxovirus*)、肺病毒属(*Pneumovirus*)和亨尼帕病毒属(*Henipavirus*)等多个病毒属。可引起人类感染的主要副黏病毒有麻疹病毒(measles virus)、腮腺炎病毒(mumps virus)、呼吸道合胞病毒(respiratory syncytial virus,RSV)、副流感病毒(parainfluenza virus)、以及近年新发现的人偏肺病毒(human metapneumovirus)、亨德拉病毒(hendra virus)和尼帕病毒(nipah virus);④副黏病毒的致病力相对较弱,感染的对象以婴幼儿和儿童为主,但其中也有部分病毒的传染性和致病性都较强。

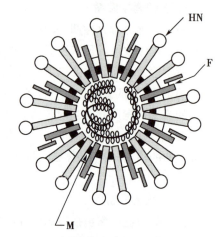

图 24-5　副黏病毒主要结构蛋白示意图
M:膜蛋白;F:融合蛋白;
HN:血凝素/神经氨酸酶

表 24-4　正黏病毒与副黏病毒的主要性状比较

生物学特性	正黏病毒	副黏病毒
病毒形态	球形或丝形,直径 80~120nm,有包膜	多形态性,多数病毒颗粒的直径为 120~250nm,有包膜
病毒基因组	单负链 RNA,13.6kb,分节段,变异频率高	单负链 RNA,15kb 左右,不分节段,变异频率低
核衣壳形成部位	细胞核	细胞质
凝血作用	有	有
溶血作用	无	有
唾液酸受体	亲和	亲和
刺突	HA 和 NA	F 为副黏病毒共有,其他成分因病毒而异,见表 24-5
鸡胚培养特性	生长良好	多数生长不佳

Notes

表 24-5　副黏病毒主要刺突的差别

病毒种类	血凝素（HA）	神经氨酸酶（NA）	融合蛋白（F）
麻疹病毒	+	−	+
腮腺炎病毒	+	+	+
副流感病毒	+	+	+
呼吸道合胞病毒	−	−	+
亨德拉病毒	−	−	+
人偏肺病毒	−	−	+

一、麻 疹 病 毒

麻疹病毒归属于副黏病毒科麻疹病毒属,是麻疹(measles)的病原体。麻疹是儿童时期最常见的一种急性传染病,其传染性很强。麻疹的临床表现为发热、呼吸道卡他症状和全身斑丘疹等。如不发生并发症,麻疹患者的预后良好。根据 WHO 的资料,每年全世界大约有 1.3 亿儿童患麻疹,导致 700 万 ~800 万儿童死亡,主要分布在发展中国家,是发展中国家儿童死亡的一个重要原因。自 20 世纪 60 年代初开始使用麻疹减毒活疫苗以来,麻疹发病率显著下降,WHO 已将消灭麻疹列为消灭脊髓灰质炎后的下一个目标。

(一)生物学性状

1. 形态结构　麻疹病毒为球形或丝形,直径约 120~250nm,有包膜。核衣壳呈螺旋对称,核心为不分节段的单负链 RNA(−ssRNA),基因组全长 15.89kb,从 3' 端开始依次为 N、P、M、F、HA 和 L 六个基因,分别编码核蛋白(nucleoprotein,NP)、磷蛋白(phosphoprotein,P)、膜蛋白(membrane protein,M)、融合蛋白(fusion protein,F)、血凝素(hemagglutinin,HA)和依赖 RNA 的RNA 聚合酶(large polymerase,L)等八种结构蛋白和功能蛋白。

麻疹病毒包膜表面有两种刺突,即 HA 和溶血素(hemolysin,HL),但没有神经氨酸酶。HA和 HL 均为糖蛋白,有免疫原性,刺激机体产生的抗体为具有保护作用的中和抗体。HA 参与病毒吸附,能与宿主细胞表面的麻疹病毒受体结合;还具有凝集猴红细胞的作用。HL 具有溶血作用,并可使感染细胞融合形成多核巨细胞。

2. 培养特性　麻疹病毒能在多种原代或传代细胞中增殖,如人胚肾、人羊膜、Vero、HeLa 等细胞均可用于麻疹病毒培养。病毒增殖后可导致细胞融合,形成多核巨细胞,还可在感染的细胞质和细胞核内出现嗜酸性包涵体。

3. 抗原性　麻疹病毒的抗原性稳定,目前只有一个血清型。但是,从 20 世纪 80 年代以来,各国均有麻疹病毒抗原和遗传物质小幅度变异的报道,这是值得注意的。另外,根据麻疹病毒核蛋白基因 C 末端高变区或 HA 全基因序列,可将麻疹病毒分为 A~H 八个基因群(genetic group),包含 23 个基因型(genotype)。

4. 抵抗力　麻疹病毒对理化因素的抵抗力较弱,加热 56℃ 30 分钟即被灭活,对脂溶剂和一般消毒剂敏感,日光和紫外线也能使其灭活。

(二)致病性与免疫性

1. 致病性　人是麻疹病毒唯一的自然宿主,传染源是急性期患者,特别在患者出疹前 2~4天至出疹后 2~5 天内,其传染性最强。主要经飞沫传播,也可经玩具、用具或密切接触传播。易感者为 6 月到 5 岁的儿童,接触病毒后几乎全部发病;发病季节以冬春季为主。麻疹病毒的受体为 CD46 分子和信号淋巴细胞活化分子(signaling lymphocyte activation molecule,SLAM),广泛分布于除人红细胞以外的大多数组织细胞。麻疹的发病过程中有两次病毒血症,当麻疹病毒经

Notes

呼吸道侵入人体,通过 HA 与呼吸道黏膜上皮细胞表面的 CD46 分子结合,病毒穿入上皮细胞并进行复制,然后扩散至淋巴结中增殖,最后进入血液形成"第一次病毒血症"。病毒随血液到达全身淋巴组织和单核吞噬细胞系统,大量增殖后再次释放入血,形成"第二次病毒血症"。由于病毒在眼结膜、口腔和上呼吸道黏膜、小血管内皮细胞内均有增殖,此时患者的表现除发热和畏光外,还有鼻炎、眼结膜炎和咳嗽等上呼吸道卡他症状。麻疹病毒还可在真皮层内增殖,并在口腔两颊内侧黏膜出现针尖大小、中心灰白、周围红色的特征性 Koplik 斑(Koplik's spots),是临床早期诊断麻疹的重要依据。此阶段也是麻疹传染性最强的时期,病理改变为多核巨细胞和包涵体的形成。在随后的 1~2 天,患者全身皮肤相继出现红色斑丘疹,出疹的顺序是先颈部,然后躯干,最后四肢,此阶段是麻疹病情最严重的时期。麻疹患儿在皮疹出齐后进入恢复期,一般在 24 小时后体温就开始下降,一周左右呼吸道症状消退,皮疹变暗,有色素沉着。典型麻疹的潜伏期 9~11 天,前驱期 2~4 天,出疹期 5~6 天,其感染的自然过程见图 24-6。

麻疹一般可以自愈或治愈,但如果患儿抵抗力低下或处理不当,可出现严重的并发症,并导致高达 25% 以上的病死率。发生并发症最明显的信号就是患者体温在恢复期不能降至正常或体温再次升高。最常见的并发症是细菌感染,如细菌性肺炎、支气管炎和中耳炎等,可占到麻疹死亡病例的 60%;最严重的并发症是脑炎(encephalitis),病死率为 5%~30%。免疫缺陷儿童感染麻疹病毒后,常不出现皮疹,但可发生严重的致死性麻疹巨细胞肺炎。

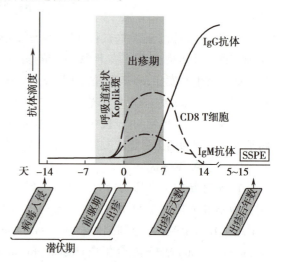

图 24-6　麻疹病毒感染过程示意图

麻疹病毒感染后,人约有 0.1% 的患者在病愈一周后发生迟发型超敏反应性疾病,引起脑脊髓炎(meningoencephalitis),典型的病理改变是脱髓鞘和明显的淋巴细胞浸润。患者常伴有永久性后遗症,病死率达 15%。另外,约有百万分之一的患者在病愈后 5~15 年发生急性病毒感染的迟发并发症——亚急性硬化性全脑炎(subacute sclerosing panencephalitis,SSPE),即渐进性大脑衰退,患者表现为反应迟钝、痴呆、进行性智力降低、癫痫等精神异常,肌肉痉挛和不自主运动等运动障碍。病程一般在 1~2 年,最终导致昏迷死亡。SSPE 的发病机制目前尚不完全清楚,患者血液和脑脊液中可检测到高效价的抗麻疹病毒抗体(IgG 或 IgM),神经元与神经胶质细胞质及细胞核内均可见包涵体,但分离麻疹病毒却很困难。因此认为是患者脑组织中的麻疹病毒为缺陷病毒,主要是因 M 基因的变异而导致不能合成 M 蛋白或表达低下,麻疹病毒不能进行正常的装配和释放;但如果把 SSPE 尸检的脑组织与对麻疹病毒敏感的 HeLa、Vero 等细胞共培养,则可以分离出完整的麻疹病毒。

2. 免疫性　麻疹病后可获得持久而牢固的免疫力,包括体液免疫和细胞免疫。麻疹病毒感染后机体产生的抗 HA 和抗 HL 抗体均具有中和病毒的作用,而且抗 HL 抗体还能阻止麻疹病毒在细胞间的扩散。感染初期以 IgM 为主,随后以 IgG1 和 IgG4 为主。来自母体的 IgG 抗体具有保护婴儿的作用,所以出生后 6 个月内的婴儿不易感染麻疹病毒。但随着年龄的增长,被动获得的抗体逐渐消失,对麻疹的易感性便随之增加,所以麻疹患者以 6 个月到 5 岁的婴幼儿多见。

细胞免疫有很强的保护作用,在麻疹恢复中起主导作用。细胞免疫正常但免疫球蛋白缺陷的麻疹患者也能痊愈并抵抗再感染,而细胞免疫缺陷的感染者,会出现进行性麻疹脑炎和巨细胞肺炎,容易导致患者死亡;在出疹初期患者的末梢血中可查见麻疹特异性的杀伤性 T 细胞,这

Notes

些都表明细胞免疫的重要性。此外,针对麻疹病毒的细胞免疫参与了麻疹的出疹和麻疹病后脑脊髓炎的发病;麻疹病毒感染还可引起短暂的免疫抑制,如结核菌素试验结果可能会由阳性转为阴性。

(三)微生物学检查与防治原则

1. 微生物学检查　典型的麻疹患者根据临床症状即可做出诊断,仅轻症患者和不典型的感染者需要进行微生物学检查。由于病毒分离和鉴定比较复杂,且需要 2~3 周时间,因而在麻疹的微生物学检查中较少使用,而常用的是血清学诊断。

(1)病毒分离与鉴定:取患者发病早期的咽漱液、咽拭子或血液标本,经抗生素处理后接种人胚肾、人羊膜或猴肾细胞中进行病毒的分离培养。麻疹病毒增殖较慢,培养 7~10 天后可出现多核巨细胞、胞内和核内出现嗜酸性包涵体(acidophilic inclusion body)等典型病变;麻疹病毒鉴定常用免疫荧光技术检测病变细胞中的麻疹病毒抗原。

(2)血清学诊断:取患者急性期和恢复期双份血清标本,用血凝抑制试验(HI)、补体结合试验(CF)或中和试验(NT)检测血清中抗麻疹病毒抗体,如恢复期抗体效价有 4 倍以上增高即具诊断意义。也可用 ELISA 方法检测 IgM 抗体,可以辅助早期诊断。

(3)快速诊断:取患者前驱期或卡他期咽漱液标本,经离心沉淀脱落黏膜细胞,再通过核酸分子杂交或 RT-PCR 等方法,检测感染细胞中的病毒核酸;也可用免疫荧光方法检测感染细胞中的麻疹病毒抗原。

2. 防治原则　预防麻疹的主要措施是隔离患者,减少传染源;对儿童进行麻疹疫苗接种,提高儿童对麻疹的免疫力。目前使用的麻疹疫苗为减毒活疫苗,该疫苗从 1963 年就开始使用,我国是从 1965 年开始应用的,显著降低了麻疹的发病率。当前,这类疫苗已经从单价疫苗发展为麻疹 - 腮腺炎 - 风疹三联疫苗(measles-mumps-rubella vaccine,MMR),可同时预防三种呼吸道病毒的感染。我国计划免疫程序的初次免疫是在 8 月龄,1 岁后及学龄前再加强免疫一次。疫苗接种后抗体阳转率达 90% 以上,免疫力可持续 10~15 年。对接触麻疹患儿的易感者,可紧急用人丙种球蛋白进行被动免疫,有一定预防效果。治疗上可选用利巴韦林等抗病毒药物,常需辅用维生素 A;也可选用部分中草药或中成药进行治疗。

二、腮腺炎病毒

腮腺炎病毒(mumps virus)归属于副黏病毒科德国麻疹病毒属(*Rubulavirus*),是流行性腮腺炎(epidemic parotitis)的病原体。流行性腮腺炎呈全球性分布,患者以学龄前儿童多见,但也可见于青年人。腮腺炎病毒感染者中至少有三分之一不出现临床症状,流行性腮腺炎患者的临床表现中最突出的特点是一侧或双侧腮腺非化脓性肿大伴疼痛,而成人患腮腺炎容易出现脑膜炎和睾丸炎等并发症。

(一)生物学性状

腮腺炎病毒呈球形,直径 100~200nm,核衣壳呈螺旋对称。病毒核酸为非分节段的单负链 RNA,基因组全长 15.38kb;编码七种结构蛋白,包括核蛋白(NP)、磷蛋白(P)、基质蛋白(M)、融合蛋白(F)、血凝素 / 神经氨酸酶(HN)、小疏水蛋白(small hydrophobic protein,SH)和依赖 RNA 的 RNA 聚合酶(L)。HN 具有血凝素和神经氨酸酶活性,可刺激机体产生中和抗体。F 蛋白有溶血和介导细胞融合的作用,与多核巨细胞的形成有关。腮腺炎病毒只有一个血清型,但用单克隆抗体已经鉴定出病毒抗原表位有所变异;目前根据 SH 基因序列的差异可以区分为 A~H 11 个基因型。腮腺炎病毒可用鸡胚羊膜腔接种培养,也可用猴肾细胞培养,病毒增殖后可引起细胞融合和形成多核巨细胞等病变。

腮腺炎病毒的抵抗力不强,对脂溶剂敏感,加热和紫外线照射均可使病毒灭活。常用低温保存腮腺炎病毒,4℃下可保存 3 个月,-60℃可保存一年以上。

Notes

（二）致病性与免疫性

1. 致病性　人是腮腺炎病毒的唯一宿主,传染源是流行性腮腺炎患者和腮腺炎病毒携带者。腮腺炎病毒主要通过飞沫传播,也可通过人与人接触传播。流行性腮腺炎好发于冬春季节,5~14 岁儿童为易感者。流行性腮腺炎的潜伏期为 7~25 天,平均为 16~18 天。在病前一周和病后一周内为排病毒高峰期,传染性很强。病毒侵入人体后先在鼻或呼吸道黏膜上皮细胞以及面部局部淋巴结内增殖,随后入血引起病毒血症,并扩散至腮腺和其他器官,如睾丸、卵巢、肾脏、胰腺和中枢神经系统等。主要临床表现为一侧或双侧腮腺肿大,疼痛和触痛明显,颌下腺及舌下腺亦可累及;还伴有发热、肌痛和乏力等症状。青春期的腮腺炎病毒感染者易出现并发症,20%~30% 的男性易并发睾丸炎,导致睾丸萎缩和不育;7% 的女性易并发卵巢炎,如在怀孕 3 个月内的孕妇感染,还可导致胎儿畸形。无菌性脑膜炎患者的 10%~15% 是由腮腺炎病毒性引起的,而腮腺炎病毒性脑炎亦较常见。

2. 免疫性　流行性腮腺炎病后可获得牢固的免疫力,婴儿可从母体获得被动免疫,故 6 个月以内的婴儿很少患腮腺炎。使用腮腺炎病毒、麻疹病毒和风疹病毒组成的三联疫苗（MMR）后,也可获得针对腮腺炎病毒的免疫力,明显减少腮腺炎病例。

（三）微生物学检查

根据腮腺炎病例典型的临床表现,无需做微生物学检查即可对患者作出诊断。对症状不典型的可疑患者应取唾液或脑脊液做病毒分离培养。腮腺炎病毒在猴肾细胞内增殖后可形成多核巨细胞,但细胞病变一般不明显,所以需用豚鼠红细胞进行红细胞吸附试验做进一步检查。血清学诊断包括特异性 IgM 抗体和 IgG 抗体检测,若恢复期 IgG 抗体效价上升≥4 倍,具有诊断意义;但血清学诊断对接种过腮腺炎疫苗的感染者,其诊断意义有限。也可用 RT-PCR 检测腮腺炎病毒核酸或序列测定。

（四）防治原则

预防上应及时隔离腮腺炎患者,切断腮腺炎病毒的传播途径。疫苗接种是有效的预防措施,目前使用的腮腺炎疫苗主要是减毒活疫苗,产生的免疫保护作用可维持 20 年。现在也有较多的国家使用 MMR,同样取得了较好的免疫保护效果。目前尚无治疗腮腺炎的特效药物,中草药有一定治疗效果。

三、呼吸道合胞病毒

呼吸道合胞病毒（respiratory syncytial virus,RSV）归属于副黏病毒科肺病毒属（*Pneumovirus*）,是引起婴幼儿和儿童下呼吸道感染的主要病原体。在 6 个月以下婴儿的细支气管炎和肺炎患者中,呼吸道合胞病毒感染居各种病原体的首位,约占因呼吸系统疾病而住院患儿的 25%。在较大的儿童中,RSV 主要引起鼻炎、感冒等上呼吸道感染。

呼吸道合胞病毒呈球形,直径为 120~200nm,有包膜。核酸为单负链 RNA,不分节段;基因组全长 15.19kb。病毒基因组可编码 10 种蛋白质,包括三种包膜蛋白（F、G、SH）,两种基质蛋白（M1、M2）、三种核衣壳蛋白（N、P、L）和两种非结构蛋白（NS1、NS2）。RSV 目前分为两个血清型。病毒包膜上有 G 蛋白和 F 蛋白形成的刺突,但无 HA、NA 和 HL,不能凝集红细胞。G 蛋白（黏附蛋白）参与病毒吸附,F 蛋白介导膜融合,与多核巨细胞的形成有关。G 蛋白和 F 蛋白均诱导保护性免疫应答。呼吸道合胞病毒不能用鸡胚培养,但可用 HeLa、HEp-2 和人胚肾细胞培养。呼吸道合胞病毒在培养细胞中生长较缓慢,大概要培养 10 天才出现细胞病变。细胞病变的特点是形成多个细胞融合而成的多核巨细胞,胞质内有嗜酸性的包涵体。

呼吸道合胞病毒的抵抗力不强,对热、酸、胆汁以及冻融处理等敏感,因此用于病毒分离的标本最好直接接种至培养细胞中,尽量避免冻存处理。

呼吸道合胞病毒主要经飞沫传播,也可经接触污染的手或物品传播,传染性较强,是医院内

Notes

感染的主要病原体之一。流行季节为冬季和早春,婴幼儿和儿童普遍易感,但小于2月的婴儿因为有从母亲获得的针对呼吸道合胞病毒的IgG抗体,所以很少受到呼吸道合胞病毒的感染。病毒侵入人体后先在鼻咽部的上皮细胞中增殖,进而扩散至下呼吸道,但不形成病毒血症。潜伏期为4~5天,但排放病毒的时间可持续1~5周。呼吸道合胞病毒能引起婴幼儿(特别是2~6个月婴幼儿)严重的呼吸道疾病,如细支气管炎和肺炎。呼吸道合胞病毒感染仅引起轻微的呼吸道纤毛上皮细胞损伤,所以其发病机制除病毒感染的直接损伤作用外,可能还与婴幼儿呼吸道组织学特性、免疫病理损伤有关。呼吸道合胞病毒严重感染时常造成呼吸道局部水肿、分泌物增多、引发Ⅰ型超敏反应等,从而阻塞患儿狭窄的呼吸道,容易导致患儿死亡。

呼吸道合胞病毒感染后所诱导机体产生的免疫力不强,母体通过胎盘传给胎儿的抗体维持时间很短,而且在抗病毒抗体存在的情况下,仍有呼吸道合胞病毒的原发感染和再感染发生。病毒诱生的IgE抗体参与Ⅰ型超敏反应,与细支气管炎的形成有密切关系,但与血清中IgG抗体无关。

呼吸道合胞病毒所致的呼吸道疾病与其他病毒和细菌感染所致的呼吸道疾病是很难区别的,需做微生物学检查才能确诊呼吸道合胞病毒感染。可以通过病毒分离培养和患者血清中特异性抗体的检查进行实验室诊断,但这类检查不仅操作复杂,而且获得结果需要的时间也较长,所以不作为常规使用。目前常用的方法是采用免疫荧光试验检查鼻咽部脱落细胞中的呼吸道合胞病毒抗原,以及用RT-PCR方法检查病毒核酸进行快速辅助诊断。

对呼吸道合胞病毒感染的治疗主要是采取吸氧、吸痰和选用高效价的抗呼吸道合胞病毒抗体等进行支持疗法,至今尚无特异的治疗药物和有效的预防疫苗。

四、副流感病毒

副流感病毒(parainfluenza virus,PIV)归属于副黏病毒科德国麻疹病毒属,是引起婴幼儿严重呼吸道感染的主要病原体之一,仅次于呼吸道合胞病毒。若年长的儿童和成人感染副流感病毒,则只引起轻度上呼吸道感染。副流感病毒呈球形,直径为125~250nm,核衣壳呈螺旋对称。病毒核酸为不分节段的单负链RNA,基因组全长17.05kb;主要编码融合蛋白(F)、血凝素/神经氨酸酶(HN)、基质蛋白(M)、核蛋白(N)、聚合酶复合物(P+C)、RNA依赖的RNA聚合酶(L)。包膜上有HN和F两种刺突,长12~14nm,宽2~4nm。HN蛋白兼有HA和NA的作用,F蛋白具有使细胞融合和溶解红细胞的作用。副流感病毒可用原代上皮细胞培养,也可用传代的猴肾细胞(LL-MK)或狗肾细胞(MDCK)培养,病毒RNA在胞质内复制。根据抗原性的不同,副流感病毒分为五个血清型(PIV 1-5),感染人类的主要型别是PIV 1-3型。

副流感病毒主要通过气溶胶或飞沫传播,也可通过人与人之间接触传播。病毒侵入人体后仅局限在呼吸道上皮细胞增殖,一般不引起病毒血症。人体感染副流感病毒后的排病毒时间比较长,大约7~10天,而且PIV 3的排病毒时间可长达4周。潜伏期为2~6天,感染部位可以只在鼻咽部,引起"普通感冒"的症状;也可以在咽喉部和上呼吸道,引起小儿哮喘和细支气管炎,病原体以PIV 1-2型多见;病毒还可向呼吸道深部扩散并导致肺炎和细支气管炎,病原体以PIV 3型为主,但这种感染较少见。

婴儿可从母体获得抗副流感病毒的IgG类抗体,但不具有保护作用。副流感病毒感染后在呼吸道产生的SIgA对同型病毒再感染有保护作用,但只能维持几个月,因此副流感病毒的再感染比较常见。

副流感病毒感染的微生物学检查包括用细胞培养分离和鉴定病毒,也可取鼻咽部分泌物或脱落细胞标本,用ELISA或免疫荧光方法快速检测病毒抗原。有关副流感病毒疫苗的研究,已进行过包括灭活疫苗、减毒活疫苗、亚单位疫苗等的探索,但由于接种后产生的免疫保护作用有限,所以至今尚无可供常规使用的疫苗。治疗上也没有特别有效的方法,利巴韦林可以用于下呼吸道 PIV 感染的治疗。也可通过隔离患者、勤洗手等常规措施来降低副流感病毒所致的医院感染。

五、人偏肺病毒

人偏肺病毒(human metapneumovirus,hMPV)是荷兰学者 Van den Hoogen 等于 2001 年从呼吸道感染的婴儿标本中首次分离到的一种新病毒,归属偏肺病毒属(*Pneumovirus*),是偏肺病毒属中的第一个人类病毒。hMPV 具有与副黏病毒相似的电镜形态和生物学特性,病毒体平均直径为 200nm,有包膜和表面刺突,核衣壳为螺旋对称。核酸为单负链 RNA,长度约 13.4kb,不分节段,编码核蛋白(N)、基质蛋白(M)、磷蛋白(P)、小疏水蛋白(SH)、融合蛋白(F)、黏附蛋白(G)、RNA 依赖的 RNA 聚合酶(L)、转运延长因子(M2-1)、RNA 合成调节因子(M2-2)等九种蛋白。hMPV 在系统发生上分为两个基因型,在血清学上分为两个血清型及四个亚型。

hMPV 可用 TMK 和 LLC-MK2 细胞进行培养,但生长缓慢,通常在接种病毒 10~14 天后才出现细胞融合病变。所致的细胞病变与呼吸道合胞病毒引起的细胞病变极为相似,两者很难区分,需用其他方法加以鉴别。

hMPV 主要经呼吸道传播,儿童普遍易感,血清抗体的流行病学调查结果显示,6~12 个月的婴儿中 hMPV 感染率为 25%,5 岁以下儿童的感染率为 100%。低龄儿童、老年人、免疫功能不全的人群中发病率较高,并可引起致死性感染。hMPV 感染后的临床表现与呼吸道合胞病毒感染很相似,但病情较缓和,病程略短。hMPV 感染的临床表现多样化,有的仅为轻微的上呼吸道感染症状;有的为流感样症状伴高热、肌痛和恶心呕吐;还有的发生严重的细支气管炎和肺炎;部分患者还会出现声音嘶哑、喘息、呼吸困难、眼结膜炎、中耳炎等。多数感染者的临床症状不明显,但 2 岁以下婴幼儿感染的病情则较为严重,特别是当与其他呼吸道病毒合并感染时症状会加重,易合并心力衰竭和呼吸衰竭。hMPV 感染与病毒复制主要局限在呼吸道纤毛上皮细胞,一般不累及 I 型肺泡细胞核肺吞噬细胞;而且在血清、脾脏、心脏和脑组织中也查不到病毒颗粒及其 RNA。在感染两周后血清中可检测到特异性 IgG 抗体,四周达到高峰,并伴有 NK 细胞和 T 细胞的减少。

对于 hMPV 感染的微生物学检查,一般不采用呼吸道病毒感染的常规检查方法,因为该病毒在细胞培养中增殖缓慢,不能达到早期诊断的目的,所以最好应用 RT-PCR 或实时定量 PCR 方法,特别是病毒 N 和 L 基因特异的 PCR 检查方法,可以做到既敏感又快速的诊断。也可采用血清学检测、酶联扩增杂交分析等方法辅助诊断。目前尚无有效的抗 hMPV 治疗药物和疫苗。

六、亨德拉病毒和尼帕病毒

亨德拉病毒(Hendra virus)和尼帕病毒(Nipah virus)是国际病毒命名委员会(ICTV)2002 年才新增的亨尼帕病毒属的两个成员。亨德拉病毒和尼帕病毒均为人兽共患病的病原体,其感染范围很广,包括人、猪、狗、猫、马和其他哺乳动物。与其他副黏病毒感染最明显的区别是这两种病毒都具有较高的致死性,特别是尼帕病毒,其病死率高达 40%。美国已把尼帕病毒与汉坦病毒归类在相同的生物恐怖级别(C 类),需在生物安全级别最高的四级(BSL-4)实验室中进行操作。

1. **亨德拉病毒**　亨德拉病毒是 1994 年首次从澳大利亚亨德拉镇(Hendra)暴发的一种严重的、致人和马死亡的呼吸道感染疾病中分离到的。病毒体大小不均,直径为 38~600nm,表面有长度分别为 15 和 18nm 的双绒毛纤突。亨德拉病毒的自然宿主是蝙蝠,果蝠(fruit-bat)是主要的中间宿主。亨德拉病毒可以感染马和人,但人体的感染通常是因为接触了患病马匹的组织和体液所致。亨德拉病毒感染的临床表现为严重的流感样症状,有明显的呼吸道症状,常伴有发热和肌肉疼痛,有的还出现神经症状,常表现为中度脑膜炎。亨德拉病毒传播的特点是通过接触传播,并有一定的地域性,其报道现在还局限在澳大利亚。临床特点是严重的呼吸困难和较高的病死率。

亨德拉病毒的分离培养可采用常规的细胞培养方法,而感染组织和培养细胞中的病毒抗原和核酸可用免疫荧光和 RT-PCR 方法检测;血清学诊断中比较可靠的方法是 ELISA 和中和试验。目前尚无有效的预防疫苗和治疗药物。

2. 尼帕病毒　尼帕病毒是 1999 年首次从马来西亚尼帕镇(Nipah)脑炎患者的脑脊液中分离到的。该病毒的形态具有多样性,大小为 120~500nm 不等。基因组 RNA 为 18 246 个核苷酸,为单股负链 RNA,含六个基因读码框(N、P、M、F、G 和 L),编码六种主要的结构蛋白,从 3' 端开始依次编码核蛋白(N)、磷蛋白(P)、基质蛋白(M)、融合蛋白(F)、黏附蛋白(G)和 RNA 依赖的 RNA 聚合酶(L)。P 基因还编码影响宿主免疫的病毒毒力因子 V、C 和 W 蛋白。病毒包膜蛋白为 G 和 F,病毒通过 G 蛋白与病毒受体结合,在 F 蛋白的共同作用下,诱导膜融合使病毒穿入细胞内,二者与病毒感染关系密切。

尼帕病毒主要的中间宿主是果蝠,主要传染源是猪。猪通过食入果蝠污染的果实受染,受染的猪通过体液或呼吸道气溶胶传播给人,主要导致尼帕病毒脑炎。该病的潜伏期 4~18 天,初期临床症状轻微,类似流感症状;随后出现高热、头痛、视力模糊、呼吸困难、昏迷等,病死率高。患者以成人多见,其中男性占到 80% 以上。部分痊愈的患者中,多数遗留有不同程度的脑损伤。微生物学检查的标本常为新鲜的神经组织或脑脊液,标本可用培养细胞进行病毒分离,也可用 RT-PCR 检测病毒核酸。至今尚无有效的防治方法来对付尼帕病毒感染。

第三节　冠 状 病 毒

冠状病毒(*Coronavirus*)是因为病毒包膜上的刺突向四周伸出,形如日冕(solar corona)或花冠状而得名。冠状病毒属于冠状病毒科(*Coronaviridae*)、冠状病毒属(*Coronavirus*)。冠状病毒在自然界中广泛分布,感染的宿主除人外还包括猪、猫、狗、牛、兔、鼠和禽类等,但具有高度的种属特异性。冠状病毒对多种组织器官有亲嗜性,主要为呼吸道和肠道,但也可累及肝、肾、心和脑等器官。根据 2012 年国际病毒分类委员会(ICTV)的规定,冠状病毒被分为 α、β、γ、δ 四组,分别对应以前的 1、2、3 组和一个新假定的属。

人冠状病毒是引起普通感冒的主要病原体之一,10%~15% 的普通感冒是由人冠状病毒引起的,所以在普通感冒病原体中它仅次于鼻病毒。另外,人冠状病毒还可引起腹泻或胃肠炎。2002 年 11 月至 2003 年 6 月,严重急性呼吸综合征(severe acute respiratory syndrome,SARS)发生世界性流行,经鉴定其病原体是一种新型冠状病毒,即 SARS 冠状病毒(SARS coronavirus,SARS-CoV);2012 年 9 月后,在中东地区和少数欧洲国家中出现了另外一种新型冠状病毒,2013 年 5 月被正式命名为中东呼吸综合征冠状病毒(Middle East respiratory syndrome coronavirus,MERS-CoV)。

一、冠 状 病 毒

1965 年,Tyrrell 等用培养的人胚气管从普通感冒患儿标本中分离到 B814 病毒;1966 年,Hamre 等用人胚肾细胞从上呼吸道感染病人标本中分离到 229E 病毒;1967 年,Mcintosh 等用电镜从急性上呼吸道感染病人标本中观察到 OC43 病毒;1968 年,Almedia 用电镜观察到这些病毒的四周有呈放射状的突起,形如日冕,故建议将其命名为冠状病毒(Coronavirus)。1975 年,国际病毒分类委员会正式命名了冠状病毒科。2003 年和 2012 年,新分离到的两种冠状病毒分别为 SARS-CoV 和 MERS-CoV。

(一) 生物学性状

冠状病毒呈多形态性 (pleomorphic),病毒颗粒的直径为 60~160nm,有包膜,核衣壳呈螺旋对称。病毒包膜表面的刺突呈放射状排列,电镜下形如日冕(图 24-7)。人呼吸道冠状病毒的突起为花瓣状,排列成一圈,形如花冠。病毒基因组为单正链 RNA(+ssRNA),具有感染性;不分节段,全长 27~32kb,是已知的 RNA 病毒中基因组最大的。基因组 RNA 5' 端包括一个帽子结构、65~98 个核苷酸的前导序列、200~400 个核苷酸的非翻译区(UTR);3' 端包括一个 200~500 个核苷酸的 UTR 和 poly(A)尾。病毒基因组编码的蛋白包括 RNA 聚合酶 (polymerase,Pol)、核蛋白(N)、包含基质蛋白

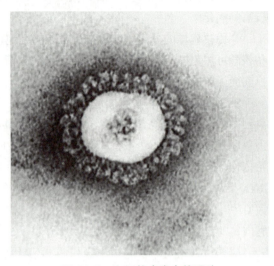

图 24-7　人冠状病毒电镜照片

(matrix protein)的膜蛋白(M)、包膜蛋白(E)、包膜表面的刺突糖蛋白(spike glycoprotein,S),某些病毒株如人冠状病毒 OC43,还有血凝素 - 酯酶蛋白(hemagglutinin-esterase protein,HE),为具有 HA 血凝活性和类似 NS 酯酶活性的糖蛋白。病毒基因组从 5' 端到 3' 端依次为 5'-Pol-(HE)-S-E-M-N-3'。

冠状病毒可在人胚肾或肺原代细胞质中增殖,以出芽的方式释放。病毒培养初期时 CPE 不明显,经连续传代后 CPE 明显增强。也可用人胚气管及鼻甲黏膜培养冠状病毒。人冠状病毒的受体因病毒不同而异,如冠状病毒 229E 的受体是氨基肽酶 N(aminopeptidase N,APN)。

冠状病毒对理化因素的耐受力较差,37℃数小时便失去感染性,对乙醚、三氯甲烷等脂溶剂和紫外线敏感。

(二) 致病性与免疫性

冠状病毒主要经飞沫传播,流行季节为冬春两季;各年龄组人群均易感,但以婴幼儿为主。疾病的潜伏期较短,平均为 3~7 天。所致的疾病主要是普通感冒和咽喉炎,某些冠状病毒株可引起成人腹泻或胃肠炎。冠状病毒感染多为自限性疾病,病程一般为 6~7 天。病后患者血清中虽有抗冠状病毒的抗体存在,但免疫保护作用不强,再感染仍可发生。

(三) 微生物学检查与防治原则

冠状病毒感染的微生物学检查包括病毒的分离培养、血清学诊断和快速诊断。进行病毒分离培养时,宜采集鼻腔分泌物和咽漱液等标本,然后用人胚气管或鼻甲黏膜进行培养,也可用人胚肾或肺原代细胞培养。由于冠状病毒引起的 CPE 不明显,需对分离培养的病毒进行进一步检测或鉴定,所以冠状病毒感染一般不进行病毒的分离和鉴定。进行血清学诊断时,宜采集感染早期和恢复期双份血清标本,用中和试验、血凝抑制试验和补体结合试验等方法检测血清中的特异性抗体及其效价,如果恢复期抗体效价升高 4 倍及以上,就具有诊断意义。冠状病毒感染的快速检查包括用免疫荧光和酶免疫技术检查病毒抗原,用 RT-PCR 检测病毒核酸等。目前尚无特异的疫苗来预防冠状病毒感染,也无特效药物进行治疗。

二、SARS 冠状病毒

2002 年年底至 2003 年上半年,在世界范围流行的严重急性呼吸道综合征(SARS)是一种急性呼吸道传染病,又称为传染性非典型肺炎。SARS 流行开始于我国广东,然后迅速蔓延至香港及世界各地。全世界有 32 个国家和地区发生疫情,平均病死率为 10%。SARS 的病原体是一种新型冠状病毒,与以前分离到的人冠状病毒有较大差别,所以被命名为 SARS 冠状病毒

Notes

（SARS-CoV）。

（一）生物学性状

SARS 冠状病毒颗粒呈圆形或多形态性，直径 120~160nm，有包膜，包膜上有排列如花冠状的刺突，长度约 20nm。核酸为单正链 RNA（+ssRNA），全长约 29.7kb，编码 20 多种蛋白，主要的结构蛋白是 N、S 和 M 等蛋白（图 24-8）。N 蛋白的分子量为 50~60kD，结合在病毒 RNA 上，对病毒的复制起着重要作用。S 蛋白的分子量为 180~220kD，构成包膜表面的刺突，病毒通过它吸附到宿主细胞膜糖蛋白受体上，介导病毒与宿主细胞的结合。M 蛋白的分子量为 20~35kD，对稳定病毒结构、包膜的形成和病毒的出芽释放等起着重要作用。

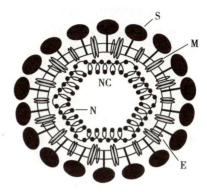

图 24-8　SARS 冠状病毒模式图
N：衣壳蛋白　M：跨膜蛋白
S：刺突糖蛋白　E：包膜蛋白

SARS 冠状病毒的复制过程与一般的 +ssRNA 病毒复制基本相同，但该病毒的出芽不是经过细胞膜，而是从高尔基体进入胞质内空泡中，后者再与细胞膜融合而释放出病毒颗粒。SARS 冠状病毒的一个复制周期约 10~12 小时。SARS 冠状病毒能在 Vero-E6 细胞及 FRhK-4 细胞中增殖，其受体为血管紧张素酶 2（angiotension-converting enzyme 2，ACE2），病毒增殖后可引起细胞溶解或形成合胞体等细胞病变。

SARS 冠状病毒的抵抗力不强，对乙醚等脂溶剂敏感；不耐酸，故可采用 0.2%~0.5% 过氧乙酸消毒，常用的消毒剂在 5 分钟内也可杀死该病毒；对热的耐受力强于普通冠状病毒，56℃ 30 分钟方可被灭活。

（二）致病性与免疫性

SARS 的传染源主要是 SARS 患者，传播途径以呼吸道为主，传播媒介是气溶胶和飞沫，但以近距离飞沫传播为主。SARS 冠状病毒也可以通过接触患者呼吸道分泌物经口、鼻、眼传播，但尚不清楚是否能够通过经粪 - 口途径传播。SARS 的流行多发生在冬春季节。人体对 SARS 冠状病毒无天然免疫力，人群普遍易感；与患者密切接触者是高危人群，包括患者的亲友和医护人员。

人体被 SARS 冠状病毒感染后，潜伏期一般为 4~5 天。首发症状为发热，体温一般都高于 38℃。发病初期的表现主要是头痛、乏力和关节痛等，随后出现干咳、胸闷、气短等症状。肺部 X 线检查出现明显病理变化，双侧或单侧出现阴影。严重患者的肺部病变进展很快，出现急性呼吸窘迫和进行性呼吸衰竭、DIC、休克等，出现呼吸窘迫症状的患者具有极强的传染性，而且致死率较高。患有糖尿病、冠心病、肺气肿等基础疾病的老年患者，病死率可达 40%~50%。

机体感染 SARS 冠状病毒后，可产生抗 SARS 冠状病毒的特异性抗体，也可出现特异性细胞免疫应答，具有保护作用；但也可能导致免疫病理损伤，引起细胞凋亡和严重的炎症反应。

（三）微生物学检查与防治原则

SARS 冠状病毒感染的微生物学检查很重要。由于病毒的毒力和传染性很强，因此 SARS 冠状病毒培养必须在 BSL-3 级实验室中进行。标本可以是患者的咽拭子、痰液和呼吸道分泌物，常用 Vero-E6 细胞分离培养病毒。当细胞出现病变后可用电镜观察病毒形态，或取培养上清检查病毒抗原或核酸。用特异性引物以 RT-PCR 或巢式 PCR 方法检测标本中 SARS 冠状病毒的核酸，是最快速的 SARS 冠状病毒感染检测，还可用实时定量 PCR 测定病毒拷贝数或病毒载量。也可用免疫荧光、酶免疫法和胶体金免疫分析等方法，检测血清标本中检测抗 SARS 冠状病毒的特异性抗体，若 IgM 阳性则表明近期感染。

SARS 的预防原则主要是早期发现和严格隔离 SARS 患者和疑似病例，并避免与患者和疑似患者直接接触,对其分泌物和排泄物进行消毒;医护工作者及相关研究人员需穿戴口罩、眼罩、手套和隔离服等,从而有效地切断传播途径,使之免受 SARS 冠状病毒感染。针对 SARS 的灭活疫苗还处在研究中。对 SARS 患者的治疗主要采用支持疗法,包括早期吸氧、适量激素等,同时给予抗病毒类药物和抗生素,以防止病情发展及并发症的发生。

第四节　其他呼吸道病毒

其他呼吸道病毒主要包括腺病毒(adenovirus)、风疹病毒(rubella virus)、鼻病毒(rhinovirus)和呼肠病毒(Reoviridae)等,它们分别属于不同病毒科,所以生物学性状差别很大。腺病毒是双链 DNA 病毒,人体的多种细胞都可作为腺病毒的容纳细胞,可在眼、呼吸道、胃肠道和尿道上皮细胞中增殖并引起感染。风疹病毒容易发生垂直传播,引起流产或死胎,以及胎儿畸形,所以风疹的早期诊断对优生优育具有重要意义。鼻病毒是普通感冒中最常见的病原体,大约有 50% 的上呼吸道感染是由鼻病毒引起的。呼肠病毒感染多呈亚临床状态,包括轻度上呼吸道感染和胃肠道疾病等。

一、腺　病　毒

腺病毒是 Rowe 等在 1953 年从人体的扁桃腺样组织中分离到的,故名为腺病毒,归属于腺病毒科(Adenoviridae)。腺病毒科包括 Mastadenovirus、Ichtadenovirus、Aviadenovirus、Atadenovirus、Siadenovirus 等五个属,人腺病毒(human adenovirus, HAdV)是腺病毒科哺乳动物腺病毒属(Mastadenovirus)的成员,国际病毒学分类委员会(ICTV)已记载有 52 个血清型。人腺病毒可通过呼吸道、胃肠道和眼结膜等途径感染人体,主要引起急性发热性咽喉炎、咽结膜炎和急性呼吸道感染,以及眼部感染和小儿胃肠炎等。少数型别的腺病毒能在啮齿动物中引起细胞转化,是研究肿瘤的模式病毒。另外,由于多种细胞都可作为腺病毒的容纳细胞,所以在基因治疗中常选腺病毒作外源基因的载体,以及作为溶瘤病毒(oncolytic virus)进行研究。

(一) 生物学性状

腺病毒呈球形,直径 60~90nm,无包膜。核心为双链 DNA,核衣壳为典型的二十面体立体对称(图 24-9、图 24-10)。衣壳由 252 个壳粒组成,其中 240 个壳粒位于面上,为六邻体(hexon),含有组特异性的 α 抗原;12 个壳粒位于二十面体顶端,为五邻体(penton)。五邻体包括基底部分和一根纤突(fiber),基底部分有组特异性的 β 抗原和毒素样活性,与病毒所致的细胞病变有关。纤突长度为 9~33nm,其末端膨大呈小球状,称为顶球。纤突蛋白含有型特异性的 γ 抗原,与腺病毒的吸附和凝集动物红细胞有关。

腺病毒基因组为线状双链 DNA,大小约 36kb,含有六个早期转录单位(E1A,E1B,E2A,E2B,E3 和 E4)、两个延迟转录单位(IX 和 I va2)和一个晚

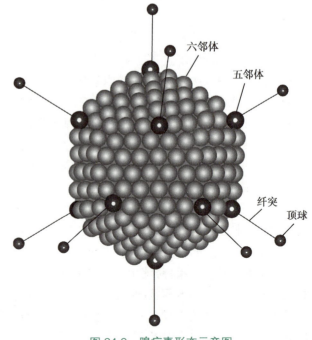

图 24-9　腺病毒形态示意图

Notes

期转录单位（L1~L5）。早期转录基因表达产物的主要功能是调节基因表达和DNA复制，其中E1A和E1B蛋白还与感染细胞的转化有关。腺病毒有11种结构蛋白或多肽（PⅠ~PⅩ和TP），其中PⅤ、PⅦ、TP（末端蛋白）和PⅩ（酶蛋白）等四种多肽和蛋白与病毒基因组共同构成病毒核心，多肽PⅦ是主要的核心蛋白，它包裹着病毒DNA。其余七种蛋白或多肽则构成病毒衣壳六邻体，其中多肽PⅡ是最主要的成分。多肽PⅣ主要构成病毒三聚体纤突，与病毒的红细胞凝集活性有关，可通过血凝抑制试验对腺病毒进行分型。根据人腺病毒核苷酸序列的同源性、病毒蛋白的免疫原性和红细胞凝集活性等，被分为A~G七个组（表24-6）。

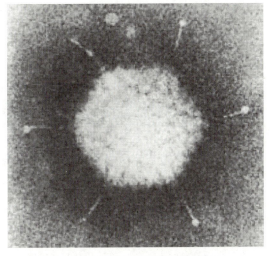

图24-10　腺病毒电镜照片

表24-6　人腺病毒的分类及主要特性

亚属（种、组）	红细胞凝集	型别	动物致癌性	DNA同源性%	纤突长度nm
A	鼠红细胞凝集少或无凝集	12、18、31	高	48-69	28~31
B	猴红细胞完全凝集	3、7、11、14、16、21、34、35、50	低	89-94	9~11
C	鼠红细胞部分凝集	1、2、5、6	不致癌	99-100	23~31
D	鼠红细胞完全凝集	8~10、13、15、17、19、20、22-30、32、33、36~39、42~49、51	不致癌	94-99	12~13
E	鼠红细胞部分凝集	4	不致癌	16-19	17
F	鼠红细胞凝集少或无凝集	40、41	不致癌	9	28~33
G		52*			

*：HAdV-52是2007年才正式命名的，也是第一个根据全基因序列而确定的腺病毒型别。

多种人体来源的细胞都可用于腺病毒培养，各型腺病毒均可在原代人胚肾细胞中增殖，在HEp-2、HeLa等传代细胞中也生长良好，可引起细胞肿胀、变圆、聚集成葡萄串状等典型的细胞病变，所以细胞培养常用于腺病毒的分离和鉴定。

腺病毒对脂溶剂和胰酶不敏感，对理化因素的抵抗力比较强，对酸和温度耐受范围较大，室温中可存活10天。紫外线照射30分钟、56℃ 30分钟均可灭活腺病毒。

（二）致病性与免疫性

腺病毒可通过呼吸道、胃肠道和眼结膜等途径传播，易感者为婴幼儿、儿童和免疫力低下的人群，可引起多种疾病。同一种型别腺病毒可引起不同的临床疾病，而不同型别的腺病毒也可引起相同的临床疾病（表24-7）。

腺病毒感染的传染源为患者或无症状的病毒携带者。主要通过呼吸道传播，也可经粪-口途径传播，以及密切接触传播，手、污染的毛巾和眼科器械等也可传播腺病毒，消毒不彻底的游泳池水还能引起腺病毒感染的暴发流行。腺病毒首先侵入黏膜组织的上皮细胞，在细胞中增殖并造成组织损伤，但很少播散到淋巴结以外的组织。在免疫缺陷的感染者，腺病毒可通过血液

Notes

和淋巴液播散到肺、肝、脾、肾以及中枢神经系统,引起多器官的多种疾病。腺病毒的致病机制尚不清楚,但已经观察到 E1B 基因编码产物具有抗细胞凋亡的作用,E1A 基因可抑制干扰素产生的信号通路,并可能与宿主细胞的自噬有关。

表 24-7　人腺病毒血清型与相关疾病

相关疾病	流行病学特征	腺病毒血清型
急性发热性咽炎	婴幼儿和儿童易感	1、2、5、6、3、4、7
咽结膜热	学龄儿童易感,夏季流行与游泳池水污染有关	3、7、14
急性呼吸道感染	以婴幼儿和儿童多见	4、7、14、21
肺炎	婴幼儿和儿童易感,腺病毒肺炎约占 10%	1、2、3、4、7
流行性角膜结膜炎	成人多见,传染性强	8、9、11、37
急性出血性膀胱炎	婴幼儿和儿童易感	11、21
胃肠炎	婴幼儿腹泻的主要病原体	40、41、52
肠套叠	婴幼儿多见	1、2、5
肝移植后儿童肝炎	与免疫功能低下有关	1、2、5
播散性感染	免疫抑制的艾滋病患者和器官移植的受者多见	5、11、34、35、43~51

腺病毒所致的疾病分为以下四个大类:①呼吸道疾病:包括急性发热性咽炎、咽结膜热、急性呼吸道感染和肺炎等。其中咽结膜热常有暴发流行倾向,而腺病毒所致肺炎占到病毒性肺炎的 20%~30%,多数发生在 6 月到 2 岁的婴幼儿。流行季节上以冬春秋季多见。潜伏期 3~8 天。临床表现为急骤发热(39℃以上)、咳嗽、呼吸困难及发绀等主要症状,有时出现嗜睡、惊厥、结膜炎、腹泻和心力衰竭等症状。②胃肠道疾病:主要是小儿胃肠炎与腹泻,可占到小儿病毒性胃肠炎的 5%~15%,已被 WHO 确定为儿童腹泻的第二位病原体。另外,腺病毒还可引起婴幼儿肠套叠。其实大多数腺病毒都能在肠上皮细胞中复制,但并不引起疾病,只有少数几个型别(如 HAdV-40、41、52 等)的腺病毒可引起胃肠道疾病。③眼部疾病:主要包括流行性角膜结膜炎(epidemic keratoconjunctivitis,EKC)和滤泡性结膜炎,前者传染性强,后者多为自限性疾病。④其他疾病:包括儿童急性出血性膀胱炎、女性宫颈炎和男性尿道炎;艾滋病患者的病毒性腹泻约三分之一是由 HAdV-35 引起的;HAdV-7、12、32 型还可引起脑膜脑炎。

腺病毒感染后机体可产生特异性抗体,起保护作用的是中和抗体,对同型腺病毒有持久的免疫力。健康成人血清中一般都有抗多种型别腺病毒的抗体。

(三)微生物学检查与防治原则

腺病毒感染的微生物学检查可采用病毒分离和鉴定的方法,标本可取咽拭子、眼结膜分泌物、粪便和尿液等。标本经抗生素处理后接种敏感细胞(如 A549、HEp-2 细胞),37℃孵育后可观察到典型的细胞病变。也可用荧光或酶标记的抗体鉴定培养细胞中的腺病毒,以及用血凝抑制试验、补体结合试验和中和试验等对分离到的腺病毒进行型别鉴定。但病毒分离和鉴定需要的时间较长,达不到早期诊断的目的。对于腺病毒性腹泻患者,可用电子显微镜(EM)或免疫电镜(IEM)检查粪便标本中的腺病毒颗粒,以及用 PCR 和 DNA 杂交等方法检测腺病毒核酸。对于腺病毒感染患者血清中的特异性抗体,常用 ELISA 和免疫荧光等方法进行检测;一般采集急性期和恢复期双份血清标本,如果恢复期血清抗体效价比急性期血清抗体效价增长 4 倍或以上,即具有诊断价值。

针对腺病毒感染,目前尚无特异的疫苗进行预防。对于腺病毒感染所致疾病的治疗,目前也缺乏有效的药物,主要采用对症治疗和常规抗病毒治疗。

Notes

二、风疹病毒

风疹病毒是 1962 年用猴肾细胞首先分离到的,在分类学上属于披膜病毒科(*Togaviridae*)风疹病毒属(*Rubivirus*),且是该病毒属的唯一成员。风疹病毒是风疹(rubella,又名德国麻疹—German measles)的病原体,它除引起儿童和成人普通风疹外,还可引起胎儿的流产、死胎和先天性风疹综合征(congenital rubella syndrome,CRS),所以风疹病毒对胎儿的危害或威胁极大。

(一)生物学性状

风疹病毒的病毒体呈不规则球形,直径 60~70nm,有包膜且包膜表面有 5~6nm 的微小刺突。核酸为单正链 RNA(+ssRNA),核衣壳为二十面体立体对称。基因组全长 9.7kb,含两个开放读框(ORF)。5' 端的 ORF1 编码非结构蛋白(NSP),其最初合成的是由 200 多个氨基酸组成的多聚蛋白前体(Polyprotein precursor)P200,然后被切割成具有活性的 P150 和 P90,前者具有甲基转移酶和蛋白酶活性,后者具有解旋酶和依赖 RNA 的 RNA 聚合酶活性。3' 端的 ORF2 编码一条分子量为 230kD 的多聚蛋白前体,经酶切加工后形成三种结构蛋白,即衣壳蛋白(C,含 300 个氨基酸)、包膜糖蛋白 E1(含 481 个氨基酸)和 E2(含 282 个氨基酸)。E1 蛋白具有血凝素活性,可与鸡、绵羊和人的红细胞发生凝集,所以可通过血凝抑制试验(HI)检测抗风疹病毒的特异性抗体。风疹病毒可在来源于猴肾的细胞株(Vero)和兔肾的细胞株(RK-13)等多种培养细胞中复制,但只有在 RK-13 细胞中才出现明显的致细胞病变作用(CPE),所以常用 RK-13 细胞分离和培养风疹病毒。风疹病毒只有一个血清型,与其他披膜病毒的抗原无交叉。风疹病毒不耐热,56℃ 30 分钟可被失活,对脂溶剂和紫外线敏感。

(二)致病性与免疫性

人是风疹病毒唯一的自然宿主,其中儿童是主要的易感者。风疹病毒通过呼吸道传播,先在呼吸道局部淋巴结增殖,然后经病毒血症播散到全身,引起风疹。风疹的潜伏期为 12~21 天,然后出现发热、斑点状皮疹、伴耳后和枕骨下淋巴结的肿大等症状。成人感染风疹病毒后症状较重,除出现皮疹外,还有关节炎和关节疼痛、血小板减少、出疹后脑炎等,病后大多预后良好。风疹病毒感染最严重的危害是病毒通过垂直传播引起胎儿先天性感染,特别是孕期在 20 周内的孕妇发生的感染,对胎儿的危害最大。风疹病毒感染胎儿后,可以影响胎儿细胞的生长、有丝分裂和染色体结构,导致流产或死胎,以及先天性风疹综合征(CRS),即胎儿在出生后表现为先天性心脏病、先天性耳聋、白内障等畸形,以及黄疸性肝炎、肺炎、脑膜脑炎等疾患。CRS 发生的概率与感染发生的孕期有密切关系,孕期越短 CRS 发生的概率越高,如感染发生在孕期的 1~4 周,CRS 发生率为 58% 左右;而在孕期 13~16 周的感染,CRS 发生率为 7% 左右。

人体感染风疹病毒后,机体可产生特异性的 IgM 和 IgG 抗体,其中 IgG 能持续多年,使机体获得持久免疫力。抗 -E1 抗体具有中和病毒感染的作用,在抗风疹病毒的免疫保护中起着主要作用。95% 以上的正常人血清中具有针对风疹病毒的保护性抗体,孕妇血清中的抗体具有保护胎儿免受风疹病毒感染的作用。

(三)微生物学检查与防治原则

风疹病毒感染的早期诊断很重要,特别是对孕妇感染风疹病毒,早期诊断的意义尤为重要,因为早期诊断可以减少胎儿畸形的发生。常用的检查方法有:①用 ELISA 或 HI 等血清学的方法,检测孕妇血清中抗风疹病毒的特异性 IgM 抗体,阳性则可认为是近期感染;也可通过双份血清中特异性抗体的检测,若抗体滴度呈 4 倍及以上升高也可辅助诊断。②取胎儿羊水或绒毛膜,检测其中的风疹病毒抗原,或用 RT-PCR 或核酸杂交的方法,检测风疹病毒核酸,均可对风疹病毒感染做出早期诊断。③取胎儿羊水或绒毛膜进行风疹病毒分离培养和鉴定,也可准确诊断风疹病毒感染;但该检查比较烦琐,所以在风疹病毒感染的早期诊断中不常使用。

风疹减毒活疫苗接种是预防风疹的有效措施,该疫苗已于 1969 年开始使用,并显示出良好的保护效果。目前已将风疹病毒与麻疹病毒、腮腺炎病毒组合成三联疫苗（measles-mumps-rubella vaccine，MMR），一般于出生后 12~15 月和 4~6 岁时分别接种一次，95% 的接种者可获得高水平的保护性抗体，免疫力可维持 7~10 年以上甚至终生。风疹的基因工程疫苗和合成多肽疫苗等目前尚在研制中。风疹也是一种自限性病毒病，目前尚无特异的治疗方法。

三、鼻 病 毒

鼻病毒归属于小 RNA 病毒科（Picornaviridae）肠道病毒属（Enterovirus），其生物学特性与肠道病毒有很多相似的地方。鼻病毒呈球形，直径 28~30nm，无包膜。核酸为单正链 RNA，衣壳由 VP1-VP4 蛋白组成，呈二十面立体对称排列。现已发现 114 个血清型，而通过中和试验（NT）和补体结合试验（CF），新的血清型还将陆续被发现。鼻病毒的受体是细胞表面的细胞间黏附分子 -1（ICAM-1），它能在人胚肾、人胚二倍体细胞或人胚气管培养中增殖，最适温度为 33℃。鼻病毒对酸敏感，pH3.0 时迅速失活，据此特征能与肠道病毒区别。

鼻病毒通常寄居在上呼吸道，是成人普通感冒常见的病原体。由鼻病毒引起的感染占上呼吸道感染的 50% 以上，可引起婴幼儿和慢性呼吸道疾病患者的支气管炎和支气管肺炎。发病率较高的季节是在冬春两季，最主要的传播途径是通过手接触传播，其次是飞沫传播。病毒经鼻腔、口腔和眼部的黏膜进入体内，主要在鼻黏膜上皮细胞中增殖。潜伏期 2~4 天，主要症状有鼻塞、喷嚏、流涕、咳嗽、咽部疼痛和头痛等，体温一般不升高或略有升高。鼻病毒感染引起的疾病多为自限性疾病，通常在一周左右自愈。鼻病毒感染后可在呼吸道局部产生 SIgA 和血清中和抗体，对同型鼻病毒有免疫力。由于鼻病毒型别多、还存在病毒抗原的漂移，加之鼻病毒感染后免疫保护作用短暂，所以再感染极为常见。

鼻病毒感染的微生物学检测意义不大，所以较少开展；目前尚无特异的办法对鼻病毒感染进行预防和治疗。在鼻病毒疫苗研究方面遇到的困难是培养的鼻病毒滴度不高、病毒型别多和抗原性漂移等，加之机体注射疫苗后产生的抗体主要是血清型抗体而不是 SIgA，所以鼻病毒疫苗接种后的保护作用有限。使用干扰素有助于鼻病毒所致疾病的恢复，有一定的治疗效果。

四、呼肠病毒

呼肠病毒属于呼肠病毒科（Reoviridae）呼肠病毒属（Reovirus）。呼肠病毒呈球形，直径 60~80nm，无包膜。核酸为双链 RNA，分 10 个片段，双层蛋白质衣壳为二十面立体对称。呼肠病毒有三个血清型，其中共有的抗原是补体结合抗原。呼肠病毒含有血凝素，能凝集人 O 型红细胞和牛红细胞。呼肠病毒在自然界中广泛存在，宿主范围广，大多数人在儿童期已被感染，多呈隐性感染，所以在刚过儿童期人群的血清中能查到抗呼肠病毒抗体。显性感染包括轻度上呼吸道疾病、胃肠道疾病和神经系统疾病；有报道称婴儿的胆道闭锁与 3 型呼肠病毒感染有关。从健康儿童和患发热、腹泻或胃肠炎的幼儿中均能分离到呼肠病毒，但更容易分离到呼肠病毒的标本是粪便而不是鼻腔或咽部标本，所以呼肠病毒与所致疾病之间的关系还需深入研究。另外，呼肠病毒目前也是溶瘤病毒研究的主要病毒之一。

展　望

呼吸道病毒需要关注的是它容易变异的特性。流感病毒容易发生变异的最主要的原因是病毒核酸的分节段性，容易与其他流感病毒发生基因重排，特别是与禽或动物流感病毒核酸节段的重排。其次是它的 RNA 聚合酶校正功能有限。另外，病毒核酸序列测定对发现呼吸道病毒新亚型具有重要价值。

呼吸道病毒的致病机制研究方面首先是要关注病毒的受体,如已经发现 SARS 冠状病毒的受体不同于其他冠状病毒受体,鼻病毒的受体是细胞间黏附分子 -1(ICAM-1)。这既有助于阐明病毒的致病机制,也有利于设计抗病毒新药。其次就是深入研究呼吸道病毒引起黏膜细胞损伤和抵抗宿主免疫作用的机制,如已经发现流感病毒 PB1 基因附加的 F2 读框编码的 PB1-F2 蛋白与机体免疫的下降和继发细菌感染及肺损伤相关。又如腺病毒 E1A 可抑制干扰素产生的信号通路,可能与宿主细胞的自噬(autophage)有关。

在呼吸道病毒感染的特异性预防方面,重点是研究减毒活疫苗、亚单位疫苗、通用型疫苗等,而且要努力提高接种疫苗的靶向性和缓释性,以增强疫苗的保护效果。在呼吸道病毒感染的治疗方面,需要关注的是病毒耐药性和研发抗病毒新药,如美国在 2005 年分离到的流感病毒对金刚烷胺的耐药率高达 92%,而奥司他韦等神经氨酸酶抑制剂就成为治疗流感的新药。因此,应努力发现抗呼吸道病毒药物作用的新靶点。

总之,随着社会进步和科学技术发展,呼吸道病毒感染所致的疾病有望得到有效控制;我们也要有充分准备,因为呼吸道病毒容易变异,新的病原体将不断出现,我们必须对此保持高度警惕。

(李明远)

第二十五章 胃肠道病毒

胃肠道病毒不是病毒分类学上的名称，而是指一类通过胃肠道感染与传播的病毒。根据生物学特征和致病特点，可为两大类：①肠道病毒属：是一群形态微小的 RNA 病毒，包括脊髓灰质炎病毒、柯萨奇病毒、埃可病毒和肠道病毒，主要引起脊髓灰质炎、心肌炎、无菌性脑膜炎、手足口病、急性出血性结膜炎等肠道外感染性疾病。②引起急性胃肠炎的病毒：包括多个病毒科成员，例如轮状病毒、杯状病毒、星状病毒和肠道腺病毒等，主要引起病毒性胃肠炎（viral gastroenteritis），表现为腹泻、呕吐等，又称急性胃肠炎病毒（acute gastroenteritis virus）。本章重点介绍肠道病毒、轮状病毒和杯状病毒。

第一节 肠道病毒属

小核糖核酸病毒科（*Picornaviridae*）也称为小 RNA 病毒科，病毒颗粒呈球形，二十面体立体对称结构，无包膜（图 25-1）。因其形态微小（22~30nm），基因组（genome）为单股正链 RNA（positive single-stranded RNA，+ssRNA），故得名。小核糖核酸病毒科下分 26 属，对人和动物致病的主要是口炎病毒属（*Aphthovirus*）、禽肝炎病毒属（*Avihepatovirus*）、心病毒属（*Cardiovirus*）、肠道病毒属（*Enterovirus*）、马鼻炎病毒属（*Erbovirus*）、肝病毒属（*Hepatovirus*）、嵴病毒属（*Kobuvirus*）、副肠孤病毒属（*Parechovirus*）、肠道样病毒属（*Sapelovirus*）、塞内卡病毒属（*Senecavirus*）、震颤病毒属（*Tremovirus*）、捷申病毒属（*Teschovirus*）（表 25-1）。

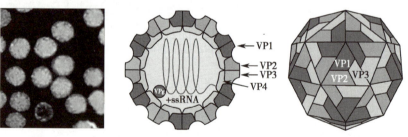

图 25-1 肠道病毒形态与结构模式图
左为肠道病毒电镜图（×450 000，程志提供）；右为脊髓灰质炎病毒结构示意图

肠道病毒属成员过去依据生物学性状、致病性分为脊髓灰质炎病毒、柯萨奇病毒、埃可病毒等，从 1969 年发现肠道病毒 68 型起，新分离的均称为肠道病毒（enterovirus，EV），按顺序以数字编号命名，例如肠道病毒 71 型（EV71）。目前国际病毒命名委员会将感染人类的肠道病毒统称为人肠道病毒（human enterovirus，HEV），包括 A~D 四型，每个型包括许多血清型，共计百余个血清型（表 25-1）。鼻病毒原是独立的属，由于其生物学性状与肠道病毒相似，现也并入肠道病毒属。

1. **基因组结构与编码蛋白** 小核糖核酸病毒科成员的基因组长约 7.0~8.8kb，其中肠道病毒属基因组长约 7.4kb，由 5′ 非编码区（5′-untranslated region，5′-UTR）、开放读码框、3′ 非编码区（3′-untranslated region，3′-UTR）三部分组成（图 25-2）。5′-UTR 较长，约为全基因组长度的

10%,其部分序列高度折叠形成二级结构,可与核糖体 40S 亚基结合,称为内部核糖体进入位点(internal ribosome entry site,IRES)。3′-UTR 具有多聚腺苷酸尾(poly(A))序列。小核糖核酸病毒只有一个开放读码框,编码一个大前体蛋白。因为小核糖核酸病毒基因组类似 mRNA 结构,进入细胞后可直接用于蛋白质翻译,故具有感染性,将纯化的病毒 RNA 导入细胞即可引起感染并产生子代病毒。

表 25-1　感染人类的小核糖核酸病毒科种类与型别

属	代表种	所含病毒的传统名称	血清型数量
肠道病毒属(Enterovirus)	甲型人肠道病毒(HEV-A)	A 组柯萨奇病毒、肠道病毒	22
	乙型人肠道病毒(HEV-B)	A 组柯萨奇病毒、B 组柯萨奇病毒、埃可病毒、肠道病毒	60
	丙型人肠道病毒(HEV-C)	脊髓灰质炎病毒、A 组柯萨奇病毒、肠道病毒	21
	丁型人肠道病毒(HEV-D)	肠道病毒	4
	甲型人鼻病毒		77
	乙型人鼻病毒		25
	丙型人鼻病毒		49
肝病毒属(Hepatovirus)	甲型肝炎病毒		1
嵴病毒属(Kobuvirus)	爱知病毒(Aichi virus)		1
副肠孤病毒属(Parechovirus)	人副肠孤病毒		16

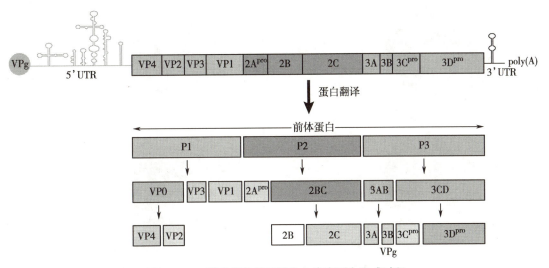

图 25-2　肠道病毒的基因结构与病毒蛋白生成过程

以柯萨奇病毒为例,其基因组为 7.4kb 的 +ssRNA,由 5′UTR、单一开放读码框(ORF)和 3′UTR 构成。ORF 编码一个大前体蛋白,长约 2200 个氨基酸,由 $2A^{pro}$、$3C^{pro}$ 蛋白酶逐级切割,生成病毒的结构蛋白(VP1~VP4)和功能蛋白($2A^{pro}$、2B、2C、3A、3B、$3C^{pro}$、$3D^{pol}$)。在病毒蛋白成熟过程中,还会产生 2BC、3AB、3CD 等中间产物,这些中间产物也有生物学活性

小核糖核酸病毒编码 3~4 个结构蛋白和多个非结构蛋白。肠道病毒属由 4 个结构蛋白(VP1~VP4)组成病毒衣壳,VP1~VP3 位于衣壳外侧,VP4 在衣壳内侧。VP1 与病毒吸附宿主细胞有关,是病毒的主要中和抗体。肠道病毒还编码 7 个非结构蛋白,即 $2A^{pro}$、2B、2C、3A、3B、$3C^{pro}$ 和 $3D^{pol}$。其中 $3D^{pol}$ 是依赖 RNA 的 RNA 聚合酶,负责子代病毒 RNA 基因组的转录。3B

Notes

又称为VPg,可共价键结合于病毒基因组RNA的5'端,在病毒RNA复制过程中充当引物,引导RNA转录复制。

2A^pro 和3C^pro 是两个半胱氨酸蛋白酶(cysteine protease)。病毒基因编码的大分子前体蛋白(polyprotein),其2A^pro 首先将前体蛋白切割为结构蛋白和调控蛋白两大部分,3C^pro 随后在特定位点进一步切割,形成成熟的病毒结构蛋白和功能蛋白(图25-2),因此,2A^pro 和3C^pro 是病毒蛋白成熟所必需的关键酶。2A^pro 、3C^pro 不仅可以切割病毒前体蛋白,还能切割细胞的多种蛋白,是病毒致病的重要机制之一。研究显示2A^pro 和3C^pro 抑制剂可有效抑制病毒的复制与感染,因此,2A^pro 和3C^pro 也是研发抗小核糖核酸病毒药物的主要靶点。

2. 病毒复制　小核糖核酸病毒的复制周期是在细胞质内完成。首先病毒体与细胞膜表面特异性受体结合,触发病毒体构型改变,释放病毒RNA进入细胞质。病毒RNA在胞质中指导合成子代病毒白,转录合成子代病毒RNA,装配和释放子代病毒,整个复制周期需5~10小时(图4-4)。

小核糖核酸病毒复制过程中可选择性关闭宿主蛋白合成,但病毒蛋白合成不受影响,其机制是病毒的2A^pro 、3C^pro 可破坏真核细胞蛋白合成起始因子eIF4G和poly(A)结合蛋白PABP(poly(A)-binding protein)。细胞mRNA通常通过5'帽结构(cap)和3'端poly(A)尾募集核糖体和多种真核细胞蛋白翻译起始因子,指导蛋白翻译,即为帽依赖翻译(cap-dependent translation)。但是eIF4G、PABP可被2A^pro 和3C^pro 识别并破坏,因而帽依赖翻译受到抑制,导致细胞蛋白合成障碍。小核糖核酸病毒基因组RNA没有5'帽结构,其RNA通过5'端的IRES序列募集核糖体和真核细胞蛋白翻译起始因子,从而指导蛋白翻译,称为IRES依赖的蛋白翻译(IRES-dependent translation)。IRES依赖的蛋白翻译无需PABP和完整的eIF4G参与,因此,小核糖核酸病毒可选择性关闭细胞蛋白合成但不影响病毒自身蛋白合成(图25-3)。

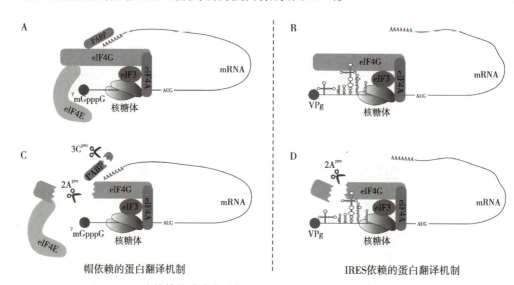

图25-3　小核糖核酸病毒选择性抑制宿主细胞蛋白翻译的分子机制

A和C是帽依赖的蛋白翻译机制。A.无病毒感染;C.肠道病毒感染时其2A^pro 可切割eIF4G,而3C^pro 可切割PAPB,从而阻断细胞蛋白翻译。B和D是IRES依赖的蛋白翻译机制,2A^pro 和3C^pro 不影响其翻译

多数小核糖核酸病毒可以感染培养的细胞,例如柯萨奇病毒、肠道病毒71型可感染人宫颈癌细胞HeLa和横纹肌肉瘤细胞RD,24小时即可见明显的细胞病变,但甲型肝炎病毒在感染细胞时没有明显的细胞病变。

细胞通过Toll样受体(Toll-like receptor,TLR)识别病原相关分子模式(pathogen-associated molecule pattern,PAMP),例如病毒的RNA,然后将病原入侵信号传递至细胞核,导致干扰素和细胞因子的表达,启动天然免疫机制阻止病毒的入侵。但某些肠道病毒的3C^pro 和2A^pro 可破坏干

Notes

扰素信号通路或 NF-kB 信号通路的关键分子,导致细胞不能有效启动天然免疫机制,有利于病毒的感染。

3. 致病性　小核糖核酸病毒无包膜,对环境理化因素的抵抗力较强,对破坏包膜的乙醚和去污剂不敏感。在胃肠道能耐受胃酸、蛋白酶、胆汁的作用,但鼻病毒不耐酸。

肠道病毒属主要经粪 - 口途径传播,90% 以上的肠道病毒感染为隐性感染,少数出现临床症状,健康病毒携带者不多见。肠道病毒虽然通过肠道感染进入机体,其主要危害是损伤肠道外的重要器官,包括中枢神经系统(脑和脊髓)、心肌、胰腺、骨骼肌等,引起脊髓灰质炎、无菌性脑膜炎、脑膜脑炎、心肌炎、心周炎和手足口病等。由于肠道病毒型别众多,一个型别可致几种疾病或病征,而一种疾病又可由不同型别引起(表 25-2)。

表 25-2　肠道病毒属相关的疾病

病毒种类	疾病
脊髓灰质炎病毒	麻痹、无菌性脑膜炎、原因不明发热
A 组柯萨奇病毒	疱疹性咽峡炎、急性咽炎、无菌性脑膜炎、麻痹、皮疹、手足口病(A10 和 A16 型引起)、婴幼儿的肺炎、普通感冒、肝炎、婴儿腹泻、急性出血性结膜炎(由 A24 变种引起)
B 组柯萨奇病毒	胸膜痛、无菌性脑膜炎、麻痹、婴幼儿全身性感染、脑膜脑炎、心肌炎、扩张型心肌病、心包炎、上呼吸道感染、肺炎、皮疹、肝炎、原因不明发热
埃可病毒	无菌性脑膜炎、麻痹、脑炎、共济失调、急性特发性多神经炎(Guillain-Barre syndrome)、皮疹、呼吸道疾病、腹泻、心包炎、心肌炎、肝脏疾病
肠道病毒 68-116 型	肺炎、细支气管炎、急性出血性结膜炎(70 型引起)、麻痹(70 和 71 型引起)、脑膜脑炎(70 和 71 型引起)、手足口病(71 型引起)

一、脊髓灰质炎病毒

脊髓灰质炎病毒(poliovirus,PV)仅感染人类,引起脊髓灰质炎(poliomyelitis),多见于儿童,亦称小儿麻痹症(infantile paralysis)。公元前 1500—1300 年埃及浮雕中有单腿萎缩的祭司画像,记录了 3000 年前的脊髓灰质炎疫情。1840 年德国 Jacob von Heine 医生首次描述了该病,推测与脊髓受损有关。1909 年奥地利 Karl Landsteiner 和 Erwin Popper 医生确认脊髓灰质炎病毒是导致脊髓灰质炎的病原体。1970 年国际病毒命名委员会将该病毒归类为小核糖核酸病毒科肠道病毒属,2005 年将其归类为 C 型人肠道病毒(HEV-C)。

脊髓灰质炎通过接种疫苗可有效预防。世界卫生组织(WHO)于 20 世纪 70 年代发起的扩大免疫计划,使各国将脊髓灰质炎疫苗列入计划免疫,目前脊髓灰质炎病例在世界范围内已经极少,仅见于印度、巴基斯坦等南亚国家。WHO 将脊髓灰质炎病毒列为近期要消灭的病原之一。

(一)生物学性状

1. 形态与结构　脊髓灰质炎病毒具有典型的肠道病毒形态和结构,病毒颗粒为直径 28nm 的球形颗粒,无包膜(图 25-1),基因组与其他肠道病毒的同源性很高。脊髓灰质炎病毒的抗原分型用中和试验可将脊髓灰质炎病毒分为 3 个型别,各型间无免疫交叉反应。

2. 抵抗力　病毒有较强抵抗力。在污水和粪便中可存活数月。在胃肠道能耐受胃酸、蛋白酶和胆汁的作用。在 pH 3~9 时稳定,对热、去污剂均有一定抗性,在室温下可存活数日,但 50℃可迅速灭活病毒。1mol/L $MgCl_2$ 或其他二价阳离子,能显著提高病毒对热的抵抗力。

(二)致病性与免疫性

脊髓灰质炎病毒主要通过粪 - 口途径传播,患者和无症状携带者是传染源,85% 的病例由 I 型脊髓灰质炎病毒所致。潜伏期一般为 1~2 周。

Notes

脊髓灰质炎病毒在细胞表面的受体是细胞黏附分子 CD155,属免疫球蛋白超家族。CD155只在脊髓前角细胞、背根神经节细胞、运动神经元、骨骼肌细胞和淋巴细胞等分布,是其感染的靶细胞。

病毒首先感染口咽、消化道局部黏膜和扁桃体、咽壁淋巴组织以及肠道集合淋巴结中增殖,经过 2 次病毒血症传播至全身,绝大多数是隐性感染,有 1%~2% 感染者,病毒突破血脑屏障侵犯到中枢神经系统,引起类脊髓灰质炎、无菌性脑膜炎,其中约 0.1% 感染者发展为脊髓灰质炎,表现为弛缓性肢体麻痹(flaccid paralysis),以下肢多见。极少数患者可因延髓麻痹而导致死亡。

由于计划免疫的实施,目前野毒株感染病例已经罕见,但由疫苗相关脊髓灰质炎病毒(vaccine-associated poliovirus,VAPV)和疫苗衍生脊髓灰质炎病毒(vaccine-derived poliovirus,VDPV)所致的病例在世界各地时有发生,主要见于免疫功能低下人群。

脊髓灰质炎病毒感染可刺激机体产生保护性抗体,包括咽喉和肠道黏膜表面的 SIgA 抗体和血清中和抗体,对同型病毒有持久的免疫力,可阻止病毒自肠道感染和经血液播散。IgG 类抗体可通过胎盘,对 6 个月以内婴儿具有保护作用。

(三) 微生物学检查

1. 核酸检测 提取粪便或脑脊液样本中的 RNA,用 RT-PCR 可特异、敏感地快速检测脊髓灰质炎病毒基因组。必要时应将扩增片段进行核酸测序,以鉴别是野毒株还是疫苗株。

2. 病毒培养 粪便标本加抗生素处理后,接种原代猴肾或人胚肾细胞,置 37℃ 培养 7~10天,若出现细胞病变,用中和试验进一步鉴定病毒型别。

3. 抗体检测 用发病早期和恢复期双份血清进行中和试验,若血清中和抗体滴度有 4 倍或4 倍以上增高,则有诊断意义。可检测其 IgM 抗体进行快速诊断。

(四) 防治原则

脊髓灰质炎可通过人工主动免疫有效预防,脊髓灰质炎疫苗是各国计划免疫的法定项目。脊髓灰质炎疫苗包括灭活脊髓灰质炎疫苗(inactivated polio vaccine,IPV,即 Salk 疫苗)和口服减毒脊髓灰质炎活疫苗(live oral polio vaccine,OPV,即 Sabin 疫苗)。目前 IPV 和 OPV 均为三型病毒混合疫苗,免疫后可获得针对 3 个型别脊髓灰质炎病毒的特异保护抗体。

OPV 口服免疫程序是 1 岁之内连续 4 次口服 OPV,每次间隔一个月,4 岁时加强免疫 1 次。口服 OPV 类似自然感染,可刺激机体产生 SIgA,免疫效果好,但有毒力变异的危险,可能引起疫苗相关麻痹型脊髓灰质炎。口服 OPV 后可在咽部黏膜感染 1~2 周,并从消化道排出,造成疫苗株的传播,可间接免疫接触者。

IPV 接种后抗三个型别的抗体产生率为 99%~100%,但不能有效刺激机体产生 SIgA。最新的免疫程序建议先 IPV 免疫 2 次,然后再口服 OPV 免疫,以排除 VAPP 发生的危险。

在脊髓灰质炎流行期间,对与患者有过密切接触的易感者可进行人工被动免疫,即给予丙种球蛋白(0.3~0.5mg/kg 体重)注射紧急预防。

二、柯萨奇病毒、埃可病毒

柯萨奇病毒(Coxsackievirus,CV)包括 A、B 两组,其中 A 组柯萨奇病毒(Coxsackievirus A,CVA)有 23 个血清型,B 组柯萨奇病毒(Coxsackievirus B,CVB)有 6 个血清型。埃可病毒(enteric cytopathogenic human orphan virus,echovirus)亦称人肠道致细胞病变孤儿病毒,因发现时不清楚其致病性而得名,包括 31 个血清型。

(一) 生物学性状

柯萨奇病毒、埃可病毒的形态、结构和基因组及其理化性状等与脊髓灰质炎病毒相似。但是,不同类型肠道病毒在致细胞病变以及对乳鼠或猴的致病性等方面各具特点(表 25-3)。柯萨奇病毒和埃可病毒与脊髓灰质炎病毒的区别在于对乳鼠和猴的致病性。A 组柯萨奇病毒感染

Notes

乳鼠可以引起广泛性骨骼肌炎,导致迟缓性麻痹;而 B 组柯萨奇病毒感染乳鼠可以引起局灶性肌炎,导致痉挛性麻痹(spastic paralysis),并常伴有心肌炎、脑炎和棕色脂肪坏死等。

表 25-3　肠道病毒致细胞病变和对动物致病性的特点

致病性	脊髓灰质炎病毒	A 组柯萨奇病毒 *	B 组柯萨奇病毒	埃可病毒	肠道病毒 68~116 型
致细胞病变	+	-	+	+	+
对乳鼠致病性	-	+	+	-	-
对猴致病性	+	-	-	-	-

*A 组柯萨奇病毒 7、9、16、24 型有致细胞病变作用,而 7 和 14 型对猴有致病性

(二)致病性与免疫性

柯萨奇病毒和埃可病毒型别多,分布广泛,感染机会多。病人与无症状携带者是传染源,主要通过粪 - 口途径传播,也可以通过呼吸道或眼部黏膜感染。柯萨奇病毒和埃可病毒可引起中枢神经系统、心、肺、胰、皮肤、黏膜等多种组织的感染(表 25-2)。

1. 心肌炎(myocarditis)与扩张型心肌病(dilated cardiomyopathy)　B 组柯萨奇病毒是病毒性心肌炎最常见的病原,其引起儿童和成人的原发性心肌病,约占心脏病的 5%。A 组柯萨奇病毒、埃可病毒也可引起心肌感染。

分子流行病学研究显示,在心肌炎和扩张型心肌病患者心肌组织中检到肠道病毒基因组RNA。经 B 组柯萨奇病毒攻击的小鼠常发生心肌炎。肌养蛋白(dystrophin)是细胞骨架成分,肌养蛋白缺陷是家族性先天性扩张型心肌病的病因,B 组柯萨奇病毒的 2A^{pro} 可破坏肌养蛋白,表达 2A^{pro} 的转基因小鼠会导致扩张型心肌病,因此,B 组柯萨奇病毒被认为是病毒性心肌炎、扩张型心肌病的主要病因之一。

2. 手足口病(hand-foot-mouth disease,HFMD)　主要由 A 组柯萨奇病毒 16 型(CVA16)和肠道病毒 71 型引起,好发于 6 个月至 3 岁儿童,临床表现主要为手、足皮肤和口腔黏膜出现水疱,有时可蔓延至臂部和腿部,部分病例因脑神经、心肌等感染而死亡。CAV16 引起的手足口病通常症状较轻。

3. 无菌性脑膜炎(aseptic meningitis)　由 A 组柯萨奇病毒 7、9 型、B 组柯萨奇病毒和埃可病毒引起。临床早期症状为发热、头痛、全身不适、呕吐和腹痛、轻度麻痹,1~2 天后出现颈强直、脑膜刺激症状等。

4. 疱疹性咽峡炎(herpangina)　由 A 组柯萨奇病毒 2~6、8、10 型引起。典型症状是在软腭、悬雍垂周围出现水疱性溃疡损伤。

5. 婴儿全身感染性疾病　是严重的多器官感染性疾病,包括心脏、肝脏和脑。由 B 组柯萨奇病毒和埃可病毒某些型别引起,病毒经胎盘或接触传播引起,感染的婴儿表现为嗜睡、吮乳困难和呕吐等症状,进一步发展为心肌炎或心包炎,甚至死亡。

此外,柯萨奇病毒、埃可病毒还可引起呼吸道感染、胃肠道疾病、胸肌痛等疾病。B 组柯萨奇病毒在小鼠可引起胰腺病变,可能与 1 型糖尿病的发生有关。

柯萨奇病毒和埃可病毒感染可以刺激机体产生特异性抗体,并形成针对同型病毒的持久免疫力。

(三)微生物学检查与预防原则

由于柯萨奇病毒和埃可病毒型别多,临床表现多样,所以微生物学检查对确定病因尤为重要。通常采集咽拭、粪便和脑脊液等标本,通过接种猴肾细胞或乳鼠进行病毒分离;再用病毒特异性组合和单价血清做中和试验进行病毒型别鉴定,或者根据乳鼠病理学损伤和免疫学分析进行病毒型别鉴定。另外,用 ELISA 法检测病毒抗体或 RT-PCR 法检测病毒核酸等可以辅助诊断

Notes

病毒感染。

目前尚无有效的治疗药物和预防疫苗。

三、其他肠道病毒

肠道病毒 68~116 型可引起人类多种人类疾病(表 25-2),如手足口病、急性出血性结膜炎、肺炎和脑炎等。肠道病毒 72 型即甲型肝炎病毒,引起甲型肝炎。

(一)肠道病毒 71 型

肠道病毒 71 型(enterovirus 71,EV71)于 1969 年首次在美国加利福尼亚的病毒性脑炎患儿中发现,此后在世界范围内出现多次 EV71 引起的手足口病流行,尤其在东南亚呈周期性流行。近年我国也出现手足口病疫情,流行病学调查显示主要由 CAV16 和 EV71 引起,其中重症致死病例主要是 EV71 感染造成。

1. 生物学性状　EV71 具有典型的肠道病毒形态和基因组结构。EV71 只感染一周龄左右的乳鼠,成年鼠对 EV71 不敏感。实验室常用 RD 细胞(横纹肌肉瘤细胞系)和 Vero 细胞(非洲绿猴肾细胞系)传代 EV71。EV71 在细胞的受体目前还未明确,已报道的 EV71 受体有 B 类清道夫受体Ⅱ(scavenger receptor class B member 2,SCARB2)、P- 选择素糖蛋白配体 -1(P-selectin glycoprotein ligand-1,PSGL-1)或唾液酸多聚糖。小鼠不表达 hSCARB2 和 hPL-1,可能是成年小鼠对 EV71 不敏感的原因之一,通过基因敲入(gene knock-in)方法建立的表达 hSCARB2 或 hPL-1 的小鼠,EV71 可感染其成年鼠并引起典型症状。SCARB2 和 PSGL-1 也是 CVA16 的受体,EV71 和 CVA16 均引起人类手足口病。

EV71 根据病毒衣壳蛋白 VP1 编码序列的差异,可分为 A、B、C 三个基因型,各型之间至少存在 15% 核苷酸序列的差异。A 型仅有 BrCr 株,是 EV71 的模式株(prototype),流行于美国,B 型和 C 型又可进一步分为 B1~B5 以及 C1~C5 亚型,在世界范围内广泛传播,我国流行的主要是 C4 亚型。

EV71 抵抗力较强,能够耐受胃酸、胆汁,在室温下可存活数天。能抵抗有机溶剂(例如乙醚和氯仿),还能抵抗 70% 乙醇和 5% 甲酚皂溶液等常见的消毒剂,但是对 56℃以上高温、氯化消毒、甲醛和紫外线的抵抗能力较差。

2. 致病性　病人和无症状带毒者是 EV71 感染的传染源,经粪 - 口途径、呼吸道飞沫或直接接触传播。病毒侵入后在淋巴组织中增殖入血形成第一次病毒血症,可在靶器官和组织繁殖,再次入血导致第二次病毒血症,引起严重病变。

EV71 是引起人类中枢神经系统感染的重要病原体,隐性感染常见,主要引起疱疹性咽峡炎、手足口病、无菌性脑炎、脑膜炎以及类脊髓灰质炎等多种疾病,严重感染可引起死亡。

手足口病是一种急性传染病,多见于半岁 ~5 岁以下的婴幼儿,突然发病,主要表现为发热,1~2 天后出现手、足、臀部皮肤出现皮疹,伴有口腔黏膜溃疡。少数患者可并发无菌性脑膜炎、脑干脑炎、急性弛缓性麻痹和心肌炎等,病后可出现一过性或终生后遗症。重症患儿病情进展快,可因心肺功能衰竭及急性呼吸道水肿而死亡。手足口病可由 20 多种肠道病毒所致,其中 EV71 和 CVA16 是最为常见的病因。流行病学资料显示,手足口病的重症和死亡病例多由 EV71 引起。

手足口病通常呈区域流行,东南亚地区的长期观察发现每 3 年出现流行疫情。2008 年我国南方出现区域流行疫情,此后的流行病学调查显示全国大部分省市都有规模不等的流行。我国于 2008 年 5 月将手足口病列为法定丙类传染病。

EV71 对脊髓前角神经元有组织嗜性,也是最常见的引起急性迟缓性麻痹的非脊髓灰质炎病毒。

3. 免疫性　病毒感染后可形成抗 VP1 的中和抗体,小于 6 个月的婴儿因携带有从母亲体内获得的 IgG 抗体,对 EV71 的感染具有一定的免疫力。

Notes

4. 微生物学检查和防治原则　　EV71 的病原学诊断方法包括：①病毒分离和鉴定：采集病人粪便或者疱疹液标本，用易感细胞分离鉴定病毒；②病毒核酸检测：RT-PCR 检测病毒基因组能快速诊断；③血清学诊断：对已知病毒血清型可用发病早期和恢复期双份血清进行中和试验，若血清抗体有 4 倍或以上增长，则有诊断意义。检测 IgM 抗体可发现新近感染。

我国自行研制的 EV71 疫苗已获得国家 I 类新药证书并完成临床 III 期试验。目前临床尚无特异抗 EV71 药物。

(二) 肠道病毒 68、69、70 型

肠道病毒 68 型（EV68）是从呼吸道感染的儿童分离获得，主要与毛细支气管炎和肺炎的发生有关。2014 年秋北美出现 EV68 流行疫情，受到广泛关注。

肠道病毒 69 型（EV69）在健康儿童的直肠标本分离获得，其致病性尚不清楚。

肠道病毒 70 型（EV70）可以直接感染眼结膜，但不能感染肠道黏膜细胞，是人类急性出血性结膜炎（acute hemorrhagic conjunctivitis）最主要的病原体。病毒复制的最适温度是 33~35℃，容易在疾病早期从结膜中分离获得。急性出血性结膜炎俗称"红眼病"，最早在非洲和东南亚等地发生流行，现在世界各地均有报道。该病以点状或片状的突发性结膜下出血为特征，主要通过接触传播，传染性强，成人患者多见。潜伏期为 1~2 天，临床病程约 1~2 周。治疗以对症处理为主，外用干扰素滴眼液有良好效果。

第二节　急性胃肠炎病毒

急性胃肠炎病毒包括轮状病毒、杯状病毒、星状病毒和肠道腺病毒等，引起以腹泻、呕吐为主要症状的病毒性胃肠炎。

一、轮　状　病　毒

1973 年 Bishop 等首次在急性腹泻患儿的十二指肠黏膜组织超薄切片中发现形状呈"车轮状"的病毒颗粒，称为轮状病毒（rotavirus，RV），由于其基因组是分节段的双链 RNA，与呼肠病毒相似，故分类为呼肠病毒科（Reoviridae）轮状病毒属（Rotavirus）。轮状病毒是人类腹泻的主要病原之一。流行病学调查显示，全球每年约有 1.14 亿婴幼儿轮状病毒感染病例，29%~45% 的腹泻住院患者是轮状病毒感染，轮状病毒感染主要发生于发展中国家，每年死于轮状病毒感染的儿童达 50 万。1983 年我国学者发现感染成人并导致群体腹泻的轮状病毒，称为成人腹泻轮状病毒（adult diarrhea rotavirus）。

(一) 生物学性状

轮状病毒为 70nm 的球形颗粒，无包膜，电镜下呈"车轮状"（图 25-4）。病毒基因组由 11 个节段的双股 RNA 组成，在聚丙烯酰胺凝胶电泳（polyacrylamide gel electrophoresis，PAGE）中病毒基因组 RNA 片段的迁移率不同，形成的特征性的电泳图形可以反映不同分组轮状病毒的特点。

病毒基因组编码 11 种病毒蛋白质，包括 6 个结构蛋白（VP1~VP7）和 5 个非结构蛋白（NSP1~NSP5），见图 25-4。其中，结构蛋白构成病毒颗粒的二十面体对称排列的三层衣壳结构：①核心层（core layer）：由 VP1、VP2、VP3 和病毒基因组组成。VP1 为 RNA 依赖的 RNA 聚合酶（RNA replicase 或 RNA-dependent RNA polymerase，RdRp）。VP3 为鸟苷酸转移酶，指导病毒基因组的复制与转录。VP2 是此层结构的主要蛋白，VP1 和 VP3 均附着于 VP2 上。②中间层（intermediate layer）或内衣壳（inner capsid）：由 260 个 VP6 三聚体构成，VP6 是病毒分组的特异性抗原。③外层或外衣壳（outer capsid）：由 260 个 VP7 三聚体和 60 个刺突状的 VP4 二聚体构成。VP4 是位于病毒表面的刺突，决定轮状病毒的血清型与感染性，VP4 经蛋白酶切割成 VP5

Notes

和 VP8 后病毒的感染性显著增强；VP7 为病毒外衣壳蛋白，可促进病毒进入细胞。VP4 和 VP7 作为中和抗原，可诱导中和抗体和辅助鉴定病毒血清型。

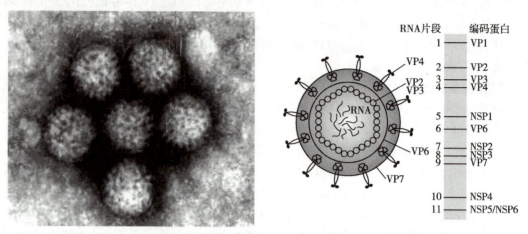

图 25-4　轮状病毒形态与结构
左：免疫电镜下轮状病毒的形态；右：病毒结构及其 RNA 片段与编码蛋白

病毒基因组中 5、7、8、10 和 11 片段，可分别编码 NSP1、NSP2、NSP3、NSP4、NSP5 和 NSP6 共 6 种非结构蛋白（non structural protein），参与病毒的复制过程与致病性。其中 NSP1、NSP2 是 RNA 结合蛋白质（RNA-binding protein），NSP3 参与阻断细胞蛋白质合成，NSP4 是病毒性肠毒素（enterotoxin），可引起腹泻症状，NSP5 和 NSP6 参与调控病毒的复制与装配。

根据轮状病毒 VP6 内衣壳蛋白的抗原性，可以把轮状病毒分为 A~G 组；进而，根据 VP4 和 VP7 外衣壳蛋白质的抗原性可以把不同组的轮状病毒分为多个血清型。

轮状病毒可以在非洲绿猴肾细胞 MA-104 株中增殖与培养，但需要用胰蛋白酶的预处理过程，使病毒 VP4 蛋白裂解成 VP5 和 VP8 蛋白后，才能保证病毒的感染性。轮状病毒借助细胞膜内吞（endocytosis）方式进入细胞，被溶酶体酶处理脱衣壳。生物合成过程中发生于细胞质中，常在核周形成由大量病毒蛋白组成的病毒质（viroplasm），可能是病毒复制与装配的场所，最终轮状病毒以裂解细胞的形式释放到细胞外。

由于轮状病毒基因组是分节段的双股 RNA，在装配过程中可能发生不同毒株的基因片段互换，导致基因重配（reassortment），从而出现新型或亚型毒株，是轮状病毒变异的原因之一。

（二）致病性与免疫性

1. 致病性　根据 VP6 的抗原性，轮状病毒可分为 A~G 共 7 组。A、B 与 C 组轮状病毒可以感染人类，而各组轮状病毒均可引起动物感染。其中，A 组轮状病毒感染最常见，呈世界性分布，主要引起婴幼儿腹泻，是发展中国家婴幼儿死亡的重要原因之一。B 组轮状病毒可以引起成人腹泻，仅见于我国，以 15~45 岁青壮年为主，多为自限性感染，病死率低。C 组轮状病毒感染的发病率低，多散发，偶见暴发流行。

轮状病毒腹泻的发生具有一定的季节性，以秋冬寒冷季节多见，但在热带地区的季节性不明显。病人和无症状携带者是传染源，主要通过粪 - 口途径传播。病毒感染后经过 1~2 天潜伏期后出现急性胃肠炎，即轮状病毒胃肠炎（rotavirus gastroenteritis，RVGE），症状包括水样便、呕吐、脱水、发热等，持续 3~8 天左右，免疫力健全的患者通常为自限性感染，有 50% 的轮状病毒感染无症状，表现为隐性感染，但免疫缺陷的儿童则出现严重腹泻、脱水或转为慢性腹泻等。

轮状病毒腹泻的发生机制是：①轮状病毒感染小肠绒毛顶端的细胞，破坏细胞的转运机制与绒毛结构，造成小肠吸收障碍。②病毒 NSP4 蛋白发挥病毒肠毒素的作用，直接激活细胞内信号通路诱导小肠细胞过度分泌。致死病例的发生主要是由于严重脱水与电解质紊乱所致。

Notes

2. **免疫性**　轮状病毒感染后可获持久免疫力。主要由病毒型特异性的血清抗体和肠道局部 SIgA 抗体等发挥保护性作用。但由于不同型别轮状病毒之间无交叉免疫，仍可出现无症状或轻微症状的再次感染。

(三) 微生物学检查与防治原则

1. **微生物学检查**　轮状病毒感染的微生物学检查方法主要包括：①核酸检测：RT-PCR 技术可以从粪便样品中快速、敏感检出轮状病毒核酸。聚丙烯酰胺凝胶电泳常用来检测轮状病毒分节段的 dsRNA 基因组，根据 dsRNA 片段的迁移模式可区分轮状病毒的组别。②病毒颗粒与抗原检测：免疫电镜用轮状病毒免疫血清作用粪便样本，通过抗原—抗体的凝集作用提高电镜的检出率，是快速、准确的诊断方法，但受实验设备的限制。ELISA 和乳胶凝集试验可简便、快速、特异性检测粪便标本中的病毒抗原，常用于临床诊断。③病毒分离：轮状病毒需用旋转细胞管的方式来分离培养，常用细胞系是 MA104、Caco-2 等，常用胰酶消化处理样本以提高阳性率，但由于敏感性低、无明显细胞病变等原因，很少用于临床诊断。

2. **防治原则**　目前尚无特异性治疗手段，以对症治疗为主，给予口服脱水补充液或输液，防止脱水，纠正酸中毒，有助于减少死亡率。预防以控制传染源和切断传播途径为主。临床试用的疫苗主要是减毒活疫苗，可以刺激机体产生抗体，预防感染和减轻再感染的症状。但由于轮状病毒活疫苗的使用可能与接种后 1~2 周内儿童出现肠套叠（肠梗阻）等有关，疫苗的使用受到限制。

二、诺 如 病 毒

杯状病毒科（*Caliciviridae*）是一群有典型杯状形态的圆形、无包膜的 RNA 病毒。杯状病毒（calicivirus）一词来源于拉丁语的"calyx"，意即"杯子"。杯状病毒科根据是基因组特征分为四个属：诺如病毒属（*Norovirus*）、札幌病毒属（*Sapovirus*）、囊泡病毒属（*Vesivirus*）和兔病毒属（*Lagovirus*）。诺如病毒和札幌病毒能感染人类和动物，后两属仅感染动物。诺如病毒和札幌病毒主要引起成人和儿童的流行性、自限性急性胃肠炎，是除轮状病毒外造成腹泻的最主要的病毒病原。

诺如病毒（Norovirus, NoV）原称诺瓦克样病毒（Norwalk-like virus, NLV）。1968 年在美国俄亥俄州诺瓦克镇（Norwalk）一所小学发生流行性胃肠炎而被发现。过去曾根据电镜下的病毒形态称之为小圆结构病毒（small round structured virus, SRSV），后明确为杯状病毒。

1. **生物学特点**　诺如病毒衣壳呈二十面体立体对称，27~40nm，无包膜，电镜下可见病毒表面有 32 个特征性的杯状凹陷。诺如病毒基因组是长约 7.5kb 的单股正链 RNA，5′ 端和 3′ 端各有一个小的非编码区，中间是 3 个开放读码框，ORF1 编码一个前体蛋白，经自身蛋白酶的反式切割，形成病毒的非结构蛋白，包括 RNA 聚合酶；ORF2 编码结构蛋白 VP1，构成病毒衣壳；ORF3 最小，编码的蛋白功能未知。病毒在细胞质中复制。诺如病毒尚不能在传代细胞系中人工培养。

杯状病毒有严格的种属特异性。人类杯状病毒仅感染人和黑猩猩，而动物杯状病毒也不感染人类。

诺如病毒属下仅有一个病毒种（species），即诺瓦克病毒（Norwalk virus），包括多个分离株（Norwalk virus、Hawaii virus、Snow Mountain virus、Southampton virus 等）。由于诺如病毒还无法人工培养，其血清分型尚不清楚，基因分型是其分类主要方法。

根据 VP1 编码序列的差异，诺如病毒可分为 5 个基因群（gene group）：基因群 I（GI）~ 基因群 V（GV）。基因群下还可再分基因型（genotype），如 GII 基因群包括 19 个基因型。同一基因群的毒株序列差异小于 45%，同一基因型的毒株序列差异小于 15%。序列的差异主要来源于病毒的基因重组。GI、GII 两群可感染人类，其中 GII 群 4 型（GII.4）是人类感染最常见的型别。

Notes

2. 致病性与免疫性　诺如病毒主要经粪 - 口途径传播,也可以经飞沫传播,进入体内后引起空肠黏膜绒毛上皮细胞肿胀和萎缩,导致脂肪和碳水化合物的吸收障碍。临床症状主要是呕吐和水样腹泻,有时伴有恶心、腹痛、寒战、发热等。潜伏期为 1~2 天,感染表现为自限性,症状通常持续 1~3 天,但在婴幼儿和老年患者症状可持续 4~6 天,严重者可能因为脱水或吸入呕吐物等并发症而死亡。

诺如病毒可感染各年龄段。诺如病毒抗体可经胎盘传至胎儿,研究显示超过 90% 的新生儿血清携带诺如病毒抗体,6 个月后血清抗体滴度逐渐下降,之后诺如病毒感染率开始升高。2 岁以内的儿童的胃肠炎最常见是轮状病毒感染,其次是诺如病毒,而大于 5 岁人群的病毒性胃肠炎最常见的就是诺如病毒感染。50%~98% 的成年人抗诺如病毒抗体阳性,说明诺如病毒在人群中普遍感染。

诺如病毒感染全年均可发生,冬季发病率更高。诺如病毒具有极强传染性,在发达和发展中国家都是流行性胃肠炎的主要病因。一般在家庭、社区、医院和学校范围内暴发流行,往往与饮用水或游泳池水污染、食用未烹制或未煮熟的食品(海鲜、冷饮、凉菜等)有关。诺如病毒常污染贝类和牡蛎等海产品,也是旅行者腹泻的常见病因之一。

3. 微生物学检查与防治原则　RT-PCR 可快速、敏感和特异地检测诺如病毒核酸,是检测诺如病毒感染的主要方法,常用于粪便、食品和环境样品的检测。放射免疫法、ELISA 也常用于检测粪便、血清等样品中的病毒抗原和抗体。

诺如病毒感染性极强,对氯化物消毒剂有强抵抗力,乙醇和季铵盐不能有效灭活诺如病毒核酸。经常用肥皂洗手、彻底清洗水果蔬菜和煮制食品可有效减少诺如病毒的传播。如果有患者呕吐或腹泻,应立即用医用消毒剂或 5.25% 的家用漂白粉消毒受污染的物体表面,污染衣物可用去污剂清洗。

目前尚无有效的治疗药物与预防疫苗。由于症状轻且呈自限性,一般无需要住院治疗,患者可通过口服补液或静脉输液防止脱水。

三、星　状　病　毒

星状病毒科(*Astroviridae*)包括哺乳动物星状病毒属(*Mamastrovirus*)和禽星状病毒属(*Avastrovirus*),主要引起哺乳类及鸟类腹泻。1975 年在婴儿腹泻粪便中通过电镜首次发现星状病毒(astrovirus, AstV),1981 年利用原代细胞成功分离该病毒。

1. 生物学性状　星状病毒直径 28~30nm,二十面体球形颗粒,无包膜。在电镜下呈特征性的星状结构,具有光滑和略微内凹的外壳和 5、6 个星状结构突起,故得名。病毒基因组为长约 6.17~7.72kb 的单股正链 RNA,两端为非编码区,中间有 3 个略有重叠的开放读码框(ORF1a、ORF1b、ORF2),编码 3 个结构蛋白(VP25、VP27 和 VP35)和 4 个非结构蛋白(p20、p20、p26 和 p57)。人类星状病毒(human astrovirus, HAstV)属于人类星状病毒哺乳动物星状病毒,现有 8 个血清型。

2. 致病性与免疫性　HAstV 是儿童病毒性腹泻最常见的 3 种病毒之一,其感染呈世界性分布,全年散发。借助食物和饮水,通过人与人之间的密切接触传播,主要引起儿童和老年人腹泻,潜伏期为 24~36 小时,病程 1~4 天。临床表现为非特异性、持续性的呕吐、腹泻、发热和腹痛,表现为自限性,无需住院治疗。

HAstV 感染的免疫性特点尚不清楚。由于 HAstV 主要感染儿童和老人,推测成人对其有抵抗力。

3. 微生物学检查与防治原则　用电镜和酶免疫实验直接检查粪便标本中病毒,可以辅助诊断 HAstV 引起的急性胃肠炎。尚无有效的治疗药物与预防疫苗。

Notes

四、肠道腺病毒

肠道腺病毒(enteric adenovirus)是指主要引起急性胃肠炎的腺病毒40、41型,以区别于主要引起呼吸道感染性疾病的腺病毒。

肠道腺病毒具有腺病毒的典型形态与结构,中等大小(90~100nm)、呈二十面体立体对称,无包膜,基因组为双链DNA。对化学、物理学因素有抵抗力,在体外可以长期存活。

肠道腺病毒主要经粪-口途径传播,引起散发或流行性急性胃肠炎,以儿童感染多见,表现为腹泻、呕吐等临床表现。

通过检查病毒抗原、核酸以及病毒分离和血清学检查可以辅助诊断肠道腺病毒感染。目前尚无有效的预防疫苗和治疗药物,主要采取对症治疗。

展　望

目前尚无特异抗肠道病毒的药物上市。肠道病毒2A^pro、3C^pro是其复制所必需的关键酶,寻找2A^pro和3C^pro蛋白酶抑制剂是研发抗肠道病毒药物的主要策略之一。肠道病毒感染时会激活细胞的有丝分裂原激活的蛋白激酶(mitogen-activated protein kinase, MAPK)信号通路,而MAPK通路的激活又可显著促进病毒复制,研究发现MAPK通路抑制剂也可有效抑制肠道病毒感染,因而研发新的MAPK抑制剂也是获得抗肠道病毒药物的重要策略。近年研究发现肠道病毒RNA复制需要其3A蛋白介导的内质网膜支持,有的药物可作用该靶点而抑制肠道病毒复制。最新研究发现肠道病毒能诱导宿主细胞发生自噬(autophagy),形成的自噬体(autophagosome)为病毒RNA合成提供了膜场所,抑制细胞自噬也能抑制肠道病毒复制。

一些疾病以食物和水为传播载体,呈现散发或暴发流行,这些经食物和饮水而获得的感染性和中毒性疾病统称为食源性疾病(foodborne disease)。食源性疾病不包括与饮食相关的某些慢性疾病,如糖尿病和高血压等。引起食源性感染的病原统称为食源性病原(foodborne pathogen),包括细菌、病毒和寄生虫,目前已经有31种病原生物列为食源性病原。食源性细菌病原主要是大肠埃希菌O157:H7、沙门菌、葡萄球菌、志贺菌、弧菌、肉毒梭菌、产气荚膜梭菌、蜡样芽胞杆菌、空肠弯曲菌、单核细胞增生李斯特菌(*Listeria monocytogenes*)、耶尔森菌等。食源性病毒病原包括诺如病毒、轮状病毒、甲型肝炎病毒等,食源性寄生虫病原包括微小隐孢子虫(*Cryptosporidium parvum*)、贾第鞭毛虫、刚地弓形虫等。另有一些病原也通过食物和水感染人类,但还未划入食源性病原范畴。WHO数据显示食源性疾病发病率在所有疾病中居第二,在美国,食源性病原每年导致约940万人感染。作为发展中国家的中国,食源性疾病疫情严峻。

（钟照华）

Notes

第二十六章　肝　炎　病　毒

肝炎病毒（hepatitis virus）是指以侵害肝脏为主并引起病毒性肝炎的一组不同种属的病毒。目前公认的人类肝炎病毒有 5 种,即甲型肝炎病毒（hepatitis A virus, HAV）、乙型肝炎病毒（hepatitis B virus, HBV）、丙型肝炎病毒（hepatitis C virus, HCV）、丁型肝炎病毒（hepatitis D virus, HDV）和戊型肝炎病毒（hepatitis E virus, HEV）,在分类学上各归属于不同的病毒科和属,它们的理化特性,基因结构、传播途径及致病特点也各不相同（表 26-1）。

表 26-1　五种人类肝炎病毒的差异比较

	HAV	HBV	HCV	HDV	HEV
病毒科	小 RNA 病毒科	嗜肝 DNA 病毒科	黄病毒科	未确定	肝炎病毒科
病毒属	嗜肝病毒属	正嗜肝 DNA 病毒属	丙型肝炎病毒属	丁型肝炎病毒属	戊型肝炎病毒属
病毒颗粒	27nm,二十面体立体对称球形	42nm,球形	60nm,球形	35nm,球形	30~32nm,二十面体立体对称球形
包膜	无	有,HBsAg	有	有,HBsAg	无
基因组及大小	ssRNA,7.5kb	dsDNA,3.2kb	ssRNA,9.4kb	ssRNA,1.7kb	ssRNA,7.6kb
抵抗力	耐热,耐酸	对酸敏感	对酸、乙醚敏感	对酸敏感	耐热
传播方式	粪 - 口传播	血源传播、垂直传播	血源传播、垂直传播	血源传播、垂直传播	粪 - 口传播
流行特点	人群感染率高	人群感染率高	中度流行	感染率低,区域性分布	区域性流行
急性重型肝炎	罕见	罕见	罕见	常见	常见于孕妇
转为慢性化	否	多	多	多	否
致癌症	否	是	是	不明确	否

除公认的甲、乙、丙、丁和戊型肝炎外,目前仍然有 10%~20% 左右的各类病毒性肝炎病因不明,统称为非甲 ~ 戊型肝炎（Non A to E hepatitis）。近年,在研究这类未知肝炎病因时,在非甲 ~ 戊型肝炎病人血清中发现了一些新病毒,如 GB 病毒 -C/ 庚型肝炎病毒（GBV-C/HGV）、TT 病毒、SEN 病毒等,但由于致病性尚不明确,因此是否为新型人类肝炎病毒尚需进一步证实。此外,还有一些其他种类的病毒,如黄热病毒、巨细胞病毒、EB 病毒、风疹病毒等,虽也可引起肝脏功能损坏,但不列入肝炎病毒范畴。

第一节　甲型肝炎病毒

人类甲型肝炎病毒（HAV）主要经过粪 - 口途径传播,引起的甲型肝炎过去曾称为传染性肝炎（infectious hepatitis）。HAV 引起的急性甲型肝炎可造成暴发或散发流行,潜伏期短,发病较急,预后良好,一般为自限性疾病,不发展成慢性肝炎和慢性携带者。

1983 年国际病毒分类命名委员会(International Committee on Taxonomy of Viruses,ICTV)将 HAV 归类为小 RNA 病毒科肠道病毒属 72 型。后发现 HAV 的生物学性状与小 RNA 病毒科肠道病毒属病毒存在明显的差别,如①两者 RNA 基因组的核苷酸序列和 GC 含量有较大的差异;② HAV 缺少或仅含少量 VP4;③ HAV 在细胞内增殖迟缓,产量低,不易引起细胞病变;④ HAV 耐热耐酸;⑤ HAV 有明显的嗜肝性等。1993 年 HAV 被 ICTV 单列为小 RNA 病毒科(Picornaviridae)嗜肝病毒属(Hepatovirus)。

一、生物学性状

1. 形态与结构　HAV 颗粒的直径约 27nm,呈球形,衣壳为二十面体立体对称,无包膜。电镜观察急性甲型肝炎患者血清或粪便中分离得到的 HAV 有实心颗粒和空心颗粒两种(图 26-1):前者为完整成熟的病毒体,有感染性;后者为缺乏病毒核酸的空心衣壳,无感染性但有免疫原性和抗原性。一般以前者为主。

2. 基因结构　HAV 基因组为单正链 RNA(+ssRNA),长约 7500 个核苷酸。基因组由 5' 末端非编码区(5'-noncoding region,5'NCR)、编码区(coding region)、3' 末端非编码区 NCR(3'-noncoding region,3'NCR)及 poly(A)尾构成(图 26-2)。5'NCR 全长 734bp,约占整个基因组的 10%,是基因组中最保守的序列,该区域对决定病毒感染的宿主细胞种类有着至关重要的作用,此外,该区域内含有内部核糖体进入位点(internal ribosome entry site,IRES),可与细胞 40S 核糖体结合,在 HAV 蛋白的翻译过程中具有重要作用。编码区只有一个开放读码框(opening reading frame,ORF),分为 P1、P2、P3 三个功能区,编码约为 2,200 个氨基酸的 HAV 前体蛋白。P1 区编码 VP1、VP2、VP3 及 VP4 四种多肽,其中 VP1、VP2 和 VP3 为病毒衣壳蛋白的主要成分,具有免疫原性,可诱生中和抗体。而衣壳蛋白中 VP4 多肽缺失或很少,一般检测不到。P2 区编码 2A、2B 及 2C 蛋白,其中 2A 与 VP1 以 VP1-2A 形式产生,在病毒形态发生的后期,VP1-2A 被加工为成熟的 VP1 衣壳蛋白;2B 及 2C 的功能目前不完全清楚。P3 区编码 3A、3B、3C 及 3D,其中 3B 蛋白为病毒基因组

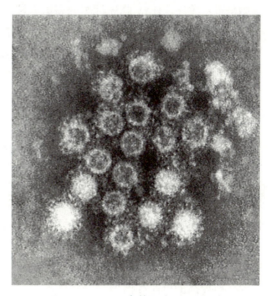

图 26-1　HAV 电镜图(×400 000)
图中可见完整成熟的病毒体(饱满颗粒)和不成熟病毒颗粒(空心衣壳)同时存在,图片引自 http://www.ncbi.nlm.nih.gov/books

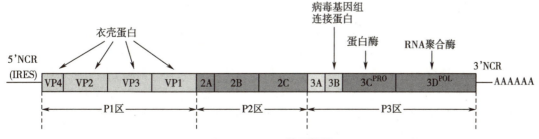

图 26-2　HAV 基因结构
HAV 基因组从 5' 端至 3' 端依次为 5' 端非编码区(5'NCR)、编码区、3' 端非编码区(3'NCR)及 polA 尾。其中 5'NCR 与 3B(Vpg)结合;编码区分为 P1、P2、P3 区,编码各结构及非结构蛋白。

Notes

连接蛋白（viral genome-linked protein，VPg），该蛋白又称引物蛋白（primer protein），与病毒基因组的 5′NCR 的 5′ 端结合，不仅启动病毒 RNA 复制，还可稳定病毒核酸构型、保护病毒核酸免遭细胞内的核酸酶的破坏；3C 蛋白（3C^{pro}）是蛋白酶，将 HAV 编码的单一的前体蛋白加工成各个结构和非结构蛋白；3D 蛋白（3D^{pol}）是依赖 RNA 的 RNA 聚合酶，决定病毒的复制。HAV 的 3′NCR 不同株间变化较大，可达 20%，其功能可能与病毒的 RNA 合成调控有关。HAV 基因组的最末端为 polyA 尾，可能与 HAV RNA 的稳定性有关。

3. 血清型与基因型 HAV 只有一个血清型，从世界各地分离的 HAV 毒株抗原性稳定，主要抗原表位位于 VP1 中，VP2 和 VP3 上也存在中和位点。根据 HAV VP1 区的序列差异，将来自世界不同地区的 HAV 毒株分为 7 个基因型（Ⅰ~Ⅶ型），HAV（hHAV）有四个型（Ⅰ、Ⅱ、Ⅲ 和 Ⅳ 型），其中，Ⅰ 型和 Ⅲ 型还可以各分为 2 个亚型，即 Ⅰ A 和 Ⅰ B，Ⅲ A 和 Ⅲ B。我国属于 HAV 高流行区，主要分布为 Ⅰ A 亚型。

4. 动物模型与细胞培养 HAV 的主要自然宿主是人类，以及黑猩猩、狨猴、猕猴、恒河猴等灵长类动物。我国学者毛江森等最早建立了短尾猴 HAV 感染动物模型。1979 年 Provost 首次在体外用 FRhk6 细胞成功分离培养 HAV 后，目前多种原代及传代细胞株均可用于 HAV 的分离培养，如非洲绿猴肾细胞（Vero）、传代恒河猴肾细胞（FRhk4，FRhk6）、人胚肾细胞以及人肝癌细胞系（PLC/PRF/S）等。但 HAV 在体外细胞中增殖缓慢且一般不引起细胞病变，故不能直接识别细胞是否被感染。HAV 临床标本分离培养较困难。

5. 抵抗力 HAV 耐酸碱（在 pH2~10 之间稳定）及有机溶剂。此外，HAV 对热不敏感，60℃ 1 小时不能灭活，98~100℃ 5 分钟方可完全灭活病毒。Mg^{2+} 或 Ca^{2+} 可增强 HAV 对热的抵抗力。HAV 在水源、海水、土壤以及毛蚶类水产品中可存活数天至数月。HAV 经高压蒸汽灭菌（121.3℃ 20 分钟）、煮沸（5 分钟）、干热（180℃ 60 分钟）、UV（1.1 瓦 /1 分钟）、甲醛（1∶4000、37℃ 3 天）、氯（10ppm~15ppm 30 分钟）以及 1∶100 倍稀释漂白粉等处理均可使之灭活。

二、致病性与免疫性

1. 传染源与传播途径 甲型肝炎的传染源为患者和隐性感染者。黑猩猩等易感动物在自然条件下虽然也可感染 HAV，但作为传染源的意义不大。患者潜伏期后期以及急性期的粪便有传染性，主要通过粪 - 口途径传播。HAV 通常由患者粪便排出体外，经污染食物、水源、海产品（如毛蚶）及食具等传播而引起暴发或散发性流行。1988 年春季上海曾发生因生食被 HAV 污染的毛蚶而暴发甲型肝炎流行，发病多达 30 余万例，死亡 47 例。HAV 病毒血症时间短暂，故经输血或注射传播的可能性极小。

甲型肝炎的潜伏期平均 30 天（15~45 天），在潜伏期末粪便就大量排出病毒，传染性强。发病急，多出现发热、肝大、疼痛等症状。黄疸较多见并伴有血清转氨酶（ALT、AST 等）升高。发病后 2 周血清和肠道中出现抗 -HAV，随后患者粪便中的 HAV 逐渐消失。甲型肝炎一般为自限性疾病，一般不转变为慢性肝炎和慢性携带者。

2. 致病机制 HAV 主要侵犯儿童和青少年，大多数不出现明显的症状和体征，但粪便中可排出病毒。显性与隐性感染均可使机体产生抗 HAV 抗体（IgM 和 IgG）。我国成人血清中抗 HAV 抗体阳性率可达 70%~90%。HAV 经口侵入人体后首先在口咽部或唾液腺中增殖。HAV 进入消化道以及侵入肝细胞的机制尚不清楚。但已明确 HAV 是在肝细胞中增殖而导致疾病。HAV 在细胞内增殖非常缓慢，并不直接造成明显肝细胞损害。当肝细胞内 HAV 复制高峰期过后，患者才出现明显的肝损伤。而黄疸出现时，血液和粪便中 HAV 量却明显减少，同时体内出现抗体，提示 HAV 引起的肝脏损伤与机体的免疫应答过程有关。研究表明巨噬细胞、NK 细胞以及 HLA 参与介导的 CTL 及其相关因子，如 γ 干扰素等在免疫损伤机制中起十分重要的作用。甲型肝炎预后良好，且至今未发现 HAV 对细胞有转化作用。

Notes

3. 免疫性　HAV 感染早期血清中出现抗 HAV IgM,感染 4~6 周达高峰,3 个月后降至检测水平以下。恢复期出现抗 HAV IgG,并可持续多年;在 IgM 出现的同时,从粪便中可检出抗 HAV SIgA。在恢复期还可出现病毒的特异性细胞免疫应答。显性和隐性感染后对 HAV 均可产生持久的免疫力。

三、微生物学检查

1. 血清学检查　HAV 的实验室诊断以血清学检查为主,检测患者血清抗 HAV IgM 可作为 HAV 早期感染的指标,这是目前最常用的特异性诊断方法。常用放射免疫(RIA)和酶联免疫(ELISA)法进行检测。检测抗 HAV IgG 有助于流行病学调查。检查粪便中抗 HAV SIgA 也有助于本病的诊断。

病毒及其抗原检测在潜伏期末期和急性期早期,可以采取咽拭子或粪便上清液接种敏感细胞进行病毒分离培养和鉴定,也可采用免疫电镜检测粪便中的 HAV 颗粒进行诊断;用 RIA 或 ELISA 法可检测培养细胞或粪便中 HAV 抗原(HAAg)。病毒及其抗原检测一般不作为常规诊断用。

甲型肝炎时 HAV 和抗 HAV 的消长情况见图 26-3。

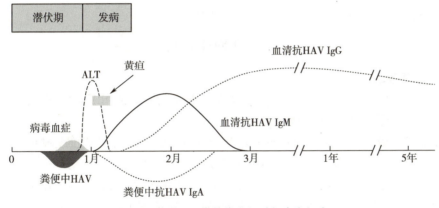

图 26-3　甲型肝炎的临床经过与病毒标志

2. 病毒核酸检测　应用 cDNA-RNA 核酸杂交技术及 RT-PCR 技术检测标本中 HAV RNA。PCR 引物多依据 5′NCR 中的保守序列设计合成。

四、防 治 原 则

1. 一般性预防措施　采取以切断传播途径为主的综合性预防措施,主要是加强卫生宣传、严格管理和改善饮食、饮水和环境卫生、注意个人卫生、防止病从口入。

2. 特异性预防措施　主要指接种疫苗,是目前最有效的特异性预防措施,主要用于学龄前和学龄儿童,以及其他易感人群。现有减毒活疫苗和灭活疫苗两种疫苗。我国用甲型肝炎减毒活疫苗(H2 株或 L1 株),分别是从杭州和黑龙江患者粪便中分离到的 HAV,经在人胚肺 2 倍体细胞中连续传代减毒而制成,效果良好,现已正式批准使用。我国批准使用的国外进口甲型肝炎灭活疫苗有 2 种,均为 HAV 的细胞培养物经甲醛灭活纯化后制成:①由 Smithkline Beecharm 公司生产的 HavrixTM 甲型肝炎灭活疫苗(HM175 株);②由 Merck 公司生产的 VAQTATM 甲型肝炎灭活疫苗(CR326-F′ 株)。进口疫苗免疫效果可维持 10 年左右,但价格较昂贵。HAV 基因工程疫苗正在研制中。

3. 人工被动免疫　可注射丙种球蛋白,用于 HAV 感染应急预防。在潜伏期,肌内注射丙种球蛋白可减轻临床症状。

Notes

第二节　乙型肝炎病毒

乙型肝炎病毒（HBV）为嗜肝 DNA 病毒，是乙型肝炎（曾称为血清型肝炎）的病原体，主要经输血、注射、性行为和母婴传播。1963 年，Blumberg 首次报道了澳大利亚抗原或肝炎相关抗原（Hepatitis associated antigen，HAA），后来被证实为 HBV 的表面抗原。1970 年，Dane 在电镜下观察到乙肝肝炎患者血清中的 HBV 颗粒，被称为 Dane 颗粒（Dane particle）。HBV 感染后临床表现呈多样性，可表现为重症肝炎、急性肝炎、慢性肝炎或无症状携带者，其中部分慢性肝炎可演变成肝硬化或肝癌。包括中国在内的东南亚、非洲等国家为 HBV 感染的高流行区（感染率超过 8%），全世界乙型肝炎病毒表面抗原（hepatitis B surface antigen，HBsAg）携带者约 3.5 亿，其中我国约有 1.2 亿人。

目前将 HBV 以及与其分子结构、生物学特性相似的病毒归为嗜肝 DNA 病毒科（Hepadnaviridae），其下设两属，分别是感染哺乳动物的正嗜肝 DNA 病毒属（Orthohepadnavirus）及感染禽类的禽嗜肝 DNA 病毒属（Avihepadnavirus），前者主要包括 HBV、土拨鼠肝炎病毒（woodchuck hepatitis virus，WHV）、地松鼠肝炎病毒（ground squirrel hepatitis virus，GSHV）及毛猴乙型肝炎病毒（woolly monkey hepatitis virus，WMHBV）等；后者主要包括鸭肝炎病毒（duck hepatitis virus，DHV）及苍鹭乙型肝炎病毒（heron hepatitis virus，HHBV）等。

一、生物学性状

（一）形态与结构

通过电镜观察，可在 HBV 感染者血清中看到三种不同形态的 HBV 颗粒，即大球形颗粒、小球形颗粒和管形颗粒（图 26-4），其模式图见图 26-5。

1. 大球形颗粒（large spherical particle）　即 Dane 颗粒，是具有感染性的完整成熟的 HBV 颗粒，呈球形，直径 42nm，血清中的浓度约 $10^4 \sim 10^9$/ml。病毒外层有 7nm 厚的包膜，由来源于宿主细胞的脂质双层与病毒编码的包膜蛋白组成。内层为电子密度较大的病毒核心（核衣壳）结构，呈二十面体立体对称，直径约 27nm，由乙型肝炎病毒核心抗原（hepatitis B core antigen，HBcAg）构成。HBV 核心内部含有环状部分双链的 DNA 和 DNA 多聚酶。

2. 小球形颗粒（small spherical particle）　直径 22nm，主要成分为 HBsAg，一般很少含 PreS1 和 PreS2，不含 HBV DNA 和 DNA 多聚酶，无感染性。在乙型肝炎患者血液中大量存在，约为 10^{13}/ml。

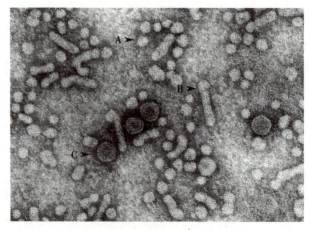

图 26-4　HBV 电镜照片（×400 000）
图中可见小球形颗粒（A）、管形颗粒（B）和呈大球形的 Dane 颗粒（C）

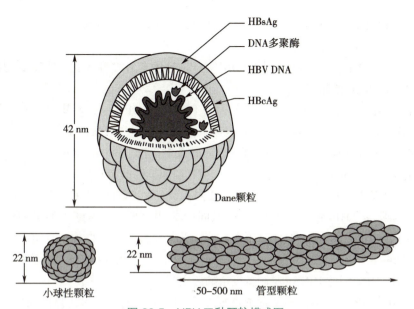

图 26-5　HBV 三种颗粒模式图

图片引自 http://www.ncbi.nlm.nih.gov/books

3. 管形颗粒（tubular particle）　直径 22nm，长约 50~500nm，是由小球形颗粒"串联"而成，无感染性。

（二）HBV 基因结构及抗原组成

HBV 基因组为环状、部分双链 DNA（图 26-6），由长链和短链组成。长链为负链，具有固定长度约 3,200 个核苷酸，短链为正链，长度可变，约为长链的 50%~99%。长链和短链的 5' 端固定，以 250~300 个互补的碱基对形成和维持 HBV DNA 分子的环状结构，这一配对区域称为黏性末端（cohesive end）。在黏性末端两侧各有 11bp 组成的直接重复（direct repeat，DR）序列，分别为 DR1 和 DR2 区，是病毒 DNA 成环与复制的关键序列。负链 DNA 的 5' 末端与 HBV DNA 聚

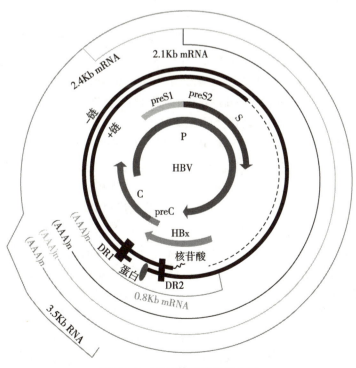

图 26-6　HBV 基因结构模式图

Notes

合酶的末端蛋白(terminal protein,TP)共价结合,在正链的 5' 末端则有一段短的核苷酸序列,它们是引导 DNA 合成的引物。

HBV 负链 DNA 有 4 个开放读码框(ORF),分别称为 S、C、P 和 X 区(图 26-5),其中,P 区分别与 S、C 和 X 区相互重叠。

1. S 区 S 区基因由 S 基因、PreS1 基因与 PreS2 基因组成。S 区基因受 SP1 及 SP2 启动子调控,前者的转录产物为 2.4kb mRNA,编码表面抗原大蛋白(large protein),后者转录产物为 2.1kb mRNA,编码表面抗原中蛋白(middle protein)及主蛋白(main protein)。

HBV 包膜蛋白包括:①主蛋白:即 HBsAg,由 S 基因编码的 226 个氨基酸组成;②中蛋白:由 S 基因和 PreS2 基因编码的 HBsAg 和 PreS2 共同构成,共 281 个氨基酸;③大蛋白:由 S、PreS2 和 PreS1 基因编码的 HBsAg、PreS2 和 PreS1 共同构成,共 400 个氨基酸。Dane 颗粒表面的包膜蛋白含主蛋白、中蛋白和大蛋白;小球形颗粒表面几乎全部由主蛋白构成。HBsAg 具有免疫原性,其中第 124~147 位氨基酸组成了免疫原性很强的序列,称为 a 抗原表位,能刺激机体产生保护性抗体,即抗 HBs,因此 HBsAg 是制备疫苗的最主要成分。

HBV 可分为 adr、adw、ayr、ayw4 种主要血清型。各血清型除具有共同的抗原表位 a 外,还有两组相互排斥的抗原表位 d、y 和 w、r。HBV 血清型分布有明显的地区差异,并与种族有关,如欧美主要是 adw 型,我国汉族以 adr 为多见,而新疆、西藏、内蒙古等少数民族以 ayw 为主。

2. C 区 由前 C(PreC)基因和 C 基因组成,编码 e 抗原(HBeAg)和核心抗原(HBcAg)。

HBeAg 前体翻译开始于 PreC 基因第 1 个密码子,大小为 210 个氨基酸(包括 PreC 基因编码的 29 个氨基酸及 C 基因编码的 181 个氨基酸),该前体经切除 N 端 19 个氨基酸以及 C 端 34 个富含精氨酸的肽段后形成分泌性 HBeAg,存在于血清中。HBeAg 消长与病毒颗粒及病毒 DNA 多聚酶的消长基本一致,故可作为 HBV 复制及具有强传染性的指标之一。HBeAg 具有免疫原性,能刺激机体产生抗 HBe-Ab,该抗体的确切作用目前尚不清楚。

HBcAg 由 C 基因编码产生,为 HBV 衣壳蛋白,通过自我包装形成 30-32nm 的衣壳颗粒。衣壳颗粒中包裹着病毒核酸及病毒 DNA 聚合酶。HBcAg 存在于 Dane 颗粒核衣壳表面,也分布于感染的肝细胞核、胞质和胞膜上。因 HBcAg 外面包裹 HBsAg,一般不易游离于血循环中,故不易从患者血清中检出。HBcAg 抗原很强,可诱导宿主 CTL 细胞反应,并能刺激机体产生非保护性抗 HBc 抗体。近年来的研究还表明 HBcAg 羧基端富含碱性氨基酸,可结合并调控多种细胞基因,并与 HBV cccDNA 的 CpG 岛结合促进 HBV 的复制和转录。

3. P 区 P 基因编码 HBV DNA 多聚酶,大小为 845 氨基酸。该酶含 4 个功能区域,分别为末端蛋白区(terminal protein,TP)、间隔区(spacer)、聚合酶 / 反转录酶区(DNA polymerase/Reverse transcriptase,DNApol/RT)及 RNA 酶 H 区(RNase H)。

HBV DNA 聚合酶具有多种活性,在 HBV 复制的不同阶段起作用,包括引物酶活性(合成复制所需引物)、DNA 依赖的 DNA 聚合酶活性(合成正链 DNA 及修补双链缺口)、RNA 依赖的 DNA 聚合酶活性(将前基因组 RNA 反转录成负链 DNA)及 RNA 酶 H 活性(降解 RNA-DNA 杂交体)此外,近年来的研究表明,该酶在 HBV 抗 α 干扰素过程中起重要作用。

4. X 区 X 区基因转录产物为 0.8kb mRNA,编码的 X 蛋白(HBx)是一种多功能蛋白,不仅具有广泛的反式激活功能,而且可以通过许多复杂途径参与细胞的凋亡、DNA 修复的调控、与 p53 的相互作用以及促进细胞周期的进程等,与肝癌的发生、发展密切相关。

(三) HBV 复制

HBV 的复制过程(图 26-7)大致如下:① HBV 感染肝细胞,通过病毒胞膜蛋白与肝细胞受体特异吸附、结合并穿入肝细胞内,在胞质中脱去衣壳。② HBV DNA 进入核内,在 HBV DNA 聚合酶作用下补全双链缺口,形成超螺旋的共价闭合环状 DNA(covalently closed circular DNA,cccDNA);③在胞核中细胞 RNA 聚合酶 II 作用下,以负链 DNA 为模板转录形成亚基因组 RNA

Notes

及全基因组 RNA,前者包括 0.8kb、2.1kb、2.4kb 三种 mRNA,后者为 3.5kb RNA,它具有双相功能(bifunctional),既作为 mRNA 编码 HBV 蛋白,又作为合成子代 DNA 的模板(此时称为前基因组 RNA,pregenomic RNA,pgRNA)。④在胞质中,0.8kb mRNA 编码 HBx,2.1kbmRNA 编码 PreS2+HBsAg(表面抗原中蛋白)及 HBsAg,2.4Kb mRNA 编码 PreS1+PreS2+HBsAg(表面抗原大蛋白),3.5kb RNA 编码 DNA 聚合酶、HBcAg 以及 HBeAg 前体蛋白;⑤HBV DNA 聚合酶、3.5kb pgRNA 及 HBcAg 包装成核心颗粒。在核心颗粒内,HBV DNA 聚合酶将 3.5kb pgRNA 反转录为全长 HBV 负链 DNA,同时在该酶作用下 RNA 链被水解,进而以负链 DNA 为模板合成互补的部分正链 DNA;⑥核心颗粒进入内质网,在获得包膜蛋白(主要是 HBsAg)后形成完整的病毒颗粒,以芽生方式释放到肝细胞外,重新感染其他肝细胞。

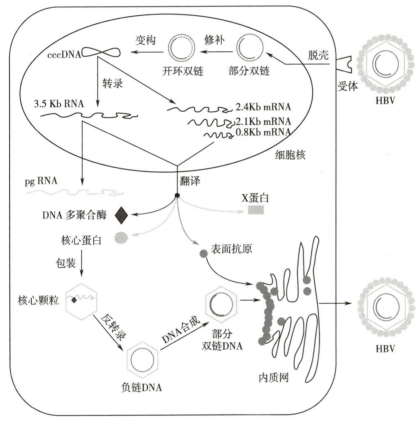

图 26-7　HBV 复制过程示意图

(四) HBV 基因型

按核苷酸序列差异≥8% 为不同基因型的判断标准,HBV 可分为 A~H 共 8 个基因型。HBV 基因型的分布具有人种和地域性的特征。我国以 B 和 C 两种基因型为主,也有少量的 A 和 D 基因型和 B/C 基因型混合感染,其中北方以 C 型为多,南方以 B 型占优势,各省之间不完全相同。近年来研究发现,HBV 基因型与 HBV 流行病学特点、HBV 标志物的表达、致病性、乙型肝炎的病程及转归及对药物的敏感性有关,具有非常重要的意义。HBV 基因型与血清型的对应关系大致为 A 型与 adw,B 型与 adw,C 型与 adr、adw 和 ayr,D 型与 ayw。

(五) HBV 变异

HBV DNA 聚合酶缺乏校正(proof-reading)功能,不能纠正病毒复制中产生的变异,较易发生变异。HBV 基因变异可影响病毒的生物学行为和机体对病毒的反应。HBV 变异可见于各个基因区,特别是前 S/S 基因、前 C/C 基因较易突变最有意义的 S 基因变异是编码 HBsAg "a" 决定簇基因变异。已发现 S 基因中编码第 145 位,或编码第 126 位氨基酸的基因点突变,导致氨

Notes

基酸替代变化从而严重影响 HBsAg "a" 决定簇的结构与功能。此外，前 C 基因 1896 位核苷酸点突变由 A 替代 G，使该区编码的第 28 位氨基酸由色氨酸（TGG）变为终止密码（TAG），表现为 HBeAg 阴性（e minus）。C 基因启动子 1762/1764 核苷酸发生变异，可使 HBeAg 表达受抑制（e suppression）。

（六）易感动物和细胞培养

黑猩猩对 HBV 易感，是研究 HBV 的最佳动物模型。此外，嗜肝 DNA 病毒科的其他成员如鸭乙型肝炎病毒、土拨鼠肝炎病毒及地松鼠肝炎病毒等可在其相应的天然宿主中构成类似人类乙型肝炎的感染，因此可用这些动物作为实验动物模型，我国常用鸭乙型肝炎病毒感染模型进行抗病毒药物筛选以及免疫耐受机制的研究。HBV 体外细胞分离培养效率很低，目前一般采用全基因组、1.2 倍体或 1.3 倍体 HBV DNA 转染肝癌细胞进行 HBV 扩增，被转染的肝癌细胞可表达所有的 HBV 抗原并可进行病毒复制。这些细胞培养系统可用于抗 HBV 药物的筛选及 HBV 致病机制的研究等。

（七）抵抗力

HBV 对理化因素的抵抗力很强，对低温、干燥、紫外线均有抵抗性，不被 70% 乙醇灭活。高压蒸汽灭菌（121.3℃ 20 分钟）、100℃ 10 分钟等可灭活 HBV。0.5% 过氧乙酸、5% 次氯酸钠、3% 漂白粉液、0.2% 苯扎溴铵以及环氧乙烷等可破坏 HBV 的包膜，故常用于针对 HBV 的消毒。上述化学消毒剂可使 HBV 失去感染性，但仍可保持 HBsAg 的免疫原性和抗原性。

二、致病性与免疫性

（一）传染源和传播途径

主要传染源是乙型肝炎患者及无症状 HBsAg 携带者，后者多为慢性携带者，作为传染源危险性更大。

乙型肝炎传播途径主要是经血或注射途径传播，即非胃肠道感染（parenteral infection）。凡含有 HBV 的血液或体液（唾液、乳汁、羊水、精液和分泌物等）直接进入或通过破损的皮肤、黏膜进入体内皆可造成传播。此外，母婴传播和性接触也可传播 HBV。

1. 血液、血制品等医源性传播　血液及血浆等各种血制品、采血、注射、手术、拔牙、预防接种、针刺（文身）、内镜等医院各种医疗器具均可传播乙型肝炎。加强对献血员筛查、控制医源性传播可降低乙型肝炎的发病率。

2. 母婴传播　受染的母亲将 HBV 传给胎儿和 / 或婴儿的过程。经宫内感染约占 5%~10%；主要是围生期感染，即分娩时，来自母体的病毒通过新生儿的微小伤口侵入婴儿体内感染所致；也可通过哺乳而传播。HBsAg 和 / 或 HBeAg 阳性的母亲，如不接种乙肝疫苗，其婴儿被感染的机会大。

3. 生活密切接触传播　HBV 感染呈明显的家庭聚集性。HBV 感染者可通过日常生活密切接触传播给家庭成员。通过唾液、共用牙刷和剃须刀等均可引起 HBV 感染。

4. 性传播　从 HBV 感染者的精液和阴道分泌物中可检出 HBV，配偶为 HBsAg 阳性者较家庭中其他成员更易感染 HBV，这些均支持 HBV 可以经性途径传播。在我国等 HBV 高流行区性途径不是 HBV 的主要传播方式。但在低流行区，HBV 感染主要发生在性乱者和静脉药瘾者中，故西方国家将乙型肝炎列为性传播疾病（STD）的范围。

（二）致病机制

乙型肝炎的临床表现呈多样性，可表现为无症状病毒携带者、急性肝炎、慢性肝炎及重症肝炎等。HBV 的致病机制十分复杂，除了 HBV 对肝细胞直接损害外，主要是通过宿主的免疫应答以及病毒与宿主间的相互作用引起肝细胞的病理改变所致，其中有些问题尚待进一步研究。

1. 细胞介导的免疫病理损伤　乙型肝炎时 CTL 是导致肝细胞免疫损伤的主要效应细胞，

Notes

而 CTL 针对的靶抗原主要是 HBcAg。当 CTL 识别受染的肝细胞表面的 HBcAg 后,可以产生穿孔素(perforin)和颗粒酶(granzyme),使肝细胞膜受损破坏、死亡。或 CTL 通过表达的 Fas 配体(Fas ligand,FasL),与感染 HBV 的肝细胞表面 Fas 结合,引发肝细胞凋亡。此外,乙型肝炎患者血清中 Th 细胞等免疫活性细胞可产生 IFN-γ、IL-1、IL-6、TNF-α 等炎性细胞因子,导致肝细胞炎症和变性坏死,加重肝细胞受损。

免疫损伤和细胞凋亡是机体清除 HBV 的一种防卫机制。通过溶解破坏感染 HBV 的肝细胞,使 HBV 得到清除,肝细胞病变得到修复。有人认为细胞免疫应答的强弱与临床过程的轻重与转归有密切关系。当病毒感染少量肝细胞时,CTL 可将病毒感染细胞全部杀伤,HBV 释放于细胞外,可被抗体中和,临床表现为急性肝炎,并可恢复而痊愈;若病毒感染细胞数量多时,引起细胞免疫应答超过正常范围,会迅速引起大量细胞坏死,表现为重症肝炎;若机体免疫功能低下,CTL 不能将大量复制病毒的靶细胞杀伤,病毒仍可不断释放,又无有效的抗体中和病毒,病毒则持续存在并不断感染肝细胞,导致慢性肝炎;慢性肝炎又可促进纤维细胞增生,则发生肝硬化;如果机体对 HBsAg 免疫应答低下,产生耐受则出现无症状 HBsAg 携带状态。若血清中 HBsAg 持续阳性超过 6 个月者,称为慢性 HBsAg 携带者。

2. 体液免疫所致的免疫损伤　在急、慢性乙型肝炎患者血循环中,可检出 HBsAg 及抗 HBs 或 HBeAg 及抗 HBe 的抗原抗体复合物。这些免疫复合物如沉积于周围组织的小血管壁,可引起Ⅲ型超敏反应,临床上出现各种相关的肝外症状,主要表面为短暂发热、膜性肾小球肾炎、皮疹、多发性关节炎及小动脉炎等,其中以肾小球肾炎最被重视。如果免疫复合物于肝内大量沉积,引起毛细血管栓塞,可诱导肿瘤坏死因子(TNF)产生而导致急性肝坏死,临床表现为重症肝炎。

3. 自身免疫所致的损伤　HBV 感染肝细胞后,在肝细胞表面不仅有病毒的特异性抗原表达,还会引起肝细胞表面自身抗原的改变,暴露出膜上肝特异性脂蛋白抗原(liver specific protein,LSP)和肝细胞膜抗原(LMAg)。LSP 和 LMAg 可作为自身抗原诱导机体产生自身抗体,通过 K 细胞介导的 ADCC 效应引起自身免疫应答,或通过 CTL 的杀伤作用或释放细胞因子的直接或间接作用损害肝细胞。慢性乙肝患者血清中常可测到 LSP 的抗体或抗核抗体、抗平滑肌抗体等自身抗体。

(三) HBV 与原发性肝癌

近年研究资料表明,HBV 感染与原发性肝细胞癌(hepatocellular carcinoma,HCC)的发生有密切关系,其依据是:①流行病学调查表明,乙型肝炎患者及 HBsAg 携带者的原发性肝癌发生率明显高于未感染人群。感染人群比未感染人群发生肝癌的危险性高 217 倍;②HBV 编码的 HBx 具有广泛的反式激活功能及其他生物学活性,肝细胞转染 HBx 基因后可导致细胞周期、凋亡及侵袭力等变化,提示 HBx 与肝癌的发生、发展密切相关;③绝大部分肝癌组织基因组有 HBV DNA 整合。HBV DNA 整合导致细胞 DNA 的不稳定,还可促进邻近的细胞原癌基因的转录,促进肿瘤发生;另一方面,整合的 HBV DNA 片段 50% 为 3' 端缺失的 X 基因,所编码的羧基端缺失的 HBx 具有更强的反式激活功能,此外,在整合的 HBV DNA 中还发现 3' 端缺失的 pres2/S 基因片段,所编码的羧基端缺失的表面抗原中蛋白也具有很强的反式激活功能;④新生土拨鼠感染土拨鼠肝炎病毒后,经 3 年饲养 100% 可发生肝癌,而未感染鼠则无一发生肝癌,说明感染哺乳动物的嗜肝 DNA 病毒可导致相应宿主肝癌。

三、微生物学检查

对乙型肝炎进行实验室诊断,最常采用血清学方法检测患者血清 HBV 标志物。近年也采用 PCR 技术对乙型肝炎进行研究和辅助诊断。

Notes

（一）HBV 抗原、抗体的检测

检测 HBV 抗原、抗体常用的方法有 RIA、EIA 法、对流免疫电泳、双向琼脂扩散法等，其中最常用的方法为 EIA。主要检测 HBsAg 和抗 HBs、HBeAg 和抗 HBe、以及抗 HBc IgM 和抗 HBc IgG。必要时也可检测 PreS1 和 PreS2 的抗原和抗体（表 26-2）。

表 26-2　HBV 感染血清标志及其临床意义

| HBsAg | HBeAg | 抗 HBc | | 抗 HBe | 抗 HBs | 结果分析 |
		IgM	IgG			
+	−	−	−	−	−	无症状携带者
+	+	−	−	−	−	急性乙型肝炎潜伏期
+	+	+	−	−	−	急性乙型肝炎早期
+	+/−	+	+	−	−	急性乙型肝炎后期
+	+	+/−	−	−	−	慢性乙型肝炎急性发作
+	−	−	+	+	−	慢性乙型肝炎，无或低 HBV 复制
−	−	−	+	+	+	乙型肝炎恢复期
−	−	−	−	−	+	接种过乙肝疫苗，有免疫力

1. HBsAg 和抗 HBs　血中检出 HBsAg 为机体感染 HBV 的重要标志之一。HBsAg 阳性多见于：①急性乙型肝炎的潜伏期和急性期，检出率约 70%；②慢性乙型肝炎、慢性乙型肝炎肝硬化、慢性 HBsAg 无症状携带者、以及某些原发性肝癌患者中 HBsAg 可持续阳性。在抗 HBV 的各种特异性抗体中，抗 HBs 出现最晚。抗 HBs 阳性为 HBV 感染恢复的标志，表示患者获得对 HBV 特异性免疫力，预后良好；若为乙肝疫苗接种者则标志对 HBV 产生了免疫力。

2. HBcAg 和抗 HBc　HBcAg 存在于 HBV 核衣壳表面，或位于感染的肝细胞中，血中不易检测到，故不用于 HBV 标志物的常规检查。

抗 HBc 包括抗 HBc IgM 和抗 HBc IgG 二部分抗体。抗 HBc IgM 阳性表示体内有病毒复制，可出现于急性乙型肝炎和慢性乙型肝炎急性发作期。前者血清中抗 HBc IgM 滴度很高，后者则血清抗 HBc IgM 滴度较低。抗 HBc IgG 出现较抗 HBc IgM 晚，但在血中持续时间很长，表示感染呈慢性过程或感染过 HBV。因此，根据抗 HBc IgM 滴度的高低以及血清中抗 HBc IgG 检出情况，可区别急性乙型肝炎和慢性乙型肝炎急性发作。检出高效价抗 HBc，特别是抗 HBc IgM 则表示 HBV 在肝内处于复制状态。

3. HBeAg 和抗 HBe　HBeAg 在 HBV 感染的早期出现，常与 HBsAg 和 Dane 颗粒同时出现，且与 HBV DNA 多聚酶在血中的动态消长也基本一致，因此，HBeAg 可作为 HBV 复制及血液有传染性的标志。感染者在 HBeAg 逐渐阴转的同时抗 HBe 开始出现，表明获得一定免疫力，预后良好，但出现变异株者例外。如 HBV 前 C 区或 C 区启动子变异，HBeAg 不能表达或表达量极度降低，虽然可出现 HBeAg 阴性以及抗 HBe 阳性情况，但血清中 HBV DNA 阳性，表明病毒在体内复制。抗 HBe 亦见于 HBsAg 携带者及慢性乙型肝炎患者血清中。

4. PreS1、PreS2 和抗 PreS1、抗 PreS2　由于 PreS1 和 PreS2 先于 HBV DNA 出现，且与 HBsAg、HBeAg、HBV DNA 及 HBV DNA 多聚酶呈正相关，因此可作为 HBV 新近感染的标志，表示有 HBV 复制及血液有传染性。PreS1 和 PreS2 的免疫原性比 HBsAg 更强，因此抗 PreS1、抗 PreS2 是 HBV 感染后最早出现的抗体，与抗 HBs 一样亦为中和抗体，提示机体开始清除病毒。因此有人认为添加前 S 蛋白可增加现有乙肝疫苗的免疫效果。前 S 蛋白和抗前 S 一般不作为临床常规检测项目。

Notes

（二）血清 HBV DNA 检测

血清 HBV DNA 是 HBV 感染、复制、血液有传染性的直接标志。一般用斑点杂交法以及 PCR 技术进行检测。特别是定量 PCR 能测出 DNA 拷贝数量，不仅可用于乙型肝炎的诊断，还可观察血清 HBV DNA 的动态变化，作为药物疗效的考核标准。但一般不单独依靠 PCR 进行临床诊断。

HBV 抗原、抗体在感染机体内消长情况与临床表现相关情况见图 26-8。

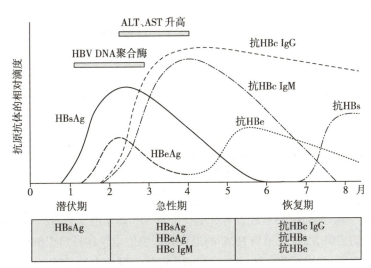

图 26-8　急性乙型肝炎血清学标志变化及临床表现

四、防 治 原 则

1. 一般预防措施　预防乙型肝炎主要实行严格管理传染源和切断传播途径为主的综合性措施。对乙肝患者及携带者的血液、分泌物和用具等要严格消毒灭菌；严格筛选献血员，加强对血液和血制品的管理；防止医源性传播，提倡使用一次性注射器及输液器；凡手术操作、医疗器械等也必须严格消毒；对高危人群要进行特异性预防。

2. 主动免疫　接种乙型肝炎病毒疫苗是最有效的预防措施。乙型肝炎病毒疫苗有两种，即 HBsAg 血源疫苗和基因重组疫苗。血源疫苗亦称第一代疫苗，是从血中提纯的 HBsAg，经甲醛灭活制成，具有良好免疫原性。由于来源及安全问题，乙型肝炎血源疫苗已停止生产和使用。第二代疫苗为基因工程疫苗，是将 HBsAg 在酵母中高效表达并经纯化制成的疫苗。基因工程疫苗排除了血源疫苗来源困难以及可能存在未知病毒引起感染的可能，具有免疫原性好、可大量制备，费用较低等特点，目前在世界各国普遍使用。我国目前规定新生儿和易感人群全面开展 HBsAg 疫苗接种。新生儿应用此疫苗免疫 3 次（出生后第 0、1、6 月）后，抗 -HBs 阳性率达 90% 以上；用疫苗免疫 HBsAg 阳性母亲的婴儿，保护率可达 80% 以上。另有 HBsAg 多肽疫苗或 HBV DNA 疫苗尚在研究之中。

3. 被动免疫　乙肝免疫球蛋白（HBIg）是由含有高效价抗 HBs 人血清提纯而成，可用于紧急预防。主要用于以下情况：①医务人员或皮肤损伤被乙型肝炎患者血液污染伤口者；②母亲为 HBsAg、HBeAg 阳性的新生儿；③发现误用 HBsAg 阳性的血液或血制品者；④ HBsAg、HBeAg 阳性者的性伴侣。

新生儿被动—主动免疫可先注射 HBIg，间隔 1~2 周后再全程接种乙肝疫苗，可提高阻断母婴传播率。

4. 治疗原则　目前治疗乙型肝炎的药物主要包括核苷（酸）类似物及 α- 干扰素（interferon-α，IFN-α）。核苷（酸）类似物包括拉米夫定、阿德福韦酯、恩替卡韦及替比定、替诺

Notes

福韦酯及克拉夫定等,通过抑制 DNA 聚合酶抑制 HBV 复制。但 HBV 较容易对此类药物产生耐药。α- 干扰素通过 JAK(Janus kinase)-STAT(signal transducers and activators of transcription)通路诱导抗病毒效应基因发挥抗病毒作用。IFN-α 诱导的抗病毒效应基因主要包括 PKR(double-RNA dependent protein kinase)、2'-5'OAS(2'-5'oligoadenylate synthetase)及 MxA。α- 干扰素具有治疗周期短、无针对性耐药、免疫调节、停止治疗后个体对药物的持续反应时间长等多种优点,但总体有效率仅为 30% 左右。

第三节　丙型肝炎病毒

丙型肝炎病毒(hepatitis C virus,HCV)是有包膜的单股正链 RNA 病毒,鉴于其基因结构与表型特征(如脂质包膜以及病毒蛋白的亲、疏水性等)与黄病毒和瘟病毒相似,目前将 HCV 归于黄病毒科(Flaviviridae)丙型肝炎病毒属(*Hepacivirus*)。

丙型肝炎病毒感染呈全球性分布,主要经血或血制品传播。HCV 感染的重要特征是感染易于慢性化,急性期后易于发展成慢性肝炎,部分病人可进一步发展为肝硬化或肝癌。

一、生物学性状

1. 形态结构　迄今为止,一直还没有在电镜下直接和确切地从患者标本观察到 HCV 病毒颗粒。但在浓缩的感染者血清、感染 HCV 的黑猩猩肝细胞以及体外组织细胞培养中均观察到了基本相似的 HCV 病毒样颗粒(virus-like particle,VLP)。颗粒大致呈球形,直径约 50nm,有包膜和表面突起。

2. 基因结构　HCV 基因组为单正链 RNA(+ssRNA),长约 9.5kb,由 5' 末端非编码区(5'NCR)、编码区及 3' 末端非编码区构成(图 26-9)。IICV 的 5'NCR 核苷酸序列在基因组中最保守。由于 5'NCR 的保守性,此为设计诊断 HCV RNA 的 PCR 引物首选部位。5'NCR 内含有内部核糖体进入位点(internal ribosome entry site,IRES)为起始翻译所必需。HCV 的编码区占基因组全长的 95%。仅含有单一的开放读码框(ORF),编码大小为 3,010~3,033 个氨基酸的多聚蛋白前体,该前体蛋白在病毒蛋白酶及宿主信号肽酶作用下,切割为至少 10 个蛋白,其中 3 个为结构蛋白,分别是核心衣壳蛋白(C),包膜蛋白 1(E1)及包膜蛋白 2(E2),6 个为非结构蛋白(NS2~NS5B),其中,NS3 具有解旋酶(helicase)、丝氨酸蛋白酶(serine protease)及金属蛋白酶(metalloprotease)活性,NS5 具有依赖 RNA 的 RNA 多聚酶活性。此外,NS1 蛋白与病毒装配有关,但属于结构或非结构蛋白尚有争论。HCV 基因组 3'NCR 核苷酸序列以及长度变异较大,3'NCR 对 HCV RNA 结构稳定性的维持及病毒蛋白的翻译有重要功能。

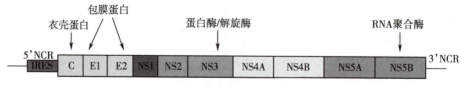

图 26-9　HCV 基因结构

HCV 基因组从 5' 端至 3' 端依次为 5' 端非编码区(5'NCR)、编码区及 3' 端非编码区(3'NCR)。

编码区含单一开放读码框,编码至少 10 种蛋白

3. 复制过程　HCV 的复制发生于膜相关的复制复合物内。与其他黄病毒相似,HCV 的复制周期由以下若干步骤组成(图 26-10):① HCV 借助氨基葡聚糖黏附并聚集于宿主细胞表面,与宿主细胞表面的 CD81 等受体分子结合,依赖受体介导的细胞内吞作用穿入宿主细胞并将其基因组 RNA 释放入细胞质;②进入宿主细胞质的 HCV 基因组 RNA 作为模板,翻译出蛋白前体

Notes

并裂解修饰为结构蛋白和非结构蛋白，并形成一个与细胞内膜状结构相结合的病毒复制酶复合物；③以侵入的 HCV 正链 RNA 为模板合成负链 RNA 作为复制中间体；④以负链 RNA 为模板合成正链 RNA，正链 RNA 可以重新用于合成新的负链 RNA、表达多聚蛋白以及作为基因组被包装入子代病毒粒子；⑤病毒粒子从感染细胞释放。

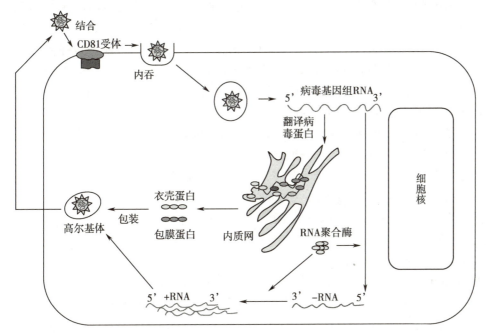

图 26-10　HCV 复制过程示意图

4. 基因分型和准种　HCV 最大特点为基因组的高度变异性，不同 HCV 分离株的核苷酸及氨基酸同源性有较大的差异，因此对 HCV 进行分型有助于了解各地区 HCV 的流行及进化情况，为 HCV 的诊断、治疗、预防等提供理论基础。HCV 变异性主要表现在基因型、亚型、准种（quasispecies）及株等 4 个层面。HCV 基因分型是根据其核苷酸序列的同源性（homology）以及彼此间的进化关系（phylogenesis）确定的。用于分型的基因区域和方法有多种，但公认的为1993 年 Simmonds 等建立的进化树（phylogenetic tree）分型法，该法基于 HCV NS5 区基因序列及进化关系将 HCV 分为 6 个基因型（用阿拉伯数字表示），型内再分亚型（以英文小写字母表示），即 1a、1b、1c、2a、2b、2c、3a、3b、4a、5a、6a 等 11 个基因亚型。欧美流行株多为 1a、1b、2a、2b 和 3a较为常见，中国内地多见 1b 和 2a 两型，且以 1b 型为主，南方城市（南京、南宁、成都）1b 型占90% 以上，北方城市（哈尔滨、沈阳、兰州）2a 型占 46%~70%。

　　HCV 基因组中 E1/E2 区易发生变异，特别是 E2 区的变异性最大。E2 区内有 2 个高变区（hypervariable region，HVR），与 HCV 的免疫逃逸机制有关。由于 E2 区不断变异形成许多核酸序列不同的 HCV 变异株，表现为同一感染者体内同时存在同一基因亚型的不同变异株的 HCV感染现象，由此形成的 HCV 同一基因亚型内不同基因异质性群体称为 HCV 准种。这种基因变异与丙型肝炎易发展成慢性肝炎、HCV 易形成免疫逃逸株以及疫苗研制困难等有密切的关系。

　　5. 易感动物及抵抗力　HCV 可感染黑猩猩，并可在其体内连续传代，黑猩猩是目前唯一理想的动物模型。目前广泛使用的 HCV 体外复制细胞模型是 JFH-1/HCVcc（HCV cell culture），由2a 型 HCV RNA（JFH-1 株）构建而成，能自我复制并具感染性。

　　HCV 对各种理化因素的抵抗力较弱，对酸、热均不稳定，HCV 对氯仿、乙醚等有机溶剂敏感，紫外线照射、100℃ 5 分钟煮沸、20% 次氯酸、甲醛溶液（1：6000）处理均可使 HCV 失活。血液或血液制品经 60℃ 处理 30 小时后可完全灭活 HCV。

Notes

二、致病性和免疫性

1. 致病性　HCV 主要经血传播,因此丙型肝炎过去称为输血后肝炎。此外,性传播、母婴传播和家庭内接触也可传播 HCV。丙型肝炎患者和 HCV 阳性血制品为主要传染源。同性恋者、静脉药物依赖者以及接受血液透析的患者为高危人群。本病潜伏期 2~17 周,平均 10 周,但由输血或血制品引起的丙型肝炎潜伏期较短,大多数患者不出现症状或症状较轻,发病时已呈慢性过程。慢性丙型肝炎症状轻重不一,约有 20% 的患者可逐渐发展为肝硬化或肝癌。

目前认为 HCV 的致病机制包括病毒对肝细胞的直接损害、宿主的免疫病理损伤以及细胞凋亡导致肝细胞破坏等三个方面:① HCV 直接致病作用可能与病毒在肝细胞内复制,导致肝细胞结构和功能的改变,或病毒干扰细胞蛋白质的合成,引起肝细胞变性、坏死等急性病理改变,使得肝细胞膜对转氨酶的通透性增高;②实验证明免疫因素是肝细胞损伤致病的重要机制。如 CTL 攻击病毒感染的靶细胞所致的肝细胞损伤在慢性 HCV 感染中占重要的作用。另外,丙型肝炎患者血液中 TNF-α、sIL-2R 等细胞因子水平明显增高,可介导肝细胞受损;③ Fas 系统介导的细胞凋亡在 HCV 致病机制中也起一定的作用。可能 HCV 刺激肝细胞大量表达 Fas 抗原,同时被激活的 CTL 大量表达 Fas 配体(FasL),二者结合导致肝细胞凋亡。一般情况下,这种激活引起的细胞凋亡有利于 CTL 清除 HCV 感染的细胞。但如果 Fas 基因表达过度,则会引起过多肝细胞损害,严重者可导致急性重型肝炎等。

2. 免疫性　HCV 感染后,患者体内先后出现抗 HCV 的 IgM 型和 IgG 型抗体,但出现时间较晚,感染后平均 82 天才出现抗 HCV。由于在同一个体内 HCV 感染存在并不断出现大量的 HCV 准种,即不断出现 HCV 的免疫逃逸株,故抗 HCV 抗体的保护作用不强。在免疫力低下人群中,HBV 和 HCV 可同时感染,常导致疾病加重。

三、微生物学检查

目前临床 HCV 的检测包括抗 HCV 抗体的检测、HCV 抗原的检测以及 HCV RNA 的定性和定量检测。抗 HCV 的检测是诊断 HCV 感染的最常用的实验室方法,用于筛选输血员,诊断丙型肝炎以及评价治疗效果。一般抗 HCV IgM 或 IgG 阳性者血中含有 HCV RNA,其血液有传染性。检测 HCV 抗体用基因重组克隆表达的 HCV 蛋白质,或以合成多肽如核心蛋白 C22 及 NS3、NS4、NS5 区等非结构蛋白作为抗原,通过 ELISA 法、放射免疫法检测抗 HCV IgG 或 IgM。目前应用的第 3 代 ELISA 试剂盒采用了核心蛋白 C22、NS3 蛋白 C33 以及 NS5 蛋白等 3 种抗原,故其灵敏度显著提高,检出率可达 90% 以上。若抗 HCV IgM 阳性可对 HCV 感染进行早期诊断。由于抗 HCV 出现较晚,约感染后平均 82 天才出现,故急性肝炎病人抗 HCV 阴性也不能完全排除 HCV 感染。检测 HCV 抗原主要用于早期诊断及监测疗效。检测 HCV RNA 检测肝组织内 HCV RNA 可采用原位斑点核酸杂交法。但血清中 HCV RNA 含量较低,多采用较灵敏的 RT-nPCR 进行检测,PCR 引物多选用最保守的 5′ 端非编区序列。近年建立的 HCV RNA 定量 PCR 法不仅特异敏感,还可计算出标本中 RNA 拷贝数,可对干扰素治疗丙型肝炎病人的疗效进行评估。

四、防 治 原 则

严格筛选献血员和加强血制品的管理,控制输血传播是目前丙型肝炎最主要的预防措施。根据义务献血法相关规定,抗 HCV 检测是筛查输血员和血制品的必须步骤。

由于 HCV 高度变异性以及包膜蛋白免疫性不强,给疫苗研制带来许多困难。丙型肝炎目前尚无有效的疫苗进行特异性主动免疫。被动免疫可使用 HCV 抗体或丙种免疫球蛋白,但效果均不肯定。

Notes

在丙型肝炎治疗方面,目前临床上常用的抗HCV的药物包括INF-α、鸟嘌呤类似物利巴韦林及直接作用抗病毒药物(direct-acting antiviral,DAA)。INF-α包括普通及长效型,DAA包括蛋白酶抑制剂(telaprevir及boceprevir等)及RNA聚合酶抑制剂(sofosbuvir等)。2002年长效INF-α(也称为聚乙二醇化INF-α)与利巴韦林的联合疗法获得了批准,这种联合疗法的治愈率为50%左右。2011年,包含有DAA、聚乙二醇化INFα及利巴韦林的联合疗法被用于治疗HCV患者,治愈率为75%左右;最近对口服DAA组合药物进行的临床试验显示治愈率增加到了95%以上。

第四节　丁型肝炎病毒

丁型肝炎病毒(hepatitis D virus,HDV)为缺陷病毒,需要嗜肝DNA病毒,如人乙型肝炎病毒、旱獭肝炎病毒(WHV)和鸭乙肝病毒(DHBV)等辅助病毒的帮助,才能成为成熟的病毒颗粒并具有感染性。HDV是目前已知的动物病毒中唯一具有单负链共价闭合环状RNA基因组的缺陷病毒,某些特性与植物卫星病毒或类病毒相似,但其分类学地位尚未确定。

一、生物学性状

1. 形态与结构　完整成熟的HDV为球形颗粒,直径35~37nm,包膜为HBsAg,核衣壳为二十面体对称,病毒颗粒内部由病毒基因组RNA和与之结合的丁型肝炎病毒抗原(HDAg)组成(图26-11)。

HDV核心由共价闭合环状单股负链RNA基因组组成。在病毒感染的肝细胞核中还有与HDV基因组互补的RNA,称为抗基因组(antigenome)。HDV基因组与抗基因组上存在数个可编码100多个氨基酸的开放读码框(ORF),但迄今只发现位于抗基因组上的ORF可编码HDAg。HDV基因组有4个显著特征:①基因组小,仅1.7kb,是已知的动物病毒中最小的基因组;②基因组呈环状,鸟嘌呤(G)+

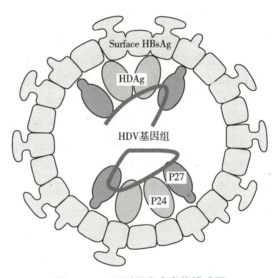

图26-11　丁型肝炎病毒体模式图

胞嘧啶(C)含量高达60%以上,其中70%碱基能相互配对自我折叠成稳定的二级结构;③呈滚环状复制;④基因组RNA和抗基因组RNA的内部含有一个85nt的区域,均具有核酶活性,能进行自我切割和连接。

HDV衣壳HDAg是一种核蛋白,是HDV编码的唯一的蛋白。由正链抗基因组中ORF5编码,有P24和P27两种多肽,分别称为大δ抗原(δAg-L,分子量27kD)和小δ抗原(δAg-S,分子量24kD)。前者对HDV的复制有反式激活作用,后者则反式抑制复制作用,并对HDV的包装也有重要的影响。大约60个HDAg与一个HDV基因组RNA结合,构成二十面体对称的核衣壳。若HDAg单独被HBsAg包装,可形成不含HDV RNA的"空壳颗粒"。HDAg主要存在于肝细胞内,在血清中出现早,维持时间短,故不易检测到。但HDAg可刺激机体产生抗体,故可自感染者血清中检出抗HD抗体。

HDV包膜来自于辅助病毒HBV的包膜,包膜蛋白为HBsAg,可起保护HDV RNA的作用,并在HDV感染中发挥重要作用。HDV在许多方面需要嗜肝DNA病毒(如HBV、WHV、DHBV)的辅助,如提供衣壳,才能装配为成熟的病毒颗粒并具有感染性。

2. 血清型和基因型　HDV只有一个血清型,HDAg在血清中常不易检测到,感染HDV后

Notes

产生的抗 -HDV 抗体无保护作用。

近来,HDV 根据基因序列差异被分为 8 型,不同基因型之间的序列变异可高达整个 RNA 基因组的 40% 以及氨基酸序列的 35%。HDV 基因型具有不同的地理分布和相关的疾病谱,分布最为广泛的是 HDV-1,主要源于北美、欧洲、非洲、东亚和西亚、南太平洋,与广谱的慢性肝病有关;HDV-2 和 HDV-4 仅见于东亚地区,与该地区的部分轻型肝炎有关。

3. 易感动物　黑猩猩、东方土拨鼠、北京鸭和美洲旱獭等为 HDV 易感动物,可作为 HDV 研究的动物模型。

4. 抵抗力　因为 HDV 核衣壳外包绕着 HBV 的包膜,故灭活 HBV 的方法也可灭活 HDV,100℃ 10 分钟或高压蒸汽灭菌法均可破坏 HDV。

二、致病性和免疫性

1. 致病性　HDV 感染呈世界性分布,但各国及地区流行的程度不同。我国 HBV 感染者中,HDV 感染率为 0%~10%。HDV 的传染源为感染 HBV/HDV 的病人,特别是慢性感染者。HDV 传播方式与 HBV 基本相同,主要经输血或注射传播。HDV 母婴垂直传播并不多见。

HDV 感染有 2 种形式:①同时感染(coinfection):同一时间感染 HDV 和 HBV,即同时发生急性乙型肝炎和急性丁型肝炎。急性乙型肝炎时 HBV 的复制呈一过性的,因此也限制了 HDV 的复制,故大多数同时感染患者的病程为自限性的,临床特征和发展成慢性肝炎的危险性类似于单纯的急性乙型肝炎。但有时 HBV 和 HDV 同时感染可表现为重型肝炎,多见于药物依赖者中。此外,同时感染者中发展成慢性的患者病情严重,可在较短时间内形成肝硬化;②重叠感染(superinfection):在慢性乙型肝炎或 HBsAg 携带者基础上再感染 HDV。大多数重叠感染者可发展为慢性肝炎,或使原肝脏病变及临床病程恶化,如导致急性重型肝炎,甚至死亡。

HDV 致病作用主要是病毒对肝细胞的直接损伤,肝脏损伤程度与 HDV RNA 呈正相关。此外免疫机制也参与了其致病过程。

2. 免疫性　HDV 感染后可刺激机体产生特异性抗体,先是 IgM 型,然后是 IgG 型,但不具有保护性作用。

三、微生物学检查

用 ELISA 或 RIA 检测血清中 HBsAg 或抗 HDV 是常用的诊断 HDV 感染的方法。急性 HDV 感染早期可于血清中检出 HBsAg,但慢性病人一般测不出,但肝活检时 HBsAg 可呈阳性。抗 HDV IgM 于急性感染的第 4~5 周检出率高,有早期诊断意义。慢性丁型肝炎时,抗 HDV IgG 水平持续增高,可作为慢性 HDV 感染诊断的依据。

HDAg 检测是诊断 HDV 感染的直接证据,但 HDAg 在血清中持续时间短,平均仅 21 天左右,因此标本采集时间是决定检出率的主要因素。部分病人可有较长时间的抗原血症,但 HDAg 滴度较低,故不易检出。肝内 HDAg 可用免疫组化方法检测,主要在肝细胞核内呈细颗粒、小球状或弥散状分布的,可作为诊断 HDV 感染的直接证据,并且是 HDV 感染活动的指标,但活检标本不易获得,故不常用。

检测核酸可采集血或肝组织标本,用斑点杂交法,或原位杂交,或 PCR 方法检测 HDV RNA。HDV RNA 的浓度与 HDAg 平行,且与肝脏损伤程度呈正相关。HDV RNA 的存在标志着 HDV 复制以及血液有传染性。

四、防治原则

丁型肝炎预防原则与乙型肝炎相同。接种乙肝疫苗可预防丁型肝炎。严格筛选献血员和血制品,可防止医源性感染。HDV 是缺陷病毒,凡抑制 HBV 增殖的药物,也能控制 HDV 的复制,

如用重组 α 干扰素或 γ 干扰素治疗,但由于同时存在 HBV 和 HDV 感染,故丁型肝炎的抗病毒治疗效果较差。

第五节 戊型肝炎病毒

戊型肝炎病毒(hepatitis E virus,HEV)曾称为肠道传播的非甲非乙型肝炎(enterically-transmitted non-A,non-B hepatitis,ET-NANBH)病毒,是戊型肝炎(hepatitis E,HE)的病原体,1989年被正式命名。

一、生物学特性

1. 形态与结构 HEV 呈圆球状,无包膜,直径平均为 32~34nm,表面有突起和刻缺,形如杯状。HEV 有空心和实心两种颗粒:实心颗粒内部致密,为完整的 HEV 结构;空心颗粒内部含电荷透亮区,为有缺陷的、含不完整 HEV 基因的病毒颗粒(图 26-12)。

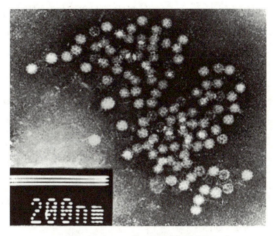

图 26-12 HEV 透射电镜图

2. 基因结构 HEV 基因组为单正链 RNA (+ssRNA),全长 7.2~7.6kb,由编码区和非编码区两部分组成(图 26-13)。编码区包括 5′ 端非结构区(nonstructure region,NS)和 3′ 端结构区(structure region,S),共有 3 个部分重叠的 ORF。ORF1 最大,约 5kb,编码病毒复制所需的依赖 RNA 的 RNA 多聚酶、甲基转移酶、木瓜蛋白酶样半胱氨酸蛋白酶、RNA 解旋酶等非结构蛋白;ORF2 长约 2kb,编码病毒的衣壳蛋白;ORF3 仅 300 多个核苷酸,与 ORF1 和 ORF2 部分区域相互重叠,编码的细胞骨架相关的磷酸化蛋白可能通过下调宿主免疫应答而利于病毒复制,在 HEV 致病中起重要作用。HEV 的非翻译区(UTR)较短,位于编码区的两末端,分别称为 5′UTR 和 3′UTR。此外,5′UTR 具有帽状结构,3′UTR 末端有一个 150~300 腺苷酸残基组成的多腺苷(A)尾。

3. 分类和分型 2002 年 ICTV 将 HEV 归类于肝炎病毒科(*Hepeviridae*)戊型肝炎病毒属(*Hepevirus*)。目前认为世界各地 HEV 均为同一血清型,但不同地区的 HEV 基因变异较大,至少存在 8 个基因型。除 20 世纪 90 年代初发现的以缅甸株 HEV(B)为代表的基因型Ⅰ(genotype Ⅰ)以及以墨西哥株 HEV(M)为代表的基因型Ⅱ(genotype Ⅱ)以外,随后在美国和中国又分别分离到基因型Ⅲ(genotype Ⅲ)和基因型Ⅳ(genotype Ⅳ)。HEV 各基因型有一定的地域性分布规律。目前从我国感染人群中分离的 HEV 为基因型Ⅰ和基因型Ⅳ。

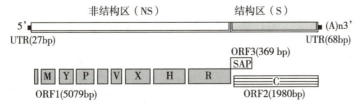

图 26-13 戊型肝炎病毒基因结构

M:甲基转移酶;Y:Y 区;P:木瓜蛋白酶样酶;V:脯氨酸富集铰链区;X:X 区;H:RNA 解链酶;
R:RNA 多聚酶;C:衣壳蛋白;SAP:细胞骨架相关的磷酸化蛋白

Notes

4. 理化特性   经蔗糖密度梯度离心可获得部分纯化的 HEV（32~34nm）。HEV 不稳定；对高盐、氯化铯、氯仿敏感。4℃或 −20℃下易被破坏，4~8℃下超过 3~5 天会自动降解，反复冻融可导致活性下降，在液氮中能长期保存。在酸性和弱碱性环境中较稳定，Mg^{2+} 和 Mn^{2+} 的存在对其完整性有一定保护作用，可存于肝内胆汁和胆囊内胆汁中。

5. 动物模型与细胞培养   用 HEV 感染灵长类动物，如食蟹猴、黑猩猩和家畜，如猪等均获成功。我国有用戊肝病人粪便提取液感染国产猕猴成功的报道。HEV 的细胞培养虽有报道，但尚不能大量培养，方法有待进一步完善。

二、致病性与免疫性

1. 致病性   HEV 的传染源主要是潜伏期末期和急性期早期的戊型肝炎病人。主要经粪 - 口途径传播。其中以水型流行较为多见，主要因水源被粪便污染所致。经食物传播和日常生活接触传播也有报道。某些动物，如猪中亦发现了 HEV 的自然感染，但其作为传染源的意义尚不清楚。

人感染 HEV 后，潜伏期约 10~60 天，平均为 40 天。病毒经胃肠道进入血液，在肝内复制后释放到血液和胆汁中，并随粪便排出体外，污染水源、食物和周围环境而发生传播。

人感染 HEV 后，由于病毒对肝细胞的直接损伤和免疫病理作用，引起肝细胞的炎症或坏死，可表现为临床型和亚临床型。成人感染后以临床型多见，儿童则多为亚临床型。其中临床型表现为急性戊型肝炎（包括黄疸型和无黄疸型）、重症肝炎以及胆汁淤积性肝炎。多数患者于病后 6 周即好转痊愈，不发展为慢性肝炎。戊型肝炎的病死率较高，一般为 1%~2%，最高达 12%，尤以孕妇严重，妊娠最后 3 个月者病死率可高达 10%~20%。此外，HBsAg 携带者重叠感染 HEV 后，病情也较重。

2. 免疫性   戊型肝炎病后有一定免疫力，可获得保护性中和抗体，但免疫力持续时间较短。

三、微生物学检查

病毒颗粒及成分检测对 HEV 的感染应该进行病原学诊断，以便与甲型肝炎区别开。可用免疫电镜检测戊型肝炎病人粪便中的 HEV 颗粒，还可用免疫荧光法检测肝组织中 HEAg。此外，应用 RT-PCR 法也可检测病人血清、粪便和胆汁中 HEV RNA。上述检查结果阳性者表示体内有 HEV 感染和复制，有传染性。但这些方法操作较复杂，需特殊的设备条件，不宜作为 HEV 常规的实验室诊断。

HEV 抗体检测目前戊型肝炎常规的实验室诊断技术是酶联免疫试验检测患者血清中抗 HEV IgM 和 / 或 IgG 抗体。抗 HEV IgM 出现时间一般较抗 HEV IgG 早，但其持续时间较抗 HEV IgG 短，可作为急性 HEV 感染的诊断指标。抗 HEV IgG 不同于抗 HAV IgG，其出现时相对较早，但抗体滴度下降较快，在目前抗 HEV IgM 试剂盒尚不完善的情况下，也可用抗 HEV IgG 作为 HEV 急性感染的实验室诊断指标。

四、防治原则

本病的预防主要以切断传播途径为主的综合性预防措施，包括保证安全用水、防止水源被粪便污染、加强食品卫生管理和教育、讲究个人卫生和提高环境卫生水平。普通免疫球蛋白预防戊型肝炎无效。大肠埃希菌基因工程重组戊型肝炎疫苗已由我国研制成功并投入使用，这是世界上继乙型肝炎病毒疫苗后的第二个基因工程病毒疫苗。

Notes

展 望

肝炎病毒是指以侵害肝脏为主并引起病毒性肝炎的一组不同种属的病毒。目前公认的有甲、乙、丙、丁、戊型肝炎病毒,分别引起甲、乙、丙、丁、戊型肝炎。其中甲型肝炎病毒和戊型肝炎病毒经消化道传播,而乙型、丙型、丁型肝炎病毒主要经血传播。

目前,有关肝炎病毒的研究,如肝炎病毒的分子结构、病毒全基因组序列、遗传变异、分类学、分子致病机制,HBV 以及 HCV 与原发性肝癌的关系、肝炎病毒的实验室诊断技术、甲型肝炎病毒及戊型肝炎病毒预防性疫苗、乙型肝炎病毒预防性及治疗性疫苗的研制和应用等方面均取得了重大进展。但是,在肝炎病毒与宿主细胞的相互关系及其致病致癌机制、肝炎病毒体外组织细胞培养、乙型肝炎和丙型肝炎基因变异、乙型肝炎病毒的肝细胞受体、丙型肝炎病毒疫苗研制、抗肝炎病毒药物研制及合理临床治疗方案的制订,以及寻找原因不明肝炎的病原学等方面还需进行深入研究。随着分子生物学理论和技术的发展、人类基因组计划的完成、后基因组计划的启动,以及一些新技术方法,如生物芯片、干细胞研究和生物信息学的进展和应用,将有可能对肝炎病毒乃至整个病毒学的发展带来重大的突破,这也是当今病毒学研究面临的巨大挑战。

(林 旭)

Notes

第二十七章　虫媒病毒

虫媒病毒(arbovirus)是指一大类通过吸血节肢动物叮咬易感脊椎动物而传播疾病的病毒。目前已证实,能作为虫媒病毒传播媒介的节肢动物有580多种,如蚊、蜱、蠓、白蛉、蚋、蟏、虱、螨、臭虫和虻等,其中蚊和蜱是最重要的传播媒介。鸟类、蝙蝠、灵长类和家畜是最重要的脊椎动物宿主。虫媒病毒能在节肢动物体内增殖,并可终生带毒和经卵传代,因此节肢动物既是病毒的传播媒介,又是储存宿主。带毒的节肢动物媒介通过叮咬自然界的脊椎动物而在动物与动物之间传播,并维持病毒在自然界的循环,带毒的节肢动物若叮咬人类则可引起人类感染。因此,大多数虫媒病毒病既是自然疫源性疾病,也是人兽共患病。由于节肢动物的分布、消长和活动与自然环境和季节密切相关,所以虫媒病毒病具有明显的地方性和季节性。

虫媒病毒是一个生态学名称,是根据其传播方式归纳在一起的一大类病毒,在病毒分类学上这些病毒隶属于不同病毒科的不同病毒属,引起不同的虫媒病毒病。虫媒病毒在全球分布广泛,种类繁多,截至2000年,在国际虫媒病毒中心登记的虫媒病毒已达537种,其中130多种对人畜致病,引起发热、皮疹、关节痛、出血热和脑炎等,严重者可引起死亡。在全球流行的虫媒病毒病主要有黄热病、登革热、流行性乙型脑炎、圣路易脑炎、西方马脑炎、东方马脑炎、森林脑炎、基孔肯雅热、西尼罗热和白蛉热等。在我国流行的主要有流行性乙型脑炎、登革热、森林脑炎、基孔肯雅热和克里米亚-刚果出血热,以及新近在我国发现并流行的发热伴血小板减少综合征等。此外,我国在节肢动物中还新发现10余种虫媒病毒,如辛德毕斯病毒、巴泰病毒、盖塔病毒、东方马脑炎病毒、西方马脑炎病毒、辽宁病毒和Colti病毒等,但这些新发现的虫媒病毒与疾病的关系尚不清楚。重要的虫媒病毒及其所致疾病见表27-1。

表 27-1　重要的虫媒病毒及其所致疾病

病毒科、属	病毒种	传播媒介	储存宿主	所致疾病	主要分布
黄病毒科					
黄病毒属					
	登革病毒	蚊	猴	登革热或登革出血热	热带、亚热带
	乙型脑炎病毒	蚊	猪、鸟类	乙型脑炎	亚洲
	黄热病病毒	蚊	猴	黄热病	中美、南美、非洲
	Kyasanur 森林热病毒	蜱	猴	科萨努尔森林热	印度
	森林脑炎病毒	蜱	鸟类、啮齿动物	森林脑炎	俄罗斯、中国
	墨累西谷脑炎病毒	蚊	鸟类	墨累西谷脑炎	澳大利亚、新几内亚
	圣路易脑炎病毒	蚊	鸟类	圣路易脑炎	北美、加勒比地区
	西尼罗病毒	蚊	鸟类	西尼罗热	非洲、欧洲、中亚、北美
披膜病毒科					
甲病毒属					
	东方马脑炎病毒	蚊	马、鸟类	东方马脑炎	北美、南美、加勒比地区

续表

病毒科、属	病毒种	传播媒介	储存宿主	所致疾病	主要分布
	西方马脑炎病毒	蚊	马、鸟类	西方马脑炎	北美、南美
	委内瑞拉马脑炎病毒	蚊	马、驴	委内瑞拉马脑炎	美洲
	辛德毕斯病毒	蚊	鸟类	发热、皮疹、关节炎	非洲、澳大利亚、亚洲
	基孔肯雅病毒	蚊	人、猴	基孔肯雅热	非洲、亚洲
布尼亚病毒科					
白蛉病毒属					
	白蛉病毒	白蛉		白蛉热	地中海流域、印度、中国、东非、巴拿马、巴西
	发热伴血小板减少综合征布尼亚病毒	蜱		发热伴血小板减少综合征	中国

第一节　流行性乙型脑炎病毒

流行性乙型脑炎病毒(Epidemic encephalitis B virus)简称乙脑病毒。1935 年日本学者首先从脑炎死亡患者脑组织中分离到该病毒,故国际上称为日本脑炎病毒(Japanese encephalitis virus)。乙脑病毒经蚊叮咬传播,引起流行性乙型脑炎(简称乙脑)。乙脑是严重威胁人类健康的急性传染病,病毒主要侵犯中枢神经系统,临床表现轻重不一,严重者死亡率高,幸存者常留下神经系统后遗症。

一、生物学性状

乙脑病毒为黄病毒科(*Flaviridae*)黄病毒属(*Flavivirus*)成员,其结构特点、基因组构成、蛋白合成及加工等与同属病毒的其他成员如黄热病病毒、登革病毒和森林脑炎病毒等高度相似。病毒颗粒呈球形,直径 45~50nm,核衣壳呈二十面体立体对称,有包膜,包膜上含有糖蛋白刺突。病毒核酸为单正链 RNA,基因组全长 10 976bp,5′端有 I 型帽状结构,3′端无多聚腺苷酸(polyA)尾。5′端和 3′端各有一段非编码区,中间是编码区。编码区仅含一个开放读码框(ORF),编码 3 种结构蛋白和 7 种非结构蛋白。在病毒复制过程中,ORF 先翻译出一个由 3432 个氨基酸组成的多聚蛋白前体,然后在病毒编码的蛋白酶和宿主细胞蛋白酶的作用下加工裂解为单个成熟的结构蛋白和非结构蛋白(图 27-1)。

病毒编码的结构蛋白包括衣壳蛋白(capsid protein,C 蛋白)、前膜蛋白(precursor M,prM)和包膜蛋白(envelope protein,E 蛋白)。C 蛋白与 RNA 一起构成病毒的核衣壳,该蛋白是一种碱性蛋白,富含精氨酸和赖氨酸,在病毒的复制、转录调节、装配及释放过程中起重要作用。prM 蛋白是 M 蛋白的前体蛋白,存在于未成熟病毒颗粒中。在病毒成熟的过程中,prM 蛋白被细胞的弗林蛋白酶切割成为 M 蛋白。M 蛋白存在于成熟的病毒颗粒中,是与核衣壳紧密相连的蛋白质。在病毒包装过程中,M 蛋白的羧基端可与 E 蛋白和 C 蛋白特异结合,因此,M 蛋白也参与病毒的成熟过程。E 蛋白是镶嵌在病毒包膜上的糖基化蛋白,是病毒表面的重要成分,具有与细胞表面受体结合和介导膜融合等活性,与病毒的吸附、穿入、致病等作用密切相关。E 蛋白含型特异性抗原表位和中和抗原表位,并具有血凝活性,能凝集雏鸡、鸽、鹅和绵羊的红细胞,能刺激机体产生中和抗体和血凝抑制抗体。E 蛋白还含有黄病毒属特异性和亚组特异性抗原表位,与其他黄病毒成员如圣路易脑炎病毒(St.Louis encephalitis virus)和西尼罗病毒(West Nile virus)等有广泛的交叉抗原(图 27-2)。

Notes

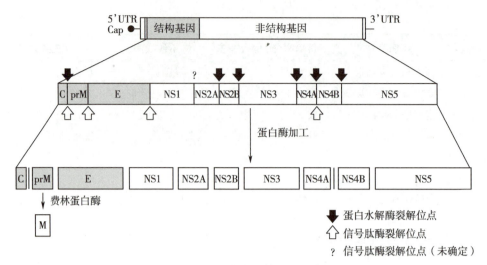

图 27-1　乙型脑炎病毒基因结构模式图

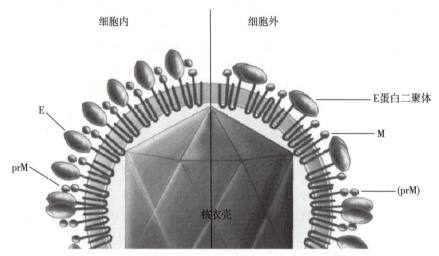

图 27-2　乙型脑炎病毒结构示意图

　　非结构蛋白分别为 NS1、NS2a、NS2b、NS3、NS4a、NS4b 和 NS5,是病毒的酶或调节蛋白,与病毒的复制、蛋白加工及病毒的装配密切相关。其中 NS1 是糖基化蛋白,存在于感染细胞表面,并可分泌到细胞外,有很强的免疫原性,其诱生的抗体虽然没有中和病毒的作用,但具有免疫保护性。NS3 是一种多功能蛋白质,具有蛋白酶、RNA 三磷酸酶和 RNA 解旋酶的功能,并含有 T 细胞表位。NS5 具有 RNA 聚合酶和甲基转移酶活性。此外,在复制过程中,NS3-NS5 复合体可与基因组 3' 端的发夹状结构结合,起始病毒 RNA 的复制。乙脑病毒抗原性稳定,较少变异,不同地区、不同时期分离的病毒株之间无明显差异,迄今只发现一种血清型,故疫苗预防效果良好。主要抗原成分为 E 蛋白,含有特异性的中和抗原表位,可诱导机体产生保护性中和抗体。prM蛋白、NS1 和 NS5 蛋白亦可诱导机体产生保护性免疫反应。M 蛋白和 C 蛋白也具有免疫原性,但在病毒的致病和免疫上不起重要作用。根据 E 基因全序列的同源性,可将乙脑病毒分为 5 个基因型(Ⅰ、Ⅱ、Ⅲ、Ⅳ和Ⅴ型),各基因型的分布有一定的区域性,我国流行的主要为Ⅲ型和Ⅰ型。乙脑病毒对多种细胞敏感,能在白纹伊蚊 C6/36 细胞、非洲绿猴肾 Vero 细胞及幼地鼠肾 BHK21细胞等传代细胞或猴肾、地鼠肾、猪肾、鸡胚成纤维细胞等原代细胞中增殖,并引起明显的细胞病变,其中 C6/36 细胞是乙脑病毒最敏感的细胞,广泛用于乙脑病毒的分离培养。小白鼠和金黄地鼠对乙脑病毒易感,脑内接种病毒后,可引起发病和死亡。乳鼠是最易感的动物,脑内接种3~5 天后发病,表现为典型的神经系统症状,如兴奋性增高、肢体痉挛和尾强直等,最后因麻痹而

Notes

死亡。感染乳鼠有病毒血症,脑组织中含有大量的病毒。病毒在培养细胞和鼠脑内连续传代,可使毒力下降,我国研制成功的 SA14-14-2 减毒活疫苗株就是将强毒株在体外连续传代后选育而来的。乙脑病毒对酸、乙醚和氯仿等脂溶剂敏感,不耐热,56℃ 30 分钟、100℃ 2 分钟均可使之灭活。对化学消毒剂也较敏感,多种消毒剂可使之灭活。

二、流行病学特征

1. 传染源　乙脑病毒的主要传染源是携带病毒的猪、牛、羊、马、驴、鸭、鹅、鸡等家畜、家禽和各种鸟类,动物感染后可出现持续数天的病毒血症,成为传染源。其中猪是最重要的传染源和中间宿主,特别是新生的幼猪,由于缺乏免疫力,具有高感染率和高滴度病毒血症,经过流行季节的幼猪,感染率可达 100%。通常猪的感染高峰期比人群的发病高峰期早 3 周左右,因此可通过检查猪的感染率预测当年的流行趋势。此外,野生鸟类也可作为乙脑病毒的重要传染源而造成乙脑的快速传播。人感染病毒后仅发生短暂的病毒血症,且血中病毒滴度不高,所以感染者不是主要的传染源。另外,蝙蝠经带毒蚊叮咬后可出现长达 6 天的病毒血症并可带毒越冬,因此蝙蝠也可能是乙脑病毒的传染源和长期宿主。

2. 传播媒介　乙脑病毒的主要传播媒介是蚊子。受感染的蚊子可带毒越冬并经卵传代,因此蚊子不仅是传播媒介又是重要的储存宿主。迄今,已从库蚊、按蚊、伊蚊、曼蚊和阿蚊等 5 属 30 多种蚊子中分离到乙脑病毒。主要带毒蚊种有三带喙库蚊、致乏库蚊、白纹伊蚊、二带喙库蚊、雪背库蚊、中华按蚊等。我国有 20 多种蚊子可传播乙脑病毒,其中三带喙库蚊为最重要的带毒蚊种,是乙脑病毒的主要传播媒介。除蚊子外,在蠛蠓、尖蠓及库蠓中也分离到乙脑病毒,因此,这些昆虫也可能是乙脑病毒的传播媒介。蚊子吸血后,病毒先在蚊子的中肠上皮细胞中增殖,然后进入血腔并移行至唾液腺,经叮咬猪、牛、羊、马等家畜或禽类而传播。病毒通过蚊子而在蚊 - 动物 - 蚊中不断循环,其间带毒蚊子若叮咬人类,则可引起人类感染(图 27-3)。

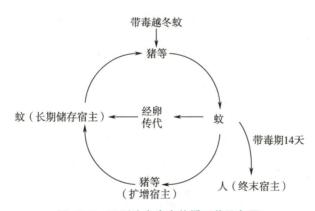

图 27-3　乙型脑炎病毒传播环节示意图

3. 流行特征　乙脑主要在亚洲的热带和亚热带国家和地区流行,流行国家主要有中国、日本、韩国、印尼、泰国、越南、缅甸、印度等,俄罗斯远东海滨地区、太平洋的一些岛屿和澳大利亚也有本病流行。据 WHO 统计,全球每年的乙脑病例约 5 万人,造成至少 1 万人死亡,1.5 万人留下神经系统后遗症。我国是乙脑流行最严重的国家之一,目前除青海、新疆及西藏外均有乙脑流行。随着疫苗的广泛接种以及卫生条件的改善,乙脑的发病率已逐年下降,在中国、韩国等地区,乙脑已被有效控制,日本已基本消灭了乙脑。

乙脑的流行与媒介蚊子的密度有关。在热带地区,蚊子一年四季均可繁殖,故乙脑的流行没有明显的季节性,全年均可发生流行或散发流行。在亚热带和温带地区则有明显的季节性,流行季节与蚊子密度的高峰期一致,以夏、秋季为主,一般在 4~5 月份开始,9~10 月份结束,80%~90% 的病例出现在 7、8、9 三个月。

人群对乙脑病毒普遍易感,但感染后多表现为隐性感染及顿挫感染。在乙脑流行的地区,成人多由隐性感染获得了免疫力,因此以 10 岁以下的儿童发病者居多,尤以 2~9 岁年龄组发病率较高。近年来由于在儿童中普遍接种疫苗,故成年人和老年人的发病率相对增高。

三、致病性与免疫性

病毒经带毒蚊子叮咬进入人体后,先在皮肤毛细血管内皮细胞和局部淋巴结等处增殖,随后经毛细血管和淋巴管进入血流,引起第一次病毒血症。病毒随血流播散到肝、脾等处的单核 - 巨噬细胞中,继续大量增殖,再次入血,引起第二次病毒血症,出现发热、寒战、全身不适等前驱症状。绝大多数感染者病情不再继续发展,成为顿挫感染(abortive infection)。少数免疫力降低的患者,病毒可突破血 - 脑屏障侵犯中枢神经系统,在神经细胞内增殖,引起脑实质和脑膜炎症,出现严重的中枢神经系统症状,表现为高热、头痛、呕吐、惊厥、抽搐、脑膜刺激征等,并可进一步发展为昏迷、中枢性呼吸衰竭或脑疝,病死率可高达 10%~30%。约 5%~20% 的幸存者可留下不同程度的后遗症,表现为痴呆、失语、瘫痪等。若妊娠期第 1 个月和第 2 个月感染乙脑病毒则可能导致死胎和流产。

乙脑病毒的致病机制目前尚未完全清楚。有研究表明,免疫病理反应可能起重要作用。在感染早期,病毒可诱导单核 - 巨噬细胞分泌某些细胞因子,如 MDF(macrophage derived neutrophil chemotactic factor)、IL-6 等,这些细胞因子可增加血 - 脑屏障的通透性,使病毒易于侵入中枢神经系统感染神经细胞。病毒感染还可使脑组织巨噬细胞、神经胶质细胞和 T 淋巴细胞释放多种促炎细胞因子,如 TNF-α、IL-8、IFN-α 和趋化因子 RANTES 等,从而引起炎症反应和细胞损伤。急性期患者循环免疫复合物检出率高,补体含量降低,提示免疫复合物可能参与病毒的致病过程。此外,病毒感染诱导的细胞凋亡也可能在病毒的致病过程中起一定的作用。

乙脑病后免疫力稳定而持久,隐性感染也可获得牢固的免疫力。机体对乙脑病毒的免疫包括体液免疫、细胞免疫和完整的血 - 脑屏障。其中体液免疫起主要作用:感染后一周左右即产生 IgM 中和抗体,感染后 2 周 IgM 抗体达高峰,并出现 IgG 中和抗体及血凝抑制抗体。IgG 抗体维持时间长,可达数年之久。感染后 3~4 周可出现补体结合抗体,但这类抗体无免疫保护作用,半年后逐渐消失。

四、微生物学检查

1. **病毒的分离培养**　可用细胞培养法或乳鼠脑内接种法分离培养乙脑病毒。细胞培养法常用的传代细胞有 C6/36 细胞、BHK-21 细胞或 Vero 细胞等。将发病初期患者的脑脊液或尸检脑组织悬液接种于上述细胞后,可出现细胞病变,病毒的鉴定可用红细胞吸附试验或单克隆抗体免疫荧光试验等。乳鼠脑内接种法分离病毒的敏感性低于细胞分离培养法。

2. **病毒抗原检测**　采用乙脑病毒单克隆抗体免疫荧光或 ELISA 技术,可检测发病初期患者血液或脑脊液中的乙脑病毒抗原,阳性结果有早期诊断意义。

3. **血清学试验**　目前常用的血清学试验主要有酶联免疫吸附试验(ELISA)、血凝抑制试验、胶乳凝集试验等和中和试验等。用 ELISA 检测乙脑病毒特异性 IgG 抗体,通常需检测急性期和恢复期双份血清,当恢复期血清抗体效价比急性期升高 4 倍或 4 倍以上时,才有诊断价值。乙脑病毒特异性 IgM 抗体一般在感染后 4 天开始出现,2~3 周达高峰,采用乙脑病毒 IgM 抗体捕获酶联免疫吸附试验检测患者血清或脑脊液中特异性 IgM 抗体,阳性率可达 90% 以上,因此可用于早期快速诊断。血凝抑制抗体出现较早,一般于病后第 5 天出现,2 周时达高峰,维持时间达 1 年以上,因此可用于临床诊断和流行病学调查。血凝抑制抗体与某些黄病毒成员有弱的交叉反应性,因此血凝抑制试验特异性较差,有时会出现假阳性结果。中和试验特异性及敏感性均较高,但因操作较为复杂,故不用于临床诊断,一般仅用于流行病学调查或新分离病毒的鉴定。

4. 病毒核酸检测　RT-PCR 技术检测乙脑病毒特异性核酸片段是一种特异而敏感的诊断方法,近年来已广泛用于乙脑的早期快速诊断。

五、防 治 原 则

目前对乙型脑炎尚无特效的治疗方法。预防乙型脑炎的关键措施包括疫苗接种、防蚊灭蚊和动物宿主管理。

目前国际上使用的乙脑疫苗有灭活疫苗和减毒活疫苗两类。灭活疫苗有鼠脑来源的灭活疫苗和细胞培养的灭活疫苗两种。鼠脑灭活疫苗曾在日本、韩国、印度、泰国和中国台湾省等地使用,但因可产生局部及全身的不良反应,现基本停止使用。我国自 1968 年开始使用 BHK-21细胞培养的乙脑灭活疫苗对儿童进行计划免疫,完成全程免疫后可获得持久的免疫力。乙脑减毒活疫苗 SA14-14-2 由我国研制成功,具有很好的安全性和免疫保护效果,目前已取代了细胞培养的灭活疫苗成为我国预防乙脑的主要疫苗。

猪是乙脑病毒的主要传染源和中间宿主,在我国农村地区,人和猪接触较多,因此必须做好猪的管理工作,有条件时可给幼猪接种疫苗,减少幼猪感染乙脑病毒,从而降低乙脑的发病率。

第二节　登 革 病 毒

登革病毒(dengue virus)是登革热(dengue fever,DF)的病原体。埃及伊蚊和白纹伊蚊是登革病毒主要的传播媒介,人和灵长类动物是登革病毒的自然宿主。登革热广泛存在于全球热带、亚热带的 100 多个国家和地区,其中以东南亚、西太平洋地区和美洲的流行最为严重。在我国,登革热主要在台湾、广东、福建、海南、广西和浙江等南方地区流行。近年来,由于全球气候变暖和国际人口大量流动等原因,蚊媒和登革病毒分布区域不断扩大,加剧了登革病毒在全球的传播和流行。目前,登革热已成为世界上分布最广、发病最多的虫媒病毒病。

一、生物学性状

1. 形态与结构　在病毒分类学上,登革病毒属于黄病毒科、黄病毒属,其形态和结构与乙脑病毒相似,为一种球形颗粒,直径 45~55nm。核衣壳为二十面体立体对称,有包膜,成熟病毒的包膜上镶嵌着包膜蛋白(E 蛋白)和膜蛋白(M 蛋白)。在登革病毒感染的细胞内,还存在一种未成熟的病毒颗粒,这种未成熟病毒颗粒与成熟病毒颗粒的最大区别是包膜上的膜蛋白是一种前膜蛋白(prM)而非 M 蛋白:在病毒成熟过程中,prM 蛋白被切割为成熟的 M 蛋白。根据抗原性不同,可将登革病毒分为 4 个血清型(DENV1~DENV4),各型病毒间有交叉抗原。

2. 基因结构与功能　登革病毒的基因组为单正链 RNA,长度约为 11kb。基因组两端分别为 5' 端非编码区(untranslated region,UTR)和 3' 端非编码区(3'-UTR),中间是编码区,其基因组排列顺序为:5'-C-PreM-E-NS1-NS2a-NS2b-NS3-NS4a-NS4b-NS5-3'。5'-UTR 和 3'-UTR 在病毒复制和翻译过程中具有重要的调控功能。编码区仅含一个长开放读码框,编码病毒结构蛋白和非结构蛋白。在病毒复制过程中,ORF 先翻译成一个多聚蛋白前体,然后在宿主信号肽酶、弗林蛋白酶、病毒编码的丝氨酸蛋白酶及其他蛋白酶作用下,切割、加工成为成熟的结构蛋白和非结构蛋白。

结构蛋白有 3 种,是组成病毒颗粒的主要成分,包括 C 蛋白、M 蛋白和 E 蛋白。C 蛋白为病毒衣壳蛋白,是翻译过程中首先合成的一种非糖基化病毒多肽,其中赖氨酸与精氨酸残基的含量约为 25%,这些碱性氨基酸在病毒装配过程中起重要作用,能与基因组 RNA 相互作用,包裹病毒 RNA,形成核衣壳。C 蛋白上具有特异的抗原表位,其诱生抗体不是中和抗体,没有中和病

Notes

毒的作用。M 蛋白是一种小分子非糖基化膜蛋白,位于包膜内侧,分子量约为 8kD,由 75 个氨基酸残基组成。M 蛋白由 PrM 蛋白裂解而来,PreM 蛋白分子量约为 22kD,含 165~166 个氨基酸,存在于登革病毒感染细胞内。在多聚蛋白前体分子加工的晚期,PrM 裂解成为成熟的 M 蛋白。PrM 的裂解过程导致了病毒表面结构的重新构建,结果不仅促进了病毒从细胞中释放,而且增加了病毒的感染性。E 蛋白是病毒主要的包膜糖蛋白,在登革病毒的致病和免疫过程中起十分重要的作用。E 蛋白在包膜上以二聚体的形式存在,分为 3 个不同的结构域(envelope domain,ED),分别命名为 ED I、ED II 和 ED III。ED I 位于 E 蛋白的中央,由 8 个 β 链首尾相接形成 β 桶状结构,诱生的抗体基本不具有中和活性。ED II 位于 E 蛋白的 N 端,为一长指状结构,是 E 蛋白二聚体化位点,含有高度保守的融合环(fusion loop,FL),能够催化病毒包膜与酸性内吞体膜融合,使核衣壳释放到胞质中。ED II 含黄病毒属特异性抗原表位,但其诱生的抗体对黄病毒属其他成员没有交叉免疫保护作用。ED III 位于 E 蛋白 C 端,由 7 条 β 链折叠成 IgG 样结构,是登革病毒与细胞受体结合的区域,也是登革病毒中和抗原表位所在区域,可诱导产生中和抗体。因此,E 蛋白与病毒的细胞嗜性、吸附、穿入、融合以及诱导保护性免疫应答有关。此外,E 蛋白具有血凝素活性,能凝集鹅或鸽红细胞。

非结构蛋白至少有 7 种,包括 NS1、NS2a、NS2b、NS3、NS4a、NS4b 和 NS5,存在于病毒感染的细胞中,是登革病毒的酶或调节蛋白,与病毒的复制、蛋白加工及病毒装配密切相关。NS1 是登革病毒非结构蛋白中唯一的糖基化蛋白,常以二聚体形式存在于感染细胞内和感染细胞膜上,并可通过可溶性形式分泌到细胞外,具有登革病毒群和型的特异性。NS1 二聚体具有很强的免疫原性,能诱导机体产生高滴度抗体。NS1 抗体不是中和抗体,无中和病毒的作用,但用登革病毒 NS1 主动免疫或用抗 NS1 单克隆抗体被动免疫,均可保护小鼠或恒河猴免受致死剂量登革病毒的攻击,证明在无登革病毒中和抗体存在的情况下,NS1 也能诱导保护性免疫反应。由于 NS1 抗体不与病毒颗粒结合,不引起抗体依赖的增强作用,因此,NS1 可作为登革病毒新型疫苗研制的候选蛋白。NS2 蛋白有 NS2A 和 NS2B 两种,均为疏水性蛋白质。NS2A 是一种顺式作用的蛋白酶,以自身催化方式将其与 NS1 裂解开来。NS2B 对 NS3 的蛋白酶活性可能有协同作用,参与 NS3 对 NS2A/NS2B、NS2B/NS3 与 NS4B/NS5 的裂解。NS3 蛋白是一种亲水性蛋白质,具有蛋白酶、RNA 解旋酶和 RNA 聚合酶活性,在病毒的复制和成熟过程中起作用。NS4A 与 NS4B 的功能尚不清楚。NS5 分子量为 104kD,含有 900 个氨基酸残基,是病毒非结构蛋白中最大的蛋白质,具有 RNA 聚合酶和甲基转移酶的活性,可能参与 RNA 帽的形成。

3. 培养特性　乳鼠对登革病毒最易感,是最常用的实验动物,可用乳鼠脑内接种法分离培养登革病毒。成鼠对登革病毒不敏感,但 DENV2 经鼠脑传代成为适应株后,可使三周龄小鼠发病。猩猩、恒河猴和长臂猿等灵长类动物对登革病毒易感,并可诱导特异性免疫反应,可以作为疫苗研究的动物模型。

登革病毒可在白纹伊蚊 C6/36 细胞、巨蚊 TRA-284 细胞、假鳞斑伊蚊 AP-61、HeLa、KB 等多种传代细胞中增殖,并产生明显的细胞病变,其中 C6/36 细胞是最敏感、最常用的细胞。登革病毒能在地鼠肾细胞 BHK-21、猴肾细胞 LLC-MK2 及 Vero 细胞上产生蚀斑。登革病毒亦可在人单核细胞以及人血管内皮细胞中增殖,但不引起明显的细胞病变。此外,白纹伊蚊、埃及伊蚊和巨蚊经胸腔接种登革病毒后,可产生高滴度的病毒。

二、流行病学特征

1. 传染源　在自然界,人和灵长类动物是登革病毒的主要储存宿主。在热带和亚热带丛林地区,猴类和猩猩等灵长类动物对登革病毒易感,是丛林型登革热的主要传染源。动物感染后不出现明显的症状及体征,但有病毒血症,蚊子通过叮咬带毒动物而形成自然界中的原始循环,人类若进入疫源地,可被带毒蚊子叮咬而感染。在城市和乡村地区,患者和隐性感染者是主要传染源,感染者在发病前 24 小时到发病后 5 天内出现病毒血症,血液中含有大量的病毒,在此期间通过蚊子叮咬而传播,形成人 - 蚊 - 人循环。

2. 传播媒介 登革病毒的主要传播媒介是埃及伊蚊和白纹伊蚊。埃及伊蚊广泛分布于非洲、东南亚、南太平洋、美洲等热带地区,近年来已扩散到亚热带地区,是全球登革热的主要传播媒介。在我国,埃及伊蚊主要分布在台湾南部、海南、广西北部湾沿海及广东雷州半岛地区,是这些地区登革热的主要传播媒介。白纹伊蚊主要分布在亚洲热带、亚热带和部分温带地区,近年来已传播到北美、南美、欧洲和非洲大陆,是太平洋岛屿与我国广东及其他江南地区登革热的主要传播媒介。埃及伊蚊为家栖蚊种,主要滋生于室内或房屋周围的小型积水中,具有高度嗜人血性,可以频繁地叮咬人类,是登革病毒最有效的传播媒介。白纹伊蚊为半家栖蚊种,主要滋生于室外小型积水中,但也可滋生于室内的积水物体内。此外,波利尼西亚伊蚊、鳞斑伊蚊、非洲伊蚊和白星伊蚊等伊蚊蚊种对登革病毒的传播亦有作用。登革病毒在蚊子体内增殖的最适温度为 22~30℃,低于 16℃时病毒不能增殖,因此,登革热的流行有明显的季节性。在蚊子中,只有雌蚊才吸血。蚊子吸血感染后,病毒在唾液腺中增殖,经 8~10 天的潜伏期,病毒即广泛分布于蚊子的中肠、前肠、唾液腺及神经系统等部位。当蚊子再次吸血时,病毒即可随唾液传播给被叮者。蚊子可以多次吸血,因而感染后可以传播多人。蚊子感染后可终身带毒,并可经卵传代,因此它们不仅是登革病毒的传播媒介,也是储存宿主。

3. 流行特征 登革病毒广泛分布于热带和亚热带有蚊媒存在的地方,并有向温带地区扩散的趋势。主要流行于东南亚、太平洋岛屿、中南美洲和非洲等 100 多个国家和地区,大部分地区同时存在登革病毒 3~4 个血清型的流行,其中,东南亚是世界上最重要的登革病毒疫源地。我国南方地区在 20 世纪 20~40 年代曾发生过登革热流行,但此后数十年一直未见登革热疫情,直到 1978 年登革热又在我国重新出现,并在广东、海南、福建、台湾、广西及浙江等地不断发生流行或暴发流行。2014 年广东省暴发了近 20 年来最大的登革热疫情,发病人数超过 4.5 万例。登革热的流行季节主要在 5~11 月,但因地区不同而有差别。人群对登革病毒普遍易感,但在地方性流行区,儿童发病率较高,绝大多数 DSS/DHF 病例发生于儿童。

三、致病性与免疫性

登革病毒可感染人体多种细胞,包括树突状细胞(dendritic cell,DC)、单核吞噬细胞、血管内皮细胞、肝细胞、T 细胞、B 细胞和神经细胞等,其中单核吞噬细胞是登革病毒的主要靶细胞。登革病毒经蚊叮咬进入人体后,首先感染皮肤树突状细胞(dentritic cell)或朗格汉斯细胞(Langerhans cell),然后扩散到血液,在毛细血管内皮细胞和单核吞噬细胞中增殖,再经血流播散至淋巴结、肝、脾等单核 - 巨噬细胞系统,引起全身性的病理过程。临床上,登革热可表现为二种不同的临床类型:登革热(DF)和登革出血热 / 登革休克综合征(dengue hemorrhagic fever/dengue shock syndrome,DHF/DSS),前者也称为典型登革热,为自限性疾病,病程约为 7~10 天,以发热、疼痛和皮疹为主要临床特征,表现为突起发热,体温高达 39~40℃,在发热初期即可有严重的头痛、眼球后疼痛、肌肉痛和骨关节痛等,因此,登革热曾被称为"断骨热"。皮疹一般在病程的 4~6 天出现,表现为充血性皮疹(红斑疹、斑丘疹、麻疹样皮疹)或出血性皮疹(出血点)。皮疹先在四肢出现,然后蔓延至躯干及全身,一般维持 3~5 天,疹退后无脱屑或色素沉着。25%~50%的病例可发生不同程度的鼻腔、牙龈、消化道、皮肤或子宫出血。DHF/DSS 也称为严重登革热,其早期的临床表现与典型的登革热类似,但在病程的 3~5 天,病情突然加重并进展迅速,出现严重的出血现象,可在 1~2 天内因出血性休克或中枢性呼吸衰竭而死亡。DSS/DHF 的主要病理改变是全身血管通透性增高,血浆渗漏而导致广泛的出血和休克,其发病机制至今尚未完全清楚,目前存在以下三种假说。

1. 抗体依赖的增强作用(antibody-dependent enhancement,ADE)**假说** 该学说认为,初次感

Notes

染登革病毒后机体可产生非中和性或亚中和浓度的 IgG 抗体,当再次感染同型或异型登革病毒时,病毒与这些抗体形成免疫复合物,通过单核吞噬细胞表面的 Fc 受体,与单核吞噬细胞结合,从而增强了病毒对细胞的吸附作用。ADE 作用的结果是造成大量单核吞噬细胞受感染。被感染的单核吞噬细胞一方面可将病毒带到全身的单核 - 巨噬细胞系统及其他易感细胞,使感染扩散;另一方面,机体的免疫系统在清除被感染的单核吞噬细胞过程中,释放一些生物活性物质,导致血管内皮细胞损伤、血管通透性增加、出血和休克等病理过程。目前,这一学说获得了许多流行病学和实验室研究结果的支持。

2. 免疫病理反应　登革病毒感染者体内异常的 T 细胞免疫反应和体内异常的细胞因子水平可能参与了 DHF/DSS 的发病。病毒感染可使 T 淋巴细胞异常激活,激活的 T 细胞可通过过度表达 IFN-γ、IL-2 和 TNF-α 等炎性细胞因子及活化巨噬细胞,导致登革病毒感染的靶细胞损伤。分泌的 IFN-γ 还可通过增加单核吞噬细胞 HLA Ⅰ类和Ⅱ类分子的表达,促进 CD4$^+$ 和 CD8$^+$T 细胞通过 HLA Ⅰ类和Ⅱ类抗原限制的方式杀伤感染的单核吞噬细胞,同时释放大量的细胞因子和炎症介质,如 IL-2、TNF-α、白细胞趋化因子、血小板活化因子、组胺、补体 C3a、C3b 等,导致血管内皮细胞损伤、血管通透性增高、血浆渗出、出血和休克。此外,大量登革病毒抗原与抗体在血循环中形成的免疫复合物,可激活补体系统而引起血管通透性增高,与出血和休克的发生亦有关系。

3. 病毒毒力变异假说　该假说认为,之所以有 DF 和 DHF/DSS 两种轻重不同的临床表现,是由于病毒株的毒力不同所致。有人认为,自然界可能存在毒力不同的登革病毒株,毒力强的毒株更能激活体内单核 - 巨噬细胞系统,引起更强烈的免疫反应,从而更易发生 DHF/DSS。

四、微生物学检查

1. 病毒的分离培养　在发病的第 1~5 天,患者出现病毒血症,可采集此期间的患者血清,用 C6/36 细胞培养法、乳鼠脑内接种法、伊蚊胸腔接种法分离、培养登革病毒,其中 C6/36 细胞培养法是目前最常用的方法。用登革病毒型特异性单克隆抗体可对登革病毒进行鉴定和分型。

2. 血清学检查　应用抗体捕捉 ELISA 或免疫层析法检测登革热患者血清中特异性 IgM 抗体,是最常用的登革热早期快速诊断技术。用 ELISA 或免疫层析法检测血清中特异性 IgG 抗体也广泛用于登革病毒的临床登革病毒感染诊断。

3. 登革病毒 NS1 抗原检测　登革病毒 NS1 抗原在各型登革病毒间呈高度保守性,在登革病毒感染早期,感染细胞质膜中尚不能检出 E 蛋白和 prM 蛋白时,NS1 即可大量表达在感染细胞表面。在感染者的血循环中也存在高滴度 NS1 抗原,在发病 1~9 天内可在血清中检出,因此,用 ELISA 检测患者血清中 NS1 抗原也可对登革热进行早期快速诊断。

4. 病毒核酸检测　应用反转录聚合酶链反应(RT-PCR)技术检测登革病毒核酸,可用于病毒的快速诊断及分型。

五、防治原则

目前登革病毒疫苗尚未研制成功,也缺乏对登革热的特效治疗方法。防蚊、灭蚊是预防登革热的主要手段。登革病毒的减毒活疫苗、嵌合疫苗及基因工程疫苗正在研制中。

第三节　森林脑炎病毒

森林脑炎病毒(Forest encephalitis virus)又称为蜱传脑炎病毒(Tick-borne encephalitis virus),森林中的啮齿类动物为储存宿主,蜱为传播媒介,引起以中枢神经系统病变为特征的森林脑炎。

Notes

因该病首先在俄罗斯远东地区被发现,以春、夏季发病为主,故又称为俄罗斯春夏脑炎(Russian spring-summer encephalitis)。森林脑炎在世界范围内广泛分布,主要流行于俄罗斯、东欧、北欧,我国东北和西北林区也有流行,西南地区可能存在自然疫源地。

森林脑炎病毒是黄病毒科的成员之一,其形态、结构及生物学性状与其他黄病毒相似。病毒颗粒呈球形,直径为40~50nm,核衣壳二十面体对称,有包膜。基因组为单正链RNA,长约11kb,含单一ORF,编码三种结构蛋白:衣壳蛋白(C蛋白)、膜蛋白(M蛋白)和包膜蛋白(E蛋白),以及7种非结构蛋白:NS1、NS2a、NS2b、NS3、NS4a、NS4b和NS5。E蛋白是最重要的病毒蛋白,与病毒的毒力、受体结合、融合活性和血凝活性有关,并可诱导宿主产生保护性免疫应答。NS1蛋白参与病毒RNA的起始合成,NS5为RNA聚合酶,与病毒RNA的复制有关。根据系统进化分析,可将森林脑炎病毒分为三种亚型,即欧洲亚型、远东亚型和西伯利亚亚型。不同来源的毒株毒力差异较大,但抗原性较一致。森林脑炎患者的血清与乙型脑炎和圣路易脑炎患者血清在血凝抑制试验中有交叉反应。森林脑炎病毒动物感染范围广,以小鼠的敏感性最高,多种接种途径均能使之感染。森林脑炎是一种中枢神经系统的急性传染病,森林中的蝙蝠、野鼠、松鼠、野兔、刺猬等野生动物以及牛、马、羊等家畜均可作为传染源。蜱是传播媒介,如全沟硬蜱、篦子硬蜱和微小牛蜱等。病毒不仅能在蜱体内增殖,还能经卵传代,并能在蜱体内越冬,因此蜱既是传播媒介又是储存宿主。在自然疫源地,病毒通过蜱叮咬野生动物和鸟类而在自然界循环。人类进入自然疫源地被带毒蜱叮咬而受感染。病毒亦可通过胃肠道传播,因为感染病毒的山羊可经乳汁排出病毒,人饮用生奶也可被感染。此外,实验室工作者和与受感染动物密切接触者还可通过吸入汽溶胶感染。

人感染病毒后,大多数表现为隐性感染,少数感染者经7~14天的潜伏期后突然发病,出现高热、头痛、呕吐、颈项强直、昏睡、肢体弛缓性瘫痪等症状。重症患者可出现发音困难、吞咽困难、呼吸及循环衰竭等延髓麻痹症状,死亡率可高达30%。显性感染和隐性感染均可获得持久的免疫力。

病原学诊断主要有病毒的分离、培养和血清学试验。由于病毒血症时间短,发病初期血中病毒含量已很低,故病毒分离的阳性率不高。血清学试验有ELISA、血凝抑制试验、中和试验及补体结合试验等,若恢复期血清IgG抗体水平呈4倍以上升高则有诊断价值。

目前对森林脑炎没有特效的治疗方法。在感染早期,大剂量丙种球蛋白或免疫血清可能有一定的疗效。疫苗接种是控制森林脑炎的重要措施,完成森林脑炎病毒灭活疫苗全程免疫后可获得免疫保护作用。

第四节 西尼罗病毒

西尼罗病毒(West Nile virus,WNV)在分类上属于黄病毒科黄病毒属,因1937年首次从乌干达西尼罗地区的发热患者体内分离成功而得名。西尼罗病毒生物学特征与其他黄病毒相似。WNV有两个基因型,其中基因型1致病性强,基因型2无明显的致病性。西尼罗病毒可在鸡胚、人、猴、啮齿类动物和昆虫来源的细胞系中生长,并出现细胞病变。小鼠和豚鼠对病毒脑内接种高度敏感。西尼罗病毒抗原性稳定,只有一个血清型,病后免疫力持久。西尼罗病毒与乙脑病毒和登革病毒等黄病毒属的其他成员有共同抗原,可诱导交叉免疫保护作用。

人类及多种动物,如鸟类、马、猪、鸡等对西尼罗病毒易感。患者、隐性感染者和带毒动物为主要传染源,其中鸟类是最重要的传染源,病毒可在鸟的体内大量繁殖,形成高水平的病毒血症。伊蚊和库蚊是主要传播媒介。病毒可在蚊子的唾液腺及神经细胞中大量增殖,一周左右受感染的蚊子即具有传染性,并可终年带毒。此外,病鸟的口腔和泄殖腔分泌物中均含有大量病毒,所以,病毒亦可通过直接接触在鸟-鸟之间传播。

西尼罗病毒感染引起西尼罗热和西尼罗脑炎两种临床类型。前者以急性发热、头痛、乏力、皮疹为主要特征，可伴有肌肉、关节疼痛及全身淋巴结肿大等，预后良好。后者起病急骤，体温39℃以上，出现头痛、恶心、呕吐、嗜睡，伴颈项强直、深浅反射异常等神经系统症状和体征，重症患者出现惊厥、昏迷及呼吸衰竭，死亡率高。

1999年以前，西尼罗病毒感染只出现在东半球，主要分布在非洲、中东、东南亚、欧洲及澳大利亚，主要表现为西尼罗热。1999年夏天，本病传至西半球，美国纽约首先出现病例，随后在北美洲迅速传播，主要表现为脑膜炎或脑膜脑炎，患者出现高热、头痛、意识障碍、弛缓性瘫痪等症状和体征，死亡率高。本病在美国出现的同时，当地有大批候鸟死亡，分子流行病学的研究结果表明，本病可能是通过受感染的候鸟或蚊子从中东传至美洲的。我国目前尚未发现西尼罗病毒感染的病例，但我国具备西尼罗病毒传播的气候条件和传播媒介，因此，必须重视对该病毒的监测和研究。

第五节　发热伴血小板减少综合征布尼亚病毒

发热伴血小板减少综合征布尼亚病毒（severe fever with thrombocytopenia syndrome bunyavirus，SFTSV）是我国在2009年首次从发热伴血小板减少综合征（severe fever with thrombocytopenia syndrome，SFTS）患者中分离出的一种新布尼亚病毒，根据病毒全基因组序列分析和电子显微镜形态观察结果，确认该病毒归属于布尼亚病毒科白蛉病毒属。

SFTSV感染引起发热伴血小板减少综合征，临床上主要表现为发热、白细胞减少、血小板减少和多器官功能损害等，严重者可因多器官衰竭而死亡。SFTSV的传播媒介和自然宿主尚未完全明了。目前认为，蜱可能是SFTSV的传播媒介，蜱叮咬可致人类感染。急性期患者血液和血性分泌物具有传染性，直接接触患者血液或血性分泌物亦可导致感染。SFTSV流行季节主要在春、夏季，病例主要分布在山区和丘陵地带的农村，多呈散发流行，亦有少数聚集性病例。人群对SFTSV普遍易感，从事野外作业和户外活动的人群感染风险较高。目前，SFTSV主要流行于我国河南、湖北、山东、安徽、辽宁、江苏等10余个省市。迄今，国外尚无SFTS病例报道。SFTSV感染的微生物学检查主要包括用Vero或Vero E6等敏感细胞分离、培养病毒，用实时定量PCR检测病毒核酸，用ELISA检查血清中新布尼亚病毒IgM或IgG抗体等。目前对SFTS尚无特异性治疗手段，临床上主要是采取对症支持疗法，绝大多数患者预后良好。

展　望

虫媒病毒种类繁多，传播媒介分布广泛，在世界范围内引发严重传染病的流行。近年来，随着全球气候的变化、生态环境的改变、人口增加和城市化进程的加快，新的虫媒病毒和传播媒介不断被发现，虫媒病毒病的流行范围日益扩大，已不再局限在热带、亚热带和发展中国家流行，出现向高纬度蔓延的流行趋势。埃及伊蚊已从热带地区传播到亚热带地区，白纹伊蚊也已入侵北美、南美、欧洲和非洲大陆。2014年8月，日本在相隔70多年后又再度暴发登革热疫情，并在多个地区发现病例。目前虫媒病毒病已成为全球性的严重的公共卫生问题。

虫媒病毒病一直严重威胁着我国人民健康，乙脑是我国分布最广、危害最大的虫媒病毒病，近年来在原来未发现乙脑病毒的新疆和西藏地区也先后分离出乙型脑炎病毒，表明乙脑病毒在我国的分布范围不断扩大。登革热是我国南方的重要虫媒病毒病，近年来暴发流行的频率不断加快。2014年夏秋，广东省暴发了严重的登革热疫情，超过4.5万人发病，且出现重症登革热病例，我国登革热的防控面临巨大挑战。我国地域辽阔，媒介

Notes

昆虫种类繁多,具有大多数虫媒病毒生存的自然条件。此外,现代化交通运输和频繁的国际交往,为虫媒病毒病的远距离传播和流行提供了可能,一些尚未在我国发现的虫媒病毒病传入的风险不断增加。因此,阐明我国虫媒病毒的确切种类、分布、传播媒介、储存宿主以及与人类疾病的关系、研发高通量的虫媒病毒检测技术,是目前我国虫媒病毒研究和防控领域的重要任务。

虫媒病毒病当前尚无特效的治疗方法,因此预防尤为重要,策略是控制传播媒介和疫苗接种。在媒介控制方面,由于不同的虫媒病毒有不同的传播媒介,因此,确认传播媒介的种群及媒介控制手段是控制传播媒介的关键。在特异性预防方面,疫苗接种是有效的预防手段。但由于虫媒病毒种类繁多,目前许多虫媒病毒病尚没有有效的疫苗可供预防,因此,疫苗研究是本领域的重要课题。迄今,研制成功并广泛应用的虫媒病毒疫苗有黄病毒减毒活疫苗、乙型脑炎病毒灭活疫苗、乙型脑炎病毒减毒活疫苗、森林脑炎病毒灭活疫苗和委内瑞拉马脑炎(VEE)病毒减毒活疫苗等。近年来,乙脑病毒、登革病毒和西尼罗病毒等多种虫媒病毒的基因工程疫苗、亚单位疫苗、核酸疫苗等新型疫苗的研究取得了较大的进展,其中登革病毒的基因工程疫苗已完成Ⅲ期临床试验。

(江丽芳)

Notes

第二十八章　出血热病毒

出血热病毒(hemorrhagic fever virus)是指由节肢动物或啮齿类动物传播,引起病毒性出血热的一大类病毒。病毒性出血热(viral hemorrhagic fever)以"3H"症状,即 hyperpyrexia(高热)、hemorrhage(出血)、hypotension(低血压)和较高的死亡率为主要临床特征。节肢动物或啮齿类动物为出血热病毒的自然宿主(natural reservoir)。病毒通过带毒动物在自然界传播,人类在接触带毒动物时被感染,因此,病毒性出血热是一种自然疫源性疾病。不同的出血热病毒传播途径不同,归纳起来有四种,即蜱媒传播、蚊媒传播、动物源性传播和其他途径传播。出血热病毒成员众多,分别属于 5 个病毒科的 7 个不同病毒属(表 28-1)。目前我国已发现有 5 种出血热病毒流行,分别是啮齿类传播的汉坦病毒、蜱媒传播的克里米亚 - 刚果出血热病毒和科萨努尔(Kyasanur)森林热病毒、蚊媒传播的登革病毒和基孔肯雅病毒,其中以汉坦病毒和登革病毒的流行和危害最为严重。近年来,在美洲等地出现的汉坦病毒肺综合征以及在非洲地区出现的埃博拉出血热以其发病快、传播迅速、死亡率高而引起世界的广泛关注。

表 28-1　人类出血热病毒及其所致疾病

病毒科	病毒属	病毒种	主要媒介	所致疾病	主要分布
布尼亚病毒科	汉坦病毒属	汉滩病毒、汉城病毒等	啮齿动物	肾综合征出血热	亚洲、欧洲、非洲、美洲
		辛诺柏病毒	啮齿动物	汉坦病毒肺综合征	美洲、欧洲
	内罗病毒属	克里米亚 - 刚果出血热病毒	蜱	克里米亚 - 刚果出血热	非洲、中亚、中国
	白蛉病毒属	Rift 山谷热病毒	蚊	Rift 山谷热	非洲
黄病毒科	黄病毒属	登革病毒	蚊	登革热	东南亚、南美
		黄热病病毒	蚊	黄热病	非洲、南美
		Kyasanur 森林热病毒	蜱	Kyasanur 森林热	印度
		鄂目斯克出血热病毒	蜱	鄂目斯克出血热	俄罗斯
披膜病毒科	甲病毒属	基孔肯雅病毒	蚊	基孔肯雅热	亚洲、非洲
沙粒病毒科	沙粒病毒属	Junin 病毒	啮齿动物	阿根廷出血热	南美
		马丘波病毒	啮齿动物	玻利维亚出血热	南美
		Lassa 病毒	啮齿动物	Lassa 热	非洲
		Sabia 病毒	啮齿动物	巴西出血热	南美
		Guanarito 病毒	啮齿动物	委内瑞拉出血热	南美
丝状病毒科	丝状病毒属	埃博拉病毒	未确定	埃博拉出血热	非洲
		马堡病毒	未确定	马堡出血热	非洲、欧洲

第一节　汉 坦 病 毒

汉坦病毒属于布尼亚病毒科（*Bunyaviridae*）的汉坦病毒属（*Hantavirus*）。该病毒是由韩国学者李镐汪等于1978年从韩国的汉滩河流域的黑线姬鼠肺组织中分离得到，其名称即来自汉坦病毒属的原型病毒汉滩病毒（Hantaan virus，HTNV）。为避免在区分该病毒属及型的名称时发生混乱，在中文译名用字上加以区别：将 Hantavirus 统一译为汉坦病毒，Hantaan virus 统一译为汉滩病毒。因此，在中文文献中使用"汉坦病毒"时一般是泛指，既表示汉坦病毒这一属，也泛指这一属的各型病毒；而用"汉滩病毒"时则是特指汉坦病毒属中的一个型别——汉滩型。

根据汉坦病毒的抗原性和基因结构的不同，目前至少可将其分为20多个型别（表28-2）。迄今为止，从我国不同疫区、不同宿主动物及患者分离出的汉坦病毒均为汉滩病毒和汉城病毒（Seoul virus，SEOV），但近年来有报道在我国个别地区啮齿动物中也检出了普马拉病毒（Puumala virus，PUUV）。

表 28-2　汉坦病毒的主要型别

病毒型	主要宿主	所致疾病	主要分布
汉滩病毒（HTNV）	黑线姬鼠	HFRS	中国、俄罗斯、韩国、朝鲜、日本
多布拉伐病毒（DOBV）	黄喉姬鼠	HFRS	巴尔干
汉城病毒（SEOV）	褐家鼠	HFRS	世界分布
普马拉病毒（PUUV）	棕背鼠	HFRS	欧洲、俄罗斯、斯堪的纳维亚
泰国病毒（THAIV）	板齿鼠	HFRS	泰国
辛诺柏病毒（SNV）	鹿鼠	HPS	美国、加拿大
纽约病毒（NYV）	白足鼠	HPS	美国
黑港渠病毒（BCCV）	棉鼠	HPS	美国
长沼病毒（BAYV）	米鼠	HPS	美国
安第斯病毒（ANDV）	长尾米鼠	HPS	阿根廷
希望山病毒（PHV）	草原田鼠	不详	美国、加拿大
哈巴罗夫斯克病毒（KHB）	东方田鼠	不详	俄罗斯
索塔帕拉雅病毒（TPMV）	臭鼩	不详	印度
图拉病毒（TULV）	普通田鼠	不详	欧洲
El Moro Canyon（ELMCV）	西方巢鼠	不详	美国、墨西哥
Topgrafov（TOPV）	西伯利亚旅鼠	不详	西伯利亚
岛景病毒（ISLAV）	加州田鼠	不详	美国
Bloodland Lake（BLLV）	橙腹田鼠	不详	美国
Muleshoe（MULV）	棉鼠	不详	美国
Rio Segundo（RIOSV）	墨西哥巢鼠	不详	哥斯达黎加
Rio Mamore（RIOM）	小耳米鼠	不详	玻利维亚

汉坦病毒可引起两种类型的急性传染病，一种是以发热、出血、急性肾功能损害和免疫功能紊乱为突出表现的肾综合征出血热（hemorrhagic fever with renal syndrome，HFRS），另一种是

Notes

以肺浸润及肺间质水肿,迅速发展为呼吸窘迫、衰竭为特征的汉坦病毒肺综合征(hantavirus pulmonary syndrome,HPS)。

一、生物学性状

(一)形态与结构

成熟的汉坦病毒颗粒绝大部分位于细胞间隙,在细胞内则很少见。汉坦病毒颗粒具有多形性,多数呈圆形或卵圆形,大小也不尽一致,直径在 75~210nm 之间,平均直径为 120nm。汉坦病毒颗粒由核心(核衣壳)和包膜组成(图 28-1),病毒的包膜为典型的脂质双层膜结构,其表面有由糖蛋白组成的突起;包膜下有疏松的带有粗颗粒的丝状内含物,是由病毒核衣壳蛋白、RNA 聚合酶和病毒核酸组成的核衣壳。

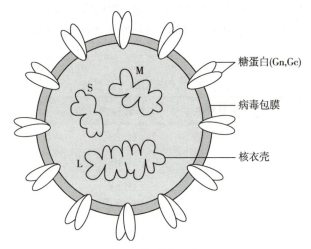

糖蛋白(Gn,Gc)

病毒包膜

核衣壳

图 28-1　汉坦病毒形态示意图

(二)基因组及结构蛋白

汉坦病毒的基因组为单负链 RNA,分为 L、M、S 三个节段,分别编码病毒的 RNA 聚合酶(L)、包膜糖蛋白(Gn 和 Gc)和核衣壳蛋白(NP)。不同血清型汉坦病毒的 S、M、L 三个节段的末端 14 个核苷酸序列高度保守,3' 端为 AUCAUCAUCUGAGG,5' 末端为 UAGUAGUAG(G/A)CUCC,这些互补序列可使病毒基因组 RNA 通过非共价的碱基配对形成环状或柄状结构,从而保持 RNA 的稳定性,并可能与病毒的复制和装配有关。

1. L 节段及 RNA 聚合酶　汉坦病毒 L 节段长约 6.3kb~6.5kb,含有一个开放读码框,从 37~39 位核苷酸 AUG(起始密码)到 6490 或 6504 位核苷酸后 UAA(终止密码),编码 2150~2156 个氨基酸形成的蛋白,分子量约为 250kD。目前研究表明 L 节段只编码一种蛋白质即 RNA 聚合酶,没有发现编码其他非结构蛋白,因此认为 L 节段与病毒的复制和转录有关。

2. M 节段及 Gn、Gc 糖蛋白　汉坦病毒的 M 节段全长在 3.6kb~3.7kb 之间,只含有一个开放读码框,可编码一个包含 Gn 和 Gc 两个糖蛋白的长度为 1132~1184 个氨基酸的前体大蛋白。Gn 和 Gc 都有独立的起始密码子,其中 Gn 蛋白至少延伸到第 588 个氨基酸,Gc 蛋白延伸到编码区的终止密码子。汉坦病毒 M 节段的 mRNA 的蛋白质编码顺序为 5'-Gn-Gc-3',其中部有一个由 5 个氨基酸残基(WAASA)组成的共翻译切割位点。编码的前体蛋白在内质网经过初级糖基化后,分裂成 Gn、Gc 糖蛋白,进而在高尔基复合体内完成糖基化。Gn 和 Gc 糖蛋白富含半胱氨酸,在汉坦病毒包膜糖蛋白上至少存在 9 个中和抗原表位,其中 2 个在 Gn 上,7 个在 Gc 上,因此 Gn 和 Gc 糖蛋白均可诱导机体产生特异性中和抗体,有较强的免疫保护作用。汉坦病毒具有血凝活性,在 pH 5.6~6.8 时可凝集鹅红细胞,其血凝性位点主要存在于 Gc 糖蛋白上。

3. S 节段及 NP　汉坦病毒 S 节段全长在 1.6kb~2.0kb 之间(大部分为 1.7kb 左右),其 3'

Notes

端近 1/3 长的序列是非编码区,不同型别汉坦病毒 S 节段的差异主要在于此非编码区,但此非编码区的功能还不清楚。所有汉坦病毒 S 节段的编码区长度基本接近,约 1300 个碱基左右,含有一个长的开放读码框,编码分子量接近 50kD 的 NP。NP 为非糖基化蛋白,羧基端具有高度保守序列,可识别 RNA 的非编码区并与之结合形成复合体,再与 RNA 聚合酶一起组成病毒的核衣壳,因此 NP 的主要功能是包裹 RNA,在病毒的装配过程中起作用。NP 具有极强的免疫原性,可刺激机体产生强烈的体液免疫和细胞免疫应答,一方面参与了机体的抗病毒免疫,另一方面在免疫病理损伤方面可能也起重要作用。此外,在某些汉坦病毒的 S 节段上发现有非结构蛋白编码区,编码分子量为 7kD~10kD 的蛋白质,可能在病毒的复制与装配过程中起作用。

汉坦病毒为分节段的 RNA 病毒,因此容易发生变异。变异的机制包括核苷酸的点突变、缺失突变、节段内的基因重组以及节段间的基因重排(gene reassortment)等。在三个基因节段中 M 节段的变异最为显著,其原因可能与其编码的包膜糖蛋白所承受的宿主免疫压力有关,L 节段最为保守,S 节段的变异性介于 L 节段和 M 节段之间。目前发现的汉坦病毒基因重排都是同型间的重排。

(三) 培养特性

多种传代、原代及二倍体细胞均对汉坦病毒敏感。实验室常用非洲绿猴肾细胞(Vero-E6)、人肺癌传代细胞系(A549)等来分离该病毒。此外,多种正常动物细胞,包括人胚肺二倍体细胞(2BS)、大鼠肺原代细胞(RLC)、地鼠肾原代细胞(GHKC)、长爪沙鼠肾原代细胞(MGKC)、长爪沙鼠肺原代细胞(MGLC)、鸡胚成纤维细胞(CEC)等均对汉坦病毒敏感。汉坦病毒在培养的细胞中生长较为缓慢,病毒滴度一般在接种病毒后的 7~14 天后才达高峰。不同型别以及同一型别的不同毒株在细胞中的生长速度有一定的差别,这种差别主要与病毒在培养系统中的适应性有关,与病毒致病性的强弱可能也有一定关系。汉坦病毒对培养细胞的致细胞病变作用(CPE)较弱,对有些细胞甚至无明显 CPE,因此通常需采用免疫学方法来检测证实病毒在细胞内的增殖。

汉坦病毒的易感动物有多种,如黑线姬鼠、长爪沙鼠、小白鼠及大白鼠等,但除了小白鼠乳鼠感染后可发病及致死外,其余均无明显症状。

(四) 抵抗力

汉坦病毒的抵抗力不强。对酸和脂溶剂(如乙醚、氯仿、丙酮、苯等)敏感;一般消毒剂如来苏儿、苯扎溴铵等能灭活病毒;56~60℃ 30 分钟以及紫外线照射(50 厘米、30 分钟)也可灭活病毒。

二、流行病学特征

(一) 传染源和宿主动物

迄今已报道分属于哺乳纲、鸟纲、爬行纲和两栖纲在内的近 200 种或亚种动物可以感染汉坦病毒,但经研究证实其主要宿主动物和传染源均为啮齿动物,在啮齿动物中又主要是鼠科中的姬鼠属、家鼠属和仓鼠科中的林鼠平属、白足鼠属等。一般认为汉坦病毒有着较严格的宿主特异性,不同型别的汉坦病毒有不同的啮齿动物宿主,因此,不同型别汉坦病毒的分布主要是由宿主动物的分布不同所决定的。动物感染病毒后表现为亚临床感染、慢性感染或持续性感染,带毒动物通过唾液、尿和粪便等排泄物排出病毒,污染环境,传播感染。

(二) 传播途径

目前认为汉坦病毒可能的传播途径有 3 类 5 种,即动物源性传播(包括通过呼吸道、消化道和伤口途径)、虫媒(螨媒)传播和垂直(胎盘)传播。其中动物源性传播是主要的传播途径,即携带病毒的动物通过唾液、尿、粪等排出病毒污染环境,人或动物通过呼吸道、消化道摄入或直接接触感染动物受到传播。在动物实验中有证据表明革螨和恙螨可通过吸血传播汉坦病毒,但这种传播方式对人类感染的作用还有待证实。感染病毒的孕妇有可能经胎盘将病毒传给胎儿,带毒孕鼠亦可将病毒传给胎鼠。另外,虽然能够从 HFRS 患者的血、尿中分离到病毒,但尚未见在人 - 人之间水平传播 HFRS 的报道,只是在 HPS 中才证明存在有人 - 人之间的水平传播。

(三) 易感人群

人类对汉坦病毒普遍易感,但多呈隐性感染,仅少数人发病;病后可获得稳定而持久的免疫,二次发病者极为罕见。正常人群的隐性感染率因病毒的型别和生活环境、条件的不同而异,其中以 SEOV 的隐性感染率最高。

(四) 流行地区和季节

HFRS 流行于世界上(主要是欧亚大陆)近 40 个国家和地区,而其疫源地则遍布五大洲的 80 多个国家和地区,使得全球一半以上人口受到其威胁,已成为一个世界性的严重的公共卫生问题。HPS 于 1993 年春季首先在美国西南四角地区暴发流行,其病情进展迅速,死亡率高达 60% 以上,以后美洲及欧洲的许多国家均发现 HPS 病例。

中国是世界上 HFRS 疫情最严重的国家,具有流行范围广(除新疆以外,其余各省、区、直辖市均有病例报告)、发病人数多(截至 2010 年末,全世界累计报告 HFRS 病例 1 893 555 例,其中中国的病例数为 1 585 942 例,占总病例数的 83.75%)、死亡率较高的特点。迄今为止,我国尚无 HPS 的病例报道,在动物体内亦未分离或检出引起 HPS 的汉坦病毒。

HFRS 的发生和流行具有明显的地区性和季节性,这种地区性和季节性与宿主动物(主要是鼠类)的分布与活动密切相关。在我国,汉坦病毒的主要宿主动物和 HFRS 的感染源是黑线姬鼠和褐家鼠,主要存在着姬鼠型疫区、家鼠型疫区和混合型疫区。姬鼠型疫区的 HFRS 流行高峰主要在 11~12 月间(6~7 月间还有一小高峰),家鼠型疫区的流行高峰在 3~5 月间,而混合型疫区在冬、春季均可出现流行高峰。

三、致病性与免疫性

汉坦病毒可以引起 HFRS 和 HPS。这两种疾病的临床表现差异很大,发病机制也不尽相同。

(一) HFRS 和 HPS 的临床特征

HFRS 典型的临床表现为发热、出血和急性肾功能损害。在发病初期患者眼结膜、咽部、软腭等处充血,软腭、腋下、前胸等处有出血点,常伴有"三痛"(头痛、眼眶痛、腰痛)和"三红"(面、颈、上胸部潮红);几天后病情加重,可表现为多脏器出血及肾衰竭。HFRS 的病死率依据型别不同而差别较大,姬鼠型高,家鼠型低,从 3%~15% 不等。

HPS 以发热,进行性加重的咳嗽和急性呼吸衰竭为主要临床特征,一般没有严重的出血现象,表现为急骤发病,发病初期有畏寒、发热、肌肉疼痛、头痛等非特异性症状,2~3 天后迅速出现咳嗽、气促和呼吸窘迫,继而发生呼吸衰竭,病死率高达 50%~70%。

HFRS 和 HPS 既具有共同的病理表现,如小血管和毛细血管的广泛性损伤,血管内皮细胞肿胀、坏死,血管通透性增高、渗出、水肿和出血,又具有各自的病理特征,HFRS 的病理改变主要在肾脏,表现为肾小管坏死,肾小球血管充血和出血,肾间质水肿、炎细胞浸润;HPS 的病理改变以肺组织最为明显,表现为严重肺水肿,血管内血栓形成,间质性肺炎并伴有不同程度的充血及单核细胞浸润。

(二) 汉坦病毒的致病机制

汉坦病毒的致病机制尚未完全明了,目前认为可能与病毒的直接损伤作用和免疫病理反应有关。

1. 病毒的直接损伤作用 汉坦病毒具有泛嗜性,可感染体内多种组织细胞,如血管内皮细胞,T 淋巴细胞、B 淋巴细胞、单核 - 巨噬细胞和脑胶质细胞等,但主要的靶细胞是血管内皮细胞,病毒在血管内皮细胞内增殖,引起内皮细胞损伤、血管通透性增加。研究结果表明,病毒可在感染细胞内增殖,并造成空泡样变,在 HFRS 患者的肾脏和 HPS 患者的肺组织,均发现病毒颗粒和

Notes

病毒的抗原成分,提示病毒有直接致病作用。

近年来,对汉坦病毒受体的研究取得了一定的进展。现已证实,致病性与非致病性汉坦病毒的受体分别是 β3 和 β1 整合素。研究表明,除整合素之外,汉坦病毒可能还存在其他受体或辅助受体,但整合素仍是目前公认的汉坦病毒的主要受体。

关于汉坦病毒致血管内皮细胞通透性增加的机制,目前研究表明,VEGF R2-Src 通路在病毒致内皮细胞通透性增加的过程中起到了重要作用。此外,尚有研究证实汉坦病毒感染还可造成血小板的损伤并直接引起细胞凋亡,这些都与病毒的直接损伤相关。

2. 免疫病理损伤 目前认为,汉坦病毒诱导的机体免疫(包括体液免疫和细胞免疫)具有双重作用,既参与机体对病毒的清除,又可介导对机体的免疫损伤,参与病毒的致病过程。①Ⅲ型超敏反应:在 HFRS 的发病早期,患者血中即出现高滴度的特异性抗体,在血清中可检出循环抗原 - 抗体复合物,肾小球基底膜有抗原 - 抗体复合物沉积,血清补体水平降低,提示Ⅲ型超敏反应可能参与 HFRS 的致病过程。大量的免疫复合物沉积在皮肤、小血管和肾小球基底膜,激活补体,释放生物活性物质,进一步引起血管通透性增加和细胞损伤;②Ⅰ型超敏反应:HFRS 早期患者血中 IgE 和组胺水平升高,毛细血管周围有肥大细胞浸润和脱颗粒,说明 HFRS 患者存在Ⅰ型超敏反应;③细胞免疫应答:HFRS 和 HPS 急性期外周血特异性 CD8$^+$ T 淋巴细胞、NK 细胞活性增强,抑制性 T 细胞功能低下,CTL 细胞功能相对增高;患者血清中 IFN、TNF、sIL-2 受体水平明显增高,IL-2 水平下降,提示细胞免疫可能在汉坦病毒的致病过程中起重要作用。

(三)机体对汉坦病毒的免疫性

汉坦病毒感染可诱发机体强烈的免疫应答,包括固有免疫应答和适应性免疫应答。HFRS 患者病后可获得对同型病毒稳定而持久的免疫力,二次发病者极为罕见;但隐性感染产生的免疫力却多不能持久。

1. 固有免疫的作用 固有免疫应答是机体抵抗汉坦病毒感染的第一道防线,参与的主要成分包括固有免疫细胞,如吞噬细胞、NK 细胞、肥大细胞、嗜酸性粒细胞及 DC 等,以及固有免疫分子,如补体系统、模式识别受体(pattern recognition receptor,PRR)、防御素、细胞因子等。固有免疫细胞中目前研究较多的是 NK 细胞和 DC,其作用特点是:识别抗原不具特异性;激活后不经克隆扩增即迅速发挥效应;一般不产生记忆性,也不形成免疫耐受。固有免疫分子中以往认为最重要的是补体的作用,而近年来有关 PRR(如 Toll 样受体)和细胞因子在汉坦病毒感染中的作用(包括抗感染作用和致病作用)也受到高度关注。

2. 适应性免疫应答的作用 机体抗汉坦病毒感染的适应性体液免疫应答出现很早,且应答强烈。HFRS 患者在发热 1~2 天即可检测出 IgM 抗体,第 7~10 天达高峰,第 2~3 天可检测出 IgG 抗体,第 14~20 天达高峰。HFRS 病后可获得对同型病毒的持久免疫力,IgG 抗体在体内可持续存在 30 余年。近年来的研究结果表明,在不同的抗体成分中,对机体起免疫保护作用的主要是由汉坦病毒 Gn 和 Gc 糖蛋白刺激产生的中和抗体,由 NP 刺激产生的特异性抗体可与病毒形成抗原抗体复合物,一方面使之易于被吞噬细胞吞噬和降解,另一方面也可通过抗体介导 ADCC 效应,因此在免疫保护中也起一定作用。

机体抗汉坦病毒感染的适应性细胞免疫应答主要包括 CD8$^+$ 细胞毒性 T 细胞(cytotoxic T lymphocyte,CTL)和 CD4$^+$T 细胞免疫应答。CTL 可通过穿孔素途径和死亡受体途径直接杀伤病毒感染细胞,同时还可通过分泌细胞因子调节机体的免疫功能。CD4$^+$T 细胞可分泌细胞因子调节 CD8$^+$T 细胞介导的抗病毒免疫应答,根据分泌细胞因子的不同,CD4$^+$T 细胞可分为 Th1 和 Th2 两个亚群。一般认为 Th1 细胞对病毒的清除和疾病的痊愈至关重要,尤其是 Th1 细胞的辅助对 CD8$^+$T 细胞的活化和杀伤活性至关重要。

Notes

四、微生物学检查

(一)病毒分离

病毒分离只用于少数情况下,如某一地区第一例 HFRS 患者的确定或怀疑感染新的病毒亚型等。取患者急性期血液(或死者脏器组织)或感染动物肺、肾等组织接种于 Vero E6 细胞,培养 7~14 天,由于病毒在细胞内生长并不引起明显的病变,因此可用免疫荧光染色检查细胞内是否有病毒抗原,胞质内出现黄绿色颗粒状荧光为阳性。也可取检材通过脑内接种小白鼠乳鼠,逐日观察动物有无发病或死亡,并定期取动物脑、肺等组织,用免疫荧光法或 ELISA 法检查是否有病毒抗原。用细胞或动物分离培养阴性者应继续盲传,连续三代阴性者方能肯定为阴性。

(二)血清学检查

1. 检测特异性 IgM 抗体　特异性 IgM 抗体在发病后 1~2 天即可检出,早期阳性率可达 95% 以上,不典型病例或轻型病例亦是如此,因此检测出此抗体具有早期诊断价值。检测方法有间接免疫荧光法和 ELISA 法,后者又可分为 IgM 捕捉法和间接法,其中以 IgM 捕捉法的敏感性和特异性为最好。

2. 检测特异性 IgG 抗体　病后特异性 IgG 抗体出现也较早,且维持时间很长,因此需检测双份血清(间隔至少一周),第二份血清抗体滴度升高 4 倍或以上方可确诊。常用检测方法为间接免疫荧光法和 ELISA 法。此两种方法检测 IgG 抗体还可用于 HFRS 的血清流行病学调查。

3. 检测血凝抑制抗体　采用血凝抑制试验检测患者血清中的特异性血凝抑制抗体,在辅助诊断和流行病学调查中也较常用。

(三)病毒核酸检测

RT-PCR 技术已广泛用于汉坦病毒的实验室研究和检测,用 RT-PCR 或套式 PCR 技术可检测标本中的病毒核酸,并可对汉坦病毒进行型别鉴定;原位杂交技术可检测组织细胞内的汉坦病毒核酸成分。

五、防治原则

(一)预防

一般预防主要采取灭鼠、防鼠、灭虫、消毒和个人防护措施。迄今为止国内已研制成功三类 HFRS 疫苗,即纯化乳鼠脑灭活疫苗(汉滩型)、细胞培养灭活单价疫苗(汉滩型或汉城型)和细胞培养灭活双价疫苗(汉滩型和汉城型)。这三类灭活疫苗在接种人体后均可刺激产生特异性抗体,大规模接种观察也表明其对预防 HFRS 有较好效果。

HPS 主要流行于美国、加拿大、巴西、阿根廷、智利等美洲国家,目前尚没有美国 FDA 批准的 HPS 疫苗。在 HPS 疫苗研究中并未将灭活疫苗列为候选疫苗,而是重点研究基因工程疫苗,因为前者需要在生物安全四级(BSL-4)实验室大量制备病毒,风险非常大。

(二)治疗

对于 HFRS 的早期患者,一般均采用卧床休息,以及以 "液体疗法"(输液调节水与电解质平衡)为主的综合对症治疗措施,利巴韦林治疗具有一定疗效。

国内研制的 "注射用抗肾综合征出血热病毒单克隆抗体" 已完成三期临床试验,结果表明其安全性好,疗效确切,优于常规治疗药物。

第二节　克里米亚 - 刚果出血热病毒

克里米亚 - 刚果出血热病毒(Crimean-Congo hemorrhagic fever virus,CCHFV)引起以发热、出血、高病死率为主要特征的克里米亚 - 刚果出血热(Crimean-Congo hemorrhagic fever,CCHF)。该

Notes

病是一种人兽共患病,1944 年首先发现于前苏联的克里米亚半岛,1967 年从患者及疫区捕获的硬蜱中分离到病毒,并证实该病毒与 1956 年从刚果的一名发热儿童血液中分离到的病毒相同,遂命名为 CCHFV。1965 年,我国新疆部分地区发生了一种以急性发热伴严重出血为特征的急性传染病,该病与国内其他地区流行的出血热不同,故定名为新疆出血热;随后从患者的血液、尸体内脏及硬蜱中分离出了病毒,称为新疆出血热病毒。后来经形态学和血清学等研究证实,该病毒与已知的 CCHFV 相同。因此,新疆出血热实际上是 CCHF 在新疆地区的流行。

一、生物学性状

(一) 形态与结构

CCHFV 病毒属布尼亚病毒科内罗病毒属(*Nairovirus*),该病毒的形态、结构、培养特性和抵抗力等与汉坦病毒相似,但抗原性、传播方式、致病性以及部分储存宿主却不相同。病毒颗粒呈球形,直径 90~120nm,有包膜,表面有刺突。基因组为单负链 RNA,含 L、M、S 三个节段,分别编码病毒的 RNA 多聚酶、包膜糖蛋白和核衣壳蛋白。

(二) 分离培养

分离培养病毒常用 Vero-E6 或 LLC-MK2 细胞,病毒在细胞增殖并形成空斑。乳鼠对该病毒敏感,1~2 日龄乳鼠脑内接种病毒后,5~6 天开始发病死亡。新生地鼠和大鼠也能作为实验动物,感染病毒后可发病死亡。

(三) 抵抗力

病毒对乙醚、氯仿、去氧胆酸等脂溶剂和去污剂敏感,能被低浓度的甲醛灭活,紫外线照射 3 分钟、56℃ 30 分钟能使其感染性完全丧失,75% 的乙醇亦可使之灭活。

二、流行病学特征

(一) 传染源和储存宿主

CCHFV 的主要储存宿主是啮齿类动物,牛、羊、马、骆驼等家畜及野兔、刺猬和狐狸等。硬蜱特别是亚洲璃眼蜱(*Hyalomma asiaticum*)既是该病毒的传播媒介,也因病毒在蜱体内可经卵传代而成为储存宿主。

(二) 传播途径

CCHF 的传播途径包括虫媒传播、动物源性传播和人 - 人传播。虫媒传播是主要的传播途径,通过带毒硬蜱叮咬而感染;动物源性传播主要指与带毒动物直接接触或与带毒动物的血液、排泄物接触传播;人 - 人传播主要是通过接触患者的血液、呼吸道分泌物、排泄物和气溶胶而引起感染,并可造成医院内暴发流行。

(三) 流行地区和季节

CCHF 是一种自然疫源性疾病,流行范围广,主要分布在俄罗斯南部、欧洲东部及南部、非洲大部及亚洲部分地区的生态学完全不同的 30 多个国家和地区。我国新疆除 1965 年暴发本病的流行外,1997 年再度暴发,且疫区不断扩大,危害日益严重。此外,我国的青海、云南、四川、内蒙古和海南等省区的人群和动物亦有特异性抗体阳性的报道。人群对该病毒普遍易感,但以青壮年发病率较高,这可能与这组人群与传染源接触机会较多有关。发病有明显的季节性,4~5 月为发病的高峰期,6 月份以后病例较少,这与蜱在自然界的消长情况及牧区活动的繁忙季节相一致。

三、致病性与免疫性

(一) 致病性

CCHF 的潜伏期为 5~7 天。急骤起病,以高热、出血为主要临床特征。初期表现为高热、剧烈头痛和肌痛等全身中毒症状,病后 3~5 天开始发生大面积出血现象,皮肤、黏膜、胃肠道

Notes

和泌尿生殖道广泛出血,严重者因大出血、休克、广泛弥散性血管内凝血(DIC)而死亡,死亡率20%~70%。

CCHFV 的致病机制目前尚不清楚,目前认为可能与病毒的直接损害作用有关。血管内皮细胞、单核-巨噬细胞和肝细胞是病毒感染的主要靶细胞,病毒在细胞内增殖,引起靶细胞的损伤。此外,病人血清补体水平下降,并检测到循环免疫复合物,提示免疫病理损伤可能也参与病毒的致病过程。

(二)免疫性

发病后一周左右血清中出现中和抗体,两周左右达高峰,并可持续多年。病后免疫力持久。

四、微生物学检查

(一)病毒的分离培养和鉴定

采取急性期患者的血清、血液或尸检样本或动物、蜱的样本经脑内途径接种小白鼠乳鼠分离病毒,4~10 天后小鼠发病死亡,脑组织存在高滴度病毒。亦可采用敏感细胞分离培养病毒。

(二)血清学检查

早期曾采用补体结合试验、中和试验、琼脂扩散试验等技术检测患者血清中特异性抗原或抗体。目前,常用方法为间接免疫荧光试验、酶联免疫吸附试验(ELISA)、反向被动血凝抑制试验等检测特异性 IgG 和 IgM,IgM 检测可用于早期快速诊断。

(三)病毒核酸检测

采用核酸杂交技术、RT-PCR 技术检测标本中病毒的核酸片段,是快速、敏感、特异的诊断方法,目前已得到较广泛的应用。

五、防 治 原 则

目前对克里米亚-刚果出血热没有可供使用的疫苗,也没有特效的治疗方法,加强个人防护、避免与传染源和传播媒介接触、控制和消灭传播媒介及啮齿类动物是主要的预防手段。对患者应进行严格隔离;医护人员必须进行严密的防护以防止人-人传播。

第三节　埃博拉病毒

埃博拉病毒(Ebola virus)以首先发现患者的地点(扎伊尔北部的埃博拉河流域)而得名,可引起高致死性的出血热,以高热、全身疼痛及广泛性出血、多器官功能障碍和休克为主要特征。该病主要流行于非洲,自 1976 年以来已在非洲暴发流行十余次,致死率约为 50%~90%,是人类迄今为止所发现的致死率最高的一种病毒。自 2013 年 12 月开始,几内亚、利比里亚、塞拉利昂和尼日利亚等西非国家相继发生埃博拉出血热的再次暴发流行;据 WHO 发布的最新数据,截至2014 年 11 月 12 日,已报告埃博拉病毒感染病例为 14 098 例,其中 5160 人死亡,是有史以来规模最大的一起埃博拉出血热疫情。

一、生物学性状

(一)形态与结构

埃博拉病毒属于丝状病毒科(*Filoviridae*)的丝状病毒属(*Filovirus*)。病毒颗粒为多形性的细长丝状,长短不一,最长可达 14μm,直径约 80nm。病毒颗粒有类脂包膜,包膜表面有长约7nm 的糖蛋白刺突。衣壳为螺旋对称。病毒基因组为单负链 RNA,长约 12.7kb,由 7 个开放读码框组成,依次为 5′-L-VP24-VP30-G-VP40-VP35-N-3′,基因之间有重叠。根据埃博拉病毒抗原的不同,可将其分为五个型别:①扎伊尔型:对人致病性最强,曾多次引起暴发流行,此次西非国家暴发流行的亦为此型;②苏丹型:对人致病性次于扎伊尔型,也曾多次引起暴发流行;③本迪布焦型:对人致病性更次,曾引起过两次暴发流行;④塔伊森林型:也称科特迪瓦型,对黑猩猩致病性强,对人致病性较弱;⑤莱斯顿型:至今尚无引起人类疾病的相关报道。

(二) 培养特性

最常用的培养细胞为 Vero 细胞、MA-104、SW-13 及人脐静脉内皮细胞等。病毒在胞质内增殖,以芽生方式释放。埃博拉病毒可在多种培养细胞中生长,病毒接种后 7 天可出现典型的细胞病变,并出现嗜酸性包涵体。

埃博拉病毒可感染猴、乳鼠、田鼠和豚鼠,引起动物死亡。在恒河猴和非洲绿猴的实验性感染中,潜伏期 4~16 天,病毒在肝、脾、淋巴结和肺中高度增殖,引起器官严重坏死性损伤,以肝脏最为严重,并伴有间质性出血,以胃肠道出血最为明显。

(三) 抵抗力

埃博拉病毒的抵抗力不强,在 60℃ 30 分钟的条件下死亡,对紫外线、脂溶剂、β- 丙内脂、酚类及次氯酸敏感,但在室温(20℃)可稳定地保持其感染性。

二、流行病学特征

(一) 传染源和储存宿主

目前对埃博拉病毒的自然储存宿主还不十分清楚,狐蝠科的果蝠可能是其中之一,但其在自然界的循环方式尚不清楚;终末宿主是人类和非人灵长类,如大猩猩、黑猩猩、猴子等。

(二) 传播途径

埃博拉病毒可经感染的人和非人灵长类传播。传播途径主要有:①密切接触:急性期患者血液中病毒含量非常高,这种高病毒血症可持续至患者死亡;患者的呕吐物、排泄物和结膜分泌物等都具有高度的传染性。接触患者的血液、体液和排泄物是产生感染病例的最重要原因。医护人员或患者家庭成员与患者密切接触是造成埃博拉出血热扩大蔓延的一个重要因素。②注射传播:使用受到污染、未经消毒的注射器和针头可造成埃博拉出血热的传播;③空气传播:研究证实,猕猴中埃博拉出血热的传播可因气溶胶引起,但该途径在人类埃博拉出血热传播中的作用尚有待证实。

三、致病性和免疫性

(一) 致病性

埃博拉出血热是一种具有高度传染性的疾病,人群普遍易感。病毒通过皮肤黏膜侵入宿主,主要在肝内增殖,亦可在血管内皮细胞、单核 - 巨噬细胞及肾上腺皮质细胞等处增殖,导致血管内皮细胞损伤、组织细胞溶解、器官坏死和严重的病毒血症。单核 - 巨噬细胞释放 TNF-α 等炎症介质及血管内皮细胞损伤是导致毛细血管通透性增加、皮疹、出血和休克的主要原因。

埃博拉出血热的潜伏期为 2~21 天,一般为 5~12 天。临床特征是突发起病,开始表现为高热、头疼、肌痛、乏力等非特异症状,随后病情迅速进展,呈进行性加重并出现呕吐、腹痛、腹泻等。发病 5~7 天后,可发生出血现象,表现为呕血、黑便、瘀斑、黏膜出血及静脉穿刺处流血不止。患者明显消瘦、虚脱和感觉迟钝。病后 7~16 天常因休克、多器官功能障碍、弥散性血管内凝血和肝肾衰竭而死亡,病死率约为 50%~90%。

(二) 免疫性

患者发病后 7~10 天后出现特异性 IgM、IgG 抗体,IgM 抗体可维持 3 个月,IgG 抗体可维持更长时间;但也有重症患者至死也未能检出抗体。特别值得指出的是,即使在疾病的恢复期也难以检出具有中和活性的抗体,输入恢复期血清也无明显的保护作用,说明疾病的恢复与体液免疫可能关系不大,而可能与细胞免疫有关。

Notes

四、微生物学检查

埃博拉病毒传染性极强,早期临床症状易与其他病毒性出血热混淆,因此,及时准确地检出埃博拉病毒,对控制埃博拉出血热的流行和临床治疗具有重要意义。标本的采集和处理必须在严格安全防护的实验室内进行。

(一)病毒的分离培养

采取适宜的标本进行动物接种或细胞培养以分离病毒。患者急性期标本的病毒分离阳性率很高,恢复期标本也有较高的阳性率。

(二)辅助检验诊断

可用病毒感染的培养细胞提取物作抗原,用 ELISA 法检测血清中的特异性 IgM 或 IgG,以进行血清学诊断。另外还可用免疫荧光技术或免疫组化技术检测病毒抗原,用 RT-PCR 法检测病毒 RNA。

五、防 治 原 则

目前尚无安全有效的疫苗对埃博拉出血热进行预防。主要采取综合性措施预防,包括发现可疑患者应立即隔离,严格消毒患者接触过的物品及其分泌物、排泄物和血液等,尸体应立即深埋或火化。对与患者密切接触者应进行监测,体温 >38.3℃立即入院隔离。建立屏障治疗和护理常规,使用高效层流装置防止气溶胶感染及避免肠道外感染等。加强医护人员的防护,加强院内感染的控制。此外,应加强对进口灵长类动物的检疫。

目前尚无对埃博拉出血热有效的治疗药物,主要采用强化支持疗法。

展 望

近年来对出血热病毒及其所致疾病的研究取得了很多有重要意义的进展。分离和鉴定出了一些新的出血热病毒(特别是高致病性的 SNV);研究阐明了多种出血热病毒的基因及其蛋白的结构与主要功能;明确了几种出血热病毒的传染源、主要宿主动物及流行规律;对 HFRS 的发病与免疫机制有了更深刻的认识,特异性检验诊断方法不断得到改进和推广应用,预防疫苗和特异性治疗制剂的研究也取得了长足的进展。但是也应清醒地认识到,在出血热病毒研究及其所致疾病的诊防治中仍有许多难关有待攻破,主要包括汉坦病毒变异规律及其与动物宿主和对人类致病的关系,汉坦病毒确切的传播途径,合适的 HFRS 和 HPS 感染动物模型的建立,HFRS 和 HPS 的发病与免疫机理的进一步阐明,研制更为有效和特异的治疗制剂等。尤其值得指出的是,要有效控制病毒性出血热这类传染源和宿主动物广泛、传播途径多样的自然疫源性疾病,关键还是要靠疫苗。而目前多数出血热还没有疫苗或其免疫效果尚不理想,因此,疫苗的研制仍是今后出血热病毒及其所致疾病的研究中最重要的方向之一。另外,出血热病毒的种类繁多,虽然目前在我国流行的只有肾综合征出血热、克里米亚-刚果出血热和登革出血热三种,但由于新病毒的不断出现,加上国际间交往日益频繁,其他病毒性出血热也有可能在我国出现和流行。因此,必须加强对出血热病毒及其所致疾病的监测和预警,并做好相应的诊防治技术储备,防患于未然。

(徐志凯)

Notes

第二十九章　疱疹病毒

疱疹病毒科（*Herpesviridae*）的病毒成员为一群结构相似，中等大小的有包膜双链DNA病毒。现已发现有100多种，该科成员拥有类似的病毒形态与结构、相似的增殖性周期和潜伏感染的能力。但它们在很多方面存在差异，根据复制特点、建立潜伏的细胞、基因组及基因结构，疱疹病毒科成员被分为α、β、γ三个亚科，能感染多种动物和人。与人类感染相关的疱疹病毒称为人类疱疹病毒（human herpes virus，HHV）。目前已发现的人类疱疹病毒有8种，分别为单纯疱疹病毒1型（herpes simplex virus 1，HSV-1）、单纯疱疹病毒2型（herpes simplex virus 2，HSV-2）、水痘带状疱疹病毒（varicella-zoster virus，VZV）、人巨细胞病毒（human cytomegalovirus，HCMV）、EB病毒（Epstein-Barr virus，EBV）以及人疱疹病毒6型（human herpes virus 6，HHV-6）、人疱疹病毒7型（human herpes virus 7，HHV-7）和人疱疹病毒8型（human herpes virus 8，HHV-8）。此外，猿猴疱疹B病毒（herpes B virus of monkeys）偶可引起人类感染。

（一）疱疹病毒共有的重要生物学特征

1. 结构相似　病毒体呈球形，有包膜，直径约150~200nm。核心为线形dsDNA，约75nm；病毒衣壳为二十面体立体对称，直径125nm，由162个壳粒组成；衣壳外有一层均质的皮层（tegument）围绕，最外层为脂质包膜，其表面刺突是由病毒基因编码的糖蛋白组成（图29-1），其中某些糖蛋白具有介导病毒吸附和进入宿主细胞的作用，如gB、gH、gL、gM和gN，它们为疱疹病毒科病毒共有；而gO、gpUL128、gpUL130和gpUL131则与细胞嗜性相关，它们为β亚科疱疹病毒独有。

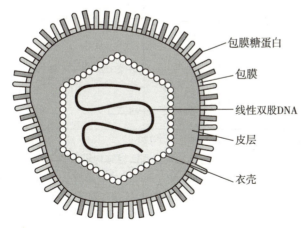

图29-1　疱疹病毒结构示意图

（标注：包膜糖蛋白、包膜、线性双股DNA、皮层、衣壳）

2. 病毒复制　病毒在细胞核内复制和装配，通过细胞核膜出芽，经胞吐或细胞流动方式释放病毒，能引起细胞融合，形成多核巨细胞。

3. 含有特殊酶类　病毒基因编码多种参与病毒复制的酶类，如胸苷激酶（thymidine kinase，TK）和DNA聚合酶，两种酶亦是抗病毒药物作用的靶位。

4. 容易潜伏感染　疱疹病毒感染人体后可表现为溶细胞性感染、潜伏感染和细胞永生化（如EBV），而能够在体内不同部位建立潜伏感染是疱疹病毒科病毒感染的重要特征。如HSV-1

主要潜伏于三叉神经节、HSV-2 潜伏于骶神经节；HCMV 潜伏于髓系前体细胞等处；而 EBV 则主要潜伏于 B 淋巴细胞内。一旦病毒被再激活，可转为显性感染，导致疾病复发。

5. 病毒培养及细胞病变　大多数疱疹病毒（EBV、HHV-6 和 HHV-7 除外）均能在人二倍体细胞中增殖，产生明显的病毒致细胞病变作用（CPE），表现为细胞肿胀、变圆、形成巨大核细胞，并产生核内嗜酸性包涵体。

人类疱疹病毒科三个亚科的病毒主要生物学特征及所致疾病见表 29-1。

（二）病毒基因组结构

疱疹病毒的基因组为线性 dsDNA，核心约为 75nm，不同疱疹病毒的基因组 DNA 组成差异较大。多数疱疹病毒的 DNA 分子由长独特片段（unique long，UL）和短独特片段（unique short，US）共价连接组成，并有内部重复序列（internal repeat，IR）和末端重复序列（terminal repeat，TR），在不同的疱疹病毒中重复序列的数量和长度也不同。其中 VZV 由一组反向重复，形成两种异构体；HSV 和 HCMV 均有两组倒置重复，各形成四种异构体；EBV、HHV-6 和 HHV-8 仅为顺向重复而无倒置重复，故无异构存在。这些重复序列的存在与某些疱疹病毒基因组重组形成异构体（isomer）以及进入感染细胞核内病毒 DNA 的环化有关（图 29-2）。HHV 含有 71~208 个基因，能编码 67~197 种蛋白。已鉴定的编码基因有糖蛋白和主要衣壳蛋白基因、与复制相关的酶基因和与潜伏有关的转录体。基因组的某些区域有保守序列，另外还有一些基因与人染色体同源。在疱疹病毒内，用限制性内切酶分析和比较病毒基因组，有助于流行病学调查。

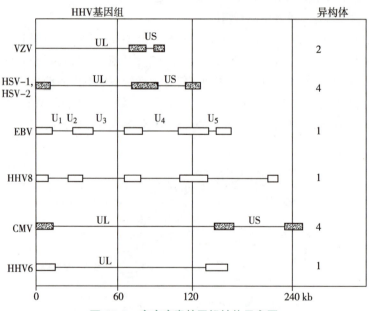

图 29-2　疱疹病毒基因组结构示意图

参考 Murray PR，*et al*.Medical Microbiology，5th ed.St Louis:Mosby，2005

框为重复序列；灰黑色：倒置重复；白色：顺向重复；UL：长独特序列；US：短独特序列；HSV 和 HCMV 有两组倒置序列，可形成 4 种异构体；VZV 有一组倒置重复，可形成两种异构体；EBV、HHV-8 和 HHV-6 仅有顺向重复，故无异构体。

（三）病毒的复制

疱疹病毒感染通常以病毒 DNA 复制为界定，划分为早期的和晚期的感染；早期感染主要合成病毒的调控蛋白，而晚期感染主要合成病毒的结构蛋白。疱疹病毒与细胞表面受体相互作用后，病毒包膜与细胞膜发生融合，使核衣壳通过细胞质和核膜相连，将 HHV 基因组释放至核内，引起基因组的转录和翻译。HHV 基因组的转录和蛋白质的合成是一种相互协调和相互调控的程序化过程：①即刻早期蛋白（α 蛋白），主要是 DNA 结合蛋白，能反式激活和调节 β 基因和 γ 基

Notes

表 29-1　人类疱疹病毒三个亚科病毒主要生物学特征与所致疾病一览表*

亚科	种类		主要生物学特征				所致疾病
	正式命名	通用名	宿主范围	复制周期	细胞病变	潜伏部位	
α	人疱疹病毒1型 (HHV-1)	单纯疱疹病毒1型 (HSV-1)	较广，多种上皮细胞和成纤维细胞等	增殖迅速	明显，溶细胞性感染	三叉神经节和颈上神经节神经细胞	唇疱疹(原发或潜伏感染再激活)、角膜炎(原发或潜伏感染再激活)、脑炎/脑膜脑炎(原发或潜伏感染再激活)
	人疱疹病毒2型 (HHV-2)	单纯疱疹病毒2型 (HSV-2)	较广，上皮细胞和成纤维细胞等	增殖迅速	明显，溶细胞性感染	骶神经节神经细胞	生殖器疱疹(原发或潜伏再激活感染)、新生儿疱疹(围产期感染)
	人疱疹病毒3型 (HHV-3)	水痘-带状疱疹病毒 (VZV)	较窄，主要感染上皮细胞和成纤维细胞	增殖较缓慢	明显，溶细胞性感染	脊髓后根神经或颅神经感觉神经节	水痘(原发感染)、带状疱疹(潜伏感染再激活)
β	人疱疹病毒5型 (HHV-5)	人巨细胞病毒 (HCMV)	较窄，主要感染白细胞、上皮细胞和成纤维细胞	增殖较缓慢	病变细胞肿胀、核明显增大，形成巨大细胞病变	髓系前体细胞；分泌性腺体、肾脏、白细胞等	巨细胞病毒感染(先天性感染)、间质性肺炎(原发及潜伏感染再激活)、巨细胞病毒性肝炎(原发及潜伏感染再激活)、脑炎/脑膜炎(潜伏感染再激活)、输血后单核细胞增多症
	人疱疹病毒6型 (HHV-6)	人疱疹病毒6型 (HHV-6)	较窄，主要感染淋巴细胞	长期潜伏，增殖性感染时复制周期较长	出现气球样病变	淋巴组织，唾液腺	婴幼儿玫瑰疹
	人疱疹病毒7型 (HHV-7)	人疱疹病毒7型 (HHV-7)	窄，只感染CD4⁺T细胞	长期潜伏，增殖性感染时复制周期长	出现气球样病变	唾液腺	婴幼儿玫瑰疹
γ	人疱疹病毒4型 (HHV-4)	EB病毒 (EBV)	窄，主要感染B细胞	长期潜伏，增殖性感染时复制周期长	罕见明显的细胞病变，能转化B细胞	淋巴组织，B细胞	传染性单核细胞增多症(原发感染)、Burkitt淋巴瘤(原发感染)、鼻咽癌
	人疱疹病毒8型 (HHV-8)	卡波西肉瘤相关疱疹病毒 (KSHV)	窄，主要感染B细胞	长期潜伏，增殖性感染时复制周期长	很少出现明显的细胞病变，致瘤性?	B细胞，唾液腺?前列腺?	卡波西肉瘤

*参考国际病毒命名委员会疱疹病毒研究小组2011年报告

Notes

因的表达,促进早期蛋白和晚期蛋白的合成;②早期蛋白(β蛋白),是转录因子和聚合酶等,参与病毒DNA复制、转录和蛋白质合成。其也是γ基因的反式激活因子,能关闭细胞大分子合成;③晚期蛋白(γ蛋白),在病毒基因组复制后产生,对早期蛋白和即刻早期蛋白有反馈抑制作用。晚期蛋白主要是结构蛋白,已经至少有35种之多,包括7种核衣壳蛋白和10多种包膜糖蛋白。DNA复制和装配在细胞核内进行,核衣壳通过核膜或高尔基体获得包膜。在研究HSV时发现,当病毒DNA进入核内,细胞DNA修复酶将病毒线性DNA环化,环化的DNA基因组潜伏在细胞内,仅能产生潜伏相关转录体(latency-associated transcript,LAT),但不能翻译蛋白;在增殖型感染,病毒产生的即刻早期蛋白具有抑制宿主细胞DNA修复的酶类,使病毒维持线性DNA基因组,进行DNA复制和转录,产生感染性病毒颗粒。病毒的复制严重破坏了感染细胞的完整性。在此过程中,细胞染色体迁移至核膜并被降解,核仁破碎,高尔基复合体片段化和分解,微管蛋白重排。所有这些事件的发生都是为了通过抑制宿主对病毒感染的反应,为病毒DNA合成提供前期准备,同时也为感染细胞释放子代病毒颗粒的能力做好了准备。

(四)感染类型

疱疹病毒在人群中感染广泛,可引起多种临床疾病,其感染类型主要有以下四类。①原发感染(primary infection):指疱疹病毒侵入人体后,导致一系列临床症状和体征的出现,主要见于婴幼儿和无特异性免疫力者。此时病毒大量增殖并导致细胞与相应组织器官损伤,出现相应临床症状。②潜伏感染(latent infection):指原发感染后,少数病毒不能被清除,以非活化状态存留于机体内。此时的病毒既不增殖,也不破坏细胞,与宿主处于暂时平衡状态。病毒的(如EBV和HSV)基因组由线性变成环状,以游离态、或以与受染细胞染色体相结合的状态存在着;该种状态的病毒称之为“附加体(episome)”。一旦病毒被再激活(reactivation),可转为显性感染,使疾病复发。形成潜伏感染是疱疹病毒感染的最重要特征;不同的疱疹病毒在体内潜伏部位不同,如HSV-1主要潜伏于三叉神经节、HSV-2潜伏于骶神经节;HCMV主要潜伏在髓系前体细胞;而EBV则主要潜伏于B淋巴细胞内。③整合感染(integration):指病毒基因组的一部分整合于宿主细胞的DNA中,可导致细胞转化。这种作用与某些疱疹病毒(如EBV、HCMV等)的致癌机制有关。④先天性感染(congenital infection):已知某些疱疹病毒(如HCMV、HSV)可经胎盘垂直感染胎儿,引起先天性畸形。

第一节　单纯疱疹病毒

单纯疱疹病毒(herpes simplex virus,HSV)是疱疹病毒的典型代表,属α疱疹病毒亚科,有HSV-1和HSV-2两种血清型。主要特点是宿主范围广,可感染人和多种动物,如家兔、小鼠等。病毒复制增殖周期短,致细胞病变能力强;可在感觉神经节中形成潜伏感染。最早发现的人类疱疹病毒就是HSV。19世纪后期,利用体外细胞培养技术分离病毒,并根据细胞病变特点,区分开了痘病毒和疱疹病毒。20世纪初,已明确HSV及其所致的疾病,但直到20世纪60年代才发现HSV有两个血清型;21世纪初已完成HSV-1和HSV-2全基因测序工作,对HSV基因组序列、基因产物、病毒复制及基因调控系统有了全新的了解。

一、生物学性状

1. 形态与结构　HSV具有典型的疱疹病毒形态特征,有包膜,病毒体呈球形,直径120~150nm,病毒核酸为线性dsDNA,HSV基因组分子质量约为10^8道尔顿,长度约为152kb(取决于末端重复序列的数量)。G+C含量在HSV-1中为68%,在HSV-2中为69%。HSV-1和HSV-2基因组编码至少84个不同的多肽。HSV DNA分子包含两个长短不同(L和S)的由独特序列组成、并以共价键相连接的片段,分别为U_L和U_S序列,以及分别位于它们两侧的反向重复序列 ab 和 ca。由于 L、S 末端互补的反向重复序列存在,L、S 之间可以不同的方向相连,从而构成 4 种异构体。

HSV 编码至少 90 种转录本,其中 84 种转录本可翻译出不同的蛋白。病毒编码的核糖核苷酸还原酶、胸苷激酶能促进核苷酸的合成;DNA 酶则催化病毒 DNA 复制。单纯疱疹病毒的这些酶可作为抗病毒药物的靶标(图 29-3)。

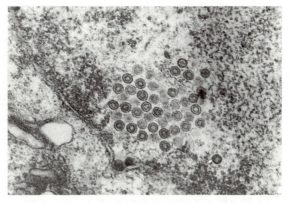

图 29-3　单纯疱疹病毒电镜图(×75 000 程志提供)

2. **HSV 糖蛋白**　HSV 包膜糖蛋白至少有 11 种,在病毒增殖和致病过程中发挥重要作用,也是诱导机体免疫应答的主要抗原。目前已发现并正式命名的 HSV 包膜糖蛋白分别是 gB、gC、gD、gE、gG、gH、gI、gJ、gL、gK 和 gM,它们以独立或复合体的形式发挥不同的作用,其中 gB、gD 和 gH 是感染性子代 HSV 所必需的。gB 和 gD 具有吸附和辅助穿入细胞的功能,与病毒的感染有关;gD 还是免疫原性最强的中和抗原,可诱导机体产生中和抗体,已用于研制亚单位疫苗;gH 有融合入胞和释放病毒的功能。gC、gE 和 gI 为结构糖蛋白,具有免疫逃逸功能。另外,gC 为补体 C3 的受体,gE/gI 复合物是 IgG Fc 的受体,能阻止抗体的抗病毒作用。gG 为型特异性糖蛋白,分 gG-1 和 gG-2,以区分 HSV-1 和 HSV-2 血清型。

3. **分型**　HSV 有两种血清型,即 HSV-1 和 HSV-2,亦称 HHV-1 和 HHV-2。HSV-1 常引起人腰部以上黏膜和破损皮肤(如口、眼、唇)以及神经系统感染;HSV-2 型则主要引起人腰部以下(如外生殖器)的感染。HSV-1 和 HSV-2 常用 gG 型特异性单抗结合试验分型外,还可根据细胞选择性试验、溴乙烯脱氧尿苷(BVDU)抗性试验以及病毒 DNA 限制性内切酶酶切图谱等进行分型。

4. **培养特性**　HSV 能在多种细胞中增殖,产生明显的病毒致细胞病变作用(cytopathic effect,CPE)。常用人胚肺成纤维细胞、人胚肾细胞、地鼠肾或原代兔肾等细胞分离培养病毒。病毒感染细胞后,多在 48 小时内出现 CPE,表现为细胞肿胀、变圆及融合,并在核内出现嗜酸性包涵体,继之很快脱落、裂解。

对 HSV 易感的动物较多,常用的实验动物有小鼠、豚鼠和家兔等。接种途径不同可产生不同部位的感染,如兔角膜接种引起疱疹性角膜炎,小鼠脑内或腹腔内接种引起疱疹性脑炎,生殖道接种则引起生殖器疱疹。

二、致病性与免疫性

HSV 在人群中感染非常普遍。人初次感染 HSV 后大多无明显临床症状,隐性感染约占 80%~90%,显性感染只占少数。传染源为患者和病毒携带者。HSV-1 和 HSV-2 传播途径不尽相同,由此两型病毒感染的临床特点也不同。病毒经黏膜和破损皮肤进入人体,多数细胞表现为溶细胞感染。典型的病理损伤为皮肤黏膜水疱,浆液中充满病毒颗粒和细胞碎片。HSV-1 主要通过直接或间接接触传播。病毒感染人的口腔、皮肤黏膜、眼结膜及中枢神经系统,引起龈口炎、唇疱疹、咽炎、角膜结膜炎和疱疹性脑炎;HSV-2 通常为性传播,侵犯生殖器及生殖道黏膜,引起生殖器疱疹。病毒亦可经胎盘或产道垂直传播,孕妇生殖道疱疹可于分娩时将病毒传给新生儿。

1. **原发感染**　HSV-1 原发感染的主要临床表现为皮肤与黏膜局部疱疹,多发生于 6 个月到 2 岁的婴幼儿。大约 10%~15% 的原发感染表现为显性感染,常见为疱疹性龈口炎(gingivostomatitis),在口腔和牙龈黏膜上出现成群疱疹,疱疹破裂后形成溃疡,病灶内含大量病毒。此外,还可引起

Notes

疱疹性角膜炎、皮肤疱疹性湿疹或疱疹性脑炎等。HSV-2 的原发感染多发生于性生活后,主要引起生殖器疱疹(genital herpes),属性传播性疾病(STD)之一。原发性生殖器疱疹较严重,表现为皮肤和黏膜水疱性溃疡,有剧痛。原发性生殖器疱疹 80% 由 HSV-2 引起,仅少数由 HSV-1 引起。

2. 潜伏及再激活感染　HSV 原发感染后,机体很快产生特异性免疫力,能将大部分病毒清除而使症状消失。但有少数病毒可长期潜伏在神经节中的神经细胞内,不表现临床症状,与机体处于相对平衡状态。HSV-1 的潜伏部位是三叉神经节和颈上神经节,而 HSV-2 潜伏于骶神经节。当机体受到各种非特异性刺激,如发热、寒冷、日晒、月经、情绪紧张,或某些细菌、病毒感染,或使用肾上腺皮质激素等,潜伏的病毒被激活重新增殖,增殖的病毒沿感觉神经纤维轴索下行到末梢支配的上皮细胞内继续增殖,引起复发性局部疱疹。HSV 的病毒再激活感染导致疾病复发较常见,感染往往与原发感染是在同一部位。例如,原发疾病是疱疹性角膜炎,复发部位也在角膜。复发性角膜炎病变可导致角膜溃疡、瘢痕,是致盲的主要原因之一。

3. 先天性感染　有宫内、产道以及产后接触感染三种途径,其中产道感染最为常见。孕妇如患有急性期生殖器疱疹,则可在分娩时通过感染的产道感染胎儿,可导致新生儿皮肤、眼和口等暴露部位局部疱疹,重症患儿表现为疱疹性脑炎或播散性感染。妊娠期妇女因原发感染或潜伏的 HSV 被激活,病毒可通过胎盘或经宫颈逆行感染胎儿,引起流产、早产、死胎或先天性畸形。新生儿产后如接触 HSV 感染者或外界环境中的感染源也可被感染。

以往认为 HSV-2 感染与子宫颈癌的发生有关,但 HSV 与恶性肿瘤的因果关系尚缺乏足够证据。目前一般认为在子宫颈癌的发生中,HSV-2 感染可能有协同作用。

4. 免疫性　在抗 HSV 感染中,细胞免疫较体液免疫更为重要,细胞免疫涉及 CTL、T_H 多种 T 细胞亚群,以及活化巨噬细胞,NK 细胞等潜伏的 HSV 再激活感染引起疾病复发后,血清中的中和抗体迅速回升,发挥中和抗体对消除游离病毒的作用,阻止病毒在体内扩散,但不能有效阻止病毒向神经组织的移行,对潜伏在神经节细胞内的病毒无中和作用。当以后再次出现刺激因素时,又会引发再激活感染潜伏的病毒终生持续存在。

三、微生物学检查

1. 病毒分离与鉴定　标本常采取水疱液、唾液、角膜拭子或角膜刮取物、阴道拭子和脑脊液等。标本经常规处理后接种于兔肾细胞和人胚肾细胞等易感细胞进行分离培养。病毒增殖较快,一般于 2~3 天后即可出现 CPE,其病变特点为细胞肿胀、变圆,形成融合细胞等,据此可初步判定。再用中和试验、DNA 酶切电泳分析及 HSV-1 和 HSV-2 的单克隆抗体免疫荧光试验等进一步分型鉴定。

2. 快速诊断　HSV 感染的早期诊断对及时抗病毒治疗有重要意义,特别是对疱疹性脑炎和疱疹性角膜炎患者尤为重要。常用免疫荧光技术、免疫酶技术等检查细胞内 HSV 特异性抗原;亦可用核酸杂交或 PCR 方法检测标本中有无病毒特异性核酸。

3. 血清学诊断　临床上常用酶联免疫吸附试验(ELISA)和间接免疫荧光法(IFA)检测 HSV 特异性抗体。特异性 IgM 抗体阳性提示近期感染,特异性 IgG 抗体的检测常用于血清流行病学调查。

四、防 治 原 则

目前对 HSV 感染尚无特异性的预防措施。应注意避免与患者密切接触,切断传播途径。如孕妇产道有 HSV-2 感染,可进行剖宫产以避免新生儿感染。重症新生儿 HSV 感染应及早给予有效的抗病毒药物治疗。阿昔洛韦(acyclovir,ACV,无环鸟苷)和更昔洛韦(ganciclovir,GCV,丙氧鸟苷)已局部用于治疗生殖器疱疹和疱疹性角膜炎等,可缩短排毒时间,促进病灶愈合;也可

Notes

静脉注药治疗全身性疱疹或疱疹性脑炎,治疗效果均较好,但不能防止潜伏感染的复发。干扰素也可用于疱疹的治疗。

正在研制 HSV 糖蛋白亚单位疫苗。

第二节　水痘 - 带状疱疹病毒

水痘-带状疱疹病毒(varicella-zoster virus,VZV)是引起水痘和带状疱疹两种疾病的病原体。在儿童初次感染时引起水痘(varicella),病愈后病毒潜伏在体内,少数人在青春期或成年后潜伏病毒再激活致感染复发引起带状疱疹(zoster),故称为水痘 - 带状疱疹病毒。

一、生物学性状

VZV 即为 HHV-3,只有一个血清型。生物学性状大多同 HSV 相似。包括:①在感觉神经节中形成潜伏感染;②细胞免疫应答在疾病控制中起重要作用;③同样也表达胸苷激酶(TK),对抗病毒药物敏感。④皮肤损伤以水疱为主等。但与 HSV 不同的是 VZV 通过呼吸道感染,病毒在局部淋巴组织增殖后,通过全身感染累及皮肤。

VZV 在 HHV 中基因组最小,长约 120~130kb,大约编码 70 种不同的蛋白质。在体外培养的人或猴成纤维细胞或人上皮细胞中增殖,CPE 出现较缓慢;观察感染的细胞可见到核内嗜酸性包涵体和形成多核巨细胞。一般实验动物及鸡胚对此病毒不敏感。

二、致病性与免疫性

人是 VZV 的唯一宿主,皮肤是该病毒的主要靶细胞。VZV 传染性极强,传染源主要是患者,水痘患者急性期水疱内容物及上呼吸道分泌物或带状疱疹患者水疱内容物都含有高滴度病毒。儿童普遍易感,在易感人群中发病率可高达 90%。

婴幼儿初次感染 VZV 所致疾病称水痘,好发年龄为 3~9 岁,多在冬春季流行,病毒主要经呼吸道飞沫传播或接触传播。入侵病毒先在局部(口咽部)淋巴结增殖后,进入血流到达单核吞噬细胞系统内大量增殖,病毒再次入血形成第二次病毒血症,随血流散布到全身,最终定位于皮肤。约经 2~3 周潜伏期后全身皮肤出现丘疹、水疱,并可发展为脓疱疹。皮疹分布主要呈向心性,以躯干较多,常伴有发热(图 29-4)。

儿童患水痘一般病情较轻,是一种良性,自限性疾病,偶发并发症,如病毒性脑炎或肺炎。但在细胞免疫缺陷、白血病或长期使用免疫抑制剂的儿童可表现为重症,甚至危及生命。成人患水痘时一般病情较重,20%~30% 并发肺炎,病死率亦高。孕妇患水痘的表现亦较严重,并可引起胎儿畸形,流产或死产。新生儿水痘感染常为播散性,死亡率较高,水痘性脑炎幸存者可留有永久性后遗症。

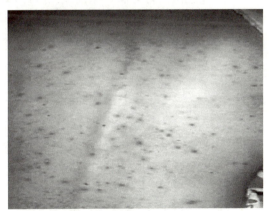

图 29-4　水痘患儿背部皮疹照片

带状疱疹仅发生于过去有水痘病史的患者,成人和老年人多见,发病率随年龄增大而增高。儿童期患水痘康复后,少量病毒可潜伏于脊髓后根神经节或脑神经的感觉神经节中。以后在机体免疫力下降时,受某些因素(如冷、热、药物、X 射线、器官移植等)的刺激,潜伏的病毒被激活,病毒沿神经轴突到达所支配的皮肤细胞内增殖,发生疱疹(图 29-5)。

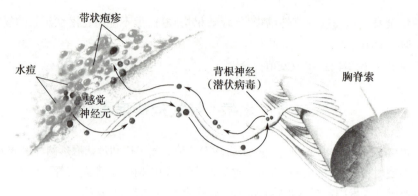

图 29-5   VZV 在体内的潜伏再激活扩散途径示意图

因疱疹沿神经分布排列呈带状,故称带状疱疹。带状疱疹常发生在身体的一侧,以躯干中线为界,好发部位为胸、腹部,疼痛剧烈(图 29-6)。

如侵犯三叉神经眼侧支,可波及角膜引起角膜溃疡甚至失明。偶尔也有发生脑炎者。带状疱疹的发病呈散发性,各种年龄的人群均有发生,但以 60 岁以上的老年人居多,发病后大多都终身不再发生,复发率仅为 4% 左右。带状疱疹患者的疱疹内容物含有病毒,因而往往成为儿童水痘的传染源。

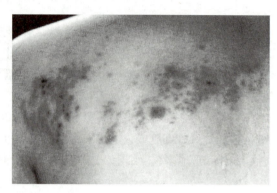

图 29-6   带状疱疹患者背部皮疹照片

儿童患水痘后,机体产生持久的特异性细胞免疫和体液免疫,极少再患水痘。但体内产生的病毒中和抗体,不能有效清除神经节中的病毒,故不能阻止带状疱疹的发生。

三、微生物学检查

根据临床表现即可做出诊断。必要时可取病损皮肤水疱基底部标本、皮肤刮取物、水疱液、活检组织等做 HE 染色,检查核内嗜酸性包涵体和多核巨细胞等。快速诊断也可用单克隆抗体免疫荧光染色法检测 VZV 抗原,以及用 FAMA、ELISA、间接免疫荧光和微量中和试验检查 VZV 特异性 IgM 抗体,这类抗体在皮疹消退后数周便降低到检不出的水平。因此,测出特异性 IgM 抗体对 VZV 感染有诊断意义。也可用 PCR 技术检测标本 VZV DNA。电子显微镜可对病毒颗粒进行形态学观察。分离病毒时用人胚成纤维细胞,出现 CPE 时可用中和试验和免疫学技术对其作出特异性鉴定。

四、防 治 原 则

VZV 减毒活疫苗可用于人群接种的特异性预防,接种人群为 1 岁以上健康未感染 VZV 的易感儿童。带状疱疹免疫球蛋白(VZVIg)可给免疫抑制患者注射,对预防或减轻 VZV 感染有一定效果。

正常儿童患水痘一般不需要抗病毒治疗。抗病毒药物主要用于治疗免疫抑制患儿的水痘,成人水痘和带状疱疹。对 VZV 有效的抗病毒药物包括阿昔洛韦(ACV)和干扰素等。

第三节   人巨细胞病毒

Notes

巨细胞病毒(cytomegalovirus,CMV)属 β 疱疹病毒亚科,即 HHV-5。该病毒在自然界普遍存在,包括人、鼠、马、牛和猪等巨细胞病毒;致人类疾病的为人巨细胞病毒(human cytomegalovirus,HCMV),是巨细胞病毒感染(cytomegalovirus infection)的病原体。HCMV 是 1956 年新的细胞培养技术开始使用时才第一次被三位研究者独立地分离出来,并因为它可以使得细胞变大、肿胀、折光性增强,呈现"巨大细胞"的致细胞病变作用而命名。1960 年将该病毒命名为巨细胞病毒。1973 年国际病毒命名委员会疱疹病毒研究组将此病毒正式命名为人类疱疹病毒 5 型(HHV-5)。该病毒感染呈全球分布,在人群中感染非常普遍;在发展中国家青年人易感,而在发达国家老年人易感。原发感染时,大部分人无明显症状;再激活和再感染时,表明病毒已经完全地适应了宿主,具备在有免疫力的宿主体内长期存活并致病的能力。因此,机体控制 HCMV 的感染需要具有较强的免疫力。但在某些个体,由于免疫系统尚不成熟(例如胎儿)或正在接受免疫抑制治疗或被人类免疫缺陷病毒(HIV)感染的人群,HCMV 就可能导致严重的终末器官疾病(end-organ disease,EOD),如 HCMV 肺炎、溃疡性结肠炎等。此外,功能低下的 HCMV 特异性 T 细胞在体内积聚并持续存在多年之后会使机体产生免疫衰老,与心血管疾病、自身免疫病、老年性痴呆和癌症的高发有密切相关性。因此,HCMV 作为一种机会致病性病毒,对年幼和衰老人群以及免疫系统受损的成人和儿童均有致病作用。

一、生物学性状

1. 形态与结构　HCMV 具有典型的疱疹病毒的形态结构,结构完整的病毒颗粒直径约 180~250nm(图 29-7)。衣壳蛋白由量较多的主要衣壳蛋白(MCP)和量较少的次要衣壳蛋白(mCP)两种蛋白组成。衣壳蛋白除构成衣壳结构外,尚具有锚定基因组 DNA 的作用。在包膜与衣壳间,还有一层连接衣壳和包膜的均质皮质蛋白(tegument),亦称为"被膜蛋白",在病毒基因调控和改变宿主细胞代谢方面有重要作用,且与病毒装配相关。已发现具有重要生物学功能的皮

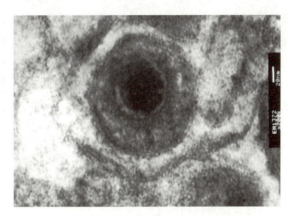

图 29-7　HCMV 透射电镜图(×200 000)

质蛋白有:① pp65,属于低基质磷酸化蛋白,分子量为 65kD,含量最丰富,占病毒总蛋白的 15%,是激发机体细胞免疫的主要病毒蛋白,为 CD4 和 CD8 T 细胞靶标;② pp71 具有抑制 hDaax 介导的 HCMV 复制作用;③ pp150 可促进病毒装配,为 B 细胞的优势靶标。病毒体最外层是含有多种糖蛋白的脂质包膜,源自宿主细胞脂质双层,其内镶嵌有病毒糖蛋白。

HCMV 尚存在一些不同于其他疱疹病毒的形态特征,如经电镜观察,可见到 HCMV 感染的细胞释放出三种类型的病毒颗粒,除上述完整的典型病毒颗粒病毒体外,还有非感染性的致密颗粒及包膜颗粒。致密颗粒大量存在于感染细胞中,无衣壳及病毒 DNA,主要由皮质蛋白 pp65 构成,外有包膜包绕。非感染性包膜颗粒数量极少,与病毒体的区别在于虽有病毒衣壳及包膜,但无病毒 DNA。

2. 基因组与表达时相性　HCMV 基因组在疱疹病毒中容量最大,约为 240kb,是一能编码 165 个基因含量的线性 dsDNA 分子。早在 1990 年就已对 HCMV AD169 株完成了基因组全部测序工作(EMBL 基因数据库录入号为 X17403)。与 HSV 相同,HCMV DNA 也由 UL 和 US 组成,两片段在相互连接处按不同方向排列、倒置,使 DNA 形成四种同分异构体。整个基因组均可发生变异,但 UL 片段的末端变异率最高。病毒在宿主细胞核内复制,并具有明显的时相性,即表达即刻早期抗原(immediate early antigen,IEA)、早期抗原(early antigen,EA)和晚期抗原(late antigen,LA)。IEA 是病毒编码的调节蛋白,激活病毒早期基因和宿主细胞某些基因的表

Notes

达。EA 的主要作用是关闭宿主细胞 DNA 的复制及合成病毒 DNA 多聚酶,进而促进病毒的增殖。IEA 和 EA 均于感染后迅速出现,所以可用相应抗体检测 IEA 和 EA 以进行快速诊断。LA 主要是病毒结构蛋白,表达受 IEA 和 EA 的调控。LA 可引起中和抗体的应答,病毒感染后出现在细胞膜上的病毒蛋白抗原可被宿主细胞免疫系统识别并最终导致细胞破坏,是清除病毒的关键。

3. 培养特性 HCMV 在人体内可感染多种细胞,如成纤维细胞,内皮细胞、上皮细胞及神经细胞等,但在体外仅能在人成纤维细胞中增殖。在培养的细胞中,病毒增殖较慢,通常需 7~12 天才能出现具有特征性的 CPE,其特点是细胞变圆、肿胀、核变大及形成巨大细胞,病毒因此而得名(图 29-8)。若此时用 HE 染色后观察,可见细胞核内出现周围绕有一轮"晕"的大型嗜酸性包涵体(图 29-9)。

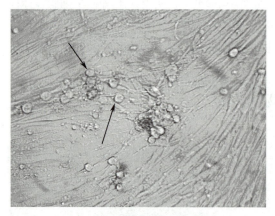 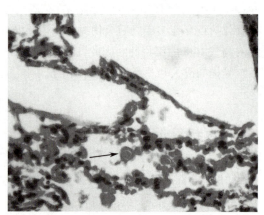

图 29-8   HCMV 在人胚肺成纤维细胞上的特征性 CPE
未染色,箭头示明显病变细胞(×200)

图 29-9   人巨细胞病毒感染肺组织病理切片
HE 染色,箭头示典型核内嗜酸性包涵体(×200)

4. 抵抗力 HCMV 对脂溶剂敏感,加热(56℃ 30 分钟),酸性环境,紫外线以及反复冻融等多种理化因素作用下均可使病毒灭活。毒种的保存条件要求高,4℃只能保存数日,-196℃和真空冷冻干燥可长期保存。

二、致病性与免疫性

HCMV 在人群中感染率很高,我国成人的 HCMV 抗体阳性率达 90%。原发感染多发生在 2 岁以下,通常以隐性感染为主,仅少数人有临床症状,在一定条件下,病毒可侵袭多个器官和系统产生严重疾病。感染后大多数人群可长期带毒成为潜伏感染者。潜伏感染的部位主要在唾液腺、乳腺、肾脏及外周血单核细胞和淋巴细胞。潜伏病毒可被再激活导致复发感染。

HCMV 感染的主要传染源为患者与无症状带毒者。病毒可持续或间歇地从唾液、乳汁、尿液、宫颈分泌物等处排出。病毒可通过垂直或水平方式进行传播:①母婴传播:可经胎盘传给胎儿(先天性感染),也可经产道或母乳传播(围生期感染)。②接触传播:通过人与人之间的密切接触,如口-口或手-口传播。在幼儿园内幼儿间的 HCMV 接触传播率较高。③性传播:通过性接触传播。④医源性传播:包括输血或器官移植。

1. 先天性感染 HCMV 是最常见的引起先天性感染的病毒。妇女在早孕期(3 个月内)有原发感染或潜伏感染再激活时,HCMV 可通过胎盘或经宫颈上行感染胎儿,引起宫内感染。先天性感染率约为 0.5%~2.5%,其中 5%~10% 的新生儿出现临床症状,称为巨细胞病毒感染。巨细胞病毒感染是 HCMV 引起急性感染,患儿表现为肝脾肿大、黄疸、血小板减少性紫癜及溶血性贫血;少数呈先天性畸形,如小头畸形、智力低下;重者可致流产或死胎。部分患儿可于出生后数月或数年才出现临床症状,表现为智力低下和先天性感觉神经性耳聋等。

Notes

2. 围生期感染 分娩时新生儿通过感染的产道或从母亲的乳汁中获得病毒。而遭受感染的患儿,一般多无明显临床症状,但从尿和咽分泌物中可不断大量排出病毒,是重要传染源,少数亦可表现为短期的间质性肺炎、肝脾轻度肿大和黄疸,多数患儿预后良好。

3. 出生后感染 HCMV 在原发感染后,大多数人长期带毒呈潜伏感染状态,无临床症状。受某些诱因影响,如治疗性免疫抑制等,病毒再激活引起潜伏感染复发。临床表现为单核细胞增多症;少见的并发症有肺炎、肝炎等。感染大多为自限性,但病毒排放持续时间较长。正常人群也可通过输血感染 HCMV,输入大量含有 HCMV 的血液可发生单核细胞增多症和肝炎等,出现发热、疲劳、肌痛、肝功能异常等症状。

4. 免疫缺陷人群的感染 免疫抑制患者(如器官移植、白血病、淋巴瘤和 AIDS 患者等)是 HCMV 感染的高危人群,且预后较差。无论原发感染还是体内潜伏的 HCMV 再激活而导致的复发感染均能引起较严重疾病,常发生全身性感染,如 HCMV 肺炎、肝炎等,病死率高。调查表明,HCMV 是导致 AIDS 患者最常见的机会性感染的病原体之一。

一般认为,HCMV 具有致癌潜能,并已在多种人类肿瘤如宫颈瘤、前列腺癌、结肠癌和 Kaposi 肉瘤等,组织中检出 HCMV DNA。但目前缺乏直接证据。

HCMV 感染后可诱导机体产生相应的体液免疫和细胞免疫。HCMV 包膜糖蛋白 gB 和 gD 是诱发中和抗体的重要抗原。但体液免疫对于防御 HCMV 感染仅具有一定的保护作用。因有研究显示,特异性中和抗体不能阻止潜伏病毒的再激活,母亲的特异性抗体不能降低宫内或围生期获得 HCMV 感染,但可使症状减轻。HCMV 原发感染常见于血清抗体阴性的器官移植受者,并且病情往往严重。特异性细胞免疫在限制 HCMV 播散和潜伏病毒再激活中起重要作用。细胞免疫介导的清除病毒作用主要与 CD8+ CTL 功能有关。细胞免疫功能缺陷患者是 HCMV 感染的高危人群。HCMV 感染也可引起机体免疫功能受损或导致免疫抑制。

三、微生物学检查

1. 细胞学检查 组织标本或尿液标本(离心后取沉渣)涂片,吉姆萨染色或 HE 染色后镜检,观察 HCMV 特征性巨大细胞及核内嗜酸性包涵体。该方法简便快速,可用于辅助诊断,但检测阳性率不高。

2. 病毒分离 最常用的标本是中段晨尿、血液、咽部或宫颈分泌物。标本接种于人胚肺成纤维细胞或人胚成纤维细胞,培养 4~6 周后观察特征性 CPE。也可在小玻片上进行 2~4 天的短期培养后,再用免疫荧光或免疫酶技术检测感染细胞中的病毒抗原,常用于临床实验室快速诊断。病毒分离阳性是目前临床诊断的"金标准"。

3. 病毒抗原检测 临床需要能快速、准确检测 HCMV 活动性感染的方法。常规病毒分离培养难以满足该要求。HCMV pp65 为皮质蛋白,HCMV 发生活动性感染时,该病毒可在外周血单个核细胞中复制增殖,并随血流播散。因此,外周血白细胞中的 pp65 抗原出现的时间较特异性 IgM 抗体出现早,且不会因为患者免疫功能低下而表达降低。因此,检测出 HCMVpp65 抗原血症不仅可以说明存在 HCMV 活动性感染,也提示患者针对 HCMV 的细胞免疫功能低下。因此,通过检测患者 HCMV pp65 抗原血症是新近被临床广泛接受的检测 HCMV 活动性感染的新的"金标准"。

应用特异性单克隆抗体如抗 HCMVpp65 单抗,以间接免疫荧光、化学发光免疫酶法等方法检测标本(如白细胞)中的 HCMV 特异性抗原(如 pp65 抗原),可以帮助临床进行快速诊断,具有特异性强、敏感性高等优点。如现临床采用的 pp65 抗原血症检查法是快速诊断 HCMV 活动性感染的较为可靠方法。

4. 血清学诊断 目前常用 ELISA 法检测血清中 HCMV 特异性 IgG、IgM 及 IgA。IgG 检测可用于了解人群感染率,使用双份血清可用于临床诊断。特异性 IgM 和 IgA 抗体的检测可帮助

Notes

诊断活动性 HCMV 感染。另外,由于 IgM 不能从母体经胎盘传给胎儿,若从新生儿血清中检测出 HCMV IgM 抗体,表明胎儿有宫内感染。

病毒核酸检测采用核酸原位杂交法检测组织切片中的 HCMV 基因组 DNA;也可应用核酸杂交法或定量 PCR 法检测标本中的病毒 DNA。

四、防治原则

目前尚无安全有效的 HCMV 疫苗。减毒活疫苗可在高危人群中使用,有一定保护作用,但尚未解决导致潜伏感染和致癌潜能的问题,故尚未广泛应用。研制不含病毒 DNA 的亚单位疫苗是目前的研究方向。治疗免疫抑制患者发生的严重 HCMV 感染,可应用具有抑制病毒 DNA 多聚酶的抗病毒药物更昔洛韦与缬更昔洛韦,这些药物尤其适用于肾移植和骨髓移植患者,以及 AIDS 患者并发的 HCMV 活动性感染作预防性治疗。高效价的抗 HCMV Ig 具有一定的治疗作用。

第四节　EB　病　毒

EB 病毒(Epstein-Barr virus,EBV)即 HHV-4,属于 γ 亚科的疱疹病毒。1964 年 Epstein 和 Barr 等用改良的组织培养技术从非洲儿童恶性淋巴瘤(Burkitt's lymphoma)细胞培养物中发现的一种新的人类疱疹病毒,电镜下观察该病毒具有同其他疱疹病毒相似的形态结构,但抗原性不同,且具有嗜 B 淋巴细胞的特性,1964 年,Epstein 实验室在用薄片电镜分析肿瘤组织样品时发现了一个新的大二十面体疱疹病毒,且该病毒能被体外培养的 B 淋巴细胞直接再活化。该研究结果被报道后,这种病毒以 Epstein 和他的研究生 Yvonne Barr 名字命名为 EBV。1983 年,由 Barr 完成 EBV 原型株(B95.8 株)全基因组序列测定。人类是 EBV 唯一的天然宿主,与多种疾病相关。EBV 是传染性单核细胞增多症的病原体,Burkitt 淋巴瘤以及鼻咽癌等恶性肿瘤易发生于感染过 EBV 的患者,是一种人类重要的肿瘤病毒。

一、生物学性状

(一)形态与结构

EBV 的形态结构与其他疱疹病毒相似。完整的病毒颗粒为圆形,直径为 180nm,核心含长约 173kb 的线状 dsDNA;衣壳由 162 个壳粒组成,呈二十面体对称;包膜表面有糖蛋白刺突(图 29-10)。与 HSV 不同的是,EBV 基因组较大,有多个重复序列,UL 和 US 无倒置排列,故无异构体。不同病毒株的重复序列数目不同,可用于鉴别。

目前尚不能用常规方法体外培养 EBV,一般用人脐血淋巴细胞或用含 EBV 基因组的类淋巴母细胞对 EBV 进行培养。

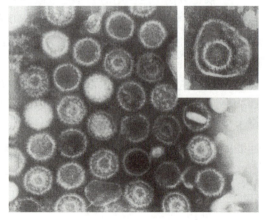

图 29-10　EBV 透射电镜图

依据病毒基因的多态性,人群中流行的 EBV 可分为两个亚型。在体外细胞培养条件下,1 型(A 型)病毒转化 B 淋巴细胞的能力强于 2 型(B 型)病毒。我国以 1 型病毒流行为主。

(二)特异性抗原

目前已知 EBV 基因组有 84 个开放读码框架(ORF),编码产生至少 80 余种病毒蛋白,其中 gp350/gp220 为黏附性蛋白,gp85 为融合性糖蛋白。EBV 为嗜 B 细胞性病毒,主要感染 B 细胞,

Notes

原因之一是 B 细胞上有病毒受体即 CD21 分子,病毒的 gp350/gp220 与受体结合后,导致感染发生。在人体内,病毒还能感染鼻咽部,腮腺管以及宫颈上皮细胞。病毒在不同感染状态下的蛋白表达不同,它们的检出具有临床诊断意义。

1. 增殖性感染时表达的抗原

(1)早期抗原(early antigen,EA):是病毒的非结构蛋白,分为 EA/R 和 EA/D 两类,后者具有 EBV 特异的 DNA 多聚酶活性。EA 的出现标志着 EBV 增殖活跃,感染细胞进入裂解周期。EA 抗体出现于感染的早期,鼻咽癌患者抗 EA-D 抗体阳性,非洲儿童恶性淋巴瘤患者抗 EA-R 抗体阳性。

(2)衣壳抗原(viral capsid antigen,VCA):为晚期合成的病毒结构蛋白,存在于细胞质和核内。特异性 VCA-IgM 抗体出现早,消失快;而 VCA-IgG 出现晚,持续时间长。

(3)膜抗原(membrane antigen,MA):存在于病毒包膜表面和感染细胞膜表面,其中糖蛋白 gp350/220 除能介导 EBV 吸附于易感细胞表面受体上外,还能诱导生成中和抗体。gp350 特异的 CTL 在控制 EBV 急性感染中可能起到重要作用,因此 gp350/220 是 EBV 亚单位疫苗设计的候选抗原之一。特异性 MA-IgM 的检出用于早期诊断,而 MA-IgG 可在体内长期存在。

2. 潜伏感染时表达的抗原 在疱疹病毒科中,EBV 的潜伏期表达基因了解的较为清楚。EBV 在 B 记忆细胞中由于受 T 细胞的免疫监视作用,表现为潜伏感染。在潜伏过程中,感染细胞含有少量病毒附加体,仅允许病毒的少量部分基因转录,以维持潜伏状态。带有 EBV 基因组的 B 细胞,可获得在细胞培养中维持长期生长增殖的能力,称为细胞"转化"(transformation)或"永生化"(immortalization)。当细胞分裂时,在细胞 DNA 聚合酶作用下,引起 EBV 部分基因转录,选择性表达 EBV 潜伏期抗原。主要有以下两类:

(1)EBV 核抗原(EB nuclear antigen,EBNA):在感染的 B 细胞核内,为 DNA 结合蛋白。目前已知 6 种。其中 EBNA-1 是 EBV 在各种潜伏感染状态下均有表达的唯一病毒蛋白。主要作用是稳定病毒环状附加体,具有抑制细胞处理和提呈抗原的功能,以维持 EBV 基因组存在于感染细胞在细胞分裂过程中不被丢失。EBNA-2 在永生化过程中起关键作用。EBNA 抗体在感染的晚期出现。

(2)潜伏膜蛋白(latent membrane protein,LMP):表达于 B 细胞膜上,包括 LMP1、LMP2A、LMP2B 三种。LMP1 类似活化的生长因子受体,是一种致癌蛋白,体外不仅能转化 B 淋巴细胞,而且能使啮齿动物传代细胞转化并成瘤。LMP1 在鼻咽癌等上皮细胞源性肿瘤的形成中起重要作用,有转化细胞、抑制凋亡等多种生物学活性。LMP2A 的作用主要在于阻止潜伏感染转变成再激活感染。

二、致病性与免疫性

EBV 在人群中的感染非常普遍,我国 3 岁左右儿童的 EBV 抗体阳性率高达 90% 以上。患儿初次感染后多数无明显症状,有的引起轻症咽炎和上呼吸道感染。病毒潜伏于体内,甚至终生带毒。青少年和成人初次感染,可表现为典型的传染性单核细胞增多症。EBV 感染的传染源是患者和隐性感染者,传播途径主要通过唾液感染(例如接吻等),也可以经性接触传播。

(一)致病机制

EBV 感染宿主细胞后的致病机制:EBV 经唾液,进入口咽部上皮细胞增殖后,释放的病毒感染局部淋巴组织中的 B 细胞,B 细胞入血导致全身性 EBV 感染。活化的 B 细胞分泌特异性免疫球蛋白。EBV 也是 B 细胞有丝分裂原,多克隆激活 B 细胞,产生异嗜性抗体。被感染的 B 细胞能刺激 T 细胞增殖,形成非典型淋巴细胞,主要是细胞毒 T 细胞和 NK 细胞,使外周血单核细胞明显增高。非典型淋巴细胞亦具有细胞毒作用,杀伤 EBV 感染的细胞(图 29-11)。

Notes

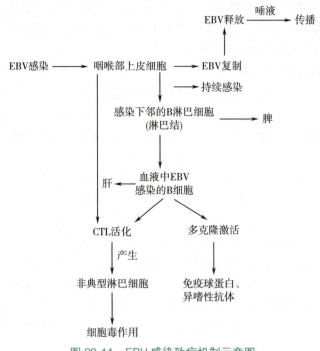

图 29-11　EBV 感染致病机制示意图

　　EBV 基因表达的 IL-10 类似物（BCRF-1）能抑制 Th1 细胞，阻止 IFN-γ 的释放和 T 细胞对病毒的免疫应答，但能促进 B 细胞生长。B 细胞的连续增殖和其他协同因子共同作用，可和其他协同因子共同作用下诱发淋巴瘤。另外，在免疫抑制者，EBV 感染与肿瘤发生相关。

（二）所致疾病

　　1. 传染性单核细胞增多症（infectious mononucleosis）　一种急性的全身性淋巴细胞增生性疾病。在青春期初次感染较大量的 EBV 时发病。潜伏期约为 40 天，发病后典型的临床表现为发热、咽炎、颈淋巴结炎、肝脾肿大、血单核细胞和异形淋巴细胞增高。病程可持续数周，预后较好。急性患者口腔黏膜的上皮细胞内出现大量复制增殖的病毒，由唾液排出病毒可持续 6 个月之久。严重免疫缺陷的儿童，AIDS 患者和器官移植者病死率较高。

　　2. Burkitt 淋巴瘤（Burkitt's lymphoma）　一种分化程度较低的单克隆 B 淋巴细胞瘤，发生在中非、新几内亚和南美洲某些温热带地区，呈地方性流行。多见于 6 岁左右儿童，好发部位为颜面、腭部。血清流行病学调查结果表明，在 Burkitt 淋巴瘤发生前，儿童已受到 EBV 感染，所有患者的血清 EBV 抗体均阳性，且有 80% 以上的抗体效价高于正常人，在肿瘤组织中发现有 EBV 基因组，故认为 EBV 与 Burkitt 淋巴瘤有密切关系。

　　3. 鼻咽癌（nasopharyngeal carcinoma，NPC）　主要发生在东南亚、北非和爱斯基摩地区，我国广东、广西、福建、湖南、江西、浙江和台湾等省为高发区，多发生在 40 岁以上中老年。EBV 与 NPC 的关系十分密切，其主要依据是：①从 NPC 活检组织中找到了 EBV 的标志（病毒核酸和病毒抗原）。② NPC 患者血清中 EBV 相关抗原（EA、VCA、MA、EBNA）的抗体效价高于正常人。有些患者在鼻咽黏膜发生病变前已查出这些抗体。NPC 仅在某些特定的地区和特定的人群中高发，因此还不能认为 EBV 是 NPC 的唯一致病因素。

　　4. 霍奇金病（Hodgkin's disease）　霍奇金病一种恶性淋巴瘤。EBV 与 50% 的霍奇金病有关，在霍奇金病的肿瘤细胞中，含有 EBV DNA、EBNA 和 LMP。

　　原发感染后，机体产生特异性中和抗体和细胞免疫，首先出现 EBV VCA 抗体和 MA 抗体，其后出现 EA 抗体。随着感染的细胞裂解和疾病的恢复，机体产生 EBNA 抗体。因此，EBNA 抗体出现表示机体已建立细胞免疫，感染得到控制，可防止外源性再感染，但不能完全清除潜伏在

Notes

细胞内的 EBV。在体内潜伏的病毒与宿主保持相对平衡状态,少量的 EBV 在口咽部继续发生低滴度的增殖性感染,这种持续感染的状态可保持终生。

三、微生物学检查

1. **病毒的分离培养** 采用唾液、咽漱液、外用血细胞和肿瘤组织等作为标本,接种至新鲜的人 B 细胞或脐血淋巴细胞培养物中,4 周后可通过免疫荧光法检查 EBV 抗原鉴定病毒。

2. **病毒抗原及核酸检测** 在标本直接检测抗原或病毒 DNA 是重要实验手段。可用原位核酸杂交法或 PCR 检测标本中的 EBV DNA,或用免疫荧光法检查细胞中 EBV 抗原。

3. **血清学诊断** 包括特异性与非特异性抗体检测两大类。EBV 特异性抗体检测多用免疫酶染色法或免疫荧光法,检测 VCA 或 EA 特异性抗体。患者血清中 VCA-IgM 抗体滴度的显著升高,提示 EBV 原发性感染的存在;EA-IgA、VCA-IgA 抗体滴度持续升高,对鼻咽癌有辅助诊断意义。

异嗜性抗体检测主要用于辅助诊断传染性单核细胞增多症。异嗜性抗体是患者在发病早期,血清中出现一种能非特异性凝集绵羊红细胞的抗体。此抗体滴度在发病 3~4 周内达高峰,恢复期下降,不久即消失。

四、防 治 原 则

大多数传染性单核细胞增多症患者(约 95%)均能恢复,仅少数患者发生脾破裂,据此,应限制患者急性期的剧烈活动。测定 EBV EA-IgA、VCA-IgA 抗体有利于鼻咽癌的早期诊断。国外试验研制的 EBV 疫苗,可用以预防传染性单核细胞增多症,并考虑用于非洲儿童恶性淋巴瘤和鼻咽癌的免疫预防。国内构建的基因工程疫苗的免疫保护效果正在观察中。

第五节 新型人疱疹病毒

新型人疱疹病毒是指 20 世纪 80 年代后新分离到的疱疹病毒,迄今包括了人疱疹病毒 6~8 型。

一、人疱疹病毒 6 型

人疱疹病毒 6 型(human herpes virus 6,HHV-6)病毒和 HCMV 同属于疱疹病毒 β 亚科,是一类对 CD4+ T 淋巴细胞具有亲嗜性的人类疱疹病毒,由美国 Salahuddin 和 Joseph 等于 1986 年首次从淋巴增生性疾病和 AIDS 患者外周血单个核细胞中分离到。HHV-6 是幼儿玫瑰疹(又称幼儿急疹;roseola,exanthema subitum)的病原体,在免疫低下人群中病毒可被激活导致再感染;此外,还发现某些肿瘤、中枢神经系统疾病等与 HHV-6 有关。

HHV-6 具有典型的疱疹病毒形态特征,基因组与 HCMV 有 60% 以上的同源性。病毒直径160~200nm,核心为 160kb 的线性 dsDNA;衣壳由 162 个壳粒构成二十面体立体对称;有包膜,包膜上有刺突状结构;包膜和衣壳之间有比较厚的皮层。

HHV-6 有两个亚型,分别为 HHV-6A 和 HHV-6B。两个亚型在生物学性状、抗原性、致病性等方面存在差异,可借助于单克隆抗体、PCR、病毒核酸内切酶图谱以及体外生长特性等加以区别。HHV-6B 亚型毒株的感染谱比 A 亚型广泛,在幼儿玫瑰疹和骨髓移植患者中感染主要为 B亚型,在健康儿童中 99% 原发感染也为 B 亚型;而在中枢神经系统感染、AIDS 及淋巴增生性疾病患者中,A 亚型检出率较高。

HHV-6 在人群中的感染十分普遍,血清流行病学研究表明,60%~90% 的儿童及成人血清HHV-6 抗体阳性。HHV-6 原发感染多见于 6 个月至 2 岁的婴幼儿,因来自母体的特异性抗体减少或消失而对 HHV-6 易感。健康带毒者是婴幼儿原发感染的主要传染源,主要经唾液传播,也

Notes

可通过输血、器官移植传播。

HHV-6 在体内可感染多种细胞,包括淋巴细胞、单核 - 巨噬细胞、内皮细胞和上皮细胞等,但主要的靶细胞为 CD4$^+$ T 淋巴细胞,细胞表面分子 CD46 是 HHV-6 感染的协同受体(co-receptor)。原发感染后,HHV-6 可长期潜伏于宿主细胞和器官中(如单核 - 巨噬细胞、唾液腺、大脑及肾脏),不引起临床症状。研究提示,唾液腺是 HHV-6 潜伏和产生病毒的常见场所。

婴幼儿原发感染后大多数无明显临床症状,少数可表现为幼儿玫瑰疹。患儿常突然发病,高热持续 3~5 天,热退同时于颈部及躯干出现淡红色斑丘疹。HHV-6 感染亦可引起无皮疹的幼儿急性发热。一般预后良好,偶尔可引起脑炎、肺炎、肝炎、热性惊厥等并发症。成人 HHV-6 的原发感染罕见,但如发生,则可引起严重的临床症状。

在免疫功能低下的患者,体内潜伏的 HHV-6 可被再激活而发展为持续的急性感染。HHV-6 是器官移植者感染合并症最为重要的病毒之一,常导致肺炎、肝炎、脑炎等危及患者生命并可导致移植物被排斥。

HHV-6 感染的诊断主要依据实验室的病毒学、血清学和分子生物学检测。从临床标本中分离到 HHV-6 可以确诊。将标本接种于经植物血凝素(PHA)激活的新生儿脐带血单个核细胞进行病毒的分离培养。病毒生长缓慢,一般在感染后 3~5 天出现 CPE,其特点是细胞呈现空泡样变、肿胀、折光性强,有时可形成多核巨细胞,最终导致溶细胞改变。快速诊断可通过间接免疫荧光试验检测 HHV-6 抗原。也可用定量 PCR 技术诊断 HHV-6 活动性感染。流行病学研究主要检测 HHV-6 IgG 抗体。

迄今为止,尚无有效疫苗用于特异性预防。

二、人疱疹病毒 7 型

人疱疹病毒 7 型(human herpes virus 7,HHV-7)是 1990 年由 Frenkel 等从一健康成人外周血的 CD4$^+$ T 细胞中分离到,是继 HHV-6 之后发现的又一新型嗜 CD4$^+$T 细胞的 β 疱疹病毒。

HHV-7 电镜下形态结构与 HHV-6 相似,与 HHV-6 的基因组同源性为 50%~60%。与 HHV-6 相比,HHV-7 的宿主范围更窄,体外培养时,仅在 PHA 刺激的人脐血淋巴细胞和 HupT1 细胞株(取自儿童 T1 淋巴细胞瘤)中增殖。

流行病学调查发现,与 HHV-6 相似,HHV-7 在人群中感染普遍存在,初次感染多发生在 1 岁左右,健康成人的 HHV-7 抗体阳性率高达 90% 以上。HHV-7 以潜伏状态长期存在于人体,主要潜伏部位是 PBMC 和唾液腺。唾液传播是 HHV-7 的主要传播途径。

目前有关 HHV-7 原发感染与疾病的关系尚有争议。有学者认为 HHV-7 感染可能与幼儿玫瑰疹、神经损害和组织器官移植并发症有关系,但这些疾病究竟是 HHV-7 原发感染引起,还是 HHV-7 激活 HHV-6 所致,尚不清楚。

HHV-7 的确诊可采用病毒分离法,病毒鉴定可用核酸杂交、定量 PCR、限制性内切酶图谱分析等。血清学诊断主要采用免疫荧光、免疫印迹等方法。目前尚无有效的预防和治疗措施。

三、人疱疹病毒 8 型

人疱疹病毒 8 型(human herpes virus 8,HHV-8)是 1994 年由 Yuan Chang 及 Patrick Moore 等从 AIDS 患者卡波西肉瘤(Kaposi's sarcoma,KS)组织中首次发现的,因此又名卡波西肉瘤相关疱疹病毒(Kaposi's sarcoma-associated herpesvirus,KSHV)。目前认为,HHV-8 是 KS 的致病因子,此外与原发性渗出性淋巴瘤(primary effusion lymphoma,PEL)和多中心卡斯特莱曼病(multicentric castleman's disease,MCD)等肿瘤相关。

HHV-8 DNA 序列与 EBV 基因组有很高的同源性,故同属 γ 疱疹病毒亚科。病毒颗粒直径 150~200nm,基因组 DNA 长约 137kb,除编码产生病毒结构蛋白和代谢相关蛋白质外,尚能编码

Notes

产生一系列细胞因子和细胞受体的类似物,与病毒的致癌机制有关。

HHV-8的传播途径尚未明确,在美国和北欧的AIDS患者中,性传播可能是其重要的传播途径,另外也可能与唾液传播,器官移植及输血传播有关。黏膜可认为是病毒的入侵门户。正常人中大约有1%~4%的人感染过HHV-8。

与其他疱疹病毒类似,HHV-8可建立体内潜伏感染,潜伏部位主要是B淋巴细胞,可能在宿主免疫抑制时进入皮肤真皮层血管或淋巴管内皮细胞,形成病变。HIV感染可通过释放相关细胞因子激活体内潜伏的HHV-8。

目前认为HHV-8与KS的发生相关。KS是一种混合细胞型的血管性肿瘤,常见于AIDS患者,多发生于皮肤,也有发生于消化道和内脏,但常造成致命后果。近年KS作为AIDS的晚期并发症有发病增加趋势。在各种类型的KS中(如HIV相关型KS、器官移植后免疫抑制KS、经典性和非经典性KS)HHV-8 DNA的检出率都很高,3年内KS的发病率比阴性者高5倍,呈现高度相关。

目前对HHV-8感染的诊断可用PCR加DNA杂交方法检测病毒DNA;血清学检测方法有Western blot、间接免疫荧光(IFA)和ELISA。检测抗体主要有两种,一种是针对HHV-8潜伏相关的核抗原(latency-associated nuclear antigen,LANA),另一种是针对HHV-8活动期表达的抗原(lytic phase antigens,LPA)。HHV-8抗体水平可反映病毒在人群的感染情况。

目前尚无有效预防和治疗措施。

展　望

疱疹病毒感染最重要的特征是在人体内形成潜伏感染并持续终身,病毒可以周期性地再激活并且进行有效地复制增殖。当机体免疫功能降低且恰值体内病毒数量积累到一定阈值时,就会对机体造成器官损害而出现明显临床症状。因此,疱疹病毒(尤其是HCMV)主要对年幼和年老这两个年龄段人群及免疫缺陷或免疫抑制人群造成较严重危害。如在艾滋病患者中,HCMV是引起患者视网膜病变进而失明的最主要病原体,这是HIV患者并发疱疹病毒感染中急需解决的问题。

在老年人群中,HCMV感染会是多种慢性病的危险促进因子,尤其是在心血管疾病、糖尿病和肿瘤。有研究通过检测HCMV pp65 T细胞反应,调查了65岁以上人群中HCMV细胞免疫水平,并对他们的生存率进行了跟踪调查。结果发现,pp65 T细胞反应阳性的人群同一时间段的病死率远低于pp65 T细胞反应阴性的人群,其心血管系统疾病死亡率高出两倍以上。已在免疫低下人群中观察到HCMV感染会减少胰岛素的释放,因为胰岛β细胞也是HCMV的靶细胞,故对HCMV感染的免疫力低下还是引发2型糖尿病的重要危险因素。此外,有证据表明免疫衰老人群的HCMV活动性感染还与肿瘤、风湿性关节炎和克罗恩病等慢性、炎症性、自身免疫性疾病的发生与发展高度相关。目前还没有有效预防HCMV活动性感染的疫苗。临床上早期抗病毒治疗可以减轻先天性感染的儿童神经系统损伤,挽救听力,可以降低移植患者病死率。

另外,利用HSV-1嗜神经细胞并在其中建立潜伏感染的特点,HSV-1可改造为外源基因导入的有效载体,可应用于中枢神经系统疾病的基因治疗。其次,单纯疱疹病毒胸苷激酶(HSV-TK)基因是目前研究最多的自杀基因,常用于肿瘤基因治疗研究。因此,进一步重视和加强对病毒基因组的研究,将有助于发病机制的阐明,可为病毒感染的预防和治疗提供科学依据。

(王明丽)

Notes

第三十章　反转录病毒

反转录病毒（retroviruses）为反转录病毒科（*Retroviridae*）成员，它们是一组编码反转录酶（reverse transcriptase，RT）的 RNA 病毒，基因组为两条相同的单正链 RNA，有 *gag*、*pol* 和 *env* 3 个结构基因以及数量不等的调节基因。反转录病毒的复制需要经反转录与整合过程。反转录病毒科包含 7 个属（genera）（表 30-1）。对人致病的主要是人类免疫缺陷病毒（human immunodeficiency virus，HIV）和人类嗜 T 细胞病毒（human T-lymphotropic virus，HTLV）。

表 30-1　反转录病毒的分类

病毒属	代表病毒
α 反转录病毒属（*Alpharetrovirus*）	Rous 肉瘤病毒（Rous sarcoma virus，RSV）
β 反转录病毒属（*Betaretrovirus*）	鼠乳腺肿瘤病毒（mouse mammary tumor virus，MMTV）
γ 反转录病毒属（*Gammaretrovirus*）	鼠白血病病毒（murine leukemia virus，MLV）、Moloney 鼠肉瘤病毒（Moloney murine sarcoma virus，Mo-MSV）
δ 反转录病毒属（*Deltaretrovirus*）	人类嗜 T 淋巴细胞病毒（HTLV）、牛白血病病毒（bovine leukemia virus，BLV）
ε 反转录病毒属（*Epsilonretrovirus*）	大眼狮鲈皮肤肉瘤病毒（Walleye dermal sarcoma virus，WDSW）
慢病毒属（*Lentivirus*）	人类免疫缺陷病毒（HIV）、猴免疫缺陷病毒（simian immunodeficiency virus，SIV）、马传染性贫血病毒（equine infectious anemia virus，EIAV）
泡沫病毒属（*Spumavirus*）	牛、马、人泡沫病毒（foamy virus）

第一节　反转录病毒的生物学特征

反转录病毒见于几乎各种脊椎动物，多数仅感染单一种属动物，仅少数可以跨种属自然感染。来源于同种属宿主的反转录病毒，其核心蛋白有组特异性（group-specific）抗原表位。反转录病毒的重要生物学性状见表 30-2。

（一）形态与结构

反转录病毒大小约 100nm，球形，内部为螺旋对称的核糖核蛋白，外侧为二十面体立体对称的衣壳蛋白，有包膜，表面有糖蛋白突起。

病毒核心含两条相同的单正链 RNA，长约 5~11kb，在 5' 端通过部分碱基互补联结，构成线性二倍体。各反转录病毒基因组组成相似，均有序列及功能相似的 3 个结构基因（*gag*、*pol*、*env*），顺序均为 5'-*gag-pol-env*-3'，其中 *gag* 编码核心蛋白（组特异性抗原），*pol* 编码反转录酶和蛋白酶，*env* 编码包膜上的糖蛋白突起（型或亚型特异性抗原）。α、β、γ 反转录病毒属基因组简单，仅有结构基因，而 δ、ε 反转录病毒属、慢病毒属和泡沫病毒属除结构基因外，还有数量不等的调节基因（regulatory genes），编码一些非结构蛋白，调控病毒的基因转录和表达。慢病毒属调节基因数量较多。

表 30-2 反转录病毒的重要生物学特性

结构与性状	特点
病毒颗粒	球形,直径 80~110nm,核蛋白螺旋排列,衣壳呈二十面体立体对称
化学组成	RNA(1%)、蛋白(约 65%)、脂类(约 30%)、碳水化合物(约 4%)
基因组	+ssRNA,长约 5-11kb,二倍体。有些是缺陷病毒,有些携带癌基因
蛋白(酶)	病毒体内有反转录酶
包膜	有
复制	反转录酶以病毒 RNA 基因组为模板复制 DNA 拷贝,DNA 拷贝整合进细胞染色体,构成前病毒,前病毒成为子代病毒复制的模板
成熟释放	病毒从细胞膜出芽释放
感染特性	①不杀死感染细胞,慢病毒除外;②前病毒永久潜伏在细胞内;③可激活细胞基因的表达,包括细胞癌基因;④许多都是肿瘤病毒

(二)复制

反转录病毒的复制要经过一个独特的反转录过程,病毒基因组 RNA 先反转录成双链 DNA,然后整合到细胞染色体 DNA 中(图 30-1)。

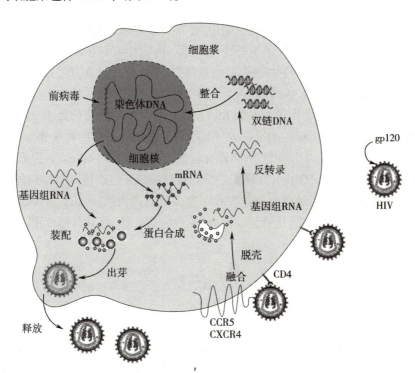

图 30-1 人类免疫缺陷病毒的复制过程

pol 编码反转录酶、蛋白酶、RNA 酶 H(RNase H)以及整合酶。病毒吸附、穿入后,病毒 RNA 进入到细胞内,反转录酶以 RNA 为模板合成 DNA。经过一个复杂的过程,病毒 RNA 转录为 DNA 后,末端的 U5、U3 交换连接到 DNA 相对的末端上,构成长末端重复序列(long terminal repeats,LTRs)(图 30-2),完整的 LTR 只出现在前病毒 DNA 中。

(三)整合

新合成的病毒 DNA 整合到宿主细胞染色体,此时称为前病毒(provirus)。前病毒的结构保持稳定,但整合位点可以不同,由 LTR 的末端特定的序列负责。子代病毒基因组由前病毒转录而来,LTR 的 U3 序列含有启动子(promoter)和增强子(enhancer),转录由细胞的 RNA 聚合酶 II

Notes

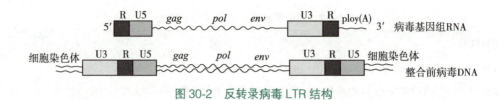

图 30-2   反转录病毒 LTR 结构

负责,前病毒如同细胞的一组基因,其表达受到细胞基因组的调控,前病毒的整合位置以及有无细胞转录因子的参与,很大程度决定病毒基因能否激活表达。

完整的全长转录本将作为病毒基因组装配到子代病毒。另一些转录本被拼切后作为mRNA 用于翻译前体蛋白,前体蛋白经过酶切、修饰后成为病毒蛋白。子代病毒以出芽方式释放,病毒蛋白酶切割 GAG 和 POL 多聚前体蛋白,最终形态具有感染性的子代病毒,其可进行下一轮感染。

(四) 宿主与传播

反转录病毒宿主范围主要取决于细胞表面有否合适受体。根据宿主范围,反转录病毒可分为:①亲嗜性(ecotropic)病毒:只感染同种属细胞,引起产毒性感染(productive infection);②兼嗜性(amphotropic)病毒:能对异种细胞发生产毒性感染,原因是它识别的受体分布广泛;③异嗜性(xenotropic)病毒:只能在异种细胞发生产毒性感染,而对其原始宿主细胞仅以前病毒方式存在。

根据病毒来源,反转录病毒可分为外源性(exogenous)和内源性(endogenous)反转录病毒(ERV)两类。外源性病毒仅存在于感染细胞中,经常在细胞内长期潜伏,能够进行水平传播和垂直传播。致病性反转录病毒一般为外源性病毒。内源性病毒存在于宿主的所有生殖细胞和体细胞中,前病毒 DNA 为宿主基因组的组成部分,一般仅通过垂直传播。脊椎动物基因组一般都包含多个拷贝的 ERV 前病毒 DNA 序列,人类基因组约 8% 的序列为 ERV 序列,其在人类基因组进化中起到重要作用。人类 ERV(HERV)至少可以被分为 31 种或组,有些仅几个拷贝,有些多达上万个拷贝。HERV 基因组的编码序列一般存在大量失活突变,导致绝大部分 HERV 都是复制缺陷。迄今为止,还没有发现具有感染性的 HERV。少部分 HERV 基因组含有完整的开放阅读框(ORF),可以表达出具有功能的基因产物,例如 HERV-W 编码的合胞体蛋白(syncytin)参与了胎盘形成与发育。有多项研究表明,HERV 可能与一些人类某些疾病有关,比如多发性硬化症、自身免疫疾病、精神分裂症等,但其具体作用尚需要进一步研究确认。

(五) 感染与致癌

在反转录病毒中,只有慢病毒属裂解细胞,其余均为非杀细胞性病毒。非杀细胞性的致病反转录病毒主要引起肿瘤。

一些反转录病毒具有完整的反转录病毒基因结构,可独立复制,如 HIV 和 HTLV,这类反转录病毒基因组不含癌基因(oncogene)。但另有一些反转录病毒基因组中含有癌基因,例如 RSV含 *src*,Mo-MSV 含 *mos*,Ab-MLV 含 *abl*,这类病毒都是缺陷病毒(RSV 例外)。病毒癌基因来源于宿主细胞,位于细胞上的这段基因称为原癌基因(proto-oncogene),该基因被激活和表达可导致细胞的转化。在漫长的生物进化过程中,病毒以某种方式俘获了该基因,并整合到了它们的基因中。含有癌基因的反转录病毒均有高度致癌性,在体内只要经过很短潜伏期就能引起肿瘤,在体外也能迅速引起细胞转化,致瘤的原因是癌基因被激活和高水平表达,原癌基因在细胞内通常处于精确控制,仅低水平表达。

不带癌基因的反转录病毒致癌的能力很低,体外不造成培养细胞的转化,但在体内可能具有转化血液干细胞的能力,一般需要很长的潜伏期,其机制是病毒的一个启动子或者增强子被插入到细胞原癌基因附近,导致该基因大量表达。

Notes

第二节 人类免疫缺陷病毒

人类免疫缺陷病毒(HIV)是获得性免疫缺陷综合征(acquired immunodeficiency syndrome,AIDS)的病原,是反转录病毒科慢病毒属成员。

一、生物学性状

1. 病毒结构与编码基因 病毒颗粒为球形,直径 100~120nm,有包膜,表面有糖蛋白刺突,每个刺突由 gp120 和 gp41 的三聚体构成。包膜内有由 p17 组成的内膜。核心包括两条相同的 +ssRNA、反转录酶、整合酶、蛋白酶和 RNA 酶 H。包裹其外的是 p24 组成的衣壳,核心和 p24 衣壳共同构成圆柱状核衣壳(图 30-3)。

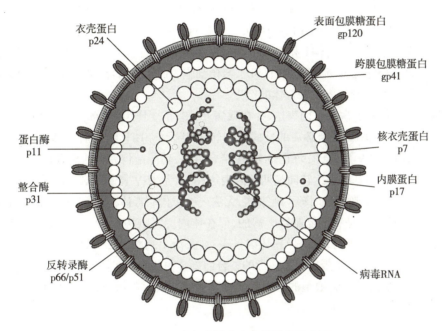

图 30-3 人类免疫缺陷病毒的结构示意图

HIV 基因组 RNA 长约 9.2kb,前病毒 DNA 外侧附加 LTR 序列,长 9.8kb,HIV 基因结构比其他反转录病毒复杂,含有 3 个结构基因(*gag*、*pol*、*env*)和 6 个调节基因(*tat*、*nef*、*vif*、*rev*、*vpr*、*vpu*)(图 30-4),HIV-2 没有 *vpu*,取而代之的是 *vpx* 基因。*gag*、*pol*、*env*、*vpr*、*vpu*、*vif* 等编码的 mRNA 需要 REV 蛋白帮助胞质定位和表达,为晚期基因,而 *tat*、*rev*、*nef* 等的表达不依赖于 REV 蛋白,为早期基因。HIV 未发现癌基因序列。

HIV 的结构蛋白均由前体蛋白切割而来:① *gag* 编码相对分子量约为 55kD 的 GAG 蛋白 p55,故 *gag* 也称 p55 基因。p55 由全长 mRNA 翻译,合成后与细胞膜相连,募集 2 个基因组 RNA 分子和其他蛋白形成芽(bud),然后被病毒编码的蛋白酶(protease)切割成内膜蛋白 p17(matrix,MA)、衣壳蛋白 p24(capsid,CA)、核衣壳蛋白 p7(nucleocapsid,NC)、p6 四个成熟结构蛋白;② *pol* 编码 POL 蛋白,通常由全长 mRNA 翻译合成 GAG-POL 前体蛋白(p160),病毒成熟时由病毒蛋白酶从 GAG-POL 切下 POL 多肽,再进一步切割为蛋白酶 p11(protease,PR)、整合酶 p32(integrase,IN)、RNA 酶 H(p15)和反转录酶 p51。由于切割不彻底,约有 50% 的 RT 蛋白和 RNA 酶 H 仍连在一起,形成 p66,称为 p66/p51,具有双酶的活性。RT 不具备校正功能(proof-reading),转录时错配发生率高。蛋白酶 p11 为天冬酰蛋白酶(aspartyl protease),以二聚体形式存在,负责切割 GAG 和 GAG-POL 多聚蛋白,是 HIV 复制必不可少的关键酶。整合酶 p32 帮助

Notes

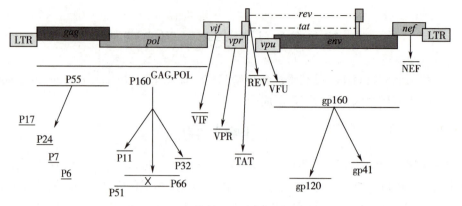

图 30-4　HIV 的基因组结构及其编码蛋白

HIV 前病毒 DNA 插入感染细胞的基因组,整合酶具有 DNA 外切酶、双链内切酶、连接酶等 3 种酶活性;③ *env* 编码的 160kD 糖蛋白(gp160),在内质网合成后转移至高尔基体并糖基化,再由宿主细胞的蛋白酶将其裂解为 gp41 和 gp120。gp41 为跨膜糖蛋白(TM),介导病毒包膜与感染细胞膜融合;gp120 为包膜表面刺突糖蛋白(SU),与靶细胞表面受体结合,决定病毒的亲嗜性;同时也携带中和抗原表位诱导体内中和抗体的产生。

6 个调控基因控制着病毒基因表达,并在致病上具有重要作用:① *tat* 编码 TAT 蛋白(p14),是 RNA 结合蛋白,是 HIV 复制必需的反式激活转录因子,与 LTR 结合后,可以增强 HIV 基因的转录;② *rev* 编码 REV 蛋白(p19)也是 RNA 结合蛋白,功能是将完整的病毒转录子从胞核往外运输,使 HIV 从早期基因表达转向晚期基因表达;REV 是 HIV 复制所必需的,缺乏 REV 时前病毒仍活跃转录但病毒晚期基因却不能表达,无法产生子代病毒体;③ *nef*、*vpr*、*vpu* 和 *vif* 的编码产物在体外实验证实不是病毒复制所必需的,但在体内会影响病毒毒力。NEF 是 HIV 感染后第一个可被检出的病毒蛋白,可诱导趋化因子表达,激活 T 细胞,NEF 蛋白还同时下调 CD4 和 MHC I 类分子的表达。VPR 蛋白促进病毒的整合前复合物从胞质运往胞核,还可将细胞周期停留在 G2 期。VIF 蛋白可抑制细胞的抑制性蛋白的表达,从而提高病毒的感染性。HIV 各基因编码的蛋白及其功能见表 30-3。

表 30-3　HIV 病毒的基因结构

分类	基因	编码蛋白	表达时间	编码蛋白的功能
结构基因	*gag*	p55	晚期	内膜蛋白 p17、衣壳蛋白 p24、核衣壳蛋白 p7 和 p6
	pol	p160	晚期	蛋白酶、反转录酶、RNA 酶 H、整合酶
	env	gp160	晚期	裂解为 gp120、gp41,构成病毒表面糖蛋白突起
调节基因	*tat*	p14	早期	反式激活转录因子,与 LTR 结合后促进病毒基因的转录,增强病毒 mRNA 翻译
	rev	p19	早期	抑制病毒 mRNA 拼切,促进未拼切或不完全拼切的病毒 mRNA 从胞核运往胞质
	nef	p24	晚期	①下调细胞表面 CD4 和 MHC I 类分子的表达;②干扰 T 细胞活化;③增强病毒感染性;④抑制病毒凋亡
	vif	p23	晚期	抑制细胞的抑制性蛋白表达,促进反转录
	vpu	p16	晚期	下调 CD4 的表达,促进病毒释放
	vpr	p15	晚期	①使细胞周期停留在 G2 期;②便于 HIV 感染巨噬细胞

缩　写:*gag*:group antigen gene; *pol*:polymerase; *env*:envelope; *tat*:transcriptional activator; *rev*:regulator of viral gene expression; *nef*:negative factor; *vif*:viral infectivity factor; *vpu*:viral protein U; *vpr*:viral protein R

Notes

2. 病毒受体　HIV 的复制过程与其他反转录病毒相似（图 30-1），病毒首先与宿主细胞吸附。所有灵长类动物的慢病毒都以 CD4 分子为受体（receptor），CD4 分子主要表达于 T 淋巴细胞，在单核 - 巨噬细胞和其他一些细胞表面也有少量表达。HIV-1 除了 CD4 受体外，还需要一个辅助受体（coreceptor）才能进入细胞。病毒包膜刺突糖蛋白 gp120 首先与 CD4 结合，随后与辅助受体结合，导致病毒包膜构象改变，激活 gp41 融合多肽，触发膜融合。

在体外培养细胞中发现，有 12 个趋化因子受体可起 HIV 辅助受体作用，如 CXCR4、CCR5、CCR2 和 CCR3 等，但在体内仅有 CCR5 和 CXCR4 可作为辅助受体。趋化因子 SDF-1 的受体 CXCR4 是嗜胸腺细胞性 HIV（thymocyte-tropic HIV）的辅助受体；趋化因子 RANTES、MIP-1α、MIP-1β 的受体 CCR5 是嗜巨噬细胞性 HIV（macrophage-tropic HIV）的辅助受体。也有双嗜性（dual-tropic）病毒，辅助受体既可以是 CCR5 也可以是 CXCR4。CCR5 和 CXCR4 表达于淋巴细胞、巨噬细胞、胸腺细胞、神经元、直肠和宫颈细胞。HIV 感染早期主要是嗜巨噬细胞性 HIV 株，以后逐渐以嗜 T 细胞性 HIV 株为主，造成 CD4[+] T 细胞大量破坏。

CCR5 基因可发生变异，并影响 HIV-1 感染。约 13% 高加索人的 CCR5 等位基因存在一段长为 32bp 的序列缺失，导致 CCR5 不能表达于细胞表面，称为 CCR5-△32 突变，高加索人种中约有 1% 是突变纯合子，能够抵抗 HIV 感染。CCR5 基因的启动子也可发生突变，并导致 HIV 感染进程迟缓。辅助受体也是抗 HIV 药物的靶点，如马拉维若（maraviroc）作用于这个环节阻断病毒包膜与细胞膜融合。

3. 病毒型别与变异　HIV 有两种类型，即 HIV-1 和 HIV-2。分型依据是基因序列以及与其他灵长类动物慢病毒的进化关系。两型核酸序列差异超过 40%。HIV-1 引起全球流行，HIV-2 主要在西非呈地域性流行。

HIV 基因组变异频繁，同一感染者存在大量基因变异的 HIV 毒株，这些变异株称为准种（quasispecies），是反转录酶在转录时高度错配的结果。env 变异最频繁，突变率约为 1‰，与流感病毒变异率相似。env 编码的 gp120 含有与 CD4 分子和辅助受体结合的位点，决定 HIV 的淋巴细胞和巨噬细胞亲嗜性，也携带着中和抗原表位。gp120 有 5 个变异区（variable region，V），均位于表面，其中 V3 是重要的中和抗原表位。包膜蛋白的变异使得 HIV 疫苗难以稳定发挥作用。根据 env 序列可将 HIV-1 分为 M（main）、O（outlier）、N（new）3 个组 12 个亚型。M 组包括 9 个亚型（A-K，没有 E 和 I），O 和 N 组各 1 个亚型；HIV-2 有 6 个亚型（A-F）。基因型与血清型和中和抗体并没有对应关系，也没有证据说明不同基因亚型在生物表型和致病上有区别。全球流行的主要是 M 组 HIV-1，但是亚型分布不同，美国、欧洲、澳大利亚主要是 B 亚型，亚洲（包括中国）为 C、E、B 型。

4. 培养特征　HIV 仅感染表面有 CD4 分子的细胞，只能在激活细胞中才能发生产毒性感染，因此实验室常用外周血 T 淋巴细胞经有丝分裂（如 PHA）激活后，与疑有 HIV 感染的淋巴细胞混合，培养 2-4 周以分离病毒。

5. 抵抗力　HIV 对理化因素抵抗力较弱。常用消毒剂 0.5% 次氯酸钠、10% 的漂白粉、50% 乙醇、35% 异丙醇、0.3% 的 H_2O_2，0.5% 的多聚甲醛、5% 来苏儿等消毒剂室温消毒 10 分钟即可完全灭活 HIV。加热 56℃ 10 分钟可灭活液体或 10% 血清中的 HIV。冻干血液制品必须加热 68℃ 72 小时才能彻底灭活 HIV。

二、致病性与免疫性

（一）传染源和传播途径

慢病毒属为完全外源性病毒，只能通过接触来自外源的病毒而被感染。HIV 携带者和 AIDS 患者是 HIV 感染的传染源。从 HIV 感染者的血液、精液、前列腺液、阴道分泌物、脑脊液、唾液、精液和乳汁、脊髓及中枢神经组织等标本均可分离到 HIV。HIV 感染的主要传播途径有以下三类。

1. 性传播　是 HIV 的主要传播方式。AIDS 是重要的性传播疾病（sexually transmitted disease, STD），性活跃人群（包括异性恋和同性恋）为高危人群。虽然同性性行为被认为是 AIDS 的主要危险因素，但世界范围内，HIV 感染高发地区（非洲、东南亚）的主要传播是异性性传播，约为所有性接触传播的 70%，危险性与性伴侣的数目成比例增高。如果存在其他 STD 如梅毒、淋病、HSV-2 感染等，可大幅度提高性传播 HIV 的危险性，因为这些感染造成的炎症、溃疡便于 HIV 突破黏膜屏障。最新调查显示，性传播正成为我国 HIV 传播的主要途径，HIV 流行正从高危人群向一般人群扩散。

2. 血液传播　接受含 HIV 的血液、血液制品（如凝血因子Ⅷ）、器官或组织移植物等，或使用被 HIV 污染的注射器和针头，用含 HIV 的精液进行人工授精，均可能发生 HIV 感染。流行病学资料显示，因静脉吸毒共用注射器和针头而感染 HIV 的患者占我国检出病例的约 38%。静脉吸毒曾是 HIV 在我国蔓延的主要传播途径。

3. 垂直传播　包括经胎盘、产道或哺乳等方式传播。在未经抗反转录病毒治疗的血清阳性妇女中，通过母婴传播的几率为 13%~40%。哺乳传播的危险性高于胎盘传播。如果使用抗反转录病毒治疗，垂直传播机会可减少 50% 以上。

与 HIV 感染者的日常接触、昆虫媒介叮咬等是否发生传播，尚无证据支持。

（二）临床表现

典型的 HIV 感染过程包括原发感染、病毒在体内播散、临床潜伏（clinical latency）、HIV 表达增加、临床疾病（AIDS）、死亡等阶段（图 30-5）。未经治疗的 HIV 感染持续约十年，进入 AIDS 后大多于 2 年内死亡。

1. 原发感染急性期　指从感染 HIV 到产生抗体这段时间，一般持续 1~2 周。表现为疲劳、皮疹、单核细胞增多症等非特异症状。

2. 临床潜伏阶段　通常持续 5~15 年，平均 10 年。HIV 持续复制，$CD4^+$ T 细胞以每年平均下降 50~90 细胞 /μl 的速度进行性减少，临床表现为发热、慢性腹泻、全身淋巴肿大等症状。

3. AIDS 阶段　当 $CD4^+$/$CD8^+$ T 细胞数倒置，$CD4^+$ T 细胞计数 <200 细胞 /μl，感染者免疫功能障碍，即进入 AIDS 阶段。临床表现为严重的免疫抑制、机会性感染和恶性肿瘤。常见机会性感染有肺孢子菌肺炎（*Pneumocystis pneumonia*，PCP）、鹅口疮（白假丝酵母菌感染）、隐孢子虫腹泻等。常见肿瘤有 Kaposi 肉瘤（Kaposi's sarcoma）、恶性淋巴瘤等。Kaposi 肉瘤是脉管肿瘤，可见于皮肤、黏膜、淋巴结、内脏器官等，由疱疹病毒 8 型（HHV-8）引起，在健康人群中极其罕见，AIDS 患者发生 Kaposi 肉瘤的危险性比普通人群高出 20 000 倍。AIDS 患者发生恶性淋巴瘤的几率也比普通人群高 1000 倍。此外，40%~90%AIDS 患者还可见神经症状，包括无菌性脑膜炎、亚急性脑炎、空泡性脊髓病（vacuolar myelopathy）、AIDS 痴呆综合征（AIDS dementia complex）。

新生儿对 HIV 感染的反应与成人不同，因为免疫系统仍不完善，新生儿对 HIV 的破坏作用尤其敏感。围生期感染 HIV 的儿童如不经治疗，一般在 2 岁左右出现症状，并于 2 年内死亡。

（三）致病机制

HIV 感染进入潜伏期后，病毒持续高水平复制，每天约有 100 亿病毒产生和消除。HIV 的存活周期（从感染细胞到产生子代病毒）平均为 2.6 天，与 $CD4^+$ T 淋巴细胞更新速度相似。发生产毒性感染的 T 细胞的半衰期约为 1.6 天。由于大量复制及反转录酶固有的错配频率，病毒每天都在变异，感染晚期的毒株毒力通常比感染初期的毒株要强，发展到 AIDS 阶段，通常以嗜 T 淋巴细胞性毒株为主。

1. $CD4^+$ T 淋巴细胞和记忆细胞　HIV 感染最重要的特点是 $CD4^+$ T 辅助细胞（Th）的损耗。HIV 通过多种机制破坏 $CD4^+$ T 细胞：①细胞表面的 HIV 抗原激活 CTL 的直接杀伤作用，或者由抗 HIV 抗体介导的 ADCC 作用，破坏携带 HIV 的 $CD4^+$ T 细胞；②嗜 T 淋巴细胞性 HIV 毒株

Notes

感染 CD4+ T 细胞后通常诱导细胞融合，形成多核巨细胞，导致细胞死亡；③ HIV 复制以及非整合的病毒 DNA 在细胞大量聚集，抑制细胞正常的生物合成；④镶嵌于细胞膜的 gp120 与 CD4 分子发生自融合，破坏细胞膜的完整性和通透性。病毒出芽释放也导致细胞膜大量丢失；⑤诱导 CD4+ T 细胞凋亡；⑥ gp41 与细胞膜上 MHC Ⅱ类分子有同源性，诱导产生具有交叉反应的自身抗体，致使 T 细胞损伤。

一小部分感染 HIV 的 CD4+ T 细胞可以回复为静止记忆细胞，在这些细胞内没有或只有极低的病毒基因表达。记忆细胞衰减非常缓慢，半衰期约为 43 个月，构成了持续稳定的 HIV 病毒库。当再次接触 HIV 抗原，记忆细胞被激活并释放子代病毒。如果体内有 100 万感染 HIV 的记忆细胞，清除这个细胞库需要 70 年时间，所以，HIV 一经感染就无法彻底清除。

2. 单核 - 巨噬细胞　机体内除 Th 细胞表达 CD4 分子，还有其他细胞表面也少量表达 CD4 分子，如单核 - 巨噬细胞、树突状细胞、神经胶质细胞（主要为小胶质细胞）、肠道黏膜的杯状、柱状上皮细胞及嗜铬细胞等，HIV 也能感染这些细胞。单核 - 巨噬细胞表面的辅助受体是 CCR5。不同于 CD4+ T 细胞，单核 - 巨噬细胞对 HIV 的致细胞病变作用的抵抗力强，HIV 可潜伏于这些细胞，随之播散至全身，并可长期产毒，因此，单核 - 巨噬细胞是体内另一个 HIV 病毒库。

单核 - 巨噬细胞在 HIV 致病中起重要作用。肺泡巨噬细胞感染导致 AIDS 患者的间质性肺炎。HIV 极少感染神经元、少突胶质细胞和星形胶质细胞等神经系统细胞，AIDS 晚期的神经系统疾病主要是由感染 HIV 的单核细胞和巨噬细胞所致。感染 HIV 的单核细胞进入中枢神经系统后，释放细胞因子和趋化因子，这些细胞因子对神经元具有毒性，趋化因子导致脑部炎性细胞浸润。

3. 淋巴器官　淋巴器官在 HIV 感染中起着核心作用。人体 98% 淋巴细胞聚集在淋巴器官，仅有 2% 分布于外周血。特异免疫应答也是在淋巴器官中形成。淋巴结的微环境很适合 HIV 感染和播散，淋巴结有大量 CD4+ T 细胞激活，这些激活 T 细胞对 HIV 高度易感。当 HIV 感染发展到晚期，淋巴结的组织结构也被破坏。

（四）免疫性

感染 HIV 后，机体细胞免疫和体液免疫均对 HIV 产生应答。CTL、NK 的清除作用以及 ADCC 等是机体抗 HIV 的主要机制。

1. 细胞免疫　细胞免疫应答直接针对 HIV 蛋白。CTL 识别 *env*、*pol*、*gag* 等基因的编码产物，这种应答由受 MHC 限制的 CD3-CD8+ 淋巴细胞介导。CTL 可通过多种机制清除 HIV：① CTL 与结合于 HLA 的病毒多肽黏附，由穿孔素（perforin）在细胞膜穿孔，进而破坏细胞；② CTL 表达 FasL，与感染细胞表面的 Fas（CD95）结合，诱导细胞凋亡；③ CTL 表达趋化因子如 MIP-1α、MIP-1β 和 TRANTES，这些分子可结合并屏蔽 CCR5，阻止 HIV 穿入靶细胞；CTL 细胞还分泌 IFN-γ 等多种抗病毒因子，使邻近细胞进入抗病毒感染状态。在 HIV 感染初期，CTL 应答迅速出现，血液中 HIV 载量暂时下降，CTL 应答强度与机体控制 HIV 感染能力正相关，但是，HIV 可通过变异表面抗原、下调细胞 MHC 表达等机制逃避 CTL 的杀伤作用。NK 细胞也具有抗 HIV-1 gp120 活性。细胞免疫应答可见于所有的 HIV 感染者，但随着病程发展会减弱。

2. 体液免疫　HIV 感染 1~3 个月后机体即可检出 HIV 抗体，包括 gp120 的中和抗体（图 30-5）。中和抗体虽然具有保护作用，但仅能中和血清中的病毒，或作用于表达病毒抗原的感染细胞，而对整合于细胞内的前病毒无效。由于 HIV 包膜持续变异，或因高度糖基化导致抗原表位的隐蔽，中和抗体无法长期稳定发挥作用。

HIV 感染者的体液免疫系统存在高度激活和低免疫反应性的矛盾。高度激活表现为显著的多克隆高蛋白血症（polyclonal hyperglobulinemia）、骨髓浆细胞增多症（bone marrow plasmacytosis）、循环血中 B 淋巴细胞的活性分子高表达、出现自身反应性抗体和自身免疫症状。低免疫反应性表现为 B 细胞对抗原刺激的反应性降低，HIV 感染者在蛋白或多糖疫苗接种之后，常常是无法

Notes

产生具有免疫性反应的抗体。

HIV 感染过程中病毒载量和淋巴细胞数量的变化见图 30-5。

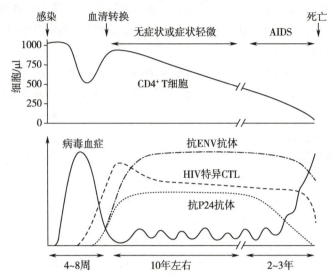

图 30-5　HIV 感染过程中 HIV 抗原抗体、CD4$^+$ T 细胞及 CTL 的变化

三、微生物学检查

HIV 感染的微生物学检查中,最常用的是检查抗体,其次是检查病毒核酸或蛋白抗原,而病毒分离较少用于微生物学检查。

1. 检测抗体　HIV 感染之后血清中可检出病毒抗原,一旦抗体产生之后,抗原则在很长时期检测不到,这个转换称为血清转换(seroconversion),从 HIV 感染到血清转换的平均时间是 3~4 周。多数感染者在 6~12 周之内可检出抗体,6 个月后所有感染者均抗体阳性。临床多采用酶联免疫(EIA)检测 HIV 抗体,其敏感性超过 98%。由于 HIV 和其他反转录病毒有交叉抗原,因此 EIA 只能用于 HIV 感染的筛查,阳性者必须另行试验确认,以排除 EIA 可能的假阳性。常用的确认试验是蛋白印迹(Western blot),此法可检出与 HIV 特定分子量的抗原相应的抗体,检测的抗体有抗 p24、抗 gp41、gp120、gp160 等。

随着感染进程发展,抗体应答模式会发生改变。抗包膜糖蛋白(gp41、gp120、gp160)的抗体一直持续下去,但抗 GAG 蛋白(p17、p24、p55)的抗体后期要降低,其中,抗 p24 抗体水平降低通常是出现临床症状的先兆(图 30-5)。

2. 检测抗原　常用 ELISA 检测衣壳蛋白 p24(图 30-5)。P24 抗原在感染之后很快就可在血浆中检测到。一旦抗体产生,因为 p24 和抗 p24 形成了复合物,p24 通常就不能检出。但 p24 抗原在感染后期还可再检出,这意味着预后不良。因此,p24 阳性要么是 HIV 早期感染,要么就已经发展到 AIDS。

3. 检测核酸　常用方法有核酸杂交法、PCR、RT-PCR 等。核酸杂交、PCR 均可用于检测细胞中前病毒 DNA。RT-PCR 法用于血液标本的 HIV RNA 检测,目前常用定量 RT-PCR 检测血浆标本中病毒 RNA 的拷贝数,亦称病毒载量(viral load),以对数值(log)/ml 来表示,用于监测 HIV 感染者病情发展及评价药效。

HIV RNA 检测可用于新生儿的 HIV 感染早期诊断,因为新生儿体内有母体来的抗体,血清学检测结果具有很大的不确定性。

4. 病毒分离鉴定　HIV 可以利用外周血淋巴细胞培养,从患者标本分离 HIV 大约需 4~6 周,多用于研究。方法是将标本细胞与经有丝分裂原刺激的外周血单核细胞混合培养。首先分离正常人淋巴细胞(或传代 T 细胞株 H9、CEM),用 PHA 刺激并培养 3~4 天后,接种患者的单核细胞、骨髓细胞、血浆或脑脊液等标本,经定期换培养液、补加 PHA 激活的正常人淋巴细胞、培养 2~4 周后,如出现不同程度病变,尤其是多核巨细胞,则说明有病毒增殖。进一步可通过以下方法定量:①反转录酶活性检测;②间接免疫荧光法检测 p24,计算感染细胞的百分数;③ RT-PCR 测定 HIV 核酸。

5. 耐药性检测　由于基因突变频繁,HIV 易于产生耐药性,抗反转录治疗需依靠耐药性检测以选择敏感药物,方法有基因检测和表型检测两种。基因检测(genetic assay)是确定 HIV 病毒反转录酶、蛋白酶基因上的编码突变,然后通过已有的数据库比对预测毒株对药物的耐药性。表型检测(phenotypic assay)则和细菌的药物敏感性检测方法类似,将病毒接种于细胞,培养液中含有系列稀释的抗反转录病毒药物,检测病毒对细胞的感染。基因型检测便捷、快速,临床更常用。

四、防治原则

目前尚无临床有效的 HIV 疫苗。多种候选疫苗处于研发和测试中,这些基于 HIV 表面糖蛋白的基因重组疫苗,从临床试验看效果均不理想。HIV 疫苗研发困难的原因是:① HIV 突变频繁;②并不是所有的 HIV 在细胞内都表达、复制;③机体的免疫应答不能完全消除病毒;④没有合适的动物模型。黑猩猩(chimpanzee)是仅有的 HIV 易感染动物,但黑猩猩来源缺乏,感染 HIV 后只产生病毒血症和抗体,而不出现免疫缺陷。

(一)预防措施

由于尚无 HIV 疫苗,防止 HIV 感染的首要对策就是洁身自好,保持良好的生活习惯,将 HIV 感染的危险因素降低到最低限度。预防和控制 HIV 感染的政策性措施包括:①广泛的 AIDS 预防教育宣传:这是现阶段最重要、最有效的措施,发达国家疫情得到稳定控制与此有关;②安全性行为:是防止 HIV 流行的关键措施,流行病学调查显示,使用安全套避免 HIV 感染的有效率高达 69% 之上,因此国际上提出 ABC 原则,即节欲(Abstinence)、忠诚于伴侣(Be faithful)与使用避孕套(Condom);③取缔暗娼、打击吸毒行为;④志愿献血制度:据 WHO 调查,无偿志愿献血者远比有偿献血者安全。采集血液应做 HIV 抗体检测,确保输血和血液制品的安全,禁止进口血液制品;⑤全球和地区性 HIV 感染的监测网络,及时掌握疫情蔓延趋势,国境检疫。

(二)药物治疗

目前的抗反转录病毒药物针对 HIV 复制周期下述四个环节:

1. 抑制反转录酶　包括两类药物:①核苷类反转录酶抑制剂(nucleoside reverse transcriptase inhibitor,NRTI),如叠氮胸苷(azidothymidine,AZT,即齐多夫定 zidovudine)、2',3'-双脱氧肌苷(ddI,即地达诺新 didanosine)、2',3'-双脱氧胞苷(ddC)、拉米夫定(lamivudine)、司他夫定(stavudine)等;②非核苷类反转录酶抑制剂,如奈韦拉平(nevirapine)、地拉韦定(delavirdine)和依发韦仑(efavirenz)。这些药物能干扰病毒 DNA 合成,抑制病毒在体内的增殖。

2. 抑制蛋白酶　蛋白酶抑制剂(proteinase inhibitor)如沙奎那韦(saquinavir)、利托那韦(ritonavir)、茚地那韦(indinavir)和奈非那韦(nelfinavir)等均抑制 HIV 蛋白酶,使大分子前体蛋白不能裂解为成熟蛋白。

3. 抑制病毒进入细胞　膜融合抑制剂(fusion inhibitor)如基于 HIV-1 多肽 T-20 研发的恩夫韦肽(enfuvirtide)能与 gp41 结合,从而阻断 HIV 包膜与细胞膜融合;HIV 受体抑制剂如马拉韦若(maraviroc)通过抑制 HIV 辅助受体 CCR5 起作用。

4. 抑制整合酶　雷特格韦(raltegravir)作用于 HIV 的整合酶,抑制病毒基因组整合至细胞染色体。

由于 HIV 基因突变频繁,其反转录酶、蛋白酶极易变异,临床上抗反转录病毒药物不能单独使用,否则极易产生耐药毒株。联合应用多种药物的高效抗反转录病毒治疗(highly active antiretroviral therapy,HAART),通常是联合使用 2 种反转录酶抑制剂和 1 种蛋白酶抑制剂的三

Notes

联治疗,可将血浆病毒载量降到低于可检测水平,机体免疫系统因而得到恢复。CD4⁺ T 细胞数低于 350/µl 时应考虑 HAART,低于 200µl 时极易发生机会性感染,必须立即 HAART。但是,HAART 不能根除 HIV 感染,因为 HIV 持续潜伏于静止的记忆 CD4⁺ T 细胞和单核 - 巨噬细胞中,停止 HAART 后病毒载量会迅速反弹。有效的 HAART 治疗可以使 HIV 感染者寿命延长 30 年以上,甚至保持终身健康。

第三节　人类嗜 T 细胞病毒

人类嗜 T 细胞病毒(HTLV)是首个被发现的人类反转录病毒。之后又从毛细胞白血病(hairy cell leukemia)患者外周血中分离到第二个人类反转录病毒,二者基因组有 65% 同源性,故前者命名为 HTLV-1,后者为 HTLV-2。

1. **生物学性状**　属于 δ 反转录病毒属,直径约 100nm,包膜表面有糖蛋白刺突,能与靶细胞表面的 CD4 分子结合,衣壳含有 p24、p19 和 p15 三种蛋白。基因组长约 9.0kb,两端为 LTR,含 3 个结构基因(*gag*、*pol*、*env*)和 2 个调节基因(*tax*、*rex*),基因组无癌基因序列。gag 基因编码的前体蛋白被蛋白酶切割为 p24、p19、p15,组成病毒的衣壳或核衣壳,3 种蛋白均有免疫原性,在感染者血清中可出现相应抗体。*env* 编码 gp46、gp21 两种糖基化蛋白,其中 gp46 位于细胞表面,p21 为跨膜蛋白(图 30-6)。

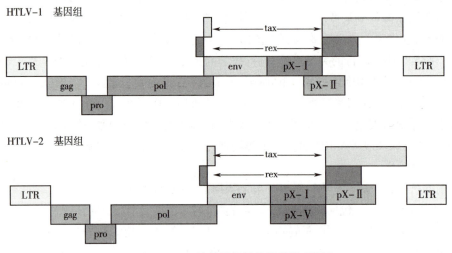

图 30-6　HTLV 的基因组结构及其编码蛋白

两个调节基因与 HTLV 的致病性有关。*tax* 基因编码的 TAX(p40)分布于感染细胞核内,具有两种活性:①活化病毒 LTR,反式激活前病毒 DNA 转录,促进病毒 mRNA 合成;②诱导 NF-κB 表达,NF-κB 进一步刺激 IL-2 受体(IL-2R)和 IL-2 表达。*rex* 基因编码 p27,为磷酸化蛋白,分布于细胞核内,决定哪些 mRNA 从细胞核外运到细胞质。

2. **致病性和免疫性**　HTLV-1 型与 HTLV-2 型是引起人类肿瘤的反转录病毒,均为外源性病毒。HTLV 的传染源是患者和 HTLV 感染者。HTLV-1 的感染主要通过性接触、输血、注射等方式水平传播,以及通过胎盘、产道和哺乳等途径垂直传播。HTLV-1 的流行表现为明显的地区性,日本九州、非洲的某些地区和加勒比海一些岛屿可以检出很高的阳性率,而世界其他地区血清阳性率极低,表现为散发感染。

HTLV-1 是成人 T 细胞白血病(adult T-cell leukemia,ATL)的病原体。ATL 常见于 40 岁以上成人。HTLV 感染潜伏期长,多无临床症状,约有 1/20 感染者发生急性和慢性成人 T 细胞白血病。急性 ATL 主要表现为白细胞增多,淋巴结及肝脾肿大,并出现红斑、皮疹等皮肤及神经

Notes

系统损伤等症状,预后不良。慢性 ATL 除白细胞数增多和皮肤症状外,仅少数病例有淋巴结、肝脾肿大症状。此外临床症状还分隐匿型和淋巴瘤型。HTLV-1 还引起 HTLV-1 型相关脊髓病(HTLV-1 associated myelopathy,HAM)及热带痉挛性下肢轻瘫(tropical spastic paraparesis,TSP),因两者相似,故总称 HAM/TSP。患者以女性居多,主要症状为慢性进行性步行障碍与排尿困难,有时伴有感觉障碍。HTLV-2 的致病尚无确切结论。

HTLV 诱发白血病的机制与其他急性 RNA 肿瘤病毒(如 Rous 肉瘤病毒)不同,HTLV 没有癌基因,其致病与 TAX 和 REX 两个调节蛋白有关:①当 HTLV 进入 CD4$^+$ T 细胞后,TAX 激活 NF-κB,进而激活 IL-2 受体基因,使 CD4$^+$ T 细胞的细胞膜出现 IL-2 受体。TAX 激活 HTLV-1 前病毒转录时也激活 IL-2 基因,导致 IL-2 过量表达。IL-2 与 IL-2 受体结合,导致 CD4$^+$ T 细胞大量增殖;② TAX 还能激活细胞原癌基因,进一步促进细胞转化和增殖;③ HTLV 前病毒整合到细胞染色体上,可能导致细胞基因突变。

机体被 HTLV-1 感染后,血清中可出现 HTLV-1 抗体,如抗 p24、p21、gp46 抗体等,但抗体出现后,病毒抗原表达减少,影响细胞免疫清除感染细胞。

3. 微生物学检查　检测 HTLV 特异性抗体是实验室诊断 HTLV 感染的主要方法依据,HTLV-1 和 HTLV-2 血清交叉反应强烈,常规血清学方法不能区分。常用方法:① ELISA:用 HTLV-1 病毒裂解物或裂解物/重组 p21 蛋白作抗原,与患者血清反应,以检测 HTLV-1/2 抗体;②间接免疫荧光:以 HTLV-1/2 感染的 T 细胞株作靶细胞抗原制成细胞涂片,加患者血清反应后再加荧光标记的抗人 IgG,荧光显微镜下观察荧光阳性细胞。阳性血清需经蛋白印迹试验确认。HTLV 的血清学检测与 HIV 血清学检测无交叉反应。

PCR 用于检测外周血单核细胞中前病毒 DNA,以及 HTLV 的型别诊断,敏感性最高。

病毒分离可将患者外周血淋巴细胞经 PHA 激活后,加入含有 IL-2 的营养液培养 3~6 周,检测细胞培养液上清反转录酶活性,阳性标本电镜观察细胞中的 C 型病毒颗粒,并用抗 HTLV 免疫血清或单抗进行病毒鉴定。

4. 防治原则　目前对 HTLV 感染尚无特异的防治措施,可以采用 IFN-α 和反转录酶抑制剂等药物进行治疗。

展　望

从发现 AIDS 到现在,HIV/AIDS 疫情仍以较快的速度在全球流行,表现为地域广和速度快,严重威胁人类健康,还有大量问题亟待解决。根据联合国艾滋病规划署(UNAIDS)2014 年最新报告,全球范围内估计有 3.5 千万人感染 HIV,在 2013 年,150 万人死于 AIDS,同时有约 210 万人新发感染 HIV。尽管新发感染数量逐渐下降,但由于抗病毒治疗延长 HIV 感染者寿命等原因,全球 HIV 感染者总数仍然呈上升态势。南部非洲是 HIV/AIDS 重灾区,全球新感染 HIV 的 70% 生活在该区域。截至 2014 年 8 月中旬我国累计 HIV/AIDS 共约 43.68 万例,死亡 13.63 万例。HIV 在我国的流行特点是:①流行仍然呈上升趋势,但上升速度有所减缓;②性传播逐渐成为主要传播途径,而且男性同性性传播增加明显;③ HIV/AIDS 疫情地区分布差异大,部分地区疫情严重;④艾滋病流行因素尚未有效控制。

目前抗反转录病毒临床药物有 20 余种,并且在不断推出新的药物,以增加 HAART 治疗的药物选择。但由于潜伏病毒库的存在,药物治疗并不能清除病毒,因此当前研究的一个趋向是先使用诱导剂激活潜伏病毒,然后再进行化学药物与广谱性中和抗体治疗,即"先激后杀(shock and kill)"策略,以期增加清除病毒的机会,达到功能性治愈的目的。艾滋病治疗研究的另一个热点是艾滋病基因治疗,即通过对造血干细胞或免疫细胞的遗传改造,使之获得 HIV 抗性,逐步达到免疫重建和病毒清除的效果。目前世界上唯一一个被认为真正治愈的艾滋患者是一位德国柏林患者(称为"Berlin patient"),他患者有艾滋病和骨髓性白血病,其接受骨髓移植的提供者正好是一位 CCR5-△32 突变纯合子,移植后停止服药多年,仍然检测不到 HIV。

HIV 疫苗的研究目前仍处于困境。到 2007 年为止,多个基于 HIV 表面糖蛋白的基因重组疫苗在临床试验均告失败。这些疫苗是在通过动物试验后进入临床试验,说明动物模型试验的效果与实际人体免疫效果有较大的差距。目前还在进行的疫苗研究中,有些可以降低 HIV 的感染率,如在泰国进行临床试验的 RV144 疫苗,但效果仍不理想。当前应该加大对 HIV 的基础研究,只有对 HIV 有了更深入的了解之后高效疫苗的研发才有可能。现在唯一有效的慢病毒疫苗即马传染性贫血病毒(EIAV)疫苗是由我国研制,该疫苗能有效阻断 EIAV 在马群中的传播。虽然 EIAV 疫苗的作用机制目前仍不清楚,但探寻 EIAV 疫苗的作用机制对研发 HIV 疫苗将是一个良好的借鉴。

(郭德银)

Notes

第三十一章　其他重要病毒

本章所涉及的病毒类型比较多，包括单链 DNA 病毒和单负链 RNA 病毒；病毒基因组大小差别很大，最大的痘病毒基因组可达 375kb，而最小病毒基因组仅有 5.6kb；部分病毒基因组复制的部位也与其他病毒不同，如痘病毒科的病毒虽属于 DNA 病毒，但却直接在细胞质的特定区域内进行复制。本章所述的病毒主要导致人体的三类疾病：一是中枢神经系统疾病，如狂犬病毒和博尔纳病病毒；二是皮肤受累的疾病，如细小 DNA 病毒科中的红细小 DNA 病毒（旧称人类细小 DNA 病毒 B19）及痘病毒科中的天花病毒；三是黏膜受累的疾病，如人乳头瘤病毒等（表 31-1）。

表 31-1　本章所涉及的其他病毒概况

病毒的分科	病毒的种类	引起的主要疾病
乳头瘤病毒科	人乳头瘤病毒	皮肤疣，子宫颈癌等
弹状病毒科	狂犬病毒	狂犬病
细小 DNA 病毒科	腺相关病毒	不致病
	灵长类的红细小 DNA 病毒	儿童传染红斑
博尔纳病毒科	博尔纳病病毒	中枢神经系统功能障碍
痘病毒科	天花病毒	天花
	牛痘病毒	局部痘疱
	痘苗病毒	局部痘疱
	猴痘病毒	天花样症状，但较轻
	人传染性软疣病毒	传染性软疣

本章的重要性还体现在所涉及的多个病毒在人类疾病的防治上展现了里程碑性的作用，如天花病毒是第一个被人类消灭的烈性传染病病原体；人乳头瘤病毒疫苗是人类第一个肿瘤预防性疫苗；2012 年上市的欧盟第一个基因治疗产品是由腺相关细小 DNA 病毒为载体而构建而成的。

第一节　人乳头瘤病毒

20 世纪 70 年代，德国科学家哈拉尔德·楚尔豪森（Harald zur Hausen）及其团队首先从人类宫颈癌及尖锐湿疣癌变组织中分离到多株人乳头瘤病毒（human papillomavirus，HPV），其中包括高危型 HPV16 和 18，他也因其在 HPV 及宫颈癌领域的卓越贡献而获得了 2008 年诺贝尔生理学及医学奖。HPV 是一种以人为主要感染对象的病毒，与宫颈癌的发生密切相关，目前宫颈癌的发病率在女性恶性肿瘤中仅次于乳腺癌。在西方国家中，HPV 感染是性传播疾病中最常见的病毒。在我国，HPV 的发病率呈逐年上升趋势。多数 HPV 感染没有明显的临床症状，呈现自愈性，这是由于 HPV 感染通常会被正常免疫系统清除。目前已知的 HPV 至少有 180 种以上，多数病毒不致病,少数病毒可以引发皮肤疣甚至癌症。例如感染 HPV6 和 HPV11 的患者可产生良性的生殖器病变,如尖锐湿疣等;少数高危型 HPV 感染具有致癌性,可导致子宫、外阴、阴道、阴茎、口咽等部位的癌变。

一、生物学性状

1. 病毒形态　HPV 为圆形,无包膜,直径约 40~55nm。病毒衣壳是由 72 个衣壳蛋白亚单位构成的二十面体立体结构,每个亚单位由两个衣壳蛋白组成,即主要的衣壳蛋白 L1 及次要的衣壳蛋白 L2。过量表达的 L1 蛋白可在细胞内自我装配成空的不含病毒核酸的病毒样颗粒(virus-like particle,VLP)。该 VLP 是一种强大的具有免疫原性的结构,可以制备成具有型特异性的预防性疫苗,从而有效阻止 HPV 的新发感染。

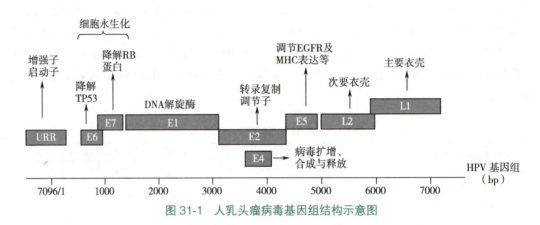

图 31-1　人乳头瘤病毒基因组结构示意图

2. 病毒分型　HPV 可分为 α、β、γ、μ 和 ν 等属,其中 α 属包括 14 个种(α1~α14),β 属有 5 个种(β1~β5),γ 属有 17 个种(γ1~γ17),μ 属有 2 个种(μ1 和 μ2)及 ν 属的 1 个种(ν1),总共至少有 180 个基因型。

病毒基因型的确定通常是与已知病毒基因组特定序列进行同源性比较获得的。对于 HPV 来讲,当病毒的 L1 序列与任何已知 HPV L1 的差异大于 10% 时就可以定义为一个新的 HPV 基因型。L1 序列与同一型别的任何病毒比较有 2% 至 10% 的差异就可以定义为一个新的亚型,而差异小于 2% 就可以定义为一个新的变异株。HPV 分型的重要性及独特性在于各型别与其临床症状紧密关联。同一种类的 HPV 常包含多个在基因型,而这些相关的型别间在临床上一般也可以引发类似的组织病理损伤。

α 属 HPV 可引起嗜黏膜型及某些嗜皮肤型疾病,而 β、μ、γ 和 ν 属 HPV 则主要引起嗜皮肤型疾病。嗜黏膜型(或生殖器型)HPV 倾向于感染潮湿的鳞状细胞,因此通常不在皮肤及非黏膜表面等部位生长。此外,α 属 HPV 又可分为低危型和高危型两种,前者可引发良性乳头瘤,而后者则会发展为癌症。在目前已知的 180 个型别的 HPV 中,约有 75% 的病毒由于其仅可导致皮肤疣的发生,因而被称为嗜皮肤型 HPV。皮肤型 HPV 引起的皮肤疣通常也称为寻常疣,有别于生殖器部位产生的疣。其余的约 25% 的 HPV 属于嗜黏膜型 HPV,也可称之为生殖器型 HPV。

3. HPV 基因组结构　HPV 的基因组由环形双链 DNA 构成,约有 7900 个碱基。HPV 的基因转录本均由同一病毒模板链编码,且延同一方向进行转录。病毒的所有转录调控元件及复制原点均位于其基因组 5′ 末端上游调控区(URR),这一区域约有 1kb 长度,也称为长调控区(long control region,LCR)。HPV 共有 4 个启动子,在病毒的早期感染和晚期感染中,通过选择性使用不同的启动子来调控病毒基因表达。早期基因用 E(early)表示,晚期基因表达以 L(late)表示。HPV 的 4 个启动子均位于病毒基因组 5′ 末端的 URR 区或早期调控区域,包括位于 URR 区及 E6 编码序列前的主要启动子(简称 prom,其主要调控高危型 HPV 早期基因表达);低致病 HPV

使用 E6 编码区内的启动子表达 E7 基因;E7 编码区内启动子主要调控晚期基因的表达;而次要启动子位于 E1 编码区内。在 E 和 L 基因区的 3′ 末端各有一个多聚腺苷酸[poly(A)]位点。HPV 基因表达调控可以通过使用不同的启动子、不同的 poly(A)位点以及选择性 RNA 剪接来完成。HPV 基因组从 5′ 到 3′ 的排列顺序依次为 URR、E6、E7、E1、E2(含 E4)、E5(多在黏膜型 HPV 中存在)、L2 和 L1(图 31-1)。早期的开放阅读框(ORF)-E1、E2、E4、E5、E6 和 E7 编码非结构蛋白。E3 ORF 不编码蛋白。晚期 ORF 主要包括 L1 和 L2 编码病毒衣壳蛋白。

4. HPV 编码主要蛋白　　HPV 基因组编码早期蛋白主要有六个,即 E1、E2、E4、E5、E6 和 E7;编码的晚期蛋白主要有两个,即 L1 和 L2。早期蛋白分为两个亚类,一类是调节病毒复制与转录的 E1 和 E2,另一类是肿瘤转化相关的 E5、E6 和 E7。E4 蛋白的作用颇受争议,目前普遍认为 E4 蛋白虽对早期病毒复制有影响,但主要作用还在晚期成熟病毒颗粒释放上。

(1)早期基因编码蛋白:病毒编码早期蛋白主要通过直接或间接方式参与对病毒 DNA 的维持、扩增及对宿主免疫反应的调节。

1)E1 蛋白:E1 蛋白是 HPV 编码的唯一酶类分子,可在病毒 DNA 复制过程中发挥 ATP 依赖的解旋酶的功能。E1 蛋白为 HPV 复制周期所必需,即在感染初期首先介导基底层角质细胞核中病毒基因组的快速扩增,随后维持细胞内附加体于一个持续的水平,在这一过程中受染的基底层细胞不断向上替换上层的上皮细胞并开始分化。

2)E2 蛋白:E2 蛋白为复制原点序列特异性结合蛋白,为 HPV 复制所必需的调控蛋白,可结合于基因组 5′ 端的 URR 内一个 12 核苷酸的保守基序。全长 E2 蛋白大小从 365 个氨基酸到 514 个氨基酸不等,包含三部分结构:一是近氨基端的转录激活结构域,约有 200 个氨基酸;二是近羧基端的 DNA 结合及二聚体化结构域,约 80 个氨基酸;三是连接上述两个结构域的铰链区,长度从 80 到 240 个氨基酸不等。此外,所有 HPV 还编码至少一种截短型 E2 蛋白分子,包括 E2 分子的铰链区、羧基端结构域及上游 ORF 的 10~13 个氨基酸残基序列。不同的 HPV 所形成的截短型 E2 略有不同,但功能上具有相似性,即可通过以下方式拮抗 E2 蛋白的作用:①与全长 E2 蛋白竞争 E2 结合位点,从而抑制病毒 DNA 复制;②与全长 E2 形成异源二聚体以抑制病毒转录的激活。

3)E4 蛋白:E4 ORF 虽然没有 ATG 起始密码子,但它可以通过 RNA 剪接的方式利用 E1 基因起始密码子及其附近相关序列,形成 E1-E4 融合基因,该基因可编码 E1-E4 融合蛋白(简称为 E4 蛋白)。该蛋白是病毒的非必需成分,虽在感染早期可促进 HPV 的复制,但其主要作用还是晚期病毒合成过程发挥作用。

4)E5 蛋白:E5 蛋白是一个由 47 至 91 个氨基酸构成的短的双跨膜蛋白分子(较短的 E5 蛋白也可以是单跨膜结构),是疏水性较强的蛋白。并非所有类型的 HPV 感染均能检测到 E5 蛋白的表达,但一旦检测出则预示着 HPV 感染可能会导致不良的细胞转化。高危型 HPV,如 HPV16,可编码一个 83 个氨基酸的 E5 蛋白分子,即 16E5,也称作 E5α。而低危型 HPV(如 HPV6)可编码两个 E5 分子,即 6E5A 和 6E5B(或 E5γ 和 E5δ)。单独表达 16E5 和 6E5A 可导致较弱的细胞转化,表现为集落生成及锚定非依赖性生长。此外,E5 基因可促进 HPV 主要癌基因 E6 和 E7 对人原代角质细胞的永生化作用,也可显著提升人角质化细胞的迁移与侵袭能力。

5)E6 蛋白:E6 蛋白表达是 HPV 介导的肿瘤发生的必要条件。全长的高危型 HPV E6 蛋白(HR-E6)可延长角质细胞的寿命,而嗜黏膜的低危型 HPV 的 E6 蛋白几乎不能转化角质细胞。嗜皮肤型的 β 属 HPV 中仅有一部分病毒的 E6 具有转化细胞能力。HR-E6 蛋白通过识别含 LXXLL 基序与泛素连接酶 E6AP 相互作用,进而形成 E6-E6AP-TP53 复合物,E6 蛋白通过氨基末端的自主多聚化,将泛素蛋白由 E6AP 转移到 TP53 从而引发蛋白酶体介导的 TP53 降解。低危型及 β 属 HPV 的 E6 蛋白不能引发 TP53 凋亡,但可以抑制某些 TP53 对靶基因的转录调控。

6)E7 蛋白:E7 蛋白属于辅助性蛋白,长度约 100 个氨基酸,但并非所有 HPV 均合成此蛋白。单一表达 HR-E7 或 HR-E6 蛋白对角质细胞的永生化作用很低或几乎没有作用,但共表达 HR-E7 与 HR-E6 癌蛋白则可大大提升角质细胞的永生化频率。E7 蛋白的近氨基端有两个与腺病毒 E1A 蛋白及 SV40 大 T 肿瘤抗原高度同源区域,被称为保守区 1(CR1)及保守区 2(CR2),其中 CR2 含有 LXCXE 基序可介导与抑癌蛋白 pRB 的相互作用。E7 蛋白对 HPV 的生命周期发挥着关键性调控作用,表现在 E7 蛋白可以对细胞内环境进行重新编程,使其有利于 HPV 复制。

(2)晚期基因编码蛋白:L1 和 L2 蛋白是主要和次要的病毒衣壳蛋白,为包裹病毒基因组核酸所必需的成分。L1 蛋白分子量为 55kD,是构成成熟稳定 HPV 颗粒的外部表面的主要成分,可与细胞外基质中的硫酸乙酰肝素蛋白聚糖(Heparan sulfate proteoglycans,HSPGs)中的硫酸乙酰肝素(HS)发生相互作用,导致病毒颗粒形态发生改变,从而介导病毒颗粒与宿主细胞的吸附、结合与侵入。L2 蛋白是次要衣壳蛋白,单独表达不具备形成 VLP 能力,但可与 L1 蛋白一起组装形成 VLP。L2 蛋白由约 500 个氨基酸构成,SDS-PAGE 电泳检测其分子量大小约在 64-78kD 之间。L2 可促进病毒基因组的转运入核,并促进病毒 8kb 基因组在核内的衣壳化。在受染的基底上皮细胞中检测不到 L1 和 L2 的表达,但在最上层的终端分化的鳞状上皮细胞的细胞核中可检测到 L1 和 L2 的表达。当表达量达到较高水平时,L1 蛋白可自组装成 VLP。

5. 病毒复制　HPV 仅在皮肤或黏膜的复层上皮细胞中完成其复制与增殖的生命周期(图 31-2)。这一部位的组织构成比较复杂,通常由不同的细胞类型构成。其中 80% 的细胞是处于不同分化阶段的层叠的角质细胞,而剩余的 20% 细胞包括黑色素细胞、朗格汉斯细胞(Langerhans cells)和默克尔细胞(Merkel cells)。在上皮层中存在有两种具有增殖能力的角质细胞:即处于缓慢循环中的未分化的角质干细胞和具有短暂增殖能力的基底层的角质细胞。HPV 最先在那些未分化的增殖型的角质细胞中完成瞬时的繁殖性感染,在此过程中,一些受染细胞脱离了与基底膜的接触,进而上移到基底层以上的增殖性细胞中,并在这些增殖性细胞中建立潜伏感染。

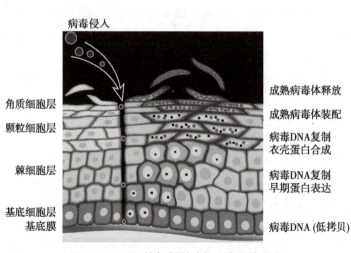

图 31-2　HPV 的复制增殖与上皮细胞分化

HPV 的复制可概括为三段式的复制模式,① HPV 在基底层角质细胞成功建立感染后所引发的病毒 DNA 拷贝数的初始扩增;② HPV 基因组稳定维持阶段,病毒 DNA 拷贝数维持在 50~200 个 / 细胞;③病毒基因组随着上皮细胞的分化而进入营养性扩增期,病毒基因组拷贝数可达 100~1000 个 / 细胞。HPV 复制周期持续至少三个星期,以保持与角质细胞的细胞分化周期所需时间相一致。

6. 培养特性　目前尚未发现适合 HPV 增殖的敏感细胞系,在一定程度上局限了人们对 HPV 感染特性及生物学性状的进一步探究。利用人原代角质细胞进行 HPV 器官阀式培养(organotypic raft culture)可重塑整个的 HPV 生活周期,包括病毒合成的过程。该培养方式亦可

Notes

用来进行抗病毒试剂筛选及病毒致病性检测。

二、致病性与免疫性

1. 传播途径 HPV 的传播途径包括有自体接种、污染物传播、皮肤 - 皮肤或黏膜 - 黏膜接触传播,性接触传播及母婴传播等。

2. 危险因素 性活动年龄过早、多个性伴侣、有性病史、初孕年龄过早及吸烟等均为 HPV 感染的危险因素。

3. 致病性 HPV 具有严格的宿主及组织特异性,只能感染人的皮肤和黏膜细胞,人类是 HPV 唯一的宿主。HPV 感染后主要引起上皮增生性病变,病毒仅停留于局部皮肤与黏膜中,不产生病毒血症,但易形成持续性感染。不同型 HPV 侵犯的部位及所致的疾病也不同(见表 31-2)。嗜皮肤型 HPV 主要感染干燥的鳞状上皮,常引起儿童、青少年的扁平疣和手足部跖疣等;嗜黏膜型 HPV 则主要侵犯潮湿的黏膜区域,如生殖道及口腔黏膜等,其中 HPV6 和 11 型可引起生殖道尖锐湿疣、口腔及喉的乳头瘤等良性肿瘤,称为低危型 HPV LR-HPV;而 HPV16、18 以及 45 和 58 等型别与宫颈癌、肛门癌等恶性肿瘤发生相关,称为高危型 HPV LR-HPV。分子流行病学调查结果显示,99% 宫颈癌组织可检测出 HPV DNA,其中 HPV16 DNA 检出率达 40%~60%。HPV 的致癌机制目前认为主要与以下几方面因素有关:

表 31-2 HPV 型别与人类疾病的关系

疾病	病变性质	病因及相关的 HPV 基因型
皮肤病变		
寻常疣	良性	常见 HPV1、2 和 4 型,偶见 75~77 型
跖疣(足底疣)	良性	常见 HPV1,其次 HPV4,偶见 57,60,63,65 和 66 型
扁平疣	良性	常见 HPV3 和 10,偶见 26~29 和 41 型
鲍温样丘疹病(或非分化上皮性瘤变)	癌前病变	HPV16、55 型
疣状表皮发育不良	癌变率较高	遗传缺陷造成 EVER 蛋白缺失。多数对 HPV5 和 -8 易感,偶发类型包括 3、9、10、12、14、15、17、25、28、29、36~38、46、47、49~51 和 59 型
生殖器黏膜病变		
尖锐湿疣	良性	常见 HPV6 和 11,其次为 40、42~44、54、61、72、81 和 89 型
宫颈上皮内瘤变或宫颈癌		
低度鳞状上皮细胞内瘤变(LGIN)	良性或癌前病变	主要为 HPV52,其次为 HPV16 和 58 型
高度鳞状上皮细胞内瘤变(HGIN)	癌前病变或原位癌	主要为 HPV16 和 58,其次为 18、31、33、35、45 和 52 型
宫颈癌	癌变率高	依次为 HPV16、18、58、33、45、31、52、35、59、39 和 51,其中以 HPV16 和 18 型为主
口腔黏膜病变		
口腔乳头瘤	良性	HPV2、6、7、11、16、18、32 和 57 型
喉乳头瘤	良性	HPV6 和 11 型
口咽癌	癌变率高	主要为 HPV16,其次为 18 型

Notes

（1）宫颈癌患者中 HPV DNA 与宿主染色体基因组整合，抑制病毒早期基因 E2 的表达，促进细胞异常增殖及增加细胞基因组不稳定性。研究显示大于 90% 的宫颈癌患者组织中伴有 HR-HPV DNA 染色体整合，整合的最小病毒 DAN 片段包括 URR、E6 及 E7 区域，在此基础上还可包括完整的 E1 区，但整合常伴有部分或全部的 E2 区域缺失。E2 蛋白识别 URR 区域复制原点调控病毒 DNA 复制，但同时抑制癌基因 E6 及 E7 表达。病毒 DNA 整合可解除 E2 蛋白对 E6 及 E7 的表达抑制，增强 E6 及 E7 的表达水平。

（2）HPV 编码致癌蛋白 E6 和 E7 分别与宿主细胞的抑癌蛋白 TP53 和 RB 结合并使其失活。高危型 HPV 编码的 E7 蛋白（HR-E7）是主要的肿瘤转化蛋白，该蛋白的 CR2 结构域可与 pRB 相互作用并引发 pRB 蛋白降解；而嗜皮肤型 HPV 的 E7 蛋白虽然也可与 pRB 蛋白结合，但不能引发 pRB 蛋白的降解。HR-HPV 编码的 E6 蛋白（HR-E6）通过识别含 LXXLL 基序的泛素连接酶 E6AP 介导 TP53 的降解。

（3）宫颈癌患者中 HR-HPV 发生基因组整合可激活宿主细胞 Myc 原癌基因的表达。研究显示 HPV-16 及 18 DNA 在宿主染色体 8q24.21 位点的整合率很高，可激活该位点 400~500kb 下游的 Myc 基因表达，在肿瘤细胞的异常增殖中发挥重要作用。

（4）HR-HPV 感染可激活端粒酶活性，促进细胞的永生化。HR-HPV 在染色体的整合可使具有抑制性功能的 E2 蛋白表达缺失，进而使 E2 调控的靶基因的表达活性相应增强，这其中包括人端粒酶反转录酶（hTERT）和 E6 蛋白，而 E6 蛋白的表达上调也可激活 hTERT 的端粒酶活性。

4. 免疫性　特异性细胞免疫在控制 HPV 感染中起重要作用，在器官移植和 HIV 感染等免疫功能抑制的患者，HPV 感染往往严重；而复发性尖锐湿疣患者常伴有免疫功能低下。HPV 感染的肿瘤细胞可通过引发 HLA I 类抗原变异或表达抑制，产生免疫逃逸突变体以及抑制 I 型干扰素产生等机制避免宿主免疫系统的攻击。因此，建立有效的细胞免疫特别是局部细胞免疫对清除病毒，阻断 HPV 的持续性感染十分重要。

三、微生物学检查

HPV 至今尚不能在常规细胞培养中增殖，因而无法进行病毒的分离鉴定。临床上典型乳头瘤或疣比较容易诊断，但亚临床感染或宫颈癌普查时常需要通过组织学、免疫学及核酸检测来进行微生物学诊断。

1. 组织学检测　子宫颈抹片筛查（pap smear screening）是目前筛检子宫颈癌前期病变最好的方法，也是在发展中国家常开展的检测方法。通过涂片后 H-E 染色镜检，观察 HPV 感染组织的特征性组织学改变。

2. 免疫学检测　采用免疫组织化学方法可检测病变组织中是否有 HPV 抗原的表达，运用免疫电镜检查 HPV 颗粒可提高检出率。

3. 核酸检测　采用核酸杂交或 PCR 方法可对 HPV 感染进行早期诊断及型别鉴定，核酸杂交常用 Southern 杂交及斑点杂交，PCR 法不但可检测新鲜标本，还可用于石蜡切片中 HPV DNA 检测进行回顾性研究。

四、防 治 原 则

1. 预防　HPV 感染是一种性传播疾病，因此防止性传播是预防 HPV 感染的重要策略。首先要加强性安全教育和提高人群的防范意识；其次是要推广实施 HPV 预防性疫苗，在青少年人群广泛进行预防性疫苗的接种，从而从源头上遏制生殖器疣及宫颈癌的发生。

目前市场上 HPV 预防性疫苗主要有二价及四价疫苗两种。HPV 疫苗的成功得益于澳大利亚昆士兰大学的两位病毒学家伊恩·弗雷泽（Ian Frazer）和华人科学家周健的卓越的研究成果。

Notes

周健和弗雷泽于 1991 年最先报道了 HPV16 的 L1 蛋白可以形成 VLP 结构,并开始研制相应的疫苗,直到 2006 年在才成功上市。目前预防性 HPV 疫苗已在 120 多个国家得到了推广与应用,在 9 到 29 岁人群中得到了广泛的接种,对宫颈癌及生殖器肿瘤的发生起到了有效的预防作用。两种预防性疫苗的预防范围有重叠也有差异,均可预防由 HPV16 和 HPV18 引发的 70% 宫颈癌;而四价疫苗由于含有 HPV6、HPV11、HPV16 和 HPV18 四种病毒 L1 VLP 成分,其覆盖范围更广,除可预防由 HPV16 和 HPV18 引发的宫颈癌外,还可预防由 HPV6 和 HPV11 引发的 90% 的尖锐湿疣。预防性 HPV 疫苗的接种一般采取 0-1-6 的接种方式,即初次接种后 1 个月及 6 个月进行加强免疫,可获得较持久的免疫效果。

2. 治疗　对皮肤疣和尖锐湿疣主要采用局部治疗方法:①标准治疗为手术切除,如外科刮除术、CO_2 激光疗法、冷冻手术、电灼等方法去除疣体;②局部用药,对感染损伤组织进行局部消融,如水杨酸、足叶草毒素、5% 咪喹莫特、5% 5- 氟尿嘧啶(5-FU)药膏。这些治疗方法仅能用于肉眼可识别的局部病灶,但不能根治周围未病变组织中的潜伏感染的 HPV,因此常有复发。对复发者可连续治疗或综合治疗,如咪喹莫特作为局部免疫调节剂有降低尖锐湿疣复发率的疗效。

第二节　狂犬病病毒

狂犬病病毒(Rabies virus, RV)为单股负链 RNA 病毒,归属于狂犬病毒属(*Lyssavirus*)。根据国际病毒分类委员会最新的分类结果,狂犬病毒属共有 14 种病毒,狂犬病病毒只是其中之一。狂犬病病毒引起的狂犬病是一种人兽共患的急性致命的中枢神经系统传染病,世界范围每年至少有 5.5 万例人狂犬病。狂犬病患者多发生在亚洲和非洲,是由患地方性狂犬病的病狗咬伤人所引起,而在北美狂犬病多发生在野生动物群中,如蝙蝠、浣熊、臭鼬和狐狸等动物中,人患病的却很少见。目前控制狂犬病的最有效手段还是预防,尚没有找到针对狂犬病的有效治疗方法。

一、生物学性状

1. 形态与结构　狂犬病病毒颗粒外形呈子弹形状,大小约 75nm × 180nm,在表面分布有 10nm 长的刺突样糖蛋白的膜粒(peplomers)。病毒核蛋白包裹病毒负链 RNA 基因组构成核糖核蛋白(ribonucleoprotein, RNP)复合物(图 31-3)。

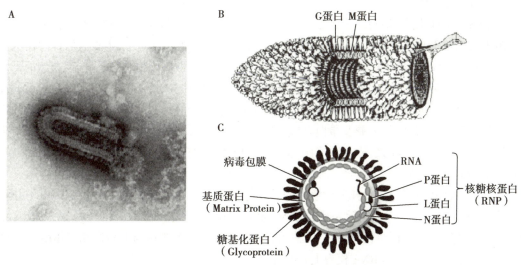

图 31-3　狂犬病病毒电镜观察与结构模式图

A. 电镜图;B. 结构模式图;C. 横截面模式图

Notes

狂犬病病毒 RNA 基因组编码五种蛋白,从 5′ 到 3′ 的顺序依次为:核蛋白,磷酸化蛋白,基质蛋白,糖蛋白以及病毒的 RNA 聚合酶 L。基因的转录以负链基因组 RNA 为模板,由 3′ 到 5′ 方向转录。在病毒基因组上,基因间由长短不同的基因间区域分隔开,每一个基因的转录都有其自己的起始信号(位于基因组 3′ 端)及终止信号(位于基因组 5′ 端)(图 31-4)。

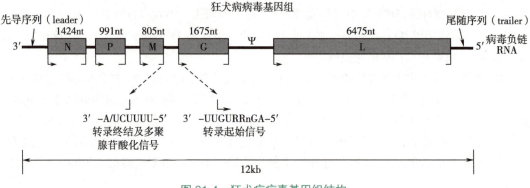

图 31-4 狂犬病病毒基因组结构

(1)核蛋白(N):N 蛋白与病毒基因组 RNA 紧密相连,使其衣壳化,是形成病毒核糖核蛋白(RNP)复合物的主要成分之一。在所有 5 个基因中,N 基因最为保守和高效表达,被广泛应用于狂犬病诊断与检测。病毒基因组所编码的蛋白中,N 蛋白免疫原性很强,是诱导机体体液免疫的主要成分,但不能刺激机体产生中和抗体。

(2)磷酸化蛋白(P):P 蛋白与 L 蛋白结合后形成完整的病毒 RNA 聚合酶复合物,对病毒的转录与复制均有调控。

(3)RNA 聚合酶(L):该蛋白最大,在病毒基因的转录与复制过程中发挥着关键的催化作用。

(4)基质蛋白(M):该蛋白是狂犬病病毒最小的结构蛋白,在病毒核衣壳和包膜间起链接作用,并与病毒的出芽、核蛋白的复制及 mRNA 的转录密切相关。

(5)糖蛋白(G):是病毒编码的一种糖基化蛋白,构成病毒包膜表面刺突,是主要的表面抗原,可刺激机体产生中和抗体、血凝抑制抗体和细胞免疫应答,并且可以介导狂犬病病毒与细胞受体结合,是病毒的主要保护抗原,与病毒的致病性及免疫性密切相关。

2. 病毒的复制

(1)病毒的复制周期:可以分为三个阶段。第一阶段是病毒与细胞受体结合,经内吞进入受染细胞,随后病毒与内吞体(endosome)膜发生融合,并将病毒基因组释放到细胞质,此过程也被称作脱壳(图 31-5)。虽然有研究显示狂犬病病毒可经血液播散到中枢神经系统,但典型的野生型狂犬病病毒最有可能先侵入神经肌肉交界处的运动神经元末梢。狂犬病病毒颗粒随后通过受染末梢神经元轴索逆行至中枢神经系统。一旦病毒颗粒接触神经元细胞,则标志着感染的第二阶段开始,即通过转录、复制及蛋白合成而生成病毒的组成成分。病毒复制周期最后一个阶段主要是完整病毒颗粒的组装,将它们运输到芽生位置,并在那里向胞外释放成熟的病毒颗粒,同时启动新一轮感染。

(2)病毒的转录与复制:狂犬病病毒的转录与复制是一个复杂的蛋白质相互作用的过程,需要多种病毒蛋白的参与,包括 N 蛋白、RNA 聚合酶和非酶类聚合酶共因子(P)等,以及 N 蛋白包裹的病毒 RNA 基因组,即核衣壳。核衣壳内两个相邻的 N 蛋白与 P 蛋白相互作用,引发 P 与 L 的结合并将 L 带到 N-RNA 模板上开始转录。

由于狂犬病病毒为线性单负链 RNA 基因组,所转录的病毒 mRNA 必须再转录成负链 RNA 才能完成病毒的复制(图 31-5)。目前对聚合酶复合物是如何进入到病毒 RNA(vRNA)合成过

Notes

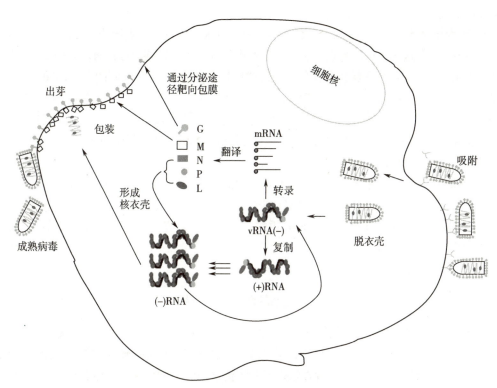

图 31-5　狂犬病病毒复制过程示意图

程还不清楚,一般认为聚合酶复合物需要识别狂犬病毒基因组 3′ 末端的启动子序列,并以"终止 - 启动"机制向 5′ 方向转录,产生六个连续的转录本:首先产生前导 RNA 转录本,及后面连续的五个 mRNA,分别编 N、P、M、G 和 L 等蛋白。前导 RNA 没有 5′ 帽子结构及也没有 3′ 的多聚腺苷酸[poly(A)];而其他 5 种病毒 mRNA 均可被聚合酶复合物帽子化及多聚腺苷酸化。目前认为,聚合酶复合物在遇到终止信号后即从 RNA 模板上解离,随即在下一个启动信号上发生弱的启动,直到聚合酶复合物抵达 L 基因,从而依据病毒基因顺序产生一个递减的 mRNA 浓度梯度:前导 RNA>N>P>M>G>L。

狂犬病病毒复制时需要持续提供新生的 N 蛋白,以便包裹新合成的病毒 RNA。P-L 聚合酶复合物从参与转录状态转换到参与复制状态,以产生与病毒全基因组互补的全长 RNA 链。狂犬病基因组复制呈非对称性,通常复制产生的狂犬病病毒基因组数是反向基因组 RNA 的 50 倍。这些互补的正链 RNA 经 N 蛋白包裹后可与 L-P 聚合酶复合物结合,并以此为模板为子代病毒合成负链 RNA 基因组。

3. 培养特性　狂犬病病毒能在多种细胞包括原代细胞、传代细胞和二倍体细胞株(如鸡胚、地鼠肾细胞、人二倍体成纤维细胞)中增殖,在非洲绿猴肾 Vero 细胞中生长良好。病毒的复制周期短,病毒量多,国内外已用于灭活疫苗生产。在易感动物或人的中枢神经细胞,主要是大脑海马回的锥体细胞中增殖时,可在胞质内形成一个或多个圆形或椭圆形、直径 20~30nm 的嗜酸性包涵体,称之为内基小体(Negri body)(图 31-6)。在动物或人脑组织标本中检测内基小体的存在,可作为狂犬

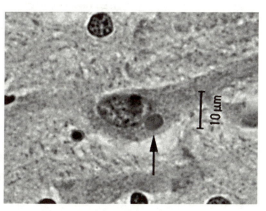

图 31-6　神经细胞质中狂犬病病毒内基小体

病的辅助诊断。

4. 遗传与变异 从自然感染动物体内分离到的狂犬病病毒称为野毒株（wild strain）或街毒株（street strain）。这种毒株的特点是接种动物发病所需潜伏期长，毒力强，脑外途径接种后易侵入脑组织和唾液腺内；将野毒株在家兔脑内连续传代后，病毒对家兔致病的潜伏期随传代次数的增加而缩短。这种毒力变异的病毒株被称为固定毒株（fixed strain），对人或犬的致病性明显减弱，由脑外途径接种犬时，不能侵入脑神经组织引起狂犬病。1885 年，法国科学家巴斯德第一次以疫苗接种方式用兔脑制备减毒狂犬疫苗成功救治了一例被狂犬所伤的儿童，从此开辟了人类预防免疫治疗的新纪元。

5. 抵抗力 病毒对热、紫外线、日光和干燥环境比较敏感。对热敏感性强，加热 60°C 30 秒钟或 100°C 2 秒钟即可杀灭病毒。对室温（25°C）以下温度有一定抵抗，室温可存活 1~2 周，4°C 静置 5~6 周丧失感染性。易被强酸、强碱、甲醛、碘酒、10% 氯仿、20% 乙醚、肥皂水、氧化剂及离子型和非离子型去污剂灭活。病毒在 4°C 冷冻干燥条件下可保持活性数月；在 50% 甘油磷酸盐缓冲液中 -20°C 保存至少 5 年以上。

二、致病性与免疫性

1. 致病性 狂犬病潜伏期长短不一，多在 2~3 个月，短则 6 天，平均 67 天，少数患者超过半年。人狂犬病的临床表现主要有两种类型：狂躁型（占 80%）和麻痹型（占 20%）。狂躁型的主要特点是恐水症（hydrophobia），表现在饮水或听到流水声时，恐惧、激动并伴有呼吸肌及咽喉痉挛等，幻觉与兴奋是常见的临床症状。麻痹型狂犬病的主要表现是身体虚弱及松弛性瘫痪，常因临床症状不明显而导致误诊。在症状发生后，这两类患者的生存时间很少超过七天。

研究发现，狂犬病病毒 G 蛋白能与广泛分布的于肌细胞和神经细胞膜上的乙酰胆碱受体（nAChR）、神经细胞黏附分子（NCAM）和神经营养因子 p75 受体（p75NTR）等分子结合，介导狂犬病病毒侵入细胞内，从而决定了狂犬病病毒的嗜神经性。人被狂犬病动物如犬咬伤后，狂犬病病毒可通过皮下伤口进入人体。肌细胞是狂犬病病毒的靶细胞，病毒首先在横纹肌细胞及结缔组织内复制。选择性在神经 - 肌肉接头处与 nAChR 结合，通过神经肌肉接头进入外周神经组织的运动神经元末梢。一旦进入神经细胞，狂犬病病毒就不易被免疫监控系统所干预，从而通过神经膜细胞内膜沿神经元轴索逆向扩散到中枢神经系统，在神经细胞内增殖并引起中枢神经系统损伤，随后又沿传出神经扩散到唾液腺及其他组织，包括泪腺、视网膜、角膜、鼻黏膜、舌味蕾、皮脂腺、毛囊、心肌、骨骼肌、肺、肝和肾上腺等。当迷走神经核、舌咽神经核和舌下神经核受损时，可发生呼吸肌、吞咽肌痉挛；当迷走神经节、交感神经节和心脏神经节受损时，可发生心血管系统功能紊乱或猝死。

2. 免疫性 狂犬病病毒包膜上糖蛋白及核衣壳上的核蛋白均含有保护性抗原和 T 细胞免疫表位，可以诱导机体产生中和抗体（仅糖蛋白有此作用）、CD4⁺ 辅助性 T 细胞和 CD8⁺ 细胞毒性 T 细胞。中和抗体具有治疗性作用，可中和游离状态的病毒、阻断病毒进入神经细胞内的作用。但抗体对已进入神经细胞内的病毒难以发挥作用，同时也可能产生免疫病理反应而加重病情。杀伤性 T 淋巴细胞在机体内可杀死表达病毒糖蛋白的靶细胞，说明细胞免疫在机体抗狂犬病病毒保护性免疫方面起重要作用。

三、微生物学检查

狂犬病诊断过程主要包括：首先询问流行病学史，患者有无被犬、猫及蝙蝠等动物咬伤、抓伤的病史。此外，要观察患者是否有典型的临床症状。最终结合临床样本的实验室检查结果进行诊断。

1. 病毒的分离与鉴定 小鼠脑组织对狂犬病病毒的敏感性强，因此常用小鼠来进行病毒

Notes

的分离与培养。将待检的临床标本,如脑组织、脑脊液、唾液和眼角膜组织等标本接种小鼠颅内,感染数天后,分离纯化病毒,做进一步鉴定。

2. 血清学诊断　常采用中和试验检测抗狂犬病病毒的中和抗体滴度,如快速荧光灶抑制试验及荧光抗体病毒中和试验。在没有接种狂犬疫苗的个体中,如果血清或脑脊液中检测出较高的中和抗体滴度,则可间接说明该个体已被狂犬病病毒感染。

也可采用竞争性 ELISA 试验及间接 ELISA 试验等方法检测抗体。

3. 快速诊断　①直接免疫荧光法检测:用荧光素标记的单克隆抗体直接检测脑脊液、脑组织和唾液等标本中的狂犬病病毒抗原;②巢式 RT-PCR 方法:检测标本中的病毒 RNA,也可用作对狂犬病病毒感染的早期诊断。

四、防 治 原 则

我国养犬数量增加而免疫接种率低是狂犬病率增高的主要原因,因此,捕杀野犬,加强家犬管理,注射犬用疫苗,是预防狂犬病的主要措施。人被动物咬后应采取以下措施:

1. 隔离动物　对于咬过人的狗、猫和雪豹等动物需及时捕获,圈养观察至少十天,需请兽医检查确认没有问题后再放养。

2. 伤口处理　立即用大量清水冲洗伤口,有条件时可同时用肥皂水及 0.1% 苯扎溴铵反复冲洗伤口,再用 70% 乙醇及碘酒涂擦伤口,避免缝合与包扎。

3. 被动免疫　用 20IU/kg 抗狂犬病抗体,即人或马狂犬病免疫球蛋白(rabies immunoglobin,RIG)接种伤口,使其渗透到伤口及其周围组织。

4. 主动免疫　由于狂犬病病毒的潜伏期比较长,人被患病动物咬伤后,应尽快注射狂犬疫苗,对防治狂犬病的发生有一定效果。我国目前应用的减毒狂犬疫苗主要有两种:一是地鼠肾原代细胞狂犬疫苗(PHKC-RV),二是人二倍体细胞狂犬疫苗(HDCV)。2010 年起美国推荐使用新的 CDC 疗法,即使用四剂肌内注射取代原来的五剂注射疗法:在暴露后第 0、3、7 和 14 天分别行肌肉内注射,取消第 28 天的注射,注射部位成人为三角肌,儿童为大腿内侧或外侧,但避免进行臀部肌内注射。对于有接触狂犬病病毒危险的人员,如兽医、动物管理员和野外工作者等,也应接种疫苗预防感染。

第三节　细小 DNA 病毒

细小 DNA 病毒(parvovirus)是已知最小的 DNA 病毒,宿主范围从节肢动物到人类,分布非常广泛。细小 DNA 病毒科(*Parvoviridae*)分为两个亚科,即感染脊椎动物的细小 DNA 病毒亚科(*Parvovirinae*)和感染节肢动物的浓病毒亚科(*Densovirinae*)。感染脊椎动物的细小 DNA 病毒亚科包括 8 个属,其中含有可感染人的病毒的有 4 个属,即波卡细小 DNA 病毒属(*Bocaparvovirus*)、红细小 DNA 病毒属(*Erythroparvovirus*)、依赖型细小 DNA 病毒属(*Dependoparvovirus*)和四型细小 DNA 病毒属(*Tetraparvovirus*),除依赖型细小 DNA 病毒属不致病外,其余 3 种细小 DNA 病毒属均含有可引起人类疾病的细小 DNA 病毒。

细小 DNA 病毒共同的形态结构特征是无包膜,直径约 18~26nm,衣壳二十面体对称,由约 32 个长 3~4nm 的壳粒构成,包围着一个分子的单股线状 DNA,基因组长约 5.6kb,编码 VP1 和 VP2 两种衣壳蛋白和一种非结构蛋白。由于基因组小,病毒的复制依赖宿主或有辅助病毒共感染。细小 DNA 病毒根据对辅助病毒的需要不同可分成两类:①自主复制病毒,无需辅助病毒即能自行复制,但在 DNA 复制时,需要正处于有丝分裂过程中的宿主细胞(包括体外培养细胞)某些功能的辅助,包括波卡细小 DNA 病毒属及红细小 DNA 病毒属;②依赖性病毒,其基因组不完备,是一类缺损病毒,腺病毒为其辅助病毒,必须在有腺病毒与之同时存在的条件下,才能复制出有感染性的后代,故又称为腺相关病毒(adeno-associated virus,AAV),该类病毒的致病性目前尚不清楚。细小 DNA 病毒对外界理化因素具有很强的抵抗力,能耐受 pH 3~9 的处理,加热56℃ 60 分钟不受破坏,对乙醚、氯仿、脂溶剂不敏感。

灵长类红细小 DNA 病毒 1(primate erythroparvovirus,PEPV1),即早先命名的人类细小 DNA 病毒 B19(human parvovirus B19,B19),属于红细小 DNA 病毒属,是目前已知对人类致病的细小 DNA 病毒之一,可引起儿童传染性红斑(erythema infectiosum,EI)。该病毒感染呈世界范围分布,约 60% 以上的成人和 90% 以上的老年人可检测到抗该病毒的抗体,但感染多发生于学龄儿童;主要通过呼吸道传播,也可通过血制品或输血传播;妊娠妇女感染后可通过胎盘传给胎儿。约30%~40% 的感染者可无临床症状。PEPV1 对人红细胞具有高度亲嗜性。病毒受体为红细胞表面的糖脂抗原(血型 P 抗原),该抗原成分可表达于红细胞系前体细胞、成熟红细胞、巨核细胞、内皮细胞、胎盘、胎儿肝和心脏。

细小 DNA 病毒的转录、复制及装配均在宿主细胞核内完成,且病毒不能刺激静止期细胞启动 DNA 的合成,故宿主细胞代谢的 S 期是病毒复制所必需的条件。病毒可在新鲜人类骨髓细胞、胎儿肝细胞、红白血病细胞、外周血细胞或脐血细胞内增殖。PEPV1 感染所致的传染性红斑最常见于 4~12 岁的儿童。病毒经飞沫侵入上呼吸道,在局部增殖后,大量病毒侵入血流形成病毒血症,此时患者出现流感样症状,病毒随患者的呼吸道分泌物排出体外。约经 1 周后随着特异性抗体生成,病毒血症终止,但病毒与抗体在血循环中形成的免疫复合物,可引起面颊部出现水肿性蝶形红斑,四肢皮肤也可出现对称性边界清楚的花边状或网状斑丘疹,为本病的特征。成人感染 PEPV1 后可致多发性关节炎或关节痛;慢性溶血性贫血患者若发生 PEPV1 感染,可因红系前体细胞大量破坏和网状细胞减少而促发严重的再生障碍性贫血危象;血清抗体阴性的孕妇发生 PEPV1 病毒感染后,病毒通过胎盘感染胎儿,导致严重贫血及流产,但尚未有证据表明PEPV1 可引起先天性畸形。

PEPV1 感染的微生物学检查最敏感的方法是检测病毒 DNA,可用斑点杂交、原位杂交和PCR 方法检测血清、血细胞、组织标本和呼吸道分泌物中的病毒 DNA;对传染性红斑和再障危象患者可用 ELISA 法查病毒特异性 IgM,在红疹出现 1~2 天内多数患者血清中可测出抗 PEPV1的 IgM 抗体。对持续性 PEPV1 感染者,应用含有抗 PEPV1 中和抗体的免疫球蛋白制剂具有一定的治疗和改善作用。目前尚无治疗 PEPV1 感染的有效药物,亦无预防疫苗。

第四节　博尔纳病病毒

博尔纳病(Borna disease,BD)源自 1885 年德国 Borna 镇的马群中所暴发的一种以精神行为异常为主的致死性马脑炎,后经实验室研究证实该病是由一种 RNA 病毒感染所致,故将该病毒命名为博尔纳病病毒(Borna disease virus,BDV)。该病毒是一种高度嗜神经性病毒,与狂犬病病毒同属于单负链 RNA 病毒目(*Mononegavirales*)。BDV 是该病毒目下博尔纳病毒科(*Bornaviridae*)及博尔纳病毒属(*Bornavirus*)的唯一成员。病毒颗粒呈球形,直径 100~130nm;内部有一新月形RNA,不分节段;有包膜,表面有 7nm 长的刺突。病毒基因组长 8910bp,共有 6 个开放读码框,分别编码核蛋白(N)、磷蛋白(P)、基质蛋白(M)、包膜糖蛋白(G)、RNA 聚合酶(L)和非糖基化的特殊蛋白(X)。与其他大多数单股负链 RNA 病毒不同,博尔纳病病毒的复制在宿主细胞核内进行,其基因组中有转录单位及转录信号的重叠、转录连读(transcriptional read through)和转录后剪切等功能,使病毒能利用重叠的开放读码框表达与调节多种蛋白的产生,表现为一种核内低浓度的持续性转录与复制。病毒在细胞内增殖后以出芽方式释放,产生的病毒量少,为非溶细胞性感染,临床上则表现为持续性感染过程。

Notes

博尔纳病病毒对脂溶剂(如乙醚、氯仿或丙酮等)、去污剂和紫外线敏感,能耐受 pH 5~12,加热 56℃ 30 分钟可被灭活。

博尔纳病病毒感染的宿主范围广,可引起从鸟到灵长类多种动物的中枢神经系统感染,表现为以精神行为异常为主要特征的中枢神经系统功能障碍。博尔纳病多发生于春夏季节,呈全球性分布,我国也已有报道。病毒可存在于患病动物的涎腺和鼻腔分泌物中,其他动物通过直接接触这些分泌物或被分泌物污染的水和食物而被感染,也可能通过乳汁和血液传播。动物感染后,病毒先侵犯嗅觉上皮、咽部以及肠道黏膜的神经末梢,然后通过轴突上传至中枢神经系统。此后,病毒又可经轴突下行至外周神经,分布于不同器官中的神经组织中。博尔纳病的发病机制与机体的免疫病理反应密切相关,其中细胞免疫应答发挥主要作用。组织病理学检查可见脑内有大量的淋巴细胞、浆细胞和单核细胞浸润,并常发生反应性星形细胞增生。

博尔纳病的临床表现以中枢神经功能障碍和精神行为异常为特征,早期主要表现为行为改变、易激惹、步态紊乱;晚期表现为认知障碍、记忆丧失、抑郁、共济失调和部分麻痹等。最近,欧洲、美国、日本和我国台湾等地均报道通过间接免疫荧光试验、ELISA、免疫组化、原位杂交及 RT-PCR 等方法从精神分裂症、抑郁症、帕金森病、慢性吉兰 - 巴雷综合征、病毒性脑炎、慢性疲劳综合征等患者血清和外周血淋巴细胞中检测到博尔纳病病毒的特异性抗原、抗体和病毒核酸。这些研究均提示博尔纳病病毒与人类精神分裂症等神经精神疾病密切相关。

第五节　痘　病　毒

痘病毒(poxvirus)是所有已知病毒中体积最大、结构最复杂的一类 DNA 病毒。痘病毒科(Poxviridae)根据宿主范围分为两个亚科,即脊椎动物痘病毒亚科(Chordopoxvirinae)和昆虫痘病毒亚科(Entomopoxvirinae),其中引起人类疾病的主要是脊椎动物痘病毒亚科的正痘病毒属(Orthopoxvirus)和副痘病毒属(Parapoxvirus)的成员,部分属于雅塔痘病毒属(Yatapoxvirus)和软疣痘病毒属(Molluscipoxvirus);大多数通过直接接触或吸入传播,引起皮肤痘疱样皮疹,损害相对较为温和,但少数引起严重的甚至致死性的全身感染。

对人类危害最严重的是正痘病毒属的天花病毒(smallpox,variola virus),历史上多次全球性的天花大流行,给人类造成了深重的灾难。人痘接种术(smallpox inoculation,variolation)预防天花早在公元 10 世纪就在中国有记载,到了公元 16 世纪的明代,天花接种在中国已成为一种普遍的预防方法在民间得到推广。18 世纪末及 19 世纪人们发现用与天花病毒同一属的牛痘病毒(cowpox)及痘苗病毒(vaccinia virus)作为疫苗也可预防天花,并且安全性更强。痘苗病毒是世界卫生组织消灭天花行动中所采用的主要疫苗成分。由于持久地使用牛痘苗和痘苗病毒进行了广泛的人群免疫接种,WHO 在 1980 年宣布在全世界彻底根除了天花。

由于天花病毒已被消灭,目前以人为唯一宿主的痘病毒仅有人传染性软疣病毒(molluscum contagiosum virus)。其他一些痘病毒,包括牛痘病毒和猴痘病毒(monkeypox virus)等均属于人兽共患性痘病毒,亦能引起人类疾病,有些甚至引起局部流行。

一、生物学特性

1. 形态与结构　痘病毒结构复杂,大小约 400nm × 230nm,光学显微镜下勉强可见。电镜负染色观察,病毒体呈圆角砖形或卵圆形,表面有不规则排列的脂蛋白管形亚单位包绕形成的外膜;副痘病毒颗粒较正痘病毒小(260nm × 160nm),但微管在病毒表面形成特殊的十字交叉状排列(图 31-7)。病毒体内部有一哑铃形核心,又称拟核(nucleoid,N),由线形双链 DNA 基因组和至少 15 种以上与病毒增殖相关的酶组成,另有一层内膜包绕核心形成核心体。在核心体与

Notes

外膜之间还有两个未知功能的侧体（lateral bodies,LB）。以出芽方式释放到细胞外的痘病毒在病毒体外还有一层来源于细胞膜的脂蛋白包膜。痘病毒基因组的核酸长度与病毒种属有关,从130kb（副痘病毒属）至375kb（禽痘病毒属）不等,可编码数百种蛋白;基因组两端均有反向末端重复序列,且长度也因毒株不同而有差异,大多编码非必需蛋白,与病毒的型特异性及宿主范围等有关;病毒基因组中央区域约120kb为保守区,核苷酸变异较小,主要编码结构蛋白及与病毒复制有关的酶类。

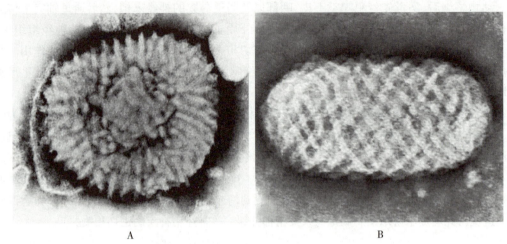

图 31-7　痘病毒形态电镜观察（负染色）
A. 正痘病毒（×228 000）;B. 副痘病毒（×200 000）

2. 病毒复制与培养特性　痘病毒的复制过程,包括 RNA 与 DNA 的合成均在宿主细胞的胞质中进行,故病毒的 DNA 或其片段都不会与宿主的基因组发生整合。病毒基因组可编码病毒复制时所需的多种酶类,有其自身的基因调控系统,可不依赖宿主细胞而能独立进行复制,因此痘病毒是唯一一种可以在细胞质完成基因组复制的 DNA 病毒。病毒基因的表达过程受严格地控制,根据表达的先后可分为早期、中期和晚期基因表达。复制过程主要包括以下几个阶段:穿入和脱外膜（30 分钟）、早期转录（1~2 小时）、DNA 合成（2~4 小时）、晚期转录与装配（4~6 小时）、病毒颗粒出芽释放。约有 100 多种 mRNA 在病毒核心进行早期转录,并被排放到细胞质中进行早期蛋白合成。这些早期蛋白是病毒核心脱衣壳、释放病毒基因组及起始病毒 DNA 复制所必需的成分。随后在 DNA 复制位点进行病毒中期及晚期基因转录。通常在核周进行病毒颗粒的组装,复制的病毒 DNA 在此聚集,先形成具有新月形状的膜及不成熟病毒颗粒。随后,不成熟病毒颗粒摄取 DNA,成为成熟病毒,并移出 DNA 复制区（图 31-8）。

痘病毒可在鸡胚绒毛尿囊膜、人羊膜传代细胞、HeLa、Vero 等组织培养细胞中增殖,并可使宿主细胞膜通透性改变,核酸与蛋白质合成受阻,出现明显的细胞病变,在鸡胚绒毛尿囊膜上可形成痘斑,有助于鉴别副痘病毒和巨细胞病毒。

3. 抗原分型　正痘病毒属中的天花病毒、牛痘病毒和痘苗病毒进化上来源于同一祖先,因此具有遗传和抗原的相关性,且形态相似。痘病毒抗原结构复杂,所有脊椎动物痘病毒均具有共同的核蛋白抗原,属间存在血清学交叉反应;病毒表面抗原和可溶性抗原在同一属病毒中可发生血清学交叉反应,但在不同属病毒间的反应有限,因此,痘苗病毒免疫接种后不能为其他属病毒的感染提供保护。由于痘病毒属间 DNA 序列相似性低,基因组 DNA 限制性内切酶切分析和 DNA 序列分析是鉴别痘病毒最准确的方法。

4. 抵抗力　病毒不耐热,加热 60℃ 10 分钟、一般消毒剂和紫外线均可使之灭活,但耐干燥和低温,在土壤、痂皮和衣被上可存活数月到 1 年半,在低温下可存活数年。

Notes

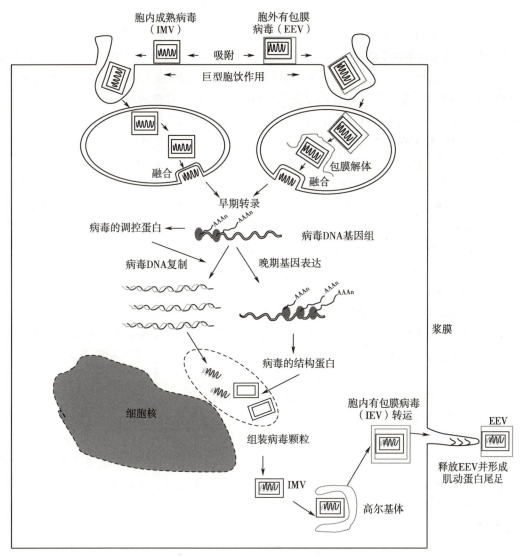

图 31-8　痘病毒的复制周期

二、感染人的主要痘病毒

痘病毒中,除天花病毒和软疣病毒是人类特有的病毒外,其他感染人的痘病毒均为人兽共患病原体。

1. 天花病毒　天花病毒是天花的病原体,天花是世界上严重危害人类数千年的烈性传染病,其传染性极强,可通过接触和飞沫传播。天花病毒的靶细胞是上皮细胞和皮下结缔组织细胞,病毒通过与受体结合进入细胞内,在胞质内增殖后释放入血,引起病毒血症。天花临床表现主要为严重病毒血症(寒战、高热、乏力、头痛、四肢及腰背部酸痛,严重时可出现惊厥、昏迷)、皮肤成批出现离心性皮疹,依次发展成斑疹、丘疹、疱疹、脓疱疹,最后脓疱结痂,痂皮脱落后形成瘢痕,因颜面部大量的皮脂腺被破坏,可遗留明显的凹陷性瘢痕。天花在临床上病情发展极为迅速,未免疫人群感染重型天花后 15~20 天内死亡率高达 30%。

天花病毒只有 1 个血清型,抗原性稳定;人是唯一的宿主,且感染后可获得终身免疫力。人类通过长期与天花作斗争的过程中,逐步掌握了预防和控制天花的方法,其中我国古代发明的人痘接种术以及 18 世纪末英国人 Jenner 发明的牛痘苗为人类彻底根除天花作出了不可磨灭的贡献。

2. 人传染性软疣病毒　人传染性软疣病毒是软疣痘病毒属中唯一的正式成员。仅感染人

Notes

表皮组织,引起表皮传染性软疣。该病毒不编码表皮生长因子类似物,但却可以诱发受染细胞的表皮生长因子受体(EGFR)的表达。潜伏期14天至6个月。多发于儿童和青年,一般通过直接接触传播,易通过小的皮肤损伤侵入人体,特别是患有湿疹及过敏性疾病的患者易感,由于这些患者易抓挠皮肤炎症反应部位而导致皮肤损伤。也可自体接种,成人也能通过性接触传播。传染性软疣可发生于除掌跖外的任何接触部位,在皮肤上产生良性的肿瘤样病变,典型损害为感染局部表皮细胞增生形成软疣结节,直径2~8mm,散在分布,单发或多发(一般患者的病灶少于20个,偶见病灶100个以上的患者),圆形或半球形,有蜡样光泽,中心呈脐凹状(也称为脐丘疹),并含有干酪样栓塞物。病毒一般在上皮的生发层细胞中进行复制,胞质内可形成含有大量嗜酸性病毒颗粒的“软疣体”,也称为亨德森-帕特森体(Henderson-Paterson bodies)。“软疣体”随感染进程而变大,带动棘细胞向上移动,而基底层细胞的增生又可取代那些不断上移的棘细胞。在正常个体中,病毒常引起自限性感染,但在免疫缺陷患者中的感染通常较严重。该病毒能在原代人羊膜细胞、人包皮成纤维细胞、猴肾细胞及HeLa细胞中增殖并产生致细胞病变作用(CPE),但病毒不能连续传代,也无实验动物模型。目前尚无有效的预防与治疗方法。

3. 猴痘病毒　猴痘病毒是猴痘的病原体,猴痘为一种人兽共患的自然疫源性疾病,主要流行于中非和西非的热带雨林地区。1958年首次在哥本哈根发现该病毒在绿猴中引起一种类似人类天花的疾病,并称之为猴痘;1970年刚果首次报告了猴痘病毒感染人类的病例;2003年美国境内数个州发生人类猴痘暴发。随着世界各国旅游和经济交往的日益频繁,我国也有被蔓延的危险。

该病毒的自然宿主是猴和猿类,兔和小鼠为易感的实验动物。可通过被感染动物咬伤或直接接触有病动物的损伤皮肤或体液传染给人。进化上猴痘病毒可分为中非株和西非株两种猴痘病毒,两种病毒的毒力有差异,中非株毒力较强,而西非株毒力较弱。美国2003年流行的是西非株猴痘病毒,传染源来自非洲受感染的土拨鼠。该病毒也可经呼吸道飞沫传播,以及通过与感染患者体液、病毒污染物品(如被褥或衣服)直接接触传播。在人类,猴痘病毒主要感染未接种牛痘疫苗的儿童,症状类似天花,但一般症状较轻,不同的是可引起淋巴结肿大(淋巴结病)。通常潜伏期约12天,起病后表现为发热、乏力、头痛、肌肉痛、淋巴结肿大;一般在3天内头、面、躯干或四肢皮肤出现水疱,渐发展为脓疱,最后干燥结痂,病程约2~4周。该病在非洲的病死率约1%~10%。可通过病毒分离、PCR、电镜或免疫组织化学证实猴痘病毒的存在来确诊。

接种牛痘疫苗对猴痘病毒感染有预防作用。目前美国疾病控制预防中心建议接触感染动物或患者的高危人群应接种牛痘疫苗。

4. 牛痘病毒　牛痘病毒具有较宽的宿主范围,多存在于哺乳动物中。牛痘是由该病毒感染牛所致的一种良性疾病,自然条件下只侵犯母牛乳头和乳房的皮肤,一般通过挤乳工人的手或挤乳机而传播。病毒也可感染挤乳工人和与携带牛痘病毒动物有过接触的人,在其手、臂甚至面部出现痘疱,但不引起全身症状和广泛性皮疹。牛痘在儿童、器官移植以及免疫力低下的患者中也可引起较严重的症状,甚至曾有引起脑炎的报道。牛痘痊愈后,可获得牢固的免疫力。由于该病毒抗原性与痘苗病毒和天花病毒极为相似,因此感染牛痘病毒后可预防天花。

5. 痘苗病毒　痘苗病毒与天花病毒在外形、大小及抗原性上都极为相似,其用于天花的预防使用了将近两个世纪,对于消灭天花发挥了极为重要的作用。但与天花病毒不同,其毒力低,宿主范围广,能引起人、牛、猪、猴、骆驼、象、绵羊、家兔及鼠类的感染。接种痘苗后可出现类似牛痘的皮肤损害,但在儿童及免疫力低下者也可发生并发症,如种痘后湿疹、紫癜、坏疽痘,以及1/100万的种痘后脑炎等。

将外源基因插入痘苗病毒的胸苷激酶(TK)基因中,可构建出在哺乳动物细胞中表达外源基因的重组痘苗病毒,是目前分子生物学、细胞生物学、免疫学领域以及新型疫苗研究与开发的有效工具。

Notes

展　望

　　高危型 HPV 是导致宫颈癌的主要病原体,约 99% 的宫颈癌患者可检测到 HPV DNA,而约有 95% 的宫颈癌患者细胞内存在高危型 HPV 基因组整合。狂犬病病毒及博尔纳病病毒均可累及中枢神经系统,但狂犬病病毒感染常引起人致命性疾病。自 1982 年利用重组痘苗病毒表达外源基因成功以来,各种病毒载体相继出现。目前基于重组痘苗病毒的兽用疫苗已经得到了应用,人用疫苗也已进入Ⅲ期临床试验,有望将很快投放市场。腺相关病毒由于其不致病及免疫原性低的特点而成为基因治疗常用表达载体之一,欧盟于 2012 年底批准了西方国家的第一个利用重组腺相关病毒为载体表达的基因治疗药物。保护性强、覆盖人群广的 HPV 的 9 价疫苗已于 2014 年 12 月在美国成功上市。虽然天花病毒已灭绝近 35 年,但人们不能完全排除天花有死灰复燃的可能性。尽早销毁现有的实验室天花病毒,以防范给人类带来灾难。此外,近年来在考古发掘中发现了一些死于天花的古代干尸,也需排除其作为传染源的可能性。

(刘　力)

第三十二章　朊　粒

朊粒（prion）是一种由正常宿主细胞自身基因编码的错构蛋白质，不含核酸，但具有自我增殖能力和传染性。虽然朊粒曾因其无细胞形态而被称为"朊病毒"，但它不是任何形式的病毒、类病毒或卫星病毒。Prion 一词源于 proteinaceous infectious particle，意为传染性蛋白粒子。目前认为，Prion 是人和动物 Prion 病的病原体。Prion 病又称传染性海绵状脑病（transmissible spongiform encephalopathy，TSE），是一类中枢神经系统退行性脑病，潜伏期长，病死率 100%。1982 年，美国学者 Prusiner 发现并证实 Prion 与 TSE 高度相关，首先提出了 Prion 理论，并因发现这一新的致病因子以及在 Prion 研究中的卓越贡献而获得 1997 年诺贝尔生理学或医学奖。

一、生物学性状

编码朊蛋白（prion protein，PrP）的基因广泛存在于人类、哺乳类动物、鸟类和鱼类等许多生物的染色体中。人类 PrP 基因位于第 20 号染色体的短臂上，小鼠 PrP 基因位于第 2 号染色体上。人类 PrP 基因含两个外显子和 1 个内含子。外显子 1 位于 5' 端，约 52~82bp，为非编码外显子，可能与 PrP 表达的起始有关。外显子 2 位于 3' 端，含编码 PrP 的开放读码框。内含子约 10kb，位于两个外显子之间（图 32-1）。在正常情况下，PrP 基因编码一个含 253 个氨基酸的前体蛋白，分子量 33~35kD，称为细胞朊蛋白（cellular isoform of PrP，PrP^C）。PrP^C 是一种糖基化膜蛋白，包括 N- 末端信号肽序列、五个八肽重复序列区、高度保守的疏水中间区和 C- 末端糖基化磷脂酰肌醇（glycosylphosphatidylinositol，GPI）锚定区。PrP^C 在核糖体合成后被转运到粗面内质网和高尔基体内进行翻译后加工，包括切除信号肽、N- 端糖基化、二硫键和糖脂锚形成等，产生含 142 个氨基酸的成熟 PrP^C，最后转移并通过 GPI 锚定在细胞膜上（图 32-1）。PrP^C 为正常的细胞蛋白，没有致病性，在中枢神经系统的神经细胞及星形胶质细胞中均有表达。此外，在外周神经组织、淋巴组织、白细胞和血小板中也有表达，其中淋巴细胞和滤泡样树突状细胞（FDC）的表达水平较高。目前，PrP^C 确切的生物学功能尚不清楚。由于其定位在细胞表面，所以可能与细胞的铜离子代谢、跨膜信号转导或细胞的黏附和识别等有关。PrP^C 对蛋白酶 K 敏感，可溶于非变性去污剂。

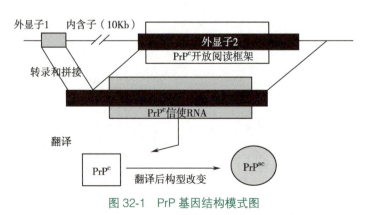

图 32-1　PrP 基因结构模式图

在人和动物传染性海绵状脑病的脑组织中大量存在一种 PrP^C 的异构体,称为羊瘙痒病朊蛋白(scrapie isoform of PrP, PrP^{Sc})。PrP^{Sc} 是 PrP^C 的致病形式,分子量 27~30kD,对蛋白酶 K 有抗性,不溶于去污剂。

PrP^C 与 PrP^{Sc} 的一级结构完全相同,但空间结构存在着明显的差异。PrP^C 含有约 42% 的 α-螺旋结构和 3% 的 β- 折叠结构,而 PrP^{Sc} 则含有 30% 的 α- 螺旋结构和 43% 的 β- 折叠结构。用磁共振(MR)技术对重组 PrP^C 分子的三维结构研究结果显示,PrP^C 中有 3 个 α- 螺旋和 2 个短的 β-折叠,α- 螺旋结构分别位于 144~157、172~193 和 200~227 位氨基酸,β- 折叠分别位于 129~131 和 161~163 位氨基酸。PrP^C 在形成 PrP^{Sc} 的过程中 α- 螺旋减少,而 β- 折叠增加(图 32-2)。

PrP 基因突变与遗传性 Prion 病有关。迄今已发现,在人类 PrP 基因中至少有 20 多个位点的插入或点突变与遗传性 Prion 病有关,如 PrP 基因第 102、105、117、129、178、180、198、200、217 及 213 位等密码子突变和 51~91 位密码子的插入突变等。PrP 基因存在多态性,如 129 位密码子的多态性和 219 位密码子的多态性等,其中最重要的是 129 密码子位点上甲硫氨酸(M)和缬氨酸(V)的多态性:129 位密码子为 M 或 V 的纯合子比 M/V 杂合子更易患家族性 CJD。

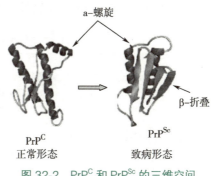

图 32-2　PrP^C 和 PrP^{Sc} 的三维空间结构模式图

PrP^C 转变为 PrP^{Sc} 的确切机制目前尚未明了。目前受到广泛关注的有"模板学说"和"核聚集学说"(图 32-3)。

模板学说认为,正常细胞产生的 PrP^C 分子在随机摆动过程中可发生部分构象变化形成 PrP*,PrP* 是一种中间分子,既能形成 PrP^{Sc},又能回复到 PrP^C 状态。在正常情况下,PrP^{Sc} 形成的量很少,不会引起疾病,但在某些情况下(如有外源性 PrP^{Sc} 分子存在或在有基因突变造成 PrP^C 分子不稳定的遗传性 Prion 病个体中),PrP^{Sc} 单体可与 PrP^C 形成异源二聚体,随后 PrP^{Sc} 起模板作用,诱导 PrP^C 转化成 PrP^{Sc},形成 PrP^{Sc} 同源二聚体。PrP^{Sc} 同源二聚体还可以解离,产生的 PrP^{Sc} 单体又可作为模板与 PrP^C 结合,产生更多的 PrP^{Sc},从而完成 PrP^{Sc} 的自身增殖。PrP^{Sc} 不可溶,一旦形成则不可逆转,最终导致大量 PrP^{Sc} 在神经细胞中

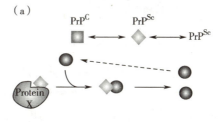

（a）

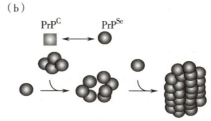

（b）

图 32-3　PrP^{Sc} 增殖机制示意图
a. "模板学说"模型;b. "核聚集学说"模型

聚集和沉淀,引起神经细胞变性和脑组织海绵样变。不过,研究也发现直接将 PrP^C 和 PrP^{Sc} 混合在一起并不能产生新的 PrP^{Sc},提示 PrP^C 向 PrP^{Sc} 转化可能不是一个简单的催化作用,这一过程可能有其他"分子伴侣"的参与,但目前对这些分子伴侣的本质尚不清楚,因此将其称为 X 蛋白(protein X,PrX)。

核聚集学说也称"种子"学说。犹如物质的结晶需要已经形成的细小晶体作为核心一样,PrP^{Sc} 的聚集也需要一个已经形成的核心充当晶体形成的"种子"。在正常的情况下,细胞内只有少量 PrP^C 分子可以自发地转变为 PrP^{Sc} 分子,固有的 PrP^C 和 PrP^{Sc} 之间可发生可逆的构象变化,处于一种动态平衡,因此,正常细胞内自发形成 PrP^{Sc} 聚合物并不容易。但在适宜的条件下,PrP^{Sc} 单体可以相互聚集形成低级聚合物充当"种子",通过黏附其他 PrP^{Sc} 而继续生长,形成更大的聚合物。这些聚合物碎裂后又变成新的"种子",重复上述聚集过程,从而产生更多的 PrP^{Sc} 聚集物,在局部形成淀粉样蛋白沉淀。因此,一旦有种子形成,PrP^{Sc} 聚合并生长则是一个快速的

Notes

过程。

PrP^{Sc} 对理化因素有强大的抵抗力,传统的消毒剂和消毒方法不能使之灭活,而且能抵抗蛋白酶 K 的消化作用,用蛋白酶 K 处理后可形成电镜下可见的管状淀粉样沉淀。对核酸酶、紫外线和补骨脂素等降解核酸的处理方法不敏感,对甲醛(18%)、戊二醛、β- 丙内脂(1%)、甲醇、乙醇、丙醇、过锰酸钾、碘、过氧乙烯、非离子型或弱离子型去污剂等化学消毒剂也不敏感。标准的高压蒸汽灭菌法和 γ 射线均不能使之灭活。对乙醚、丙酮和环氧乙烷等中度敏感。目前灭活 PrP^{Sc} 的方法主要有高压蒸汽(134℃)处理至少 2 小时或 5.25% 次氯酸钠、氢氧化钠(4M)、尿素(6~8mol/L)、过氧酸钾(0.01mol/L)浸泡处理等。

PrP^{C} 与 PrP^{Sc} 的主要生物学特性及致病性比较见表 32-1。

表 32-1　PrP^{C} 与 PrP^{Sc} 的主要生物学特性及致病性比较

	PrP^{C}	PrP^{Sc}
分子构型	42% 的 α- 螺旋结构 3% 的 β- 片层结构	30% 的 α- 螺旋结构 43% 的 β- 片层结构
存在特点	正常及感染动物	感染动物
存在形式	单体或二聚体	形成纤维或短杆状的聚合体
对蛋白酶 K 的抗性	敏感	抗性
对去污剂的溶解性	可溶	不可溶
致病性	无	有
传染性	无	有

目前尚缺乏理想的 Prion 体外细胞培养模型。但一些起源于神经组织的细胞系(如鼠神经母细胞瘤细胞 Neuro2a、鼠嗜铬细胞瘤细胞 PC12 等)可以支持 Prion 增殖,感染可通过蛋白酶抵抗试验或动物传递试验而被检测出来。仓鼠、大鼠、小鼠和转基因鼠对 Prion 敏感,常作为实验动物模型。

二、致病性与免疫性

Prion 引起的 Prion 病是一种人和动物致死性中枢神经系统慢性退行性疾病,目前已知人和动物的 Prion 病有十多种(表 32-2)。这类疾病的共同特征是潜伏期长,可达数年至数十年之久,一旦发病即呈慢性、进行性发展,最终死亡。病理学特点是中枢神经系统神经元凋亡、弥漫性神经元缺失、星状胶质细胞增生、脑皮质海绵状变性和淀粉样斑块形成等(图 32-4)。临床上出现痴呆、共济失调、震颤和精神异常等中枢神经系统症状。

人类 Prion 病可分为遗传性、传染性和散发性三种类型。遗传性 Prion 病不需任何传染即可自发发生,其原因是 PrP 基因发生了突变,突变 PrP 基因产生的 PrP^{C} 可自发变构成为 PrP^{Sc} 而致病。常见的遗传性 Prion 病有家族性 CJD、GSS 综合征和 FFI 等。传染性 Prion 病患者的 PrP 基因本身并没有异常,其原因是外源致病性 PrP^{Sc} 进入体内,逐渐将正常的 PrP^{C} 转化成致病性 PrP^{Sc},如库鲁病和 v-CJD 等。散发性 Prion 病无明显的环境诱因,病人之间也无明显的传播现象,可能与 PrP 基因过度表达,导致大量 PrP^{C} 转变为 PrP^{Sc} 有关。

Prion 病的致病机制尚未明了。对传染性 Prion 病的研究结果提示,致病因子可以通过破损的皮肤、黏膜或消化道上皮细胞进入机体,然后在附近淋巴结中沉积并增殖,再扩散到脾脏、阑尾及派氏集合淋巴结(Peyer's patch)等淋巴组织中,最后通过内脏神经到达中枢神经系统,产生神经毒性,最终导神经系统退行性病变。此外,有人认为致病因子也可不经淋巴组织而沿外周神经直接进入中枢神经系统。

Notes

表 32-2　人和动物的 Prion 病

动物 Prion 病

　　羊瘙痒病（scrapie of sheep and goat）

　　水貂传染性脑病（transmissible mink encephalopathy，TMM）

　　慢性消耗症（chronic wasting disease，CWD）

　　牛海绵状脑病（bovine spongiform encephalopathy，BSE）

　　猫海绵状脑病（feline spongiform encephalopathy，FSE）

人 Prion 病

　　库鲁病（Kuru disease）

　　克 - 雅病（Creutzfeld-Jakob disease，CJD）

　　格斯特曼综合征（Gerstmann-Straüssler-Scheinker syndrome，GSS）

　　致死性家族失眠症（fatal familial insomnia，FFI）

　　克 - 雅病变种（variant CJD，v-CJD）

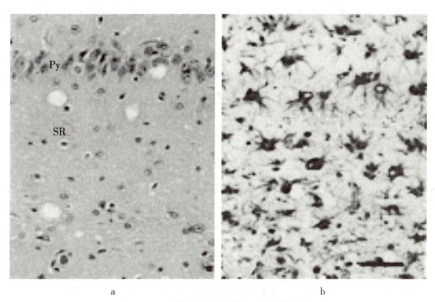

图 32-4　羊瘙痒病的神经病理学改变

a. 苏木素 - 伊红染色显示海马回神经元的海绵状退行性变，并形成直径 10~30μm 的空泡样变；
b. 海马回的免疫组化染色显示大量星形胶质细胞增生

　　Prion 分子量小，免疫原性低，免疫系统不能识别氨基酸序列完全一致但构象不同的两种蛋白质，因此，Prion 不能诱导人或动物产生特异 T 细胞和 B 细胞免疫应答，亦不能诱导干扰素的产生。

　　主要动物和人 Prion 病有：

　　1. 羊瘙痒病（scrapie of sheep and goat）　羊瘙痒病是第一个被发现的动物 Prion 病，在绵羊和山羊中流行。1732 年英国首次报道本病，此后陆续在欧洲其他养羊国家也发现羊瘙痒病。目前，亚洲、欧洲和美洲发现有羊瘙痒病病例。本病潜伏期 1~3 年，感染羊表现为消瘦、步态不稳、脱毛、麻痹等，因患病羊由于瘙痒而常在围栏上摩擦身体而得名。本病易于在羊群中传播，但传播机制至今仍不清楚。

　　2. 牛海绵状脑病（bovine spongiform encephalopathy，BSE）　BSE 是一种新出现的 Prion 病，1986 年在英国首次发现，此后迅速蔓延，在欧洲一度广为流行。迄今为止，美国、加拿大、日本等

Notes

国家也有报道,但中国尚未发现此病。潜伏期4~5年,主要临床表现为运动失调、震颤、感觉过敏、恐惧甚至狂乱,因此俗称"疯牛病(mad cow disease)"。已证实,疯牛病的起源与牛食用了被羊瘙痒病致病因子污染的动物肉骨粉饲料有关。1988 年 7 月,英国政府立法禁止用反刍动物来源的饲料喂养牛只后,疯牛病的发病率已显著下降。

3. 库鲁病(Kuru disease)　库鲁病是一种人类的 Prion 病,1957 年美国科学家 Gajdusek 和 Zigas 首次报道本病。库鲁病仅见于巴布新几内亚东部高地的 Fore 族土著人中。在 Fore 语中 Kuru 为"震颤"的意思,本病以寒战样震颤为突出临床表现而得名。库鲁病潜伏期很长,可达 4~30 年,但一旦发病则发展迅速,表现为痴呆、肢体瘫痪,最终因吞咽困难、衰竭、感染而死亡。库鲁病的传播与当地土著人祭奠亡灵时的食尸宗教习俗有关。因参加食尸者主要是妇女和儿童,故妇女及儿童的发病率较高。20 世纪 50 年代末,随着这一原始习俗被禁止,库鲁病也随之消失。

4. 克 - 雅病(Creutzfeld-Jakob disease,CJD)　CJD 又称皮质 - 纹状体 - 脊髓变性病(corticostriatospinal degeneration),是人类最常见的 Prion 病。1920 年和 1921 年,Creutzfeldt 和 Jakob 两位神经病理学家先后报道了此病,因而被命名为克 - 雅病。本病呈全球性分布,发病率 1~2/100 万,我国也有本病存在。患者多为老年人,平均发病年龄 65 岁。潜伏期可长达 1~20 年,最长可达 40 年以上。典型的临床表现为迅速进展的痴呆、肌阵挛、皮质盲、小脑共济失调、运动性失语、偏瘫、癫痫甚至昏迷,病人最终死于感染或自主神经功能衰竭,约 90% 的患者在 1 年内死亡。

根据病因不同,可将 CJD 分为散发性、家族性和医源性三种类型。散发性 CJD 约占 85%,原因不明。家族性 CJD 约占 5%~15%,表现为常染色体显性遗传,病人家族中均有 PrP 基因突变,已发现有多个点突变和重复片段插入,最常见的是第 102 位密码子(Pro→Leu)、第 178 位密码子(Asp→Asn)和第 200 位密码子(Glu→Lys)的点突变,第 48 位和第 56 位密码子处有重复片段插入,多伴有 129 位缬氨酸纯合子。医源性 CJD 为传染性 Prion 病,与 Prion 污染临床诊疗过程有关,可通过神经外科手术、硬脑膜移植、角膜移植、使用人尸体脑垂体提取的生长激素和促性腺激素、输血和消化道等方式传播。

5. 克 - 雅病变种(variant CJD,v-CJD)　v-CJD 是近年来出现在欧洲的一种新型人类 Prion 病,1996 年由英国 CJD 监测中心首次报道。此后,在法国、德国、爱尔兰、俄罗斯等国亦先后发现了病例。本病的好发年龄、临床特征与典型 CJD 均有明显不同:发病年龄在 42 岁以下,中位年龄 29 岁,最小者仅 15 岁。临床表现以行为改变、运动失调和周围感觉障碍为主,脑电图、影像学及病理学改变等与典型 CJD 也有明显的差异,因而被认为是 CJD 的新变种(new variant CJD,v-CJD)。进一步研究结果显示,从这些病例中提取的 PrP^{Sc} 与来源于 BSE 的 PrP^{Sc} 性质相同,患者脑组织病理变化与 BSE 相似,从而表明 v-CJD 与疯牛病密切相关。现在普遍认为 v-CJD 的发生与人类的食物链中含有疯牛病致病因子有关,但确切的致病机制不清楚。致病因子可通过消化道进入人体,先在肠道局部淋巴组织中增殖,再出现于脾脏和扁桃体等处,最后定位于中枢神经系统引起疾病。

6. Gerstmann-Sträussler-Scheinker syndrome(GSS)综合征　GSS 综合征是一种罕见的传染性海绵状脑病,为常染色体显性遗传性疾病,主要与 PrP 基因 102 位密码子(Pro→Leu)突变有关,也可以是 117 位密码子(Ala→Val)突变和 198 位密码子(Phe→Ser)突变等。发病年龄在 24~66 岁,平均病程为 5 年。病理学特征为脊髓小脑束和皮质脊髓束变性,广泛淀粉样沉积和海绵样变。临床表现为脊髓小脑性共济失调和痴呆。

7. 致死性家族性失眠症(fatal familial insomnia,FFI)　致死性家族性失眠症是 1992 年确认的另一种遗传性传染性海绵状脑病,为常染色体显性遗传病,表现为 PrP 基因第 178 密码子(Asp→Asn)突变,第 129 位密码子多为甲硫氨酸纯合子,与遗传性 CJD 的 129 位密码子多为缬氨酸纯合子不同。病理学特征为丘脑前核和背内侧核神经元丢失和神经胶质细胞增生,但海绵

Notes

状病变少见。临床表现主要为进行性加重的失眠、运动失调、精神异常和内分泌紊乱等,痴呆却较少见。

三、微生物学检查

目前对 Prion 病的诊断主要根据临床表现、中枢神经系统特征性的组织病理学改变和病原学诊断等。病原学诊断包括采用免疫学方法检测标本中感染性 PrP^{Sc} 或 14-3-3 蛋白以及基因分析等,其中,在标本中检测到感染性 PrP^{Sc} 是确诊 Prion 病的最可靠指标。

1. 脑组织 PrP^{Sc} 检测

(1)免疫组化检测:脑组织或淋巴组织切片用福尔马林固定及石蜡包埋后,用蛋白酶 K 处理以破坏 PrP^{C},然后再用 PrP^{Sc} 特异性单克隆抗体或多克隆抗体作免疫酶染色,检测组织标本中对蛋白酶 K 有抗性的 PrP^{Sc}。本法不仅能检出脑组织中的 PrP^{Sc},还能观察 PrP^{Sc} 在脑组织中的分布特点。

(2)蛋白印迹检测:用蛋白印迹(Western blot)检测脑组织中的 PrP^{Sc} 是目前国际上诊断 prion 病的常规方法。先将脑组织匀浆用蛋白酶 K 处理,电泳后转印到硝化纤维素膜上,再用特异性抗体检测 PrP^{Sc},经显色后,在 17~27kD 位置处出现具有蛋白酶抗性的 PrP^{Sc} 条带。

2. 脑脊液 14-3-3 蛋白检测
用蛋白印迹检测脑脊液中的 14-3-3 蛋白可作为 Prion 病的辅助诊断指标。14-3-3 蛋白是一种广泛存在于哺乳类动物脑组织的蛋白质,其功能是参与蛋白激酶信号转导和神经元迁移,在正常情况下脑脊液中 14-3-3 蛋白含量极低,但在神经元发生损伤时,其含量则显著升高,可作为 Prion 病的早期快速诊断。由于该蛋白在脑炎及其他中枢神经系统损伤的疾病中亦可检出,因此应注意鉴别诊断。

3. ELISA 检测 PrP^{Sc}
用识别 PrP^{Sc} 不同位点的夹心 ELISA 或化学发光 ELISA 检测脑组织悬液或脑脊液中的 PrP^{Sc},目前已广泛用于 Prion 病的病原学诊断。

4. 蛋白质错误折叠循环扩增(protein misfolding cyclic amplification,PMCA)
该方法是根据 PrP^{Sc} 增殖的模板学说而设计的,是一种类似 PCR 的体外扩增 PrP^{Sc} 的检测方法。其原理为:将大量的 PrP^{C} 与感染组织共孵育,若感染组织中存在微量的 PrP^{Sc} 时,这些微量的 PrP^{Sc} 可以作为模板,使 PrP^{C} 转变为 PrP^{Sc},PrP^{Sc} 二聚体经超声处理后形成单体,然后再孵育,从而实现 PrP^{Sc} 的体外复制和扩增过程。经反复孵育和超声处理后,标本中的 PrP^{Sc} 含量大幅度增加,大大提高了检测的灵敏度。

5. 血液样本基因分析
从病人外周血白细胞中提取 DNA,对 PrP 基因进行分子遗传学分析,以发现特定区域或位点的突变基因,可协助诊断家族性 Prion 病。

四、防 治 原 则

迄今对 Prion 病既无疫苗可供免疫预防,也缺乏有效的治疗方法。目前主要是针对本病的可能传播途径采取预防措施。

1. 医源性 Prion 病的预防
对病人的血液、体液以及手术器械等污染物应进行彻底消毒,彻底销毁含致病因子的动物尸体、组织块或注射器。常用的理化方法有:134℃高压蒸汽灭菌至少 2 小时,1mol/L NaOH 浸泡污染物 1 小时,5.25% 次氯酸钠处理 2 小时等方法可以其丧失传染性。严禁 Prion 病患者和任何退行性神经系统疾病患者的组织和器官用于器官移植。医护人员在诊疗过程中应严格遵守操作规程,加强防范意识,注意自我保护。

2. BSE 及 v-CJD 的预防
禁止用动物的骨肉粉作为饲料喂养牛、羊等反刍动物,防止致病因子进入食物链。对从有 BSE 的国家进口活牛或牛制品,必须进行严格的特殊检疫,防止输入性感染。

展 望

　　Prusiner 提出的 Prion 学说是一个超出经典病毒学和生物学范围的全新概念，是继反转录病毒发现后对生物中心法则的又一有力的挑战，这一学说的最终确立将丰富或改变人类对生命本质的认识，因此，Prion 和 Prion 病一直是医学和生物学领域的研究热点。近年来，对 Prion 的研究已取得了一些令人振奋的进展，但仍有大量问题有待解决。例如，在 Prion 的分子结构方面，随着液态 NMR 和 X 射线晶体衍射技术等结构测定技术的应用，PrP^C 的三维结构被成功解析，但 PrP^C 的生物学功能至今仍不清楚，PrP^{Sc} 的三维结构也没有阐明。PrP^C 的错误折叠是 Prion 病发生的关键，尽管人们采用物理学、化学、生物学等多学科的技术手段，发现并积累了大量与 Prion 构象转变相关的信息，但 PrP^C 向 PrP^{Sc} 转化的详细机制尚不清楚。此外，PrP^{Sc} 进入中枢神经系统的具体过程、PrP^{Sc} 神经毒性的分子机制、PrP^{Sc} 与机体免疫系统之间的关系等关键问题也未明了，这些问题的阐明不仅可以为最终确立 Prion 理论提供科学依据，也可为 Prion 病及其他神经退行性构象病的诊断和治疗研究提供新的思路和方法。

（江丽芳）

Notes

第三篇 真 菌 学

第三十三章　真菌学概述

　　真菌(fungus)是一类具有典型细胞核和细胞壁的真核细胞型微生物。真菌的细胞结构比较完整,细胞核高度分化,有核膜和核仁,并有由 DNA 和组蛋白组成的线状染色体。真菌的细胞质内有多种细胞器,如线粒体、内质网、高尔基复合体等。真菌的细胞壁由几丁质或纤维素组成,不含叶绿素,没有根、茎、叶的分化。大部分真菌为多细胞结构,少数为单细胞结构。真菌可以通过无性或有性方式进行繁殖。真菌主要进行异养生活,多数为腐生,少数为寄生或共生。

　　真菌在自然界分布广泛、数量较大、种类繁多。目前已发现至少有一万个属、数十万种之多,估计仍有一百万至一千万种真菌尚未被发现。真菌含有丰富的淀粉酶和蛋白酶,在自然界的物质循环中起着重要作用,与人类的关系非常密切。许多真菌对人类有益,已广泛应用于医药、食品、化工及农业等领域,如酿酒、发酵、生产抗生素和酶剂等,具有重要的经济价值。但某些真菌可导致食品、农产品、饲料、衣物等发生霉变,少数真菌还可引起人类及动、植物疾病。目前已知与医学有关的真菌不超过 500 种,常见的有 50~100 种,可引起人类感染性、超敏反应性及毒素性疾病,甚至与某些肿瘤的发生有关。

　　在分类学上,真菌与动物界、植物界并列成为真菌界(Kingdom Fungi)。真菌界分为黏菌门(Myxomycota)和真菌门(Eumycota)。与医学有关的真菌主要分布在真菌门。真菌门又根据其生物学性状传统地分为鞭毛菌亚门(Mastigomycotina)、接合菌亚门(Zygomycotina)、子囊菌亚门(Ascomycotina)、担子菌亚门(Basidiomycotina)及半知菌亚门(Deutemycotina, or Imperfect fungi)。与医学有关的真菌是后 4 个亚门:①接合菌亚门:菌丝无隔、多核,无性孢子为孢囊孢子,有性孢子为接合孢子,属于机会致病菌。如毛霉属(*Mucor*)、根霉属(*Rhizopus*)、犁头霉属(*Absidia*)等。②子囊菌亚门:具有子囊和子囊孢子,多数为腐生性真菌,少数为机会致病菌。如芽生菌属(*Blastomyces*)、组织胞浆菌属(*Histoplasma*)、小孢子菌属(*Microsporum*)、毛癣菌属(*Trichophyton*)及酵母菌属(*Saccharomyces*)等。③担子菌亚门:菌丝有隔,有性孢子为担孢子。包括蘑菇、灵芝、银耳、猪苓、马勃等食用真菌和隐球菌属(*Cryptococcus*)等机会致病菌。④半知菌亚门:由于对此类真菌生活史了解不完全,某些尚未发现其有性阶段,故称为半知菌。此类真菌的菌丝有隔,无性孢子为分生孢子。在医学上有重要意义的真菌绝大部分在半知菌亚门中,如球孢子菌属(*Coccidioides*)、假丝酵母属(*Candida*)、青霉属(*Penicillium*)、曲霉属(*Aspergillus*)及镰刀菌属(*Fusarium*)。最新的真菌分类是把真菌界分为 4 个门,即接合菌门(Zygomycota)、担子菌门(Basidomycota)、子囊菌门(Ascomycota)及壶菌门(Chytridiomycota),而把属于半知菌亚门中的真菌划分到前 3 个门中,并取消了黏菌。

第一节　真菌的生物学性状

　　真菌的形态多种多样,小到用普通光学显微镜放大数百倍才能观察到的白假丝酵母(*Candida albicans*)、新生隐球菌(*Cryptococcus neoformans*),大到肉眼可见的木耳、蘑菇等。可分为单细胞真菌和多细胞真菌。前者呈圆形或卵圆形,如酵母菌(yeast)。后者由菌丝和孢子组成,交织成团,称丝状真菌(filamentous fungus)或霉菌(mold)。少数真菌在不同环境条件下(如营养、化学因素、温度、氧气及渗透压等)可以发生两种形态互变,被称为双相型真菌(dimorphic fungus),如组织胞浆菌、球孢子菌等,当其在宿主体内或37℃时呈酵母相,在普通培养基上25℃培养时则呈菌丝相。这种形态转换与其致病性有着密切的关系。

一、真菌的形态

(一)单细胞真菌

呈圆形、椭圆形或圆柱形,形态较为简单。包括酵母型和类酵母型真菌。

1. 酵母型真菌 长5~30μm,宽3~6μm,不产生菌丝,由母细胞以芽生方式繁殖(图33-1A),其菌落与细菌的菌落相似。

2. 类酵母型真菌 以芽生方式繁殖,其延长的芽体可伸进培养基内,称假菌丝(pseudohypha)(图33-1B)。其菌落与酵母型真菌相似,但在培养基内可见由假菌丝联结形成的假菌丝体,称为类酵母型菌落。

(二)多细胞真菌

多细胞真菌的形态较复杂,由菌丝(hypha)和孢子(spore)两大基本结构组成(图33-1C)。

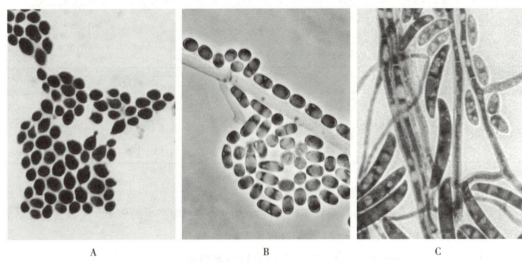

A   B   C

图 33-1 真菌的形态(×400)
A. 酵母型;B. 类酵母型;C. 多细胞真菌

1. 菌丝(hypha) 由成熟的孢子在基质上生出嫩芽,称为芽管,芽管逐渐延长呈丝状,称为菌丝,横径一般为5~6μm。菌丝可长出许多分支,交织成团,称菌丝体(mycelium)。显微镜下菌丝的形态不同,如螺旋状、球拍状、结节状、鹿角状、破梳状等,可作为鉴别真菌的重要标志(图33-2)。

菌丝根据结构,分为有隔菌丝和无隔菌丝(图33-3)。①有隔菌丝(septate hypha):菌丝在一定的间距形成横隔,称之为隔膜(septum),它把菌丝分成多个细胞,每一个细胞含有一个至数个核,隔膜中有小孔,可使细胞质与细胞核从一个细胞流入另一个细胞。

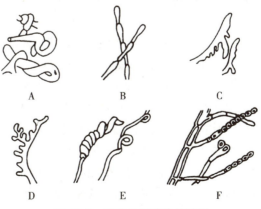

图 33-2 真菌的各种菌丝形态
A:结节状;B:球拍状;C:破梳状;D:鹿角状;
E:螺旋状;F:关节状菌丝

Notes

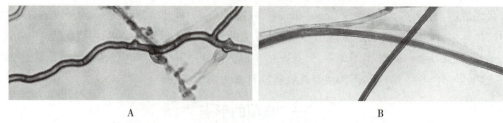

图 33-3　真菌的有隔菌丝和无隔菌丝（×400）

A. 有隔菌丝；B. 无隔菌丝

绝大部分的病原性丝状真菌为有隔菌丝，如皮肤癣菌、曲霉等。②无隔菌丝（nonseptate hypha）：菌丝中无横隔，但其内有多个核，整条菌丝就是一个多核单细胞，如毛霉和根霉。

菌丝根据功能，可分为以下 3 类。①营养菌丝（vegetative mycelium）：是指伸入到培养基内或从被寄生的组织中吸取营养物质的菌丝。②气生菌丝（aerial mycelium）：是指向空气中生长的菌丝。③生殖菌丝（reproductive mycelium）：是指气生菌丝体中发育到一定阶段可产生孢子的那部分菌丝。

2. 孢子（spore）　孢子是真菌的繁殖结构，是由生殖菌丝产生的一种繁殖体。真菌孢子和细菌芽胞的英文名均为"spore"，但两者的生物学特性是截然不同的，它们的主要区别见表 33-1。孢子也是真菌鉴定和分类的主要依据。

表 33-1　真菌孢子和细菌芽胞的区别

真菌孢子	细菌芽胞
1. 抵抗力不强，60~70℃短时即死	抵抗力强，短时间煮沸不死
2. 一条菌丝可形成多个孢子	一个细菌只能形成一个芽胞
3. 真菌的繁殖结构	细菌的休眠状态

真菌孢子分为无性孢子和有性孢子两大类。

（1）无性孢子（asexual spore）：是指不经过两性细胞的接合而产生的孢子。病原真菌大多数产生无性孢子，大体可分为以下 3 种（图 33-4）：

1）叶状孢子（thallospore）：是在生殖菌丝内直接形成的孢子，有下列 3 种类型：①芽生孢子（blastospore），是通过生殖菌丝体以细胞发芽方式形成的圆形或卵形的孢子。许多真菌，如白假丝酵母、小球类酵母菌、圆酵母菌等皆可产生芽生孢子；芽生孢子长到一定大小大多与母细胞脱离，若不脱离而相互连接成链就被称为假菌丝。②关节孢子（arthrospore），由生殖菌丝细胞分化形成隔膜且断裂成长方形的几个节段，胞壁稍增厚。多出现于陈旧培养物中。③厚膜孢子（chlamydospore），由生殖菌丝顶端或中间部分变圆，胞质浓缩，胞壁加厚而形成。大多数真菌在不利的环境中都能形成厚膜孢子，并使真菌本身代谢降低，抵抗力增强，是真菌的一种休眠形态；在适宜的条件下厚膜孢子可再发芽繁殖。

2）分生孢子（conidium）：由生殖菌丝末端及其分支的细胞分裂或浓缩形成的单个、成簇或链状的孢子，是真菌常见的一种无性孢子，有大小之分：①大分生孢子（macroconidium），体积较大，由多个细胞组成，呈纺锤形、梭形或梨形（图 33-5）。常根据其形状、大小、结构、颜色等作为分类、鉴定的依据。②小分生孢子（microconidium），体积小，一个孢子即为一个细胞，壁薄，有球形、卵形、梨形以及棍棒状等各种不同形状（图 33-6）。因大多数多细胞真菌都能产生小分生孢子，故小分生孢子对真菌的鉴别意义不大。

3）孢子囊孢子（sporangiospore）：由菌丝末端形成一种囊状结构即孢子囊，内有许多孢子称为孢子囊孢子（图 33-7）。孢子成熟后破囊散出，如毛霉、根霉等均能形成孢子囊孢子。

Notes

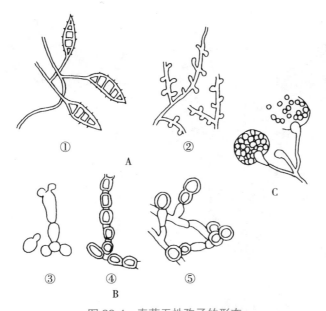

图 33-4 真菌无性孢子的形态

A. 分生孢子 ①大分生孢子 ②小分生孢子；B. 叶状孢子 ③芽生孢子 ④关节孢子 ⑤厚膜孢子；
C. 孢子囊孢子

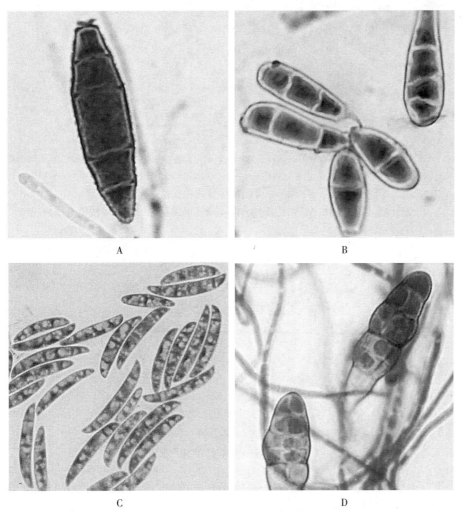

图 33-5 真菌的大分生孢子形态

A. 纺锤形（小孢子菌）；B. 棍棒状（表皮癣菌）；C. 镰刀形（镰刀菌）；D. 砖型（链格孢霉）

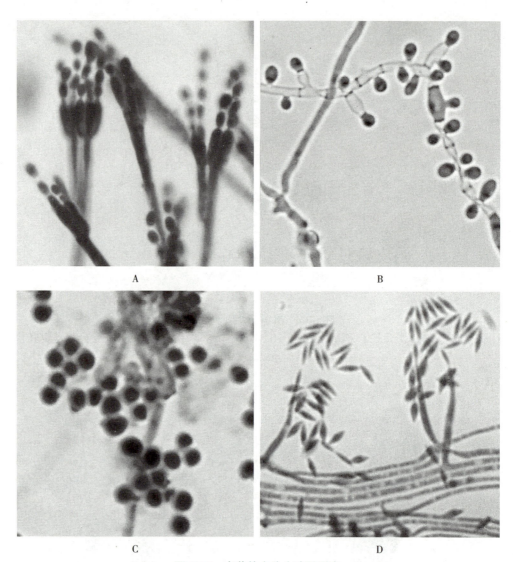

图 33-6　真菌的小分生孢子形态
A. 卵形（青霉）；B. 梨形（毛癣菌）；C. 球形（毛癣菌）；D. 梭形（枝顶孢霉）

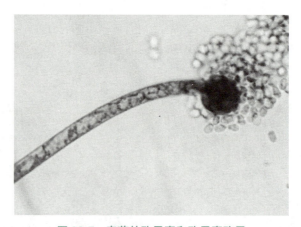

图 33-7　真菌的孢子囊和孢子囊孢子

（2）有性孢子（sexual spore）：是由同一菌体或不同菌体的两个细胞或性器官融合，经减数分裂后所产生的孢子。有接合孢子（zygospore）、子囊孢子（ascospore）、担孢子（basidiospore）及卵孢子（oospore）4 种（图 33-8）。有性孢子绝大多数为非致病性真菌所具有，目前观察到半知菌亚门中有些真菌也有有性繁殖阶段，但为数不多。

Notes

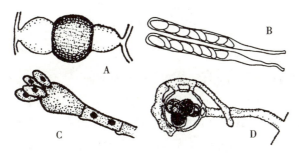

图 33-8　真菌有性孢子的形态
A. 接合孢子；B. 子囊孢子；C. 担孢子；D. 卵孢子

二、真菌的结构

真菌细胞的结构比细菌复杂，具有典型的真核细胞结构。但真菌也有一些有别于其他真核细胞的特征性结构，如含有特殊成分与结构的细胞壁，以及结构特殊的隔膜等。了解真菌的结构有助于了解真菌的致病机制，并为真菌病的诊断、治疗及预防提供重要的依据。

1. 细胞壁外成分　部分真菌在细胞壁外有一层低电子密度的黏液，其化学成分和功能与细胞壁完全不同。如新生隐球菌的荚膜，在电镜下可见到直径 3~4nm 的微细纤维，呈放射状伸出细胞壁，由甘露醇、木糖及尿苷酸等酸性多糖组成，该成分与新生隐球菌的毒力、致病性均有密切关系。

2. 细胞壁　位于细胞膜外层，真菌通过细胞壁从外界摄取营养，进行细胞内外物质交换；能维持真菌形态和保护真菌细胞免受外界渗透压的影响；是组成真菌重要的抗原成分。因其具备以上多种功能，因而目前对真菌细胞壁的研究越来越深入。

（1）化学组成：真菌细胞壁成分不同于细菌细胞壁，它主要成分是多糖而不是肽聚糖，其中多糖可占细胞壁干重的 80%~90%。真菌细胞壁也含有少量蛋白质（2%~13%）、脂质（2%~8%）及无机盐类。多糖以两种形式存在：一是组成细胞壁骨架的微细纤维，二是填入骨架缝隙的基质。骨架的微细纤维以几丁质（chitin）和葡聚糖为主。几丁质的基本成分是 N- 乙酰葡糖胺残基的直链多聚体，不同种类的真菌几丁质含量差别很大，其中以丝状真菌的含量最高，其作用与芽管的形成和菌丝生长有关。葡聚糖广泛存在于各类真菌的细胞壁内，但以酵母型真菌的含量最高，是真菌细胞外形坚硬的分子基础。基质由多种多糖组成，大多与蛋白质形成复合物，其中以甘露聚糖蛋白复合物含量最高，其作用可能与维持真菌的形态有关。脂质中以磷脂为主，不饱和脂肪酸也比较多，脂质具有保持真菌水分不被蒸发的作用。无机盐中以磷为主，并含有少许钙、镁等元素。

（2）结构：真菌细胞壁一般可分为四层结构，外层是不定形的葡聚糖层，厚度达 87nm。第二层为糖蛋白形成的粗糙网，厚度约 49nm。第三层是蛋白质层，厚度为 9nm。最内层为几丁质微纤维层，厚度 18nm。虽然不同真菌的细胞壁结构不完全相同，但均可用蜗牛酶消化脱壁，制成真菌原生质体。

3. 隔膜　隔膜（septa）位于菌丝或细胞间，是真菌进化过程中适应陆地环境的进化表现。不同真菌其隔膜各异，低等真菌的隔膜是完整的，但随着真菌的进化，其隔膜出现不同大小的小孔，可调节两侧细胞质的流动，但担子菌纲真菌的隔膜还形成特殊的桶状结构。不同结构的隔膜也是真菌分类的依据之一。

4. 其他　与其他真核细胞相比，真菌的细胞核呈圆形，但比较小，仅 1~5nm。一个细胞或菌丝节段可有 1~2 个细胞核，甚至可多达 20~30 个。核仁与核膜在细胞分裂期仍然存在。真菌的核糖体也有别于细菌，沉降系数为 80S，由 60S 和 40S 两个亚基组成。此外，真菌细胞内还有线粒体和内质网系统等多种细胞器。

三、真菌的培养特性与菌落特征

（一）真菌的繁殖方式

真菌的繁殖方式多样，可归为无性繁殖和有性繁殖两种。

1. **无性繁殖**（asexual reproduction） 指不经过两个异性细胞融合而形成新个体的繁殖方式。是真菌的主要繁殖方式，其特点是简单、快速、产生新个体多，主要形式有以下 4 种：①芽生（budding）：从细胞壁发芽，母细胞进行核分裂，一部分核进入子细胞后，在母细胞和子细胞之间产生横隔，成熟后从母体分离。这是真菌较常见的繁殖方式，常见于酵母型和类酵母型真菌。②裂殖（binary fission）：细胞以二分裂方式产生子细胞，多发生在单细胞类型的真菌中，如裂殖酵母。③隔殖（septa）：在分生孢子梗的某一段落形成隔膜，随后原生质浓缩而形成一个新的孢子，该孢子可再独立繁殖。④菌丝断裂：菌丝可断裂成许多小片段，每一个片段在适宜的环境条件下又可发育成新的菌丝。

2. **有性繁殖**（sexual reproduction） 指经过两个不同性别的细胞融合而产生新个体的繁殖过程。分为三个阶段，即两个细胞原生质结合的质配阶段、两个细胞核融合在一起的核配阶段及二倍体的核通过减数分裂成单倍体的减数分裂阶段。与医学有关的真菌大多数无有性繁殖方式。

（二）真菌的培养条件

真菌对营养要求不高，一般来说单糖、双糖、糊精及淀粉等都可作为真菌生长的碳源，而且多数真菌都能利用无机氮源或有机氮源。真菌生长过程中也需要无机盐类，个别真菌需要微量元素和生长因子。实验室常用沙氏琼脂培养基（Sabouraud's medium）培养。该培养基的成分简单，主要含有蛋白胨、葡萄糖、氯化钠及琼脂。真菌在各种不同培养基中虽都能生长，但菌落及菌体形态却有很大差别。为了统一标准，鉴定时以沙氏琼脂培养基上生长的真菌形态为准。多数病原性真菌生长缓慢，培养 1~4 周才出现典型菌落，故在培养基内常加入抗生素，抑制细菌的生长。培养真菌的温度为 22~28℃，但某些深部感染真菌的最适生长温度为 37℃。最适酸碱度为 pH 4.0~6.0。

（三）真菌的菌落特征

在沙氏琼脂培养基上，不同种的真菌可形成以下 3 种不同类型的菌落：

1. **酵母型菌落** 酵母型菌落（yeast type colony）是单细胞真菌的菌落形式。菌落柔软、致密、光滑、湿润。显微镜下观察可见单细胞性的芽生孢子，无菌丝。如隐球菌菌落（图 33-9A）。

2. **类酵母型菌落** 类酵母型菌落亦称酵母样菌落（yeast-like type colony），是单细胞真菌的菌落形式。菌落外观上和酵母型菌落相似，但显微镜下可见假菌丝。假菌丝是某些单细胞真菌出芽繁殖后，芽管延长不与母细胞脱离而形成的，由菌落向下生长，伸入培养基中。如白假丝酵母菌落（图 33-9B）。

3. **丝状型菌落** 丝状型菌落（filamentous type colony）是多细胞真菌的菌落形式。由多细胞菌丝体组成，由于菌丝一部分向空中生长并形成孢子，从而使菌落呈絮状、绒毛状或粉末状，菌落正背两面呈不同的颜色。丝状菌落的形态和颜色常作为鉴定真菌的参考。大多数丝状真菌均形成该类菌落（图 33-9C）。

四、真菌的变异性与抵抗力

真菌很容易发生变异。在人工培养基中多次传代或孵育过久，可出现形态、结构、菌落性状、色素以及各种生理性状（包括毒力）的改变。用不同成分的培养基和不同温度培养的真菌，其性状也有所不同。

Notes

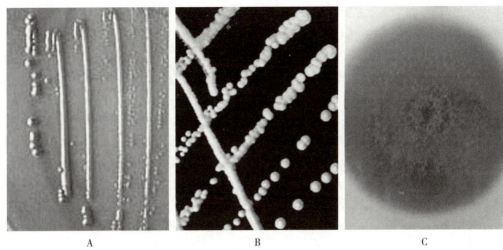

图 33-9　三种类型的真菌菌落
A. 酵母型；B. 类酵母型；C. 丝状型

真菌对热的抵抗力不强。孢子不同于细菌芽胞，一般 60℃经 1 小时即被杀灭。对干燥、阳光、紫外线及多种化学药物的耐受性较强。对 10~30g/L 苯酚、25g/L 碘酊、1g/L 汞及 10% 甲醛液比较敏感。用甲醛液熏蒸被真菌污染的物品，可达到消除真菌的目的。

第二节　真菌的致病性与抗真菌免疫

真菌的致病机制尚不完全清楚，但可归结为感染性疾病、超敏反应性疾病及毒素性疾病三大类。机体的抗真菌免疫中以固有免疫为主，而适应性免疫中以细胞免疫为主。

一、真菌的致病性

真菌感染同细菌感染一样，需要一定的毒力和致病条件。在侵袭力方面，新生隐球菌的荚膜具有抗吞噬的作用；白假丝酵母具有黏附人体细胞的能力，当其芽管形成后，其黏附能力还有所加强；双相性真菌如组织胞浆菌、皮炎芽生菌等进入机体后便转换成酵母型真菌，因而在巨噬细胞中不仅不被杀灭，反而能帮助其扩散。在毒性物质方面，白假丝酵母、黄曲霉和烟曲霉的细胞壁糖蛋白有内毒素样活性，可引起休克和化脓性反应，而且黄曲霉和烟曲霉还能导致多器官的出血和坏死。白假丝酵母和烟曲霉的热休克蛋白 90（HSP-90）与宿主细胞和血清蛋白结合能使其功能改变。不同的真菌可通过以下不同方式致病。

1. 真菌感染性疾病

（1）致病性真菌感染：即原发性感染，是真菌侵入健康或免疫功能低下者而引起的感染，属于外源性感染。根据感染部位可分为深部和浅部致病性真菌感染。深部致病性真菌感染后症状多不明显，并有自愈倾向，如荚膜组织胞浆菌（*Histoplasma capsulatum*）、粗球孢子菌（*Coccidioides immitis*），其引起的感染具有地方流行的特点，故亦称为地方流行性真菌。它们也可在吞噬细胞内繁殖，抑制机体的免疫反应，引起组织慢性肉芽肿和形成组织坏死溃疡；有时还可引起全身性真菌感染，其致病机制目前尚不完全明了。浅部致病性真菌感染多具有较强的传染性，如各种皮肤癣菌。皮肤及角层癣菌的感染是由于这些真菌有嗜角质性，其中部分癣菌可产生酯酶和角蛋白酶，可分解细胞的脂质和角蛋白，还可通过在皮肤局部大量繁殖后的机械刺激和代谢产物的作用，从而引起局部的炎症和病变。

（2）机会致病性真菌感染：多发生在机体免疫功能降低时，常见于接受放疗或化疗的肿瘤患者、免疫抑制剂的长期使用者、艾滋病患者、免疫缺陷患者及糖尿病患者等。这些患者的免疫

Notes

力本身已经低下,如果在此基础上继发机会性感染,其治疗效果往往都不理想,预后较差。其次就是发生在临床上使用各种导管的患者,因为导管为真菌的侵入提供了门户,并可进一步扩散入血而导致全身性感染。机会致病性真菌多属于非致病的腐生性真菌和寄居在人体的正常菌群。在我国最常见的是白假丝酵母,其次是新生隐球菌,以及卡氏肺孢子菌(*Pneumocystis carinii*)、曲霉、毛霉等。

2. 真菌超敏反应性疾病　是指由于吸入或食入某些真菌的菌丝或孢子而引发的各类超敏反应,而真菌引起的超敏反应也是临床上超敏反应性疾病的重要组成之一。这些真菌表面具有较强的致敏原,可诱发很强的超敏反应。尽管有少数病例是真菌感染与超敏反应同时发生,但大多数是由于真菌菌丝和孢子污染空气而被吸入人体,从而导致超敏反应的发生,所以呼吸道是其主要的侵入门户。引起超敏反应的真菌主要有曲霉属、青霉属(*Penicillium*)、镰刀菌属(*Fusarium*)、链格孢霉属(*Alternaria*)及着色真菌等,常引起哮喘、超敏性鼻炎、荨麻疹及接触性皮炎等疾病。

3. 真菌毒素性疾病　真菌除可直接引起人类的多种疾病外,其产生的真菌毒素(mycotoxins)被人或动物食入后可导致真菌中毒症(mycotoxicosis),即真菌毒素性疾病。一些毒素还具有致癌、致畸及致突变作用,严重危害人类健康。迄今已发现 200 多种真菌毒素,对真菌毒素的研究已发展成为临床医学、卫生微生物学、食品卫生学及肿瘤学等多个领域共同关注的重要课题。

(1)真菌毒素的产生:真菌毒素是寄生在谷物、经济作物、食品、饲料及其他环境中的真菌,在其生长过程中产生的易引起人或动物发生病理变化的次级代谢产物,毒性很高。真菌毒素的产生常常仅限于少数菌种或个别菌株,主要为曲霉属、青霉属及镰刀菌属。代表性毒素有黄曲霉毒素、赭曲毒素、展青霉素、单端孢霉烯族毒素(T-2 毒素)、玉米赤霉烯酮、伏马毒素、杂色曲霉毒素、串珠镰刀毒素及桔青霉素等。产毒菌株与其所产生的毒素间缺乏严格的专一性,即一种真菌可产生几种毒素,而几种不同的真菌也可以产生同一种毒素。这种不专一性给真菌毒素的研究及相关预防带来了一定的困难。

真菌毒素的产生受到多种因素影响,除菌种或菌株的差异外,主要影响因素是其所存在的天然基质,如黄曲霉和黄曲霉毒素多见于玉米和花生,镰刀菌及其毒素多见于小麦和玉米,青霉菌及其毒素多见于大米等。此外,食品基质中的水分含量、环境条件的温度、湿度以及通气状况等,也都可影响真菌毒素的产生。还有一点值得注意的是产毒真菌菌株的产毒能力易发生变异,通常强产毒株经传代培养后,其产毒能力会大幅度下降。

(2)真菌毒素的分类:最早真菌毒素是根据其化学结构来分类的,可分为二呋喃环类、内酯环类及醌类等。由于毒素的化学结构与毒性之间的联系不密切,目前已很少使用。随着研究的深入和临床实际的需要,又将真菌毒素按靶器官分为肝脏毒、肾脏毒、神经毒、造血器官毒及超敏性皮炎毒等。此外,也可根据毒素的产生菌进行分类,如黄曲霉毒素、赭曲毒素、展青霉素及桔青霉素等。表33-2主要列举了一些可引起实验动物恶性肿瘤的真菌毒素。在这些真菌毒素中,研究最深入的是黄曲霉毒素,故以下主要介绍黄曲霉毒素。

(3)真菌毒素与疾病:真菌毒素引起的中毒症与一般的细菌性或病毒性感染不同。因为真菌是在污染的粮食或食品中产生毒素,故容易受到环境条件的影响,所以有明显的地区性和季节性,但不具传染性和流行性,一般与抗生素等药物治疗也无关。通过多次搓洗污染的粮食可起到一定的预防作用,因为搓洗可以减少毒素,从而减低其毒性。

近年来研究发现,某些真菌产生的毒素具有致癌性和促癌性,与肿瘤的发生有关。其中研究最多的黄曲霉毒素(aflatoxin,AF)可诱发肝癌;赭曲霉(*A.ochraceus*)产生的赭曲毒素是一种肾脏毒,与泌尿系统肿瘤有关,也可诱发肝脏肿瘤;镰刀菌产生的 T-2 毒素(即单端孢霉烯族毒素)可使试验大鼠产生胃癌、胰腺癌、垂体瘤和脑肿瘤;青霉菌产生的灰黄霉素可诱发试验小鼠的肝脏和甲状腺瘤;展青霉素可引起肉瘤等。

Notes

表 33-2　致恶性肿瘤的真菌毒素

毒素名称	作用部位	敏感动物	产生菌
黄曲霉毒素 B1	肝、肾、肺(癌)	大鼠	黄曲霉、寄生曲霉
黄曲霉毒素 G1	肝、肾、肺(癌)	大鼠	黄曲霉、寄生曲霉
黄曲霉毒素 M1	肝(癌)	大鼠	黄曲霉、寄生曲霉
杂色曲霉毒素	肝(癌) 皮下组织肉瘤	大鼠	杂色曲霉、构巢曲霉
念珠毒素	皮下组织肉瘤	小鼠	白假丝酵母
灰黄霉素	肝(癌)	小鼠	灰棕青霉、黑青霉
赭曲毒素	肾、肝(癌)	小鼠	赭曲霉、纯绿青霉
麦角碱	耳(神经纤维瘤)	大鼠	麦角菌
T-2 毒素	胃肠(腺癌)	大鼠	三线镰刀菌
展青霉素	皮下组织肉瘤	大鼠	展青霉
白地霉培养物	前胃	小鼠	白地霉

(4) 黄曲霉毒素：黄曲霉毒素是由黄曲霉(A.flavus)和寄生曲霉(A.parasiticus)产生的一种代谢产物,具有极强的毒性和致癌性。其化学结构含有二呋喃环和香豆素,目前已发现 AF 有 20 多种衍生物。根据其在长波紫外线照射下所发出荧光的情况,分为 AFB 和 AFG 两大类,发蓝紫色荧光的为 AFB1 和 AFB2,发黄绿色荧光的为 AFG1 和 AFG2。AFB1 的毒性和致癌性最强,在天然污染的食品中也最常见,故已作为食品污染检测的指标之一。

1)AF 的产生与分布：黄曲霉是一种广泛分布的腐生菌,常被应用于食品发酵工业。在天然情况下,AF 主要污染粮油及其制品,如花生及花生油、玉米、大米、高粱等,也可存在于干果类、豆类及豆制品和发酵食品等。不同菌株产毒量的差别很大,从 10μg/kg 到 10^6μg/kg 不等。我国学者在流行病学调查研究中发现,广西地区分离出的 AFB1 产毒株最多,检出率达到 58%,而且产毒量也很高,如宜 -546 菌株在大米粉培养基上,AFB1 的产生量可达 2×10^6μg/kg。AF 的产生除受到菌株本身的因素影响外,外界因素也具有重要作用,其最佳产毒条件为：相对湿度为 80%~90%,温度 25~30℃,氧含量 1% 以上,培养时间 7 天左右。此外,黄曲霉的生长基质也很重要,一般来说在天然基质上比在人工合成培养基上的产毒量高。

2)AF 的毒性与致癌性：AF 是一种剧毒物,其毒性比氰化钾还强。根据不同实验动物和毒素摄入情况,可分急性和慢性毒性。不同动物对 AF 的敏感性不一样,雏鸭是最敏感的动物,其 AFB1 的 LD_{50} 为 0.24mg/kg 体重。急性毒性是由敏感动物一次性摄入较多的毒素所致,主要引起肝实质细胞坏死、肝管增生和肝出血等。雏鸭肝急性中毒病变具有一定特征性,可作为 AF 生物鉴定的一种指标。慢性毒性则是由持续摄入小量 AF 所致,实验动物表现为生长障碍,肝功能变化甚至肝硬化等。

AF 致癌作用很强,约为二甲基亚硝胺的 75 倍。AF 可在多种动物体内诱发肝癌,包括鱼类、鸟类、哺乳动物和灵长类动物,但以大鼠最为敏感。已有实验报道,用含 AFB1 的饲料(15μg/kg 体重)喂养大鼠 68~80 周,全部实验动物均出现肝癌。至于 AF 与人类癌症,尤其是与人类肝癌的关系,国内外均有不少流行病学调查资料表明 AFB1 是人类肝癌发生的重要因素。在 AFB1 致癌机制研究方面,目前认为 AFB1 主要经肝微粒体酶活化为亲电子的 AFB1-2,3- 环氧化物,该环氧化物与 DNA 的鸟嘌呤酮基结合形成 AFB1-DNA 复合物,该复合物再经去鸟嘌呤反应而造成细胞 DNA 损伤,使之进一步发生癌变。此外,毒素也可使细胞 DNA 发生水解,从而导致开环复合物的不断蓄积,使细胞 DNA 发生改变,进而引起肿瘤的发生。另外,AF 还可抑制 RNA 合成,

Notes

抑制率可高达 80%~100%。

3）AF 的检测：AF 严重危害人类健康，必须进行严格的监测。目前检测方法多用薄层层析法和高效液相色谱法，以及一些高敏感性的免疫学方法，如 ELISA、RIA 等。目前，全球大多数国家都制定了食品中 AF 的最高限量，世界卫生组织也在 1975 年就将其定为 15μg/kg。我国学者通过大量的实验研究表明，人体的安全剂量为每人每天 0.012μg，所以我国将食品中 AF 的最高允许量定为：玉米、花生及其制品为 20μg/kg，食用油为 10μg/kg，婴儿代乳食品中则不得检出。

二、抗真菌免疫

真菌在自然界中广泛分布，但真菌病的发病率却较低，说明人体对真菌有较高的固有免疫力。在感染过程中，机体可产生特异性细胞免疫和体液免疫，但一般说来，免疫力不强。

（一）固有免疫

1. 皮肤黏膜屏障作用和正常菌群拮抗作用　健康的皮肤黏膜对皮肤癣菌具有一定屏障作用。如皮脂腺分泌的不饱和脂肪酸有杀真菌作用。儿童皮脂腺发育不够完善，故易患头癣，成人掌跖部缺乏皮脂腺，且手、足汗较多，易促进真菌生长，因而手足癣较多见。

白假丝酵母是机体正常菌群，存在于口腔、肠道、阴道等部位，正常情况下与其他肠道菌构成拮抗关系。但长期应用广谱抗生素导致菌群失调可引起继发性白假丝酵母感染。

2. 吞噬作用　真菌进入机体后易被单核 - 巨噬细胞及中性粒细胞吞噬。但被吞噬的真菌孢子并不能完全被杀灭。有的可能在细胞内增殖，刺激组织增生，引起细胞浸润形成肉芽肿；有的还被吞噬细胞带到深部组织器官（如脑或内脏器官）中增殖，引起内部病变。此外，正常体液中的抗菌物质如 IFN-γ、TNF 等细胞因子在抗真菌感染方面也具有一定作用。

（二）适应性免疫

真菌侵入机体，刺激机体的免疫系统，产生适应性免疫应答。其中以细胞免疫为主，同时可诱发迟发型超敏反应。

1. 细胞免疫　真菌感染与细胞免疫有较密切的关系。很多研究已证实，Th_1 细胞反应占优势的细胞免疫应答在抗深部真菌（如白假丝酵母、新生隐球菌）感染中起重要作用。Th_1 细胞产生 IFN-γ、IL-2 等激活巨噬细胞，上调呼吸爆发作用，增强其对真菌的杀伤力。Th_1 细胞还可诱发迟发型超敏反应，控制真菌感染的扩散。患 AIDS、恶性肿瘤或应用免疫抑制剂的人其 T 细胞功能受抑制，易并发播散性真菌感染，并导致死亡。但细胞免疫对真菌感染者的康复起何作用尚不清楚。真菌感染一般不能形成稳固的病后免疫。

某些真菌感染后可发生迟发型皮肤超敏反应，如临床常见的癣菌疹。对真菌感染者进行皮肤试验，可用于诊断或流行病学调查。

2. 体液免疫　真菌是完全抗原，深部真菌感染可刺激机体产生相应抗体。抗体的抗真菌作用尚有争论。如白假丝酵母阴道炎患者的血液及阴道分泌物中，已证明有特异性的 IgG 及 IgA 抗体，但不能抑制阴道中的白假丝酵母感染。但也有一些研究证明保护性抗体在抗深部真菌感染中的作用。如抗白假丝酵母黏附素抗体，能阻止白假丝酵母黏附于宿主细胞。抗新生隐球菌荚膜特异性 IgG 抗体有调理吞噬作用。检测抗体对深部真菌感染的诊断有参考价值。浅部真菌感染诱生抗体的水平很低，并且易出现交叉反应，无应用价值。

第三节　真菌感染的微生物学检查

真菌感染的微生物学检查对真菌病的诊断具有重要价值，其传统的方法是用显微镜来观察真菌菌丝和孢子的形态学诊断，目前已将生化反应及血清学分析方法运用到真菌检查，并逐步向分子水平深入。

Notes

一、标本的采集

正确采集标本对真菌检查非常重要。浅部感染可取病变部位的鳞屑、毛发或甲屑,深部感染真菌则取病变部位的分泌物、排泄物、体液、痰、血及尿等。

标本采取应注意:①标本量应充足,如血、脑脊液不少于 5ml,胸水不少于 20ml;②标本应新鲜,取材后立即送检,最长不得超过 2 小时;③严格无菌操作,避免污染。

二、病原性真菌的检查和鉴定

1. 显微镜直接镜检 包括不染色标本和染色标本的显微镜检查。黏稠或含角质的甲屑类标本,先用 10% KOH 微加热处理,使标本软化和透明,然后加盖玻片不染色直接镜检。如见到孢子或菌丝可初步诊断为真菌病。深部真菌感染,如疑似白假丝酵母等感染,可取分泌物或体液标本离心沉淀物作涂片,革兰染色后镜检,若发现卵圆形、大小不均、着色不匀,还有芽生孢子,甚至有假菌丝的革兰阳性菌体即可初步诊断。怀疑隐球菌感染时取 CSF 做墨汁负染色观察,见有肥厚荚膜的酵母型菌体即可确诊。

2. 分离培养 常用于显微镜直接检查不能确定是否真菌感染,或需要确定感染真菌的种类时。皮肤、毛发标本须先经 70% 乙醇或 2% 苯酚浸泡 2~3 分钟以杀死杂菌,再接种于含抗生素和放线菌酮(抑制细菌、放线菌的生长)的沙氏琼脂培养基。如标本为血,则需先进行增菌后再分离;如为脑脊液,则应离心取沉淀物进行分离培养。培养温度以 25℃(丝状真菌)或 37℃(酵母型或类酵母型真菌)为宜。根据实际需要,有时还可选用其他特殊培养基(如科玛嘉显色培养基)。对于丝状真菌可小培养后,乳酸酚棉兰染色观察镜下菌丝、孢子的形态特征,结合菌落特征进行鉴定。必要时可加做动物试验。

3. 血清学检查 血清学检查可作为诊断真菌性疾病的辅助方法,检测真菌抗原或机体感染后所产生的抗体。近年来对深部真菌病的血清学检查有一定进展。应用对流免疫电泳法(CIE)检测内脏真菌病的沉淀素,ELISA 法检测血清中或 CSF 中的特异性抗体或抗原,荧光抗体染色法对标本中抗原进行鉴定和定位。

4. 核酸检测 真菌学诊断除依据真菌形态结构等表型特征外,还可应用分子生物学技术检测核酸,如核酸 G+C mol% 测定,限制性片段长度多态性(RFLP)、随机扩增多态性 DNA(RAPD),DNA 特殊片段测序等。针对真菌的共同序列而设计的"全能引物(pan-primer)"扩增的产物,为真菌所共有,检测到该产物即可明确体内有无真菌感染。核酸检测可以快速鉴定真菌,这些新技术的应用提高了真菌病的诊断水平,有利于真菌病的防治。

5. 显色鉴别培养 本方法是近年真菌学诊断上所采用的一种新方法,其原理是利用真菌不同的生化反应,分解底物而使其生长菌落显示不同的颜色。可用于分离和鉴定主要致病性真菌,而且不影响药敏及其他试验结果,目前在临床上主要用于假丝酵母的检测,具有快速和准确两大优点。将培养物置 30~35℃培养箱中培养 24~48 小时即可得到结果,并且将假丝酵母鉴定到种,准确率达到 95%。

三、真菌毒素的检测

目前发现的真菌毒素有 200 多种,其中部分毒素可引起人类中毒以及多种肿瘤的发生,严重危害人类健康,所以对真菌毒素的快速检测,尤其是对食品中真菌毒素的检测是保障人类健康的一个重要方面。对黄曲霉毒素的检测常用薄层层析法、高效液相色谱等方法,虽然这些方法灵敏快速,但需贵重的仪器和复杂的提取方法,因而难以被推广应用;而间接竞争 ELISA 法和RIA 具有操作简便、快速敏感等优点,易于在各级医院推广应用。

第四节 真菌感染的防治原则

皮肤癣菌感染的预防,目前尚无有效的方法,主要是注意清洁卫生,避免直接或间接与患者接触。预防足癣应经常保持鞋袜干燥,透气性好,以消除皮肤癣菌增殖的条件。浅部真菌感染的治疗,局部可用市售的癣药水或药膏,如硝酸咪康唑、复方硫酸铜溶液及克霉唑等,但较难根治,易复发。

对深部真菌病目前尚无特异性预防方法,故强调一般性预防,主要应除去各种诱因,提高机体免疫力。尤其是细胞免疫功能低下者或应用免疫抑制剂者,应注意防止并发真菌感染。治疗药物有两性霉素 B、制霉菌素、5- 氟胞嘧啶、克霉唑、益康唑及酮康唑等。但这些药物毒副作用都较大,治疗有效剂量与中毒剂量接近,实用性差。酮康唑(里素劳)、伊曲康唑(斯皮仁诺)具有抗菌谱广、毒副作用低的特点,对曲霉感染疗效较好。预防真菌性食物中毒,应严禁销售和食用发霉的食品,加强市场管理及卫生宣传。

展 望

真菌种类繁多,与人类关系密切,"只要是真菌就有可能与人类有关"的这一观点已逐步被实践证实。近年来,由于多种原因导致免疫力低下人群增多,易发生真菌感染,特别是机会致病菌引起的感染呈明显上升趋势,遍布临床各个科室,疾病进展迅速,死亡率高,成为院内感染死亡的主要原因之一,已引起医学界的高度重视。随着生命科学技术的进一步发展,对医学真菌的研究也将会不断地深入,以满足临床对真菌病诊断、治疗及预防的需要。

重要致病性真菌的基因组测序工作完成和蛋白质组信息的不断完善,极大地促进了真菌分类、系统发育及生长、代谢、致病、耐药相关功能基因等研究,为阐明其致病机制、耐药机制、寻找有效的药物靶标奠定良好的基础,也将为抗真菌药物和真菌疫苗的研究带来革命性的突破。随着分子生物学技术的发展,真菌病的诊断已不再局限于传统的形态学方法,而是逐步向分子水平深入,既提高了真菌病的分子诊断水平,也对真菌的分类及系统发育研究起了积极的推动作用。同时,真菌病的治疗也有了很大进展。新型抗真菌药物不断出现,而且毒副作用明显降低,治疗效果不断提高。抗真菌药物的敏感性检测方法有所突破,如流式细胞术(FCM)、自动抗真菌活性分析系统(Automatic antifungal activity analyzing system),对临床真菌病的治疗具有重要意义。

(王 丽)

Notes

第三十四章　主要的病原性真菌

在自然界存在的众多真菌中,目前发现对人有致病性和机会致病性的真菌只有几百种。而90%的人类真菌病仅由其中几十种真菌引起。同一部位的病变可以由不同种类的真菌引起,而同一种真菌也可以引起不同部位的病变。近年来,真菌感染日益增多,与长期使用广谱抗生素后所致的菌群失调,免疫抑制剂、抗肿瘤药物的广泛应用,各种移植、插管、介入等诊疗技术的开展,及 AIDS、糖尿病等患者增加所致的免疫功能低下有关。按病原性真菌侵犯的部位和临床表现,可将其分为皮肤感染、皮下组织感染、深部感染和机会致病性感染。本章将主要介绍几类比较常见的病原性真菌。

第一节　皮肤感染真菌

寄生或腐生于角蛋白组织(表皮角质层、毛发、甲板)的真菌统称浅部真菌。浅部真菌一般不侵入皮下组织或内脏,故不引起全身感染。浅部真菌可分为皮肤癣菌和角层癣菌两类。人类多因接触患者、患畜或染菌物体而被感染。

一、皮 肤 癣 菌

皮肤癣菌(dermatophytes)是寄生于皮肤角蛋白组织的浅部真菌,可引起皮肤癣(tinea),以手足癣最多见。皮肤癣菌大约有 40 多个种组成,分属于 3 个属,即表皮癣菌属(*Epidermophyton*)、毛癣菌属(*Trichophyton*)及小孢子菌属(*Microsporum*)。根据菌落的形态、颜色和所产生的大、小分生孢子,可对其作初步鉴定(图 34-1)。

(一)生物学特性

1. 表皮癣菌属　本属只有 1 个种对人类有致病作用,即絮状表皮癣菌(*E.floccosum*),可侵犯人表皮、甲板,但不侵犯毛发。临床上可致体癣、足癣、手癣、股癣和甲癣等,多发生于热带地区。

本菌在沙氏琼脂培养基上室温或 28℃生长较快,菌落开始如蜡状,继而出现粉末状,由白色变成黄绿色。镜检可见菌丝侧壁及顶端形成大分生孢子,呈棍棒状,壁薄,由 3~5 个细胞组成(图 34-2)。无小分生孢子。菌丝较细、有隔,偶见球拍状、结节状或螺旋状菌丝。

2. 毛癣菌属　本属有 20 余种,其中 13 种对人有致病性,可侵犯皮肤、毛发和指(趾)甲。主要有石膏样毛癣菌(*T.gypseum*,异名:须毛癣菌*T.mentagrophytes*)、红色毛癣菌(*T.rubrum*)及

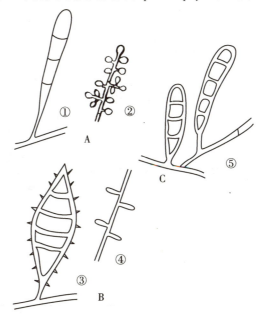

图 34-1　皮肤癣菌的孢子形态
A. 毛癣菌①大分生孢子②小分生孢子;
B. 小孢子菌③大分生孢子④小分生孢子;
C. 表皮癣菌⑤大分生孢子

紫色毛癣菌（*T.violaceum*）等。其中，前两种和表皮癣菌属的絮状表皮癣菌在我国是侵犯表皮和甲板的3种常见皮肤癣菌。

沙氏琼脂培养基上不同的菌种菌落性状及色泽也各异，可呈颗粒状、粉末状、绒毛状等。颜色为白色、奶油色、黄色、红色、橙色、紫色等。镜下可见细长、薄壁、棒状、两端钝圆的大分生孢子以及侧生、散在或呈葡萄状的小分生孢子（图34-3）。

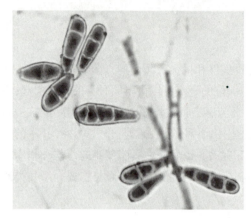

图 34-2　表皮癣菌的形态（×400）

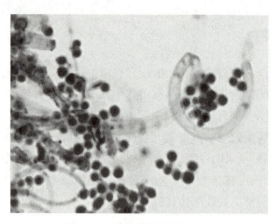

图 34-3　毛癣菌的形态（×400）

3. 小孢子菌属　本属有15个种，多半对人致病，如铁锈色小孢子菌（*M.ferrugineum*）、犬小孢子菌（*M.canis*）、石膏样小孢子菌（*M. gypseum*）及奥杜盎小孢子菌（*M.audouinii*）等，主要侵犯皮肤和毛发。患处标本直接镜检可见孢子及菌丝。培养菌落呈粉末状或绒毛状，灰色、棕黄色或橘红色，表面粗糙。镜检可见梭形、壁厚的大分生孢子，菌丝侧支末端有卵圆形的小分生孢子（图34-4）。菌丝有隔，呈梳状、结节状或球拍状。

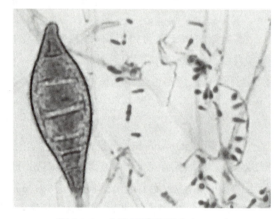

图 34-4　小孢子菌的形态（×400）

（二）致病性

皮肤癣菌在局部皮肤增殖及其代谢产物可刺激机体产生病理反应，从而引起感染部位的病变，其主要的侵犯部位和传染来源见表34-1。

表 34-1　皮肤癣菌的种类、侵犯部位及传染来源

菌属	菌种数	感染部位			传染来源	
		皮肤	毛发	甲板	人	动物
表皮癣菌属	1	+	−	+	絮状表皮癣菌	无
小孢子菌属	15	+	+	−	奥杜安小孢子菌	犬小孢子菌 石膏样小孢子菌
毛癣菌属	20	+	+	+	石膏样毛癣菌 红色毛癣菌	石膏样毛癣菌

（三）微生物学检查

一般取病变皮肤、指（趾）甲或毛发，加 10% KOH 微加热消化后直接镜检，如发现菌丝和孢子即可初步诊断为皮肤癣菌感染。如需进行菌种鉴定，可将标本接种到沙氏琼脂培养基上，经

Notes

小琼脂块培养,根据菌落特征、菌丝和孢子形态特点等进行鉴定。

(四) 防治原则

注意清洁卫生,避免与患者接触;足癣应保持鞋袜干燥。治疗时,头癣可用灰黄霉素、伊曲康唑等;体癣和股癣宜用伊曲康唑,甲癣可用灰黄霉素和伊曲康唑。

二、角层癣菌

角层癣菌是腐生于皮肤角层浅表及毛干表面的浅部真菌,引起角层型和毛发型病变。引起这种感染的致病性真菌主要包括糠秕马拉色菌(*Malassezia furfur*)、何德毛结节菌(*Piedraia hortae*)及白吉利毛孢子菌(*Trichosporon beigelii*)。

糠秕马拉色菌可引起皮肤表面出现黄褐色薄糠状鳞屑样的花斑癣,好发于颈、胸、腹、背和上臂等汗腺丰富部位,形如汗渍斑点,俗称汗斑,只有碍美观,不影响健康。患处标本直接镜检可见短粗、分支状有隔菌丝以及成丛状的酵母样细胞。由于该菌具有嗜脂性特点,培养时需加入橄榄油等,培养温度为37℃,培养后形成的菌落扁平,稍高于培养基表面,表面有细小的突起,但不向培养基内生长通常为酵母型菌落。镜下可见球形或卵圆形的酵母形细胞,亦可见短粗、分支状有隔菌丝。何德毛结节菌可引起硬的黑色结节,使毛干上结节如砂粒状。

汗斑(花斑癣)多发于夏秋季,主要是由于汗液浸渍,汗湿的衣物未及时更换、清洗等原因造成霉菌孳生,当皮肤抵抗力降低时而致病。也可由于穿用汗斑患者的衣物而被传染患病;亦可因职业导致汗液浸渍而发病,如重体力劳动者、电焊操作者、运动员等均为易感人群。汗斑重在预防,出汗后应及时沐浴、更换衣物,不随便穿用他人衣物,患病后应及早诊治。汗斑对外用药物敏感,如20%~30%硫代硫酸钠液、1%克霉唑霜、益康唑乳液或1%米康唑乳液等,疗效很好。只要坚持治疗与加强个人卫生,不难治愈,一般无需内服抗真菌药。

第二节　皮下组织感染真菌

皮下组织感染真菌主要包括孢子丝菌和着色真菌,经外伤侵入皮下,一般感染只限于局部,但也可扩散至周围组织。孢子丝菌经淋巴管扩散;着色真菌经血液或淋巴管扩散。

一、申克孢子丝菌

孢子丝菌为腐生性真菌,其中主要的病原菌种为申克孢子丝菌(*Sporothrix schenckii*)。该菌为双相型真菌。用患者标本(脓、痰、血、病变组织)制片,油镜下观察可见梭形或圆形孢子。在沙氏琼脂培养基上25~28℃培养3~5天,可长出灰褐色皱膜状菌落,镜下可见有隔菌丝及成群的梨形小分生孢子(图34-5)。在含胱氨酸的血平板培养基上37℃培养,则以芽生方式形成酵母型菌落。

人类通过有创伤的皮肤接触染菌土壤或植物引起感染,局部皮肤形成亚急性或慢性肉芽肿,使淋巴管出现链状硬结,称为孢子丝菌性下疳(sporotrichotic chancre)。亦可经口或呼吸道侵入,沿血行扩散至其他器官。我国大部分地区皆已发现,以东北地区为多见。

以申克孢子丝菌制备的抗原与患者血清作凝集试验,效价≥1:320有诊断意义。亦

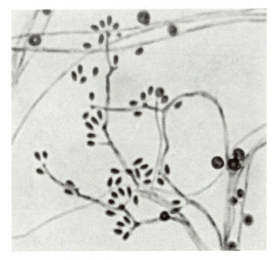

图34-5　申克孢子丝菌小分生孢子形态(×400)

可用孢子丝菌素（sporotrichin）作皮肤试验，若 24~48 小时在局部出现结节，可辅助临床诊断。

孢子丝菌病在某些患者可以是自限性疾病。治疗可口服饱和碘化钾溶液或伊曲康唑。若引起深部感染，可用两性霉素 B 治疗。

二、着 色 真 菌

着色真菌是分类上相近，引起临床症状也相似的一些真菌的总称，多为腐生菌，广泛存在于土壤及植物中。代表菌有卡氏枝孢霉（*Cladosporium carrionii*）、裴氏丰萨卡菌（*Fonsecaea pedrosoi*）、疣状瓶霉（*Phialophora verrucosa*）、甄氏外瓶霉（*Exophiala jeanselmei*）、链格孢霉（*Alternaria alternata*）、紧密丰萨卡菌（*Fonsecaea compacta*）和播水喙枝孢霉（*Rhinocladiella aquaspersa*）等（表 34-2）。一般由外伤侵入人体，感染多发于颜面、下肢、臀部等暴露部位，病损皮肤呈境界鲜明的暗红色或黑色区，故称着色真菌病（chromomycosis）。亦侵犯深部组织，呈慢性感染过程。在机体全身免疫力低下时可侵犯中枢神经系统，发生脑内感染。

表 34-2　主要着色真菌及其孢子形态

病原菌名称	孢子形态
卡氏枝孢霉	较长的分生孢子梗末端分叉长出分生孢子
裴氏丰萨卡菌	大部分分生孢子呈短链状，末端孢子发芽形成新的分生孢子，亦可直接形成于分生孢子梗两侧
疣状瓶霉	花瓶状的瓶囊上成簇生长圆形的小分生孢子
甄氏外瓶霉	菌丝末端尖细部或菌丝侧壁突起部可见成簇的椭圆形或橄榄形分生孢子
链格孢霉	菌丝顶生或偶见分支侧生分生孢子，暗色，有纵横隔膜，倒棍棒状、椭圆形或卵形，常成链排列

着色真菌在组织中为厚壁、圆形细胞。培养基上生长缓慢，菌落呈暗棕色。镜检可见棕色有隔菌丝，在分支、侧面或顶端形成分生孢子梗，梗上产生棕色圆形椭圆形的分生孢子。分生孢子有树枝形、剑顶形、花瓶形、砖形等不同形状，是鉴别的重要依据（图 34-6）。由于其多态性，给正确的形态学鉴定带来很大的困难。近年来，二次代谢产物、分子生物学方法已被用于此类真菌的鉴定、诊断。

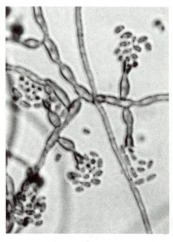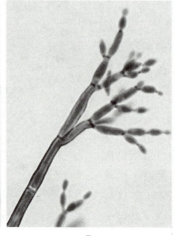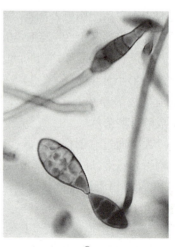

A   B   C

图 34-6　着色真菌的分生孢子形态（×400）
A. 疣状瓶霉；B. 卡氏枝孢霉；C. 链格孢霉

Notes

着色真菌病不具有传染性,皮肤病变较小者可经外科手术切除,皮肤大面积损伤者可服用 5- 氟尿嘧啶或伊曲康唑进行治疗。

第三节　地方流行性真菌

地方流行性真菌具有地方流行的特点,其所引起的感染症状多不明显,有自愈倾向;虽有组织或器官特异性,但亦可扩散至全身器官,严重者可引起死亡。此类真菌均属双相型真菌,对环境温度敏感,对常用的酮康唑和两性霉素 B 均敏感。一般在体内或 37℃培养时呈酵母型,在 25℃人工培养时变为菌丝型(表 34-3)。常见的致病菌有荚膜组织胞浆菌(*Histoplasma capsulatum*)(图 34-7)、粗球孢子菌(*Coccidioides immites*)、皮炎芽生菌(*Blastomyces dermatitides*)及巴西副球孢子菌(*Paracoccidiodes brasiliensis*)。其引起的感染多发生于南北美洲。近年来发现机会致病菌马尔尼菲青霉(*Penicillium marneffei*)(图 34-8)可引起东南亚部分地区的广泛性、播散性感染,多见于艾滋病患者。

表 34-3　主要地方流行性真菌及其重要生物学特性

菌名	在宿主内形态	显微镜下形态	菌落特征	分布
荚膜组织胞浆菌	圆形或卵圆形,有荚膜的孢子	大分生孢子,壁厚,四周有排列如齿轮的棘突,有诊断价值	生长缓慢,形成白色棉絮状菌落,然后变黄转至褐色	土壤
粗球孢子菌	较大的厚壁孢子,内含许多内生性孢子	关节孢子	生长迅速,很快由白色菌落转变为黄色棉絮状菌落	碱性土壤,鸟粪
皮炎芽生菌	圆形的单芽生孢子	小分生孢子为主,偶可形成厚膜孢子	初为酵母样薄膜,后为乳白色菌丝覆盖	潮湿、酸性沙质土壤
巴西副球孢子菌	圆形的单或多芽生孢子	小分生孢子和厚膜孢子	菌落初呈膜状,有皱褶,其后形成绒毛状的白色或棕色的气生菌丝	酸性土壤
马尔尼菲青霉	圆形或椭圆形关节孢子	帚状枝分散,双轮生,稍不对称,瓶梗顶端变窄,分生孢子球形,呈链状排列	菌丝相时,菌落表面绒毛状,有皱褶,由淡黄白变为棕红色,可产生玫瑰红色色素。	鼠类(竹鼠)

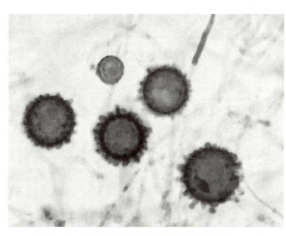

图 34-7　荚膜组织胞浆菌大分生孢子(×400)

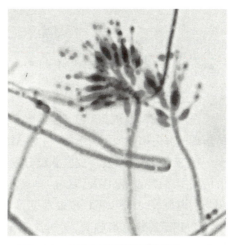

图 34-8　马尔尼菲青霉帚状枝(×400)

Notes

第四节　机会致病性真菌

机会致病性真菌主要包括假丝酵母属（Candida）、隐球菌属（Cryptococcus）、肺孢子菌属（Pneumocystis）、曲霉属（Aspergillus）、毛霉属（Mucor）及镰刀菌属（Fusarium）等。部分机会致病菌是机体正常菌群的成员，如白假丝酵母及其相关的酵母菌，机体免疫力低下为常见的致病条件，属内源性感染；而其他机会致病菌广泛分布于土壤、水及空气中，人类通过接触、吸入等方式引起感染，属外源性感染。近年来，临床上真菌病的增多主要是由于机会致病菌发病上升所致。机会致病菌感染常引起的疾病包括心内膜炎、肺炎、尿布疹、鹅口疮、阴道炎、脑膜炎及败血症等，若不及时治疗可危及生命。

一、白假丝酵母

假丝酵母属中有 81 个种，其中 10 个种有致病性。白假丝酵母（C.albicans）是本属最常见的致病菌，可引起皮肤、黏膜和内脏的急性或慢性炎症，即白假丝酵母病（candidiasis）。

（一）生物学性状

菌体呈圆形或卵圆形，直径 3~6μm，革兰染色阳性，以芽生方式繁殖（图 34-9）。在组织内易形成芽生孢子及假菌丝（图 34-10）。培养后的白假丝酵母在假菌丝中间或顶端常有较大、壁薄的圆形或梨形细胞，可以发展成为厚膜孢子，为本菌特征之一。

在普通琼脂、血琼脂及沙氏琼脂培养基上均生长良好。37℃培养 2~3 天后，出现灰白或奶油色、表面光滑、带有浓厚酵母气味的典型的类酵母型菌落。培养稍久，菌落增大，颜色变深，质地变硬或有皱褶。血琼脂 37℃培养 10 天，可形成中等大小暗灰色菌落。在 1% 吐温 -80 玉米粉琼脂培养基上可形成丰富的假菌丝和厚膜孢子。

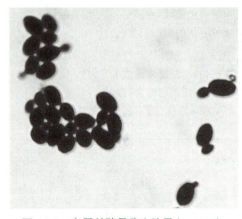

图 34-9　白假丝酵母芽生孢子（×1000）

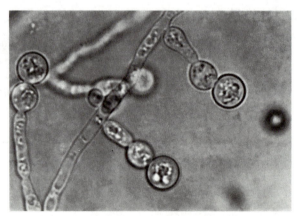

图 34-10　白假丝酵母的假菌丝（×1000）

（二）致病性

白假丝酵母是机会致病菌，通常存在于人的皮肤及口腔、上呼吸道、阴道与肠道黏膜，当机体出现菌群失调或抵抗力下降时（如 AIDS），可引起各种假丝酵母病。

1. 皮肤、黏膜感染　皮肤感染好发于皮肤潮湿、皱褶部位，可引起湿疹样皮肤假丝酵母病、肛门周围瘙痒症和湿疹及指（趾）间糜烂症等。黏膜感染则表现为鹅口疮（thrush）、口角糜烂、外阴与阴道炎等，其中以鹅口疮最常见。

2. 内脏感染　有肺炎、支气管炎、肠炎、膀胱炎和肾盂肾炎等，也可引起败血症，已成为临床上常见的败血症病原菌之一。

3. 中枢神经系统感染　可有脑膜炎、脑膜脑炎、脑脓肿等。中枢神经系统假丝酵母病多由

Notes

原发病灶转移而来。

(三) 微生物学检查

1. 直接镜检　脓、痰标本可直接涂片，革兰染色后镜检。患部如为皮肤或指(趾)甲，取皮屑或甲屑用 10% KOH 消化后镜检。镜下可见圆形或卵形的菌体及芽生孢子，同时尚可观察到假菌丝。如见出芽的酵母菌与假菌丝，才可确认白假丝酵母感染，如有大量假菌丝，表明处于活跃增殖期，有助于指导临床治疗。

2. 分离培养　可将标本接种于沙氏琼脂培养基中分离培养，37℃培养 1~4 天，在培养基表面形成乳白色(偶见淡黄色)酵母样菌落。镜检可见假菌丝及成群的卵圆形芽生孢子。

3. 鉴定　假丝酵母种类繁多，可根据形态结构、培养特性、生化反应等进行鉴别(表 34-4)。

表 34-4　四种病原性假丝酵母的鉴别要点

菌种名称	芽管形成试验	厚膜孢子形成试验	沙氏肉汤培养基中菌膜形成	糖发酵试验			
				葡萄糖	麦芽糖	蔗糖	乳糖
白假丝酵母(*C.albicans*)	+	+	-	+	+	+	-
热带假丝酵母(*C.tropicalis*)	-	±	+	+	+	+	-
近平滑假丝酵母(*C.parapsilokis*)	-	-	-	+	+	+	-
克柔假丝酵母(*C.krusei*)	-	-	+	+	-	-	-

(1) 芽管形成试验：将该菌接种于 0.5~1.0ml 正常人血清或羊血清中，37℃培养 1.5~4 天，镜检可见芽生孢子及芽管形成。

(2) 厚膜孢子形成试验：在 1% 吐温 -80 玉米粉培养基中，25℃，24~48 天后，在菌丝顶端、侧缘或中间可见厚膜孢子。

(3) 动物试验：必要时可通过动物实验进行鉴定。对于白假丝酵母感染的诊断，微生物学检查必须结合临床才能确定。防止把腐生型假丝酵母误认为病原菌。

(四) 防治原则

目前对假丝酵母病的高危人群尚未建立起有效的预防措施。治疗白假丝酵母感染常用氟康唑，效果较好。

二、新生隐球菌

新生隐球菌(*Cryptococcus neoformans*)属于隐球菌属(*Cryptococcus*)。该属种类较多，包括 17 个种和 8 个变种，在自然界分布广泛，鸽粪中大量存在，也存在于人的体表、口腔和粪便中。

(一) 生物学性状

菌体为圆形的酵母样细胞，直径 4~12μm。菌体外周有一层肥厚的胶质样荚膜，比菌体大 1~3 倍。用墨汁负染色后镜检，可在黑色的背景中见到圆形或卵圆形的透亮菌体(图 34-11)。本菌以芽生方式繁殖，常呈单芽，有时出现多芽，芽颈较细，但不生假菌丝。

在沙氏琼脂或血琼脂培养基上，25℃和 37℃下均生长良好。数天后形成酵母型菌落，初为乳白色细小菌落，增大后表面黏稠、光滑，转变为橘黄色，最后变成棕褐色。在麦芽汁液体培养基中，25℃孵育 3 天后呈混浊生长，可有少量沉淀或菌膜。

新生隐球菌尿素酶试验为阳性，可作为与假丝酵母区别的依据。

新生隐球菌荚膜由多糖构成，根据其抗原性可分为 A、B、C、D 四个血清型。临床分离菌株多属于 A 与 D 型。

Notes

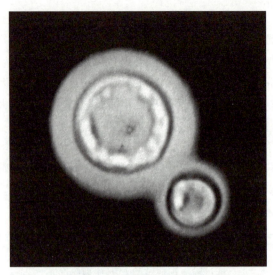

图 34-11　新生隐球菌酵母细胞（×1000）

（二）致病性

新生隐球菌的荚膜多糖是重要的致病物质,有抑制吞噬、诱使动物免疫无反应性、降低机体抵抗力的作用。

新生隐球菌可在土壤,鸟粪、尤其是鸽粪中大量存在,也可存在于人体的体表、口腔及粪便中。可侵犯人和动物引起隐球菌病（cryptococcosis）。多数引起外源性感染,也可引起内源性感染。对人类而言,它是机会致病菌。人由呼吸道吸入后引起感染,最初感染灶多为肺部。肺部感染一般预后良好。但从肺部可以播散至全身其他部位。播散病灶可发生在各个组织和脏器,皮肤、黏膜、淋巴结、骨、内脏等均可受累,最易侵犯的是中枢神经系统,引起慢性脑膜炎。脑及脑膜的隐球菌病预后不良,如不治疗,常导致患者死亡。

（三）微生物学检查

1. 直接镜检　痰、脓、离心沉淀后的脑脊液沉渣标本滴加墨汁作负染色镜检。见到圆形或卵圆形的有折光性的菌体,外周有一圈透明的肥厚荚膜即可确诊。

2. 分离培养　将标本接种于沙氏琼脂培养基,室温或37℃培养2~5天后形成乳白色、不规则酵母型菌落,表面有蜡样光泽。继续培养则菌落增厚,颜色由乳白、奶油色转变为橘黄色。镜检可见圆形或卵圆形菌体,无假菌丝。

3. 其他检查法　检查尿素酶可鉴定此菌,或在含有二酚底物的培养基上培养,由于新生隐球菌具有酚氧化酶,可在细胞壁中产生黑素,使菌落成褐色。还可用 ELISA、胶乳凝集试验检查患者血清和脑脊液中的新生隐球菌荚膜抗原。隐球菌性脑膜炎的患者阳性率可达90%,在治疗收效后抗原滴度下降。艾滋病患者的高抗原滴度可持续很长时间。

（四）防治原则

鸟粪是动物和人的主要传染源。减少鸽子数量,或用碱处理鸽粪,可控制此病的发生。治疗肺部或皮肤病变,用5-氟胞嘧啶、伊曲康唑有效。中枢神经系统隐球菌病可选用两性霉素 B、庐山霉素静脉滴注或伊曲康唑口服,必要时加用鞘内注射。

三、曲　霉　属

曲霉广泛分布于自然界,种类繁多,总数可达800余种,分类鉴定比较复杂,少数属于机会致病菌。主要致病菌有烟曲霉（*A.fumigatus*）、黄曲霉（*A.flavus*）、黑曲霉（*A.niger*）、土曲霉（*A. terreus*）及构巢曲霉（*A.nidulans*）5种（表34-5）,以烟曲霉最为常见。

Notes

表 34-5 五种致病性曲霉比较

曲霉种名	菌落颜色	顶囊形状	小梗	分生孢子
烟曲霉	绿/深绿色	烧瓶状	单层,顶囊上半部	球形,有小棘,绿色,成链排列
黄曲霉	黄色	球形或近球形	双层,第一层长,布满顶囊表面,放射状	球形或梨形,有小棘,成链排列
黑曲霉	黑色	球形或近球形	双层,第一层长,布满顶囊表面,放射状	球形,黑褐色,有小棘,成链排列
土曲霉	淡褐色或褐色	半球形	双层,第一层短,顶囊的2/3,放射状	球形,小,表面平滑,成链排列
构巢曲霉	绿色或暗绿色	半球形	双层,第一层略长,顶囊的上半,放射状	球形,绿色,成链排列

(一)生物学性状

曲霉的菌丝为分支状多细胞性有隔菌丝。接触培养基的菌丝部分可分化出厚壁而膨大的足细胞,并向上生长出直立的分生孢子梗。孢子梗顶端膨大形成半球形或椭圆形的顶囊。在顶囊上以辐射方式长出一到二层杆状小梗,小梗顶端再形成链状排列的分生孢子。分生孢子有黄、蓝、棕黑等不同颜色,呈球形或柱状,并形成一个菊花样的头状结构,称为分生孢子头(图34-12)。

在沙氏琼脂培养基上生长良好,在室温或37~45℃均能生长。菌落开始为白色、柔软有光泽,逐渐形成绒毛状或絮状丝状菌落,由于产生分生孢子而形成不同颜色,是曲霉菌分类的主要特征之一。烟曲霉在25℃培养7天后,菌落直径可达3~5cm,由青绿色变成暗青色。曲霉中少数菌种具有有性繁殖阶段,多数菌种仍只发现了无性繁殖阶段。

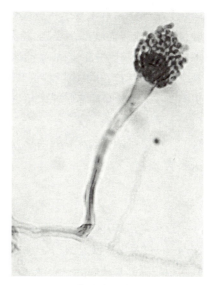

图 34-12 曲霉分生孢子头(×400)

(二)致病性

曲霉能侵犯机体许多部位,统称曲霉病(aspergillosis),所致疾病有直接感染、超敏反应及曲霉毒素中毒等类型。

1. 肺曲霉病

(1)真菌球型肺曲霉病(asperigilloma or fungus ball):又称局限性肺曲霉病,是在器官早已有空腔存在(如结核空洞,鼻旁窦,扩张的支气管)的基础上发生。曲霉不侵犯组织,不播散。这种病例应着重治疗原有疾病。

(2)肺炎型曲霉病:曲霉在肺内播散,引起坏死性肺炎或咯血,并可继发播散到其他器官。本病常见于免疫缺陷或免疫力低下的患者。

(3)过敏性支气管肺曲霉病:是一种超敏反应性疾病。

2. 全身性曲霉病 原发病灶主要在肺,少见于消化道,多数是由败血症引起的全身性感染。本病多发生在某些重症疾病的晚期,生前很难得到正确诊断。

3. 中毒与致癌 有些曲霉产生的毒素,可引起人或动物急、慢性中毒,损伤肝、肾、神经等组织。特别是黄曲霉毒素与人类肝癌的发生有密切关系。

(三)微生物学检查

取痰或活体组织标本,镜下可见有隔分支扭曲的菌丝,分离培养可根据菌落特点及分生孢子的形态特点进行鉴定,但对其病原性确定时应特别慎重。此外,也可用血清学实验检测曲霉细胞壁抗原或病人血清中的抗体进行辅助诊断。

(四) 防治原则

呼吸系统曲霉病可使用两性霉素 B,采取雾化吸入法治疗。真菌球型肺曲霉病,可用 5- 氟胞嘧啶进行管内注入,适当变换体位,使药物注入空洞内,可收到良好的治疗效果。据报道,伊曲康唑亦适于曲霉病的治疗。

四、毛 霉 属

毛霉(*Mucor*)属于接合菌亚门,广泛存在于自然环境中,常引起食物霉变。毛霉引起的感染称毛霉病(mucormycosis),通常发生于重症疾病的晚期,机体抵抗力极度衰弱时合并本菌感染。

在沙氏琼脂培养基上生长迅速,形成丝状菌落,开始为白色,逐渐转变为灰黑色或黑色。镜下可见无隔菌丝,且分支成直角。从菌丝上生长出长短不等的孢子囊梗,孢子囊梗上生长着球形孢子囊,孢子囊内充满着大量孢子囊孢子,成熟后孢子囊孢子破囊而出(图 34-13)。

毛霉感染多首先发生在鼻或耳部,经口腔唾液流入上颌窦和眼眶,引起坏死性炎症和肉芽肿,再经血流侵入脑部,引起脑膜炎。亦可扩散至肺、胃肠道等全身各器官,死亡率较高。由于本病发病急,病情进展快,故生前诊断困难,多通过尸检病理诊断确诊。

微生物学检查取痰、活检或尸检标本,滴加 10% KOH 直接镜检,见宽大、不规则、分支状的无隔菌丝。菌丝呈明显嗜苏木精染色,在 HE 染色中清晰可见。经沙氏琼脂培养基培养后,镜检可见无隔菌丝和孢子囊孢子。

本菌引起的疾病无特效治疗方法,可早期应用两性霉素 B、试用外科切除病灶及积极治疗相关疾病。

五、镰 刀 菌 属

近年来,镰刀菌感染的发生逐渐增加。主要致病菌有茄病镰刀菌(*F.solani*)、尖孢镰刀菌(*F. oxysporum*)及串珠镰刀菌(*F.moniliforme*)。可引起一些浅部真菌病,如真菌性角膜炎、爪真菌病,还可引起深部真菌病。一般是从鼻窦、呼吸道及皮肤入侵,再感染其他器官,如肺、肝、脾、肾等。

在沙氏琼脂培养基上培养时,生长迅速,可产生浅紫色或玫瑰红色色素等。经小琼脂块培养,镜下观察可见大分生孢子两头尖,中央弯曲,为镰刀形,有多个分隔,为多细胞性;小分生孢子卵圆形或棒状,散在或假头状着生,多为单细胞性(图 34-14)。

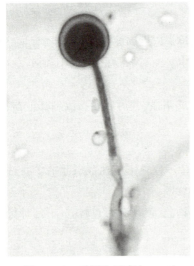

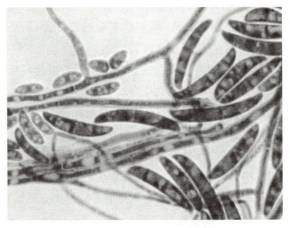

图 34-13 毛霉孢子囊(×400)　　　　图 34-14 镰刀菌的分生孢子(×400)

Notes

六、肺孢子菌属

肺孢子菌广泛分布于自然界,及人和多种哺乳动物的肺内。当机体免疫力下降时可引起机会性感染,即肺孢子菌肺炎(*Pneumocystis pneumonia*,PCP)。常见的有卡氏肺孢子菌(*Pneumocystis carinii*)和伊氏肺孢子菌(*P.jiroveci*)。肺孢子菌过去被称肺孢子虫,因其具有原生动物的生活史及虫体形态而归于原虫。近年发现肺孢子菌的超微结构以及基因和编码的蛋白均与真菌相似,故将其归属于真菌。

1. **生物学性状** 肺孢子菌为单细胞型,兼具原虫及酵母菌的特点。发育过程经历滋养体、囊前期及孢子囊阶段(图34-15)。小滋养体为圆形,内含1个核;大滋养体为不规则形,内含1个核;囊前期为近圆形或卵圆形,囊壁较薄;孢子囊为圆形,内含2~8个孢子,成熟的孢子囊内含8个孢子,各有1个核。

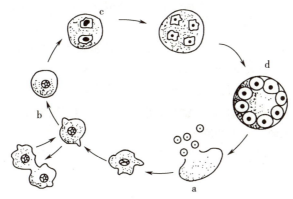

图 34-15 肺孢子菌发育周期

2. **致病性** 肺孢子菌经呼吸道吸入肺内,多为隐性感染。当宿主抵抗力低下时,潜伏在肺内以及新侵入的肺孢子菌得以大量繁殖,引起肺孢子菌肺炎。本病多见于营养不良和身体虚弱的儿童、接受免疫抑制剂或抗癌化疗以及先天性免疫缺陷病的患者,近年来成为艾滋病患者常见的并发症,美国约有90%的艾滋病患者合并本病。

3. **微生物学检查** 采集痰液或支气管灌洗液,经革兰或亚甲蓝染色镜检,若发现滋养体或孢子囊可确诊。可用ELISA、免疫荧光技术、补体结合试验等检查血清中的特异性抗体,但因多数正常人都曾有过肺孢子菌的隐性感染,故血清学检查仅可作为辅助诊断。近年来PCR及DNA探针技术已试用于肺孢子菌感染诊断,敏感性和特异性均较高,但尚未广泛应用。

4. **防治原则** 本菌引起的疾病无有效的预防方法。对长期大量应用免疫抑制剂的患者应警惕诱发肺孢子菌肺炎,对患者应进行隔离。及早的治疗可有效的降低死亡率。本菌对多种抗真菌药物不敏感。用药首选复方新诺明,喷他脒气雾吸入效果也较好,还可联合应用克林霉素和伯氨喹。

七、其他机会致病性真菌

近年来研究发现,除曲霉属、青霉属、镰刀菌属外,其他真菌,如拟青霉属(*Paecilomyces*)、赛多孢霉属(*Scedosporium*)、木霉属(*Trichoderma*)、白僵菌属(*Beauveria*)及帚霉属(*Scopulariopsis*)等常可引起气源性污染,进而引起机会性感染。这类真菌主要侵袭艾滋病、恶性血液病、糖尿病、免疫抑制剂使用者等免疫功能低下人群,导致皮肤、肺、心、脑等多个组织器官的播散性感染。这些感染虽发病率较低,但死亡率较高。

由于这些感染缺乏特征性的临床表现,且病原菌的耐药性较高,导致早期诊治困难,死亡率高,严重影响患者的健康和生命。当患者存在严重的免疫抑制,突然出现持续性的发热,而广谱

Notes

抗生素和抗真菌药治疗无效,或伴有真菌血症、指(趾)蜂窝组织炎、多发性皮肤或皮下损伤时应高度怀疑播散性真菌感染的可能,需尽早准确诊断,及时有效治疗,以降低死亡率。

展　望

　　无论在临床实际工作中,还是在日常生活中,真菌感染都是很常见的。虽然研究者常根据感染部位将其分为浅部真菌感染和深部真菌感染,但这绝不意味着皮肤癣菌和角层癣菌的感染就只限于浅层。目前已有较多的资料表明,它们也可引起深部感染,甚至出现菌血症或败血症。此外,真菌感染的层次也是相对的,如糠秕马拉色菌虽然主要侵犯皮肤浅层而引起花斑癣,但现已发现它也可引起菌血症、毛囊炎、浆膜炎及骨关节炎等。所以,对真菌感染部位和层次一定要具体情况具体分析,而且有必要以动态的观点去思考和分析其感染的发生、发展和结局。

　　对于致病性真菌感染和机会致病性真菌感染来说,后者的临床意义显得更为重要。机会致病菌感染多发生于机体免疫力低下的情况,如免疫抑制剂使用者、免疫缺陷患者、AIDS、肿瘤及糖尿病患者等,也有部分发生在由于使用抗生素导致菌群失调患者。目前真菌感染的上升,以机会致病菌感染为主,而在真菌感染中有相当一部分属于医院内感染,这应当引起医务工作者的高度重视和关注。此外,真菌毒素也已成为医学真菌研究的又一个重要领域,其相关研究已成为临床医学、卫生微生物学、食品卫生学和肿瘤学等多个学科领域共同关注的一个重要课题。

(王　丽)

附录 灾害后微生物防控及病原微生物实验室的生物安全

一、灾害后微生物防控

灾害通常指突然发生,造成人类生命大量伤亡或财产严重损失的重大事件。进入 21 世纪以后,随着现代科学技术的发展和人类生产活动的快速扩张,各种灾害的发生不断出现,直接影响着人类的生存环境及生命安全。我国幅员辽阔,地质结构和气象条件十分复杂,是个灾害多发的国家。加之目前我国处于经济高速发展时期,人们在享受现代化带来的便捷生活的同时,加快了对自然资源的开发利用,也对周围生态环境造成了更多的破坏,导致各种灾害频发。

在长期同灾害进行斗争的过程中,人们不断总结经验,从医学救护的角度出发,建立了灾害医学(calamity medicine)。灾害医学(也称灾害救援医学)是研究各种灾害对人类健康及其生存环境的影响以及如何开展灾后医疗救护及疾病防治的一门学科,其中灾后微生物感染的防控是其重要内容之一。该学科以前的研究重点更多是放在灾区现场伤员生命的紧急救援方面,而对伤员创伤感染的防治以及传染病的预防方面的研究空白较多。2008 年的"5.12"汶川大地震中,灾区出现了大量创伤感染的患者,尤其是气性坏疽患者,重者被截肢或死亡。随后出现的智利及海地大地震,更增加了医学界对该领域的高度重视。加强灾害医学教育,培养医学生对灾后预防微生物感染的意识,能有效提高灾后医学救援的效率和伤员的生存质量。

(一)灾害的分类及其对人类生存的影响

引起灾害的原因复杂多样,导致灾害通常具有突发性,在发生的时间、地点和空间上均难以预料或准确预报,一旦灾害发生,往往都会造成人类生命和财产的巨大损失。

1. 灾害的分类

根据灾害的形成特点,一般可将其分为自然灾害、事故灾害和公共卫生事件灾害。从广义的角度而言,战争也属于灾害的范畴。

(1)自然灾害 指自然力量对人类生存环境及生命财产所造成的严重破坏,如地震、海啸、火山喷发、洪灾、泥石流、台风、旱灾等。这类灾害具有不可抗拒性,已夺去了数百万人的生命。

(2)事故灾害 指多种化学因素(如农药、毒气、化学废弃物等)、物理因素(如放射线、核泄漏、火灾等)及生物因素(如生物武器、微生物污染等)对人类生存环境及生命财产所造成的严重破坏。

(3)公共卫生事件灾害 包括传染病疫情、群体性原因不明疾病、食品安全、动物疫情、生物恐怖等。

2. 重大灾害对人类生存的影响
现代社会中,由于人口居住相对集中,地震、海啸、毒气、核泄漏、传染病疫情等重大灾害的发生对人群造成的伤亡极大。1976 年我国唐山大地震造成了 24.2 万人死亡,16.4 万人重伤。2008 年我国汶川发生的"5.12"大地震造成近 7 万人死亡,近 1.8 万人失踪,37.4 万多人受伤。2010 年 1 月海地发生的大地震造成近 22 万人死亡。2011 年日本发生的大地震及海啸造成 1.8 万人死亡,并引发了"福岛核泄漏事件",其影响超出了日本国界,造成了全球性核污染事故,对人类生存环境危害巨大。

地震等自然灾害发生时,对绝大多数人的伤害是发生在灾害的一瞬间,大量的伤员急需救治。但突如其来的重大灾害通常会造成当地医院垮塌、通信中断、交通阻断、医疗救护人员无法及时到位等情况出现,由此必然会造成伤者的伤口感染率明显增高,部分伤者得不到及时救护而死亡。同时,由于当地自然环境的突然改变,人畜的尸体、生活垃圾等处理不及时,水源污染等问题,也容易导致灾区传染病的暴发(见附表 1-1)。

附表 1-1　重大自然灾害伴发传染病的事例

灾害	发生地点	发生时间	灾后伴发传染病
飓风	多米尼加	1979 年	胃肠炎
洪灾	秘鲁	1983 年	疟疾
地震	哥伦比亚	1983 年	腹泻,病毒性肝炎
洪灾	西孟加拉邦	1998 年	霍乱
洪灾	印度	2000 年	钩端螺旋体病
洪灾	孟加拉国	2004 年	感染性腹泻
海啸	印尼	2004 年	破伤风

(二) 灾后微生物感染的防控

灾后微生物感染的防控是灾后医疗救护和疾病防治的重要内容,它主要包括灾后现场救治中微生物感染的防控、灾后现场的卫生防疫和灾后医院感染的防控三个方面。

1. 现场救治中微生物感染的防控　重大灾害发生后,各类创伤和感染均多见。尤其是在地震等自然灾害中,80% 以上的伤员均存在外伤。创伤造成了不同形式的伤口,由此引起的感染类型、程度均不同。轻度感染的伤口仅出现红、肿、热、痛等局部症状。感染严重者除伤口出现上述局部症状外,还伴有高热、昏迷等全身中毒症状,甚至死亡。

灾害后医学救援的基本任务是针对伤病员进行现场救治,抢救生命,尽量减少伤亡人数,并及时将伤员转送到医疗机构进行进一步救治。灾害事故现场急救的黄金时间非常短暂,如地震发生后现场救治的黄金时间通常是 72 小时以内,越早实施救治,伤员存活的希望就越大。因此,灾害现场往往是及时抢救伤员的最佳场所。但在急救现场和紧急情况下,由于条件的限制及抢救生命的需要,往往对创伤感染的防控问题重视不足,甚至很容易忽视,这将给创伤的后续治疗带来诸多问题,也容易因感染而发生并发症。

由此可见,在现场抢救伤员生命的过程中,高度重视创口感染的问题非常重要。具体措施包括在急救过程中尽可能无菌操作,对伤口创面进行彻底清创和消毒处理,合理使用抗菌药物,对伤口被泥土污染的伤员应及时注射破伤风抗毒素并注意预防气性坏疽的发生等。国内外学者还提出了建立可移动的重症监护室(ICU),以便从急救人员的组成到医疗设备的配置上,不仅能满足现场有效实施急救的需求,而且能很好控制伤员的创口感染,提高伤员的存活率和生存质量。

2. 灾后现场的卫生防疫　重大灾害常会造成自然环境的严重破坏和生活环境的污染,极大地增加了传染病暴发流行的几率。灾区容易暴发的传染病主要包括与缺乏安全饮用水有关的消化道传染性疾病、啮齿类动物或媒介昆虫传播的自然疫源性疾病、与人口过度密集有关的急性呼吸系统疾病及创口感染性疾病等。

(1) 灾后传染病发病率增加的危险因素

1) 传染源普遍存在:由于灾区防疫条件差,污染的水体和空气常常存在大量的病原微生物,故灾区环境中普遍存在着传染源。

2) 各种传播途径容易实现:灾害发生后,人类的生存环境常会遭到严重破坏,各种病原微生物更容易经呼吸道、消化道、伤口等途径进入机体内。灾害通常也会造成野生动物及媒介昆虫栖息环境的改变,导致人类接触染病野生动物和传病媒介昆虫的机会大大增加,从而增加了虫媒传播疾病的危险。

3) 人群易感性增加:灾害导致生物体与自然界之间的平衡被打破,人群暴露于各种危险因素之中,生活困难,营养缺乏,免疫水平降低,从而增加了灾区人群对各种感染性疾病的易感性。

4) 其他影响因素:包括医疗卫生机构遭到破坏而导致其早期发现和预防传染病能力的降低或丧失,缺乏传染病防治所需的消毒剂、药品和器材等。

(2) 灾害后可能流行的传染性疾病

1) 消化道传染性疾病:包括霍乱,痢疾,胃肠炎,伤寒,甲型肝炎等。

2）自然疫源性疾病:包括登革热,乙型脑炎,疟疾,钩端螺旋体病等。

3）急性呼吸道感染:包括流脑、麻疹、流感等。

4）创口感染性疾病:包括破伤风,气性坏疽等。

(3) 现场防疫的主要措施　依照传染病防治原则,从控制传染源、切断传播途径和提高易感人群免疫力等方面入手,可有效防止灾后传染病的暴发流行。

1）加强灾区环境卫生处理:对灾害污染区进行划定和封锁,杀灭蚊蝇、老鼠等疾病传播媒介,对污染区现场及时消毒;妥善处理人和动物尸体,大量伤亡发生时埋葬优于火化,地坑中的尸体上方或地表应喷洒熟石灰消毒;对人畜排泄污物及生活垃圾应进行掩埋或焚烧处理,及时建立应急简易厕所;正确选用消毒剂,注意耐受消毒剂的病原微生物的污染问题。

2）加强灾区的饮用水和食品卫生监督:做好饮用水的监督监测,临时储水处的水最好经净化或氯消毒后再饮用;加强灾后食品生产经营和食堂、餐馆的监督检查,对食品生产经营者定期进行医疗检查和个人卫生检查;加强卫生宣传教育,学会正确洗手,不吃生冷食物、腐烂变质食品及死亡的禽畜。

3）进行针对性预防接种及宣传教育:针对地震等自然灾害后易发生的传染病,采取相应的预防接种免疫措施,如破伤风、病毒性感染、狂犬病等的预防接种;加强灾后常见传染病防控知识的宣教,提高灾区群众的防病意识。

3. 灾后医院感染的防控　重大灾害的突然发生往往会造成灾区医疗卫生专业机构的严重破坏,通常需要搭建临时医疗救治点(也称帐篷医院),或将周边正常运转医疗机构转变为以伤病员为主要诊治对象的临时机构。这些临时医疗救治机构医护条件有限,加之短时间内大量伤病员的涌入,通常会导致其医院感染的发生率明显升高。因此,灾后医院感染的防控应与医疗救治同步实施,才能为伤员的有效救治提供保障。

灾后医院感染的具体防控措施包括:①对于搭建的帐篷医院或病区,应设计科学的感染管理卫生流程和方案;②设置入院前污染处理区,对污染明显的伤员,尤其是从废墟现场延时获救的伤员进行入院前去污处理;③对伤员实施分区安置及分类管理,以防止交叉感染的发生;④加强手术器械等医疗用品及污染废弃物的消毒灭菌处理;⑤重视临时医疗救治机构环境的消毒处理;⑥加强医护人员手的卫生管理;⑦重视医护人员职业暴露的防护等。

灾害医学作为一门新兴的交叉综合性学科在我国起步较晚,研究相对滞后。近年来,全球灾害频发,造成大量人员伤亡,损失惨重。灾害医学教育引起了各国政府的高度重视,灾后病原微生物感染的预防和控制作为一个值得深入探索的问题,也将会受到持续关注。

二、病原微生物实验室生物安全

生物安全(biosafety)是指避免危险生物因子(天然动物、植物、微生物,以及经基因改造和转基因生物)对社会、经济、人类健康、生物多样性及生态环境造成危害或潜在威胁的综合性措施,主要包括病原生物实验室的生物安全及对突发性公共卫生事件的正确处理。病原生物实验室生物安全的核心是保护实验操作人员,防止病原生物扩散至外环境。具体涉及病原生物实验中样本采集、运送、分离培养、鉴定或储存等过程,同时也包括由于实验室对生物基因改造而产生的安全问题。

1983 年 WHO 出版了《实验室生物安全手册》,并于 2004 年进行了修订。不同国家或地区也根据各国具体情况,制订了不同的生物安全相关法律法规。我国制定的生物安全法律法规包括《中华人民共和国传染病防治法》、国务院 424 号令《病原微生物实验室安全管理条例》、卫生部 36 号令《医疗卫生机构废物管理办法》等。这些法律法规通过对病原微生物的分类、实验室的分级、实验室感染的控制和监督以及相应法律责任的规定,加强对病原生物实验室生物安全的管理,减少或消除实验室人员或环境暴露于各种生物危险因子的机会,有效防止实验室感染的发生及向外环境的播散。

(一)病原微生物危害程度分级

WHO《实验室生物安全手册》指出各国或地区应按照病原微生物危险程度的等级,并结合当地的具体情况,确定各国病原微生物的危害程度分级。在进行病原微生物危害程度的分级时,不仅要考虑微生物的致病性、传播途径、稳定性、宿主范围(如当地人群的已有免疫水平、宿主群体的密度和流动等)和环境条件(如适宜媒介昆虫的生存环境,环境卫生水平等),还要考虑当地所具备的有效预防及治疗措施及动物宿主或节肢动物媒介的控制等因素。

我国依据病原微生物的传染性、感染后对个体或者群体的危害程度,在中华人民共和国第424号国务院令《病原微生物实验室生物安全管理条例》中将病原微生物分为四类,其中第一类和第二类病原微生物被统称为高致病性病原微生物,详见附表1-2。我国病原微生物危害等级的分类标准与WHO的分类不同我国卫生部于2006年还颁布了《人间传染的病原微生物名录》,进一步明确了细菌、放线菌、支原体、衣原体、立克次体、螺旋体、病毒和真菌等病原微生物的危害程度分类,并针对各病原所需进行的操作内容及菌(毒)株或感染样本运输等,规定了需具备的生物安全防护条件。

附表1-2   病原微生物危险度分类与标准

病原微生物危险度分类	分类标准	主要病原微生物
第一类(高致病性病原微生物)	能引起人或者动物非常严重疾病及我国尚未发现或已经宣布消灭的微生物,目前尚无疫苗可预防。	克里米亚-刚果出血热病毒、埃博拉病毒、马尔堡病毒、天花病毒、猴痘病毒等
第二类(高致病性病原微生物)	能引起人或者动物严重疾病,比较容易直接或间接在人与人、动物与人、动物与动物间传播的微生物,其中部分已有疫苗可用。	口蹄疫病毒、汉坦病毒、高致病性禽流感病毒、艾滋病毒、乙型脑炎病毒、SARS冠状病毒、炭疽芽胞杆菌、布鲁菌属、牛型分枝杆菌、结核分枝杆菌、立克次体属、鼠疫耶尔森菌、霍乱弧菌、粗球孢子菌、荚膜组织胞浆菌等。
第三类	能引起人或者动物疾病,但一般情况下对人、动物或者环境不构成严重危害的微生物,其传播风险有限,实验室感染后很少引起严重疾病,人类已有了可行的治疗和预防措施。	肠道病毒、肝炎病毒、流感病毒、疱疹病毒、腺病毒、脑膜炎奈瑟菌、金黄色葡萄球菌、志贺菌、白假丝酵母菌、新生隐球菌、马尔尼菲青霉菌等,对人类致病的常见微生物主要属于该类。
第四类	通常情况下不会引起人或动物疾病的微生物	普通大肠埃希菌、小鼠白血病病毒等。

参考《病原微生物实验室生物安全管理条例》国务院424号令-2004

(二)生物安全防护实验室分级

具有符合生物安全标准的病原微生物实验室是教学、科研以及临床检验等过程中生物安全的基本保障。我国根据病原体的危害程度,以及实验室对所操作生物危险因子采取的防护措施,将病原微生物实验室的生物安全防护水平(biosafety level,BSL)分为四级,分别以BSL-1、BSL-2、BSL-3和BSL-4表示,代表了从事体外(in vitro)操作生物因子的实验室的相应生物安全防护水平,其中以BSL-4的防护级别最高。不同生物安全级别的实验室,所要求的实验室管理体系、设施设备、人员要求及个人防护不同,详见附表1-3。我国法律法规明确规定,在BSL-1和BSL-2实验室内不得从事高致病性病原微生物实验活动,在BSL-3和BSL-4实验室才能从事高致病性病原微生物的实验活动。对我国尚未发现或者已经宣布消灭的病原微生物,应经上级有关主管部门批准后才能从事相关实验活动。

在动物感染的实验研究中,也需要有符合动物实验相应生物安全防护水平的实验室,分别以ABSL-1、ABSL-2、ABSL-3、ABSL-4表示从事在动物体内(in vivo)操作的实验室的相应生物安全防护水平。动物实验室的生物安全防护水平要高于体外操作的生物安全防护水平,在此不作详细介绍。由于动物行为的不可控性,在进行动物实验操作(如感染病原微生物、医学检查、取样、解剖、动物尸体及排泄物的处置等)过程中更需加强生物安全防护,并做好应急预案。

附表 1-3　生物安全防护实验室分级

实验室生物安全防护级别	实验室建筑要求	操作要求及个人防护	主要安全设施和设备
一级（BSL-1）	无需特殊选址,普通建筑结构即可	按 GMT* 要求操作	开放实验台;适用的应急器材和通讯设备;必要时配备适当的消毒灭菌设备
二级（BSL-2）	无需特殊选址,普通建筑结构即可	生物危险标志,人员进入制度;个人防护服,按 GMT* 要求操作;污染废弃物的处置	BSL-1 实验室所需基本设施;I 级或 II 级 BSC* 以防护操作中可能产生的气溶胶;高压蒸汽灭菌器,专用焚烧炉;应急喷淋
三级（BSL-3）	选址必须是建筑物中的可隔离区域或独立建筑物,实验室分清洁区、半污染区和污染区,各区之间设缓冲间	在二级生物安全防护水平的基础上,增加特殊防护服、上岗前体检,健康监测	BSL-2 实验室所需基本设施;负压保护通风系统,高效空气过滤器排风;II 级 BSC;自动供水洗手设施;双扉高压蒸汽灭菌器;双电路应急系统
四级（BSL-4）	选址必须远离人口密集地区,采用独立建筑,周围有封闭的安全隔离带	在三级生物安全防护水平的基础上,增加正压防护服,气锁入口,出口淋浴,污染物品的特殊处理	BSL-3 实验室所需基本设施;双重过滤排风系统;II 级或 III 级 BSC

*GMT:微生物学操作技术规范;*BSC（biological safety cabinet）:生物安全柜

（三）生物安全实验室的管理

1. 建立实验室安全管理体系　成立生物安全委员会并制定科学、严格的管理制度;明确实验室生物安全负责人及责任制,强化日常管理;定期对实验室设施设备、材料等进行检查、维护和更新;对废水、废气以及其他废物进行合理处置,防止环境污染;定期开展实验室生物安全监督检查,及早发现问题并予以彻底解决;健全安全保卫制度,严防高致病性病原微生物被盗、丢失或泄漏,避免造成传染病传播、流行或者其他严重的后果。

2. 生物安全的规范操作　实验室工作人员必须掌握实验室技术规范、操作规程、生物安全防护知识和实际操作技能;建立实验室工作人员健康档案,并进行相关疫苗的预防接种;对工作人员进行生物安全培训和考核;实验室应配备符合要求的个人防护用品（personal protective equipment）,包括防护服、口罩（包括 N95 或 N98 口罩）、手套、安全眼镜、面部防护罩、防水鞋套等,必要时配备个体独立呼吸器。

3. 应急措施　如果实验室发生高致病性病原微生物泄漏时,实验室工作人员应当立即采取紧急措施,防止扩散。具体措施包括:①隔离被病原微生物污染的实验室或者病原微生物可能污染的场所;②向上级主管部门如实报告;③对密切接触者进行医学观察,并对相关人员进行医学检查;④进行现场消毒;⑤对感染或者可疑感染的动物进行隔离、捕杀。

（四）实验室生物安全的风险评估

实验室生物安全工作的核心是风险评估。风险评估应由熟悉相关病原微生物特性、实验室设备和设施、动物模型以及个人防护装备的专业人员来完成,评估对象以特定操作程序和实验为主,评估过程可借助于多种方法。实验室生物安全风险评估应是动态的,需随时收集相关的新资料和新信息,必要时对已有的评估结果进行修订,以保障实验室生物安全。

根据风险评估结果,确定拟开展实验活动的实验室所需的生物安全防护级别,选择具有相应生物安全防护水平的实验室,采用相应的个体防护装备,并制定操作规范,以确保实验在生物安全的条件下开展。在进行病因不明的暴发疾病研究时,应参照卫生部、中国疾病预防控制中心或 WHO 制定的专门指南,按照相应的生物安全标准进行标本的运输及操作。

（李婉宜）

主要参考文献和相关网址

一、主要参考文献

1. 闻玉梅.精编现代医学微生物学.上海:复旦大学出版社,2002

2. 贾文祥.医学微生物学.第 2 版.北京:人民卫生出版社,2010

3. 李凡,徐志凯.医学微生物学.第 8 版.北京:人民卫生出版社,2013

4. 徐志凯,郭晓奎.医学微生物学.北京:人民卫生出版社,2014

5. 张凤民,肖纯凌.医学微生物学.第 3 版.北京:北京大学医学出版社,2013

6. 李兰娟,任红.医学微生物学.第 8 版.北京:人民卫生出版社,2013

7. 白雪帆,徐志凯.肾综合征出血热.北京:人民卫生出版社,2013

8. 吴移谋,叶元康.支原体学.第 2 版.北京:人民卫生出版社,2008

9. 严杰,戴保民,于恩庶.钩端螺旋体病学.第 3 版.北京:人民卫生出版社,2006

10. 赵蓉,胡永峰,金奇.宏基因组学及其在医学微生物学领域的应用.病毒学报,2009,25(3):231-234

11. Brooks GF,Carroll KC,Butel JS,et al.Jawetz,Melnick & Adelberg's Medical Microbiology.26th ed.New York:McGraw-Hill Medical,2013

12. Brooks GF,Carroll KC,Butel JS,et al.Jawetz,Melnick & Adelberg's Medical Microbiology.25th ed.New York:McGraw-Hill Medical,2010

13. Kenneth J.Ryan,C.George Ray,Nafees Ahmad,et al.SHERRIS Medical Microbiology.6th ed.New York:McGraw-Hill Companie,2014

14. Andrew M.Q.King,Elliot J.Lefkowitz,Michael J.Adams,et al.Virus Taxonomy:Ninth Report of the International Committee on Taxonomy of Viruses.Amsterdam:Elsevier,2011

15. Bzhalava D,Guan P,Franceschi S,et al.A systematic review of the prevalence of mucosal and cutaneous human papillomavirus types.Virology,2013,445:224-231

16. Colleen B.Jonsson,Figueiredo LT,et al.A global perspective on hantavirus ecology,epidemiology,and disease.Clin Microbiol Rev,2010,23(2):412-441

17. Corrales-Aguilar E,Trilling M,Hunold K,et al.Human Cytomegalovirus Fcγ Binding Proteins gp34 and gp68 Antagonize Fcγ Receptors Ⅰ,Ⅱ and Ⅲ.PLoS Pathog,2014,10(5):e1004131

18. Didier Mazel.Integrons:agents of bacterial evolution.Nature Reviews Microbiology,2006,4:608

19. Geroge M.Garrity,Julia A.Bell,Timothy G.Lilburn.Taxonomic Outline of the Prokaryotes Bergey's Manual of Systematic Bacteriology.2nd.New York:Springer,2004

20. Galimberti R,Torre AC,Baztan MC,et al.Emerging systemic fungal infections.Clin Dermatol,2012,30(6):633-650

21. Hütter G,Nowak D,Mossner M,et al.Long-term control of HIV by CCR5 Delta32/Delta32 stem-cell transplantation.N Engl J Med.2009,360:692-698

22. Hornung V,Hartmann R,Ablasser A,et al.OAS proteins and cGAS:unifying concepts in sensing and responding to cytosolic nucleic acids.Nat Rev Immunol.2014,14(8):521-528

23. Henderson DA,Arita I.The smallpox threat:a time to reconsider global policy.Biosecur Bioterror.2014,12(3):117-121

24. Gilberto V,Livia Maria GR,Joseph CF,et al.Hepatitis A virus:Host interactions,molecular epidemiology and evolution. Infection,Infect.Genet Evol,2014,21:227-243

25. Knipe DM,Howley PM.Fields Virology.6th ed.Philadelphia:Lippincott Williams & Wilkins,2013

26. Kurtzman CP.Use of gene sequence analyses and genome comparisons for yeast systematics.Int J Syst Evol Microbiol,2014,64(Pt 2):325-332

27. Lewis K.Persister cells.Annu.Rev.Microbiol.2010,64:357-372

28. Lester SN,Li K.Toll-like receptors in antiviral innate immunity.J Mol Biol,2014;426(6):1246-1264

29. Otto M.MRSA virulence and spread,Cell.Microbiol.2012,14(10):1513-1521

30. Marin S,Ramos AJ,Cano-Sancho G,et al.Mycotoxins:occurrence,toxicology,and exposure assessment.Food Chem Toxicol,2013,60:218-237

31. Marroquin-Cardona AG,Johnson NM,Phillips TD,et al.Mycotoxins in a changing global environment—a review.Food Chem Toxicol,2014,69:220-230

32. Nassim K,Harry RD,Florence A,et al.Hepatitis E Virus Infection.Clin Microbiol Rev,2014,27:116-138

33. Pierre-Edouard Fournier,Didier Raoult.Current Knowledge on Phlogeny and Taxonomy of Richkettsia spp.Ann.N.Y.Acad.Sci.2009,1166:1-11

34. Tim van Opijnen,Andrew Camilli.Transposon insertion sequencing:a new tool for systems-level analysis of microorganisms.Nature Reviews Microbiology,2013,11:435-442

35. Versalovic J,Carroll KC,Funke G,et al.Manual of clinical microbiology.10th ed.Washington,DC:ASM Press,2011

36. Waris G,Siddiqui A.Regulatory mechanisms of viral hepatitis B and C.J Biosci,2003,28:311-321

二、相 关 网 址

（一）世界卫生组织（WHO）:http://www.who.int/zh

（二）中国微生物学会:http://csm.im.ac.cn/index.php

（三）中华医学会:http://www.cma.org.cn

（四）国际传染病学会:http://www.isid.org

（五）美国微生物学会系列杂志:http://www.journals.asm.org

（六）国际病毒分类委员会:http://www.ictvonline.org

（七）美国国家医学图书馆:http://www.nlm.nih.gov

（八）美国疾病控制中心:http://www.cdc.gov

（九）中国医药文献数据库:http://www2.cpi.ac.cn/demo/search_wz.html

（十）中国中医药信息网:http://www.cintcm.ac.cn

（十一）中国生物医学文献数据库:http://www.sinomed.ac.cn

（十二）国内部分医学院校网址:

1. 上海复旦大学医学院:http://shmc.fudan.edu.cn

2. 上海交通大学医学院:http://www.shsmu.edu.cn

3. 浙江大学医学院:http://www.cmm.zju.edu.cn

4. 哈尔滨医科大学:http://www.hrbmu.edu.cn

5. 中国医科大学:http://www.cmu.edu.cn

6. 中山大学医学院:http://zssom.sysu.edu.cn

7. 华中科技大学同济医学院:http://www.tjmu.edu.cn

8. 四川大学华西医学中心:http://wcums.scu.edu.cn/index.asp

9. 天津医科大学:http://www.tijmu.edu.cn

10. 北京大学医学部:http://www.bjmu.edu.cn

11. 北京协和医学院:http://www.cams.ac.cn

12. 吉林大学白求恩医学部:http://jdyxb.jlu.edu.cn

13. 中国医学科学院:http://www.cams.ac.cn

14. 军事医学科学院:http://www.bmi.ac.cn

15. 西安交通大学医学部:http://www.med.xjtu.edu.cn

16. 第二军医大学:http://www.smmu.edu.cn

17. 第三军医大学:http://www.tmmu.edu.cn

18. 第四军医大学:http://www.fmmu.edu.cn

19. 首都医科大学:http://www.ccmu.edu.cn

20. 重庆医科大学:http://www.cqmu.edu.cn

21. 南京医科大学:http://www.njmu.edu.cn

22. 中南大学湘雅医学院:http://www.xysm.csu.edu.cn

23. 北京中医药大学:http://www.bucm.edu.cn

24. 福建中医药大学:http://www.fjtcm.edu.cn

25. 南京中医药大学:http://www.njutcm.edu.cn

26. 中国药科大学:http://www.cpu.edu.cn

27. 武汉大学医学部:http://wsm70.whu.edu.cn

28. 广州医科大学:http://www.gzhmc.edu.cn

29. 汕头大学医学院:http://www.med.stu.edu.cn

30. 海南医学院:http://www.hainmc.edu.cn

31. 福建医科大学:http://www.fjmu.edu.cn

32. 贵阳医学院:http://www.gmc.edu.cn

33. 大连医科大学:http://www.dlmedu.edu.cn

34. 苏州大学医学部:http://medical.suda.edu.cn

35. 河南医科大学:http://http://www.zzu.edu.cn/yuanxi.3.htm

36. 河北医科大学:http://www.hebmu.edu.cn

37. 安徽医科大学:http://www.ahmu.edu.cn

38. 新疆医科大学:http://www.xjmu.org

39. 广西医科大学:http://www.gxmu.edu.cn

40. 昆明医科大学:http://www.kmmc.cn/kmmc

41. 广州医科大学:http://www.gzhmc.edu.cn

42. 暨南大学医学院:http://medc.jnu.edu.cn

43. 温州医科大学:http://www.wzmc.net

44. 泸州医学院:http://www.lzmc.edu.cn

45. 川北医学院:http://www.nsmc.edu.cn

46. 东南大学医学院:http://med.seu.edu.cn

47. 青岛大学医学院:http://qmc.qdu.edu.cn

48. 成都中医药大学:http://www.cdutcm.edu.cn

49. 沈阳药科大学:http://www.syphu.edu.cn

50. 遵义医学院:http://www.zmc.edu.cn

(十三)微生物学及相关杂志网址:

1. 美国医学会杂志(JAMA):http://jama.ama-assn.org

2. 中华微生物学和免疫学杂志:http://www.medline.org.cn

3. 中华实验和临床病毒学杂志:http://www.medline.org.cn

4. 中华医学杂志:http://www.medline.org.cn

5. 病毒学报:http://www.chinajournal.net/BDXB.html

6. 中华流行病学杂志:http://www.chinainfo.gov.cn/periodical/zhlxbx/index.htm

7. 军事医学科学院院刊:http://www.chinainfo.gov.cn/periodical/jsyxkxyyk/index.htm

8. 中华传染病杂志:http://www.chinainfo.gov.cn/periodical/zhcrbzz/index.htm

9. 中国新药杂志:http://www.chinainfo.gov.cn/periodical/zgxyzz/index.htm

10. 中国医学科学院学报:http://www.chinainfo.gov.cn//periodical/zgyxkxyxb

11. 英国医学杂志中文版:http://www.chinainfo.gov.cn/periodical/zh-bmj-c/index.htm

12. 中国病毒学:http://www.chinainfo.gov.cn/periodical/zgbdx/index.htm

13. 中国皮肤性病学杂志:http://www.202.117.168.22/pifu/index.html

14. 免疫学杂志:http://www.chinainfo.gov.cn/periodical/myxzz/index.htm

15. 中国抗生素杂志:http://www.antibiotics-cn.com/anti_front/front_maga

16. 中国免疫学杂志:http://www.chinainfo.gov.cn/periodical/zgmyxzz/index.htm

17. 中国药学杂志:http://www.chinainfo.gov.cn/periodical/zgyxzz/index.htm

18. Science:http://www.sciencemag.org

19. Nature:http://www.nature.com

自然杂志的中文网址：http://www.natureasia.com

20. Proceedings of the National Academy of Sciences：http://www.pnas.org

21. Centers for Disease Control and Prevention：http://www.cdc.gov/

22. Emerging Infectious Diseases：http://www.cdc.gov/eid

23. The Microbiology Network：http://www.microbiologynetwork.com/

24. Journal of General Virology：http://vir.sgmjournals.org/

25. The journal of Immunology：http://www.jimmunol.org

26. Harvard medical School：http://hms.harvard.edu/

27. Medical College of Wisconsin：http://www.mcw.edu/mcw/home.htm

28. Stanford University School of Medicine：http://med.stanford.edu/

29. Boston University School of Medicine：http://www.bumc.bu.edu/busm/

30. Journal of Infectious Diseases：http://jid.oxfordjournals.org/

31. National Center for Biotechnology Information：http://www.ncbi.nlm.nih.gov/

32. Weill Cornell medical college：http://weill.cornell.edu/

33. American Cancer Society：http://www.cancer.org/

34. Nature Biotechnology：http://www.nature.com/subjects/biotechnology

35. University of Alabama School of Dentistry：http://www.dental.uab.edu/

36. New York University College of Dentistry：http://dental.nyu.edu/

37. The American Dental Association：http://www.ada.org/en/

（十四）微生物学相关研究网址：

1. http://www.sanger.ac.uk/datasharing

2. http://www.pasteur.fr/en

3. http://www.mcs.anl.gov/research

4. http://www.jcvi.org/cms/research/groups/genomic-medicine

5. http://www.ncbi.nlm.nih.gov/

6. http://www.who.int/gtb/

7. http://www.cdc.gov/nchstp/tb/faps/qa.htm

8. http://www.harc.edu

9. http://www.fda.gov/cber

10. http://www.dnavaccine.com

中英文名词对照索引

致　谢

　　继承与创新是一本教材不断完善与发展的主旋律。在该版教材付梓之际，我们再次由衷地感谢那些曾经为该书前期的版本作出贡献的作者们，正是他们辛勤的汗水和智慧的结晶为该书的日臻完善奠定了坚实的基础。以下是该书前期的版本及其主要作者：

7 年制规划教材
全国高等医药教材建设研究会规划教材
全国高等医药院校教材·供 7 年制临床医学等专业用

《医学微生物学》（人民卫生出版社，2001）

主　编　贾文祥

普通高等教育"十五"国家级规划教材
全国高等医药教材建设研究会·卫生部规划教材
全国高等学校教材·供 8 年制及 7 年制临床医学等专业用

《医学微生物学》（人民卫生出版社，2005）

主　编　贾文祥
副主编　陈锦英　江丽芳

普通高等教育"十一五"国家级规划教材
全国高等医药教材建设研究会规划教材·卫生部规划教材
全国高等学校教材·供 8 年制及 7 年制临床医学等专业用

《医学微生物学》（第 2 版，人民卫生出版社，2010）

主　编　贾文祥
副主编　陈锦英　江丽芳　黄　敏
编　者（以姓氏笔画为序）

王　丽	吉林大学医学院	陈锦英	天津医科大学
王明丽	安徽医科大学	林　旭	福建医科大学
龙北国	南方医科大学	罗恩杰	中国医科大学
叶嗣颖	华中科技大学同济医学院	钟照华	哈尔滨医科大学
刘先洲	武汉大学医学院	贾文祥	四川大学华西医学中心
江丽芳	中山大学中山医学院	贾继辉	山东大学医学院
严　杰	浙江大学医学院	钱利生	复旦大学医学院
李　凡	吉林大学医学院	徐志凯	第四军医大学

李明远　四川大学华西医学中心　　　黄　敏　大连医科大学
杨致邦　重庆医科大学　　　　　　　楚雍烈　西安交通大学医学院
张凤民　哈尔滨医科大学　　　　　　德里夏提　新疆医科大学
张力平　首都医科大学
秘　书　李明远　钟照华